Patologia Oral:
Correlações Clinicopatológicas

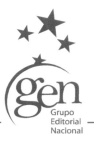

O GEN | Grupo Editorial Nacional – maior plataforma editorial brasileira no segmento científico, técnico e profissional – publica conteúdos nas áreas de ciências da saúde, exatas, humanas, jurídicas e sociais aplicadas, além de prover serviços direcionados à educação continuada e à preparação para concursos.

As editoras que integram o GEN, das mais respeitadas no mercado editorial, construíram catálogos inigualáveis, com obras decisivas para a formação acadêmica e o aperfeiçoamento de várias gerações de profissionais e estudantes, tendo se tornado sinônimo de qualidade e seriedade.

A missão do GEN e dos núcleos de conteúdo que o compõem é prover a melhor informação científica e distribuí-la de maneira flexível e conveniente, a preços justos, gerando benefícios e servindo a autores, docentes, livreiros, funcionários, colaboradores e acionistas.

Nosso comportamento ético incondicional e nossa responsabilidade social e ambiental são reforçados pela natureza educacional de nossa atividade e dão sustentabilidade ao crescimento contínuo e à rentabilidade do grupo.

Patologia Oral: Correlações Clinicopatológicas

Sétima Edição

Joseph A. Regezi, DDS, MS

Professor Emeritus, Oral Pathology
University of California San Francisco
San Francisco, California

James J. Sciubba, DMD, PhD

Professor (Ret), Otolaryngology, Pathology, Dermatology
The Johns Hopkins School of Medicine
Consultant, The Milton J. Dance Head & Neck Center
The Greater Baltimore Medical Center
Baltimore, Maryland

Richard C.K. Jordan, DDS, MSc, PhD, FRCD(C), FRCPath

Professor of Oral Pathology, Pathology, Radiation Oncology, and Dermatology
University of California San Francisco
San Francisco, California

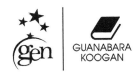

- Os autores deste livro e a editora empenharam seus melhores esforços para assegurar que as informações e os procedimentos apresentados no texto estejam em acordo com os padrões aceitos à época da publicação, *e todos os dados foram atualizados pelos autores até a data do fechamento do livro*. Entretanto, tendo em conta a evolução das ciências, as atualizações legislativas, as mudanças regulamentares governamentais e o constante fluxo de novas informações sobre os temas que constam do livro, recomendamos enfaticamente que os leitores consultem sempre outras fontes fidedignas, de modo a se certificarem de que as informações contidas no texto estão corretas e de que não houve alterações nas recomendações ou na legislação regulamentadora.

- Os autores e a editora se empenharam para citar adequadamente e dar o devido crédito a todos os detentores de direitos autorais de qualquer material utilizado neste livro, dispondo-se a possíveis acertos posteriores caso, inadvertida e involuntariamente, a identificação de algum deles tenha sido omitida.

- **Atendimento ao cliente:** (11) 5080-0751 | faleconosco@grupogen.com.br

- Traduzido de
Oral Pathology: Clinical Pathologic Correlations, 7th Edition
Copyright © 2017 by Elsevier, Inc.
All rights reserved.
This edition of Oral Pathology: Clinical Pathologic Correlations, 7th Edition, by Joseph A. Regezi, James J. Sciubba and Richard C. K. Jordan, is published by arrangement with Elsevier Inc.
ISBN: 978-0-323-29768-4
Esta edição de Oral Pathology: Clinical Pathologic Correlations, 7ª Edição, de Joseph A. Regezi, James J. Sciubba and Richard C. K. Jordan, é publicada por acordo com a Elsevier, Inc.

- Direitos exclusivos para a língua portuguesa
Copyright ©2017, 2022 (4ª impressão) by
GEN | Grupo Editorial Nacional S.A.
Publicado pelo selo Editora Guanabara Koogan Ltda.
Travessa do Ouvidor, 11
Rio de Janeiro – RJ – 20040-040
www.grupogen.com.br

- Reservados todos os direitos. É proibida a duplicação ou reprodução deste volume, no todo ou em parte, em quaisquer formas ou por quaisquer meios (eletrônico, mecânico, gravação, fotocópia, distribuição pela Internet ou outros), sem permissão, por escrito, do GEN | Grupo Editorial Nacional Participações S/A.

- Capa: Mello e Mayer Design

- Editoração eletrônica: Thomson Digital

Nota

Esta obra foi produzida por GEN - Grupo Editorial Nacional sob sua exclusiva responsabilidade. Médicos e pesquisadores devem sempre fundamentar-se em sua experiência e no próprio conhecimento para avaliar e empregar quaisquer informações, métodos, substâncias ou experimentos descritos nesta publicação. Devido ao rápido avanço nas ciências médicas, particularmente, os diagnósticos e a posologia de medicamentos precisam ser verificados de maneira independente. Para todos os efeitos legais, a Elsevier, os autores, os editores ou colaboradores relacionados a esta obra não assumem responsabilidade por qualquer dano/ou prejuízo causado a pessoas ou propriedades envolvendo responsabilidade pelo produto, negligência ou outros, ou advindos de qualquer uso ou aplicação de quaisquer métodos, produtos, instruções ou ideias contidos no conteúdo aqui publicado.

CIP-BRASIL. CATALOGAÇÃO NA PUBLICAÇÃO
SINDICATO NACIONAL DOS EDITORES DE LIVROS, RJ

R258p
7. ed.

Regezi, Joseph A.
  Patologia oral : correlações clinicopatológicas / Joseph A. Regezi, James J. Sciubba, Richard C.K. Jordan ; tradução Renata Tucci , Décio Santos. -- 7. ed. [Reimpr.] - Rio de janeiro : GEN | Grupo Editorial Nacional. Publicado pelo selo Editora Guanabara Koogan Ltda., 2022.
  496 p. : il. ; 28 cm.

  Tradução de: Oral pathology: clinical pathologic correlations
  Apêndice
  Inclui índice
  ISBN: 978-85-352-8705-9

  1. Boca - Doenças. 2. Dentes - Doenças. I. Sciubba, James J. II. Jordan, Richard C.K. III. Tucci, Renata. IV. Santos, Décio. V. Título.

17-40701
  CDD: 616.31
  CDU: 616.31

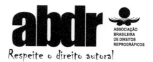

"Para minha família, Yoon, Amy, Rachel e Sara"
Richard C.K. Jordan

Colaboradores

Eric R. Carlson, DMD, MD, FACS
Professor and Kelly L. Krahwinkel Chairman
Director of Oral and Maxillofacial Surgery Residency Program
Director of Oral/Head and Neck Surgery Fellowship Program
Department of Oral and Maxillofacial Surgery
University of Tennessee Graduate School of Medicine and the University of Tennessee Cancer Institute
Knoxville, Tennessee

John Kim, MD, FRCP(C)
Staff, Radiation Oncologist
Princess Margaret Cancer Centre
University Health Network
Associate Professor, Department of Radiation Oncology
University of Toronto
Toronto, Ontario, Canada

Jeffery C.B. Stewart, DDS, MS
Associate Professor
Department of Pathology
School of Dentistry
Oregon Health and Science University
Portland, Oregon

Richard J. Zarbo, DMD, MD
Kathleen D. Ward Endowed Chair of Pathology
Chair of Pathology
Henry Ford Hospital
Senior Vice President of Pathology and Laboratory Medicine
Henry Ford Health System
Detroit, Michigan

Tradução e Revisão Científica

Revisão Científica

Renata Tucci (Capítulos 1, 2, 4 a 8, 10, 11, 13, 15, 16, Índice e Síntese Clínica)
Mestre e Doutora em Patologia Bucal pela Faculdade de Odontologia da Universidade de São Paulo (FOUSP)
Professora Adjunta das Disciplinas de Patologia Oral e Estomatologia do Curso de Odontologia do Instituto de Saúde de Nova Friburgo da Universidade Federal Fluminense (UFF)

Décio dos Santos Pinto Júnior (Capítulos 3, 9, 12, 14)
Especialista, Mestre e Doutor em Patologia Bucal pela FOUSP
Pós-Doutorado no National Institutes of Health, Estados Unidos
Professor Associado 3 da Disciplina de Patologia Oral e Maxilofacial da FOUSP

Tradução

Décio dos Santos Pinto Júnior (Capítulos 9, 12 e 14)

Douglas Futuro (Capítulo 13)
Médico

Márcia Grillo Cabral (Capítulos 15 e 16)
Mestre em Patologia Bucal pela Universidade Federal do Rio de Janeiro (UFRJ)
Doutora em Patologia Bucal pela USP
Professora Associada de Patologia Oral da UFRJ

Mônica Simões Israel (Capítulos 3, 7 e 8)
Mestre e Doutora em Patologia pela Universidade Federal Fluminense (UFF)
Professora Adjunta de Estomatologia da Universidade Estadual do Rio de Janeiro (UERJ)
Professora de Estomatologia, Patologia Oral e Pacientes Especiais da Universidade Veiga de Almeida
Coordenadora do Curso de Especialização em Estomatologia da Faculdade de Odontologia e Centro de Pesquisas Odontológicas São Leopoldo Mandic

Renata Tucci (Capítulos 1, 2, 4, 5, 6, 10, 11, Índice e Revisão Clínica)

Prefácio/Agradecimentos

A última edição de *Patologia Oral: Correlações Clinicopatológicas* continua a tradição de apresentar a patologia oral em um formato clinicamente relevante onde as doenças e as condições são classificadas de acordo com sua aparência e apresentação.

Qual é o benefício desta edição?

Esta edição é projetada para ajudar o estudante ou clínico no reconhecimento de condições específicas e no desenvolvimento do diagnóstico diferencial, além de abordar o tratamento de forma racional. A correlação da histopatologia com as características clínicas das doenças orais ilustradas e discutidas aumenta ainda mais a compreensão do leitor sobre os processos subjacentes. Isto permite diagnósticos mais qualificados e um melhor atendimento ao paciente.

Características Principais

- Cada capítulo começa com uma lista de doenças ou condições que serão discutidas. Dentro do capítulo são detalhadas descrições de etiologia, patogenia, características clínicas, histopatologia, diagnóstico diferencial, tratamento e prognóstico das doenças referidas. Isto coincide com o que o clínico espera ver na prática e torna este livro uma ferramenta útil para o desenvolvimento de diagnósticos diferenciais e planejamento do subsequente tratamento.
- A "Síntese Clínica" na forma de atlas engloba as lesões e os sintomas mais comuns em formato de tabela com as correspondentes fotografias clínicas, o que facilita a rápida localização de informações-chave em cada condição descrita seja no consultório, no laboratório ou como uma rápida revisão de preparação para exames.
- Mais de 1.000 fotografias clínicas coloridas, radiografias, fotomicrografias e desenhos de alta qualidade — incluindo imagens sofisticadas e desenhos de coleções pessoais dos autores — ilustram claramente várias lesões e estados das doenças.
- Quase 200 quadros e tabelas das condições clínicas são encontrados em todo o texto, proporcionando fácil acesso às informações-chave.

AGRADECIMENTOS

Os autores agradecem as contribuições feitas pela equipe talentosa e profissional da Elsevier. Em particular, dirigimos um agradecimento especial a Courtney Sprehe, Senior Content Developmental Specialist; Michael Sheets, Project Manager; e Kathy Falk, Executive Content Strategist, que foram fundamentais para tornar a produção deste livro possível.

Sumário

REVISÃO CLÍNICA	**O-1**
Lesões da Mucosa (Superfície)	O-1
Doenças Vesicobolhosas	*O-1*
Condições Ulcerativas	*O-6*
Lesões Brancas	*O-14*
Lesões Vermelho-Azuladas	*O-22*
Lesões Pigmentadas	*O-28*
Lesões Papilares Verrucosas	*O-32*
Tumefações Submucosas (por Região)	O-36
Tumefações Gengivais	*O-36*
Tumefações do Assoalho da Boca	*O-40*
Tumefações dos Lábios e da Mucosa Jugal	*O-42*
Tumefações da Língua	*O-44*
Tumefações do Palato	*O-46*
Tumefações do Pescoço	*O-48*
Abordagem do Diagnóstico Diferencial das Lesões Maxilares	O-52
Cistos dos Maxilares e do Pescoço	*O-52*
Tumores Odontogênicos	*O-58*
Tumores Não Odontogênicos Benignos	*O-62*
Lesões Maxilares Inflamatórias	*O-66*
Neoplasias Malignas dos Maxilares	*O-68*
Doenças Genéticas e Metabólicas	*O-72*

1	**Doenças Vesicobolhosas**	**1**
	Doenças Virais	1
	Infecção pelo Herpes-vírus Simples	*1*
	Infecção pelo Varicela-zóster	*6*
	Doença Mãos-Pés-Boca	*8*
	Herpangina	*9*
	Sarampo	*10*
	Doenças Imunológicas	11
	Pênfigo Vulgar	*11*
	Penfigoide das Membranas Mucosas	*15*
	Penfigoide Bolhoso	*18*
	Dermatite Herpetiforme	*18*
	Doença Bolhosa da Imunoglobulina A Linear (DAL)	*19*
	Doença Hereditária	20
	Epidermólise Bolhosa	*20*

2	**Condições Ulcerativas**	**23**
	Lesões Reativas	23
	Úlceras Traumáticas	*23*
	Infecções Bacterianas	27
	Sífilis	*27*

Gonorreia	*30*
Tuberculose	*31*
Hanseníase	*33*
Actinomicose	*34*
Noma	*35*
Infecções Fúngicas	35
Infecções Fúngicas Profundas	*35*
Infecção Fúngica Subcutânea: Esporotricose	*37*
Infecções Fúngicas Oportunistas: Mucormicose (Ficomicose) e Aspergilose	*37*
Doenças Imunológicas	38
Úlceras Aftosas	*38*
Estomatite Ulcerativa Crônica	*43*
Síndrome de Behçet	*43*
Síndrome de Reiter	*44*
Eritema Multiforme	*44*
Reações Medicamentosas	*47*
Alergias de Contato	*49*
Características Clínicas	*49*
Granulomatose de Wegener (Granulomatose com Poliangiite)	*50*
Granuloma de Linha Média	*51*
Doença Granulomatosa Crônica	*52*
Neutropenia Cíclica	*52*
Neoplasias	52
Carcinoma de Células Escamosas da Cavidade Oral	*52*
Carcinoma do Seio Maxilar	*73*
Carcinoma Basocelular da Pele	*74*
Carcinoma de Células Escamosas da Pele	*75*

3	**Lesões Brancas**	**80**
	Condições Hereditárias	80
	Leucoedema	*80*
	Nevo Branco Esponjoso (Doença de Cannon)	*81*
	Disqueratose Intraepitelial Benigna Hereditária	*81*
	Queratose Folicular (Doença de Darier)	*82*
	Lesões Reativas	83
	Hiperqueratose Focal (Friccional)	*83*
	Lesões Brancas Associadas ao Tabaco sem Fumaça	*84*
	Estomatite Nicotínica	*86*
	Leucoplasia Pilosa	*87*
	Língua Pilosa (Língua Pilosa Negra)	*89*
	Lesão Associada ao Uso de Dentifrício	*90*

Sumário

- Lesões Potencialmente Malignas e Neoplásicas ... 90
  - *Queilite Actínica* ... 90
  - *Queratose Actínica (Queratose Solar)* ... 91
  - *Leucoplasia Idiopática* ... 92
- Outras Lesões Brancas ... 96
  - *Língua Geográfica* ... 96
  - *Líquen Plano* ... 97
  - *Lúpus Eritematoso* ... 102
- Lesões Branco-Amareladas Não Epiteliais ... 104
  - *Candidíase* ... 104
  - *Queimaduras Mucosas* ... 108
  - *Fibrose Submucosa* ... 109
  - *Grânulos de Fordyce* ... 110
  - *Tecido Linfoide Ectópico* ... 110
  - *Cistos Gengivais* ... 111
  - *Parúlide* ... 111
  - *Lipoma* ... 111

4 Lesões Vermelho-Azuladas ... 114
- Lesões Intravasculares ... 114
  - Anormalidades Vasculares Congênitas ... 114
    - *Hemangiomas Congênitos e Malformações Vasculares Congênitas* ... 114
    - *Angiomatose Encefalotrigeminal (Síndrome de Sturge-Weber)* ... 116
    - *Telangiectasia Hemorrágica Hereditária (Síndrome de Rendu-Osler-Weber)* ... 117
  - Lesões Reativas ... 117
    - *Variz e Outras Malformações Vasculares Adquiridas* ... 117
    - *Granuloma Piogênico* ... 118
    - *Granuloma Periférico de Células Gigantes* ... 119
    - *Escarlatina* ... 120
  - Neoplasias ... 121
    - *Eritroplasia* ... 121
    - *Sarcoma de Kaposi* ... 121
  - Condições Endocrinometabólicas ... 124
    - *Deficiências de Vitamina B* ... 124
    - *Anemia Perniciosa* ... 125
    - *Anemia Ferropriva* ... 125
    - *Síndrome da Ardência Bucal* ... 126
    - *Outras Condições de Dor Orofacial* ... 128
  - Anormalidades Imunológicas ... 130
    - *Gengivite Plasmocitária* ... 130
    - *Reações Medicamentosas e Alergias de Contato* ... 131
- Lesões Extravasculares ... 131
  - *Petéquias e Equimoses* ... 131

5 Lesões Pigmentadas ... 134
- Lesões Melanocíticas ... 134
  - *Pigmentação Fisiológica (Racial)* ... 134
  - *Melanose Associada ao Tabagismo* ... 135
  - *Mácula Melanótica Oral* ... 136
  - *Máculas Café com Leite* ... 137
  - *Tumor Neuroectodérmico Pigmentado da Infância* ... 138
  - *Nevo Melanocítico* ... 139
  - *Melanoacantoma* ... 141
  - *Melanoma* ... 141
- Lesões Não Melanocíticas ... 144
  - *Tatuagem por Amálgama (Argirose Focal)* ... 144
  - *Pigmentações Induzidas por Medicamentos* ... 145
  - *Pigmentações por Metais Pesados* ... 146

6 Lesões Papilares Verrucosas ... 148
- Lesões Reativas/Infecciosas ... 148
  - *Papiloma Escamoso/Verruga Oral* ... 148
  - *Hiperplasia Papilar* ... 151
  - *Condiloma Plano* ... 152
  - *Condiloma Acuminado* ... 152
  - *Hiperplasia Epitelial Focal* ... 152
- Neoplasmas ... 153
  - *Queratoacantoma* ... 153
  - *Carcinoma Verrucoso* ... 154
- Lesões Idiopáticas ... 156
  - *Pioestomatite Vegetante* ... 156
  - *Xantoma Verruciforme* ... 159

7 Lesões do Tecido Conjuntivo ... 161
- Lesões Fibrosas ... 161
  - Hiperplasias Reativas ... 161
    - *Fibroma Periférico* ... 162
    - *Hiperplasia Fibrosa Focal* ... 163
    - *Hiperplasia Fibrosa Induzida por Prótese* ... 164
    - *Hiperplasia Gengival Generalizada* ... 164
  - Neoplasias ... 166
    - *Tumor Fibroso Solitário* ... 166
    - *Mixoma* ... 167
    - *Angiofibroma Nasofaríngeo* ... 167
    - *Fasciíte Nodular* ... 167
    - *Tumores Miofibroblásticos* ... 169
    - *Fibromatose* ... 169
    - *Fibrossarcoma* ... 170
    - *Sarcoma Sinovial* ... 171
  - Tumores Fibro-Histiocitários ... 171
    - *Fibro-Histiocitoma Benigno* ... 171
    - *Fibro-Histiocitoma Maligno (Sarcoma Pleomórfico Indiferenciado)* ... 171
- Lesões Vasculares ... 172
  - Lesões Reativas e Lesões Congênitas ... 172
    - *Linfangioma* ... 172
  - Neoplasias ... 173
    - *Hemangiopericitoma* ... 173
    - *Angiossarcoma* ... 173
- Lesões Neurais ... 173
  - Lesões Reativas ... 173
    - *Neuroma Traumático* ... 173
  - Neoplasias ... 174
    - *Tumores de Células Granulares* ... 174
    - *Schwannoma* ... 176
    - *Neurofibroma* ... 176
    - *Neuromas Mucosos da Síndrome da Neoplasia Endócrina Múltipla do Tipo III* ... 178
    - *Neuroma Encapsulado em Paliçada (Neuroma Circunscrito Solitário)* ... 179

	Tumor Maligno da Bainha do Nervo	
	Periférico	*180*
	Neuroblastoma Olfatório	*180*
Lesões Musculares		180
Lesões Reativas		180
	Miosite Ossificante	*180*
Neoplasias		180
	Leiomioma e Leiomiossarcoma	*180*
	Rabdomioma e Rabdomiossarcoma	*181*
Lesões do Tecido Adiposo		182
	Lipoma	182
	Lipossarcoma	182

8 Doenças das Glândulas Salivares — 185

Lesões Reativas		185
	Fenômeno de Extravasamento de Muco	*185*
	Cisto de Retenção de Muco	
	(Sialoadenite Obstrutiva)	*187*
	Mucocele do Seio Maxilar	
	(Cisto de Retenção e Pseudocisto)	*188*
	Sialometaplasia Necrosante	*189*
	Hiperplasia Adenomatoide	*190*
Sialoadenites Infecciosas		191
	Parotidite Endêmica (Caxumba)	*191*
	Sialoadenite por citomegalovírus	*191*
	Sialoadenite Bacteriana	*191*
	Sarcoidose	*192*
	Condições Metabólicas	*194*
	Síndrome de Sjögren	*194*
	Lesão Linfoepitelial Salivar	*197*
	Esclerodermia	*197*
	Xerostomia/Hipossalivação	*198*
	Distúrbios do Paladar	*199*
	Halitose	*200*
Neoplasias Benignas		201
	Tumor Misto (Adenoma Pleomórfico)	*202*
	Adenoma de Células Basais	*204*
	Adenoma Canalicular	*205*
	Mioepitelioma	*205*
	Tumores Oncocíticos	*206*
	Adenoma Sebáceo	*207*
	Papiloma Ductal	*208*
Neoplasias Malignas		208
	Carcinoma Mucoepidermoide	*209*
	Adenocarcinoma Polimorfo de Baixo Grau	*212*
	Carcinoma Adenoide Cístico	*214*
	Carcinoma de Células Claras	*216*
	Carcinoma de Células Acinares	*217*
	Adenocarcinoma sem Outra Especificação	*219*
Tumores Raros		219
	Carcinoma Ex-Tumor Misto/Tumor	
	Misto Maligno/Tumor Misto	
	Metastatizante	*219*
	Carcinoma Epimioepitelial	*220*
	Carcinoma do Ducto Salivar	*221*
	Adenocarcinoma de Células Basais	*221*
	Carcinoma Secretor Análogo ao Mamário	
	(MASC)	*221*
	Carcinoma de Células Escamosas	*221*

9 Lesões Linfoides — 225

Lesões Reativas		225
	Hiperplasia Linfoide	*225*
	Hemangioma Epitelioide (Hiperplasia	
	Angiolinfoide com Eosinofilia)	*226*
Lesões de Desenvolvimento		227
	Cisto Linfoepitelial	*227*
Neoplasias		228
	Linfoma	*228*
	Linfoma Não Hodgkin	*228*
	Linfoma de Hodgkin	*238*
	Mieloma Múltiplo/Plasmocitoma	*239*
	Leucemias	*242*
	Sarcoma Granulocítico	*242*

10 Cistos dos Maxilares e do Pescoço — 245

Cistos Odontogênicos		245
	Cisto Periapical (Radicular)	*245*
	Cisto Periodontal Lateral	*248*
	Cisto Gengival do Recém-Nascido	*249*
	Cisto Dentígero	*250*
	Cisto de Erupção	*252*
	Queratocisto Odontogênico/Tumor	
	Odontogênico Queratocístico	*253*
	Cisto Odontogênico Calcificante	
	(Tumor Odontogênico Cístico	
	Calcificante)	*258*
Cistos Não Odontogênicos		259
	Lesão/Cisto Globulomaxilar	*259*
	Cisto Nasolabial	*260*
	Cisto Mandibular Mediano	*260*
	Cisto do Ducto Nasopalatino	
	(Canal Incisivo)	*260*
Pseudocistos		261
	Cisto Ósseo Aneurismático	*261*
	Cisto Ósseo Traumático (Simples)	*262*
	Cisto Ósseo Estático (Defeito Ósseo de Stafne)	*263*
	Defeito Osteoporótico Focal de Medula Óssea	*263*
Cistos de Tecido Mole do Pescoço		264
	Cisto Branquial/Cisto Linfoepitelial Cervical	*264*
	Cisto Dermoide	*265*
	Cisto do Trato Tireoglosso	*266*

11 Tumores Odontogênicos — 269

Tumores Epiteliais		269
	Ameloblastoma	*269*
	Tumor Odontogênico Epitelial Calcificante	
	(Tumor de Pindborg)	*276*
	Tumor Odontogênico Adenomatoide	*277*
	Tumor Odontogênico Escamoso	*279*
	Tumor Odontogênico de Células Claras	
	(Carcinoma)	*279*
	Tumor Odontogênico Queratocístico	
	(ver "Queratocisto Odontogênico/Tumor	
	Odontogênico Queratocístico" no	
	Capítulo 10)	*280*
	Tumor Dentinogênico de Células Fantasmas	
	(Conhecido como Cisto Odontogênico	
	Calcificante)	*280*

Tumores Mesenquimais — 280
   Mixoma Odontogênico — 280
   Fibroma Odontogênico Central — 282
   Fibroma Cementificante — 283
   Cementoblastoma — 283
   Displasia Cemento-Óssea Periapical — 284
Tumores Mistos (Epitelial e Mesenquimal) — 286
   Fibroma Ameloblástico e Fibro-Odontoma Ameloblástico — 286
   Odontoma — 288

12 Tumores Benignos Não Odontogênicos — 292
Fibroma Ossificante — 293
   Etiologia e Patogenia — 293
   Características Clínicas — 293
   Histopatologia — 294
   Diagnóstico Diferencial — 294
   Tratamento e Prognóstico — 295
Displasia Fibrosa — 295
   Etiologia e Patogenia — 295
   Características Clínicas — 296
   Histopatologia — 296
   Diagnóstico Diferencial — 297
   Tratamento e Prognóstico — 297
Displasia Cemento-óssea — 298
Osteoblastoma/Osteoma Osteoide — 298
   Características Clínicas — 298
   Histopatologia — 299
   Diagnóstico Diferencial — 299
   Tratamento e Prognóstico — 299
Osteoma — 299
   Características Clínicas — 299
   Histopatologia — 300
   Diagnóstico Diferencial — 300
   Tratamento e Prognóstico — 300
Fibroma Desmoplásico — 300
   Características Clínicas — 300
   Histopatologia — 300
   Diagnóstico Diferencial — 301
   Tratamento e Prognóstico — 301
Condroma — 301
Granuloma Central de Células Gigantes — 301
   Etiologia e Patogenia — 301
   Características Clínicas — 302
   Histopatologia — 302
   Diagnóstico Diferencial — 303
   Tratamento e Prognóstico — 304
Tumor de Células Gigantes — 304
Hemangioma Intraósseo — 305
   Características Clínicas — 305
   Histopatologia — 305
   Diagnóstico Diferencial — 305
   Tratamento e Prognóstico — 305
Histiocitose de Células de Langerhans — 306
   Etiologia e Patogenia — 306
   Características Clínicas — 306
   Histopatologia — 307
   Diagnóstico Diferencial — 307
   Tratamento e Prognóstico — 307
Tórus e Exostoses — 308
   Etiologia e Patogenia — 308
   Características Clínicas — 309
   Histopatologia — 309
   Tratamento e Prognóstico — 310
Hiperplasia Coronoide — 310
   Etiologia e Patogenia — 310
   Características Clínicas — 310
   Histopatologia — 310
   Diagnóstico Diferencial — 310
   Tratamento e Prognóstico — 310

13 Lesões Inflamatórias dos Maxilares — 313
Pulpite — 313
Abscesso Periapical — 315
Osteomielite Aguda — 317
Osteomielite Crônica (Osteíte Crônica) — 317
   Osteonecrose Relacionada com Bisfosfonatos — 319
   Osteomielite Crônica com Periostite Proliferativa (também chamada de Osteomielite de Garré) — 322
   Osteomielite Esclerosante Difusa — 323
   Osteíte Esclerosante Focal — 324

14 Neoplasias Malignas dos Maxilares — 327
Osteossarcoma — 327
Osteossarcoma Justacortical — 333
Osteossarcoma Parosteal — 333
Osteossarcoma Periosteal — 334
Condrossarcoma — 335
   Condrossarcoma Mesenquimal — 336
Sarcoma de Ewing e Tumor Neuroectodérmico Primitivo — 337
Linfoma de Burkitt — 338
Neoplasias Plasmocitárias — 339
   Mieloma Múltiplo — 339
   Plasmocitoma Ósseo Solitário — 341
Carcinoma Metastático — 342

15 Doenças Metabólicas e Genéticas — 346
Condições Metabólicas — 346
   Doença de Paget — 346
   Hiperparatireoidismo — 348
   Hipertireoidismo — 350
   Hipotireoidismo — 351
   Hipofosfatasia — 351
   Hiperostose Cortical Infantil — 352
   Doença do Osso Fantasma (Doença de Gorham) — 352
   Acromegalia — 353
Anomalias Genéticas — 354
   Querubismo — 354
   Osteopetrose — 356
   Osteogênese Imperfeita — 357
   Displasia Cleidocraniana — 358

Síndrome de Crouzon (Disostose Craniofacial)	*360*
Síndrome de Treacher Collins	
(Disostose Mandibulofacial)	*361*
Síndrome de Pierre Robin (Sequência	
de Pierre Robin)	*362*
Síndrome de Marfan	*362*
Síndrome de Ehlers-Danlos	*363*
Síndrome de Down (Trissomia do 21)	*364*
Atrofia Hemifacial	*366*
Hipertrofia Hemifacial	*366*
Fendas Labiais e Palatinas	*367*
Síndrome do X Frágil	*369*

16 Anormalidades dos Dentes — **373**

Alterações no Tamanho — 373
Microdontia — *373*
Macrodontia — *373*
Alterações na Forma — 373
Geminação — *373*
Fusão — *374*
Concrescência — *374*
Dilaceração — *375*
Dente Invaginado — *375*
Dente Evaginado — *375*
Taurodontia — *376*
Raízes Supranumerárias — *376*
Pérolas de Esmalte — *377*
Atrição, Abrasão e Erosão — *377*
Alterações no Número — 378
Anodontia — *378*
Impactação — *379*
Dentes Supranumerários — *379*
Defeitos do Esmalte — 380
Defeitos Adquiridos do Esmalte — *380*
Amelogênese Imperfeita — *381*
Defeitos da Dentina — 382
Dentinogênse Imperfeita — *382*
Displasia Dentinária — *383*
Defeitos do Esmalte e da Dentina — 384
Odontodisplasia Regional — *384*
Anomalias da Polpa Dentária — 385
Calcificação Pulpar — *385*
Reabsorção Interna — *385*
Reabsorção Externa — *386*
Alterações na Cor — 387
Pigmentação Exógena — *387*
Pigmentação Endógena — *387*

REVISÃO CLÍNICA

RESUMO DO CAPÍTULO

Lesões da Mucosa (Superfície)
- *Doenças Vesicobolhosas*
- *Condições Ulcerativas*
- *Lesões Brancas*
- *Lesões Vermelho-azuladas*
- *Lesões Pigmentadas*
- *Lesões Papilares Verrucosas*

Tumefações Submucosas (por Região)
- *Tumefações Gengivais*
- *Tumefações do Assoalho da Boca*
- *Tumefações dos Lábios e da Mucosa Jugal*
- *Tumefações da Língua*
- *Tumefações do Palato*
- *Tumefações do Pescoço*

Abordagem do Diagnóstico Diferencial das Lesões dos Maxilares
- *Cistos dos Maxilares e do Pescoço*
- *Tumores Odontogênicos*
- *Tumores Não Odontogênicos Benignos*
- *Lesões Maxilares Inflamatórias*
- *Neoplasias Malignas dos Maxilares*
- *Doenças Genéticas e Metabólicas*

Lesões da Mucosa (Superfície)

Doenças Vesicobolhosas

Doença	Características Clínicas	Etiologia	Importância
Infecções pelo Herpes-vírus Simples			
Gengivoestomatite herpética primária	Várias úlceras orais dolorosas precedidas por vesículas; pode apresentar lesões periorais e cutâneas; febre e gengivite geralmente presentes; usualmente afeta crianças com menos de 5 anos	Herpes-vírus simples do tipo 1 (ocasionalmente do tipo 2)	Autolimitante; cicatriza em cerca de 2 semanas; reativação do vírus latente resulta em infecções secundárias; os anticorpos circulantes proporcionam imunidade apenas parcial
Infecção secundária pelo herpes-vírus simples	Várias úlceras pequenas precedidas por vesículas; sintomas prodrômicos de prurido, ardência ou dor no local de desenvolvimento da(s) lesão(ões); mais comum no lábio, intraoralmente no palato e na gengiva inserida; geralmente afeta adultos maduros e jovens; muito comum; chamada de panarício herpético quando ocorre ao redor das unhas	Herpes-vírus simples: constitui a reativação do vírus latente e não reinfecção; comumente precipitada por estresse, luz do sol, temperaturas frias, baixa resistência e imunodeficiência	Autolimitante; cicatriza em cerca de 2 semanas sem deixar cicatrizes; lesões contagiosas durante a fase vesicular; paciente deve ser advertido contra a autoinoculação; infecções do herpes do tipo 1 não têm estado associadas de forma convincente ao câncer bucal; qualquer local pode ser afetado em pacientes imunossuprimidos

(Continua)

Abreviaturas utilizadas: *AIDS*, Síndrome da imunodeficiência adquirida; *BP*, antígeno do penfigoide bolhoso; *DST*, doenças sexualmente transmissíveis; *GI*, gastrintestinal; *HSV*, herpes-vírus simples; *HIV*, vírus da imunodeficiência humana; *HHV8*, herpes-vírus humano 8; *HLA*, antígeno leucocitário humano; *Ig*, imunoglobulina; *MEN III*, síndrome da neoplasia endócrina múltipla do tipo III; *NK*, natural killer; *SDHD*, desidrogenase succínica; *UV*, ultravioleta; *UVB*, ultravioleta B.

Doenças Vesicobolhosas *(Cont.)*

Doença	Características Clínicas	Etiologia	Importância
Infecções pelo Herpes-vírus Simples			
Varicela	Vesículas pruriginosas dolorosas e úlceras em todas as fases no tronco e na face; poucas lesões orais; doença frequente na infância	Vírus varicela-zóster	Autolimitante; restabelecimento sem intercorrências em várias semanas; vacina disponível
Herpes-zóster	Várias úlceras unilaterais precedidas por vesículas distribuídas ao longo do curso de um nervo sensorial; muito doloroso; geralmente no tronco, cabeça e pescoço; manifestação intraoral rara; adultos	Reativação do vírus varicela-zóster	Autolimitante; pode ter um curso doloroso prolongado (neuralgia pós-herpética); visto em casos de debilitação, trauma, neoplasia e imunodeficiência
Doença das mãos, pés e boca	Úlceras dolorosas precedidas por vesículas nas mãos, pés e mucosa bucal; geralmente em crianças; transmissível; transmissão orofecal; rara	Vírus coxsackie (A16, outros) (família enterovírus)	Autolimitante; recuperação sem intercorrências dentro de 2 semanas
Herpangina	Várias úlceras dolorosas na região posterior da cavidade oral e na faringe; lesões precedidas por vesículas; afeta mais comumente as crianças; ocorrência sazonal; rara	Vírus coxsackie dos tipos A1, 6, 8, 10, 22, e outros (família enterovírus)	Autolimitante; recuperação sem intercorrências em menos de 1 semana

(Continua)

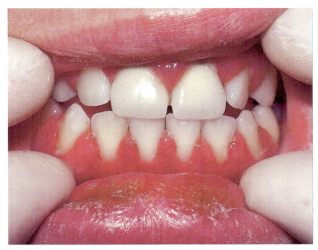
• **Figura 1** Infecção pelo herpes-vírus simples primário.

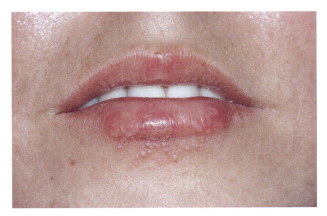
• **Figura 2** Infecção pelo herpes-vírus simples secundário nos lábios.

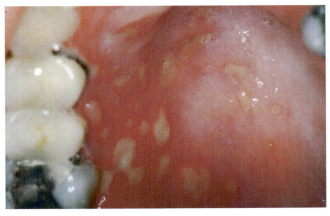
• **Figura 3** Infecção por herpes-vírus simples secundário no palato.

Doenças Vesicobolhosas (Cont.)

Doença	Características Clínicas	Etiologia	Importância
Sarampo	Manchas de Koplik na boca precedem erupção cutânea maculopapular na pele; febre, mal-estar, além de outros sintomas de infecção viral sistêmica	Vírus do sarampo	Autolimitante; recuperação sem intercorrências em cerca de 2 semanas; vacina disponível
Pênfigo vulgar	Várias úlceras dolorosas precedidas por bolhas; início na meia-idade; sinal de Nikolsky positivo; progressivo; remissões ou controle com tratamento; raro	Autoimune; anticorpos direcionados contra a proteína desmossômica desmogleína 3	Sem tratamento pode ser fatal; morbidade significativa no tratamento com esteroides; lesões orais precedem as lesões cutâneas em mais da metade dos casos; o prognóstico melhora se o paciente for tratado precocemente
Penfigoide das membranas mucosas	Várias úlceras dolorosas precedidas por vesículas e bolhas; a lesão pode curar deixando cicatriz; sinal de Nikolsky positivo; pode afetar as membranas mucosas da boca, olhos e genitais; mulheres de meia-idade ou idosas; incomum; clinicamente pode ser confundido com líquen plano, lúpus eritematoso crônico da gengiva, pênfigo vulgar e hipersensibilidade	Autoimune; anticorpos direcionados contra antígenos da membrana basal, laminina 332, BP180, e outros	Curso prolongado; pode causar morbidade significativa quando grave; cicatriz ocular pode causar simbléfaro ou cegueira; morte incomum
Penfigoide bolhoso	Doença de pele (tronco e extremidades) com lesões orais infrequentes; úlceras precedidas por bolhas; nenhuma cicatriz; pessoas idosas	Autoanticorpos contra a membrana basal detectados no tecido e no soro	Curso crônico; remissões; incomum
Dermatite herpetiforme	Doença de pele com raro envolvimento oral; vesículas e pústulas; exacerbações pruriginosas e remissões típicas; jovens e adultos de meia-idade	Desconhecida; depósitos de IgA nos locais das lesões; geralmente associada à enteropatia sensível ao glúten	Curso crônico que pode requerer restrição alimentar ou tratamento medicamentoso
Epidermólise bolhosa	Várias úlceras precedidas por bolhas; sinal de Nikolsky positivo; padrão de herança determina a idade de início durante a infância e a gravidade; pode curar deixando cicatriz; primariamente, doença de pele, mas lesões orais são frequentes; rara	Herança autossômica dominante ou recessiva; forma adquirida do adulto também existe	Doença debilitante grave que pode ser fatal em sua forma recessiva; procedimentos operatórios simples podem desencadear bolhas; forma adquirida é menos debilitante

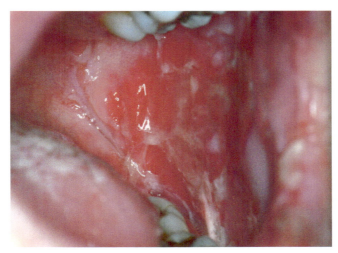
• **Figura 4** Pênfigo vulgar.

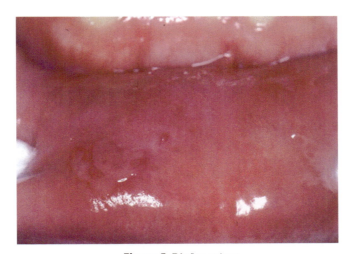
• **Figura 5** Pênfigo vulgar.

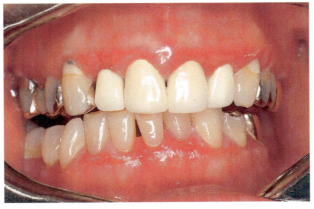
• **Figura 6** Penfigoide das membranas mucosas.

Condições Ulcerativas

Doença	Características Clínicas	Etiologia	Importância
Lesões reativas	Úlcera dolorosa recoberta por membrana fibrinosa amarelada; diagnóstico geralmente evidente a partir da aparência clínica quando combinada com o histórico; comum; as lesões traumáticas factícias são um desafio diagnóstico	Trauma, substâncias químicas, calor, radiação	Autolimitante; cicatriza em dias a semanas; as lesões factícias seguem curso imprevisível
Sífilis	Primária (cancro): úlcera indolor, única e endurecida no local de entrada dos espiroquetas; cicatriza espontaneamente em 4-6 semanas Secundária: erupção maculopapular na pele; úlceras orais cobertas por membrana (placas mucosas) Terciária: gomas, lesões cardiovasculares e no sistema nervoso central Congênita: anomalias dentárias (molares em amora, incisivos chanfrados), surdez, queratite intersticial (tríade de Hutchinson)	Espiroqueta: *Treponema pallidum*	As formas primária e secundária são altamente infecciosas; clinicamente mimetiza outras doenças; se não houver tratamento, a fase secundária desenvolve-se entre 2-10 semanas; uma minoria dos pacientes desenvolve lesões terciárias; períodos de latência, em que não existe doença clinicamente aparente, são vistos entre as fases primária e secundária e entre as fases secundária e terciária; se não for tratada, 30% dos casos avançam para a fase terciária
Gonorreia	Tipicamente lesões genitais com raras manifestações orais, eritema ou úlceras dolorosas, ou ambos	*Neisseria gonorrhoeae*	Pode ser confundida com muitas outras doenças ulcerativas da boca
Tuberculose	Úlcera crônica e endurecida que pode ser dolorosa – em qualquer superfície mucosa	*Mycobacterium tuberculosis*	As lesões são contagiosas; as lesões orais quase sempre são secundárias às lesões pulmonares; o diagnóstico diferencial inclui câncer bucal e úlcera traumática crônica
Hanseníase	Doença de pele com nódulos/úlceras bucais raros	*Mycobacterium leprae*	Rara nos Estados Unidos, mas relativamente comum no Sudeste Asiático, Índia e América do Sul
Actinomicose	Encontrada tipicamente na mandíbula com fístulas cutâneas; nódulo duro com grânulos sulfúricos amarelados	*Actinomyces israelii*	A porta de entrada da infecção ocorre através de uma área cirúrgica, doença periodontal ou canal radicular aberto

(Continua)

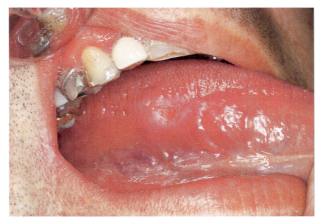
• **Figura 7** Úlcera traumática crônica.

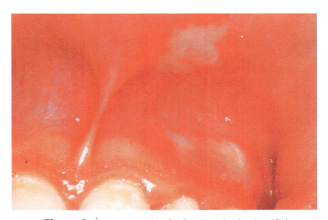
• **Figura 8** Úlceras agudas (lesão em rolo de algodão).

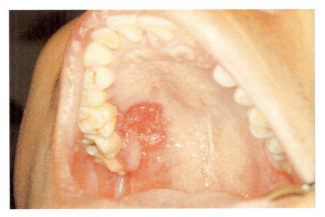
• **Figura 9** Tuberculose no palato.

Condições Ulcerativas *(Cont.)*

Doença	Características Clínicas	Etiologia	Importância
Noma	Úlcera necrótica que não cicatriza na gengiva ou na mucosa jugal; rara; afeta crianças	Anaeróbios em pacientes cuja saúde sistêmica está comprometida	Frequentemente associada à desnutrição; pode resultar em grave destruição tecidual
Doenças fúngicas profundas	Úlcera crônica, endurecida e frequentemente dolorosa que não cicatriza, usualmente se seguindo à implantação do organismo no pulmão	*Histoplasma capsulatum*, *Coccidioides immitis*, e outros	As lesões orais são resultado das lesões sistêmicas; alguns tipos são endêmicos
Doenças fúngicas subcutâneas	Úlceras inespecíficas na pele e ocasionalmente na mucosa	Geralmente *Sporothrix schenckii*	A esporotricose ocorre geralmente após a inoculação via plantas espinhosas
Infecções fúngicas oportunistas	Ocorre em hospedeiro comprometido imunologicamente; úlceras necróticas que não cicatrizam	Mucormicose, *Rhizopus*, e outros	Conhecidas coletivamente como ficomicose; pode dissimular a sífilis, granuloma de linha média e outros; frequentemente fatal
Úlceras aftosas	Úlceras dolorosas recorrentes encontradas na língua, na mucosa vestibular, assoalho da boca, palato mole e pilares amigdalianos; não são encontradas na pele, no vermelhão dos lábios, gengiva inserida ou palato duro; geralmente redondas ou ovais; as úlceras não são precedidas por vesículas; tipo menor: geralmente únicas e menores que 1 cm de diâmetro; comum; tipo maior: grave, cicatriza em até 6 semanas com cicatriz maior que 1 cm de diâmetro; tipo herpetiforme: úlceras múltiplas e recorrentes de 0,1-0,3 cm de diâmetro. Aftas complexas: aftas orais recorrentes e lesões genitais sem outros componentes da doença de Behçet	Desconhecida; provavelmente uma desordem imune mediada pelas células T; pode estar associada a hipersensibilidade, deficiências, má absorção ou histórico familiar; não são causadas por vírus; desencadeadas por estresse, traumas, alterações hormonais, certos alimentos; recentemente sugerida origem autoimune	Doença dolorosa e incômoda; raramente debilitante, exceto o tipo maior; a recorrência é a regra; mais grave em pacientes com AIDS; pode ser encontrada em associação com doença de Crohn ou enteropatia sensível ao glúten (doença celíaca)
Síndrome de Behçet	Afta menor; lesões oculares (uveíte, conjuntivite); lesões genitais (úlceras); ocasionalmente observada artrite	Provavelmente um defeito imunológico; possivelmente autoimune; hereditariedade: presença de HLA-B51 pode ser um fator; recentemente sugerida doença autoinflamatória	A biópsia mostra vasculite e os estudos laboratoriais geram resultados inespecíficos; as complicações podem ser significativas

(Continua)

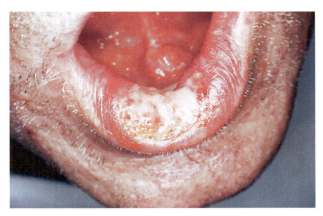
• **Figura 10** Histoplasmose no lábio.

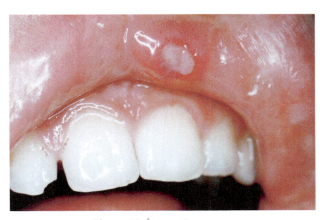
• **Figura 11** Úlcera aftosa menor.

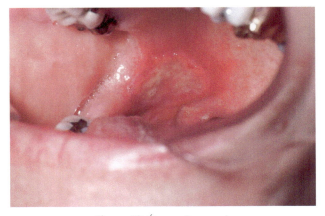
• **Figura 12** Úlcera aftosa maior.

Condições Ulcerativas *(Cont.)*

Doença	Características Clínicas	Etiologia	Importância
Artrite reativa (anteriormente chamada de síndrome de Reiter)	Artrite, uretrite, conjuntivite ou uveíte; úlceras orais; geralmente em homens brancos na terceira década de vida	Desconhecida; resposta imune a antígenos bacterianos; geralmente acompanha DST ou disenteria por *Shigella*; HLA-B27	Duração de semanas a meses; pode ser recorrente
Eritema multiforme	Início súbito; doloroso, generalizado, úlceras superficiais disseminadas; úlceras com crostas no vermelhão dos lábios; geralmente autolimitante; adultos jovens; também pode apresentar lesões cutâneas em alvo ou na íris; pode ser recorrente, especialmente na primavera e no outono; alguns casos tornam-se crônico; incomum	Desconhecida; pode estar associada a hipersensibilidade; pode surgir após ingestão de medicamentos ou uma infecção tais como herpes labial ou pneumonia por *Mycoplasma*	Deve-se investigar a causa; pode ser debilitante, especialmente nas formas graves, de eritema multiforme maior (síndrome de Stevens-Johnson) e de necrólise epidérmica tóxica
Lúpus eritematoso	Lesões eritematosas e ulcerativas geralmente dolorosas na mucosa jugal, gengiva e vermelhão dos lábios; as lesões podem estar circundadas por áreas brancas; tipo discoide crônico: geralmente afeta apenas pele e membranas mucosas; tipo sistêmico agudo: as lesões cutâneas podem ser eritematosas com escamas (o sinal clássico é a erupção em asa de borboleta sobre a ponte nasal); pode apresentar lesões no coração, nos rins e nas articulações; mulheres de meia-idade; incomum	Desordem imunológica; o paciente desenvolve anticorpos, especialmente anticorpos antinucleares	O tipo discoide pode causar desconforto e problemas estéticos; o tipo sistêmico tem prognóstico variável de ruim a bom
Reações medicamentosas	Podem afetar pele ou mucosa; podem ser observados eritema, lesões brancas, vesículas e úlceras; histórico de ingestão recente de medicamentos é importante	Potencialmente qualquer medicamento por meio da estimulação do sistema imunológico	Reações como a anafilaxia ou o angioedema podem exigir tratamento de urgência; o quadro clínico extremamente variável pode tornar o diagnóstico difícil
Alergia de contato	Lesões causadas pelo contato direto com antígenos; podem ser observados eritema, vesículas e úlceras	Potencialmente qualquer antígeno estranho que entra em contato com a pele ou a mucosa; a canela é frequentemente mencionada	Os testes de contato podem ser úteis para o diagnóstico; o histórico é importante

(Continua)

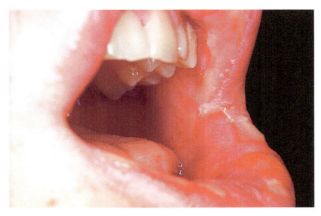
• **Figura 13** Eritema multiforme.

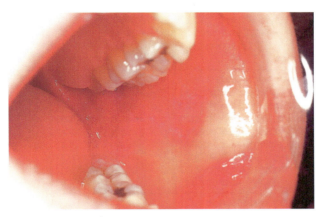
• **Figura 14** Lúpus eritematoso.

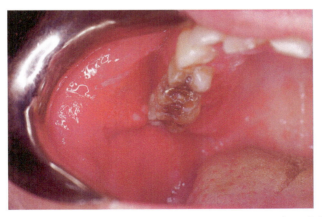
• **Figura 15** Hipersensibilidade de contato, mucosa jugal e gengiva palatina.

Condições Ulcerativas *(Cont.)*

Doença	Características Clínicas	Etiologia	Importância
Granulomatose de Wegener (granulomatose com poliangiite)	Lesões inflamatórias (vasculite necrosante) dos pulmões, rins e das vias respiratórias superiores; quando ocorre na boca, afeta gengiva; rara	Desconhecida; possivelmente desordem autoimune ou infecção	Pode apresentar risco de vida devido à destruição dos tecidos em qualquer uma das três áreas envolvidas
Granuloma de linha média (linfoma de linha média ulcerado)	Lesões destrutivas, necróticas e que não cicatrizam no nariz, palato e seios maxilares; a biópsia revela inflamação inespecífica; diferente da granulomatose de Wegener; raro	Constitui um linfoma de células T/NK	Prognóstico ruim; a morte pode seguir-se à erosão de grandes vasos sanguíneos
Doença granulomatosa crônica	Infecções recorrentes em vários órgãos; úlceras bucais; homens; rara	Doença genética (ligada ao X)	O funcionamento alterado de neutrófilos e macrófagos resulta em incapacidade de matar bactérias e fungos
Neutropenia cíclica	Úlceras orais periódicas (a cada 3-6 semanas); infecções; adenopatia; duração de 3-5 dias; doença periodontal	Mutação do gene da elastase neutrofílica ELA2; autossômica dominante ou nova mutação	Discrasia sanguínea ocasional
Carcinoma de células escamosas da cavidade oral	Úlcera indolor, endurecida e de margens elevadas; encontrado mais comumente na borda lateral da língua e no assoalho bucal; homens afetados duas vezes mais frequentemente do que as mulheres; o aspecto clínico também pode incluir placas ou massas brancas ou vermelhas	Alterações no DNA devido a carcinógenos tais como tabaco, luz UV, papilomavírus humano oncogênico do tipo 16 ou 18 (orofaringe); álcool agindo como cocarcinógeno	A taxa de sobrevida de 5 anos em geral é de cerca de 50%; se diagnosticado nos estágios iniciais, o prognóstico melhora; se houver metástases para linfonodos regionais, o prognóstico é ruim
Carcinoma de seio maxilar	O paciente pode apresentar sintomas de sinusite ou relatar dor nos dentes; pode causar má oclusão ou mobilidade dentária; pode apresentar-se como massa ulcerada no palato ou no alvéolo	Desconhecida; alguns ocorrem em marceneiros	Prognóstico razoável; as metástases não são incomuns

Revisão Clínica O-13

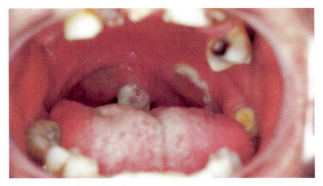

• **Figura 16** Granuloma de linha média.

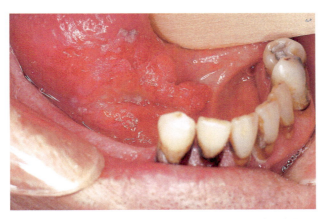

• **Figura 17** Carcinoma de células escamosas no assoalho da boca.

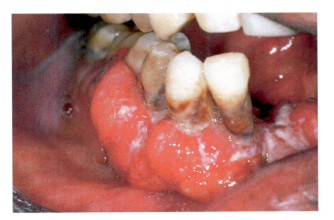

• **Figura 18** Carcinoma de células escamosas na gengiva.

Lesões Brancas

Doença	Características Clínicas	Etiologia	Importância
Leucoedema	Frequente opacificação bilateral e uniforme da mucosa jugal	Desconhecida	Permanece indefinidamente; nenhum efeito nocivo
Nevo branco esponjoso	Opacificação generalizada, assintomática, bilateral, densa, áspera, branca ou cinzenta afetatando principalmente a mucosa jugal, mas outras membranas podem ser atingidas; raro	Hereditária, autossômica dominante (genes da queratina 4 e/ou 13)	Permanece indefinidamente; nenhum efeito nocivo
Disqueratose intraepitelial benigna hereditária	Lesões brancas, assintomáticas, difusas e ásperas da mucosa jugal, bem como de outros tecidos; lesões oculares – placas brancas circundadas pela conjuntiva inflamada; rara	Hereditária, autossômica dominante, duplicação do cromossomo 4q35	Permanece indefinidamente
Queratose folicular	Lesões papulares queratóticas da pele e, infrequentemente, da mucosa; as lesões são numerosas e assintomáticas	Genética, autossômica dominante, mutação no gene *ATP2A2*	Curso crônico com remissões ocasionais
Hiperqueratose focal (friccional)	Placa branca e assintomática, comumente na crista alveolar edêntula, na mucosa jugal e na língua; não é removida pela raspagem; comum	Irritação crônica, trauma de baixa intensidade	Pode regredir se a causa for eliminada
Lesões brancas associadas ao tabaco sem fumaça	Pregas brancas e assintomáticas circundando a área onde o tabaco é mantido; encontradas normalmente nos vestíbulos labial e jugal; comum	Irritação crônica pelo rapé ou hábito de mascar tabaco	Aumento do risco para o desenvolvimento do carcinoma de células escamosas e do carcinoma verrucoso após muitos anos
Estomatite nicotínica	Opacificação assintomática e generalizada do palato apresentando pontos vermelhos que representam os ductos das glândulas salivares; comum	Calor e fumaça associados à combustão do tabaco	Raramente se transforma em câncer de palato

(Continua)

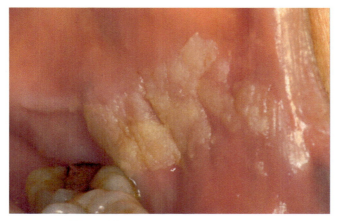
• **Figura 19** Hiperqueratose na mucosa jugal.

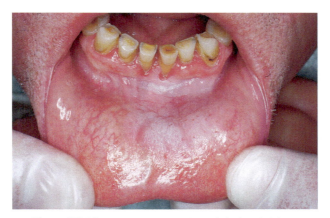
• **Figura 20** Hiperqueratose, queratose da bolsa de tabaco.

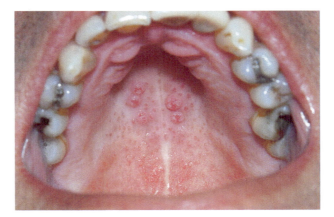
• **Figura 21** Estomatite nicotínica.

Lesões Brancas *(Cont.)*

Doença	Características Clínicas	Etiologia	Importância
Queilite actínica	Lábio inferior: epitélio atrófico, limite do vermelhão do lábio com a pele mal definido, zonas focais de queratose; comum	Luz UV (especialmente UVB na faixa de 2.900-3.200 nm)	Pode resultar em carcinoma de células escamosas
Leucoplasia idiopática	Placa branca e assintomática; não pode ser raspada; os homens são afetados mais do que as mulheres	Desconhecida; pode estar associada ao uso do tabaco e do álcool	Pode recidivar após a excisão; 5% são malignas e 5% tornam-se malignas; maior risco de carcinoma se houver displasia
Língua pilosa	Placa de filiforme a plana na borda lateral da língua, muitas vezes bilateral; ocasionalmente na mucosa jugal; assintomática	Infecção pelo vírus Epstein-Barr	Observada em 20% dos pacientes infectados pelo HIV; acentuado aumento na AIDS; pode ocorrer em pacientes imunossuprimidos não afetados pela AIDS
Língua geográfica (*eritema migrans*)	Lesões brancas, anulares e com centros vermelhos atróficos; migra pelo dorso da língua; varia de intensidade e pode desaparecer espontaneamente; às vezes, dolorosa; comum	Desconhecida	Totalmente benigna; regressão espontânea depois de meses a anos

(Continua)

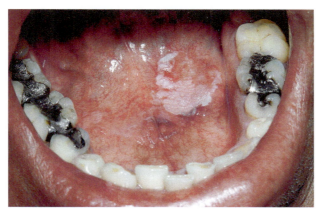

• **Figura 22** Leucoplasia idiopática.

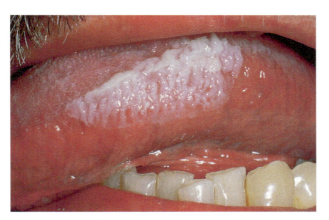

• **Figura 23** Leucoplasia pilosa.

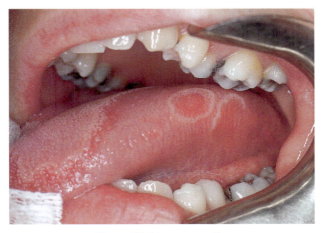

• **Figura 24** Língua geográfica.

Lesões Brancas *(Cont.)*

Doença	Características Clínicas	Etiologia	Importância
Líquen plano	Estrias brancas bilaterais (estrias de Wickham); assintomático exceto quando estão presentes erosões; observado na meia idade; a mucosa jugal é comumente a mais afetada, havendo lesões ocasionais na língua, gengiva e palato; lesões cutâneas e genitais ocasionalmente presentes e são constituídas por pápulas pruriginosas arroxeadas; os locais da pele mais comumente afetados são o antebraço e a parte inferior da perna	Desconhecida; pode ser precipitado pelo estresse; pode constituir uma condição hiperimune mediada por células T	Pode regredir após muitos anos; o tratamento pode apenas controlar a doença; rara transformação maligna
Lesão associada ao uso do dentifrício	Assintomática, descamação de células paraqueratóticas	Reação da mucosa aos componentes do creme dental	Nenhum
Candidíase	Placas elevadas dolorosas que podem ser removidas por raspagem, deixando uma superfície erodida e sangrante; associada à má higiene, antibióticos sistêmicos, doença sistêmica, debilitação, resposta imunológica reduzida; a infecção crônica pode resultar em mucosa eritematosa sem colônias brancas óbvias; comum	Fungo oportunista: *Candida albicans* e ocasionalmente outras espécies de *Candida*	Geralmente desaparece dentro de 1-2 semanas após o tratamento; alguns casos crônicos necessitam de tratamento a longo prazo
Queimaduras da mucosa	Úlceras superficiais dolorosas recobertas por exsudato fibrinoso branco com halo eritematoso; comuns	Químicas (aspirina, fenol), calor, queimaduras elétricas	Cicatriza em dias a semanas
Fibrose submucosa	Áreas de opacificação com perda da elasticidade; afeta qualquer região da boca; rara	Pode ser devido à hipersensibilidade a componentes alimentares tais como noz de areca (bétel), capsaicina	Irreversível; apresenta predisposição ao câncer oral em cerca de 10% dos casos

(Continua)

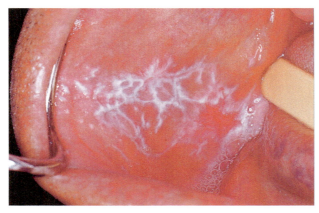
• **Figura 25** Líquen plano.

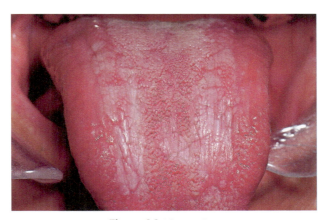
• **Figura 26** Líquen plano.

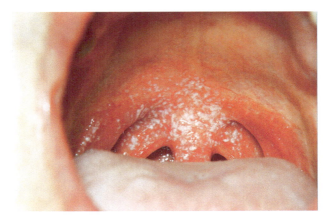
• **Figura 27** Candidíase.

Lesões Brancas (Cont.)

Doença	Características Clínicas	Etiologia	Importância
Grânulos de Fordyce	Vários pontos amarelados, planos ou elevados, assintomáticos, encontrados principalmente na mucosa jugal e nos lábios; observados na maioria dos pacientes; são considerados por muitos como uma variação da normalidade	Relacionada ao crescimento	Glândulas sebáceas ectópicas (coristoma) sem nenhuma importância
Tecido linfoide ectópico	Nódulos amarelados elevados, assintomáticos, com menos de 0,5 cm de diâmetro, encontrados geralmente nos pilares amigdalianos, na região posterolateral da língua, e no assoalho da boca; revestido por epitélio intacto; comum	Relacionada ao crescimento	Sem importância; as lesões permanecem indefinidamente, e são geralmente diagnosticadas clinicamente
Cisto gengival	Nódulo pequeno, geralmente de branco a amarelo; múltiplos em crianças e únicos em adultos; comum em crianças e raro em adultos	Proliferação e transformação cística dos restos da lâmina dentária	Nas crianças as lesões rompem-se ou se desintegram espontaneamente; a recidiva nos adultos não é esperada
Parúlide	Tumefação gengival branco-amarelada causada pelo acúmulo de pus submucoso	Periodontite ou abscesso dentário	Drenagem periódica até a causa principal ser eliminada
Lipoma	Assintomático, massa amarela ou branco-amarelada bem circunscrita e de crescimento lento; neoplasia benigna do tecido adiposo; ocorre em qualquer região	Desconhecida	Na boca parece ter um potencial de crescimento limitado; depois da remoção, a recidiva não é esperada

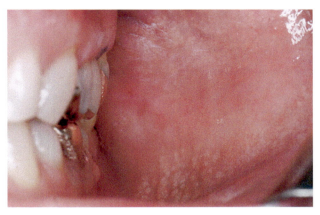

• **Figura 28** Grânulos de Fordyce (embaixo).

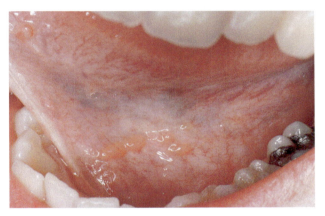

• **Figura 29** Tecido linfoide ectópico no assoalho da boca.

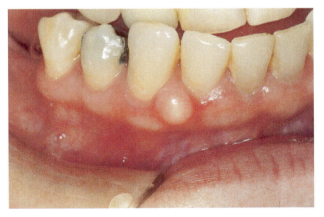

• **Figura 30** Cisto gengival.

Lesões Vermelho-azuladas

Doença	Características Clínicas	Etiologia	Importância
Hemangiomas congênitos e malformações vasculares	Lesões azuis ou vermelhas que ficam esbranquiçadas quando comprimidas; geralmente é difícil de determinar a extensão da lesão; os locais mais comumente afetados são pele, lábios, língua e mucosa jugal; incomuns nas mucosas, raro nos ossos; parte da síndrome de Sturge-Weber; as teleangiectasias (pequenas dilatações focais nos vasos terminais) ficam esbranquiçadas quando comprimidas; comumente encontrados em peles danificadas pelo sol e vistas na teleangiectasia hemorrágica hereditária (THH)	Alguns são neoplasias benignas congênitas, outros são causados por morfogênese anormal de vasos (malformação vascular); THH: autossômica dominante; variz venosa: congênita ou induzida pela luz UV	Pode permanecer quiescente ou aumentar gradualmente; a hemorragia pode ser uma complicação significativa; frequentemente um problema cosmético; THH: epistaxe e sangramento gastrintestinal podem ser problemas
Granuloma piogênico	Massa vermelha assintomática composta por tecido de granulação; mais comumente encontrado na gengiva; pode ocorrer durante a gravidez; pode estar ulcerado secundariamente; comum	Trauma ou irritação crônica; tamanho modificado por alterações hormonais	Permanece indefinidamente; ocorre recidiva se removido incompletamente; redução no tamanho se a causa for removida ou após gravidez
Granuloma periférico de células gigantes	Massa vermelha assintomática da gengiva composta por fibroblastos e células gigantes multinucleadas; encontrado mais frequentemente em adultos, na região dos antigos dentes decíduos; produz radiolucência em forma de taça quando em áreas edêntulas; incomum	Trauma ou irritação crônica	Permanece indefinidamente se não tratado; lesão reativa; aparência clínica similar ao granuloma piogênico
Eritroplasia	Placa vermelha aveludada assintomática encontrada no assoalho da boca ou na região retromolar de adultos; observada em adultos mais velhos; as lesões vermelhas podem apresentar focos brancos de hiperqueratose (eritroplasia salpicada)	Tabaco e álcool	A maioria (90%) já é um carcinoma *in situ* ou um carcinoma invasivo de células escamosas
Sarcoma de Kaposi	Pode ser visto na AIDS; geralmente na pele, mas pode acometer a boca, especialmente o palato; máculas ou nódulos que variam de vermelhos a azuis; raro, exceto na imunodeficiência	Proliferação celular endotelial no local de infecção pelo HHV8	Bom prognóstico, ruim quando é parte da AIDS; declínio de incidência nos pacientes com AIDS em tratamento com tratamento antirretroviral

(Continua)

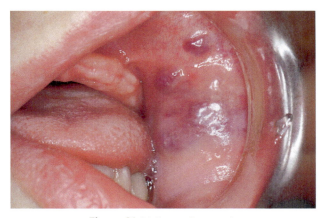
• **Figura 31** Malformação vascular.

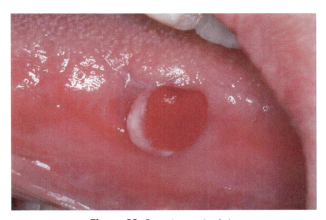
• **Figura 32** Granuloma piogênico.

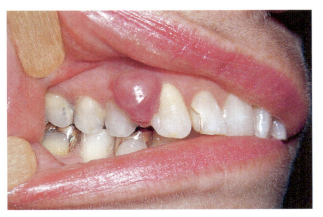
• **Figura 33** Granuloma periférico de células gigantes.

Lesões Vermelho-azuladas *(Cont.)*

Doença	Características Clínicas	Etiologia	Importância
Glossite romboidal mediana	Elevação lobular vermelha, anterior às papilas circunvaladas na linha média	Infecção crônica por *Candida*	Pouco significado; tratar a infecção por *Candida albicans*
Língua geográfica	Lesões anulares brancas com centro vermelho atrófico; as áreas brancas (queratóticas) podem estar pobremente desenvolvidas, deixando placas vermelhas no dorso da língua; ocasionalmente dolorosa; comum	Desconhecida	Pouco significado, exceto quando dolorosa; não é pré-maligna
Psoríase	Doença crônica da pele com rara manifestação oral; lesões cutâneas vermelhas cobertas por escamas prateadas; as lesões orais são placas brancas a vermelhas	Desconhecida	Para confirmar a doença na boca, é necessária a presença de lesões da pele; as exacerbações e as remissões são típicas
Deficiência de vitamina B	Vermelhidão generalizada na língua devido à atrofia das papilas; pode ser dolorosa; pode ter associação com queilite angular; rara nos Estados Unidos	Deficiência de complexo B	Permanece até serem administrados níveis terapêuticos de vitamina B
Anemia (perniciosa e deficiência de ferro)	Pode resultar em vermelhidão generalizada da língua causada pela atrofia das papilas; pode ser dolorosa; os pacientes podem apresentar queilite angular; as mulheres são mais comumente afetadas do que os homens; síndrome de Plummer-Vinson (disfagia sideropênica); anemia (deficiência de ferro), atrofia das mucosas, predisposição ao câncer oral	Algumas formas adquiridas, outras hereditárias	Alguns tipos podem ameaçar a vida; as manifestações orais desaparecem com o tratamento; predisposição ao câncer oral em portadores da síndrome de Plummer-Vinson
Síndrome da ardência bucal	Grande variação de queixas orais, geralmente sem quaisquer alterações visíveis no tecido; afeta especialmente mulheres de meia-idade; incomum em homens	Multifatorial (p. ex., *C. albicans*, anemias por deficiência de vitamina B, xerostomia, idiopática, neuropatia periférica psicogênica), trauma crônico	Pode persistir a despeito do tratamento
Escarlatina	Faringite, sintomas sistêmicos, língua em morango	Estreptococos do grupo A	Febre reumática e glomerulonefrite como complicações

(Continua)

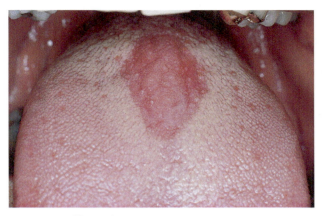
• **Figura 34** Glossite romboide mediana.

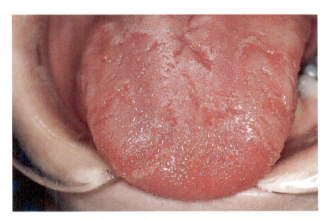
• **Figura 35** Língua geográfica.

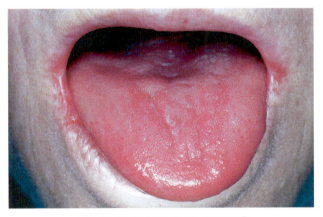
• **Figura 36** Deficiência de vitamina B.

Lesões Vermelho-azuladas *(Cont.)*

Doença	Características Clínicas	Etiologia	Importância
Candidíase eritematosa	Palato hiperêmico e doloroso sob prótese total; queilite angular; mucosa dolorosa e avermelhada	Infecção crônica por *C. albicans*; higiene oral ruim e próteses mal-adaptadas são frequentemente fatores predisponentes	O desconforto pode impedir o uso da prótese; não é alérgica nem pré-maligna
Gengivite plasmocitária	Língua vermelha e dolorosa; queilite angular; gengiva inserida vermelha e edemaciada	Possível reação alérgica a antígenos alimentares como goma de mascar sabor hortelã ou canela; certos cremes dentais	Lesões gengivais semelhantes às lesões do lúpus, líquen plano e do penfigoide
Reações a medicamentos e alergias de contato	Erupções vermelhas, vesiculares ou ulcerativas	Reações de hipersensibilidade a alérgenos	As reações de hipersensibilidade a medicamentos ou HSV podem, clinicamente, produzir um padrão de eritema multiforme

Petéquias e Equimoses

Doença	Características Clínicas	Etiologia	Importância
Lesões traumáticas	Pontos hemorrágicos (vermelhos, azuis, roxos, negros) constituídos por sangue extravasado dos tecidos moles; não ficam esbranquiçados quando comprimidos; podem ser observados em qualquer lugar da pele ou da mucosa após o trauma; muda de cor à medida que o sangue é degradado ou reabsorvido	Ocorrem após traumas, como aqueles causados por extrações dentárias, mordidas, felação, tosse crônica, vômitos	Desaparecem em dias a semanas; nenhuma sequela
Discrasias sanguíneas	Pontos hemorrágicos nas membranas mucosas (pequenos — petéquias, grandes — equimoses) resultantes de sangue extravasado; podem ser espontâneos ou consequentes a um pequeno traumatismo; não desaparecem quando comprimidos; cor varia de acordo com o tempo; incomum na clínica geral, mas os dentistas podem ser os primeiros a observá-los	Ausência de fator de coagulação, número reduzido de plaquetas por diversas razões, ou perda da integridade dos vasos	Podem ser fatais, devem ser investigadas, diagnosticadas e tratadas

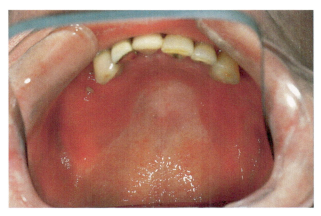
• **Figura 37** Candidíase eritematosa.

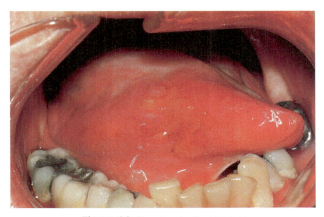
• **Figura 38** Reação medicamentosa.

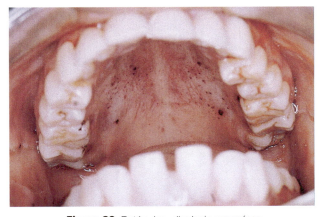
• **Figura 39** Petéquias, displasia sanguínea.

Lesões Pigmentadas

Doença	Características Clínicas	Etiologia	Importância
Pigmentação fisiológica	Distribuição simétrica; não muda de intensidade; não altera a morfologia da superfície	Atividade normal dos melanócitos	Nenhuma
Melanose associada ao tabaco	Pigmentação gengival; especialmente em mulheres que usam pílulas anticoncepcionais	Os componentes do tabaco estimulam os melanócitos	Estética; pode indicar lesões associadas ao fumo em outras regiões
Mácula melanótica oral	Pigmentação bucal plana que mede menos de 1 cm de diâmetro; geralmente afeta lábio inferior, gengiva, mucosa jugal e palato; pode representar efélide oral, lesões pericrais associadas à síndrome de Peutz-Jeghers, doença de Addison ou uma pigmentação pós-inflamatória	Desconhecida; pós-inflamatória; ou traumática	Permanece indefinidamente; sem potencial de malignidade
Tumor neuroectodérmico da infância	Neoplasia benigna pigmentada e radiolucente na maxila de recém-nascidos; o pigmento é melanina; raro; crianças e menores de 25 anos	Desconhecida; origem na crista neural	Recorrência improvável

(Continua)

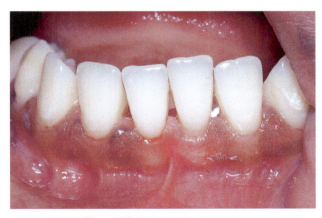
• **Figura 40** Pigmentação fisiológica.

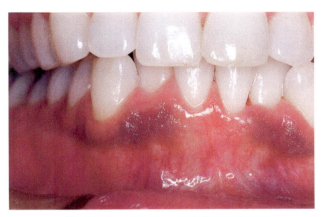
• **Figura 41** Melanose associada ao tabaco.

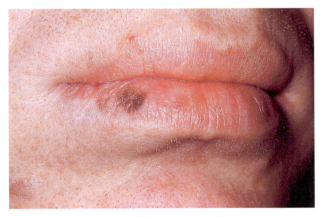
• **Figura 42** Mácula melanótica.

Lesões Pigmentadas *(Cont.)*

Doença	Características Clínicas	Etiologia	Importância
Nevo melanocítico	Pigmentações elevadas; quando intraoral, muitas vezes não pigmentado; manifestação intraoral é incomum; nevos azuis observados no palato	Desconhecida; ninhos de células névicas	Permanece indefinidamente; os nevos orais podem não ser distinguidos clinicamente do melanoma
Melanoma	Neoplasia maligna dos melanócitos; alguns apresentam uma fase de crescimento radial que dura anos (tipo *in situ*) antes da fase de crescimento vertical, mas o tipo invasivo apresenta apenas a fase de crescimento vertical; o melanoma oral pode aparecer, inicialmente, como uma mácula insignificante, especialmente no palato e na gengiva; afeta adultos	A luz UV pode ser carcinogênica na pele; desconhecida para as lesões orais	Pele: 65% apresentam sobrevida de 5 anos; Oral: 20% apresentam sobrevida de 5 anos; os melanomas *in situ* têm melhor prognóstico do que os melanomas invasivos; comportamento metastático imprevisível
Tatuagem por amálgama	Mácula de pigmentação acinzentada e assintomática encontrada na gengiva, língua, palato ou mucosa jugal adjacente a uma restauração de amálgama; pode ser observada radiograficamente se as partículas forem grandes; nenhuma inflamação associada; comum	Implantação traumática do amálgama	Permanece indefinidamente e muda pouco; nenhum efeito nocivo
Pigmentação por metais pesados	Linha escura ao longo da gengiva marginal devido à precipitação de metais; rara	Intoxicação pelos vapores do metal (chumbo, bismuto, arsênico, mercúrio) durante exposição ocupacional	A exposição pode afetar a saúde sistemicamente; a pigmentação da gengiva tem importância estética
Pigmentação por minociclina	Pigmentação cinzenta no palato, pele, cicatrizes, osso e, raramente, nos dentes já formados	Ingestão de minociclina	Deve ser diferenciada do melanoma; o medicamento pode causar a pigmentação intrínseca dos dentes

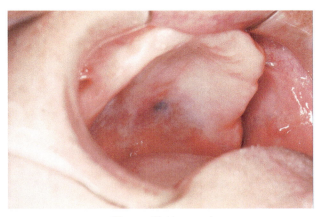
• **Figura 43** Nevo azul.

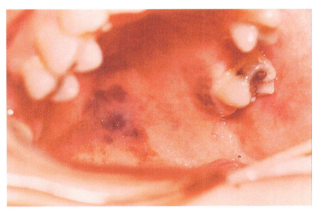
• **Figura 44** Melanoma.

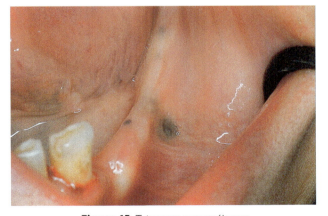
• **Figura 45** Tatuagem por amálgama.

Lesões Papilares Verrucosas

Doença	Características Clínicas	Etiologia	Importância
Hiperplasia papilar	Lesão papilomatosa com aspecto pedregoso, assintomática, localizada no palato duro de portadores de próteses; geralmente vermelha por causa da inflamação; comum	Reação do tecido mole à prótese mal-adaptada e provavelmente crescimento fúngico sobreposto	A lesão não é pré-maligna; se a prótese for removida, a lesão pode regredir significativamente; antifúngicos tópicos podem ajudar
Condiloma plano	Clinicamente semelhante à hiperplasia papilar; parte da sífilis secundária	*Treponema pallidum*	Com o tratamento, o prognóstico é bom
Papiloma escamoso	Lesões exofíticas e assintomáticas que variam clinicamente de granulares a semelhantes à couve-flor; predileção pela língua, assoalho da boca, palato, úvula, lábios, pilares amigdalianos; geralmente solitárias; consistência mole; coloração branca ou da mesma cor do tecido adjacente; afeta adultos jovens e adultos maduros; comum	A maioria causada pelo papilomavírus humano (HPV) não oncogênico; alguns de origem desconhecida	A lesão não tem potencial maligno conhecido; recorrência rara
Verruga oral vulgar	Lesão papilar indolor que geralmente apresenta projeções brancas na superfície causadas por produção de queratina; pode ser considerada como um tipo ce papiloma; afeta crianças e adultos jovens; comum na pele, manifestação intraoral incomum	Papilomavírus humano (HPV)	Pouca importância. Podem ser múltiplas e causar problemas estéticos
Condiloma acuminado	Lesão papilomatosa indolor e exofítica que varia de pediculada a séssil; afeta adultos; mesma cor do tecido adjacente; o parceiro sexual apresenta lesões semelhantes; raro na cavidade oral	Papilomavírus humano (HPV)	As lesões orais são adquiridas por meio da autoinoculação ou por meio de contato sexual com um parceiro infectado; recorrência comum

(Continua)

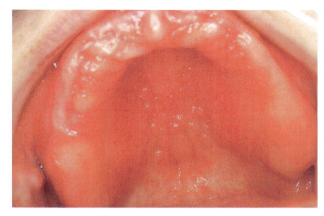
• **Figura 46** Hiperplasia papilar.

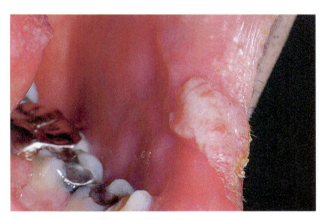
• **Figura 47** Condiloma plano.

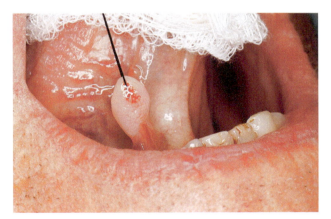
• **Figura 48** Papiloma.

Lesões Papilares Verrucosas *(Cont.)*

Doença	Características Clínicas	Etiologia	Importância
Hiperplasia epitelial focal (doença de Heck)	Vários nódulos moles nos lábios, língua e mucosa jugal; transmissível; assintomática	Papilomavírus (HPV 13 e 32)	Pouca importância; pode ser incluída no diagnóstico diferencial de nódulos mucosos
Queratoacantoma	Lesão bem-circunscrita, firme e elevada com um tampão central de queratina; pode causar dor; desenvolve-se rapidamente ao longo de 4-8 semanas e involui em 6-8 semanas; encontrado na pele e nos lábios expostos ao sol; manifestação intraoral rara; predileção por homens	Desconhecida; origem pilossebácea	Provavelmente, um carcinoma de células escamosas curável. Difícil de diferenciar clínica e microscopicamente do carcinoma de células escamosas; pode curar deixando cicatriz
Carcinoma verrucoso	Lesão exofítica de base larga e endurecida; normalmente encontrado na mucosa jugal ou no vestíbulo; os homens são afetados com mais frequência; incomum	Pode estar associado ao uso do tabaco	Lesão maligna de crescimento lento; bem diferenciado, com melhor prognóstico do que o carcinoma de células escamosas; o padrão de crescimento é mais expansivo do que invasivo; metástase incomum
Pioestomatite vegetante	Várias pústulas pequenas na mucosa oral; os homens são mais acometidos do que as mulheres	Desconhecida	Pode estar associada a doenças intestinais tais como a colite ulcerativa ou a doença de Crohn
Xantoma verruciforme	Lesão solitária, em grumos, elevada ou deprimida que ocorre em qualquer região da mucosa oral; cor varia do branco ao vermelho; raro	Desconhecida	Potencial de crescimento limitado; não apresenta recidivas

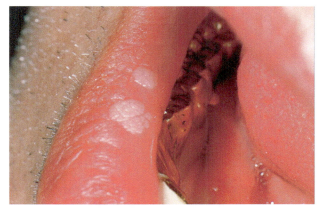
• **Figura 49** Hiperplasia epitelial focal.

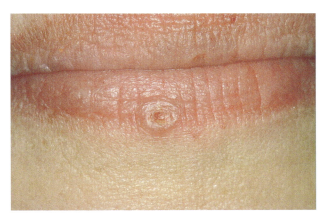
• **Figura 50** Queratoacantoma.

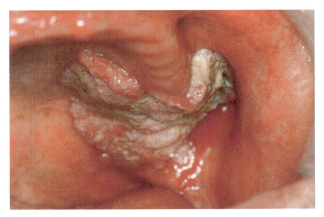
• **Figura 51** Carcinoma verrucoso.

Tumefações Submucosas (por Região)

Tumefações Gengivais

Doença	Características Clínicas	Etiologia	Importância
Granuloma piogênico	Massa vermelha assintomática encontrada primariamente na gengiva, mas também pode ser encontrada em qualquer lugar da pele ou membranas mucosas onde tenha ocorrido trauma; comum	Reação a trauma ou irritação crônica	Pode recidivar se removido incompletamente; geralmente não causa reabsorção óssea
Granuloma periférico de células gigantes	Massa vermelha assintomática na gengiva; não é possível ser distinguido clinicamente do granuloma piogênico; incomum	Reação a trauma ou irritação crônica	Comportamento completamente benigno, diferentemente de sua contraparte central; não é esperada recorrência
Fibroma periférico (hiperplasia fibrosa focal)	Massa firme; ccr semelhante à da mucosa adjacente; assintomático; comum; pode ser pediculado ou séssil	Reação a trauma ou irritação crônica	Constitui um processo de reparo exuberante com proliferação de cicatrizes; é encontrada recorrência ocasional no fibroma ossificante periférico
Parúlide	Massa vermelha (ou amarela, quando cheia de pus) que ocorre geralmente na gengiva vestibular de crianças e adultos jovens; geralmente assintomática	Trajeto fistuloso de abscesso periodontal ou periapical	A drenagem cíclica ocorre até que o problema subjacente seja eliminado
Exostose	Nódulo ósseo, rígido, recoberto por mucosa intacta, aderido à região vestibular do osso alveolar; assintomático; comum; geralmente aparece na idade adulta	Desconhecida	Nenhuma importância, exceto quando na confecção de próteses

(Continua)

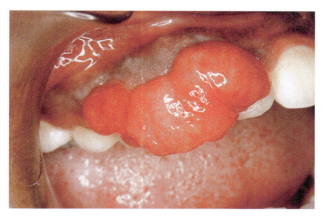

• **Figura 52** Granuloma piogênico.

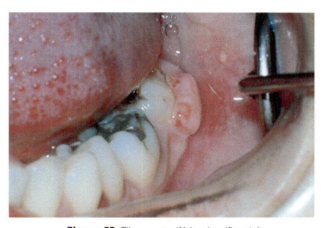

• **Figura 53** Fibroma periférico (ossificante).

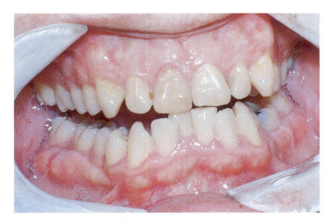

• **Figura 54** Exostose.

Tumefações Gengivais *(Cont.)*

Doença	Características Clínicas	Etiologia	Importância
Cisto gengival	Nódulo ou nódulos pequenos, elevados, de coloração amarela a rósea; vários em crianças, único em adultos; comum em crianças, raro em adultos	Proliferação e transformação cística dos restos da lâmina dentária	Conhecido como nódulos de Bohn ou pérolas de Epstein em crianças; as lesões são rompidas durante a mastigação; não ocorrem em adultos
Cisto de erupção	Saco azulado (contendo líquido ou sangue) sobre a coroa de um dente em erupção; não inflamado e assintomático; incomum	Hemorragia dentro do espaço folicular entre a coroa do dente e o epitélio reduzido do órgão do esmalte	Nenhuma importância; não deve ser confundido com uma neoplasia
Epúlide congênita do recém-nascido	Massa firme, pediculada ou séssil e aderida à gengiva de recém-nascidos; de coloração igual ou mais clara que a dos tecidos circunjacentes; raro	Desconhecida	Neoplasia benigna de células granulares não neurais. Células diferentes daquelas encontradas no tumor de células granulares do adulto; não recidiva
Hiperplasia de tecido mole generalizada	Aumento firme da gengiva livre e da inserida; geralmente assintomática; forma pseudobolsas; o tipo inespecífico é comum, outros tipos (induzida por medicamentos, modificada por hormônio, induzida pela leucemia, influenciada geneticamente) são incomuns ou raros	Locais irritantes das gengivas associados a medicamentos sistêmicos (fenitoína [Dilantina], nifedipina, ciclosporina), desequilíbrio hormonal, leucemia ou fatores hereditários/síndromes	Problema estético, bem como higiênico; quando possível, os fatores causais devem ser eliminados; controle dos fatores locais podem levar à melhora da lesão

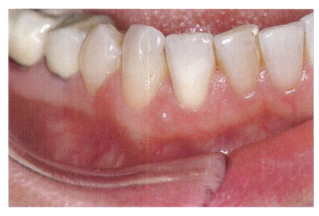
• **Figura 55** Cisto gengival (entre canino e incisivo lateral).

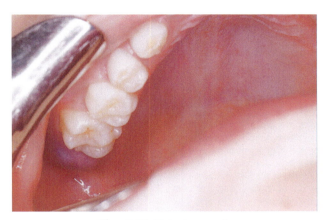
• **Figura 56** Cisto de erupção.

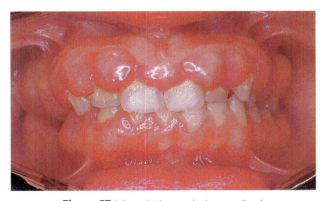
• **Figura 57** Hiperplasia gengival generalizada.

Tumefações do Assoalho da Boca

Doença	Características Clínicas	Etiologia	Importância
Cisto de retenção mucoso (rânula)	Massa branco-azulada elevada, flutuante, lateralmente no assoalho da boca; a tumefação cíclica é comum; geralmente doloroso; incomum	Bloqueio do ducto por sialolito ou rompimento traumático do ducto	A maioria ocorre devido a sialolitos, alguns devido ao rompimento do ducto com extravasamento de mucina para o interior dos tecidos moles; a recorrência não é incomum
Cisto linfoepitelial	Nódulos assintomáticos cobertos por epitélio intacto com menos de 1 cm de diâmetro; apresentação em qualquer idade; caracteristicamente encontrado nos pilares amigdalianos, assoalho da boca, partes ventral e posterolateral da língua; rosa-amarelado; manifestação intraoral incomum, comum nas glândulas salivares maiores	Distúrbio do crescimento	Tecido linfoide ectópico sem importância; não é esperada recorrência
Cisto dermoide	Massa assintomática no assoalho da boca (geralmente na linha média) revestida por epitélio intacto de coloração normal; afeta adultos jovens; consistência pastosa à palpação; raro	Proliferação de células multipotenciais; estímulo desconhecido	A recorrência não é esperada; chamado de teratoma quando tecidos dos três folhetos germinativos estão presentes e de dermoide quando estão presentes anexos cutâneos secundários
Neoplasia da glândula salivar menor (intraoral)	Massa assintomática, solitária, firme e geralmente revestida por epitélio; os tumores malignos podem causar dor, parestesia ou ulceração; afeta adultos jovens e adultos maduros; mais comum no palato, seguido por língua, lábio superior e mucosa jugal; incomum	Desconhecida	Aproximadamente metade dos tumores da glândula salivar menor é maligna; as lesões malignas podem metastatizar para os ossos e pulmões, bem como para os linfonodos regionais; o adenoma pleomórfico é a neoplasia benigna mais comum
Neoplasia mesenquimal	Aumento de volume assintomático, firme e revestido por epitélio intacto; pode ser oriundo de qualquer célula do tecido conjuntivo	Desconhecida	Não é esperada a recorrência dos tumores benignos; as neoplasias malignas são raras

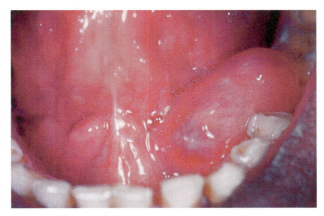
• **Figura 58** Cisto de retenção mucoso (rânula).

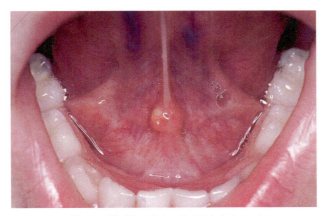
• **Figura 59** Cisto linfoepitelial, freio lingual.

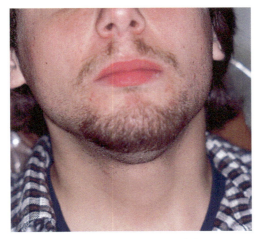
• **Figura 60** Cisto dermoide na linha média do pescoço.

Tumefações dos Lábios e da Mucosa Jugal

Doença	Características Clínicas	Etiologia	Importância
Hiperplasia fibrosa focal (fibroma oral)	Nódulo firme, assintomático, revestido por epitélio a menos que seja secundariamente traumatizado; geralmente encontrado ao longo da linha de oclusão na mucosa jugal e no lábio inferior; comum	Reação a trauma ou irritação crônica	Constitui uma cicatriz hiperplásica; limitado potencial de crescimento, e nenhuma transformação maligna foi observada
Tumor de glândula salivar	Massa assintomática, solitária, firme e geralmente revestida por epitélio; os tumores malignos podem causar dor, parestesia ou ulceração; afeta adultos jovens e adultos maduros; mais comum no palato, seguido por língua, lábio superior e mucosa jugal; incomum	Desconhecida	Aproximadamente metade dos tumores da glândula salivar menor é maligna; as lesões malignas podem metastatizar para os ossos e pulmões, bem como para os linfonodos regionais; o adenoma pleomórfico é a neoplasia benigna mais comum
Cisto de retenção mucoso	Solitário, geralmente assintomático, móvel e indolor; revestido por epitélio intacto; cor igual à do tecido circunjacente; afeta adultos acima dos 50 anos; comum no palato, bochecha e assoalho da boca; incomum no lábio superior e raro no lábio inferior	Bloqueio do ducto excretor da glândula salivar por sialolito	A recidiva não é provável se a glândula acometida for removida; clinicamente indistinguível das neoplasias de glândulas salivares mais significativas
Fenômeno de extravasamento de muco (mucocele)	Nódulo azulado (coloração normal se for profundo) geralmente coberto por epitélio; pode ser um pouco doloroso e ter associação com uma reação inflamatória aguda; encontrado com mais frequência no lábio inferior e na mucosa jugal, sendo raro no lábio superior; afeta crianças e adolescentes; comum	Rompimento traumático do ducto excretor da glândula salivar	A recorrência é esperada se a glândula salivar associada não for removida ou se os ductos adjacentes estiverem comprometidos; não é um cisto verdadeiro
Neoplasia mesenquimal	Aumento de volume assintomático, firme e revestido por epitélio intacto; pode ser oriundo de qualquer célula do tecido conjuntivo	Desconhecida	Não é esperada a recorrência dos tumores benignos; as malignidades são raras

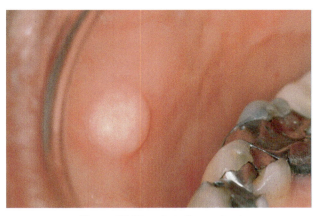
• **Figura 61** Hiperplasia fibrosa focal.

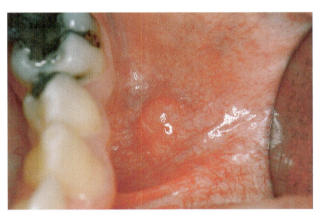
• **Figura 62** Fenômeno de extravasamento de muco, vestíbulo mandibular.

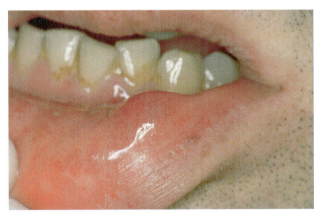
• **Figura 63** Fenômeno de extravasamento de muco.

Tumefações da Língua

Doença	Características Clínicas	Etiologia	Importância
Hiperplasia fibrosa focal (fibroma traumático)	Nódulo firme, assintomático, revestido por epitélio a menos que seja secundariamente traumatizado; geralmente encontrado ao longo da linha de oclusão na mucosa jugal e no lábio inferior; comum	Reação a trauma ou irritação crônica	Constitui uma cicatriz hiperplásica; limitado potencial de crescimento, e nenhuma transformação maligna foi observada
Granuloma piogênico	Massa vermelha assintomática encontrada principalmente na gengiva, mas pode ser encontrada também em qualquer lugar da pele ou membranas mucosas onde tenha ocorrido trauma; comum	Reação a trauma ou irritação crônica	Pode recidivar se removido incompletamente; geralmente não causa reabsorção óssea
Tumor de células granulares	Aumento de volume indolor e revestido por epitélio intacto; de cor igual ou mais clara que a do tecido circunjacente; predileção acentuada pelo dorso da língua, mas também pode ser encontrado em qualquer região; apresentação em qualquer idade; incomum	Desconhecida; provavelmente originado das células de Schwann	Não recidiva; a importância reside no fato de ser preciso diferenciá-lo de outras lesões; não apresenta potencial de malignidade
Neurofibroma/ neuroma encapsulado em paliçada	Nódulo mole, único ou múltiplo, assintomático, revestido por epitélio; de cor igual ou mais clara que a do tecido circunjacente; visto com mais frequência na língua, na mucosa jugal e no vestíbulo, mas também pode ser encontrado em qualquer região; apresentação em qualquer idade; incomum	Desconhecida; célula de origem é, provavelmente, a célula de Schwann; a mutação do gene *NF-1* faz parte da síndrome da neurofibromatose	A recorrência não é esperada; vários neurofibromas devem sugerir neurofibromatose do tipo 1 (doença de von Recklinghausen, doença neural que abrange neurofibromas e mais de seis manchas café com leite); os neuromas encapsulados em paliçada não são associados à síndrome
Neuroma mucoso	Múltiplos; afeta lábios, língua e mucosa jugal; pode estar associado à síndrome MEN III	Desconhecida; a MEN III é autossômica dominante	Síndrome MEN III (feocromocitoma, carcinoma medular da tireoide e neuromas mucosos)
Neoplasia da glândula salivar	Massa assintomática, solitária, firme e geralmente revestida por epitélio; os tumores malignos podem causar dor, parestesia ou ulceração; afeta adultos jovens e adultos maduros; mais comum no palato, seguido por língua, lábio superior e mucosa jugal; incomum	Desconhecida	Aproximadamente metade dos tumores da glândula salivar menor é maligna; as lesões malignas podem metastatizar para os ossos e pulmões, bem como para os linfonodos regionais; o adenoma pleomórfico é a neoplasia benigna mais comum
Tireoide lingual	Massa nodular na base da língua; pode causar disfagia; afeta adultos jovens; rara	Descida incompleta do primórdio da tireoide para o pescoço	A tireoide lingual pode ser o único tecido tireoidiano do paciente

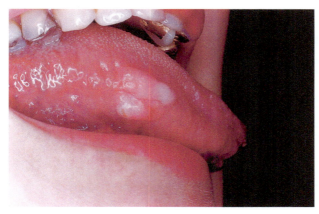
• **Figura 64** Hiperplasia fibrosa focal.

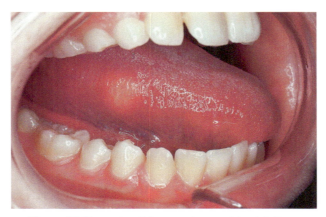
• **Figura 65** Tumor de células granulares na lateral da língua.

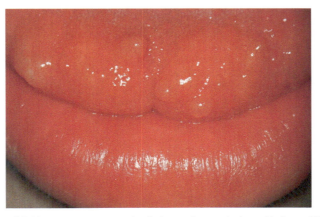
• **Figura 66** Neuromas mucosos da síndrome da neoplasia endócrina múltipla III.

Tumefações do Palato

Doença	Características Clínicas	Etiologia	Importância
Fenômeno de extravasamento de muco	Nódulo azulado (coloração normal se for profundo) geralmente coberto por epitélio; pode ser um pouco doloroso e ter associação com uma reação aguda inflamatória; encontrado com mais frequência no lábio inferior e na mucosa jugal, sendo raro no lábio superior; afeta crianças e adolescentes; comum	Rompimento traumático do ducto excretor da glândula salivar	A recorrência é esperada se a glândula salivar associada não for removida ou se os ductos adjacentes estiverem comprometidos
Tumor de glândula salivar	Massa assintomática, solitária, firme e geralmente revestida por epitélio; os tumores malignos podem causar dor, parestesia ou ulceração; afeta adultos jovens e adultos maduros; mais comum no palato, seguido por língua, lábio superior e mucosa jugal; incomum	Desconhecida	Aproximadamente metade dos tumores da glândula salivar menor é maligna; as lesões malignas podem metastatizar para os ossos e pulmões, bem como para os linfonodos regionais; o adenoma pleomórfico é a neoplasia benigna mais comum
Abscesso palatino proveniente de lesão periapical	Aumento de volume no palato duro flutuante, doloroso e que contém pus; de cor igual ou mais avermelhada do que a do tecido circunjacente; associado a dentes desvitalizados	Extensão de abscesso periapical através do osso palatino	O pus pode espalhar para outras áreas buscando a via de menor resistência
Linfoma	Aumento de volume assintomático no palato duro; raro em adultos; frequência aumentada em pacientes imunossuprimidos	Desconhecida	Pode constituir um linfoma primário (do tipo não Hodgkin); indicado um exame minucioso para linfoma; as lesões de alto grau são mais frequentes em pacientes imunossuprimidos
Tórus	Tumefação óssea do palato duro assintomática e endurecida (tórus palatino); crescimento ósseo exofítico ao longo da região lingual da mandíbula (tórus mandibular); crescimento muito lento; afeta adultos jovens e adultos maduros; atinge mais de 25% da população	Desconhecida	Nenhuma importância; não deve ser confundido com outras lesões palatinas
Neoplasia da maxila ou do seio maxilar	Aumento de volume no palato com ou sem ulceração; dor ou parestesia; pode causar mobilidade dentária ou má oclusão; a prótese pode tornar-se mal-adaptada; apresentação em qualquer idade; rara	Desconhecida	Pode constituir neoplasia benigna ou maligna dos maxilares ou carcinoma do seio maxilar; prognóstico ruim para as lesões malignas

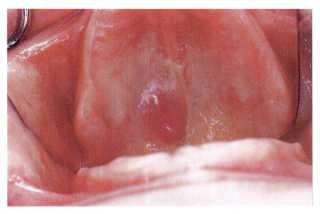
• **Figura 67** Fenômeno de extravasamento de muco.

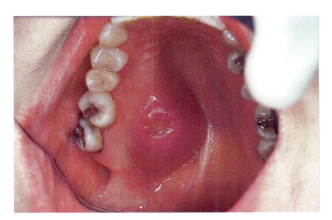
• **Figura 68** Tumor misto.

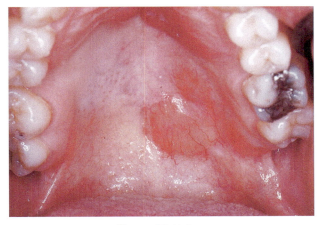
• **Figura 69** Linfoma.

Tumefações do Pescoço

Doença	Características Clínicas	Etiologia	Importância
Cisto branquial	Tumefação assintomática e sem inflamação na região lateral do pescoço; mole ou flutuante; afeta crianças e adultos jovens; raro	Durante o crescimento, proliferação de restos epiteliais no interior dos nódulos linfáticos	Diagnóstico clínico problemático
Linfadenite – inespecífica, bacteriana, fúngica	Nódulos dolorosos únicos ou múltiplos no pescoço (linfonodos), especialmente nas regiões submandibular e jugulodigástrica; as lesões são usualmente moles quando em fase aguda e, geralmente, não estão fixadas ao tecido circunjacente; o tipo inespecífico é comum	Qualquer condição inflamatória bucal, especialmente abscessos dentários; tuberculose oral, sífilis ou infecções fúngicas profundas podem afetar os linfonodos do pescoço	As lesões no pescoço muitas vezes refletem doenças intraorais
Carcinoma metastático nos linfonodos	Massas endurecidas geralmente únicas, mas podem ser múltiplas (raramente bilaterais); fixas e não dolorosas; atinge mais frequentemente linfonodos submandibulares e jugulodigástricos; afeta adultos	Carcinoma metastático da cavidade oral, base da língua e orofaringe, e menos frequentemente de locais distantes	A doença avançada tem pior prognóstico
Linfoma	Tumefação única ou bilateral na região lateral do pescoço; endurecida, assintomática e muitas vezes fixa; o paciente pode apresentar perda de peso, suores noturnos e febre; afeta adultos jovens e adultos maduros; incomum	Desconhecida	Após a biópsia para diagnóstico, é feito o estadiamento; o prognóstico varia de ruim a excelente, dependendo do estágio e do tipo específico do tumor; maior frequência em pacientes imunossuprimidos
Lesão na parótida	Quando o ramo inferior da parótida é afetado, pode surgir uma massa cervical; neoplasia: massa única, endurecida e assintomática (o tumor de Warthin pode ser bilateral); síndrome de Sjögren: as tumefações bilaterais, difusas e moles, além da síndrome sicca, afetam principalmente as mulheres de mais idade; infecção: massa dolorosa, mole, unilateral e difusa	Neoplasia: desconhecida; síndrome de Sjögren: autoimune; infecção: vírus, bactérias ou fungos; doença metabólica: diabetes, alcoolismo	Requer diagnóstico e tratamento por clínico experiente

(Continua)

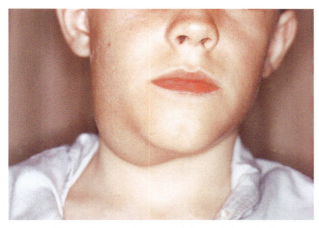

• **Figura 70** Cisto branquial (linfoepitelial cervical).

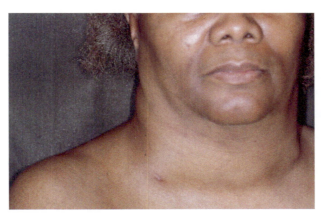

• **Figura 71** Carcinoma metastático para vários linfonodos no pescoço.

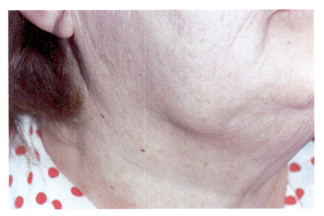

• **Figura 72** Linfoma, linfonodo submandibular.

Tumefações do Pescoço (Cont.)

Doença	Características Clínicas	Etiologia	Importância
Tumor do corpo carotídeo	Massa firme e móvel no pescoço na região da bifurcação da carótida; podem estar aparentes sopro e frêmito; afeta adultos; raramente hereditário	Transformação neoplásica das células do corpo carotídeo; mutação do gene SDHD	A morbidade da cirurgia pode ser grande por causa da ligação do tumor à bainha da carótida
Cisto epidérmico	Nódulo elevado na pele do pescoço (ou da face); geralmente livre de inflamação e assintomático; pode atingir vários centímetros de tamanho; coberto pela epiderme e perto da superfície da pele; comum	Proliferação de restos epiteliais	Não é esperada recorrência; localizado mais superficialmente do que as outras lesões do pescoço citadas
Linfangioma	Massa esponjosa, difusa e indolor na derme; pode tornar-se grande; mais clara que o tecido circundante até coloração vermelho-azulada; crepitação; afeta as crianças; raro	Relacionada ao crescimento	Pode causar deformação ou dificuldade respiratória
Cisto do trato tireoglosso	Tumefação na linha média do pescoço acima do nível da glândula tireoide; geralmente se move juntamente com o movimento da deglutição; pode desenvolver um trajeto fistuloso; é o cisto do crescimento mais comum do pescoço	Descida incompleta do tecido tireoidiano a partir do forame cego dentro do útero, com subsequente transformação cística	A recorrência não é incomum devido ao curso tortuoso da lesão cística
Tumor da glândula tireoide	Tumefação na linha média na região da glândula tireoide; firme, assintomática; incomum	Desconhecida	O prognóstico varia de ruim a excelente, dependendo do estágio e do tipo histológico do tumor
Cisto dermoide	Tumefação do assoalho da boca ou da linha média do pescoço; afeta adultos jovens	Desconhecida	Não é esperada recorrência

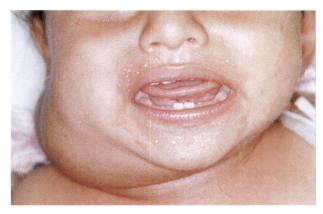

• **Figura 73** Linfangioma.

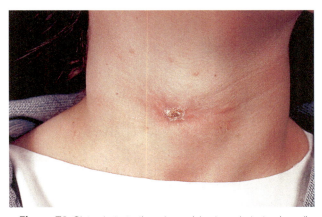

• **Figura 74** Cisto do trato tireoglosso (abertura do trato sinusal).

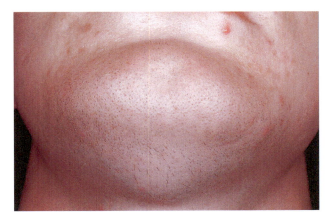

• **Figura 75** Cisto dermoide.

Abordagem do Diagnóstico Diferencial das Lesões Maxilares

Cistos dos Maxilares e do Pescoço

Doença	Características Clínicas	Aspecto Radiográfico	Outras Características
Cisto periapical (radicular)	Apresentação em qualquer idade; pico entre a terceira e a sexta década de vida; comum; ápice de qualquer dente erupcionado desvitalizado, especialmente na região anterior da maxila	Radiolucência bem definida associada ao ápice de dentes desvitalizados	Não pode ser distinguido radiograficamente do granuloma periapical; desenvolve-se a partir da estimulação inflamatória dos restos de Malassez; a enucleação incompleta resulta em cisto residual; processo crônico e, normalmente, assintomático; comum
Cisto dentígero	Afeta adultos jovens; associado mais comumente a terceiros molares inferiores inclusos e a terceiros molares e caninos superiores	Radiolucência bem definida ao redor da coroa de dentes inclusos	Alguns se tornam muito grandes, com ocasional possibilidade de fratura patológica; complicação pela transformação neoplásica do epitélio cístico em ameloblastoma e, ocasionalmente, em carcinoma de células escamosas ou mucoepidermoide; comum; cisto de erupção – aumento de volume gengival que se desenvolve como uma dilatação do espaço folicular sobre a coroa de um dente em erupção
Cisto periodontal lateral	Afeta adultos; ligamento periodontal, especialmente na região de caninos e pré-molares inferiores	Radiolucência bem definida; geralmente unilocular, mas pode ser multilocular; geralmente na região interproximal dentro do alvéolo	Geralmente assintomático; o dente associado apresenta vitalidade pulpar; origem a partir de restos da lâmina dentária; alguns queratocistos encontram-se em posição lateral à raiz; cisto gengival do adulto pode ser a sua contraparte dos tecidos moles
Cisto gengival do recém-nascido	Afeta recém-nascidos; tecidos moles gengivais	Geralmente não visível em radiografias	Recém-nascidos — comum, múltiplos, nenhum tratamento; o cisto gengival do adulto é raro, solitário e tratado por excisão local

(Continua)

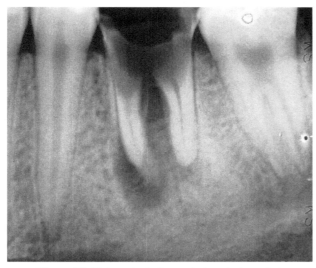
• **Figura 76** Cisto periapical associado a dente cariado.

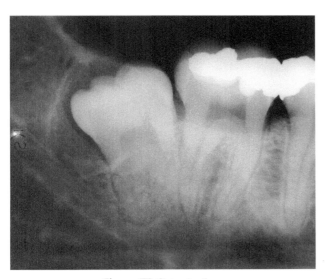
• **Figura 77** Cisto dentígero.

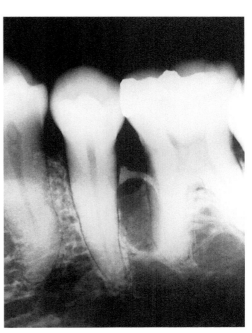
• **Figura 78** Cisto periodontal lateral.

Cistos dos Maxilares e do Pescoço *(Cont.)*

Doença	Características Clínicas	Aspecto Radiográfico	Outras Características
Queratocisto odontogênico/ Tumor odontogênico queratocístico	Apresentação em qualquer idade, especialmente em adultos; predileção pela região de molares inferiores; pode ser encontrado na localização do cisto dentígero, da lateral da raiz ou periapical	Radiolucência bem definida; unilocular ou multilocular	Índice de recidiva de 5-62%; pode apresentar comportamento agressivo; pode fazer parte da síndrome do carcinoma basocelular nevoide (queratocistos, anomalias esqueléticas, carcinomas basocelulares); mutações no gene PTCH
Cisto odontogênico calcificante (tumor odontogênico cístico calcificante)	Apresentação em qualquer idade; predileção pela maxila; o segundo local mais comum é a gengiva	Radiolucência bem definida; pode apresentar focos radiopacos	A origem e o comportamento são controversos; a queratinização das células fantasmas é característica; raro
Cisto odontogênico glandular	Apresentação em qualquer idade; predileção pela mandíbula	Radiolucência bem definida	Potencial para recidiva
Lesão globulomaxilar	Apresentação em qualquer idade; entre as raízes do canino e incisivo lateral superiores	Radiolucência unilocular bem definida ou multilocular	Os dentes apresentam vitalidade pulpar; assintomática; designação anatômica; não é uma entidade específica, mas constitui um dos vários tipos diferentes de cistos e tumores odontogênicos
Cisto nasolabial	Afeta adultos; tecidos moles do lábio superior, lateral à linha média	Nenhuma alteração	Provavelmente originado dos restos do ducto nasolacrimal; raro
Cisto do canal nasopalatino	Apresentação em qualquer idade; canal ou papila nasopalatina	Radiolucência bem definida na linha média da maxila; pode ser oval ou em forma de coração	Os dentes apresentam vitalidade pulpar; pode ser sintomático quando infectado secundariamente; pode ser difícil de diferenciar do canal normal; comum

(Continua)

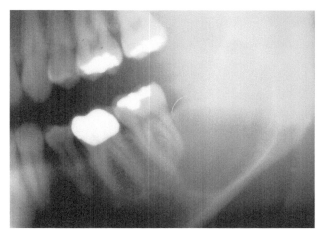
• **Figura 79** Queratocisto odontogênico.

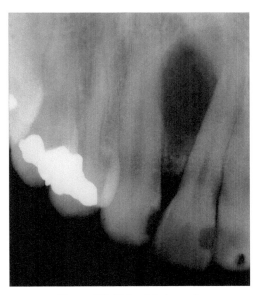
• **Figura 80** Cisto globulomaxilar.

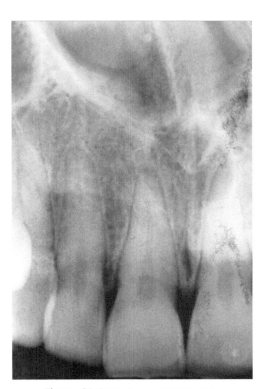
• **Figura 81** Cisto do canal nasopalatino.

Cistos dos Maxilares e do Pescoço *(Cont.)*

Doença	Características Clínicas	Aspecto Radiográfico	Outras Características
Lesão mandibular mediana	Apresentação em qualquer idade; linha média da mandíbula	Radiolucência bem definida	Os dentes apresentam vitalidade; assintomática; constitui um dos vários tipos diferentes de cistos/tumores odontogênicos
Cisto ósseo aneurismático	Predileção pela segunda década de vida; qualquer um dos maxilares; também em ossos longos e vértebras	Radiolúcido, pode ser mal definido; pode ter aspecto de favo de mel ou bolhas de sabão	Constitui lesão vascular no osso; formado por sinusoides cheios de sangue; o sangue brota quando a lesão é penetrada; etiologia e patogenia desconhecidas; raro; o acompanhamento é importante
Cisto ósseo traumático (simples)	Predileção pela segunda década de vida; predileção pela mandíbula	Radiolucência bem definida, frequentemente estendendo-se entre as raízes dos dentes	Constitui o espaço morto no osso sem revestimento epitelial; etiologia e patogenia desconhecidas; incomum na região bucal; muitas vezes faz parte da displasia óssea florida
Cisto ósseo estático (de Stafne)	Defeito do crescimento; região posterior da mandíbula abaixo do canal mandibular	Radiolucência oval bem definida; não altera com o passar do tempo	Constitui a depressão lingual da mandíbula; preenchido por glândulas salivares ou outro tecido mole do assoalho bucal; assintomático; achado radiográfico que não requer nenhuma biópsia ou tratamento; incomum
Defeito osteoporótico focal da medula óssea	Afeta adultos; predileção pela mandíbula	Radiolúcido; frequentemente em áreas edêntulas	Contém medula hematopoiética; provavelmente constitui uma forma rara de cicatrização do osso; deve ser diferenciado de outras lesões mais significativas; incomum

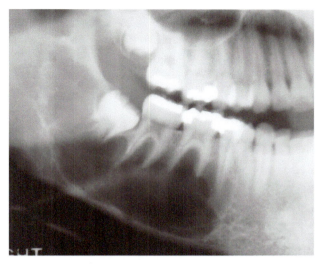
• **Figura 82** Cisto ósseo traumático.

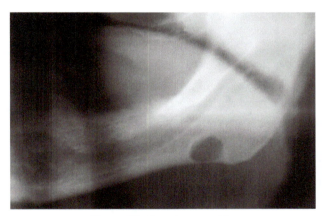
• **Figura 83** Cisto ósseo estático.

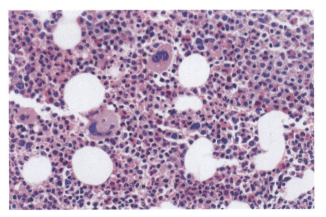
• **Figura 84** Defeito hematopoiético da medula óssea.

Tumores Odontogênicos

Doença	Características Clínicas	Aspecto Radiográfico	Outras Características
Ameloblastoma	Quarta e quinta décadas de vida; predileção pelo ramo mandibular, região de molares	Radiolucente; geralmente bem-circunscrito; uni ou multilocular	Exibe comportamento localmente infiltrativo; as metástases são raras (geralmente para o pulmão); assintomático e incomum; na mandíbula, associado a mutações na BRAF V600E e, na maxila, associado a mutações na proteína SMO
Tumor odontogênico escamoso	Média de idade de 40 anos; da segunda à sétima década de vida; processo alveolar; anterior mais que posterior	Radiolucente; bem definido	Tratamento conservador; algumas recidivas; raro
Tumor odontogênico epitelial calcificante (tumor de Pindborg)	Média de idade por volta dos 40 anos; da segunda à décima década de vida; predileção pela região de molares inferiores e ramo da mandíbula	Radiolucente com ou sem focos radiopacos; geralmente bem circunscrito; uni ou multilocular	Comportamento e prognóstico são semelhantes aos do ameloblastoma; raro
Tumor odontogênico de células claras	Sétima década de vida; mandíbula e maxila	Radiolucente; bem definido	Raro
Tumor odontogênico adenomatoide	Segunda década de vida; região anterior dos maxilares; acomete mais as mulheres	Radiolucência bem definida; pode apresentar focos radiopacos	Geralmente associado à coroa de um dente incluso; assintomático
Tumor dentinogênico de células fantasmas	Apresentação em qualquer idade; predileção pela maxila	Radiolucência bem definida; pode ter focos opacos	Origem e comportamento estão em discussão; característica queratinização das células fantasmas; raro
Mixoma odontogênico	Média de idade por volta dos 30 anos; idades de 10 a 50 anos; qualquer região dos maxilares	Lesão radiolucente; muitas vezes multiloculada ou em favo de mel; a periferia pode estar mal definida	Os tumores podem exibir comportamento agressivo; assintomático; incomum; a recidiva não é incomum
Fibroma odontogênico central	Apresentação em qualquer idade; qualquer região dos maxilares	Radiolucente; geralmente multilocular	Dois subtipos microscópicos exibem o mesmo comportamento clínico benigno; diferenciar do fibroma desmoplásico
Fibroma cementificante	Quarta e quintas décadas de vida; região posterior da mandíbula	Lesão radiolucente bem definida; pode apresentar focos radiopacos	Assintomático; cresce por expansão local; recidiva improvável; raro

(Continua)

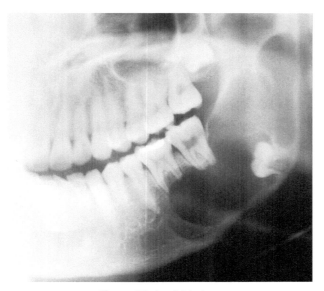

• **Figura 85** Ameloblastoma.

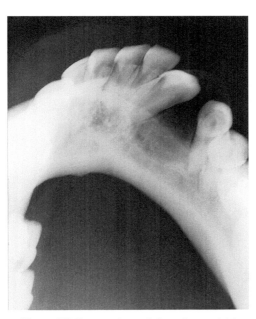

• **Figura 86** Tumor odontogênico adenomatoide.

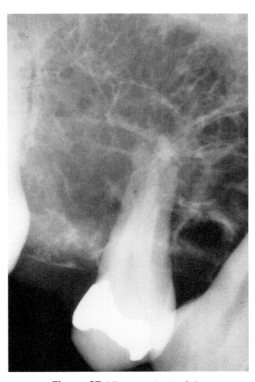

• **Figura 87** Mixoma odontogênico.

Tumores Odontogênicos *(Cont.)*

Doença	Características Clínicas	Aspecto Radiográfico	Outras Características
Cementoblastoma	Segunda e terceiras décadas de vida; raízes dos dentes posteriores; mais predominante na mandíbula do que na maxila	Lesão radiopaca; aderido à raiz e substituindo-a; espículas radiopacas irradiando-se da área central	Pode causar expansão cortical; remoção conjunta do dente e da lesão; assintomático; raro
Displasia cemento-óssea periapical	Quinta década de vida; mandíbula, especialmente nos ápices de dentes anteriores; geralmente mais de um dente afetado	Começa como radiotransparências periapicais que, por fim, tornam-se opacas depois de meses ou anos	Pode ser um processo reacional; sempre associada a dentes com vitalidade pulpar; não requer tratamento; assintomática; comum; uma variante rara conhecida como displasia cemento-óssea florida constitui uma forma grave que pode afetar de um aos quatro quadrantes, e pode apresentar complicações como a osteomielite crônica ou cistos ósseos traumáticos
Odontoma	Segunda década de vida; qualquer localização, especialmente região anterior de mandíbula e maxila	Radiopaco; tipo composto: presença de dentículos; tipo complexo: massa radiopaca uniforme	Pode bloquear a erupção de um dente permanente; o tipo complexo raramente causa expansão cortical e não tem recidivas; o tipo composto apresenta vários dentículos; o tipo complexo é um conglomerado de esmalte e dentina; provavelmente, constitui mais um hamartoma do que uma neoplasia; comum
Fibroma ameloblástico e fibro-odontoma ameloblástico	Primeira e segunda décadas de vida; região posterior da mandíbula; muitas vezes apresenta-se de forma semelhante ao cisto dentígero (ao redor da coroa de dente incluso)	Radiolucência bem definida; pode ser multilocular e extenso; o fibro-odontoma pode ter massa radiopaca associada, constituindo um odontoma	Bem encapsulado; não é esperada recidiva; assintomático; se um odontoma estiver associado, a lesão denomina-se fibro-odontoma ameloblástico; raro

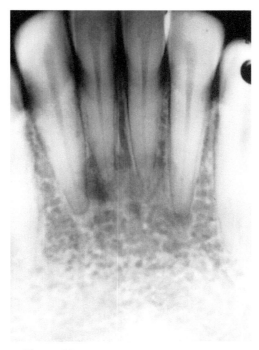
• **Figura 88** Displasia cemento-óssea periapical.

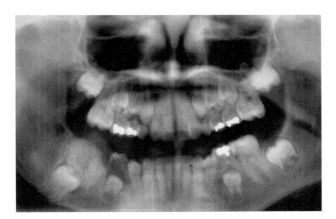
• **Figura 89** Odontoma.

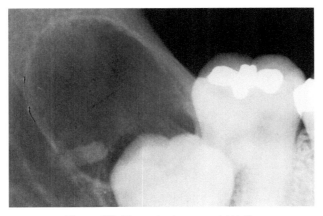
• **Figura 90** Fibro-odontoma ameloblástico.

Tumores Não Odontogênicos Benignos

Doença	Características Clínicas	Aspecto Radiográfico	Outras Características
Fibroma ossificante	Terceira e quarta décadas de vida; predileção pelo corpo da mandíbula	Radiolucência bem definida; pode ter focos radiopacos	De crescimento lento e assintomático; pode ser indistinguível do fibroma cementificante; não recidiva; a microscopia muitas vezes é semelhante à da displasia fibrosa; incomum
Displasia fibrosa	Primeira e segunda décadas de vida; predileção pela maxila	Massa radiograficamente mal definida; opacificação difusa muitas vezes descrita como vidro fosco	De crescimento lento e assintomático; provoca expansão cortical; pode parar de crescer após a puberdade; o problema estético é tratado por osteoplastia. Variantes: monostótica – um único osso afetado; poliostótica – mais do que um osso afetado; síndrome de Albright: displasia fibrosa associada a manchas café com leite e anormalidades endócrinas (puberdade precoce nas mulheres); síndrome de Jaffe-Lichtenstein: várias lesões de displasias fibrosas ósseas e pigmentação na pele
Osteoblastoma	Segunda década de vida; qualquer um dos maxilares	Lesão bem definida de radiolucente a radiopaca	A dor é uma característica diagnóstica; a definição por meio de microscopia muitas vezes é difícil; pode ser confundido com o osteossarcoma; não é esperada recidiva; raro
Condroma	Apresentação em qualquer idade; qualquer localização, especialmente na região anterior da maxila e posterior da mandíbula	Radiolucência relativa; pode apresentar radiopacidades	Microscopicamente, pode ser difícil de distinguir do condrossarcoma bem diferenciado; raro
Osteoma	Apresentação em qualquer idade; qualquer um dos maxilares	Bem definido	Assintomático; pode ser parte da síndrome de Gardner (osteomas, pólipos intestinais, cistos e lesões fibrosas da pele, dentes supranumerários); raro

(Continua)

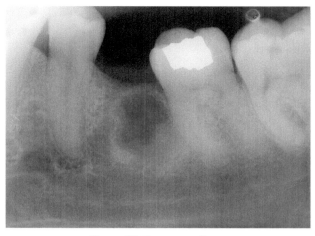
• **Figura 91** Fibroma ossificante.

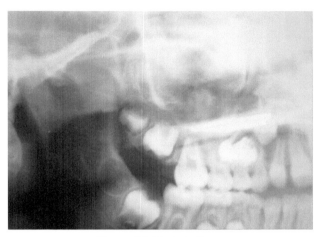
• **Figura 92** Displasia fibrosa.

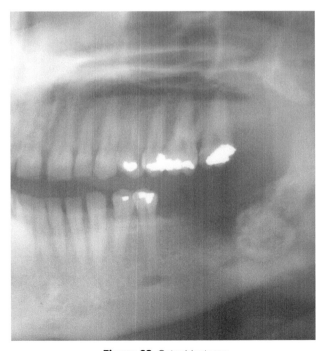
• **Figura 93** Osteoblastoma.

Tumores Não Odontogênicos Benignos *(Cont.)*

Doença	Características Clínicas	Aspecto Radiográfico	Outras Características
Granuloma central de células gigantes	Afeta crianças e adultos jovens; qualquer um dos maxilares	Geralmente radiolucência bem definida; pode ser multilocular ou, menos frequentemente, unilocular	Podem exibir comportamento agressivo; baixo índice de recidiva; assintomático; incomum; diferenciar do hiperparatireoidismo
Hemangioma do osso	Afeta adultos jovens; qualquer um dos maxilares	Lesão radiolucente; pode lembrar favo de mel ou pode ser multiloculada	No tratamento, a hemorragia é uma complicação significativa; assintomático; raro
Histiocitose de células de Langerhans	Afeta crianças e adultos jovens; qualquer osso	Lesões radiolucente únicas ou múltiplas; algumas descritas como perfurações; as lesões ao redor dos ápices radiculares são usualmente descritas como dentes flutuantes	Três variantes: síndrome de Letterer-Siwe (aguda disseminada): órgãos e ossos afetados, afeta crianças, geralmente fatal; síndrome de Hand-Schüller-Christian (crônica disseminada): lesões ósseas, exoftalmia, diabetes insípido e lesões dos órgãos; afeta crianças, prognóstico razoável; granuloma eosinofílico (crônica localizada): somente lesões ósseas, afeta crianças e adultos, bom prognóstico; cirurgia, radiação ou quimioterapia; causa desconhecida
Tórus e exostoses	Afeta adultos; palato, lingual da mandíbula e região vestibular do osso alveolar	Podem aparecer como radiopacidades quando grandes	Tórus palatino em 25% da população, tórus mandibular em 10%; causa desconhecida; pouca importância clínica
Hiperplasia coronoide	Afeta adultos jovens; apófise coronoide da mandíbula	Aumento da radiopacidade	Causa desconhecida; pode afetar a função da mandíbula

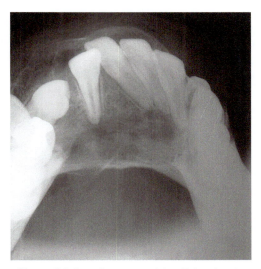
• **Figura 94** Granuloma central de células gigantes.

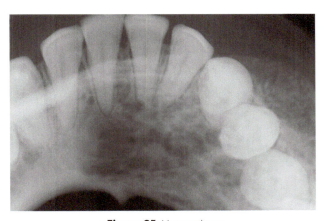
• **Figura 95** Hemangioma.

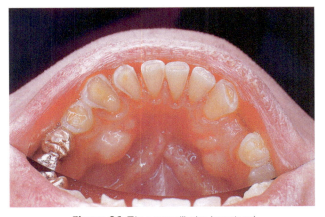
• **Figura 96** Tórus mandibular (exostose).

Lesões Maxilares Inflamatórias

Doença	Características Clínicas	Aspecto Radiográfico	Outras Características
Osteomielite aguda	Apresentação em qualquer idade; predileção pela mandíbula	Inicialmente pouca alteração radiográfica; após 1-2 semanas, aparece uma radiolucência difusa	Podem estar presentes dor ou parestesia; produção de pus, se a origem for devido a uma infecção por *Staphylococcus*; incomum na forma grave; mais frequentemente causada pela progressão de uma infecção periapical
Osteomielite crônica	Apresentação em qualquer idade; predileção pela mandíbula	Focal ou difusa; radiolucente com focos escleróticos descritos como aspecto de roídos por traça; tipo esclerótico focal: opacificação bem definida; tipo esclerótico difuso: opacificação difusa; osteomielite de Garré: periósteo em casca de cebola	Geralmente assintomática, mas pode ser dolorosa; maioria dos casos relacionada à inflamação crônica do osso de origem odontogênica; muitos casos não tratados; os dentes desvitalizados devem ser extraídos ou tratados endodonticamente; comum; a osteomielite de Garré pode ser tratada por meio de endodontia ou extração do dente envolvido

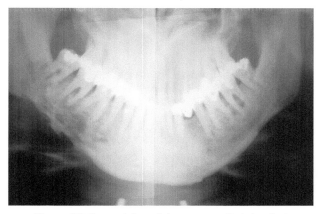
• **Figura 97** Osteomielite crônica em mandíbula irradiada.

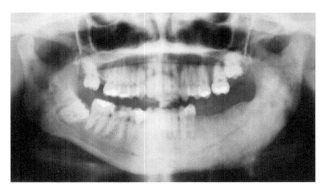
• **Figura 98** Osteomielite esclerosante difusa.

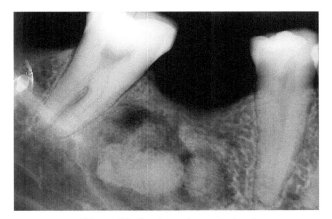
• **Figura 99** Osteíte esclerosante focal.

Neoplasias Malignas dos Maxilares

Doença	Características Clínicas	Aspecto Radiográfico	Outras Características
Osteossarcoma	Terceira e quarta décadas de vida; mandíbula ou maxila; o subtipo justacortical origina-se do periósteo	Radiolucência mal definida, muitas vezes com espículas de material radiopaco; pode ser observado padrão de raios de sol; a lesão justacortical apresenta-se como massa radiopaca no periósteo	Tumefação, dor ou parestesia são características diagnósticas; os pacientes podem apresentar mobilidade vertical dos dentes e aumento uniforme do espaço do ligamento periodontal; prognóstico ruim a razoável, melhor prognóstico para as lesões justacorticais
Condrossarcoma	Afeta adultos e idosos; ligeira predileção pela maxila	Mal definido, de radiolucente a moderadamente radiopaco	Tumefação, dor ou parestesia podem estar presentes; prognóstico ruim a razoável, melhor prognóstico se localizado na mandíbula; frequentemente diagnosticado erroneamente como lesão cartilaginosa benigna; raro
Linfoma de Burkitt	Afeta crianças; mandíbula ou maxila	Radiolucência difusa	Malignidade dos linfócitos B ligada a específica translocação cromossômica. Frequente infecção pelo vírus Eptein-Barr, mas não em todos os casos; pode apresentar sintomas de dor, mobilidade dental ou parestesia; prognóstico razoável; raro nos Estados Unidos

(Continua)

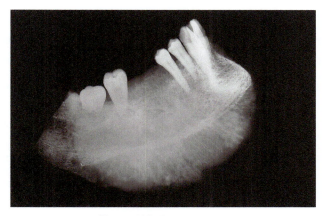
• **Figura 100** Osteossarcoma.

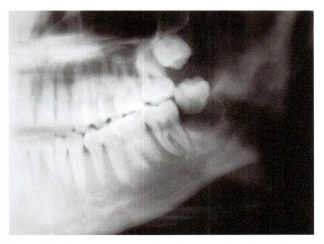
• **Figura 101** Condrossarcoma pós-radiação na área do terceiro molar.

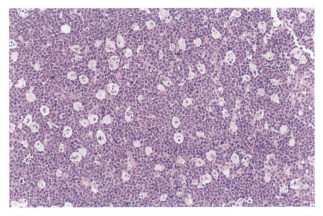
• **Figura 102** Linfoma de Burkitt (microscopia de "céu estrelado").

Neoplasias Malignas dos Maxilares *(Cont.)*

Doença	Características Clínicas	Aspecto Radiográfico	Outras Características
Sarcoma de Ewing	Afeta crianças e adultos jovens; predileção pela mandíbula	Radiolucência difusa; mal definida; a reação periosteal pode apresentar aspecto de casca de cebola; pode ser multilocular	Tumefação, dor ou parestesia podem estar presentes; prognóstico ruim; a célula maligna é de origem desconhecida; translocação específica t(11;22) envolvendo os genes EWS-FLI1; raro
Mieloma múltiplo	Afeta adultos; predileção pela mandíbula	Radiolucências bem definidas, descritas como lesões em saca-bocado; algumas lesões difusas	A queixa pode ser de tumefação, dor ou dormência; na maioria dos pacientes, é encontrada na urina a proteína Bence Jones; raro o aparecimento somente de lesões maxilares; prognóstico ruim; as lesões solitárias eventualmente tornam-se disseminadas
Carcinoma metastático	Afeta adultos; predileção pela mandíbula; ocasionalmente aparece como massas no tecido mole	Radiolucência destrutiva mal definida; pode ser multilocular; alguns tumores podem ter focos radiopacos (p. ex., próstata, mama, pulmão)	Dor ou parestesia são comuns; a origem mais provável é de uma neoplasia maligna de mama, rim, pulmão, cólon, próstata ou da tireoide; incomum

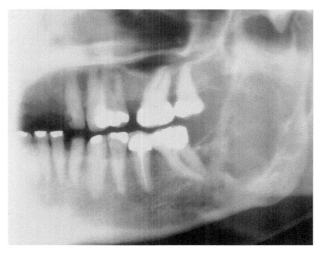

• **Figura 103** Mieloma múltiplo no ramo mandibular.

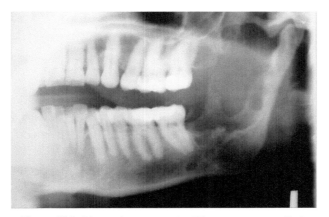

• **Figura 104** Câncer de mama metastático no ramo mandibular.

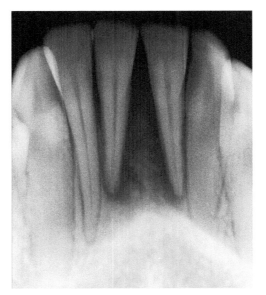

• **Figura 105** Osteossarcoma metastático na região anterior da mandíbula.

Doenças Genéticas e Metabólicas

Doença	Características Clínicas	Aspecto Radiográfico	Outras Características
Doença de Paget	Idade acima dos 40 anos; predileção pela maxila; bilateral e simétrica; afeta o osso por inteiro	Alterações ósseas que variam de radiolucentes difusas a radiopacas; lesões radiopacas descritas como flocos de algodão; podem ser observadas hipercementose, perda da lâmina dura, obliteração do espaço correspondente ao ligamento periodontal e reabsorção radicular	Pacientes sofrem de dor, surdez, cegueira e dores de cabeça causadas pelas alterações ósseas; a queixa inicial pode ser de que a prótese total está muito apertada; podem se desenvolver diastemas; inicialmente, complicações de hemorragia; posteriormente, infecções e fraturas; fosfatase alcalina elevada; causa desconhecida, porém o metabolismo do osso é afetado
Hiperparatireoidismo	Apresentação em qualquer idade; predileção pela mandíbula	Geralmente radiolucência(s) bem definida(s); pode ser multilocular; uma minoria de pacientes apresenta perda da lâmina dura	Geralmente assintomático; microscopicamente idêntico ao granuloma central de células gigantes; cálcio sérico elevado; a maioria é causada por adenoma de paratireoide; raro
Acromegalia	Afeta adultos (após o fechamento das epífises); mandíbula; uniforme, bilateral; características faciais grosseiras	Maxilares grandes; dentes separados	Excesso de produção de hormônio do crescimento após o fechamento das epífises (o crescimento condilar torna-se ativo); prognatismo, podem aparecer diastemas; rara

(Continua)

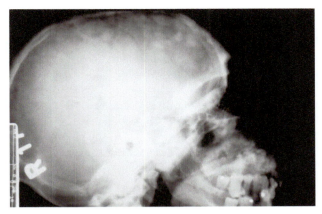
• **Figura 106** Doença de Paget do crânio.

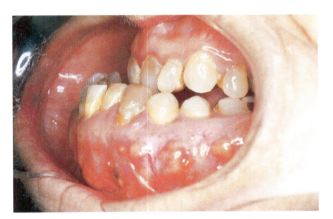
• **Figura 107** Doença de Paget da mandíbula.

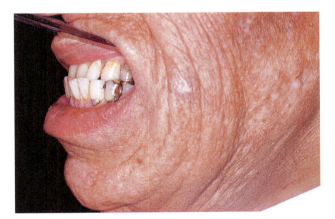
• **Figura 108** Acromegalia.

Doenças Genéticas e Metabólicas *(Cont.)*

Doença	Características Clínicas	Aspecto Radiográfico	Outras Características
Hiperostose cortical infantil	Apresentação na primeira infância; mandíbula e outros ossos do esqueleto	Espessamento da cortical/esclerose	Causa desconhecida; autolimitante; tratamento de suporte
Doença do osso fantasma	Afeta adultos jovens; mandíbula mais do que a maxila	Radiolucência gradual do osso inteiro	Causa desconhecida; nenhum tratamento
Querubismo	Afeta crianças; predileção pela mandíbula; uniforme, bilateral	Radiolucências multilocular e bilateral	Padrão de herança autossômica dominante; mutação do gene SH3BP2; expressão facial semelhante à de um querubim; microscopia semelhante à do granuloma central de células gigantes; o processo estabiliza após a puberdade; raro
Osteopetrose	Afeta crianças e adultos; ambos os maxilares e crânio envolvidos	Opacificação difusa, homogênea e simétrica; pode causar interrupção do processo de rizogênese e atraso da erupção	As formas dominantes são a infantil, a recessiva (grave) e a adulta; a forma intermediária também é recessiva, mas se apresenta de maneira branda; resulta na inibição da reabsorção óssea; os pacientes podem desenvolver anemia, cegueira e surdez; infecções e fraturas são complicações dentárias; rara

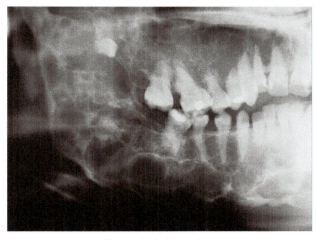

• **Figura 109** Querubismo.

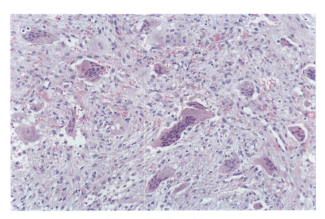

• **Figura 110** Querubismo.

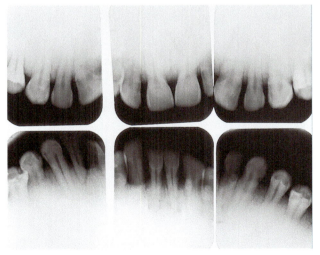

• **Figura 111** Osteopetrose.

1
Doenças Vesicobolhosas

RESUMO DO CAPÍTULO

Doenças Virais
- Infecção pelo Herpes-vírus Simples
- Infecção pelo Varicela-zóster
- Doença Mãos-Pés-Boca
- Herpangina
- Sarampo

Doenças Imunológicas
- Pênfigo Vulgar
- Penfigoide das Membranas Mucosas
- Penfigoide Bolhoso
- Dermatite Herpetiforme
- Doença Bolhosa da Imunoglobulina A Linear (DAL)

Doença Hereditária
- Epidermólise Bolhosa

Doenças Virais

A mucosa oral pode ser o alvo de infecções de diversos tipos diferentes de vírus, cada um produzindo uma característica clinicopatológica distinta (Tabela 1-1). A grande família *herpesviridae* (ou herpes-vírus) é estruturalmente similar e é caracterizada por apresentar um núcleo de DNA rodeado por um capsídeo e um envelope. Sete tipos de herpes-vírus são conhecidos por serem patogênicos em humanos, e seis deles estão relacionados a doenças da região de cabeça e pescoço.

Infecção pelo Herpes-vírus Simples

As infecções pelo herpes-vírus simples (HSV) constituem erupções vesiculares comuns da pele e da mucosa que ocorrem de duas formas – primária (sistêmica), como resultado de uma infecção inicial em uma pessoa não infectada previamente; e secundária (localizada), como resultado de uma reativação do vírus em um indivíduo previamente infectado. Ambas as formas são autolimitantes em um hospedeiro imunocompetente, mas as recorrências das formas secundárias são comuns porque o vírus pode ficar aprisionado dentro do gânglio nervoso em estado latente. O propósito do tratamento é, mais do que a cura, o controle dos sintomas.

Etiologia e Patogenia

O contato físico com um indivíduo infectado ou com fluidos corpóreos é a via típica de inoculação e transmissão do HSV para indivíduos soronegativos que não foram previamente expostos ao vírus, ou possivelmente para algum indivíduo com baixo título de anticorpos contra o HSV (Fig. 1-1). A documentação da propagação da infecção através de gotículas no ar, água contaminada ou contato com objetos inanimados é escassa. A fusão da membrana viral com a membrana celular do hospedeiro é mediada pela ligação sequencial de glicoproteínas virais da superfície celular à membrana celular do hospedeiro. Isto leva a uma inserção citoplasmática transmembrânica e à ativação sequencial de genes específicos durante a fase lítica da infecção. Esses genes incluem os tipos precoce (P) e precoce imediato (PI), que codificam proteínas regulatórias e de replicação do DNA; e os genes tardios (T), que codificam proteínas estruturais.

Durante a infecção primária, apenas uma pequena porcentagem dos indivíduos apresenta sinais e sintomas clínicos de infecção sistêmica, enquanto a vasta maioria apresenta apenas doença subclínica. Este último grupo, agora soropositivo, pode ser identificado por meio da detecção laboratorial de anticorpos circulantes contra o HSV. O período de incubação após a exposição varia de alguns dias a 2 semanas. Na doença primária sintomática, uma erupção vesiculoulcerativa (gengivoestomatite primária) ocorre nos tecidos orais e periorais, geralmente no local do contato inicial. Após a resolução da gengivoestomatite herpética primária, acredita-se que o vírus migre, por meio de um mecanismo ainda desconhecido, ao longo da bainha do axônio do nervo trigêmeo até o gânglio trigeminal, onde é capaz de permanecer em estado latente. Durante a latência, não há produção de infecção viral e nenhum vírus livre está presente. O HSV é capaz de escapar da resposta imune do hospedeiro porque ele interfere no complexo principal de histocompatibilidade (MHC) de classe I na superfície celular, impedindo a ativação das células T citotóxicas.

A reativação do vírus pode se seguir a uma exposição ao sol (vesículas de febre), exposição ao frio (lesões do frio), traumas, ciclo menstrual, estresse ou imunossupressão, causando uma infecção secundária ou recorrente.

Um hospedeiro imunocomprometido pode desenvolver a doença secundária de forma grave. Por exemplo, pacientes

TABELA 1-1 Vírus Relevantes para a Odontologia

Família Herpes-vírus	Doença
HSV1	Gengivoestomatite herpética primária Infecções secundárias do herpes
HSV2	Herpes genital
Varicela-zóster	Varicela (catapora), zóster (cobreiro)
Epstein Barr	Mononucleose Linfoma de Burkitt Carcinoma nasofaríngeo Leucoplasia pilosa
Citomegalovírus	Doença de inclusão da glândula salivar
HHV6	Roséola infantil
HHV8	Sarcoma de Kaposi
Papilomavírus (HPV)	Papilomas orais/verrugas, condiloma acuminado, hiperplasia epitelial focal, carcinoma nasofaríngeo, carcinoma de base de língua e orofaringe
Coxsackievírus	Herpangina, doença mãos-pés-boca
Vírus do sarampo	Sarampo
Vírus da caxumba	Caxumba (parotidite)

HHV, Herpes-vírus humano; *HSV*, herpes-vírus simples.

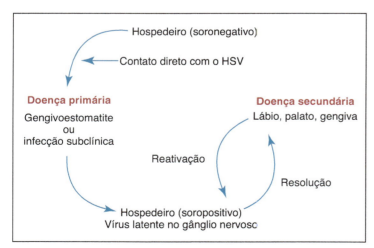

• **FIGURA 1-1** Patogenia das infecções pelo herpes-vírus simples

soropositivos para HSV sendo preparados para transplante de medula óssea com quimioterápicos (com ou sem irradiação corpórea total) apresentam risco de desenvolvimento da forma grave de infecção secundária pelo herpes. A quimioterapia pós-transplante também predispõe pacientes soropositivos a grave infecção oral recorrente. Os indivíduos que estão imunocomprometidos como resultado da infecção pelo vírus da imunodeficiência humana (HIV) também podem apresentar uma intensa doença secundária. Finalmente, os pacientes soronegativos que ficam imunossuprimidos durante a preparação para um transplante de órgão raramente podem ser afetados pela doença herpética.

O vírus reativado que estava latente no gânglio trigeminal percorre o caminho do nervo trigêmeo até a superfície epitelial originalmente infectada, onde a replicação ocorre, resultando em uma erupção vesiculoulcerativa focal. Acredita-se que quase todas as lesões secundárias se desenvolvam a partir do vírus latente reativado, embora seja considerada como uma possibilidade remota a reinfecção por cepas diferentes do mesmo subtipo.

Existem dois tipos de HSV: o tipo 1 (HSV1), que afeta tipicamente a região oral; e o tipo 2 (HSV2), que acomete a região genital. A maioria das lesões herpéticas orofaciais ocorre devido ao HSV1, ainda que uma pequena porcentagem seja causada pelo HSV2 como resultado de um contato orogenital. As lesões causadas por ambos os vírus são clinicamente indistinguíveis. A infecção pelo HSV2 na região genital é sexualmente transmitida, mas a sua patogenia é similar à da infecção pelo HSV1 da região de cabeça e pescoço. O vírus latente, entretanto, permanece quiescente no gânglio lombossacral. Uma infecção prévia pelo HSV1 pode fornecer alguma proteção contra a infecção pelo HSV2 pela reatividade cruzada dos anticorpos.

A disseminação viral, fenômeno em que indivíduos previamente infectados podem ser capazes de transmitir o vírus, tem sido reportada, embora a relação entre a frequência da disseminação, a taxa viral e a real transmissão seja desconhecida. Na ausência da doença clínica, a disseminação assintomática de partículas intactas de HSV na saliva pode ser identificada em aproximadamente 2 a 10% dos adultos saudáveis. O nível do risco de infecção dos "disseminadores" a outros indivíduos não tem sido mensurado, embora provavelmente seja baixo e dependa da quantidade de partículas virais e da suscetibilidade dos novos hospedeiros. Havia uma crença de longa data de que tanto o HSV1 como o HSV2 estavam relacionados com a etiologia do carcinoma de lábio, da cavidade oral e do colo uterino, mas essa crença não é mais aceita.

Características Clínicas

Gengivoestomatite Herpética Primária. A doença primária é normalmente encontrada em crianças, embora os adultos que não tenham sido previamente expostos ao HSV ou que apresentem falhas na resposta apropriada a infecção prévia também possam ser afetados. Aos 15 anos, cerca de metade da população está infectada. A erupção vesicular pode aparecer na pele, no vermelhão do lábio e na mucosa oral (Quadro 1-1 e Fig. 1-2). Intraoralmente, as lesões podem aparecer em qualquer superfície

QUADRO 1-1 Herpes-vírus Simples Primário

Características Clínicas
Poucas infecções primárias resultando em doença clínica
Ruptura de vesículas orais e periorais formando úlceras
Lesões intraorais encontradas em qualquer superfície
Sinais e sintomas sistêmicos, incluindo febre e mal-estar
Distúrbio autolimitante; cuidados sintomáticos
Pacientes imunocomprometidos apresentando doença mais grave

Tratamento
Aciclovir e análogos podem controlar o vírus
O tratamento deve ser iniciado precocemente para ser efetivo

QUADRO 1-2 Herpes-vírus Simples Secundário

Etiologia
Reativação do herpes-vírus simples do tipo 1 latente
Fatores desencadeantes: luz solar, estresse, imunossupressão
Reativação comum; frequência aumenta com a idade
Sintomas prodrômicos: formigamento e queimação

Características Clínicas
Afeta a pele perioral, lábios, gengiva, palato
Autolimitante

Tratamento
Controle possível com aciclovir e análogos
Deve ser administrado no início
O tratamento sistêmico é muito mais efetivo que o tratamento tópico

Diagnóstico Diferencial
Pênfigo vulgar
Líquen plano erosivo
Doença da imunoglobulina (Ig) A linear
Alergia de contato
Lúpus eritematoso discoide
Epidermólise bolhosa adquirida

---

mucosa. Diferentemente, na forma recorrente da doença, as lesões acometem lábios, palato duro e gengiva. As lesões primárias são acompanhadas de febre, artralgia, mal-estar, anorexia, cefaleia e linfadenopatia cervical.

Após o curso da infecção primária sistêmica de 7 a 10 dias, as lesões regridem sem a formação de cicatriz. Nesse momento, o vírus pode ter migrado para o gânglio trigeminal e permanecer na forma latente. Os estudos indicam que, nos Estados Unidos, a taxa de soroprevalência do HSV1 é de 68%, com uma distribuição igual entre os gêneros; enquanto que, no caso do HSV2, as taxas de soroprevalência são de 23% e 11% para as mulheres e os homens, respectivamente.

Infecção Secundária ou Recorrente do Herpes-vírus Simples. O herpes secundário consiste na reativação do vírus latente. Acredita-se que apenas raramente ocorra uma reinfecção de fontes exógenas em pacientes soropositivos. A fisiopatologia da recorrência tem sido relatada como uma quebra na imunovigilância local ou uma alteração nos mediadores inflamatórios locais que possibilitam que o vírus replique. Geralmente, os pacientes apresentam sintomas prodrômicos de formigamento, queimação ou dor no local em que as lesões irão aparecer. Dentro de horas, várias vesículas frágeis e de curta duração irão surgir. Estas se rompem e coalescem para formar úlceras superficiais com formato semelhante a "mapas". Essas lesões cicatrizam sem a formação de marcas em cerca de 1 a 2 semanas e raramente tornam-se infectadas secundariamente (Quadro 1-2; Figs. 1-3 a 1-6). O número de recorrência varia de uma por ano a muitas por mês. A taxa de recorrência parece cair com o passar da idade. As lesões secundárias ocorrem tipicamente no mesmo local, ou perto dele, em cada recorrência. Localmente, a maioria das lesões secundárias aparece no vermelhão dos lábios ou na pele ao seu redor. Esse tipo de doença é geralmente designado como *herpes labial*. As recorrências intraorais são quase sempre restritas ao palato duro ou à gengiva.

Imunodeficiência. No contexto da imunossupressão, o herpes secundário resulta em dor intensa e desconforto significativo, assim como em predisposição a infecções secundárias bacteriana e fúngica. Em contraste com as lesões que ocorrem em pacientes imunocompetentes, nos imunossuprimidos as lesões são atípicas e podem ser crônicas, destrutivas e extensas.

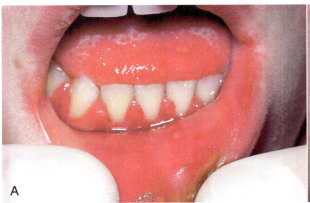 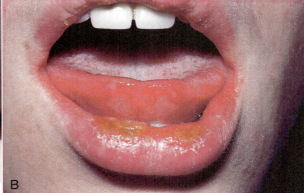

• **Figura 1-2** A e B, Infecção primária do herpes-vírus simples

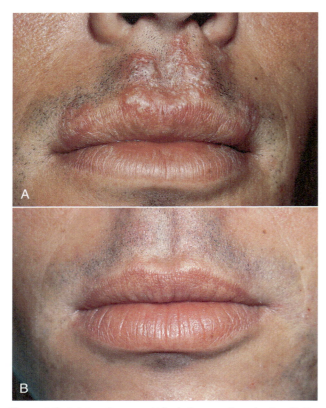

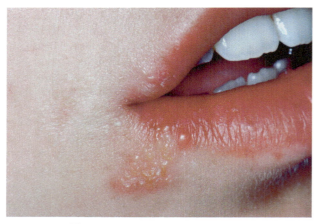

• **Figura 1-3** A, Infecção secundária do herpes-vírus simples. B, Duas semanas depois.

• **Figura 1-4** Herpes-vírus simples labial.

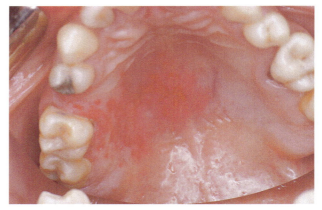

• **Figura 1-5** Infecção secundária do herpes-vírus simples no palato.

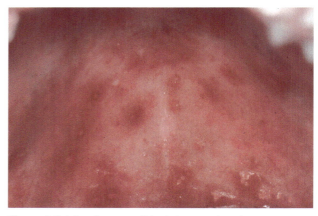

• **Figura 1-6** Infecção secundária do herpes-vírus simples no palato.

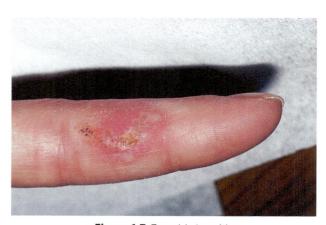

• **Figura 1-7** Panarício herpético

Panarício Herpético. O panarício herpético é a infecção primária ou secundária pelo HSV que envolve o(s) dedo(s) (Fig. 1-7) como uma complicação da infecção primária, ou herpes genital, pela inoculação na pele através de uma ruptura na integridade da mesma. Antes da utilização universal de luvas de procedimento, esse tipo de infecção ocorria tipicamente em cirurgiões-dentistas que haviam tido contato com indivíduos infectados. No caso de profissionais soronegativos, o contato podia resultar em uma erupção vesiculoulcerativa na região dos dedos (em vez da região oral) juntamente com sinais e sintomas da doença sistêmica primária. As lesões recorrentes, se ocorressem, deveriam aparecer na região dos dedos. Acredita-se que é possível ocorrer o panarício herpético em um profissional soropositivo (p. ex., que tenha histórico de infecção pelo HSV), embora isso seja menos provável por conta do estímulo imunológico prévio pelos antígenos do herpes-vírus simples.

Dor, eritema e tumefação são proeminentes no panarício herpético e podem tornar-se bastante pronunciados. Eventualmente, as vesículas ou as pústulas se rompem, formando úlceras. A linfadenopatia axilar e/ou epitroclear também pode estar presente. A duração do panarício herpético é longa, podendo permanecer de 4 a 6 semanas.

Histopatologia. Microscopicamente, as vesículas intraepiteliais contêm exsudato, células inflamatórias e características células epiteliais infectadas pelo vírus (Fig. 1-8). Os queratinócitos infectados pelo vírus contêm uma ou mais inclusões nucleares hialinas e homogêneas, que podem ser encontradas em preparados citológicos. As características microscópicas do HSV1 e do HSV2 são idênticas e não podem ser diferenciadas histologicamente. Após alguns dias, os queratinócitos infectados pelo herpes-vírus não podem ser demonstrados em biópsias ou preparados citológicos.

Diagnóstico Diferencial. A gengivoestomatite herpética primária é geralmente diagnosticada por suas características clínicas. Também pode ser confirmada por cultura do vírus (que requer de 2 a 4 dias para a identificação positiva). Os métodos imunológicos utilizando anticorpos monoclonais ou técnicas de hibridização *in situ* são úteis na identificação específica dos vírus em cortes de tecidos.

Sinais e sintomas sistêmicos juntamente com úlceras orais podem requerer diagnóstico diferencial em relação a faringite estreptocócica, eritema multiforme e gengivite ulcerativa necrosante aguda (GUNA ou infecção de Vincent). Clinicamente a faringite estreptocócica não envolve os lábios ou os tecidos periorais, e as vesículas não precedem as úlceras. As úlceras orais do eritema multiforme são maiores, geralmente não apresentam estágio vesicular e têm menor probabilidade de atingir a gengiva. A GUNA também comumente afeta pacientes adultos jovens; entretanto, as lesões orais são limitadas à gengiva e não são precedidas por vesículas. Além disso, dor intensa e mau hálito são frequentemente relatados na GUNA.

O herpes secundário é frequentemente confundido com a estomatite aftosa recorrente, mas geralmente pode ser distinguido com base nas características clínicas. Lesões múltiplas, sintomas prodrômicos neurológicos (formigamento), vesículas precedendo as úlceras e localização palatina ou gengival são indicativos de infecção pelo herpes-vírus. Em contraste com as lesões herpéticas, as aftas são encontradas quase exclusivamente em mucosa não queratinizada, como assoalho da boca, mucosa alveolar e mucosa labial.

Diagnóstico. Várias técnicas estão disponíveis para confirmar o diagnóstico de uma infecção primária pelo HSV, tais como: esfregaço de Tzanck, sorologia, cultura viral, imuno-histoquímica ou os testes de reação em cadeia da polimerase. Nota-se que a utilização do esfregaço de Tzanck é útil somente se for positivo.

Tratamento. Um dos fatores mais importantes no tratamento da infecção pelo HSV é o tempo. Para qualquer medicamento ser efetivo, deve ser utilizado o mais rapidamente possível após o reconhecimento de sintomas precoces ou prodrômicos. Não mais do que 48 a 72 horas desde o início dos sintomas é geralmente considerado como o tempo ideal para se iniciarem as medidas terapêuticas. Vários medicamentos

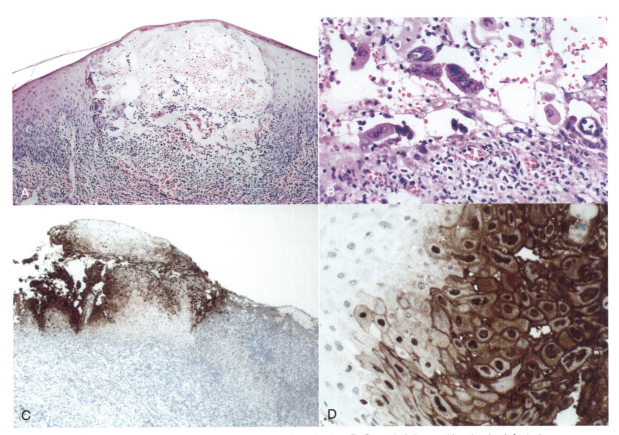

• **Figura 1-8** **A,** Vesícula induzida pelo herpes-vírus simples. **B,** Queratinócitos multinucleados infectados pelo vírus na parede da vesícula. **C,** Imuno-histoquímica para HSV mostrando expressão (marcação marrom) nos queratinócitos adjacentes à úlcera. **D,** Imuno-histoquímica para HSV mostrando expressão (marcação marrom) no núcleo dos queratinócitos infectados.

antivirais específicos têm sido desenvolvidos. O aciclovir e seus análogos têm apresentado eficácia no tratamento das infecções mucocutâneas.

A razão para a utilização de agentes tópicos está na capacidade do medicamento em interromper a replicação viral por meio da inibição da polimerização do DNA (aciclovir, penciclovir) ou da interferência com a interação vírus-epitélio e prevenção do acesso intracelular pelo vírus (docosanol). Nas células infectadas pelo herpes-vírus, o aciclovir é convertido por uma timidina quinase viral a aciclovir trifosfato, uma forma que inibe competitivamente a DNA polimerase viral melhor do que a DNA polimerase da célula do hospedeiro. O resultado final é a interrupção da síntese do DNA viral, poupando relativamente a síntese de DNA celular.

Os agentes sistêmicos, incluindo comprimidos de aciclovir 400 mg três vezes ao dia ou o valaciclovir 1 g duas vezes ao dia, são efetivos no controle do herpes primário genital e, em um grau menor, da gengivoestomatite herpética primária. O tratamento de suporte (líquidos, repouso, higiene oral, analgésicos e antipiréticos) é um componente essencial para qualquer tratamento de herpes-vírus simples primário.

O herpes secundário pode ser controlado em algum grau com o aciclovir sistêmico. As recorrências não são prevenidas, mas o curso e a gravidade da doença são favoravelmente afetados. O aciclovir sistêmico profilático é efetivo nos casos problemáticos e em pacientes imunossuprimidos. Nos pacientes HIV-positivos com doença grave, o aciclovir ou o ganciclovir intravenosos podem ser necessários.

O aciclovir tópico tem sido defendido por alguns para o tratamento do herpes secundário ou recorrente, mas a sua efetividade é limitada. A pomada de aciclovir (ou análogo) a 5% aplicada cinco vezes ao dia, assim que os sintomas começam a aparecer, reduz ligeiramente a duração e pode prevenir o aparecimento de algumas lesões. Além disso o n-docosanol tópico (10%) tem sido utilizado efetivamente, embora haja uma falta de estudos clínicos randomizados. O tratamento tópico não previne a recorrência e pode não ser efetivo em alguns pacientes.

Infecção pelo Varicela-zóster

Recentemente, a incidência geral da infecção de varicela nos Estados Unidos tem sido substancialmente reduzida de 70 a 90% como resultado dos programas de vacinação. A infecção primária pelo vírus varicela-zóster (VZV) em pacientes soronegativos é conhecida como *varicela* ou catapora, enquanto que a doença secundária ou reativada é conhecida como *herpes-zóster* ou cobreiro (Quadro 1-3). Estruturalmente, o VZV é muito similar ao HSV, com um núcleo de DNA, um capsídeo proteico e um envelope lipídico. Microscopicamente, similaridades impressionantes têm sido observadas entre o VZV e a infecção pelo herpes-vírus simples. Uma erupção vesiculoulcerativa cutânea ou mucosa seguida da reativação do vírus latente é típica das infecções tanto do VZV quanto do HSV. Vários sinais e sintomas, entretanto, parecem ser específicos de cada infecção.

Patogenia

Varicela. Acredita-se que a varicela seja transmitida predominantemente por meio do contato direto com as lesões de pele ou pela inalação dos vírus em aerossol. A condição é bastante contagiosa e é conhecida por se espalhar rapidamente de pessoa para pessoa. Durante um período de incubação de 2 semanas, o vírus prolifera dentro do macrófago, com subsequente viremia e disseminação para pele e órgãos. Também são ativados mecanismos de defesa do hospedeiro por meio da produção não específica de interferon e pela resposta imune específica humoral e mediada por células. A doença clínica evidente aparece, então, na maioria dos indivíduos. Assim que a viremia se sobrepõe às defesas do organismo, os sinais e sintomas sistêmicos se desenvolvem. Eventualmente, em um hospedeiro normal, a resposta imune é capaz de limitar e parar a replicação do vírus, possibilitando a recuperação em 2 a 3 semanas. Durante o processo da doença, o VZV pode avançar ao longo dos nervos sensoriais até o gânglio, onde pode permanecer de forma latente e indetectável.

Herpes-zóster. A reativação do VZV latente é incomum, mas caracteristicamente acompanha um declínio na imunidade mediada por células associada ao envelhecimento e pode se seguir à presença de imunossupressão resultante de malignidade (especialmente linfomas e leucemias), à administração de medicamentos ou à infecção pelo HIV. Radiação, cirurgia da medula espinal ou trauma local também podem desencadear as lesões secundárias. As pessoas não transmitem a doença antes do aparecimento das vesículas, bem como após a reepitelização das lesões. Sintomas prodrômicos de dor e parestesia se desenvolvem e persistem por vários dias assim que o vírus infecta o nervo sensorial de um dermátomo (geralmente do tronco ou de cabeça e pescoço). Segue-se uma erupção vesicular na pele, que se torna pustular e, finalmente, ulcera. Geralmente, a doença dura de 2 a 3 semanas e pode ser seguida por uma neuralgia pós-herpética (em aproximadamente 15% dos pacientes) que leva vários meses para a resolução. Pode ser observada, também, uma hiperpigmentação cutânea local.

Características Clínicas

Varicela. Uma vacina atenuada efetiva foi desenvolvida em meados dos anos 1970 pelo Dr. Michiaki Takahashi, de Osaka, Japão, após seu filho desenvolver catapora. Por conta do

---

• **QUADRO 1-3** Varicela-zóster

Doença Primária (Varicela, Catapora)
Autolimitante
Historicamente comum em crianças
Erupção vesicular no tronco, na cabeça e no pescoço ocorrendo em episódios sucessivos
Sinais e sintomas sistêmicos: febre, mal-estar, outros
Tratamento sintomático

Doença Secundária (Zóster, Cobreiro)
Autolimitante
Adultos
Exantema, vesículas e úlceras dolorosas unilateralmente ao longo do dermátomo
Grande possibilidade de neuralgia/dor pós-herpética intensa (aproximadamente 15% dos casos)
Pacientes imunocomprometidos e com linfoma têm risco maior
Tratamento com aciclovir e análogos

aumento da vacinação, a varicela é incomum nos dias de hoje em países desenvolvidos. Historicamente, a grande maioria da população passa pela infecção primária durante a infância. Febre, calafrios, mal-estar e cefaleia podem acompanhar uma erupção cutânea que envolve primariamente o tronco e a região de cabeça e pescoço. A erupção cutânea se desenvolve rapidamente em erupções vesiculares que se tornam pustulares e, posteriormente, ulceradas. Ocorrem episódios sucessivos de novas lesões devido às ondas repetidas de viremia. Isso causa a presença de lesões em todos os estádios de desenvolvimento de uma só vez (Fig. 1-9). A infecção é autolimitante e dura várias semanas. A mucosa oral pode ser envolvida na doença primária e geralmente demonstra várias úlceras superficiais, que são precedidas por vesículas de curta duração (Fig. 1-10). Devido ao prurido intenso das lesões de pele, a ocorrência de infecção bacteriana secundária não é incomum, podendo resultar em cura com formação de cicatriz. Algumas complicações, tais como pneumonia, encefalite e inflamação de outros órgãos, podem ocorrer em uma pequena porcentagem dos casos. Se a varicela for adquirida durante a gravidez, podem ocorrer anormalidades fetais. Quando adultos idosos e pessoas imunocomprometidas são afetadas, a varicela pode se tornar muito mais grave e prolongada, mais provável de produzir complicações.

Herpes-zóster. O zóster é essencialmente uma condição de idosos e indivíduos que possuem a resposta imunológica comprometida. A incidência da infecção pelo herpes-zóster aumenta com a idade, alcançando aproximadamente 10 casos por 100.000 em pacientes com 80 anos. Os nervos sensoriais do tronco, da cabeça e do pescoço são comumente afetados. O envolvimento de vários ramos do nervo trigêmeo pode resultar em lesões orais, faciais e oculares de forma unilateral (Figs. 1-11 e 1-12). O envolvimento dos nervos facial e auditivo produz a síndrome de Ramsay Hunt, na qual a paralisia facial é acompanhada de vesículas na orelha externa ipsilateral, zumbido, surdez e vertigem.

Após vários dias de sintomas prodrômicos de dor e/ou parestesia na área do dermátomo envolvido, surge uma erupção cutânea maculopapular unilateral bem-delimitada. Ocasionalmente, isso pode ser acompanhado de sintomas sistêmicos. A erupção cutânea rapidamente se torna vesicular e pustular, então ulcera. A remissão geralmente ocorre após várias semanas. As complicações incluem infecção secundária de úlceras, neuralgia pós-

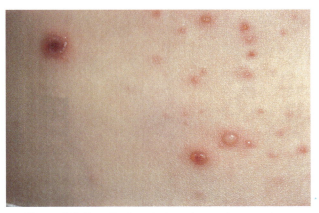

• **Figura 1-9** Erupção da varicela no tronco de uma criança.

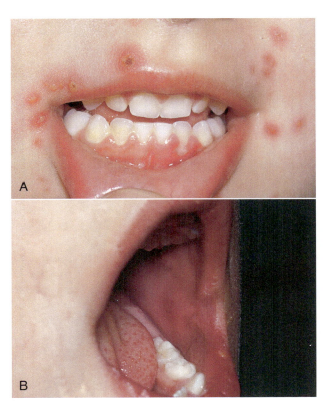

• **Figura 1-10 A**, Lesões periorais da varicela. **B**, Lesões intraorais.

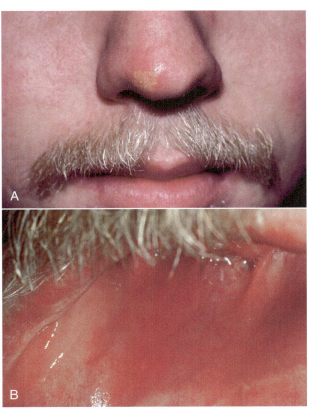

• **Figura 1-11 A**, Herpes-zóster no nariz. **B**, Lesões intraorais.

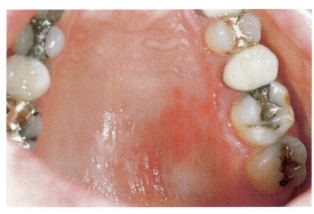

• **Figura 1-12** Herpes-zóster no palato.

-herpética (que pode ser refratária a analgésicos), paralisia motora, e inflamação ocular quando é afetada a divisão oftálmica do nervo trigeminal.

Histopatologia. Tanto na varicela quanto no herpes-zóster, a morfologia do VZV e a resposta inflamatória à sua presença são essencialmente as mesmas encontradas no HSV. Microscopicamente, as células epiteliais infectadas pelo vírus apresentam núcleos homogêneos constituindo produtos virais com marginação da cromatina ao longo da membrana nuclear. A multinucleação das células infectadas também é típica. As vesículas acantolíticas eventualmente se rompem e ulceram. Nos casos sem complicações, o epitélio das margens da úlcera se regenera com pequena ou nenhuma cicatriz.

Diagnóstico Diferencial. A varicela é clinicamente diagnosticada pelo histórico de exposição ao vírus e pelos tipos de distribuição das lesões. Outras infecções virais primárias que podem apresentar similaridades são a infecção primária pelo HSV e a doença mãos-pés-boca.

O herpes-zóster é comumente confundido com a infecção recorrente do HSV, podendo ser indistinguível pelos aspectos clínicos. A longa duração, a maior intensidade dos sintomas prodrômicos, a distribuição unilateral com final abrupto na linha média e a neuralgia pós-herpética favorecem o diagnóstico clínico de herpes-zóster. Os casos difíceis podem ser diagnosticados por meio da detecção de antígenos virais, métodos de hibridização de DNA e imuno-histoquímica.

Tratamento. Para a varicela em indivíduos normais, é geralmente indicado o tratamento de suporte. Entretanto, para os pacientes imunocomprometidos, são requeridas medidas mais substanciais. Os medicamentos que se mostraram eficazes no tratamento contra o vírus HSV também são efetivos no tratamento da infecção pelo VZV. Eles incluem a administração sistêmica de aciclovir, vidarabina e interferon. Os corticosteroides geralmente são contraindicados e, quando administrados durante a fase aguda da doença, não mostraram reduzir a incidência ou a gravidade da neuralgia pós-herpética. A vacina de vírus vivo atenuado, altamente efetiva, está disponível desde 1995 e agora é aplicada rotineiramente nas crianças. Antes do início do programa universal de vacinação, os Estados Unidos tinham cerca de 4 milhões de casos de varicela por ano; a generalização da vacinação tem resultado em grandes reduções na hospitalização, na mortalidade e na incidência da doença.

Os pacientes com herpes-zóster e o sistema imune intacto em geral têm sido tratados empiricamente. Entretanto, tem sido mostrado que o aciclovir oral utilizado em altas doses (800 mg cinco vezes ao dia por 7 a 10 dias) pode diminuir o curso da doença e reduzir a dor pós-herpética. Os analgésicos fornecem apenas um alívio limitado da dor. Medicamentos específicos contra o vírus aplicados topicamente podem ter algum benefício ser utilizados precocemente. Os inibidores tópicos da substância P (capsaicina) podem fornecer algum alívio na dor pós-herpética. O uso de corticosteroides tópicos ou sistêmicos ainda não pode ser recomendado, e não existe evidência que sustente o uso de antidepressivos tricíclicos ou de anticonvulsivantes no manejo do herpes-zóster. Nos pacientes com respostas imunológicas comprometidas, a administração de aciclovir, vidarabina ou interferon é indicada, embora o sucesso seja variável.

Doença Mãos-Pés-Boca

Etiologia e Patogenia

Uma das subdivisões da família de vírus conhecida como picornavírus (literalmente, pequeno "pico" vírus de RNA) é o grupo Coxsakie A, que foi assim chamado por causa do nome da cidade do estado de Nova York onde o vírus foi primeiramente identificado. Certos subtipos de Coxsakie causam erupções vesiculares orais: doença mãos-pés-boca (MPB) e herpangina.

A doença MPB é uma infecção viral moderadamente contagiosa e comum que geralmente é causada pelo Coxsakie do tipo A16 ou o enterovírus 71, embora outros tipos sorológicos de Coxsakie, como A5, A9, A10, B2 e B5, tenham sido isolados com a doença. O vírus é transmitido de um indivíduo para o outro por meio do contato direto com secreções nasais, saliva, fluido da vesícula ou contaminação orofecal. Com subsequente viremia, o vírus exibe uma predileção pela mucosa oral (mucosa jugal e língua) e regiões cutâneas das mãos e dos pés, assim como pelas nádegas.

Características Clínicas

Essa infecção viral ocorre tipicamente em proporções epidêmicas ou endêmicas e afeta predominantemente (cerca de 90%) crianças menores de 5 anos. Após um curto período de incubação, a condição é resolvida espontaneamente em 1 a 2 semanas. Geralmente, os sinais e os sintomas são de intensidade leve a moderada e incluem febre baixa, mal-estar, linfadenopatia e dor moderada na boca. A dor advinda das lesões orais é frequentemente a queixa principal do paciente. As lesões orais se iniciam como vesículas que rapidamente se rompem e se tornam úlceras, que são cobertas por uma membrana fibrinosa amarela circundada por um halo eritematoso. As lesões, que são múltiplas, podem ocorrer em qualquer lugar da boca, sendo o palato, a língua e a mucosa jugal os locais mais comuns. Lábios e gengiva são pouco acometidos. Várias lesões maculopapulares, tipicamente nos pés, nos dedos dos pés, nas mãos e nos dedos das mãos, aparecem concomitantemente com ou logo após o início das lesões orais (Fig. 1-13). Essas lesões cutâneas progri-

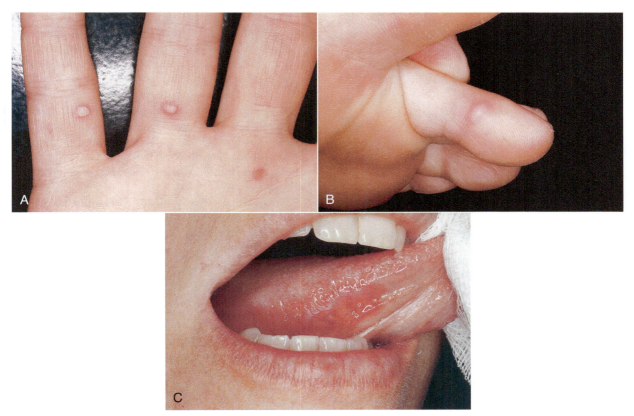

• **Figura 1-13** A e C, Doença mãos-pés-boca. (Cortesia de Dr. Steven K. Young.)

dem para formar vesículas e finalmente ulceram-se e cobrem-se de crostas sem a formação de cicatriz.

Histopatologia
As vesículas dessa condição são encontradas dentro do epitélio porque a replicação do vírus acontece obrigatoriamente nos queratinócitos. Podem ser vistas inclusões eosinofílicas dentro de algumas células epiteliais infectadas. Assim que os queratinócitos são destruídos pelos vírus, as vesículas aumentam de tamanho e tornam-se preenchidas por resíduos de proteínas e células inflamatórias.

Diagnóstico Diferencial
Como essa doença pode se manifestar primariamente dentro da cavidade oral, o diagnóstico diferencial deve incluir a gengivoestomatite herpética primária e, possivelmente, a varicela. Os sintomas relativamente leves, a distribuição cutânea e a disseminação epidêmica deveriam auxiliar na distinção entre essas condições. A cultura do vírus ou a detecção de anticorpos circulantes podem ser realizadas para a confirmação da impressão clínica.

Tratamento
Por causa da duração relativamente curta, da natureza geralmente autolimitante e da falta de tratamento específico, o tratamento para a doença MPB é, em geral, sintomático. Em alguns casos de infecção pelo enterovírus 71 (EV 71), têm sido relatadas desidratação grave e encefalite, salientando a necessidade de monitoramento da gravidade da doença. Enxaguatórios bucais leves, como o bicarbonato de sódio em água morna, podem ser utilizados para alívio do desconforto oral. Alguns pacientes podem necessitar de internação hospitalar por causa do quadro de desidratação causada por má alimentação e dificuldade de hidratação devida às úlceras orais dolorosas.

Herpangina

Etiologia e Patogenia
A herpangina é uma infecção viral aguda causada por outro vírus Coxsakie, o do tipo A (tipos A1-6, A8, A10, A22, B3 e, possivelmente, outros). É transmitida pela saliva contaminada e, ocasionalmente, por fezes contaminadas.

Características Clínicas
A herpangina é um enantema vesicular (erupção nas membranas mucosas) geralmente endêmico e com surtos ocorrendo tipicamente no verão ou no início do outono. É mais comum em crianças de 3 a 10 anos do que em adultos. As pessoas contaminadas geralmente se queixam de mal-estar, febre, disfagia e dor na garganta após um curto período de incubação. Intraoralmente, aparece uma erupção vesicular no palato mole, nos pilares amigdalianos e nas tonsilas (Fig. 1-14) que persiste por 4 a 6 dias. Uma faringite eritematosa difusa também está presente. Nenhum exantema (erupção cutânea) associado é tipicamente observado.

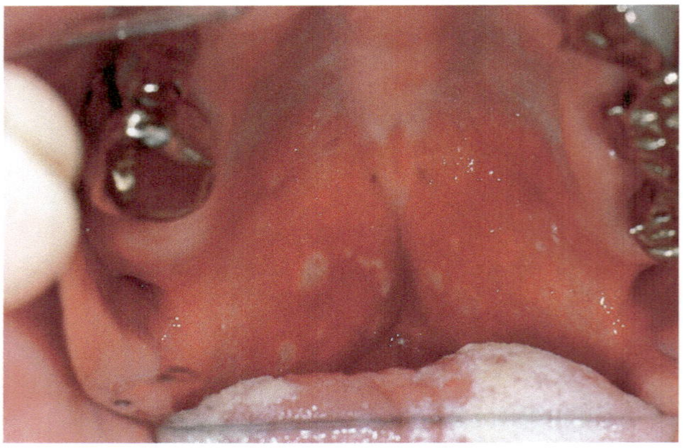

• **Figura 1-14** Herpangina.

Os sinais e os sintomas são geralmente de leves a moderados e costumam durar menos de 1 semana. Ocasionalmente, o vírus Coxsackie responsável pela herpangina típica pode ser responsável pela infecção subclínica ou por sintomas leves sem evidência de lesões na faringe, particularmente entre irmãos ou entre contatos próximos de pacientes com herpangina.

Diagnóstico Diferencial
Geralmente, o diagnóstico é baseado no histórico e nas informações clínicas. A distribuição característica e a curta duração da herpangina distinguem-na de outras infecções virais primárias, como a gengivoestomatite herpética, a doença MPB e a varicela. Erupção vesicular, sintomas leves, apresentação no verão ou no início do outono e faringite difusa também distinguem essa condição da faringite estreptocócica, enquanto os sintomas sistêmicos distinguem-na da estomatite aftosa. A confirmação laboratorial pode ser realizada pelo isolamento do vírus ou pela detecção de anticorpos séricos.

Tratamento
Como a herpangina é autolimitante, leve, de curta duração e causa poucas complicações, geralmente não necessita de tratamento.

Sarampo
Etiologia e Patogenia
O sarampo é uma infecção viral altamente contagiosa, causada por um membro do gênero *morbillivirus*, um membro da família paramixovírus. O vírus, conhecido simplesmente como o vírus do sarampo, é um vírus envelopado de RNA que está relacionado estrutural e biologicamente com os vírus que também causam a caxumba e a gripe. Ele é transmitido por gotículas de ar através do epitélio respiratório da nasofaringe, com pico de incidência entre março e abril. O período de incubação dura 7 a 21 dias, com um período prodrômico de 1 a 7 dias. O período contagioso ocorre de 4 dias antes até 4 dias após o início da erupção cutânea ou exantema.

Normalmente, as erupções cutâneas do sarampo consistem em elevações puntiformes na região do palato mole que coalescem com um leve eritema da faringe; as tonsilas podem apresentar áreas azul-acinzentadas, também conhecidas como manchas de Herman.

O sarampo alemão, ou rubéola, é uma doença contagiosa causada por um vírus não relacionado da família dos *togavirus*. Essa doença compartilha algumas características clínicas com o sarampo, tais como febre, sintomas respiratórios e erupções cutâneas. Entretanto, essas características são leves e de curta duração no sarampo alemão. Além disso, as manchas de Koplik (veja na seção seguinte) não aparecem no sarampo alemão. A importância do vírus está na sua capacidade de causar defeitos congênitos no feto em desenvolvimento. As anormalidades produzidas são variadas e podem ser graves, principalmente se a infecção intrauterina ocorrer durante o primeiro trimestre de gravidez.

Uma vacina efetiva, a MMR, é uma mistura dos vírus atenuados do sarampo, da caxumba e da rubéola, que é administrada nas crianças por meio de uma injeção. Um suposto vínculo entre a vacina MMR e o autismo é inconsistente e ainda não foi provado.

Características Clínicas
Por conta do aumento dos programas de vacinação em países desenvolvidos, casos de sarampo são incomuns nos dias de hoje, e os indivíduos com risco de infecção são aqueles que ainda não foram vacinados. Historicamente, o sarampo era uma doença da infância, aparecendo com frequência de modo sazonal no inverno e na primavera. Após um período de incubação, os pacientes desenvolvem sintomas prodrômicos como febre, mal-estar, coriza, conjuntivite, fotofobia e tosse. Em 1 a 2 dias, pequenas máculas eritematosas com o centro branco necrótico, patognomônicas da doença, aparecem na mucosa jugal (Fig. 1-15). Essas lesões puntiformes, conhecidas como manchas de Koplik – assim chamadas porque Koplik foi o primeiro pediatra que as descreveu –, anunciam o início da erupção cutânea maculopapular característica do sarampo. As manchas de Koplik geralmente precedem o exantema cutâneo em 1 a 2 dias. Lesões similares podem ser observadas na conjuntiva e no canto medial do olho. O exantema cutâneo afeta inicialmente a região de cabeça e pescoço, seguido de tronco e extremidades. As complicações associadas ao vírus do sarampo incluem encefalite e púrpura trombocitopênica. A infecção secundária pode se desenvolver como otite média ou pneumonia.

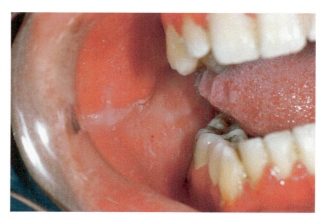

• **Figura 1-15** Manchas de Koplik associadas ao sarampo na mucosa jugal.

Histopatologia
As células epiteliais infectadas, que eventualmente se tornam necróticas, revestem um tecido conjuntivo inflamado que contém canais vasculares dilatados e geram uma resposta inflamatória focal. São encontrados linfócitos em uma distribuição perivascular. Nos tecidos linfoides e nas tonsilas, são encontrados macrófagos multinucleados característicos, conhecidos como células gigantes de Warthin-Finkeldey.

Diagnóstico Diferencial
Geralmente, o diagnóstico do sarampo é realizado com base nos sinais e sintomas clínicos em indivíduos não vacinados para a doença. Sintomas prodrômicos, manchas de Koplik e o exantema cutâneo fornecem evidências suficientes para o diagnóstico. Se necessário, a confirmação laboratorial pode ser feita por meio da cultura do vírus ou de testes sorológicos para detecção de anticorpos contra o vírus do sarampo.

Diagnóstico
Os critérios laboratoriais para o diagnóstico abrangem vários testes, dentre eles sorologia positiva para imunoglobulina M (IgM) específica do sarampo, soroconversão da imunoglobulina G (IgG), isolamento do vírus do sarampo ou identificação por meio de testes de reação em cadeia da polimerase do RNA do vírus do sarampo de uma amostra clínica.

Tratamento
Não é conhecido nenhum tratamento específico para o sarampo. Tratamentos de suporte, tais como repouso, ingestão de líquidos, dieta adequada e analgésicos, em geral são suficientes.

Doenças Imunológicas

Pênfigo Vulgar
Pênfigo é um grupo de doenças mucocutâneas autoimunes caracterizadas pela formação de bolhas intraepiteliais que resultam na quebra ou perda da adesão intercelular entre os queratinócitos, resultando na separação das células epiteliais – conhecida como acantólise – da pele e das mucosas. Após a ruptura das bolhas, segue-se uma ulceração superficial difusa que leva a dor debilitante, perda de fluidos e desequilíbrio de eletrólitos. Antes do uso dos corticosteroides, era comum o óbito dos pacientes com pênfigo vulgar em decorrência da sepse e da perda de eletrólitos. São reconhecidos quatro tipos de pênfigo: pênfigo vulgar, pênfigo foliáceo, pênfigo IgA e pênfigo paraneoplásico. Eles diferem no nível de envolvimento intraepitelial da doença; os pênfigos vulgar e vegetante afetam o epitélio suprabasal, e o pênfigo foliáceo afeta apenas a parte superior da camada espinhosa da pele. Somente o pênfigo vulgar e o vegetante afetam a mucosa oral com ou sem envolvimento da pele, enquanto que o pênfigo paraneoplásico está associado a um padrão de doença mucocutânea largamente distribuída. O pênfigo vegetante é extremamente raro e é, em geral, considerado uma variante do pênfigo vulgar. O termo *pênfigo paraneoplásico* tem sido historicamente considerado como uma variante do pênfigo vulgar na presença de uma neoplasia maligna. Mais recentemente, contudo, tem sido afirmado que esta entidade constitui, essencialmente, apenas um único componente de uma síndrome autoimune mais complexa e heterogênea denominada síndrome autoimune paraneoplásica, na qual, além da superfície epitelial, também são atingidas a mucosa do epitélio e os órgãos internos.

Etiologia e Patogenia
Todas as formas da doença apresentam características distintas, tanto clínica quanto microscopicamente, mas compartilham uma etiologia autoimune comum. Estão evidentes os autoanticorpos circulantes de imunoglobulina IgG que são reativas contra componentes do complexo desmossomo-tonofilamento epitelial. A proteína-alvo específica tem sido a desmogleína 3, uma das várias proteínas da família caderina desmossômica das moléculas de adesão celular (Fig. 1-16). Os autoanticorpos circulantes são responsáveis pelos primeiros eventos morfológicos: a dissolução ou o rompimento das junções intercelulares e a perda da adesão intercelular. A facilidade e a extensão da separação das células epiteliais são, em geral, diretamente proporcionais à taxa de autoanticorpos circulantes. Historicamente, acreditava-se que os anticorpos do pênfigo, uma vez ligados ao antígeno-alvo, ativavam a enzima proteolítica epitelial intracelular ou um grupo de enzimas que agiam no complexo desmossomo-tonofilamento. Evidências recentes, entretanto, apontam um efeito direto do anticorpo na estrutura da desmogleína. Mecanismos suplementares ou alternativos contemporâneos têm sido sugeridos para explicar o desencadeamento da acantólise incluindo os eventos de transdução de sinal induzidos e o conceito de antígeno-anticorpo relacionado ao impedimento estérico inibindo a função da molécula de adesão. Os mecanismos moleculares que elucidam a desregulação da resposta imunitária que conduz à clivagem das células, a acantólise, continuam sendo estudados.

Nos casos de pênfigo paraneoplásico (síndrome autoimune paraneoplásica), são notados distúrbios e alterações tanto na superfície epitelial como na região da membrana basal. Os pacientes com essa síndrome apresentam um linfoma ou outras malignidades como patologia inicial. Acredita-se que essa malignidade seja responsável pela indução da resposta autoimune que afeta vários tipos de tecidos.

Características Clínicas
As lesões do pênfigo vulgar apresentam-se como úlceras dolorosas precedidas por vesículas e bolhas flácidas que se rompem facilmente (Quadro 1-4 e Fig. 1-17). Os primeiros sinais da doença aparecem na mucosa oral em aproximadamente 70% dos casos (Figs. 1-18 a 1-21). Tais lesões podem preceder o início das lesões cutâneas por períodos de até 1 ano. As bolhas se rompem rapidamente, deixando uma base vermelha, dolorosa e ulcerada com uma borda ou margem epitelial friável. A apresentação das úlceras varia de lesões pequenas, semelhantes às lesões aftosas, a lesões grandes, semelhantes a mapas. Uma tração suave na mucosa não afetada pode produzir uma descamação do epitélio, originando um sinal de Nikolsky positivo. Frequentemente ocorre um grande desconforto com a confluência e ulceração das vesículas menores do palato mole, da mucosa jugal, do assoalho da boca e da orofaringe.

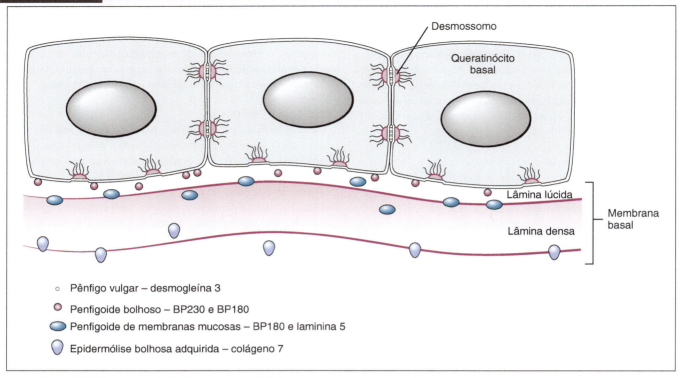

• **Figura 1-16** Doenças vesicobolhosas; alvos antigênicos.

• QUADRO 1-4 | Pênfigo Vulgar

Etiologia
Reação autoimune contra a proteína intercelular dos queratinócitos (desmogleína 3)
Bolhas intraepiteliais causadas pelos anticorpos direcionados contra os componentes dos desmossomos

Características Clínicas
Atinge a pele e/ou a mucosa
Maioria dos casos inicia na boca ("primeiro a chegar, último a sair")
Apresenta-se como úlceras precedidas por vesículas ou bolhas
Persistente e progressivo

Tratamento
Controlado com imunossupressores (corticosteroides / azatioprina / ciclofosfamida / micofenolato / IVIg) e agentes biológicos (rituximabe)
Alta mortalidade se não tratado (desidratação, desregulação eletrolítica, desnutrição, infecção)
IVIg, Imunoglobulina G intravenosa
Plasmaférese
Imunoadsorção

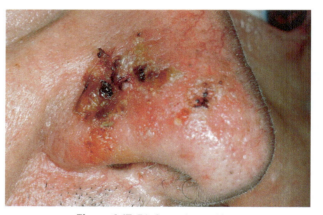

• **Figura 1-17** Pênfigo vulgar cutâneo.

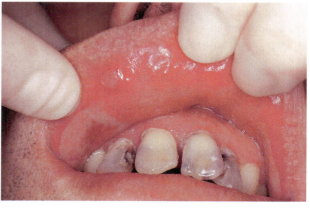

• **Figura 1-18** Pênfigo vulgar oral.

A incidência do pênfigo vulgar não é afetada pelo gênero. Fatores genéticos e étnicos parecem predispor ao desenvolvimento da doença. Um aumento na incidência tem sido observado em judeus asquenazes e em indivíduos com certos fenótipos de antígenos de histocompatibilidade (HLA-DR, HLA-A10,

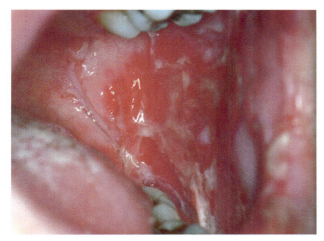

• **Figura 1-19** Pênfigo vulgar oral na mucosa jugal. Observe a superfície descamada com ulceração e sangramento.

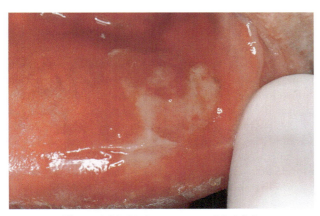

• **Figura 1-20** Pênfigo vulgar do lábio inferior.

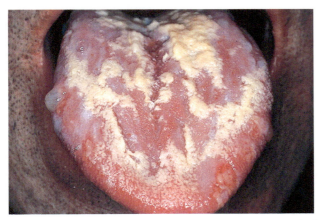

• **Figura 1-21** Bolha e úlcera do pênfigo. (Reproduzido com permissão de Regezi JA, Sciubba JJ, Pogrel MA: *Atlas of Oral and Maxillofacial Pathology*. Philadelphia: WB Saunders, 2000, Figura 1-89)

HLA-B, HLA-DBQ, HLA-DRB1), entre estes habitantes da Índia, Oriente Médio e Sudeste Asiático.

Já se tem conhecimento de formas de pênfigo vulgar induzidas por medicamentos, em particular por medicamentos contendo tióis, tais como penicilamina e captopril, bem como penicilinas, cefalosporinas, enapril, rifampicina e anti-inflamatórios não esteroidais.

Outras doenças autoimunes podem ocorrer em associação ao pênfigo vulgar, tais como a miastenia grave, o lúpus eritematoso, a artrite reumatoide, a tireoide de Hashimoto, o timoma e a síndrome de Sjögren. Embora a maioria dos casos seja observada entre a quarta e a quinta décadas de vida, tem sido notada uma grande variação, ocorrendo casos desde a infância até a velhice.

Histopatologia e Imunopatologia

O pênfigo vulgar mostra uma fenda intraepitelial com acantólise dos queratinócitos (Fig. 1-22). A perda da adesão dos desmossomos e a retração dos tonofilamentos resultam nas células flutuantes ou acantolíticas denominadas células de Tzanck. As bolhas são suprabasais, e a camada basal permanece aderida à membrana basal.

Além da biópsia convencional, a confirmação do pênfigo vulgar pode ser realizada com a utilização do teste de imunofluorescência direta (IFD) (Figs. 1-23 e 1-24). A IFD utiliza a peça da biópsia em uma tentativa de demonstrar o autoanticorpo já aderido ao tecido. Essa técnica é preferível à imunofluorescência indireta, que é menos sensível, pois utiliza o soro do paciente para a identificação de anticorpos circulantes. No pênfigo vulgar, o teste da IFD em tecido perilesional quase sempre demonstra autoanticorpos intercelulares do tipo IgG. O C3 e, menos comumente, a IgA podem ser detectados no mesmo padrão de fluorescência intercelular. O pênfigo paraneo-

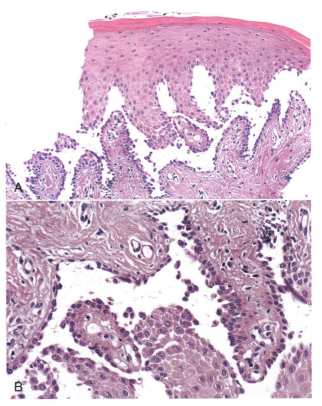

• **Figura 1-22** A e B, Pênfigo vulgar oral mostrando separação intraepitelial e células de Tzanck.

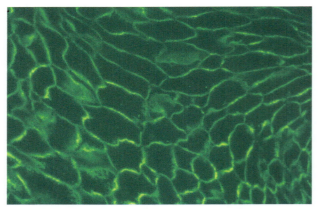

• **Figura 1-23** Pênfigo vulgar; padrão de imunofluorescência. (Cortesia de Dr. Troy E. Daniels.)

plásico demonstra uma interação antígeno-anticorpo e ativação do sistema complemento produzindo acantólise intraepitelial suprabasal, assim como deposição de imunoglobulina ao longo da zona da membrana basal, o que leva a uma grave e intratável estomatite. Notadamente, essa forma de imunopatologia se estende para outros tecidos, incluindo o coração, a bexiga e o fígado, com autoanticorpos atacando ou desnaturando componentes da parte citoplásmica do desmossomo (desmoplaquina I e II).

Diagnóstico Diferencial

Clinicamente, as lesões orais do pênfigo vulgar devem ser diferenciadas de outras doenças vesicobolhosas, especialmente do penfigoide das membranas mucosas, eritema multiforme, líquen plano erosivo, pênfigo paraneoplásico e ulceração aftosa.

O diagnóstico de *pênfigo vegetante*, um subtipo do pênfigo vulgar, pode ser considerado em algumas situações. Embora seja uma doença predominantemente de pele, o vermelhão do lábio e a mucosa oral podem ser acometidos, frequentemente nos estágios iniciais. As bolhas acantolíticas iniciais são seguidas por hiperplasia epitelial e formação de abscesso intraepitelial. Essas "vegetações" pustulares contêm eosinófilos em abundância e podem ter uma aparência verrucosa. Lesões do tipo pênfigo vegetante também podem ser observadas durante um intervalo no curso geral do pênfigo vulgar. A remissão espontânea com completa recuperação pode ocorrer no pênfigo vegetante – um fenômeno que não é característico do pênfigo vulgar.

Tratamento e Prognóstico

A altas taxas de morbidade e de mortalidade previamente associadas ao pênfigo vulgar têm sido bastante reduzidas desde a introdução dos corticosteroides sistêmicos. A redução da mortalidade, entretanto, trouxe consigo um grau de morbidade iatrogênica associada ao uso dos corticosteroides a longo prazo. O elemento-chave no tratamento inicial do pênfigo vulgar é a prescrição de uma dose intermediária de corticosteroide (prednisona). Para os pacientes mais gravemente afetados, pode ser necessário um regime de altas doses de corticosteroides em conjunto com outros agentes imunossupressivos não esteroidais com ou sem plasmaférese. Mais recentemente, a imunoadsorção, a imunoglobulina intravenosa (IVIg) e os agentes biológicos têm ganhado espaço no tratamento adjuvante efetivo dessa doença. Pode ser utilizada uma abordagem com substâncias combinadas que inclua prednisona em dias alternados mais um agente imunossupressor como azatioprina, dapsona, micofenolato ou ciclofosfamida. Um regime de combinação de substâncias ajuda na redução das complicações do tratamento com altas doses de esteroides, tais como imunossupressão, osteoporose, hiperglicemia e hipertensão. Mais recentemente, o uso do tratamento-alvo na forma de anticorpos monoclonais anti-CD20 (rituximabe) tem sido bastante efetivo nos casos de doença grave ou não responsiva.

Corticosteroides Tópicos. Os corticosteroides tópicos podem ser utilizados intraoralmente como adjuvantes ao tratamento sistêmico, e há a concomitante possibilidade de uso de baixas doses do corticosteroide sistêmico. Os efeitos colaterais dos corticosteroides tópicos podem ocorrer após o uso dermatológico prolongado ou intenso (Quadro 1-5). Entretanto, com o uso intraoral de modo sensato e por curtos períodos, é improvável

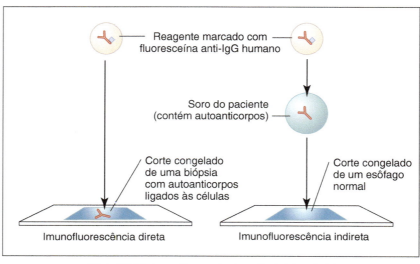

• **Figura 1-24** Imunofluorescência; método laboratorial.

que ocorram efeitos sistêmicos significativos. Os corticosteroides tópicos podem facilitar o crescimento de *Candida albicans* na cavidade oral; portanto, pode ser necessário o tratamento antifúngico, especialmente com o uso de corticosteroides de alta potência.

Corticosteroides Sistêmicos. Por conta dos efeitos sistêmicos dos glicocorticoides e das numerosas complicações, que podem ser intensas, é recomendado que eles sejam prescritos por um clínico experiente (Quadro 1-6). Como as adrenais normalmente secretam a maior parte da sua equivalência diária de 5 a 7 mg de prednisona pela manhã, todas as prednisonas deveriam ser ingeridas, quando possível, logo cedo pela manhã para simular o processo fisiológico, minimizando, assim, a interferência no eixo adrenal-pituitário e os efeitos colaterais.

Nos pacientes que requerem altas doses de corticosteroides por tempo prolongado ou tratamento de manutenção, um regime de dias alternados pode ser utilizado após o tratamento inicial e uma resposta clínica apropriada. Um corticosteroide de ação curta (24 a 36 horas) como a prednisona é desejável porque possibilita a recuperação do funcionamento do eixo adrenal-pituitário de forma próxima ao normal nos dias sem o medicamento.

O prognóstico para os pacientes com pênfigo vulgar é nebuloso por conta do intenso potencial dos efeitos colaterais das substâncias utilizadas no tratamento. Uma vez que a doença esteja sob controle, provavelmente será necessário um tratamento de manutenção com baixas doses de corticosteroides por toda a vida. A excelente resposta ao anticorpo monoclonal dirigido contra linfócitos positivos para CD20 (rituximabe) começou a alterar significativamente as considerações terapêuticas relacionadas ao pênfigo vulgar, havendo efeitos colaterais mais favoráveis do que aqueles obtidos quando se administra doses elevadas de corticosteroides por longo período de tempo.

Penfigoide das Membranas Mucosas

O penfigoide das membranas mucosas (PMM) é uma doença bolhosa ou vesicobolhosa que afeta predominantemente as membranas mucosas oral e ocular (Figs. 1-25 a 1-28). É também conhecido como *penfigoide cicatricial, penfigoide benigno das membranas mucosas, pênfigo ocular, penfigoide infantil e penfigoide mucoso*; quando afeta exclusivamente a gengiva, é denominado clinicamente *gengivose* ou *gengivite descamativa*, embora esses termos sejam imprecisos e não específicos, pois a gengivite descamativa é comum em várias outras doenças da mucosa oral.

Etiologia e Patogenia

O PMM é um processo autoimune com estímulo ou etiologia desconhecidos. São característicos os depósitos de imunoglobulinas e de componentes do sistema complemento ao longo da membrana basal (na imunofluorescência direta). Os alvos antigênicos incluem, mas não são a elas restritos, a laminina 332 (laminina 5, epiligrina) e uma proteína de 180-kd que é também conhecida como antígeno 180 do penfigoide bolhoso (BP180). O lugar específico do antígeno do PMM está em uma localização extracelular dentro dos componentes dos filamentos de ancoragem do aparato de adesão. Os autoanticorpos circulantes contra os antígenos da zona da membrana basal no PMM são em geral difíceis de detectar por métodos de rotina, provavelmente por causa dos níveis sorológicos relativamente baixos.

Características Clínicas

Essa é uma doença de adultos e idosos, tendendo a afetar mais as mulheres do que os homens. O PMM tem sido raramente relatado em crianças. Outras mucosas que podem ser envolvidas são a conjuntiva, a nasofaringe, a laringe, o esôfago e a região anogenital. As lesões da mucosa oral se apresentam tipicamente como úlceras superficiais, algumas vezes limitadas à gengiva inserida (Quadro 1-7). As bolhas não são comumente observadas por serem frágeis e de curta duração. As lesões são crônicas e persistentes e podem regredir deixando uma cicatriz, particularmente as lesões oculares. Os riscos incluem cicatrização do canto do olho (simbléfaro), inversão dos cílios (entrópio) e trauma resultante na córnea (triquiase). Para prevenir o dano na córnea, muitos pacientes com penfigoide ocular têm os seus cílios removidos permanentemente por eletrólise. Com o envolvimento da laringe, as alterações da voz podem resultar em estenose supraglótica. As lesões cutâneas são incomuns e geralmente aparecem na cabeça, no pescoço e nas extremidades.

As lesões gengivais frequentemente se apresentam como manchas vermelhas brilhantes ou úlceras confluentes se estendendo para a mucosa gengival livre com desconforto leve ou moderado. Úlceras e erosões concomitantes podem ser observadas na gengiva marginal e inserida. Além disso, as lesões podem ser observadas na mucosa jugal, no palato, na mucosa labial e nos lábios.

• **QUADRO 1-5** **Efeitos Colaterais dos Corticosteroides Tópicos**

Candidíase
Atrofia epitelial
Telangiectasias
Efeitos adicionais de estrias cutâneas, hipopigmentação, acne, foliculite

---

• **QUADRO 1-6** **Efeitos Colaterais dos Corticosteroides Sistêmicos**

Anti-inflamatório: terapêutico
Imunossupressão: terapêutico
Gliconeogênese: diabetes, osteoporose/atrofia muscular
Redistribuição da gordura: *buffalo hump* (massa de gordura que se forma ao redor da sétima vértebra cervical), hiperlipidemia
Retenção de fluidos: face em forma de "lua", ganho de peso
Potencialização vasopressora: piora da hipertensão
Efeitos na mucosa gástrica: piora da úlcera péptica
Supressão da adrenal: atrofia adrenal
Efeitos no sistema nervoso central: mudanças psicológicas (p. ex., euforia, psicose)
Efeitos oculares: catarata, glaucoma

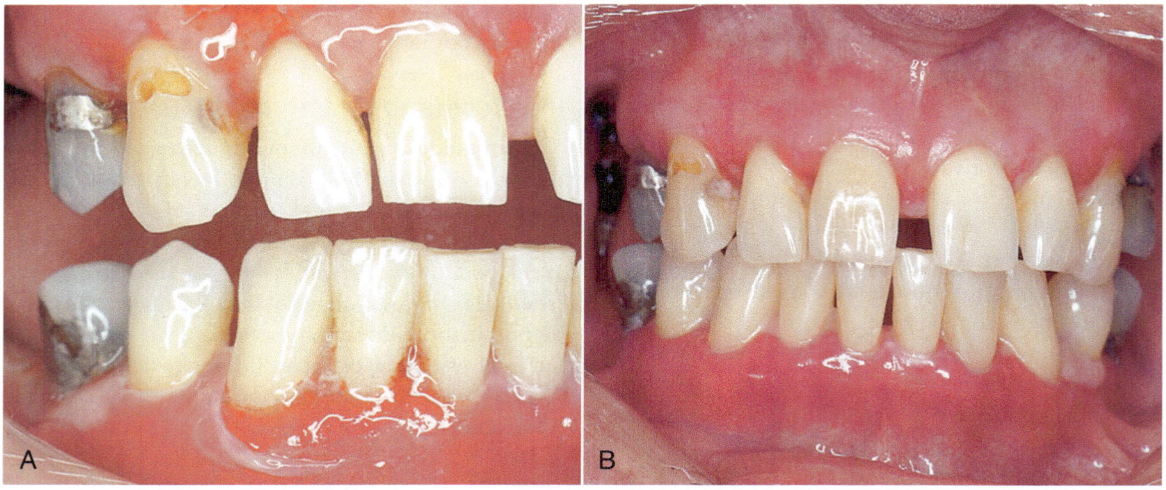

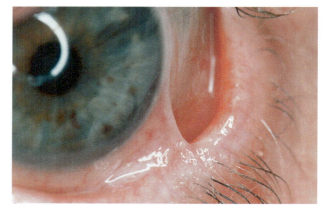

• **Figura 1-25** **A,** Penfigoide das membranas mucosas na gengiva. **B,** Após o controle com corticosteroides, a gengiva mandibular permanece vermelha e friável.

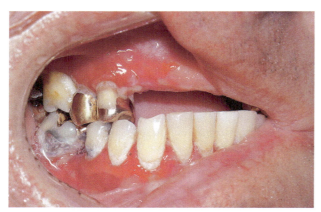

• **Figura 1-26** Penfigoide das membranas mucosas.

• **Figura 1-28** Penfigoide ocular; simbléfaro resultante da cronicidade.

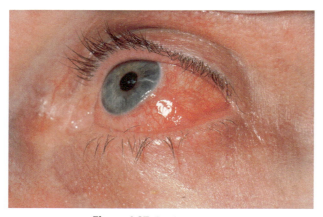

• **Figura 1-27** Penfigoide ocular.

Com a cronicidade, a dor associada ao PMM oral tipicamente diminui de intensidade. O epitélio intacto, principalmente adjacente às úlceras, frequentemente pode ser removido com facilidade, deixando uma submucosa exposta. Essa é uma das várias doenças mucocutâneas na qual podemos observar o sinal de Nikolsky positivo. Por causa do desconforto do paciente, geralmente a higienização oral diária fica comprometida. Isso resulta no acúmulo de placa dentária, que, por sua vez, sobrepõe uma resposta inflamatória inespecífica adicional.

Histopatologia e Imunopatologia

O PMM é uma doença na qual ocorre a formação de fenda subepitelial sem acantólise. Em estádios iniciais, poucos linfócitos são observados; mas, com o tempo, o infiltrado torna-se mais denso e misto (Figs. 1-29 e 1-30).

Os estudos de imunofluorescência direta da mucosa oral intacta demonstram um padrão linear de fluorescência homogênea de IgG. O C3 do sistema complemento é comumente encontrado na mesma distribuição. Embora o padrão de fluorescência não seja distinguível do penfigoide bolhoso cutâneo, a localização submicroscópica do alvo antigênico (parte inferior da lâmina lúcida) é distinta. Os resultados de estudos de imunofluorescência indireta são geralmente negativos, mas a IgG e, menos comumente, a IgA têm sido ocasionalmente demonstradas.

QUADRO 1-7 Penfigoide das Membranas Mucosas

Etiologia
Reação autoimune contra as proteínas da membrana basal (subtipos de laminina, BP180, integrinas e outros)

Características Clínicas
Mucosa oral (frequentemente a gengiva é o único local) e conjuntiva; pele raramente afetada
Bolhas subepiteliais causadas por autoanticorpos
Presente como úlceras/eritema em pacientes mais velhos (mais de 50 anos de idade)
Persistente, desconfortável a doloroso

Tratamento
Controlado com corticosteroides; algumas vezes resistente ao tratamento sistêmico; uso de agentes tópicos (corticoides tópicos); controle da placa bacteriana/procedimentos de higiene oral frequentes
Significativa morbidade se não tratado, incluindo dor e cicatriz, principalmente na conjuntiva.

TABELA 1-2 Pênfigo Vulgar *Versus* Penfigoide das Membranas Mucosas

	Pênfigo	Penfigoide
Anticorpos teciduais	IgG, C3 Auto-IgG circulante	IgG, IgA, C3 Auto-IgG não circulante
Proteína(s)-alvo	Desmogleína 3 (desmossomos)	Laminina 5 e BP180 (membrana basal)
Vesículas	Intraepitelial	Subepitelial
Locais	Oral e cutâneo	Oral e ocular
Tratamento	Corticosteroides, agentes poupadores de esteroide; rituximabe	Corticosteroide
Prognóstico	Razoável, mortalidade significativa se não tratado	Bom, morbidade significativa

BP, Antígeno do penfigoide bolhoso; *C*, complemento; *Ig*, imunoglobulina

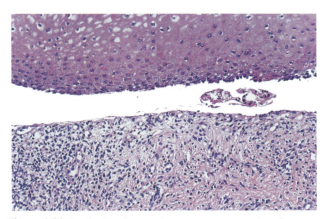

• **Figura 1-29** Penfigoide das membranas mucosas mostrando a característica separação subepitelial.

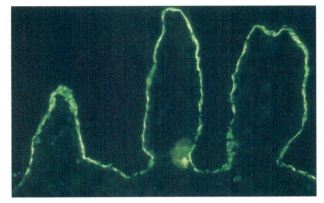

• **Figura 1-30** Penfigoide das membranas mucosas; marcação imunofluorescente da membrana basal. (Cortesia de Dr. Troy E. Daniels.)

Diagnóstico Diferencial
O diagnóstico diferencial clínico para essa doença vesicobolhosa deve incluir o pênfigo vulgar e o líquen plano erosivo, entre outros (Tabela 1-2). Quando a lesão acomete exclusivamente a gengiva inserida, devem ser incluídos os diagnósticos diferenciais de líquen plano atrófico, doença da IgA linear, lúpus eritematoso discoide e alergia de contato. Para o diagnóstico final, pode ser necessária a confirmação por imunofluorescência direta.

Tratamento e Prognóstico
Os corticosteroides são tipicamente utilizados no controle do PMM (veja "Pênfigo Vulgar", na seção "Tratamento e Prognóstico", para se informar sobre os efeitos dos corticosteroides e efeitos colaterais). A prednisona é utilizada para a doença moderada a grave; e os corticosteroides tópicos, para doença leve e manutenção do tratamento. Ocasionalmente, são necessárias doses muito altas de corticosteroides sistêmicos para o alcance de bons resultados em alguns casos resistentes de PMM gengival. Em alguns casos, os efeitos colaterais do tratamento podem se sobrepor aos seus benefícios, o que gera a necessidade de utilizar de forma tópica os corticosteroides de alta potência (p. ex., clobetasol, dipropionato de betametasona, fluocinonida, desoximetasona). Uma moldeira com material flexível pode ser utilizada para manter o medicamento em posição. Uma higienização oral cuidadosa, incluindo bochechos de clorexidina, melhora a efetividade dos corticosteroides tópicos quando existe o envolvimento gengival.

Nos casos em que o tratamento convencional não apresenta resultados, ou naqueles com rápida progressão para uma doença mais grave, a utilização de outros agentes sistêmicos pode ser necessária, como, por exemplo, tetraciclina, niacinamida, sulfapiridina, sulfonas, antibióticos, injeções de ouro, dapsona e suplementos nutricionais. Nos casos graves e naqueles em que outros locais são atingidos (olho, esôfago e laringe), os agentes imunosupressores (azatioprina, ciclofosfamida, metotrexato, micofenolato e ciclosporina) podem ser adicionados ao regime de prednisona para redução da dose de corticosteroides, evitando, assim, as complicações associadas ao uso desse medicamento. Mais recentemente, o uso de rituximabe de forma adjuvante tem mostrado eficácia e boa tolerância nos casos resistentes ao tratamento ou recidivantes.

Embora o PMM tenha um curso relativamente benigno, podem ocorrer debilitação e morbidade significativas por muitos anos. O processo natural é imprevisível; em alguns casos, pode ser observada uma melhora espontânea lenta, enquanto, em outros, o curso da doença pode ser especialmente prolongado, com períodos alternantes de melhora e exacerbação.

O importante para os pacientes com PMM é o possível aparecimento da doença ocular como resultado de determinantes antigênicos compartilhados entre a mucosa oral e a conjuntiva. Se os olhos forem afetados, o tratamento precoce é fundamental, pois o processo de ulceração e cicatrização pode levar à cegueira. Portanto, o exame oftalmológico deve ser parte do plano de tratamento para os pacientes com PMM oral.

Penfigoide Bolhoso

Etiologia e Patogenia

O penfigoide bolhoso e sua contraparte na mucosa, PMM, parecem compartilhar fatores etiológicos e patogênicos similares. A diferença em relação ao PMM é que os títulos de autoanticorpos circulantes contra antígenos da zona da membrana basal são geralmente detectáveis no penfigoide bolhoso por meio dos métodos de rotina.

Autoanticorpos têm sido demonstrados contra a laminina da membrana basal, como também os chamados antígenos 230 (BP230) e 180 (BP180) do penfigoide bolhoso, que são encontrados em hemidesmossomos e na lâmina lúcida da membrana basal. Subsequentemente à ligação dos autoanticorpos circulantes aos antígenos teciduais, ocorre uma série de eventos, sendo um deles a ativação do sistema complemento. Esse evento atrai neutrófilos e eosinófilos para a região da membrana basal. Essas células, então, liberam proteases lisossomais, que em parte participam da degradação do complexo de ancoragem da membrana basal. O resultado final é a separação do tecido na interface epitélio-tecido conjuntivo.

Características Clínicas

Essa doença bolhosa é encontrada principalmente nos idosos, com pico de incidência na sétima e na oitava décadas de vida. As lesões aparecem caracteristicamente na pele, embora lesões concomitantes nas membranas mucosas ocorram em aproximadamente um terço dos pacientes.

As lesões cutâneas são caracterizadas por uma distribuição no tronco e nos membros. Embora sejam tipicamente observadas vesículas e bolhas tensas, em contraste com as bolhas flácidas do pênfigo vulgar, elas frequentemente são precedidas ou associadas a uma erupção papular eritematosa. As lesões da mucosa oral do penfigoide bolhoso não podem ser distinguidas daquelas do PMM. Bolhas e erosões podem ser observadas, especialmente na gengiva inserida – um local comumente afetado. Outras áreas de envolvimento podem ser o palato mole, a mucosa jugal e o assoalho bucal.

Histopatologia e Imunopatologia

As bolhas são subepiteliais e similares às do PMM. Ultraestruturalmente, a membrana basal é clivada no nível da lâmina lúcida.

Os títulos de autoanticorpos circulantes não se correlacionam nem oscilam com o nível da doença clínica, o que geralmente acontece no pênfigo vulgar. A imunofluorescência direta mostra uma deposição linear de IgG e C3 ao longo da membrana basal. O maior antígeno em tamanho do penfigoide bolhoso é o BP230 e o menor é o BP180. Ambos os antígenos são sintetizados pelos queratinócitos da camada basal.

Tratamento

Têm sido observados períodos de remissão clínica em pacientes com penfigoide bolhoso. Os corticosteroides sistêmicos geralmente são utilizados para o controle da doença. Os agentes imunossupressores não esteroidais também podem ter efeito de controle. Antibióticos (tetraciclina e eritromicina) e niacinamida têm fornecido algum sucesso clínico. Na doença grave ou recalcitrante, tem sido reportado um papel cada vez maior dos agentes biológicos como o rituximabe.

Dermatite Herpetiforme

Etiologia e Patogenia

A dermatite herpetiforme é uma doença vesicobolhosa cutânea caracterizada por prurido intenso. A doença está associada a depósitos de IgA granular na derme papilar que precipitam com a transglutaminase epidérmica, uma enzima normalmente ausente na região papilar da pele normal. A IgA sérica em pacientes com dermatite herpetiforme também se liga à transglutaminase epidérmica. A dermatite herpetiforme encontra-se frequentemente associada à enteropatia sensitiva ao glúten, a doença celíaca, que é caracterizada por autoanticorpos do tipo IgA contra uma enzima intimamente relacionada à transglutaminase tecidual. Nos dias atuais, é amplamente aceito que a dermatite herpetiforme é uma manifestação cutânea da doença celíaca, atingindo aproximadamente 25% dos pacientes com essa doença, enquanto uma condição bolhosa similar, a dermatose bolhosa da IgA linear, não apresenta associação alguma com sensitividade ao glúten. Tanto a dermatite herpetiforme quanto a doença celíaca estão intimamente ligadas ao *locus* do HLA de classe II no cromossomo 6, com 90% dos pacientes com HLA DQ2 e quase todo o restante, com HLA DQ8. Uma dieta livre de glúten é essencial no tratamento de ambas as condições.

Características Clínicas

A dermatite herpetiforme é uma doença crônica tipicamente encontrada em jovens e em adultos de meia-idade, com discreta predileção pelo sexo masculino. Períodos de exacerbação e remissão caracterizam essa doença. As lesões cutâneas são papulares, eritematosas, vesiculares e frequentemente apresentam intenso prurido. Em geral, as lesões são simétricas em sua distribuição nas superfícies extensoras, especialmente cotovelo, ombro, sacro e nádegas. O frequente envolvimento do couro cabeludo e da face é importante para o diagnóstico da doença. Geralmente, as lesões são agregadas (herpetiformes), mas com frequência estão dispostas individualmente. Em alguns pacientes, as exacerbações podem estar associadas à ingestão de alimentos ou medicamentos contendo compostos iodados. Em outros, pode ser observado um pico de incidência sazonal (meses do verão).

A dermatite herpetiforme é incomum na cavidade oral, manifestando-se como vesículas e bolhas que se rompem, originando úlceras superficiais não específicas com base fibrinosa e margem eritematosa. Essas lesões, que podem envolver as mucosas queratinizada e não queratinizada, podem ser vistas em um grande número de indivíduos que possuem essa doença.

Histopatologia e Imunopatologia
São encontradas na derme papilar coleções de neutrófilos, eosinófilos e fibrina. Uma subsequente exsudação nesse local contribui para a separação epidérmica. Um infiltrado linfofagocítico é observado nos espaços perivasculares.

Os achados imunológicos dos depósitos de IgA granular nas pontas das papilas do tecido conjuntivo são específicos da dermatite herpetiforme. Além disso, é possível localizar o terceiro componente do sistema complemento (C3) no tecido lesional e perilesional em uma distribuição similar à da IgA.

Tratamento e Prognóstico
A dermatite herpetiforme é tratada geralmente com dapsona, sulfoxona e sulfapiridina. Como os pacientes costumam apresentar uma enteropatia associada, uma dieta livre de glúten pode ser parte do regime de tratamento. A eliminação do glúten da dieta reduz em meses a doença do intestino delgado.

Na maioria dos casos, a dermatite herpetiforme é uma condição que dura toda a vida, exibindo frequentemente longos períodos de remissão. Muitos pacientes, entretanto, podem ficar condenados a restrições alimentares, tratamento com fármacos, ou ambos, por um longo tempo.

Doença Bolhosa da Imunoglobulina A Linear (DAL)

A doença bolhosa da IgA linear é principalmente uma doença autoimune crônica da pele que comumente atinge a mucosa, inclusive a gengiva. Diferentemente da dermatite herpetiforme, a DAL não está associada à enteropatia sensitiva ao glúten (e não responde ao tratamento com dapsona ou à dieta com restrição de glúten como a dermatite herpetiforme). As lesões cutâneas podem ser urticariformes, anulares, em forma de alvo ou bolhosas. As lesões orais, presentes na maioria dos casos, são ulceradas (precedidas por bolhas) ou erosivas, havendo também lesões oculares similares àquelas encontradas no penfigoide ocular. Os pacientes respondem bem às sulfonas e aos corticosteroides.

A base biológica da doença da IgA linear não está bem compreendida. O ponto central da doença são os autoanticorpos contra BP180 (colágeno XVII), que normalmente funcionam como uma molécula de adesão da célula à matriz extracelular por meio da estabilização do complexo hemidesmossomo e cuja parte extracelular se estrutura constitutivamente a partir da superfície celular pelas ADAMs (proteinases que contêm domínios de adesão e de metaloprotease). De modo semelhante ao PMM, os estudos *in vivo* e *in vitro* fornecem evidências experimentais de uma função patogênica central do BP180, mas indicam que o nível sérico e a especificidade do epítopo desses anticorpos influenciam o fenótipo e a gravidade da doença. Enquanto a maioria dos casos é de natureza idiopática, muitos outros casos podem estar associados à exposição a medicamentos, particularmente em relação à administração do antibiótico vancomicina.

Microscopicamente, é vista uma separação na zona da membrana basal. Frequentemente são encontrados neutrófilos e eosinófilos na área de fenda (Fig. 1-31). Na IFD, são encontrados depósitos lineares de IgA na interface epitélio-tecido conjuntivo.

O manejo da doença da IgA linear é similar ao do PMM, com a dapsona sendo utilizada inicialmente. Os corticosteroides sistêmicos ou outros agentes imunossupressores (azatioprina, ciclofosfamida e ciclosporina) podem ser utilizados nos casos mais graves ou refratários ao tratamento.

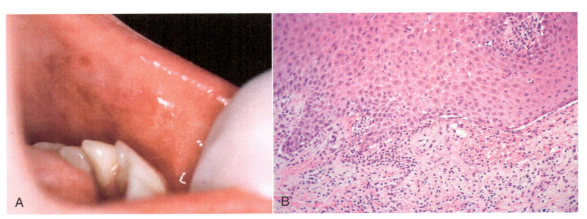

• **Figura 1-31 A,** Doença da imunoglobulina (Ig)A linear produzindo eritema e ulceração da mucosa jugal.
B, Doença da imunoglobulina (Ig)A linear mostrando separação subepitelial com neutrófilos e eosinófilos.

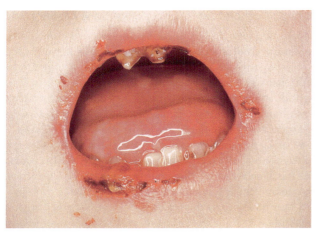

• **Figura 1-32** Epidermólise bolhosa em uma criança. Observe as úlceras, a restrição da abertura bucal e a mucosa atrófica da língua.

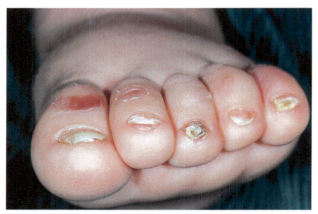

• **Figura 1-33** Paciente com epidermólise bolhosa com úlceras e unhas distróficas. (Reproduzido com permissão de Regezi JA, Sciubba JJ, Pogrel MA: *Atlas of Oral and Maxillofacial Pathology.* Philadelphia: WB Saunders, 2000, Fig. 1-108.)

Doença Hereditária

Epidermólise Bolhosa

Etiologia e Patogenia

Epidermólise bolhosa é um termo geral que compreende uma forma adquirida e mais de 20 variedades genéticas ou hereditárias (distrófica, juncional, simples) de doenças que são caracterizadas, basicamente, pela formação de bolhas em locais que sofreram trauma leve. Vários tipos genéticos, variando de origem autossômica dominante a autossômica recessiva, são ainda distinguidos por várias características clínicas, histopatológicas e ultraestruturais. A forma autoimune não hereditária adquirida, conhecida como *epidermólise bolhosa adquirida*, não tem relação com os outros tipos e frequentemente é precipitada pela exposição a substâncias específicas. Nesse tipo, são comumente encontrados depósitos de IgG no tecido das membranas sub-basal e nos anticorpos contra colágeno do tipo VII (o principal constituinte das fibrilas de ancoragem) localizados abaixo da lâmina densa da membrana basal.

Nas formas hereditárias da epidermólise bolhosa, não se encontram evidentes anticorpos circulantes. Em vez disso, dependendo dos subtipos da doença, a patogenia parece estar relacionada com defeitos genéticos nas células basais, hemidesmossomos ou filamentos de ancoragem do tecido conjuntivo.

Características Clínicas

A característica comum a todos os subtipos de epidermólise bolhosa é a formação da bolha com trauma leve, geralmente em locais de estresse como os cotovelos e os joelhos Figs. 1-32 e 1-33). Nas formas hereditárias, o início da doença é observado no começo ou durante a infância; e, na forma adquirida, durante a fase adulta. A gravidade é geralmente alta nos casos hereditários na forma recessiva. As bolhas podem se espalhar, tornando-se mais graves e podendo resultar em cicatriz e atrofia. As unhas podem ser distróficas em algumas formas da doença.

As lesões orais são particularmente comuns e graves na forma recessiva desse grupo de doenças e incomuns na forma adquirida. As manifestações orais incluem bolhas que regridem com a formação de cicatriz, constrição do orifício oral resultante da cicatrização e dentes hipoplásicos. Essas alterações são mais pronunciadas no tipo conhecido como epidermólise bolhosa distrófica recessiva.

Tratamento e Prognóstico

O prognóstico depende do subtipo de epidermólise bolhosa. O comportamento da doença varia de grave com ameaça à vida nas formas recessivas, conhecidas como epidermólise bolhosa juncional, a debilitações na maioria das outras formas. O tratamento inclui a prevenção do trauma, medidas de suporte e agentes quimioterápicos (nenhum consistentemente efetivo). Corticosteroides, vitamina E, fenitoína, retinoides, dapsona e agentes imunossupressores têm sido sugeridos como propiciadores de algum benefício aos pacientes. Mais recentemente, a imunoglobulina intravenosa e o agente biológico monoclonal infliximabe têm estado associados a algum sucesso terapêutico.

Bibliografia

Doenças Virais

Andreoni M, Sarmati L, Nicastri E et al: Primary human herpesvirus 8 infection in immunocompetent children, *JAMA* 287:1295-1300, 2002.

Axell T, Liedholm R: Occurrence of recurrent herpes labialis in an adult Swedish population, *Acta Odontol Scand* 48:119-123, 1990.

Cernik C, Gallina K, Brodell RT et al: The treatment of herpes simplex infections: an evidence-based review, *Arch Intern Med* 168:1137-1144, 2008.

Chatproedprai S, Theanboonlers A, Korkong S et al: Clinical and molecular characterization of hand-foot-and-mouth disease in Thailand, 2008-2009, *Jpn J Infect Dis* 63:229-233, 2010.

Craythorne E, du Viver A, Mufti GJ et al: Rituximab for the treatment of corticosteroid-refractory pemphigus vulgaris with oral and skin manifestations, *J Oral Pathol Med* 40(8):616-620, 2011.

Eversole RL: Viral infections of the head and neck among HIV- seropositive patients, *Oral Surg Oral Med Oral Pathol* 73:155-163, 1992.

Ficarra G, Shillitoe E: HIV-related infections of the oral cavity, *Crit Rev Oral Biol Med* 3:207-231, 1992.

Fiddian A, Ivanyi L: Topical acyclovir in the management of recurrent herpes labialis, *Br J Dermatol* 109:321-326, 1983.

Fiddian A, Yeo J, Stubbings R et al: Successful treatment of herpes labialis with topical acyclovir, *BMJ* 286:1699-1701, 1983.

Flaitz CM, Nichols CM, Hicks MJ: Herpesviridae-associated persistent mucocutaneous ulcers in acquired immunodeficiency syndrome, *Oral Surg Oral Med Oral Pathol Oral Radiol Endod* 81:433-441, 1996.

Gershon AA, Gershon MD, Breuer J et al: Advances in the understanding of the pathogenesis and epidemiology of herpes zoster, *J Clin Virol* 48(Suppl 1):S2-S7, 2010.

Harmenberg J, Oberg B, Spruance S: Prevention of ulcerative lesions by episodic treatment of recurrent herpes labialis: a literature review, *Acta Derm Venereol* 90:122-130, 2010.

Herbert A, Berg J: Oral mucous membrane diseases of childhood, *Semin Dermatol* 11:80-87, 1992.

Opstelten W, Neven AK, Eekof J: Treatment and prevention of herpes labialis, *Can Fam Physician* 54:1683-1687, 2008.

Pruksananda P, Hall C, Insel R et al: Primary human herpesvirus 6 infection in young children, *N Engl J Med* 326:1145-1150, 1992.

Raborn GW, Martel AY, Grace MGA et al: Oral acyclovir in prevention of herpes labialis, *Oral Surg Oral Med Oral Pathol Oral Radiol Endod* 85:55-59, 1998.

Regezi JA, Eversole LR, Barker BF et al: Herpes simplex and cytomegalovirus coinfected oral ulcers in HIV-positive patients, *Oral Surg Oral Med Oral Pathol Oral Radiol Endod* 81:55-62, 1996.

Rooney J, Bryson Y, Mannia M et al: Prevention of ultraviolet light-induced herpes labialis by sunscreen, *Lancet* 338:1419-1422, 1991.

Sacks SL, Griffiths PD, Corey L et al: Herpes simplex shedding, *Antiviral Res* 63(Suppl 1):519-526, 2004.

Schubert M, Peterson D, Flournoy N et al: Oral and pharyngeal herpes simplex virus infection after allogenic bone marrow transplantation: analysis of factors associated with infection, *Oral Surg Oral Med Oral Pathol* 70:286-293, 1990.

Sciubba JJ: Oral mucosal diseases in the office setting. Part 1. Aphthous stomatitis and herpes simplex infections, *Gen Dent* 55:347-354, 2007.

Scott DA, Coulter WA, Biagioni PA et al: Detection of herpes simplex virus type 1 shedding in the oral cavity by polymerase chain reaction and enzyme-linked immunosorbent assay at the prodromal stage of recrudescent herpes labialis, *J Oral Pathol Med* 26:305-309, 1997.

Smith JS, Robinson NJ: Age-specific prevalence of infection with herpes simplex virus types 2 and 1: a global review, *J Infect Dis* 186(Suppl 1):S3-28, 2002.

Spruance S, Stewart J, Freeman D: Early application of topical 15% idoxuridine in dimethyl sulfoxide shortens the course of herpes simplex labialis: a multicenter placebo-controlled trial, *J Infect Dis* 161:191-197, 1990a.

Spruance S, Stewart J, Rowe N et al: Treatment of recurrent herpes simplex labialis with oral acyclovir, *J Infect Dis* 161:185-190, 1990b.

Triester NA, Woo SB: Topical n-docosanol for management of recurrent herpes labialis, *Expert Opin Pharmacother* 11:853-860, 2010.

Wald A, Corey L: *Human Herpesviruses: Biology, Therapy, and Immunoprophylaxis*, Cambridge, Cambridge University Press, 2007.

Doenças Imunológicas e Hereditárias

Anhalt G: Pemphigoid: bullous and cicatricial, *Dermatol Clin* 8:701-716, 1990.

Anhalt GJ, Kim SC, Stanley JR et al: Paraneoplastic pemphigus: an autoimmune mucocutaneous disease associated with neoplasia, *N Engl J Med* 323:1729-1735, 1990.

Bedane C, Prost C, Bernard P et al: Cicatricial pemphigoid antigen differs from bullous pemphigoid antigen by its exclusive extracellular localization: a study by indirect immunoelectron microscopy, *J Invest Dermatol* 97:3-9, 1991.

Bedane C, McMillan JR, Balding SD et al: Bullous pemphigoid and cicatricial pemphigoid autoantibodies react with ultrastructurally separable epitopes of the BP 180 ectodomain: evidence that BP 180 spans the lamina lucida, *J Invest Dermatol* 108:901-907, 1997.

Brenner S, Goldberg I: Drug-induced pemphigus, *Clin Dermatol* 29(4):455-457, 2011.

Buxton RS, Cowin P, Franke WW et al: Nomenclature of the desmosomal cadherins, *J Cell Biol* 121:481-483, 1993.

Bystryn JD, Rudolph JL: Pemphigus, *Lancet* 366:61-73, 2005.

Chan L, Regezi J, Cooper K: Oral manifestations of linear IgA disease, *J Acad Dermatol* 22:362-365, 1990.

Dayan S, Simmons RK, Ahmed AR: Contemporary issues in the diagnosis of oral pemphigoid, *Oral Surg Oral Med Oral Pathol Oral Radiol Endod* 88:424-430, 1999.

Elder MJ, Lightman S, Dart JKG: Role of cyclophosphamide and high dose steroid in ocular cicatricial pemphigoid, *Br J Ophthalmol* 79:264-266, 1995.

Ettlin DA: Pemphigus, *Dent Clin North Am* 49:107-125, 2005.

Fine JD, Bauer EA, Briggaman RA et al: Revised clinical and laboratory criteria for subtypes of inherited epidermolysis bullosa, *J Am Acad Dermatol* 24:119-135, 1991.

Freedberg I: *Fitzpatrick's Dermatology in General Medicine*, ed 5, New York, 1999, McGraw-Hill, pp 2398-2403, 2407-2409.

Getsios S, Waschke J, Borradori L et al: From cell signaling to novel therapeutic concept: international pemphigus meeting on advances in pemphigus research and therapy, *J Invest Dermatol* 130:1764-1768, 2010.

Grando SA: Pemphigus autoimmunity: hypotheses and realities, *Autoimmunity* 45:7-35, 2012.

Fullerton S, Woodley D, Smoller B et al: Paraneoplastic pemphigus with autoantibody deposition after autologous bone marrow transplantation, *JAMA* 267:1500-1502, 1992.

Helm TN, Camisa C, Valenzuela R et al: Paraneoplastic pemphigus, *Oral Surg Oral Med Oral Pathol* 75:209-213, 1993.

Humbert P, Pelletier F, Dreno B et al: Gluten intolerance and skin diseases, *Eur J Dermatol* 16:4-11, 2006.

Ishi N, Hamada T, Dainichi T et al: Epidermolysis bullosa acquisita: what's new? *J Dermatol* 37:220-230, 2009.

Jonsson R, Mountz J, Koopman W: Elucidating the pathogenesis of autoimmune disease: recent advances at the molecular level and relevance to oral mucosal disease, *J Oral Pathol Med* 19:341-350, 1990.

Kasperkiewicz M, Schmidt E: Current treatment of autoimmune blistering diseases, *Curr Drug Discov Technol* 6:270-280, 2009.

Kasperkiewicz M, Shimanovich I, Ludwig RJ et al: Rituximab for treatment of treatment refractory pemphigus and pemphigoid: a case series of 17 patients, *J Am Acad Dermatol* 65(3):552-558, 2011.

Knudson RM, Kalaaji AN, Bruce AJ: The management of mucous membrane pemphigoid and pemphigus, *Dermatol Ther* 23:268-280, 2009.

Koch PJ, Mahoney MG, Ishikawa H et al: Targeted disruption of the pemphigus vulgaris antigen (desmoglein 3) gene in mice causes loss of keratinocyte cell adhesion with a phenotype similar to pemphigus vulgaris, *J Cell Biol* 137:1091-1102, 1997.

Marinkovich MP: The molecular genetics of basement membrane diseases, *Arch Dermatol* 129:1557-1565, 1993.

Murrell DF, Dick S, Ahmed AR et al: Consensus statement on definitions of disease, end points, and therapeutic response for pemphigus, *J Am Acad Dermatol* 58:1043-1046, 2008.

Niimi Y, Zhu X-J, Bystryn JC: Identification of cicatricial pemphigoid antigens, *Arch Dermatol* 128:54-57, 1992.

Otley C, Hall R: Dermatitis herpetiformis, *Dermatol Clin* 8:759-769, 1990.

Oyama N, Setterfield JF, Powell AM et al: Bullous pemphigoid antigen II (BP180) and its soluble extracellular domains are major autoantigens in mucous membrane pemphigoid: the pathogenic relevance to HLA class II alleles and disease severity, *Br J Dermatol* 54:90-98, 2006.

Porter S, Scully C, Midda M et al: Adult linear immunoglobulin A disease manifesting as desquamative gingivitis, *Oral Surg Oral Med Oral Pathol* 70:450-453, 1990.

Sacher C, Hunzelmann N: Cicatricial pemphigoid (mucous membrane pemphigoid): current and emerging therapeutic approaches, *Am J Clin Dermatol* 6:93-103, 2005.

Scully C, Carrozzo M, Gandolfo S et al: Update on mucous membrane pemphigoid, *Oral Surg Oral Med Oral Pathol Oral Radiol Endod* 88:56-68, 1999.

Sklavounou A, Laskaris G: Paraneoplastic pemphigus: a review, *Oral Oncol* 34:437-440, 1998.

Vincent SD, Lilly GE, Baker KA: Clinical, historic, and therapeutic features of cicatricial pemphigoid, *Oral Surg Oral Med Oral Pathol* 76:453-459, 1993.

Williams DM: Non-infectious diseases of the oral soft tissue: a new approach, *Adv Dent Res* 7:213-219, 1993.

Woodley D: Clearing of epidermolysis bullosa acquisita with cyclosporine, *J Am Acad Dermatol* 22:535-536, 1990.

Wright J, Fine J, Johnson L: Oral soft tissues in hereditary epidermolysis bullosa, *Oral Surg Oral Med Oral Pathol* 71:440-446, 1991.

Yancey KB: The pathophysiology of autoimmune blistering diseases, *J Clin Invest* 115:825-828, 2005.

Zagorodniuk I, Weltfriend S, Shtruminger L et al: A comparison of anti-desmoglein antibodies and indirect immunofluorescence in the serodiagnosis of pemphigus vulgaris, *Int J Dermatol* 44:541-544, 2005.

Zhu X, Niimi Y, Bystryn J: Identification of a 160kD molecule as a component of the basement membrane zone as a minor bullous pemphigoid antigen, *J Invest Dermatol* 94:817-821, 1990.

2
Condições Ulcerativas

RESUMO DO CAPÍTULO

Lesões Reativas
    Úlceras Traumáticas
Infecções Bacterianas
    Sífilis
    Gonorreia
    Tuberculose
    Hanseníase
    Actinomicose
    Noma
Infecções Fúngicas
    Infecções Fúngicas Profundas
    Infecção Fúngica Subcutânea: Esporotricose
    Infecções Fúngicas Oportunistas: Mucormicose (Ficomicose) e Aspergilose
Doenças Imunológicas
    Úlceras Aftosas
    Estomatite Ulcerativa Crônica
    Síndrome de Behçet
    Síndrome de Reiter
    Eritema Multiforme
    Reações Medicamentosas
    Alergias de Contato
    Características Clínicas
    Granulomatose de Wegener (Granulomatose com Poliangiite)
    Granuloma de Linha Média
    Doença Granulomatosa Crônica
    Neutropenia Cíclica
Neoplasias
    Carcinoma de Células Escamosas da Cavidade Oral
    Carcinoma do Seio Maxilar
    Carcinoma Basocelular da Pele
    Carcinoma de Células Escamosas da Pele

A úlcera é definida como uma perda de tecido epitelial. As úlceras que são precedidas por bolhas ou vesículas constituem o conjunto de condições orais discutido no Capítulo 1. As lesões ulcerativas são geralmente encontradas em pacientes odontológicos. Embora a maioria das úlceras orais apresente características clínicas similares, sua etiologia engloba vários distúrbios, tais como lesões reativas, infecciosas, imunológicas e neoplásicas.

Lesões Reativas

Úlceras Traumáticas

Etiologia
As úlceras são as lesões de tecido mole mais comuns na cavidade bucal. A maioria é causada por um simples trauma mecânico, e geralmente a relação causa-efeito é óbvia. Muitas dessas úlceras são o resultado de um trauma acidental e geralmente aparecem em regiões que são facilmente aprisionadas ou lesionadas pelos dentes, tais como o lábio inferior, a língua e a mucosa jugal. A úlcera traumática na região anterior da língua de lactentes que apresentam dentes natais e neonatais é conhecida como doença de Riga-Fede (ou muitos outros epônimos). As próteses, principalmente as dentaduras, estão frequentemente associadas a estas úlceras traumáticas, que podem ser agudas ou crônicas.

Em situações incomuns, estas lesões podem ser autoinduzidas em decorrência da existência de um hábito anormal, e nesses casos existe algum problema psicológico associado. Essas lesões, comumente conhecidas como lesões factícias, frequentemente são difíceis de serem diagnosticadas, bem como de serem tratadas. Estes casos podem causar frustração clínica, principalmente se não existir nenhuma suspeita clínica da causa envolvida. O aconselhamento psicológico pode, enfim, ser necessário para ajudar na solução do problema.

As úlceras traumáticas orais também podem ser de origem iatrogênica, induzidas inadvertidamente por profissionais de saúde durante procedimentos médicos, cirúrgicos ou de diagnóstico. Naturalmente, é de suma importância respeitar a fragilidade dos tecidos moles orais durante o tratamento dos pacientes. A manipulação excessivamente zelosa dos tecidos ou se concentrar principalmente nos tecidos duros durante o tratamento podem acabar resultando em acidental, e evitável, dano aos tecidos moles. As úlceras ocasionadas pela aderência dos rolinhos de algodão durante a sua remoção devido à pressão negativa do fluxo salivar ou pelo contato dos instrumentos rotatórios na mucosa são incomuns, mas podem ser completamente prevenidas.

As substâncias químicas podem causar úlceras orais devido à acidez ou à alcalinidade das mesmas ou devido à sua capacidade de agir como um irritante local ou provocar alergia de contato. Isto pode ser induzido pelo paciente ou ser iatrogênico. Ainda ocorrem as queimaduras por aspirina, embora sejam bem menos comuns do que no passado. Quando o ácido acetilsalicílico é utilizado de maneira inadequada sobre a mucosa como uma tentativa do paciente de aliviar uma dor de dente, pode ocorrer queimadura da mucosa ou necrose da coagulação. A extensão da lesão depende da duração e do número de aplicações de aspirina no local. A maioria dos medicamentos para dor de dente, para úlceras aftosas e para as demais alterações orais relacionadas à dentição ou ao uso de próteses que não precisam de prescrição pode prejudicar a mucosa oral se for utilizada inadvertidamente. Os medicamentos intracanais, principalmente aqueles compostos por fenol, podem causar úlceras orais iatrogênicas. Os agentes condicionadores ácidos estão associados às queimaduras químicas da mucosa. Os agentes clareadores para dentes vitais e não vitais que têm uma grande quantidade de agentes oxidantes, como o peróxido de hidrogênio a 30%, também ocasionam queimaduras.

As úlceras intraorais produzidas por queimaduras térmicas são relativamente incomuns. As queimaduras causadas pelo queijo quente da pizza, por exemplo, podem ser observadas na região do palato. Tradicionalmente, também são encontradas queimaduras térmicas iatrogênicas após o uso inadvertido de um material de impressão dental termoplástico ou compósito aquecido para fazer próteses customizadas.

As úlceras orais também ocorrem durante o curso de uma radioterapia e em certos tipos de quimioterapia para cânceres de cabeça e pescoço. Nessas doenças malignas – particularmente no carcinoma de células escamosas – em que é necessária alta dose de radiação (66 a 74 Gy dados em frações de 2 Gy), as úlceras orais são invariavelmente observadas nos tecidos expostos no caminho do feixe de radiação. Na quimioterapia, observa-se uma distribuição mais difusa destas úlceras na cavidade oral e na orofaringe. Para tumores malignos como o linfoma, em que doses menores (40 a 50 Gy) são usadas, a ocorrência de úlceras é comum, porém com menor gravidade e duração mais curta. As úlceras induzidas por radiação persistem durante todo o curso do tratamento e por várias semanas após o mesmo. Se as úlceras permanecerem limpas, ocorrerá a cura espontânea sem a formação de cicatrizes. A mucosite oral ocorre em várias fases: (1) uma fase inicial primária, que envolve a submucosa e a vasculatura; (2) uma fase epitelial; (3) uma fase ulcerativa; e (4) uma fase de cicatrização. As mudanças precoces no tecido conjuntivo estão associadas à geração de espécies de oxigênio reativo e citocinas pró-inflamatórias, tais como o fator de necrose tumoral alfa (TNF-α) e duas interleucinas (IL-2 e IL-6). Outras vias também são ativadas, incluindo a sub-regulação do receptor do fator de crescimento epidérmico (EGFR), que pode contribuir para aumentar a lesão aos queratinócitos, e a via do fator nuclear NFκB, que resulta em aumento da inflamação e apoptose.

Os fatores de risco para a ocorrência de mucosite não têm sido bem estabelecidos, mas claramente alguns protocolos específicos de tratamento contra o câncer e diferentes quimioterapias produzem mais mucosite do que outros. A genética também pode impactar na gravidade da mucosite induzida por quimioterapia. Particularmente prejudiciais para a mucosa oral são os medicamentos antifolato, tais como o metotrexato, que produzem seus efeitos anticancerígenos por meio da interferência com a síntese de nucleotídeos. A atividade da enzima 5,10-metilenotetra-hidrofolato redutase (MTHFR), que varia de acordo com diferentes genótipos dos pacientes, modifica a toxicidade do metotrexato. Os indivíduos com o genótipo MTHFR (CC) apresentam a maior atividade da enzima, o genótipo heterozigoto CT apresenta 60% da atividade dos genótipos CC, e o homozigoto TT apresenta 30% da atividade do tipo CC. Isto significa que os indivíduos com os genótipos TT tendem a ter relativamente mais mucosite do que os com genótipos CC. A hora do dia em que a quimioterapia é dada (cronofarmacologia) também pode ter impacto na gravidade da mucosite e em outros efeitos secundários da quimioterapia. Por exemplo, demonstrou-se que o 5-fluorouracil (5-FU), comumente utilizado no tratamento do câncer colorretal, mostrou mais efetividade e reduzida toxicidade quando administrado em momentos específicos do dia. Esta abordagem cronoquimioterapêutica foi praticada com vários outros fármacos anticancerígenos que são utilizados com o metotrexato, tais como a oxaliplatina, a ciclofosfamida e a leucovorina (ácido folínico).

Características Clínicas

As úlceras reativas agudas da mucosa oral apresentam sinais e sintomas clínicos de inflamação aguda, incluindo graus variados de dor, vermelhidão e edema (Quadro 2-1; Figs. 2-1 a 2-7). As úlceras são recobertas por um exsudato fibrinoso branco–amarelado e são circundadas por um halo eritematoso.

As úlceras reativas crônicas são assintomáticas e causam pouca dor. São recobertas por uma membrana amarelada e circundadas por uma margem elevada que pode apresentar hiperqueratose. O endurecimento, muitas vezes associado a estas lesões, é devido à formação de cicatriz e ao infiltrado de células inflamatórias crônicas.

As úlceras da mucosa relacionadas ao tratamento do câncer geralmente iniciam-se em aproximadamente 10 dias após o início da radiação (de 20 a 30 Gy) e/ou da quimioterapia. Na

> **QUADRO 2-1 Úlceras Traumáticas**

Úlcera Aguda
Dor
Base amarelada, halo eritematoso
Histórico de trauma
Cicatriza em 7 a 10 dias se a causa for eliminada

Úlcera Crônica
Pouca ou nenhuma dor
Base amarelada, margens elevadas (cicatriz)
Histórico de trauma, se recordada
Atraso na cicatrização na presença de irritação, principalmente nas lesões de língua
Aspecto clínico mimetiza carcinoma ou úlceras infecciosas

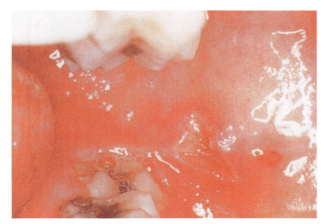

• **Figura 2-1** Úlcera traumática aguda.

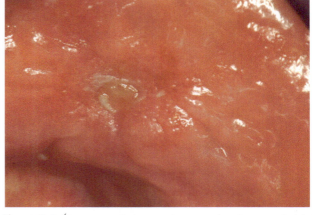

• **Figura 2-4** Úlcera associada ao calor excessivo de um material de impressão hidrocoloide.

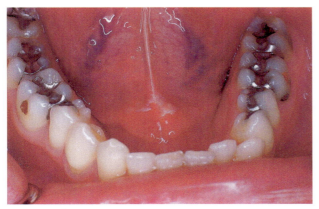

• **Figura 2-2** Úlcera aguda no assoalho da boca (lesão no ducto salivar).

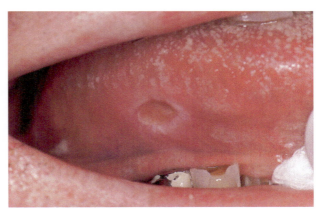

• **Figura 2-5** Úlcera crônica na borda lateral da língua.

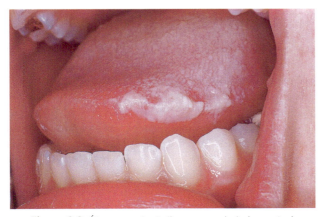

• **Figura 2-3** Úlcera aguda de língua associada à anestesia.

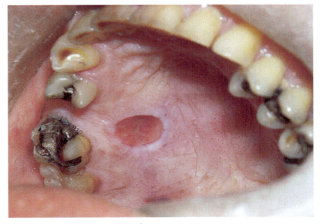

• **Figura 2-6** Úlcera crônica no palato.

radioterapia, as lesões podem ser observadas em todas as áreas submetidas à radiação; porém, na quimioterapia, as lesões são predominantemente encontradas nos tecidos moles (mucosa jugal, bordas laterais e ventre da língua, palato mole e orofaringe).

Um tipo de úlcera crônica benigno com aspecto diferenciado conhecido como granuloma traumático pode ser observado em associação a lesões profundas da mucosa (Fig. 2-8). O granuloma traumático da mucosa oral é uma lesão reativa crônica autolimi-

tante que é conhecida por vários termos, tais como granuloma ulcerativo traumático com eosinofilia, granuloma traumático da língua, úlcera eosinofílica da mucosa oral, granuloma traumático oral e granuloma eosinofílico do tecido mole. Esta úlcera com forma de cratera pode medir de 1 cm a 2 cm de diâmetro, e a cura pode levar de várias semanas a alguns meses. Geralmente, é encontrada na língua em associação a um infiltrado rico em

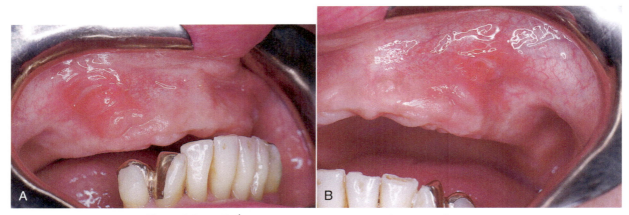

• **Figura 2-7** A e B, Úlceras e eritema causados pela flange da prótese total.

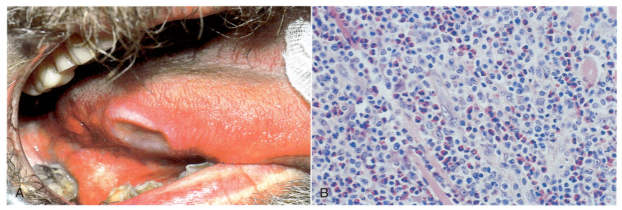

• **Figura 2-8** A e B, Granuloma traumático. Observe na fotomicrografia os eosinófilos e os macrófagos no músculo esquelético. (Reproduzido com permissão de Regezi JA, Sciubba JJ, Pogrel MA: *Atlas of Oral and Maxillofacial Pathology.* Philadelphia, 2000, WB Saunders, Figs. 1-18 e 1-19.)

eosinófilos, histiócitos e miofibroblastos. É provável que esta condição seja parte de um espectro complexo e heterogêneo de doenças que inclui várias condições reativas e neoplásicas que constituem a contrapartida oral das desordens linfoproliferativas cutâneas primárias CD30-positivas. Quando há um grande número de linfócitos atípicos CD30-positivos, tem sido sugerido o termo "doença linfoproliferativa CD30-positiva rica em eosinófilos".

Outro tipo de úlcera crônica com aspecto diferenciado e caracteristicamente encontrado no palato duro é a sialometaplasia necrotizante. Esta lesão está associada ao trauma induzido pela necrose isquêmica de uma glândula salivar menor e cicatriza de maneira espontânea em algumas semanas (Cap. 8).

Histopatologia

As úlceras agudas apesentam perda da superfície epitelial, que é substituída por uma rede de fibrina predominantemente contendo neutrófilos (Fig. 2-9). A base da úlcera possui capilares dilatados e, ao longo do tempo, ocorre a formação de tecido de granulação. A regeneração do epitélio inicia-se na margem da úlcera, com a proliferação celular evoluindo em direção ao tecido de granulação e abaixo do coágulo de fibrina.

As úlceras crônicas apresentam uma base de tecido de granulação, com a cicatrização sendo observada mais profundamente no tecido. É visto em toda a extensão da lesão um infiltrado de células inflamatória mistas. Ocasionalmente, a regeneração epitelial pode não ocorrer devido ao trauma continuado ou à presença de fatores teciduais locais desfavoráveis. Acredita-se que estes fatores estejam relacionados à expressão inadequada de moléculas de adesão (integrinas) e/ou à expressão inadequada de receptores de matriz extracelular de integrinas pelos queratinócitos. Nos granulomas traumáticos, a lesão tecidual e a inflamação estendem-se pelo músculo esquelético subjacente. Neste local, observa-se um quadro histológico peculiar, ou seja, a presença de um característico infiltrado denso de macrófagos com eosinófilos. O termo granuloma é utilizado para esta lesão, pois reflete o grande número de macrófagos no infiltrado; porém, não é considerado um granuloma típico como o observado em um processo infeccioso como o da tuberculose (TB).

Diagnóstico

Nas úlceras reativas agudas, a relação causa/efeito é geralmente observada durante exame clínico e histórico. Quando a etiologia é de natureza factícia, o diagnóstico torna-se um desafio.

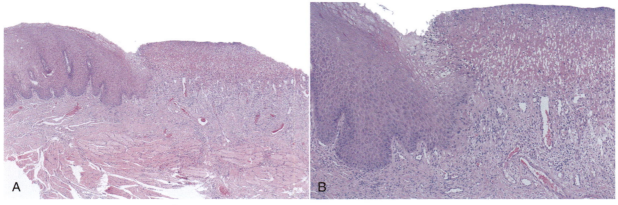

• **Figura 2-9** A e B, Úlcera crônica mostrando a fibrina recobrindo uma base de tecido de granulação.

A causa das úlceras crônicas reativas pode não ser prontamente observada. Nestes casos, é importante que exista um diagnóstico diferencial. Devem ser consideradas duas condições: infecções (sífilis, TB, infecções fúngicas profundas) e neoplasias malignas. Se houver uma grande suspeita de que a lesão seja de origem traumática, a causa deve ser investigada.

Tratamento

A maioria das úlceras reativas deve apenas ser observada e o paciente pode usar enxaguatórios bucais mucolíticos, como o bicarbonato de sódio diluído em água morna, para ajudar na manutenção da limpeza da cavidade oral. Se a dor for intensa, o tratamento tópico pode ser benéfico, como um corticosteroide tópico. O granuloma traumático possui remissão espontânea, mas o uso de corticosteroide tópico ou intralesional pode acelerar o processo de cicatrização e reduzir os sintomas. Se a úlcera não cicatrizar em 2 semanas, deve ser realizada a biópsia para o estabelecimento do diagnóstico e para excluir a possibilidade de neoplasia e infecção.

Infecções Bacterianas

Sífilis

A sífilis é uma doença sexualmente transmissível causada pela bactéria espiroqueta *Treponema pallidum*. Conhecida na Europa desde o final dos anos 1400, a sífilis provavelmente já estava presente nas Américas antes da chegada de Cristóvão Colombo. Foi considerada virtualmente incurável até que o dr. Paul Erlich desenvolveu a "bala mágica", a arsfenamina, na metade do século XX. Uma mudança impressionante no controle da sífilis ocorreu com a introdução da penicilina no início dos anos 1940. Até então, aproximadamente 600 mil novos casos de sífilis eram relatados anualmente nos Estados Unidos; nos posteriores 15 anos, a incidência caiu para 6 mil novos casos por ano. Houve um aumento no número de novos casos da doença (pico em torno de 50 mil casos em 1990) devido à associação com a infecção pelo vírus da imunodeficiência humana (HIV) e pelo uso abusivo de medicamentos intravenosos. Um número significativo de novos casos de sífilis foi relatado em homossexuais do sexo masculino devido à forte associação com a coinfecção pelo HIV e ao comportamento sexual de alto risco. Nos casos de coinfecção pelo HIV, observou-se um atípico curso clínico da doença, que incluía sintomas constitucionais mais graves, úlceras cutâneas necróticas, envolvimento ocular e de demais órgãos e um aumento na tendência de desenvolvimento da neurossífilis.

Etiologia e Patogenia

A sífilis é causada por uma espiroqueta chamada *Treponema pallidum* (Fig. 2-10). É adquirida por meio do contato sexual com um parceiro com lesões ativas, por meio de transfusão de sangue infectado ou por meio da transmissão transplacentária da mãe infectada para o feto (Fig. 2-11).

Quando a doença é transmitida por meio do contato direto, ocorre a formação de uma úlcera dura ou cancro no local de entrada da espiroqueta (Quadro 2-2). Geralmente, a úlcera é profunda, com uma base de coloração vermelha, marrom ou roxa e uma borda irregular, lembrando uma úlcera crônica traumática, um carcinoma de células escamosas e um linfoma não Hodgkin. Os pacientes infectados pelo HIV frequentemente desenvolvem várias lesões primárias. Posteriormente, ocorre uma linfadenopatia regional indolor e não supurativa. O cancro desaparece de modo espontâneo após algumas semanas sem nenhum tipo de tratamento, permitindo que o paciente permaneça sem sinais da doença. Após um período de latência de diversas semanas, ocorre o desenvolvimento da sífilis secundária (pacientes infectados por meio de transfusão não apresentam o primeiro estádio e

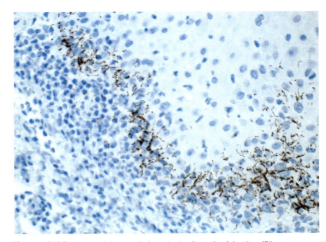

• **Figura 2-10** Imuno-histoquímica da lesão primária da sífilis na mucosa mostrando os microrganismos *Treponema pallidum* (marrom).

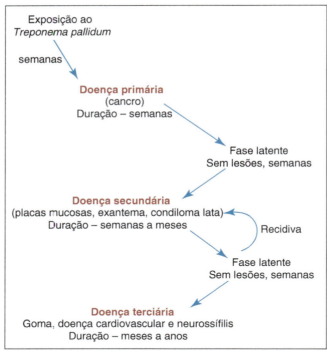

• **Figura 2-11** Patogenia da sífilis (não tratada).

• **QUADRO 2-2** **Classificação da Sífilis**

Sífilis Adquirida

Inicial
Primária (cancro)
Secundária (placas mucosas orais, lesões cutâneas, patologias em demais órgãos)
Latência

Tardia
Latência
Terciária (goma, doença cardiovascular, neurossífilis)

Sífilis Congênita

Inicial
Doença secundária
Espiroquetemia afetando vários órgãos sistêmicos
Características típicas incluem defeitos dentários, surdez causada pelo comprometimento do oitavo par craniano, queratite ocular, lesões ósseas e articulares, outras patologias nos demais órgãos

Tardia
Latência

iniciam a doença com a sífilis secundária) em decorrência da disseminação hematogênica do espiroqueta. Este estádio é marcado por um quadro de espiroquetemia de ampla disseminação. Febre, sintomas gripais, lesões mucocutâneas e linfadenopatia são características típicas. Na doença secundária, as lesões orais raramente são úlceras profundas, porém apresentam exsudato mucoso (placas mucosas). Na região de comissura labial, podem se formar pápulas, enquanto na borda lateral de língua podem se formar fissuras profundas. Neste estádio, também ocorre remissão espontânea da doença e o paciente entra novamente em outro período de latência. Em alguns pacientes, pode ocorrer recidiva da sífilis secundária. Em cerca de um terço desses pacientes que estão em fase de latência e que não foram tratados, pode ocorrer a evolução para a sífilis terciária, o último estádio da doença. Estes pacientes podem apresentar acometimento do sistema nervoso central (SNC), lesões cardiovasculares ou as lesões inflamatórias locais necróticas conhecidas como gomas, que podem envolver quaisquer órgãos.

A sífilis congênita ocorre durante a segunda metade do período da gravidez, quando o microrganismo *T. pallidum* atravessa a placenta da mãe infectada. A espiroquetemia que se desenvolve no feto pode causar diversas lesões inflamatórias e destrutivas em vários órgãos e pode até ocasionar um aborto.

Características Clínicas

A sífilis primária resulta em úlcera(s) endurecida(s), indolor(es), de margens elevadas no local da inoculação (Quadro 2-3; Figs. 2-12 a 2-15). Esta lesão não produz exsudato. Geralmente, ela se localiza na região da genitália. Dependendo do local da infecção primária, as lesões também podem acometer lábios, cavidade oral e dedos, exibindo características clínicas semelhantes. A linfadenopatia regional, que geralmente apresenta-se como uma tumefação indolor firme, também é considerada uma característica clínica da doença. Mesmo sem tratamento, a lesão se resolve em cerca de 3 a 12 semanas, deixando apenas uma pequena cicatriz ou mesmo nenhuma cicatriz.

Nos casos de sífilis sem tratamento, a doença secundária ocorre após 2 a 10 semanas. Nesta fase, as espiroquetas estão amplamente disseminadas e causam um exantema cutâneo maculopapular de coloração marrom-avermelhada e úlceras em mucosa recobertas por exsudato mucoide (placas mucosas). Placas verrucosas de base ampla elevada, conhecidas como condiloma lata, podem aparecer na pele e nas superfícies mucosas. Durante a sífilis secundária, as lesões inflamatórias podem acometer qualquer órgão.

• **QUADRO 2-3** Sífilis

Causa
Treponema pallidum, sexualmente transmitido

Características Clínicas
Fase primária: cancro, uma úlcera crônica no local da infecção
Fase secundária: placas mucosas orais, condiloma lata, exantema maculopapular
Fase terciária: gomas (úlceras destrutivas), alterações no sistema nervoso central e doenças cardiovasculares
Forma congênita: formato anormal dos molares/incisivos, surdez, queratite ocular, defeitos esqueléticos

Tratamento
Penicilina, tetraciclinas

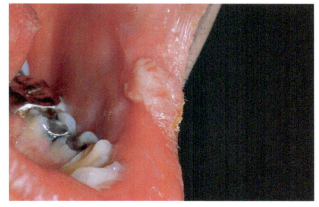

• **Figura 2-13** Condiloma lata da sífilis secundária.

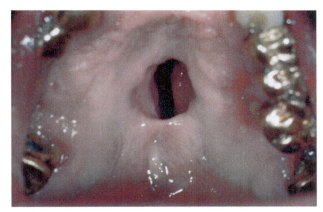

• **Figura 2-14** Sífilis terciária. Fístula palatina resultante de uma goma.

As manifestações da sífilis terciária podem demorar vários anos para aparecer e podem se tornar graves devido à predileção pelo sistema cardiovascular e pelo SNC. Felizmente, é rara a evolução para este estádio da sífilis, dada a eficácia da antibioticoterapia. Na doença não tratada, aproximadamente um terço dos pacientes evolui para a fase terciária.

As manifestações da neurossífilis incluem paresia geral (paralisia) e a *tabes dorsalis* (ataxia locomotora). As alterações inflamatórias acometem o sistema cardiovascular, especialmente a aorta, e podem resultar em aneurisma. As lesões granulomatosas focais (gomas) podem envolver qualquer órgão. Na cavidade oral, o palato é tipicamente afetado, podendo ocasionar perfuração palatina. O desenvolvimento de glossite generalizada com atrofia de mucosa está bem documentado no estádio terciário da doença. Embora se acreditasse que os pacientes com glossite luética ou sifilítica apresentassem um risco quatro vezes maior de desenvolvimento de carcinoma de células orais escamosas, não está claro se este risco aumentado é resultado da doença ou se é devido aos agentes carcinogênicos, como o arsênico e os metais pesados, que eram utilizados antigamente para tratar a condição.

A presença de espiroquetemia generalizada no sangue na sífilis congênita pode resultar em diversas manifestações clínicas que podem afetar qualquer sistema orgânico de um feto em desenvolvimento. Um exantema mucocutâneo pode ser visto precocemente. Quando o processo infeccioso envolve o osso vômer, pode ocasionar uma deformidade nasal conhecida como nariz em sela; quando ocorre a periostite da tíbia, um crescimento anterior excessivo do osso resulta em uma deformidade conhecida como tíbia em sabre. O sinal de Higoumenakis é um aumento unilateral da parte esternoclavicular da clavícula que representa o resultado final da periostite neonatal. Outras características tardias da sífilis congênita são as condições conhecidas coletivamente como a tríade de Hutchinson: (1) uma reação

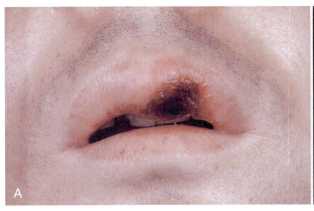
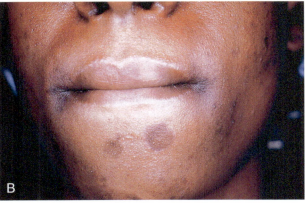

• **Figura 2-12** **A**, Sífilis primária (cancro). *Oral Diagnosis*, **B**, Sífilis secundária. Lesões maculares cutâneas.
(A, De Kerr DA, Ash MM Jr, Millard HD: Oral Diagnosis, ed 3, St Louis, 1983, Mosby.)

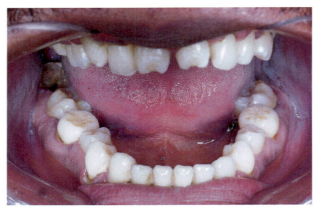

• **Figura 2-15** Sífilis congênita. Molares em amora e incisivos chanfrados em forma de chave de fenda.

inflamatória da córnea (queratite intersticial); (2) surdez causada pelo comprometimento do oitavo par de nervos cranianos; e (3) anormalidades dentárias que consistem em incisivos com entalhe central ou com formato de chave de fenda e molares em amora, provavelmente devido à infecção do órgão do esmalte dentário pelas espiroquetas durante a amelogênese.

Histopatologia

A resposta tecidual básica à infecção pelo *T. pallidum* consiste em um quadro de endarterite proliferativa e de infiltração de plasmócitos. Ocorre a proliferação das células endoteliais no interior das pequenas artérias e arteríolas, produzindo uma camada concêntrica de células, o que resulta no estreitamento do lúmen. Os plasmócitos, juntamente com os linfócitos e os macrófagos, são tipicamente encontrados na região perivascular. As espiroquetas podem ser observadas nas diversas lesões teciduais da sífilis por meio da coloração de prata, embora possam ser mais escassas nas lesões da doença terciária. A técnica de imuno-histoquímica que utiliza um anticorpo específico para *T. pallidum* está amplamente disponível e tem substituído a coloração de prata para a detecção do microrganismo (Fig. 2-10). As gomas podem ser observadas pelo seu aspecto necrótico e pelo grande número de macrófagos, resultando em uma lesão granulomatosa similar à de outras condições como, por exemplo, a tuberculose (TB).

Diagnóstico Diferencial

Clinicamente, assim como microscopicamente, a sífilis é dita como a doença que mais simula ou mimetiza outras condições devido à sua semelhança com vários outros distúrbios não relacionados. Quando presente na cavidade oral, o cancro pode ser confundido e deve ser diferenciado do carcinoma de células escamosas, de lesões traumáticas crônicas e de outras doenças infecciosas como a TB e a histoplasmose. O diagnóstico diferencial da sífilis secundária deve incluir muitas condições infecciosas e não infecciosas que podem apresentar uma erupção mucocutânea. As gomas palatinas, embora raramente encontradas, podem apresentar uma característica clínica similar às lesões destrutivas do linfoma de células T/NK.

O diagnóstico definitivo de sífilis baseia-se na confirmação da impressão clínica por meio de exames laboratoriais. Entre os vários exames disponíveis, estão (1) o exame de campo escuro obtido pelo esfregaço ou exsudato de lesões ativas; (2) a coloração especial de prata ou preparo imunológico do tecido da biópsia; (3) os testes sorológicos de anticorpos para o *T. pallidum*, tais como o Venereal Disease Research Laboratory (VDRL), a plasmina reagina rápida (RPR) e o ensaio imunossorvente ligado a enzima (ELISA); e (4) o teste de absorção de anticorpo para treponema fluorescente. Neste último exame, o soro do paciente é incubado com anticorpos específicos para espécies de *Treponema pallidum* com maior especificidade do que em testes não treponêmicos (p. ex. VDRL), cujo nível de especificidade é comparativamente menor.

Tratamento

O fármaco de escolha para o tratamento de todos os estádios da sífilis é a penicilina. Durante todos estes anos, o *T. pallidum* vem permanecendo sensível à penicilina, bem como a outros antibióticos como a eritromicina, a doxiciclina e a tetraciclina. Uma dose única de azitromicina oral é uma alternativa de escolha.

Gonorreia

Etiologia

A gonorreia é uma das doenças de origem bacteriana mais prevalentes nos humanos. É causada pelo diplococo Gram-negativo *Neisseria gonorrhoeae*, que infecta o epitélio colunar do trato genital baixo, o reto, a faringe e os olhos. A infecção é transmitida por meio do contato sexual direto com um parceiro infectado. A disseminação da infecção nos parceiros sexuais é contida devido ao curto período de incubação de menos de 7 dias, possibilitando o rastreamento dos contatos, porém a ausência de sintomas na maioria dos indivíduos dificulta este rastreamento, especialmente nas mulheres.

As infecções de genitália podem ser transmitidas para as membranas mucosas orais e faríngeas por meio do contato orogenital. A mucosa faríngea é mais suscetível à infecção do que a mucosa oral devido ao tipo de epitélio e à sua menor resistência ao trauma, sendo a faringite a queixa principal. O desenvolvimento dessa forma da doença está mais associado à prática da felação do que de cunilíngua. Os indivíduos afetados podem apresentar infecção concomitante em região genital e mucosa oral ou faríngea em virtude da exposição direta em vez da disseminação pelo sangue e vasos linfáticos.

A transmissão da gonorreia de um paciente infectado para um cirurgião-dentista é considerada bastante improvável devido ao fato de o microrganismo ser muito sensível ao calor, além de ser necessário que haja um corte na pele ou na mucosa para que ocorra a infecção. O uso de luvas, óculos de proteção e máscara garante uma proteção adequada contra uma transmissão acidental.

Características Clínicas

Não existe nenhum sinal clínico específico consistentemente associado à gonorreia na cavidade oral. Entretanto, foi descrita a ocorrência de várias úlceras e eritema generalizado. Os sintomas variam de um quadro assintomático até estomatites generalizadas.

Os casos mais comuns de infecção gonocócica faringiana apresentam sinais como um eritema geral associado às úlceras ou uma linfadenopatia cervical. A queixa principal pode ser dor de garganta, embora a maioria dos pacientes seja assintomática.

Diagnóstico Diferencial

Devido à ausência de lesões orais consistentes e distintas, outras condições que causem várias úlceras ou eritema generalizado devem ser consideradas no diagnóstico diferencial. Dentre essas condições, destacam-se as úlceras aftosas, as úlceras herpéticas, o eritema multiforme, o pênfigo, o penfigoide, as erupções medicamentosas e a infecção estreptocócica. O diagnóstico de gonorreia tradicionalmente baseia-se na demonstração do microrganismo por meio da coloração de prata ou do meio de cultura Thayer-Martin. A identificação rápida do *N. gonorrhoeae* pela técnica de imunofluorescência para detecção de anticorpos ou mediante outros exames laboratoriais pode servir para confirmar a impressão clínica.

Tratamento

A gonorreia não complicada responde ao antibiótico apropriado em dose única. No Ocidente, as infecções são suscetíveis à penicilina e o tratamento com a administração de uma única dose parenteral de 2 g a 3,5 g de ampicilina é considerado efetivo. No Extremo Oriente e em partes da África, mais de 50% dos casos são resistentes à penicilina e devem ser atacados com uma dose única de 500 mg de ciprofloxacino. Este regime também é apropriado para a gonorreia faríngea, dada a ineficácia da ampicilina. Alguns autores manifestaram a preocupação do desenvolvimento de resistência gonocócica aos antibióticos. Já foi relatada a resistência de algumas cepas às cefalosporinas e à fluoroquinolona, incluindo as formas resistentes a vários fármacos. Portanto, apenas poucas opções de tratamento estão disponíveis.

Tuberculose

Etiologia e Patogenia

A tuberculose (TB) acomete cerca de um terço da população mundial e é responsável por aproximadamente 3 milhões de óbitos ao ano, tornando-se uma das causas mais importantes de morte no mundo. Nos países desenvolvidos, ocorreu uma diminuição significativa na incidência da TB em decorrência da melhoria das condições de vida, da redução da superpopulação e da antibioticoterapia. Entretanto, em 1980, observou-se na Europa e na África um aumento significativo da incidência dos números de casos de TB, muitos em associação à infecção pelo HIV e à síndrome da imunodeficiência adquirida (AIDS). Além disso, a questão da resistência a múltiplos agentes mostra-se como um problema crescente no manejo desta doença.

A TB é causada por um bacilo aeróbico não esporulado, o *Mycobacterium tuberculosis* (Fig. 2-16). O microrganismo apresenta um revestimento espesso que impede a coloração pelo método Gram, porém retém os corantes vermelhos (técnicas de Ziehl-Neelsen e Fite). Com esta coloração, o organismo não sofre descoloração no meio álcool-ácido e, portanto, é também conhecido como *bacilo álcool-ácido resistente*. As duas principais formas conhecidas de *Mycobacterium* são: *M. tuberculosis* e *M. bovis*. O *M. tuberculosis* é uma infecção transmitida pelo ar por meio da inalação de gotículas de ar infectadas. O *M. bovis* é primariamente uma doença que acomete as vacas, podendo ser transmitida pelo ser humano através de leite contaminado e causar lesões intestinais e tonsilares. As duas outras formas relatadas de *Mycobacterium* são o *M. avium* e o *M. intracellulare*. Ambas as condições são consideradas não virulentas para os indivíduos saudáveis, porém podem causar doença disseminada em indivíduos imunocomprometidos, como os infectados pelo HIV.

A infecção pelo *M. tuberculosis* dissemina-se através de pequenas gotículas que carreiam o microrganismo aos alvéolos pulmonares. Iniciam-se, então, a fagocitose realizada pelos macrófagos alveolares e a "batalha" entre a virulência bacteriana e a resistência do hospedeiro. A patogenicidade do *M. tuberculosis* é devida à sua capacidade de resistência à degradação pelos macrófagos e à ocorrência de uma reação de hipersensibilidade do tipo IV. Esta última característica explica o motivo das lesões destrutivas nos tecidos do hospedeiro e o surgimento de cepas resistentes a vários fármacos. Assim que o sistema imunológico é sensibilizado pelos antígenos micobacterianos, ocorre o desenvolvimento de uma reação tuberculínica positiva. O teste de Mantoux e o teste de tuberculina de pele, que utilizam o antígeno do bacilo da tuberculose chamado de proteína purificada derivada (PPD), determinam se um indivíduo apresenta hipersensibilidade ao antígeno testado. A ocorrência de uma reação inflamatória na pele positiva indica que houve a sensibilização de resposta imu-

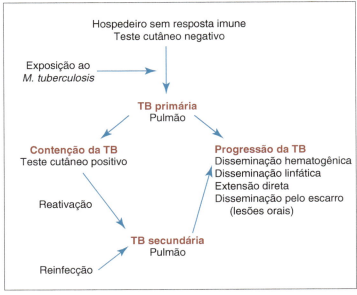

• **Figura 2-16** Patogenia da tuberculose.

nológica mediada por células e significa que o indivíduo teve exposição prévia ao bacilo e uma infecção subclínica. Isto não implica necessariamente doença ativa.

A resposta inflamatória granulomatosa ao *M. tuberculosis* é subsequente à sensibilização. Na maioria dos casos, a resposta imunológica mediada por células é capaz de controlar a infecção, impedindo que a doença evolua. Eventualmente, os focos inflamatórios sofrem calcificação distrófica, mas os microrganismos latentes destes focos podem, posteriormente, tornar-se ativos. Em um pequeno número de casos, a doença pode progredir através do ar, da via hematogênica ou disseminar-se pelo sistema linfático, condição conhecida como disseminação miliar.

As mucosas orais podem ser infectadas por meio da implantação de microrganismos encontrados no escarro ou, mais raramente, por meio de deposição hematogênica. Pode ocorrer uma infecção similar da cavidade oral em decorrência da TB secundária ou reativada.

Características Clínicas

Exceto quando a infecção primária progride, um paciente infectado provavelmente não apresentará sintomas (Quadro 2-4; Fig. 2-17). O teste cutâneo e a radiografia de tórax podem ser os únicos indicativos de infecção. Na doença reativada, os pacientes podem apresentar sinais e sintomas de baixo grau como febre, sudorese noturna, mal-estar e perda de peso. Com a progressão da doença, podem ocorrer tosse, hemoptise e dor torácica (envolvimento pleural). À medida que outros órgãos são envolvidos pela disseminação do microrganismo, aparece uma ampla gama de características clínicas, que variam de acordo com o órgão atingido.

As manifestações orais que geralmente acompanham a presença do *M. tuberculosis* no escarro podem aparecer em qualquer superfície mucosa. A língua e o palato são os locais de predileção. A lesão típica caracteriza-se por uma úlcera endurecida, crônica, que não cicatriza e que é geralmente dolorosa. O envolvimento do osso da maxila e da mandíbula pode ocasionar osteomielite tuberculosa. É mais provável que a osteomielite esteja associada à disseminação hematogênica do microrganismo. O envolvimento faríngeo resulta em úlceras dolorosas que podem causar disfagia, odinofagia e alteração na voz.

Histopatologia

A microscopia básica da lesão da TB é caracterizada pela presença de inflamação granulomatosa, cujos granulomas apresentam necrose caseosa central (Fig. 2-18). Nos tecidos, o *M. tuberculosis* ocasiona uma característica resposta dos macrófagos, na qual as zonas focais de macrófagos tornam-se circunscritas por linfócitos e fibroblastos. Os macrófagos desenvolvem um citoplasma eosinofílico abundante dando-lhes um aspecto semelhante ao de células epiteliais; por esta razão, eles são frequentemente chamados de células epitelioides. A fusão dos macrófagos resulta em uma aparência de células gigantes de Langerhans, cujos núcleos estão distribuídos na periferia do citoplasma. Com o passar do tempo, ocorre necrose central nos granulomas; geralmente isto é chamado de necrose caseosa devido ao aspecto de queijo observado nestas zonas.

A coloração de Ziehl-Neelsen ou de Fite deve ser utilizada para confirmar a presença do microrganismo no interior dos granulomas por conta da infecção grave e das demais condições não infecciosas que podem produzir uma reação granulomatosa similar (Fig. 2-19). Na ausência do bacilo álcool-ácido, devem-se considerar outras condições microscópicas, como a sífilis, a doença por arranhadura de gato, a tularemia, a histoplasmose, a blastomicose, a coccidioidomicose, a granulomatose orofacial, a sarcoidose e outras reações de corpo estranho, como as induzidas por berílio.

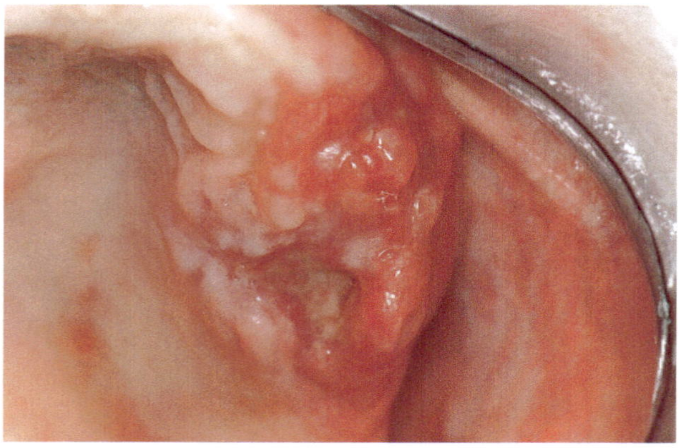

• QUADRO 2-4 Tuberculose

Etiologia

Mycobacterium tuberculosis; lesões orais após infecção pulmonar
Fatores de risco – superpopulação, debilitação, imunossupressão
Importante doença de saúde pública

Características Clínicas

Úlceras crônicas, endurecidas e que não cicatrizam, geralmente numerosas

Histopatologia

Granulomas caseosos (macrófagos) com células gigantes de Langherans

Tratamento

Necessidade de tratamento com vários fármacos por um período prolongado (isoniazida, rifampicina, etambutol)

• **Figura 2-17** Tuberculose em rebordo alveolar superior.

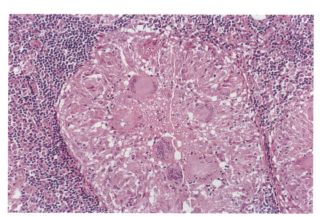

• **Figura 2-18** Granuloma na tuberculose composto por macrófagos e células gigantes multinucleadas.

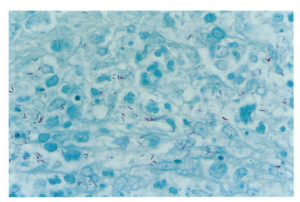

• **Figura 2-19** Coloração de Fite demonstrando os microrganismos da tuberculose (em vermelho). (Reproduzido com permissão de Regezi JA, Sciubba JJ, Pogrel MA: *Atlas of Oral and Maxillofacial Pathology*. Philadelphia, 2000, WB Saunders, Fig. 1-31.)

Diagnóstico Diferencial

Com base apenas nos sinais e sintomas clínicos, a TB oral não pode ser diferenciada de diversas outras condições. A ocorrência de uma úlcera crônica endurecida pode induzir o profissional a considerar, prontamente, uma lesão de sífilis primária ou a manifestação de doenças fúngicas profundas. Dentre os processos não infecciosos, devem-se considerar clinicamente as reações de corpo estranho, a sarcoidose, a doença de Crohn, a granulomatose orofacial, o carcinoma de células escamosas e a úlcera crônica traumática. A afta maior também deve ser incluída, embora um histórico positivo de doença recorrente possa auxiliar na dissociação desta condição das demais. Em aproximadamente metade dos casos, o diagnóstico ou a manifestação oral da tuberculose oral ocasionou o diagnóstico de uma infecção sistêmica ainda não diagnosticada. Raramente, ocorre a coexistência de um carcinoma no mesmo local da lesão.

Tratamento

Os fármacos de primeira linha mais adequados para serem utilizados no tratamento da TB são isoniazida, rifampicina, pirazinamida e etambutol. Geralmente, esta combinação de agentes é utilizada durante 6, 9 ou 12 meses de tratamento, podendo se estender por até 2 anos. A estreptomicina raramente é utilizada como tratamento de primeira linha, exceto nos casos de resistência a vários fármacos. Espera-se que as lesões orais regridam com o tratamento sistêmico da doença. Infelizmente, a infecção com microrganismos resistentes a vários fármacos é um sério problema clínico que parece estar aumentando. O desenvolvimento e a avaliação de novas classes de medicamentos são necessários para combater os microrganismos resistentes.

Os pacientes que convertem do negativo para o positivo na resposta ao teste cutâneo podem se beneficiar com a quimioterapia profilática, principalmente com a utilização da isoniazida por 1 ano. Esta conduta depende dos fatores de risco envolvidos, tais como idade e estado imunológico, além da opinião do médico responsável.

A vacina BCG (bacilo de Calmette-Guérin) é considerada efetiva no controle da tuberculose na infância, porém perde sua eficácia entre os adultos. Estão sendo investigadas novas vacinas que se espera que oferecerão benefícios para a população de risco.

Hanseníase

Etiologia e Patogenia

A lepra, também conhecida como hanseníase, é uma doença infecciosa crônica causada pelos bacilos álcool-ácido resistentes *Mycobacterium leprae* e *Mycobacterium lepromatosis*. No mundo, acredita-se que 20 milhões de indivíduos estejam infectados. Esta doença é a principal causa de neurite periférica no mundo. Devido à dificuldade de crescimento deste microrganismo em cultura, o mesmo vem se mantendo no coxim da pata de camundongos e tatus, já que esses locais apresentam temperatura corporal baixa. A hanseníase é considerada uma doença moderadamente contagiosa; sua transmissão requer um contato direto frequente com um indivíduo infectado durante um longo período, com um período de incubação que varia de mais de 5 anos na forma tuberculoide até mais de 12 anos na forma lepromatosa da doença. Acredita-se que a inoculação através do trato respiratório seja um modo potencial de transmissão.

Características Clínicas

Em 20 a 60% dos casos, as lesões orais aparecem na forma lepromatosa da doença como nódulos múltiplos (necróticos e ulcerados) com remissão lenta e cicatrização atrófica. O espectro clínico da doença varia de uma forma limitada (hanseníase tuberculoide) nos pacientes com uma boa resposta imunológica até uma forma generalizada (hanseníase lepromatosa) nos indivíduos com menor resposta imunológica mediada por células; os indivíduos imunocomprometidos sofrem um processo mais grave da doença. Geralmente, a pele e os nervos periféricos são afetados devido ao fato de os microrganismos crescerem melhor em locais de temperatura menor que a temperatura corpórea de 37° C. As lesões cutâneas aparecem como placas eritematosas ou nódulos, o que constitui uma resposta granulomatosa aos microrganismos. Lesões similares podem ocorrer na cavidade bucal e na cavidade nasal. Com o tempo, podem ocorrer as graves deformidades maxilofaciais que ocasionam a clássica destruição da espinha nasal anterior e do osso alveolar maxilar anterior, bem como a inflamação na cavidade nasal e a destruição tecidual conhecida como fácies leprosa. O envolvimento dos nervos periféricos resulta em anestesiação, ocasionando trauma nas extremidades e suas consequentes alterações, assim como reabsorção óssea.

Histopatologia

Microscopicamente, geralmente observa-se uma resposta inflamatória granulomatosa, na qual predominam macrófagos/histiócitos epitelioides e células gigantes multinucleadas. Notam-se também nervos infiltrados por células inflamatórias mononucleares. Granulomas bem formados, similares aos presentes nas lesões teciduais TB, são tipicamente encontrados na hanseníase tuberculoide. A presença de granulomas malformados com uma camada de macrófagos constitui o padrão mais típico da hanseníase lepromatosa. Os bacilos álcool-ácido resistentes podem ser encontrados no interior dos macrófagos, podendo ser mais bem visualizados por meio da coloração de Fite. Os microrganismos são mais numerosos na forma lepromatosa da hanseníase.

Diagnóstico

Um histórico de contato com uma pessoa sabidamente infectada ou a vivência em uma área endêmica são fatores importantes para se estabelecer o diagnóstico. Os sinais e os sintomas associados ao envolvimento da pele e de nervos devem fornecer dados adicionais na caracterização da natureza da doença. A presença de lesões orais sem a formação de lesões cutâneas é altamente improvável. O diagnóstico diferencial deve incluir sífilis terciária, sarcoidose, leishmaniose cutânea, lúpus eritematoso, linfoma e neoplasias. A biópsia deve ser realizada para confirmar o diagnóstico, já que não existe nenhum exame laboratorial para a hanseníase.

Tratamento
O tratamento atual consiste em uma abordagem quimioterápica com diversos fármacos por um período prolongado, geralmente por anos. Os medicamentos mais comumente utilizados são a dapsona, a rifampicina, a clofazimina e a minociclina. A conhecida substância teratogênica talidomida é útil no manejo das complicações do tratamento da hanseníase, assim como os análogos da talidomida (p. ex., lenalidomida), em virtude das suas propriedades gerais imunomodulatórias.

Actinomicose
Etiologia e Patogenia
A actinomicose é uma doença bacteriana crônica que, conforme o nome sugere, exibe algumas características clínicas e microscópicas que se assemelham às doenças fúngicas. É geralmente causada pelo *Actinomyces israelii,* uma bactéria anaeróbica ou microaerofílica Gram-positiva. Em algumas poucas ocasiões, outras espécies de *Actinomyces* podem estar envolvidas, ou o bacilo anaeróbico Gram-positivo *propionibacterium propionicus* pode resultar em um diagnóstico clínico similar. O *A. israelii* é um habitual habitante da cavidade oral na maioria dos indivíduos saudáveis. É usualmente encontrado nas criptas das tonsilas, nas bolsas gengivais, nas lesões cariosas e nos canais radiculares em dente não vital. A actinomicose não é considerada uma doença contagiosa, já que a infecção não pode ser transmitida de um indivíduo para outro. Geralmente, a infecção ocorre após trauma, cirurgia ou infecção prévia. A extração dentária, a cirurgia gengival e uma infecção oral prévia predispõem ao desenvolvimento desta condição. A evidência de outros fatores predisponentes importantes é considerada fraca, embora haja relato de infecção de actinomicose na osteorradionecrose, na osteonecrose dos maxilares relacionada ao uso de bifosfonatos e em pacientes com comprometimento sistêmico grave.

Características Clínicas
A maioria das infecções por *A. israelii* acomete o tórax, o abdome e a região de cabeça e pescoço; é geralmente precedida por trauma ou por extensão direta de uma infecção contígua. Quando ocorre na região de cabeça e pescoço, a condição é comumente chamada de actinomicose cervicofacial (Fig. 2-20). Tipicamente consiste em uma tumefação na mandíbula que simula uma infecção piogênica. A lesão pode se tornar endurecida e, eventualmente, formar uma ou mais fístulas que vão dos espaços medulares da mandíbula à pele do pescoço. O curso clínico varia de agudo a crônico. As lesões cutâneas são endurecidas e descritas como tendo consistência de "casca de madeira". Qualquer local da mucosa pode ser envolvido; geralmente, os ossos também são infectados. Menos frequentemente, a maxila pode ser acometida, resultando em um quadro de osteomielite que drena pela gengiva através

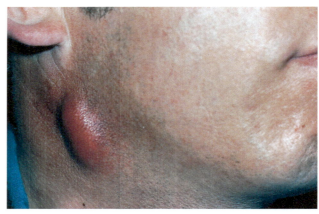

• **Figura 2-20** Actinomicose cervicofacial. (Reproduzido com permissão de Regezi JA, Sciubba JJ, Pogrel MA: *Atlas of Oral and Maxillofacial Pathology*. Philadelphia, 2000, WB Saunders, Fig. 10-15.)

de uma fístula. A drenagem do pus de uma lesão crônica pode conter pequenos grânulos amarelos conhecidos como grânulos sulfúricos, que constituem um agregado de microrganismos *A. israelii*. Radiograficamente, esta infecção apresenta-se como uma área radiolucente com margens irregulares ou mal definidas.

Histopatologia
Observa-se na actinomicose uma resposta inflamatória granulomatosa com a formação de um abscesso central (Figs. 2-21 e 2-22). No centro do abscesso, é possível observar colônias distintas de microrganismos Gram-positivos. A partir do centro das colônias, observa-se uma irradiação de numerosos filamentos com as extremidades em forma de clava.

Diagnóstico Diferencial
Clinicamente, a actinomicose deve ser diferenciada da osteomielite causada por outras bactérias ou fungos. As infecções de tecido mole que acometem o pescoço, tais como a escrófula, e a infecção estafilocócica, como a botriomicose, também devem ser consideradas.

O diagnóstico definitivo depende da identificação do microrganismo actinomicótico. Isto pode ser feito por meio de exame direto do exsudato, avaliação microscópica do tecido ou cultura microbiológica do material patológico.

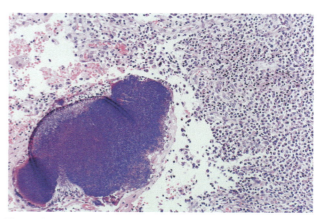

• **Figura 2-21** Colônia (grânulos sulfúricos) circundada por pus na actinomicose.

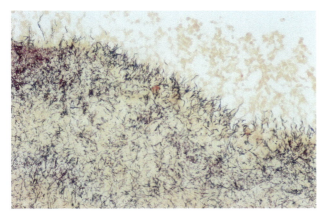

• **Figura 2-22** Actinomicose. Coloração de Gram da colônia demonstrando filamentos Gram-positivos periféricos.

Tratamento

O regime antibiótico necessário para actinomicose inclui altas doses de penicilina ou de análogos da penicilina por um período longo. Nos casos mais graves de doença crônica, o regime-padrão é a penicilina intravenosa seguida pela administração prolongada da penicilina oral por alguns meses até 1 ano. Os casos de menor gravidade requerem uso prolongado de penicilina oral. A tetraciclina e a eritromicina também propiciam uma cura efetiva. Além disso, recomenda-se a drenagem dos abscessos, desbridamento, e excisão cirúrgica da lesão e da fístula para arejar e facilitar a penetração dos antibióticos.

Noma

A noma, também conhecida como cancro oral ou estomatite gangrenosa, é uma doença devastadora que acomete crianças desnutridas e que se caracteriza por um processo de destruição dos tecidos orofaciais. Trata-se de uma entidade rara nos países desenvolvidos, porém é uma causa relativamente comum de mortalidade e morbidade infantis em partes da África, América do Sul e Ásia.

Etiologia e Patogenia

A necrose dos tecidos ocorre em consequência da invasão de bactérias anaeróbicas em um hospedeiro com a saúde sistêmica significativamente comprometida. Tem sido proposto que a noma resulta de uma contaminação oral por uma grave infestação de *Fusobacterium necrophorum* em associação com outros microrganismos como *Prevotella intermedia*, *Borrelia vincentii*, *Treponema denticola*, *Porphyromonas gingivalis* e *Staphylococcus aureus*. Estes patógenos oportunistas invadem os tecidos orais dos indivíduos fragilizados por desnutrição, gengivite necrotizante aguda, condições debilitantes e outras úlceras de mucosa oral. Outro fator de predisposição é a debilidade causada por doenças sistêmicas, tais como a pneumonia ou a sepse.

Características Clínicas

A noma afeta tipicamente crianças. Um distúrbio relatado chamado de noma neonatal ocorre em bebês com baixo peso ao nascimento e que apresentam outras condições debilitantes. A lesão inicial da noma é uma ulceração dolorosa, geralmente na gengiva ou na mucosa jugal, que se dissemina rapidamente e que eventualmente se torna necrótica. Pode ocorrer a exposição do osso envolvido, ocasionalmente resultando em necrose e sequestro. Os dentes da área afetada podem se tornar perdidos e esfoliados. Também pode ocorrer a penetração dos microrganismos em bochecha, lábios ou palato, o que resulta em lesões necróticas fétidas.

Tratamento

O manejo desta entidade envolve o tratamento das condições subjacentes de predisposição, assim como o tratamento da própria infecção. Dessa maneira, devem-se repor fluidos, eletrólitos e a nutrição geral, juntamente com a introdução dos antibióticos. Os antibióticos de escolha são a clindamicina, a piperacilina e o aminoglicosídeo gentamicina. O desbridamento do tecido necrótico pode ser benéfico no caso de destruição extensa, sendo a cirurgia reconstrutiva a última opção após o manejo do quadro agudo e da cicatrização.

Infecções Fúngicas

Infecções Fúngicas Profundas

Etiologia e Patogenia

As infecções fúngicas profundas são caracterizadas pelo envolvimento primário dos pulmões. As infecções disseminam-se deste foco para outros órgãos.

Dentre as infecções fúngicas profundas que apresentam uma significativa incidência de envolvimento oral, destacam-se a histoplasmose, a coccidioidomicose, a blastomicose, a mucormicose e a criptococose (Quadro 2-5; Tabela 2-1). As infecções orais tipicamente ocorrem após o contato da secreção infectada com a mucosa oral. As infecções orais também podem ocorrer após a disseminação hematogênica dos fungos a partir de outro local, como o pulmão, e podem ser o primeiro sinal da doença.

A histoplasmose, uma infecção fúngica causada por um fungo saprófita dimórfico encontrado no solo contaminado com fezes de pássaro ou de morcego, ocorre em todo o mundo, embora seja endêmica no Meio-Oeste dos Estados Unidos. A inalação de leveduras a partir do pó oriundo de fezes secas contaminadas de pombos é considerada a principal fonte da infecção. A coccidioidomicose é causada por um fungo dimórfico que é

• **QUADRO 2-5** Infecções Fúngicas Profundas

Patogenia
Inalação de esporos

Sintomas
Tosse, febre, perda de peso, outros

Local Primário
Pulmão; pode ser assintomático

Lesões Orais
Úlceras crônicas e que não cicatrizam em decorrência da doença pulmonar

Microscopia
Inflamação granulomatosa com microrganismos

Tratamento
Cetoconazol, fluconazol, itraconazol, anfotericina B

TABELA 2-1 — Infecções Fúngicas Profundas: Características Morfológicas

Microrganismo	Tamanho μm	Histologia	Aspecto
Histoplasmose	2-5	Leveduras nos macrófagos	
Coccidioidomicose	30-60	Esférulas com endósporos	
Blastomicose	8-15	Leveduras em forma de botão	
Criptococose	2-15	Leveduras com cápsula espessa	

endêmico na região oeste dos Estados Unidos, especialmente no Vale de San Joaquín, na Califórnia, onde é conhecida como *febre do vale*. A blastomicose é geralmente encontrada na América do Norte, principalmente na área da Bacia do Rio Ohio-Mississipi. A infecção pelo *Cryptococcus* pode ser transmitida por meio da inalação dos excrementos das aves, mas também pode ocorrer em pacientes imunocomprometidos.

Características Clínicas

Os sinais e os sintomas iniciais das infecções fúngicas profundas estão geralmente associados ao envolvimento pulmonar e incluem tosse, febre, sudorese noturna, perda de peso, dor torácica e hemoptise. Ocasionalmente, pode ocorrer concomitantemente à coccidioidomicose uma erupção cutânea que se assemelha ao eritema multiforme (Quadro 2-6 e Fig. 2-23).

Geralmente, as lesões orais são precedidas pela infecção pulmonar. O envolvimento primário da mucosa oral é um curso altamente improvável dessas infecções. A deglutição da secreção

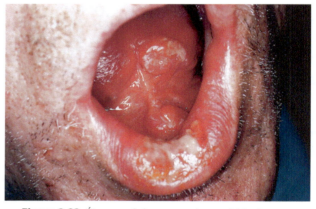

• **Figura 2-23** Úlceras crônicas causadas por histoplasmose.

contaminada pode ocasionar lesões orais e gastrintestinais. Da mesma maneira, a erosão dos vasos sanguíneos pulmonares decorrente do processo inflamatório pode resultar em disseminação hematogênica para quase todos os órgãos. A lesão oral usual é ulcerada. Estas lesões podem ser únicas ou múltiplas, endurecidas, que não cicatrizam, e frequentemente são dolorosas. A presença de pus pode ser considerada uma característica adicional das lesões por blastomicose.

QUADRO 2-6 — Úlceras Infecciosas Crônicas

Tipos
Sífilis, tuberculose, histoplasmose, outras infecções fúngicas profundas

Características Clínicas
Mimetizam carcinomas e úlceras traumáticas
Não cicatrizam, persistentes, frequentemente numerosas

Diagnóstico
Biópsia é necessária
Cultura pode ser necessária

Tratamento
Agentes antimicrobianos apropriados

Histopatologia

A resposta inflamatória básica às infecções fúngicas profundas é a do tipo granulomatosa. Na presença destes microrganismos, os macrófagos e as células gigantes multinucleadas são os principais achados histológicos (Figs. 2-24 e 2-25). Pode-se observar um infiltrado purulento na blastomicose e, menos frequentemente, na coccidioidomicose e na criptococose. Na blastomicose em particular, é possível observar uma hiperplasia pseudoepiteliomatosa associada a uma infecção superficial na qual a ulceração ainda não ocorreu.

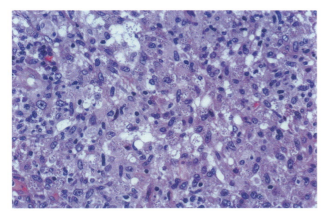

• **Figura 2-24** Histoplasmose demonstrando macrófagos com microrganismo citoplasmáticos.

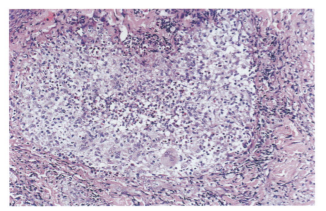

• **Figura 2-25** Blastomicose demonstrando granuloma (macrófagos) com um abscesso central.

Diagnóstico Diferencial

Clinicamente, as úlceras orais causadas pelas infecções fúngicas profundas são crônicas e apresentam dificuldade de cicatrização, podendo lembrar aquelas que ocorrem no carcinoma de células escamosas oral, nos traumas crônicos, na TB oral e na sífilis primária. A blastomicose pode apresentar um quadro clínico semelhante ao da actinomicose cervicofacial. Para se estabelecer o diagnóstico definitivo, é necessária a realização de uma cultura dos microrganismos das lesões ou a identificação microscópica dos mesmos no tecido da biópsia.

Tratamento

O tratamento das infecções micóticas profundas geralmente consiste no uso de antimicrobianos como o cetoconazol, o fluconazol e a anfotericina B. Tanto o cetoconazol quanto o fluconazol podem ser administrados por via oral. A anfotericina B é altamente tóxica, especialmente para os rins, e seus efeitos adversos são relativamente comuns. Nos pacientes imunocomprometidos que passaram por um transplante ou nos pacientes debilitados, é necessária a utilização de medicamentos mais potentes como os novos agentes como as equinocandinas, o posaconazol e o voriconazol. A ressecção cirúrgica ou a incisão e a drenagem podem ser ocasionalmente necessárias para melhorar as ações dos fármacos no tratamento de algumas infecções pulmonares necróticas.

Infecção Fúngica Subcutânea: Esporotricose

Etiologia e Patogenia

Algumas infecções fúngicas afetam primariamente os tecidos subcutâneos. Dentre estas infecções, destaca-se a esporotricose, pois se trata de uma infecção amplamente espalhada pelo mundo e que apresenta manifestações orais. É causada pelo *Sporothrix schenckii* e resulta da inoculação do microrganismo na pele ou na mucosa por meio do contato com solo ou planta espinhosa contaminados. Após um período de incubação de algumas semanas, ocorre o desenvolvimento de nódulos subcutâneos que, frequentemente, se tornam ulcerados. O envolvimento sistêmico é raro, mas pode acometer indivíduos com supressão ou deficiência da resposta imunológica.

Características Clínicas

As lesões aparecem no local da inoculação e a infecção dissemina-se através dos canais linfáticos. Na pele, observam-se nódulos eritematosos que se rompem, produzindo exsudato e ulceração. Na cavidade oral, as lesões tipicamente apresentam-se como úlceras crônicas inespecíficas. Também pode ocorrer linfadenopatia.

Histopatologia

A resposta inflamatória ao *S. schenckii* é granulomatosa. Pode-se observar abscesso central em alguns granulomas, e o epitélio sobrejacente pode exibir hiperplasia pseudoepiteliomatosa. Podem ser vistos nos cortes histológicos fungos de circulares a ovais relativamente pequenos.

Diagnóstico

A esporotricose é difícil de ser diagnosticada, uma vez que se assemelha a várias outras doenças e pelo fato de o teste sorológico para anticorpos contra *S. schenckii* geralmente não ser confiável. O diagnóstico definitivo baseia-se na cultura do tecido infectado em meio ágar Sabouraud. Colorações especiais de prata também podem ser utilizadas para identificar os microrganismos nos espécimes da biópsia tecidual.

Tratamento

O tratamento para a esporotricose geralmente consiste na solução de iodeto de potássio saturado e, menos frequentemente, em agentes antifúngicos sistêmicos. Nos casos de toxicidade e alergia ao iodo, tem sido utilizado o cetoconazol com sucesso limitado. Geralmente, os pacientes respondem positivamente ao tratamento e a morbidade é considerada pequena.

Infecções Fúngicas Oportunistas: Mucormicose (Ficomicose) e Aspergilose

Etiologia e Patogenia

Zigomicose é um termo amplo que se refere a infecções causadas por vários fungos do grupo Zygomycota. Na cabeça e no pescoço, a mucormicose é a infecção fúngica sinonasal que é causada por espécies dos grupos Mucor, Rhizopus e Absidia. O *Aspergillus* é encontrado por todo o ambiente. Tipicamente, a infecção ocorre em pacientes diabéticos descompensados com cetoacidose, em transplantados imunossuprimidos, em pacientes com malignidades em estádio avançado, em pacientes em tratamento com corticosteroides ou radioterapia e nos pacientes com qualquer tipo de supressão imunológica, como nos casos de infecção pelo HIV e AIDS.

O percurso da infecção passa pelo trato gastrintestinal e pelo trato respiratório, e, portanto, a infecção pode ocorrer ao longo desse trajeto.

Características Clínicas

Na região de cabeça e pescoço, é provável que as lesões ocorram na cavidade nasal, nos seios paranasais e na orofaringe. A dor e o edema precedem as úlceras. A necrose tecidual pode resultar em perfuração do palato. A extensão para a órbita ou o cérebro é uma complicação comum. O fungo pode ter um potencial de invasão à parede arterial, ocasionando, assim, disseminação hematogênica, trombose ou infarto. Raramente, pode-se notar envolvimento periodontal, geralmente em associação a uma condição médica preexistente, particularmente aquelas que apresentam imunossupressão.

Histopatologia

Microscopicamente observa-se um infiltrado inflamatório agudo ou crônico em resposta à presença do fungo (Fig. 2-26). Geralmente, o microrganismo é rapidamente identificado em coloração por hematoxilina-eosina (H&E) nas áreas teciduais de necrose. Pode ser possível observar trombos e fungos nas características paredes vasculares necróticas. Na microscopia, o fungo consiste em amplas hifas não septadas e de coloração pálida que tendem a se ramificar em ângulo reto. A mucormicose caracteriza-se pela ampla presença de fungos achatados não septados.

Diagnóstico Diferencial

É importante que o profissional saiba que as infecções fúngicas oportunistas podem surgir nos seios nasais e paranasais de hospedeiros imunocomprometidos. A confirmação diagnóstica deve ser realizada por meio da identificação do fungo na biópsia tecidual, no exsudato ou na cultura. Devido à gravidade da doença subjacente e do rápido curso de desenvolvimento desta infecção, muitas vezes o diagnóstico de mucormicose não é realizado antes do óbito do paciente.

As lesões de perfuração do palato geralmente são raras, mas podem estar associadas a outras doenças como a necrose gomosa da sífilis terciária, o granuloma de linha média (linfoma de células T/NK) e a granulomatose com poliangiite (granulomatose de Wegener). Em raras ocasiões, pode ocorrer transformação maligna das lesões originadas das cavidades nasais e paranasais (carcinoma de células escamosas e adenocarcinoma de glândulas salivares) através do palato. É necessária a realização da biópsia para a diferenciação dessas lesões.

Tratamento

As formulações lipídicas de anfotericina B são os fármacos de escolha para o tratamento da ficomicose e da aspergilose. Por vezes, é necessário o desbridamento cirúrgico das lesões do trato respiratório superior. Geralmente, o prognóstico depende da gravidade da doença subjacente e da atuação do tratamento adequado. Nos pacientes resistentes, pode ser necessária a utilização de outros tratamentos adjuvantes como a oxigenoterapia hiperbárica, o uso de citocinas recombinantes e/ou a transfusão de granulócitos. O óbito é relativamente frequente nesses tipos de infecção. Geralmente, as infecções pulmonares são mais prováveis de ocasionar óbito do que as lesões do trato respiratório superior.

Doenças Imunológicas

Úlceras Aftosas

Dentre todos os tipos de ulcerações não traumáticas que afetam a cavidade oral, as úlceras aftosas (aftas) são provavelmente as mais comuns. A incidência varia de 20 a 60%, de acordo com a população analisada. A prevalência tende a ser maior nas classes socioeconômicas superiores entre os profissionais de colarinho branco em atividade e entre os não fumantes.

Etiologia

Embora a causa das úlceras aftosas seja desconhecida, diversas possibilidades têm sido postuladas (Quadro 2-7).

Existem evidências consideráveis de que as úlceras aftosas estejam relacionadas a uma disfunção imunológica focal na qual os linfócitos T desempenham um importante papel. A natureza do estímulo inicial ainda permanece desconhecida. Os agentes causadores podem ser antígenos endógenos (autoimunes) ou antígenos exógenos (hiperimunes), ou podem ser fatores inespecíficos, como o trauma no qual estão envolvidos mediadores químicos. A inflamação neurogênica pode resultar de um estímulo inicial. A liberação focal de um neuropeptídeo como a subs-

---

• QUADRO 2-7 Úlceras Aftosas: Possíveis Causas

Distúrbio Imunológico
Mediada por células T

Inflamação Neurogênica
Indução por neuropeptídeos (p. ex., substância P)

Defeito na Cicatrização da Mucosa
Inibição por citocinas

Microbiológica
Viral, bacteriana

Deficiência Nutricional
Vitamina B_{12}, ácido fólico e ferro

Química
Preservativos, componentes das pastas de dente

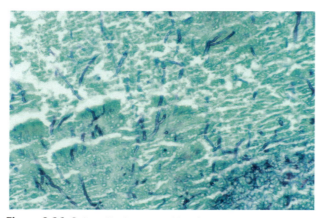

• Figura 2-26 Coloração de prata evidenciando a presença de *Aspergillus* em uma secção de tecido com contracoloração verde.

tância P pode atuar como mediadora da infiltração linfocítica e da necrose epitelial, ocasionando uma úlcera aftosa. A liberação local de citocinas pode resultar em atraso na cicatrização, caracterizando o curso clínico dessas lesões.

Devido à semelhança clínica das úlceras aftosas com a infecção secundária pelo herpes-vírus simples (HSV) (Tabela 2-2), tem sido amplamente investigada uma possível causa viral, mas esta ainda não está fundamentada. Sugere-se ainda uma hipersensibilidade aos antígenos bacterianos do *Streptococcus sanguis,* mas esta teoria ainda não foi comprovada, embora seja possível uma reatividade cruzada aos antígenos microbianos, além da similaridade da estrutura dos peptídeos epiteliais orais.

As deficiências de vitamina B_{12}, ácido fólico e ferro no soro foram observadas em apenas uma pequena porcentagem dos pacientes com úlceras aftosas. A correção destas deficiências ocasionou uma melhora ou cura neste grupo de pacientes. Existem relatos de que os pacientes com histórico de doenças de má absorção como a doença celíaca (enteropatia de sensibilidade ao glúten ou o espru não tropical) e a doença de Crohn apresentam úlceras ocasionais semelhantes a aftas, dada a possibilidade de a doença estar relacionada a um processo inflamatório autoimune. Em tais casos, as deficiências de ácido fólico e os fatores associados à doença subjacente podem ser considerados parte da causa.

Outras possíveis causas de úlceras aftosas que estão sendo investigadas incluem as alterações hormonais, o estresse, o trauma e as alergias alimentares a substâncias como nozes, chocolate e glúten. Além disso, houve relatos de "surtos" devido à exposição a certos conservantes e componentes dos cremes dentais. Nenhum destes casos é seriamente considerado como um importante fator causador primário das úlceras aftosas, embora qualquer um desses fatores possa desempenhar um papel modificador ou desencadeador. Ainda que os pacientes HIV-positivos apresentem úlceras semelhantes a aftas com maior gravidade e por um tempo mais prolongado, o possível papel etiológico do HIV e de outros agentes ainda permanece desconhecido.

O histórico familiar configura-se como um fator de risco. Mais de 40% dos pacientes afetados possuem algum parente em primeiro grau que tenha úlceras aftosas. Observa-se um grau de risco de 90% quando ambos os pais são afetados. O antígeno HLA-B51 desempenha um importante papel na suscetibilidade às úlceras aftosas.

Características Clínicas

Foram reconhecidas três formas de úlceras aftosas: menor, maior e úlcera aftosa herpetiforme (Tabela 2-3). Acredita-se que todas essas formas façam parte do mesmo espectro da doença e que todas apresentem uma etiologia comum. As diferenças são essencialmente clínicas e correspondem ao grau de gravidade. Todas essas formas apresentam-se como recorrentes úlceras dolorosas. Ocasionalmente, os pacientes apresentam sintomas prodrômicos de formigamento ou queimação antes da ocorrência das lesões. As úlceras não são precedidas por vesículas e, caracteristicamente, acometem a mucosa vestibular, a língua, o palato mole, a garganta e o assoalho da boca. Apenas em raras situações estas lesões ocorrem na gengiva inserida e no palato duro, proporcionando, assim, um sinal clínico importante de diferenciação entre as úlceras aftosas e as úlceras herpéticas secundárias. Nos pacientes com AIDS, entretanto, as úlceras semelhantes a afta podem ocorrer em qualquer área da cavidade oral.

Úlceras Aftosas Menores

As úlceras aftosas menores são as formas mais comumente encontradas. Este tipo geralmente aparece como uma úlcera dolorosa, única e oval medindo menos que 0,5 cm em seu maior diâmetro e recoberta por uma membrana fibrinosa amarelada e circunscrita por um halo eritematoso (Figs. 2-27 e 2-28). Podem-se observar

TABELA 2-2 Úlceras Aftosas *vs.* Infecção Secundária por Herpes-vírus Simples

	Úlceras Aftosas	Infecção por Herpes
Causa	Disfunção imunológica	HSV1
Fatores desencadeantes	Estresse, trauma, dieta, alterações hormonais, depressão do sistema imune	Estresse, trauma, luz ultravioleta, depressão do sistema imune
Sinais prodrômicos	Discretos	Presentes
Apresentação	Microscopicamente inespecífico Ausência de vesículas Úlcera única e oval	Alterações citopáticas virais Vesículas precedem as úlceras Várias úlceras coalescentes
Localização	Mucosa não queratinizada	Mucosa queratinizada
Tratamento	Corticosteroides, tetraciclina	Tratamento antiviral

HSV1, Herpes-vírus simples do tipo 1.

TABELA 2-3 Úlceras Aftosas: Características Clínicas

	Aftas Menores	Aftas Maiores	Aftas Herpetiformes
Tamanho	< 0,5 cm	> 0,5 cm	< 0,5 cm
Formato	Oval	Oval irregular, crateriforme	Oval
Número	1-5	1-10	10-100
Localização	Mucosa não queratinizada	Mucosa não queratinizada	Qualquer área da cavidade oral
Tratamento	Corticosteroides tópicos, bochecho com tetraciclina	Corticosteroides sistêmicos/tópicos/intralesionais, imunossupressores	Corticosteroides tópicos/sistêmicos, bochecho com tetraciclina

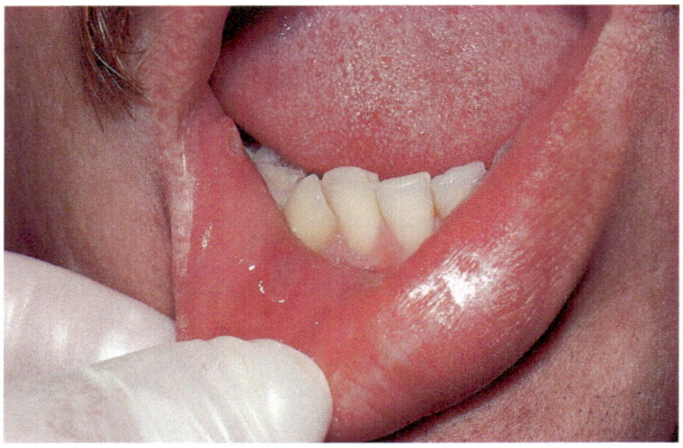

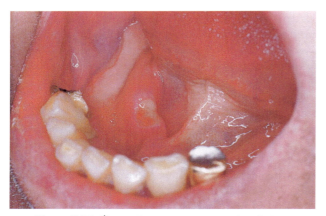

• **Figura 2-27** Úlceras aftosas menores.

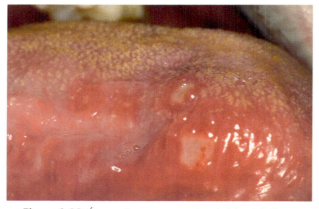

• **Figura 2-28** Úlcera aftosa menor no assoalho da boca.

• **Figura 2-29** Úlcera aftosa menor na borda lateral da língua.

várias úlceras orais. Quando a superfície lateral ou ventral da língua é afetada, a dor tende a ser desproporcional em relação ao tamanho da lesão (Fig. 2-29). Geralmente, as úlceras aftosas menores duram de 7 a 10 dias, ocorrendo remissão da lesão sem formação de cicatriz. As recorrências variam de um indivíduo para outro. O período livre da doença pode variar de semanas a anos.

Em alguns pacientes com aftas recidivantes, pode-se considerar um diagnóstico de doença de Crohn. Esta doença granulomatosa pode afetar o trato gastrintestinal desde a boca até o ânus. As manifestações orais abrangem fissuras de mucosa e múltiplos e pequenos nódulos hiperplásicos na mucosa oral ocasionando um aspecto de paralelepípedos (Figs. 2-30 e 2-31). Os achados da biópsia destes nódulos de mucosa demonstram os pequenos granulomas não caseosos característicos da doença de Crohn. Os pacientes HIV-positivos podem desenvolver úlceras aftosas menores, embora, proporcionalmente, sejam mais acometidos pelas formas maior e herpetiforme. As ulcerações semelhantes a afta podem ser observadas como manifestações iniciais da síndrome da febre periódica; distúrbios não infecciosos raros estão associados a distúrbios genéticos de proteínas/mecanismos envolvidos no controle da inflamação.

Úlceras Aftosas Maiores

Acreditava-se que as úlceras aftosas maiores eram, previamente, uma entidade separada, e esta forma era referida como periadenite mucosa necrótica recidivante ou doença de Sutton. Atualmente, estas úlceras são consideradas como a expressão mais grave das estomatites aftosas. As lesões são grandes (> 0,5 cm) e mais dolorosas e duradouras do que as aftas menores (Fig. 2-32). Devido à profundidade da inflamação, as úlceras aftosas maiores apresentam-se clinicamente como lesões crateriformes que induzem a formação de cicatriz. Estas lesões podem durar mais do que 6 semanas para cicatrizar e, tão logo uma úlcera desapareça, outra se inicia. Nos pacientes com histórico de curso clínico de lesões contínuas associadas a dor intensa e desconforto significativo, pode ocorrer o comprometimento da saúde sistêmica, dados a dificuldade de alimentação e o estresse psicológico. Assim como nas úlceras aftosas menores, as úlceras aftosas maiores possuem uma predileção pelas áreas móveis da mucosa oral. Os pacientes HIV-positivos podem apresentar lesões aftosas em qualquer área da cavidade oral.

Úlceras Aftosas Herpetiformes

As úlceras aftosas herpetiformes apresentam-se, clinicamente, como várias pequenas úlceras recorrentes (Figs. 2-33 e 2-34). Embora as áreas móveis da mucosa oral sejam as predominantemente afetadas, as mucosas gengival e palatina também podem ser envolvidas. A dor é considerável e a remissão geralmente ocorre em 1 a 2 semanas. Diferentemente da infecção pelo herpes, as úlceras aftosas herpetiformes não são precedidas por vesículas e não possuem células infectadas por vírus. Com exceção da característica clínica de várias úlceras orais, nenhum outro achado pode associar essa doença a uma infecção viral.

Histopatologia

Devido ao fato de o diagnóstico dessas úlceras ser geralmente evidenciado pelo aspecto clínico, a biópsia torna-se desnecessária e, portanto, raramente é realizada. As úlceras aftosas possuem achados microscópicos inespecíficos e não existe característica histológica diagnóstica (Figs. 2-35 e 2-36). Não é possível observar evidências de células infectadas por vírus. Essencialmente, observam-se as mesmas alterações microscópicas em todas as formas de úlceras aftosas. Os estudos demonstram que, no estádio pré-ulcerativo, podem ser encontradas células mononucleares na região submucosa e nos tecidos perivasculares. Estas células são predominantemente linfócitos CD4 que são rapidamente superados em número pelos linfócitos CD8 no

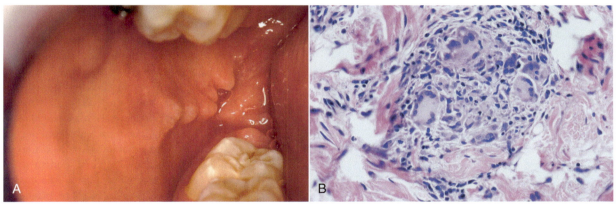

• **Figura 2-30** A, Nódulos e úlceras da doença de Crohn. B, Granuloma subepitelial com células gigantes multinucleadas.

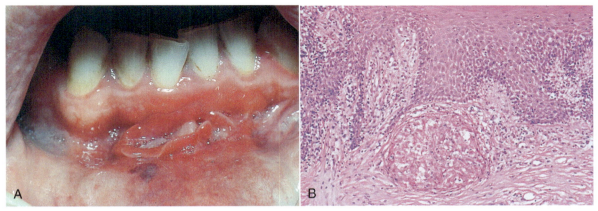

• **Figura 2-31** A, Fissuras na mucosa labial associadas à doença de Cronh. B, Espécime de biópsia demonstrando um granuloma. (Reproduzido com permissão de Regezi JA, Sciubba JJ, Pogrel MA: *Atlas of Oral and Maxillofacial Pathology.* Philadelphia, 2000, WB Saunders, Figs. 1-63 e 1-64)

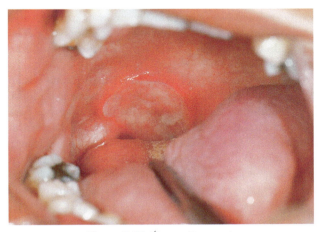

• **Figura 2-32** Úlcera aftosa maior.

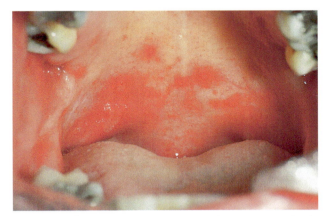

• **Figura 2-33** Úlceras aftosas herpetiformes. O paciente também tinha diversas lesões no lábio e na mucosa jugal.

estádio ulcerativo. Os macrófagos e os mastócitos são habitantes comuns das úlceras.

Diagnóstico Diferencial

O diagnóstico das úlceras aftosas geralmente baseia-se no histórico e no aspecto clínico (Tabela 2-3). As lesões secundárias (recorrentes) de herpes oral são, por vezes, confundidas com as aftas; mas, em geral, podem ser distinguidas das mesmas. Um histórico positivo da presença de vesículas precedendo as úlceras, a localização na gengiva inserida e no palato duro, e a cultura das lesões são fatores indicativos de herpes. Outras condições orais ulcerativas dolorosas que podem simular as várias formas de úlceras aftosas são trauma, pênfigo vulgar, penfigoide das membranas mucosas e neutropenia.

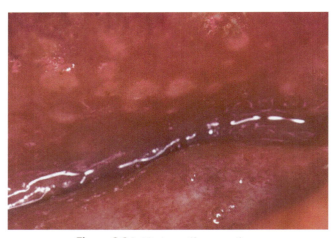

• **Figura 2-34** Afta herpetiforme na língua.

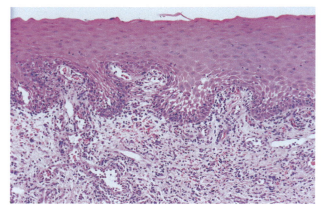

• **Figura 2-35** Ulceração pré-aftosa. Infiltrado linfocítico intenso e edema epitelial basal observados no estádio pré-ulcerativo de uma lesão aftosa.

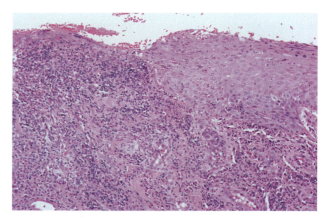

• **Figura 2-36** Úlcera aftosa demonstrando alterações inespecíficas.

Tratamento

Para os pacientes com úlceras aftosas menores ou ocasionais, nenhum tipo de tratamento é necessário, apenas o uso de enxaguatórios bucais como, por exemplo, o bicarbonato de sódio em água morna, com o objetivo de manter a cavidade oral limpa. Entretanto, quando os pacientes são mais gravemente afetados, algumas formas de tratamento podem proporcionar um controle significativo (mas não necessariamente a cura) desta doença. A imunomodulação com o uso de corticosteroides, tanto tópicos como sistêmicos, tem sido usada no tratamento das úlceras aftosas, mas não necessariamente previne futuras recorrências. Nos pacientes gravemente afetados, os esteroides sistêmicos podem ser utilizados para se obter um controle imediato. Uma dose baixa a moderada de prednisona por um curto período de tempo é efetiva. O regime típico pode ser de 20 mg a 40 mg diários durante 1 semana seguido pelo uso por mais 1 semana da metade da dose inicial. No entanto, para os pacientes com doença leve a moderada, justifica-se apenas o tratamento tópico. Os esteroides tópicos, se utilizados de maneira criteriosa, podem ser relativamente eficazes e seguros (informe-se sobre a ação dos corticosteroides e seus efeitos adversos na seção sobre o tratamento do pênfigo vulgar). Embora quase todos os componentes tópicos tenham sido desenvolvidos para o uso cutâneo, a prescrição destes agentes para uso na mucosa oral tem sido a prática-padrão (Quadro 2-8). A injeção intralesional de triancinolona pode ser dada para as lesões focais ou para os pacientes problemáticos. Nos casos de ocorrência de episódios ulcerativos repetitivos nos quais não é possível o uso de esteroides sistêmicos e os agentes tópicos demonstram-se ineficazes, a administração sistêmica de montelucaste (um antagonista do receptor de leucotrieno) pode ser benéfica.

Antibióticos. Os antibióticos estão sendo utilizados no tratamento das úlceras aftosas com resultados razoáveis a bons. Utilizadas de forma tópica, a tetraciclina e as suspensões de congêneres da tetraciclina podem, por vezes, produzir excelentes resultados. Além dos seus efeitos antibacterianos para manter a cavidade oral limpa, a tetraciclina acelera a remissão das úlceras por meio da inibição das metaloproteinases da matriz (MMPs). Dada a rápida ação da tetraciclina, esta deve ser utilizada por um curto intervalo de tempo. O regime tópico para o tratamento das úlceras aftosas consiste na solubilização de uma cápsula de tetraciclina de 250 mg em 30 mL (um fluido por vez) de água morna para bochecho por alguns minutos. Este procedimento deve ser repetido por até quatro vezes ao dia durante 4 dias. Os resultados são melhores quando o bochecho é utilizado no 1° dia do aparecimento das úlceras ou durante a fase prodrômica.

Outros agentes. Devido aos seus efeitos adversos bastante profundos, os agentes imunossupressores, como a azatioprina e a ciclofosfamida, geralmente são justificados apenas para o tratamento dos pacientes gravemente afetados (para permitir a redução da dose de prednisona). Estudos recentes indicam que a talidomida pode ser benéfica para os pacientes gravemente afetados, especialmente os pacientes com AIDS. Duas outras medicações que também apresentam eficácia terapêutica são a pentoxifilina e a colchicina.

• **QUADRO 2-8** **Corticosteroides Tópicos**

Propionato de clobetasol (Temovate®)
Propionato de clobetasol mais "adesivos orais" (50% Temovate® pomada com 50% Orabase)
Dipropionato de betametasona (Diprosone®)
Fluocinonida (Lidex®)
Betametasona mais clotrimazol (Lotrisone®)

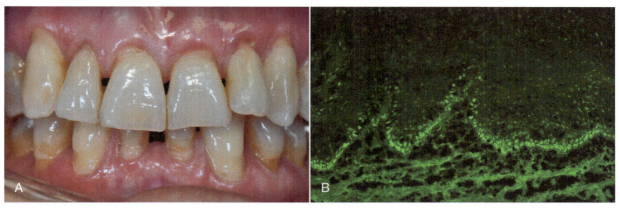

• **Figura 2-37** Estomatite ulcerativa crônica.

Estomatite Ulcerativa Crônica

Trata-se de um raro distúrbio mucocutâneo crônico que ocasiona descamação e ulceração da mucosa oral. Clinicamente, pode assemelhar-se a diversas outras condições mucocutâneas, tais como a reação de hipersensibilidade, o líquen plano, o penfigoide das membranas mucosas, a doença linear da imunoglobulina (Ig) A e o pênfigo vulgar. A condição ocorre mais comumente em mulheres brancas com mais idade e tipicamente acomete a língua, a mucosa jugal ou a gengiva. Os achados da biópsia corados com H&E podem ser inespecíficos ou semelhantes ao líquen plano. O exame de imunofluorescência direta mostra depósitos perinucleares de IgG nas camadas basal e do terço inferior do epitélio (Fig. 2-37), mas com uma ausência de coloração para os outros tipos de imunoglobulinas ou fibrinogênio. Os anticorpos teciduais e circulantes para a proteína ΔNp63α estão associados à estomatite ulcerativa crônica, porém o seu papel na sua etiologia e patogenia ainda não está comprovado. Ao contrário das outras doenças mucocutâneas imunomediadas, tem sido relatado que a estomatite ulcerativa crônica não responde tão bem aos corticosteroides, mas apresenta uma boa resposta à hidroxicloroquina. Esta condição não apresenta relação com outras doenças gastrintestinais ou autoimunes, não apresenta manifestações sistêmicas nem potencial de transformação maligna.

Síndrome de Behçet

A síndrome de Behçet é uma rara doença inflamatória multissistêmica (gastrintestinal, cardiovascular, ocular, do SNC, articular, pulmonar e dermatológica) na qual as aftas orais recorrentes são uma característica importante. Embora as manifestações orais sejam, em geral, relativamente pequenas, o envolvimento de outros locais, principalmente dos olhos e do SNC, pode ser consideravelmente grave.

Etiologia

A causa desta condição não infecciosa, na qual a vasculite é uma característica primária, ainda está pouco compreendida, embora se acredite que esteja associada a uma disfunção imunológica ou a uma alteração no sistema imunológico inato. A síndrome de Behçet tem predisposição genética e prevalência geográfica (especialmente na Turquia e em outras áreas do Leste Mediterrâneo), particularmente devido à presença frequente do antígeno leucocitário humano HLA-B51.

Características Clínicas

As lesões da síndrome de Behçet afetam tipicamente a cavidade oral (100% de incidência), a genitália (62% dos casos) e os olhos (Quadro 2-9; Figs. 2-38 e 2-39). Geralmente, outros locais e sistemas são menos acometidos. Esta condição pode estar associada à artrite recorrente de punho, tornozelo e joelho. Acredita-se que as manifestações cardiovasculares resultem da vasculite e da trombose. As manifestações no SNC são frequentemente observadas sob a forma de cefaleia, embora existam relatos de casos de infarto. As lesões de pele descritas assemelham-se com o eritema

---

• QUADRO 2-9 Síndrome de Behçet

Etiologia
Disfunção imunológica, vasculite

Órgãos Afetados
Mucosa oral não queratinizada (aftas menores)
Genitália (úlceras)
Olhos (conjuntivite, uveíte, retinite)
Articulações (artrite)
Sistema nervoso central (cefaleia, paralisia dos nervos, inflamação)

Tratamento
Corticosteroides, outros imunossupressores

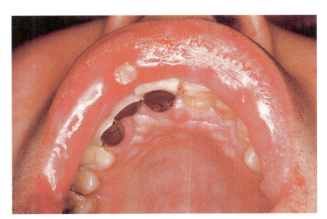

• **Figura 2-38** Componente oral da síndrome de Behçet (úlcera aftosa).

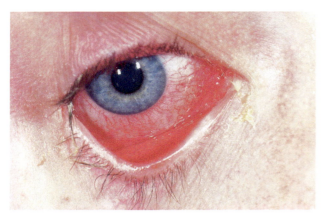
• **Figura 2-39** Conjuntivite causada pela síndrome de Behçet.

nodoso pustular. As policondrites recidivantes (p. ex., cartilagem auricular, cartilagem nasal) associadas à síndrome de Behçet têm sido designadas como síndrome MAGIC (do inglês, m*outh and* a*nal* g*enital ulcers with* i*nflamed cartilage* - úlceras na boca e na genitália com inflamação de cartilagem).

As manifestações orais desta síndrome são idênticas às das úlceras da estomatite aftosa. Geralmente, as úlceras são da forma aftosa menor e são encontradas nas mesmas distribuições típicas das aftas.

As alterações oculares são observadas na maioria dos pacientes com síndrome de Behçet. A uveíte, a conjuntivite e a retinite estão dentre os processos inflamatórios mais comuns.

As lesões na genitália são de natureza ulcerativa e podem ocasionar dor e desconforto. Podem ocorrer lesões ulcerativas dolorosas ao redor do ânus. Foram descritas em alguns pacientes doença inflamatória intestinal e alterações neurológicas.

Histopatologia
Os linfócitos T são as células predominantes nas lesões ulcerativas da síndrome de Behçet. Entretanto, observam-se infiltrados de neutrófilos nos quais as células aparecem no interior das paredes dos vasos (vasculite). Nesta patologia, a ação imunopatológica contra um alvo vascular é evidente por meio da presença das imunoglobulinas e do complemento no interior da parede dos vasos.

Diagnóstico
O diagnóstico da síndrome de Behçet baseia-se nos sinais e sintomas associados às diversas regiões afetadas. Não existem achados específicos que possam ser observados na biópsia tecidual e não existe nenhum exame laboratorial de suporte disponível.

Tratamento
Não se conhece nenhum tratamento-padrão para a síndrome de Behçet. Os corticosteroides sistêmicos são frequentemente prescritos, assim como agentes imunossupressores tais como o clorambucil e a azatioprina, que podem ser utilizados em associação ou em substituição aos esteroides. Dependendo do grau de gravidade da doença, a dapsona, a ciclosporina, a talidomida, o interferon e o fator de necrose antitumoral (TNF) são agentes que desempenham um papel importante no tratamento desses pacientes.

Síndrome de Reiter
Etiologia
Classicamente, a síndrome de Reiter ou doença de Reiter, uma forma de artrite reativa, é uma tétrade clínica composta de uretrite não específica, conjuntivite, lesões mucocutâneas e artrite que se segue a um quadro de disenteria (microrganismos *Shigella, Yersinia, Salmonella, Clostridium e Campylobacter*) ou à exposição a uma doença sexualmente transmissível, em particular a *Chlamydia trachomatis*. Atualmente, considera-se que uma resposta imunológica anormal a este(s) antígeno(s) microbiano(s) seja o provável mecanismo das múltiplas manifestações desta síndrome. Um indivíduo com HLA-B27 apresenta risco de 20% de desenvolver a doença de Reiter após um episódio de disenteria por *Shigella*.

Características Clínicas
O início da síndrome de Reiter é agudo, com o desenvolvimento simultâneo de uretrite, conjuntivite e oligoartrite afetando grandes e pequenas articulações dos membros inferiores. Geralmente, este quadro ocorre de 1 a 3 semanas após a exposição sexual ou logo após a disenteria. Outros sintomas são febre, perda de peso, anormalidades vasomotoras dos pés e lesões cutâneas que consistem em máculas, vesículas e pústulas nas mãos e nos pés. Podem ocorrer conjuntivite bilateral e, em 10% dos casos, irite aguda. A artrite é autolimitante e a remissão ocorre em 2 a 3 meses.

Em mais de 17% dos casos, as lesões orais foram descritas como úlceras semelhantes a aftas relativamente sintomáticas, que podem ocorrer em qualquer local da cavidade oral. As lesões na língua assemelham-se à língua geográfica.

Uma característica marcante nesta síndrome é a sua significativa prevalência em homens brancos na terceira década de vida. A duração da doença varia de semanas a meses e a recorrência não é incomum.

Diagnóstico
O diagnóstico depende do reconhecimento dos vários sinais e sintomas associados à síndrome. A velocidade de hemossedimentação (VHS) apresenta-se elevada na fase aguda da doença e persiste após a remissão da artrite. Pela tipificação tecidual, é possível observar que mais de 70% dos pacientes apresentam genótipo HLA-B27.

Tratamento
Geralmente, utilizam-se os agentes anti-inflamatórios não esteroidais (AINEs) no tratamento desta doença. Os antibióticos foram acrescentados ao regime de tratamento, obtendo sucesso variado. Os corticosteroides sistêmicos raramente são necessários.

Eritema Multiforme
O eritema multiforme (EM) é uma reação de hipersensibilidade aguda e autolimitante caracterizada por lesões autoimunes que acometem a pele e/ou lesões ulcerativas orais. Esta condição divide-se em dois subtipos: uma forma menor, geralmente desencadeada pelo HSV; e a forma maior, mais grave, desencadeada por certos agentes sistêmicos.

Etiologia e Patogenia

A causa básica do EM é desconhecida, embora se suspeite de uma reação de hipersensibilidade. Algumas evidências sugerem que o mecanismo da doença pode estar relacionado com os complexos antígeno-anticorpo contra pequenos vasos da pele ou da mucosa. Em cerca de metade dos casos, é possível identificar a presença de fatores precipitantes ou desencadeadores. Geralmente, estes estão associados a duas amplas categorias de infecções e fármacos. Outros fatores, tais como malignidades, vacinação, doença autoimune e radioterapia, são ocasionalmente citados como possíveis desencadeadores da doença. As infecções frequentemente relatadas são as infecções pelo HSV (HSV dos tipos 1 e 2), pela TB e pela histoplasmose. Nos casos das formas idiopáticas de recorrência da doença, o DNA do HSV pode ser detectado por meio da análise da reação em cadeia da polimerase (PCR) em cerca de 50% dos casos. Vários fármacos podem precipitar o EM, tais como os barbitúricos, as sulfonamidas e algumas medicações anticonvulsivantes como a carbamazepina e a fenitoína, sendo estes os agentes mais frequentemente envolvidos. Embora estes fármacos não possuam relação farmacológica entre si, o mecanismo pelo qual o EM é precipitado está associado às estruturas similares das proteínas que expõem regiões que apresentam características antigênicas semelhantes.

Características Clínicas

Geralmente, o EM é um processo agudo e autolimitante que afeta a pele e as membranas mucosas ou ambas (Quadro 2-10).

• QUADRO 2-10 Eritema Multiforme

Etiologia
Forma menor (menos grave) geralmente desencadeada pelo herpes-vírus simples
Forma maior (síndrome de Stevens-Johnson) muitas vezes desencadeada por medicamentos
Reação de hipersensibilidade idiopática ou a agentes infecciosos e fármacos

Características Clínicas
Várias úlceras orais e/ou lesões em alvo
Autolimitante, mas pode sofrer recidiva

Tratamento
Tratamento de suporte
Corticosteroides são ocasionalmente utilizados na forma grave

Entre 25 e 50% dos pacientes com EM cutâneo apresentam a manifestação oral da doença (Figs. 2-40 e 2-41). Pode ser uma condição crônica ou aguda recorrente. Na doença recorrente, os sintomas prodrômicos podem ser experimentados antes mesmo da presença da erupção. Os adultos jovens são os mais comumente afetados. Frequentemente, os indivíduos desenvolvem o EM durante primavera ou outono, e eles podem sofrer recidivas crônicas. O termo eritema multiforme foi cunhado para indicar os numerosos e variados aspectos clínicos das manifestações mucocutâneas desta doença. As lesões cutâneas clássicas do EM são as lesões em alvo ou na íris. Estas consistem em anéis eritematosos concêntricos separados por anéis de coloração quase normocrômica. Tipicamente, envolvem as extremidades, geralmente em uma distribuição simétrica (Fig. 2-42). Outros tipos de manifestação cutânea do EM são as máculas, pápulas, vesículas, bolhas e placas urticariformes.

Dentro da cavidade oral, o EM apresenta-se caracteristicamente como uma doença ulcerativa variando de pequenas lesões semelhantes à afta a várias lesões ulcerativas superficiais e generalizadas no EM maior. As vesículas de curta duração ou as bolhas são raramente observadas na fase inicial da doença. As lesões podem envolver qualquer área da cavidade oral, porém os lábios, a mucosa jugal, o palato e a língua são os locais mais frequentemente afetados. As lesões orais recorrentes caracterizam-se por várias úlceras dolorosas similares àquelas do episódio inicial ou como manchas eritematosas menos sintomáticas com ulceração limitada.

Os sintomas variam de leve desconforto a dor intensa. Pode haver grande preocupação em relação a esta condição inicial da doença por causa da presença ocasional de lesões de caráter explosivo em alguns pacientes. Sinais e sintomas sistêmicos como cefaleia, discreta elevação de temperatura e linfadenopatia podem acompanhar os casos de doenças mais graves.

No aspecto final do espectro do EM (EM maior), é possível observar o envolvimento intenso e concomitante de cavidade oral, olhos (Fig. 2-43), pele, genitália e, ocasionalmente, esôfago e trato respiratório. Esta forma de EM maior, também conhecida como síndrome de Stevens-Johnson, apresenta uma forte relação com o uso de medicamentos, em especial os analgésicos derivados dos oxicans e do ácido propiônico. Caracteristicamente, os lábios mostram úlceras crostosas no vermelhão dos lábios que causam dor intensa. É comum a presença de úlceras superficiais, que são geralmente precedidas por bolhas em todos os locais afetados. A inflamação ocular (conjuntivite e uveíte) pode ocasionar cicatrizes e cegueira.

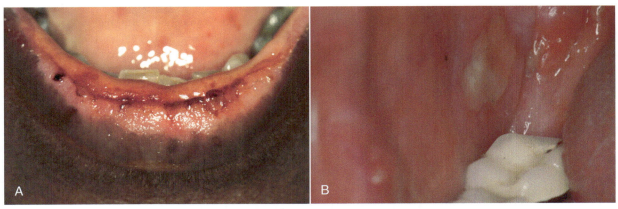

• **Figura 2-40** A e B, Úlceras do eritema multiforme maior.

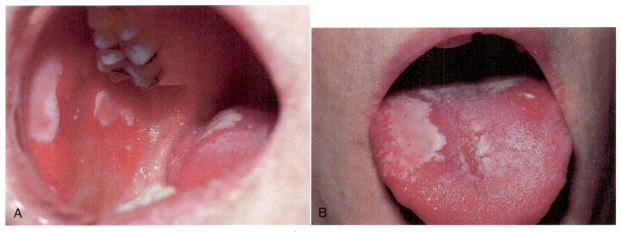

• **Figura 2-41** A e B, Úlceras do eritema multiforme.

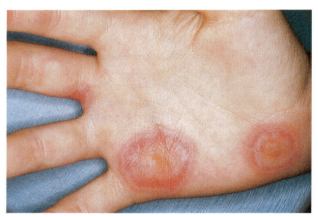

• **Figura 2-42** Lesões cutâneas em alvo do eritema multiforme.

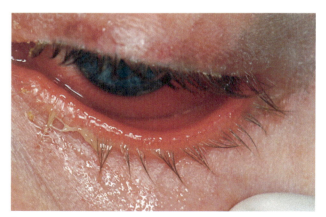

• **Figura 2-43** Lesão ocular em paciente com eritema multiforme maior. (Reproduzido com permissão de Regezi JA, Sciubba JJ, Pogrel MA: *Atlas of Oral and Maxillofacial Pathology*. Philadelphia, 2000, WB Saunders, Fig. 1-71.)

Histopatologia

O padrão microscópico do EM varia, mas consiste em hiperplasia epitelial e espongiose (Fig. 2-44). Geralmente, é possível observar queratinócitos apoptóticos nas camadas basal e parabasal. As vesículas ocorrem na interface epitélio-tecido conjuntivo, embora seja possível notar vesículas intraepiteliais. A necrose epitelial é um achado frequente. As alterações de tecido conjuntivo geralmente aparecem como um infiltrado de linfócitos e macrófagos no espaço perivascular e no tecido conjuntivo papilar.

Os estudos imunopatológicos não são específicos para o EM. O epitélio mostra negatividade para imunoglobulinas. Entretanto, é possível observar nas paredes dos vasos IgM, complemento e depósitos de fibrina. Este último achado é utilizado para confirmar a presença de vasculite mediada por imunocomplexos como causa do EM. Os autoanticorpos para desmoplaquinas 1 e 2 foram identificados em um subconjunto de pacientes com EM maior, sugerindo que ambos os sistemas imunológicos humoral ou mediado por células podem contribuir para a patogenia do EM.

Diagnóstico Diferencial

Quando as lesões cutâneas e as lesões em alvo ou na íris estão presentes, o diagnóstico clínico é geralmente simples. Entretanto, na ausência destas lesões ou de quaisquer lesões cutâneas, diversas possibilidades diagnósticas devem ser consideradas para a manifestação intraoral da doença, como a infecção primária pelo HSV (Tabela 2-4), úlceras aftosas, pênfigo vulgar, penfigoide das membranas mucosas, pênfigo paraneoplásico e líquen plano erosivo. A ausência geral de sintomas sistêmicos; a predileção das lesões orais por lábios, mucosa jugal, língua e palato (raramente gengiva); as úlceras extensas (geralmente não precedidas por bolhas); e o histórico de uso recente de medicamentos ou de uma infecção são aspectos favoráveis ao diagnóstico de EM.

Tratamento

No EM menor, o tratamento sintomático, incluindo a manutenção da cavidade oral limpa com a utilização de enxaguatórios bucais suaves, pode ser suficiente. No EM maior, o uso de corticosteroides tópicos com antifúngicos pode auxiliar no controle da doença. O uso de corticosteroides sistêmicos ainda é controverso e alguns pesquisadores acreditam que este uso é contraindicado, principalmente no tratamento de manutenção. O aciclovir na dosagem diária de 400 mg a 600 mg pode ser efetivo na prevenção da recorrência da doença em pacientes em que o HSV é considerado o fator desencadeante, embora a eficácia deste uso ainda não esteja clara. As medidas de suporte como a hidratação oral, a ingestão adequada de fluidos e o uso de antipiréticos podem proporcionar benefícios substanciais para os pacientes.

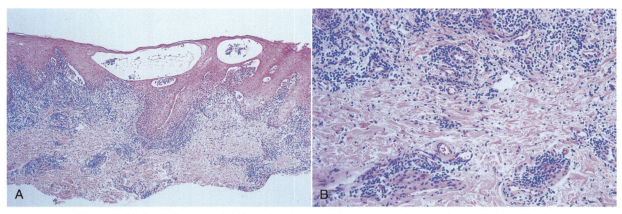

• **Figura 2-44** A e B, Espécime de biópsia de eritema multiforme oral mostrando edema epitelial e infiltrado linfoide. Observe a distribuição perivascular dos linfócitos em B. (Reproduzido com permissão de Regezi JA, Sciubba JJ, Pogrel MA: *Atlas of Oral and Maxillofacial Pathology.* Philadelphia, 2000, WB Saunders, Figs. 1-72 e 1-73.)

TABELA 2-4 Eritema Multiforme vs. Infecção Primária pelo Herpes Simples

	Eritema Multiforme	Infecção pelo Herpes
Aspecto	Úlceras extensas em cavidade oral e lábios. Lesões cutâneas em alvo	Pequenas úlceras orais ou periorais. Úlceras cutâneas
Sintomas	Leves a intensos	Moderados a intensos
Localização	Mucosa jugal, língua, lábios, palato e extremidades	Gengiva, lábios, pele perioral
Idade	Adultos jovens	Crianças
Causa	Hipersensibilidade	HSV
Tratamento	Sintomático, corticosteroides	Aciclovir

HSV, Herpes-vírus simples.

• **QUADRO 2-11 Reações Medicamentosas Eritematosas e Ulcerativas: Principais Fármacos Envolvidos**

Analgésicos
Aspirina
Codeína
Oxicans
Derivados do ácido propiônico

Antibióticos
Eritromicina
Penicilina
Estreptomicina
Sulfonamidas
Tetraciclina

Anticonvulsivantes
Barbitúricos
Fenitoína

Antifúngicos
Cetoconazol

Anti-Inflamatórios
Indometacina

Antimaláricos
Hidroxicloroquina

Cardiovasculares
Metildopa
Oxiprenolol

Psicotrópicos
Meprobamato
Clorpromazina

Outros
Retinoides
Cimetidina
Componentes de ouro
Anestésicos locais

Reações Medicamentosas

Etiologia e Patogenia

Embora a pele seja, na maioria das vezes, mais envolvida nas reações a medicamentos, ocasionalmente a mucosa oral pode ser afetada. Praticamente todos os fármacos possuem potencial para causar reações indesejáveis, porém alguns apresentam maior capacidade de ocasionar lesões do que outros. Além disso, alguns pacientes possuem uma tendência maior em reagir de forma indesejável a fármacos. Alguns dos medicamentos mais comumente envolvidos em reações adversas estão listados no Quadro 2-11. O total de substâncias relacionadas a efeitos adversos na cavidade oral (estomatite medicamentosa) é bastante extenso e as manifestações são variadas, incluindo a ocorrência de bolhas, de lesões semelhantes ao líquen plano (liquenoides), de reações semelhantes a um quadro de lúpus, de lesões ulcerativas e de erupções fixas (edema, eritema). A revisão cuidadosa do perfil de medicamentos utilizado pelo paciente no que diz respeito às alterações de mucosa oral é um elemento crucial para estabelecer ou excluir uma etiologia alérgica ou de hipersensibilidade.

A patogenia das reações medicamentosas está relacionada com mecanismos imunológicos ou não imunológicos (Quadro 2-12). Os mecanismos imunológicos são desencadeados pelos componentes antigênicos (haptenos) das moléculas dos fármacos, resultando em uma resposta imunológica exagerada ou uma alergia medicamentosa. O potencial de alergia a medicamentos depende diretamente da imunogenicidade do medicamento, da frequência da exposição, da via de administração (a via tópica é mais provável do que a via oral) e da resposta inata do sistema imunológico do paciente. Os mecanismos envolvidos na alergia medicamentosa são as reações mediadas pela IgE, as reações citotóxicas (ligação dos anticorpos a um fármaco que já estava aderido à superfície celular) e a circulação de complexos antígeno-anticorpo (fármaco).

• QUADRO 2-12 Reações Medicamentosas: Mecanismos

Resposta Hiperimune (Alergia)
Relacionada a imunogenicidade dos fármacos, frequência, via de administração, sistema imunológico do paciente
Mediadas por:
Mastócitos revestidos com IgE
Reação de anticorpos a células ligadas aos medicamentos
Deposição de complexos Ag-Ac

Resposta Não Imunológica (Não Dependente de Anticorpos)
Liberação direta de mediadores inflamatórios pelos mastócitos
Superdosagem, toxicidade, efeitos adversos

Ac, anticorpo; *Ag*, antígeno; *IgE*, imunoglobulina E.

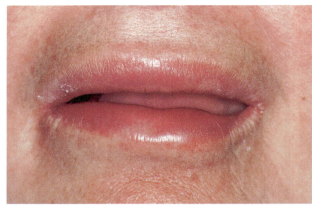

• **Figura 2-46** Angioedema adquirido ocasionando tumefação do lábio.

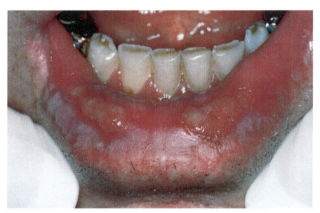

• **Figura 2-47** Reação medicamentosa ao captopril.

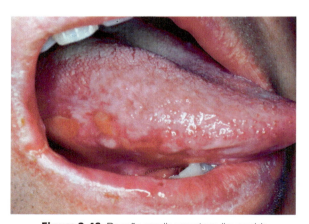

• **Figura 2-48** Reação medicamentosa liquenoide.

As reações medicamentosas que não são de natureza imunológica não estimulam uma resposta imunológica e não dependem dos anticorpos. Neste tipo de resposta, os agentes podem afetar diretamente os mastócitos, ocasionando a liberação de mediadores químicos. As reações podem resultar de superdosagem, toxicidade ou efeitos colaterais dos medicamentos.

Características Clínicas

As manifestações cutâneas das reações medicamentosas são amplamente variadas. Estas alterações podem aparecer de forma rápida, como uma anafilaxia, um angioedema, uma urticária, ou mesmo diversos dias após o uso do medicamento. Dentre as manifestações, destacam-se a urticária, o exantema maculopapular, o eritema, as vesículas, as úlceras e as lesões em alvo (EM) (Figs. 2-45 a 2-48).

O angioedema adquirido é uma reação alérgica mediada pela IgE e desencadeada por fármacos ou alimentos como nozes ou crustáceos. Estas substâncias podem agir como agentes de sensibilização (antígenos) para induzir a produção de IgE. Na reapresentação do antígeno, os mastócitos ligados à IgE na pele ou na mucosa liberam os seus mediadores, ocasionando, assim, as características clínicas do angioedema. O angioedema hereditário provoca manifestações clínicas semelhantes, porém por meio de um mecanismo diferente. Os indivíduos que herdam este

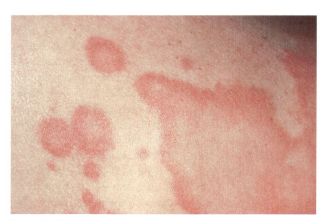

• **Figura 2-45** Reação de hipersensibilidade. Urticária cutânea associada à hipersensibilidade ao metronidazol.

raro traço autossômico dominante desenvolvem uma mutação espontânea que resulta na deficiência do inibidor do primeiro componente do complemento, a C1 esterase. A ausência ou disfunção do inibidor de C1 esterase, por fim, ocasiona a liberação de peptídeos vasoativos e, muitas vezes, as manifestações clínicas que caracterizam esta condição.

O angioedema, hereditário ou adquirido, apresenta-se como uma tumefação difusa, de consistência mole e indolor, geralmente nos lábios, no pescoço ou na face. Tipicamente, não produz alteração de coloração. Geralmente, essa condição desaparece após 1 ou 2 dias e pode recidivar posteriormente. É curioso ressaltar que um trauma mínimo é capaz de precipitar o edema. Um tratamento de emergência pode ser necessário caso este processo ocasione dificuldade respiratória devida ao envolvimento glótico ou laríngeo. Os anti-histamínicos e, nos casos mais graves, os corticosteroides são utilizados no tratamento desta forma de alergia.

As manifestações orais das reações medicamentosas podem ser de caráter eritematoso, vesicular ou ulcerativo. Podem mimetizar um quadro de líquen plano erosivo, e nestes casos são conhecidas como reações medicamentosas liquenoides (Quadro 2-13). As úlceras disseminadas, típicas do EM, muitas vezes são representativas de uma reação medicamentosa.

Histopatologia

O aspecto microscópico das reações medicamentosas inclui características inespecíficas como espongiose, queratinócitos apoptóticos, infiltrados linfoides, eosinófilos e ulceração. É comum observar um padrão de mucosite de interface (p. ex., um infiltrado linfoide em banda na interface epitélio-tecido conjuntivo) nas reações alérgicas de mucosa e ele pode relembrar as alterações encontradas no líquen plano. Embora os achados da biópsia não sejam diagnósticos, eles podem ser úteis para a exclusão de outras possibilidades diagnósticas.

Diagnóstico

Devido ao fato de as características clínicas e histológicas das reações medicamentosas serem altamente variadas e inespecíficas, a realização deste diagnóstico requer um alto índice de suspeição e um cuidadoso levantamento do histórico. É importante saber se ocorreu o uso recente de algum fármaco, embora seja possível acontecer uma reação tardia (após mais de 2 semanas) (p. ex., com a ampicilina). A retirada do medicamento suspeito deve resultar em melhora, e a reintrodução do mesmo (um procedimento que geralmente é contraindicado para a segurança do paciente) deve exacerbar a condição do paciente. Se houver a reintrodução, quantidades mínimas do fármaco agressor ou de outro agente estruturalmente relacionado devem causar uma reação.

Tratamento

As medidas mais importantes no manejo das reações medicamentosas consistem na identificação e na suspensão dos agentes causadores. Se isto for impossível ou indesejável, terão que ser introduzidos medicamentos alternativos ou as erupções terão que ser tratadas de modo empírico. Os anti-histamínicos e, por vezes, os corticosteroides podem ser úteis no manejo das erupções cutâneas e orais causadas pelas reações medicamentosas.

Alergias de Contato

Etiologia e Patogenia

As reações alérgicas de contato (estomatite venenata) podem ser causadas por estimulação antigênica por um vasto conjunto de substâncias estranhas, tais como alimentos, condimentos, conservantes, produtos de higiene oral, materiais odontológicos e muitos outros agentes. A resposta imunológica é predominantemente mediada pelas células T. Na fase de sensibilização, as células epiteliais de Langerhans possuem um papel importante no reconhecimento dos antígenos. Estas células dendríticas são responsáveis pelo processamento dos antígenos que penetram no epitélio vindos do ambiente externo. Subsequentemente, as células de Langerhans apresentam o apropriado determinante antigênico para os linfócitos T. Após o reconhecimento do antígeno, os linfócitos locais secretam os mediadores químicos da inflamação (citocinas) que, por sua vez, produzem as alterações clínicas e histológicas deste processo.

Características Clínicas

As lesões de alergia de contato ocorrem diretamente adjacentes à localização dos agentes causadores. A manifestação clínica é variada e inclui lesões eritematosas, erosivas, vesiculares, liquenoides e ulcerativas (Figs. 2-49 e 2-50).

Embora a alergia de contato seja frequentemente observável na pele, às vezes é vista na cavidade oral. Dentre os materiais que contêm agentes causadores de alergia de contato na cavidade oral,

---

QUADRO 2-13 Reações Medicamentosas Liquenoides: Medicamentos Potencialmente Envolvidos

AINEs
Anti-hipertensivos:
    Inibidores de ACE, betabloqueadores, nifedipina, metildopa
Diuréticos:
    Hidroclorotiazida, furosemida, espironolactona
Antipsicóticos fenotiazínicos:
    Clorpromazina, proclorpromazina, flufenazina, trifluoperazina, tioridazina, outros
Medicamentos anticonvulsivantes incluindo:
    Carbamazepina, fentoína
Medicamentos contra a tuberculose
Antimaláricos
Medicamentos quimioterápicos incluindo:
    5-flurouracil, hidroxiureia, inibidores da tirosina quinase, p. ex., imatinibe
Agentes hipoglicemiantes orais incluindo:
    Biguanidas, sulfonilureias, tiazolidinedionas
Antagonistas do fator de necrose tumoral:
    Adilumimabe, etanercepte, infliximabe
Inibidores da fosfodiesterase:
    Sildenafila
Agentes antifúngicos:
    Cetoconazol, outros azóis
Sulfas, incluindo:
    Hipoglicemiantes sulfonilureias, mesalazina, sulfassalazina, sulfonamidas, celecoxibe
Outros:
    Compostos de ouro, mercúrio, penicilamina

AINE, Anti-inflamatórios não esteroidais.

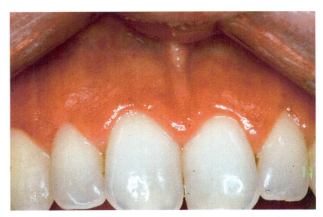

• **Figura 2-49** Alergia de contato resultando em gengiva eritematosa.

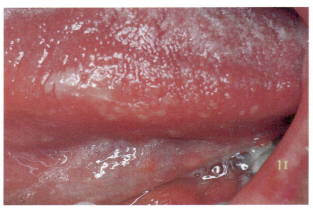

• **Figura 2-50** Alergia de contato resultando em eritema e ulcerações na borda lateral da língua.

destacam-se os cremes dentais, os enxaguatórios bucais, as balas, as gomas de mascar, os antimicrobianos tópicos, os esteroides tópicos, o iodo, os óleos essenciais e os materiais de uso odontológico. A canela tem sido identificada especialmente como um agente etiológico da estomatite de contato oral. As lesões associadas a este agente agressor são em geral brancas ou liquenoides, embora possam ser observadas lesões ulcerativas e eritematosas. Uma lesão relacionada, a gengivite plasmocitária, é outra forma de alergia de contato aos agentes que contêm canela em sua composição, como os cremes dentais e as gomas de mascar. Esta condição afeta primariamente a gengiva inserida e apresenta-se como uma lesão avermelhada e bilateral. Esta lesão é abordada no Capítulo 4.

Histopatologia

Microscopicamente, é possível observar alterações inflamatórias no epitélio e no tecido conjuntivo. Pode ser notada a presença de espongiose e de vesículas no interior do epitélio, bem como a de infiltrado linfoide e fagocitário no tecido conjuntivo. Os vasos sanguíneos podem estar dilatados e ocasionalmente é possível encontrar eosinófilos.

Diagnóstico

É essencial o levantamento de um histórico cuidadoso para se estabelecer uma possível relação de causa/efeito. Os achados da biópsia podem ajudar na confirmação do diagnóstico. É difícil realizar um teste de sensibilidade na cavidade oral, dada a possibilidade de resultados falso-negativos.

Tratamento

O tratamento deve ser direcionado para a remoção do material causador, caso este seja identificado. Nas situações mais brandas, as lesões cicatrizam dentro de 1 a 2 semanas. Os esteroides tópicos podem ser utilizados com o objetivo de acelerar o processo de cicatrização.

Granulomatose de Wegener (Granulomatose com Poliangiite)

Etiologia

A granulomatose de Wegener, renomeada de granulomatose com poliangiite (GPA), é uma vasculite necrotizante inflamatória incomum de base imunológica cuja causa exata é desconhecida. Os esforços realizados para a identificação do agente infeccioso demonstraram-se improdutivos.

Características Clínicas

Com uma incidência de aproximadamente três casos por 100 mil pessoas, a granulomatose de Wegener possui uma distribuição igual entre os gêneros e pode ocorrer em uma ampla faixa etária. As pessoas da raça branca são afetadas em aproximadamente 90% dos casos.

Tradicionalmente, a tríade observada nessa condição consiste no envolvimento de trato respiratório, pulmões e rins. Ocasionalmente, apenas dois destes três locais são afetados. As lesões também podem acometer a cavidade oral e a pele, com potencialidade de envolver os demais outros órgãos sistêmicos (Figs. 2-51 e 2-52).

A apresentação inicial da doença na cavidade oral é observada em 6% a 13% dos casos sob a forma de alterações dolorosas da mucosa oral, conferindo-lhe o aspecto de "paralelepípedo" no palato e na gengiva (alterações granulares e hiperplásicas) ("gengivite em forma de morango"). O diagnóstico clínico diferencial é amplo e inclui doenças fúngicas, carcinoma de células escamosas, linfoma, doença granulomatosa infecciosa, doença de células de Langerhans, lesão periférica de células gigantes, granuloma piogênico e, nos casos de envolvimento do palato duro, sialometaplasia necrotizante. Às vezes, a granulomatose de Wegener associa-se a outras manifestações de cabeça e pescoço, como a tumefação da glândula parótida, o edema facial, a sinusite, a rinorreia, a congestão nasal e o epistaxe. Na maioria dos casos, observam-se as úlceras nasais e

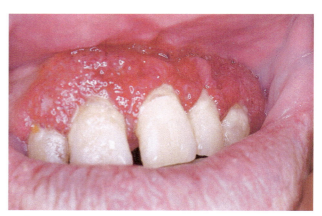

• **Figura 2-51** Aspecto gengival da granulomatose de Wegener.

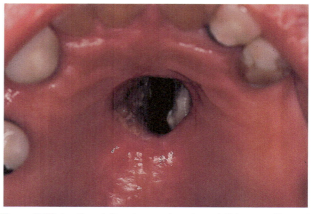

• **Figura 2-52** Lesão palatina da granulomatose de Wegener. (Reproduzido com permissão de Regezi JA, Sciubba JJ, Pogrel MA: *Atlas of Oral and Maxillofacial Pathology*. Philadelphia, 2000, WB Saunders, Fig. 1-110.)

sinusais (geralmente maxilares). Algumas vezes é possível observar necrose e perfuração do septo nasal ou palato.

O envolvimento renal consiste em glomerulite focal necrotizante. A falência dos rins é a consequência final da doença renal. As lesões inflamatórias pulmonares variam de intensidade leve a grave e podem, eventualmente, ocasionar falência respiratória.

Histopatologia

O processo patológico básico é granulomatoso e com característica vasculite necrotizante (Fig. 2-53). Nas áreas de granulomatose, é possível encontrar células gigantes multinucleadas e necrose. Os pequenos vasos afetados demonstram um infiltrado mononuclear no interior das suas paredes, havendo presença de necrose fibrinoide. O diagnóstico pode ser feito pela exclusão de outras doenças, principalmente do granuloma de linha média (Tabela 2-5).

Diagnóstico

O diagnóstico geralmente depende da presença da inflamação granulomatosa e da vasculite necrotizante observadas na biópsia das lesões de trato respiratório superior, o que evidencia a presença de lesões pulmonares e/ou renais. A presença de anticorpos anticitoplasma de neutrófilos (cANCAs) na imunofluorescência indireta no sangue consiste em mais uma evidência confirmatória, mas a ausência destes não exclui, necessariamente, o diagnóstico. Os anticorpos antineutrófilos perinucleares (pANCAs) constituem anticorpos contra a mieloperoxidase e geralmente estão associados a muitas formas de vasculite e poliarterite; portanto, não são específicos para a granulomatose de Wegener. Os resultados positivos de cANCA devem ser confirmados por estudos mais específicos, como o teste ELISA para PR-3, uma serino protease presente nos grânulos de neutrófilos, e a antimieloperoxidase (MPO).

Tratamento

Antes do advento dos agentes quimioterápicos, a falência renal e o óbito eram consequências frequentes da evolução da doença. O uso de agentes citotóxicos como a ciclofosfamida em combinação com os corticosteroides resultou na melhora do prognóstico dos pacientes afetados. Com o tratamento, a remissão da doença ocorre em aproximadamente 75% dos casos.

Granuloma de Linha Média

O granuloma de linha média é um diagnóstico feito por exclusão das demais lesões granulomatosas e necrotizantes do terço médio da face. Devido ao fato de o granuloma de linha média ter muitas características que coincidem com a granulomatose de Wegener, ambas as condições foram, por um momento, classificadas como granuloma letal de linha média. A maioria dos casos, se não todos, constitui linfomas periféricos extranodais de células *natural killer* (NK)/células T ocultos.

Características Clínicas

O granuloma de linha média/linfoma extranodal de células T/NK é um processo agressivo e destrutivo unifocal, geralmente localizado na linha média da região oronasal (Fig. 2-54). Clinica-

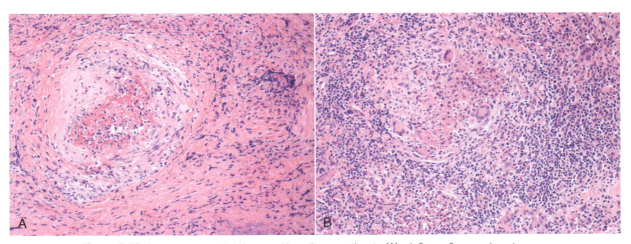

• **Figura 2-53** Granulomatose de Wegener. Vasculite necrotizante **(A)** e inflamação granulomatosa com células gigantes multinucleadas **(B)**.

TABELA 2-5 Granulomatose de Wegener vs. Granuloma de Linha Média (Linfoma de Células T)

	Granulomatose de Wegener	Granuloma de Linha Média
Etiologia	Desconhecida? Infecciosa? Disfunção imunológica	Doença maligna das células T/*natural killer* (NK)
Órgãos	Vias aéreas superiores, pulmões e rins	Vias aéreas superiores, palato, gengiva
Patologia	Granulomatosa e vasculite necrotizante	Linfoma de células T/NK (angiocêntrico)
Diagnóstico	Biópsia, positividade para anticorpos anticitoplasma de neutrófilos (cANCAs)	Biópsia, estudos imunológicos
Tratamento	Ciclofosfamida, prednisona	Radioterapia, quimioterapia

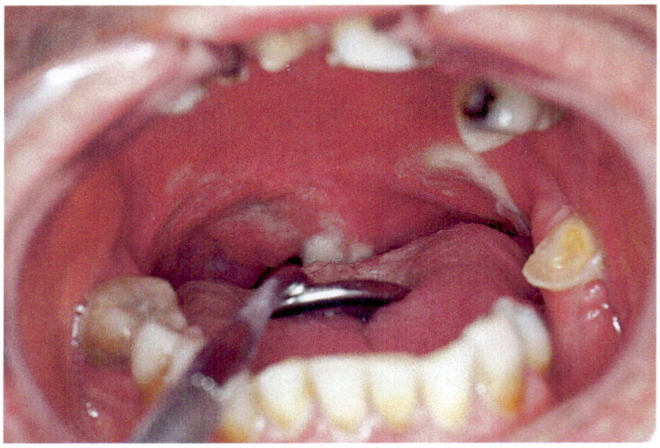

• **Figura 2-54** Granuloma de linha média apresentando-se como úlceras na orofaringe.

mente, as lesões apresentam-se como úlceras necróticas progressivas e que não cicatrizam. É comum a extensão através de tecidos moles, cartilagem e osso. Também pode ocorrer perfuração do septo nasal e do palato duro. As outras doenças que ocasionam clinicamente lesões destrutivas do terço médio da face em região nasal e palatina são a granulomatose de Wegener, as doenças infecciosas e o carcinoma.

Histopatologia
Microscopicamente, o processo aparece como uma inflamação aguda e crônica em um tecido parcialmente necrótico. A inflamação angiocêntrica é um achado comum e é característico da maioria dos linfomas de células T/NK. Devido ao aspecto quase trivial da inflamação presente nesta condição, devem ser realizadas diversas biópsias antes de o linfoma ser diagnosticado. A imuno-histoquímica e os estudos moleculares estabelecerão a clonalidade de células T/NK compatível com o linfoma. Há uma forte associação ao vírus Epstein-Barr (EBV).

Tratamento
O tratamento de escolha é a radiação local. Esta é relativamente efetiva e capaz de melhorar, de modo razoável, o prognóstico nos casos de doenças limitadas. Nos casos avançados, a associação com a quimioterapia combinada de antraciclina pode ser benéfica, ainda que, em algumas situações, o prognóstico permaneça ruim.

Doença Granulomatosa Crônica
A doença granulomatosa crônica (DGC) é um raro distúrbio sistêmico (ligado ao X ou autossômico recessivo) no qual a forma ligada ao X demonstra mutações em um dos genes CYBA, CYBB, NCF1, NCF2 ou NCF4 que resultam em defeitos na nicotinamida adenina dinucleotídeo fosfato (NADPH) oxidase e, consequentemente, em alterações na função dos neutrófilos e macrófagos. Embora sejam capazes de realizar a fagocitose dos microrganismos, estas células não conseguem matar determinados tipos de bactérias e fungos devido à sua deficiência de metabólitos de oxigênio e superóxido, que são tóxicos para os microrganismos.

As manifestações ocorrem durante a infância e, devido à maior frequência do padrão de herança ligado ao X, ocorre predominantemente no gênero masculino. O processo pode afetar muitos órgãos, tais como linfonodos, pulmões, fígado, baço, ossos e pele, como uma infecção recorrente ou persistente. As lesões orais são frequentemente observadas sob a forma de várias úlceras, que também são recorrentes ou persistentes. A doença granulomatosa e os resultados anormais do teste de redução da função de neutrófilos de nitroazul de tetrazólio apoiam as suspeitas clínicas.

Neutropenia Cíclica
A neutropenia cíclica, uma rara discrasia sanguínea, manifesta-se como uma redução cíclica grave ou uma depleção de neutrófilos do sangue ou medula com um ciclo médio, ou periódico, de cerca de 21 dias. Ambas as formas, a autossômica dominante e a esporádica, são ocasionadas pela mutação no gene que codifica a elastase dos neutrófilos (ELANE) que se localiza no cromossomo 19p13.3. Mais de 15 mutações diferentes que foram encontradas na neutropenia cíclica resultam em elastases neutrofílicas anormais que parecem ter um tempo de vida mais curto do que o normal. Febre, mal-estar, úlceras orais, linfadenopatia cervical e infecções podem aparecer durante os episódios neutropênicos ainda na infância. Os pacientes também estão suscetíveis à doença periodontal. Embora o tratamento com o fator estimulante de colônias de granulócitos (G-CSF) seja efetivo, os cuidados paliativos e as medidas estritas de higiene oral são importantes. O reconhecimento precoce da infecção é importante para a conduta, assim como o uso criterioso dos antibióticos.

Neoplasias

Carcinoma de Células Escamosas da Cavidade Oral
Com relação às incidências de todos os tipos de câncer, os carcinomas de células escamosas da cavidade oral e da orofaringe representam 3% dos casos de câncer em homens e 2% dos casos de câncer em mulheres. Anualmente, estima-se a ocorrência de mais de 36 mil novos casos de câncer de boca e orofaringe em homens e mulheres dos Estados Unidos. A proporção de casos entre homens e mulheres é, atualmente, de cerca de 2:1. Antigamente, esta proporção era de 3:1; esta mudança tem sido atribuída ao aumento do tabagismo entre as mulheres e ao aumento de sua expectativa de vida.

Os óbitos resultantes do câncer de boca e orofaringe representam aproximadamente 2% do total de mortes nos homens e 1% nas mulheres. O número total estimado de óbitos anualmente em decorrência do câncer de boca e orofaringe é elevado, em torno de 7.880 casos nos Estados Unidos, embora tenha sido observada uma leve diminuição de mais de 1,8% das mortes ocasionadas por esse tipo de câncer entre 1991 e 2006.

A tendência de sobrevida dos pacientes com essa neoplasia maligna tem sido considerada decepcionante, embora estudos recentes demonstrem uma pequena, mas significativa, melhora deste aspecto. O período entre 1999 e 2005 apresentou o aumento da taxa de sobrevida relativa em 5 anos em 63% dos casos, na comparação com a taxa de 55% entre os anos de 1984 e 1986 (Fig. 2-55). A taxa de sobrevida entre os afro-americanos apresenta-se menor do que as das demais raças, embora se observe um aumento significativo na sobrevida relatada de 36% nos anos entre 1984 e 1986 para 46% entre os anos de 1996 a 2005. Existem nos Estados Unidos e no restante do mundo variações geográficas das taxas de sobrevida do carcinoma de

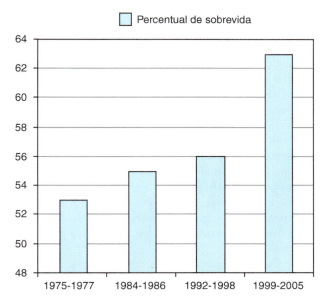

• **Figura 2-55** Taxas de sobrevida em 5 anos do câncer oral. (De Jemal A, Siegal R, Xu J, Ward E: Cancer statistics, 2010, CA *Cancer J Clin* 60:277-300, 2010.)

boca e orofaringe, e estas provavelmente estão mais associadas aos padrões genéticos e às diferenças do meio ambiente do que exclusivamente às populações locais.

Na Índia e em algumas regiões da Ásia, o câncer oral é a doença maligna mais comum, totalizando mais de 50% de todos os tipos de câncer. Geralmente, este dado deve-se à alta prevalência do hábito do tabaco sem fumaça. O tabaco é tipicamente misturado com noz de areca (folha de bétel), cal hidratada e temperos e permanece na mucosa oral vestibular durante longos períodos. Esta combinação de ingredientes, que pode variar de um local para outro, é mais carcinogênica do que o uso do tabaco por si só.

Etiologia

Acredita-se que, de todos os fatores que contribuem para a etiologia do câncer oral, o tabaco é considerado o fator mais importante. Todas as formas de utilização do tabaco estão fortemente associadas ao câncer oral. O hábito de fumar charutos e cachimbos está mais associado ao aumento do risco de desenvolvimento do câncer oral do que o hábito de fumar cigarros. O "fumo invertido", o hábito de manter a ponta do cigarro aceso no interior da cavidade bucal, muito comum na Índia e em alguns países da América do Sul, está associado ao aumento significativo do risco de desenvolvimento do câncer oral. Este alto risco é devido ao aumento da intensidade da combustão do tabaco nos tecidos adjacentes às mucosas palatinas e lingual. Em todo caso, a relação tempo-dose dos carcinógenos encontrados no tabaco é de extrema importância para a determinação da causa do câncer oral. Além disso, em relação ao aumento do risco de desenvolvimento de câncer em todas as regiões da cavidade oral, o cachimbo possui uma predileção especial para o carcinoma de células escamosas do lábio inferior.

Acredita-se que o uso em longo prazo do tabaco sem fumaça, seja sob a forma de rapé (tabaco cortado) ou de tabaco mastigável (tabaco de folhas soltas), aumenta o risco de câncer oral, embora este risco seja provavelmente baixo. Em vista deste menor risco para o câncer oral, alguns pesquisadores defendem a prática do tabaco sem fumaça como uma alternativa para os cigarros, embora a razão para isso seja questionável quando existem outros métodos alternativos e seguros para parar de fumar. Além disso, muitos dos pacientes que têm o hábito do tabaco sem fumaça também fumam cigarros e consomem álcool, aumentando, portanto, o seu risco para desenvolvimento de câncer oral. Cabe ressaltar que o tabaco sem fumaça ocasiona outros riscos para a saúde, como o aumento da pressão arterial, a dependência psicológica e o agravamento da doença periodontal.

Embora se acredite que, em geral, não seja uma substância carcinogênica por si só, o álcool configura-se como um fator de risco adicional para o câncer oral. A identificação do álcool como um fator carcinogênico por si só é difícil de ser provada por causa da associação de tabagismo com ingestão de bebidas alcoólicas na maioria dos pacientes. Entretanto, os estudos epidemiológicos recentes sugerem que o uso exclusivo do álcool pode aumentar o risco de câncer oral. Acredita-se que os efeitos do álcool estejam relacionados à sua capacidade de irritar a mucosa e de agir como um solvente para os demais carcinógenos (principalmente para o tabaco). As substâncias contaminantes e os aditivos com potencial carcinogênico encontrados nas bebidas alcoólicas podem ter um papel no desenvolvimento do câncer oral. Os estudos moleculares sugerem que os riscos carcinogênicos associados ao álcool podem ser decorrentes de um metabólito do álcool, o acetaldeído, dadas as alterações que ocasionam na expressão gênica dos queratinócitos.

Alguns microrganismos estão envolvidos no câncer oral. Tem sido sugerido que a *Candida albicans* seja um possível agente causador devido ao seu potencial de produzir um carcinógeno, a *N*-nitrosobenzilmetilamina. O vírus Epstein-Barr está relacionado com o linfoma de Burkitt e com o carcinoma nasofaríngeo, mas não com o carcinoma oral de células escamosas.

Os estudos demonstraram a presença ocasional dos subtipos 16 e 18 do papilomavírus humano (HPV) em 6 a 10% dos carcinomas orais de células escamosas, sugerindo um possível papel deste vírus nos cânceres orais. Isto contrasta com os dados encontrados nos carcinomas de células escamosas das tonsilas, segundo os quais 60 a 70% dos tumores são positivos para estes tipos de HPV. É importante observar a diferença entre o perfil molecular dos carcinomas de células escamosas associados ao HPV e o dos tumores HPV-negativos. A presença do HPV confere um impacto positivo sobre a sobrevivência. O *status* da p16, uma proteína reguladora do ciclo celular muitas vezes superexpressa em tumores infectados com os subtipos oncogênicos de HPV, fornece uma informação positiva ainda melhor sobre o prognóstico de carcinomas de cabeça e pescoço independentemente do *status* HPV. O carcinoma verrucoso foi identificado com uma lesão possivelmente relacionada com a infecção pelo HPV, mas essa visão é não mais confirmada pela evidência molecular.

Embora um estado nutricional precário esteja associado ao aumento de risco do câncer oral, o único fator nutricional de fato associado ao câncer oral é a deficiência de ferro da síndrome de Plummer-Vinson (também chamada de síndrome de Paterson-Kelly ou disfagia sideropênica). Esta condição afeta, tipicamente, mulheres de meia-idade e provoca língua vermelha dolorosa, atrofia da mucosa, disfagia causada pelas membranas esofágicas e uma predisposição ao desenvolvimento do carcinoma de células escamosas.

A luz ultravioleta (UV) é um conhecido agente carcinogênico e representa um fator significativo para o carcinoma basocelular da pele e para o carcinoma de células escamosas de pele e lábios. A dose cumulativa de luz solar e a quantidade de proteção dos pigmentos naturais são fatores de grande importância para o desenvolvimento do câncer. No espectro de luz UV, a radiação com um comprimento de onda entre 2.900 e 3.200 nm (UVB) é considerada mais carcinogênica do que a luz entre 3.200 e 3.400 nm (UVA).

O comprometimento do sistema imunológico faz com que o paciente fique em risco para o desenvolvimento do câncer oral. Os estudos relatam que este risco é maior entre os transplantados renais e de medula óssea, dada a imunossupressão iatrogênica. A radiação total do corpo e as altas doses de quimioterápicos utilizadas como preparo para o transplante de medula óssea também fazem com que o paciente fique em risco durante um longo período para o desenvolvimento de neoplasias malignas sólidas ou linfoides. Além das neoplasias malignas comuns na AIDS, como o sarcoma de Kaposi e alguns linfomas não Hodgkin, os pacientes com a infecção pelo HIV também têm risco de desenvolver vários cânceres, tais como os de ânus, fígado, pulmão e o linfoma de Hodgkin. Ainda não se sabe se existe um risco aumentado de câncer oral.

A irritação crônica é considerada como um fator modificador mais do que propriamente um fator iniciador do câncer oral. É improvável que o trauma mecânico ocasionado por próteses mal adaptadas, restaurações quebradas ou outros atritos friccionais seja causador de câncer oral. Entretanto, se houver início do câncer por outra causa qualquer, estes fatores poderão, provavelmente, acelerar o processo. Considera-se que a higiene oral precária exerça um efeito modificador significativo, embora muitos pacientes com higiene oral precária apresentem muitos outros fatores de risco importante que estão associadas ao câncer oral, tais como o hábito de fumar e o consumo do álcool.

Patogenia

De maneira similar à maioria das outras neoplasias malignas, o câncer oral origina-se do acúmulo de discretos eventos genéticos que levam a um câncer invasivo (Figs. 2-56 a 2-58). Estas alterações ocorrem nos genes que codificam as proteínas que controlam o ciclo celular, a sobrevida das células, a mobilidade celular e a angiogênese. Cada mutação genética é responsável por um estímulo de crescimento seletivo, permitindo, assim, a expansão clonal das células mutantes com o aumento do potencial de malignidade. Este processo é conhecido como evolução clonal. A progressão das várias etapas genéticas do câncer foi primariamente caracterizada na mucosa do cólon, correlacionando-se com a evolução da mucosa normal para pólipos adenomatosos e, posteriormente, para adenocarcinoma. Foi possível demonstrar que era necessária apenas uma pequena quantidade de alterações genéticas para que se adquirisse o fenótipo da malignidade. Por exemplo, as mutações no gene APC e no gene K-ras ocorrem na fase precoce da progressão tumoral, enquanto as alterações no p53 e no DCC ocorrem mais frequentemente nos tumores avançados.

As análises citogenéticas demonstraram uma série de alterações significativas que ocorrem no carcinoma de células escamosas, o que inclui mas não se limita às perdas de 9p21, local de dois genes supressores de tumor (p16 e p14ARF), e de 17p13, local do supressor tumoral p53, mas também de 3p, 13q21 e 18q21. A perda de 9p inativa o gene supressor de tumor p16, havendo a subsequente perda de 3p e 17p conforme a displasia se desenvolve e progride.

Conceitualmente, o câncer oral progride por dois estádios biológicos importantes. O primeiro consiste na perda de controle do ciclo celular por meio da indução da proliferação e da redução da apoptose. No início do processo da carcinogênese, o receptor do fator de crescimento epidérmico (EFGR) e o seu ligante principal ou proteína de ligação, o fator transformador de crescimento alfa (TGF-α), são suprarregulados, estabelecendo, assim, uma ativação autócrina. Embora os níveis de TGF-α permaneçam estáveis com o aumento do nível de displasia, a expressão de EGFR é aumentada e torna-se bastante elevada na transformação completa em carcinoma de células escamosas. Histologicamente, o impacto das alterações moleculares é mais óbvio nos pacientes com carcinoma *in situ,* nos quais é possível observar

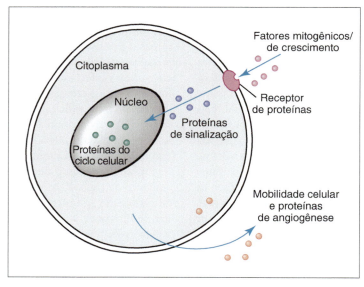

• **Figura 2-56** Expressão gênica do câncer oral.

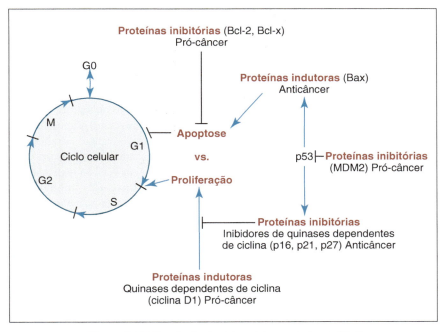

• **Figura 2-57** Regulação do ciclo celular; controle em G1-S.

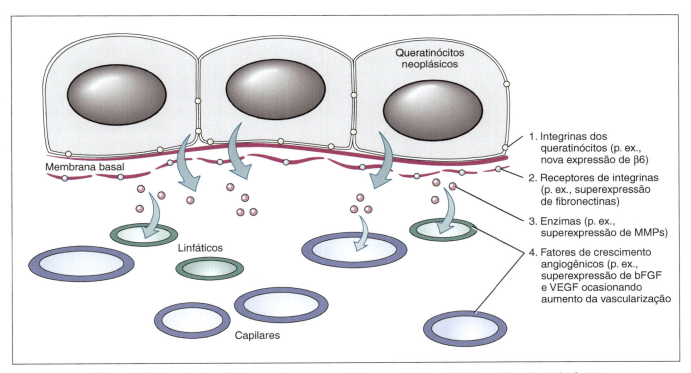

• **Figura 2-58** Invasão das células cancerígenas por meio do aumento da mobilidade celular e da angiogênese.

o aumento do número de células em divisão em todas as camadas do epitélio. O segundo estádio caracteriza-se pelo aumento da mobilidade celular levando a invasão e metástase. Neste estádio, as células epiteliais neoplásicas penetram na membrana basal e invadem os tecidos adjacentes, eventualmente alcançando os linfonodos regionais. Determinados membros da família MMP, principalmente as MMP 2, 9 e 13, são considerados elementos associados à invasão local e ao aumento do potencial metastático, e, consequentemente, a um prognóstico clínico ruim.

Ambos os estádios resultam em ativação (suprarregulação) dos oncogenes e inativação (regulação negativa) dos genes supressores de tumor (antioncogenes) (Quadro 2-14). Sob circunstâncias normais, os oncogenes codificam as proteínas que regulam positivamente as funções de crescimento celular, como a proliferação, a apoptose, a mobilidade celular, a sinalização celular interna e da membrana e a angiogênese. Se estes genes apresentarem-se alterados em um dos seus diversos mecanismos (p. ex., mutação), ocorre o aumento da expressão da proteína codificadora,

• **QUADRO 2-14** Patogenia do Câncer Oral

Oncogenes e genes supressores de tumor
    Mutação, amplificação ou inativação
Perda do controle do:
    Ciclo celular (proliferação vs. inibição, sinalização)
    Sobrevida celular (apoptose vs. antiapoptose)
    Mobilidade celular

o que dá origem a um clone de células com uma vantagem em termos de crescimento/mobilidade. Os genes supressores de tumor codificam as proteínas que regulam negativamente ou suprimem a proliferação. Essencialmente, as alterações destes genes (são necessárias alterações nos alelos materno e paterno) consistem em "soltar o freio" na proliferação de um clone de células. Acredita-se que os genes supressores de tumor desempenham um papel mais importante no desenvolvimento do câncer oral do que os oncogenes.

As alterações nos genes que controlam o ciclo celular parecem representar um papel fundamental no desenvolvimento do câncer oral. Em condições normais, a divisão celular ocorre em quatro fases: G1 (gap 1), S (síntese de DNA), G2 (gap 2) e M (mitose). O evento-chave consiste na progressão da fase G1 para a fase S. As alterações genéticas, se não forem reparadas na fase G1, podem ser transmitidas para a fase S e perpetuar-se nas divisões celulares subsequentes. O ponto de checagem (*checkpoint*) G1-S é normalmente regulado por um sistema complexo e bem coordenado de interações proteicas, no qual o equilíbrio e a função são considerados críticos para a divisão celular normal. A superexpressão das proteínas oncogênicas ou a subexpressão das proteínas antioncogênicas podem alterar o equilíbrio e favorecer a proliferação e a transformação maligna. Por exemplo, o p53 é, normalmente, um gene supressor de tumor e um regulador-chave da fase G1-S do ciclo celular. Em cerca de 50% dos casos do câncer oral, ocorre a mutação do p53, impedindo a codificação funcional da proteína (Fig. 2-59). As proteínas defeituosas p53 permitem que as células progridam para a fase S do ciclo celular antes da reparação do DNA. O resultado disto é o acúmulo de defeitos genéticos deletérios que contribuem para a transformação maligna. Essa proteína-chave pode estar desregulada nas lesões pré-malignas orais e pode servir como um indicativo de lesões de alto risco. A proteína MDM2 é responsável por mediar a degradação de p53 e, frequentemente, apresenta superexpressão nos cânceres orais.

A superexpressão da proteína ciclina D1 pode ser identificada em muitos cânceres orais, ocasionando um aumento da proliferação e de progressão prematura por meio do ponto de checagem G1-S. Dois importantes grupos de proteínas instrínsecas do ciclo celular capazes de regular a proliferação celular são as ciclinas e suas enzimas catalíticas, as quinases dependentes de ciclinas. Estas proteínas, por sua vez, são reguladas por uma classe de proteínas inibitórias chamadas de inibidores de quinases dependentes de ciclinas. A expressão reduzida dos inibidores de quinases dependentes de ciclina, o p16ink4a e o p27kip1, é outro fator importante no câncer oral e está relacionada com a perda do controle do ciclo celular e o aumento da proliferação.

O oposto biológico da proliferação é a apoptose (morte celular programada). Se as células permanecem vivas durante um longo período, elas possuem um mecanismo biológico que favorece o desenvolvimento de neoplasias. Alguns genes que controlam a apoptose apresentam-se alterados no câncer (p. ex., o gene BCL-2, que tem a sua expressão aumentada no linfoma de células do manto em decorrência de uma translocação cromossômica). No câncer oral, as diversas proteínas que regulam a apoptose (caspases, Bcl-2 e Bcl-X) frequentemente apresentam-se desreguladas. No câncer de cabeça e pescoço, a proteína pró-apoptótica Bax correlaciona-se positivamente com o aumento da sensibilidade aos agentes quimioterápicos.

Outros diversos oncogenes que atuam na regulação do crescimento celular e da transdução dos sinais da membrana celular para o núcleo estão frequentemente alterados na maioria dos casos de câncer oral. Entre estes genes, destacam-se os que codificam os fatores de crescimento, tais como o int-2 e o hst-1 (fator de crescimento fibroblástico); os receptores dos fatores de crescimento, como o HER1 (EGFR), HER2 (HER2/neu), HER3 e HER4; as proteínas envolvidas na transdução do sinal, como as ras (proteínas ligantes da guanosina trifosfato - GTP) e as proteínas regulatórias nucleares, como as myc (proteínas ativadoras da transcrição). Já foi identificada a correlação entre o aumento da expressão dos receptores de crescimento e o prognóstico do paciente. O EGFR, um receptor da proteína tirosina quinase que por vezes também apresenta superexpressão, é considerado um elemento importante no câncer oral. Foi demonstrado recentemente que os componentes diretos contra a proteína EGFR (cetuximabe, erlotinibe) aumentam a eficácia da radiação e da quimioterapia nos cânceres de cabeça e pescoço e na sobrevida dos pacientes. Estes agentes estão sendo clinicamente utilizados em diversos tipos de câncer, entre os quais o câncer pulmonar e o oral.

Muitos cânceres orais passam por uma fase pré-maligna (displasia ou carcinoma *in situ*), enquanto outros parecem surgir *de novo* sem evidências clínicas ou microscópicas de lesões preexistentes. Os carcinomas invasivos desenvolveram a habilidade de penetrar na camada basal e no tecido conjuntivo, bem como no tecido vascular. Acredita-se que estes tumores tenham desenvolvido vantagens biológicas por meio das lesões moleculares nos genes e nas proteínas associadas ao movimento celular e à degradação da matriz extracelular. As alterações no fenótipo das

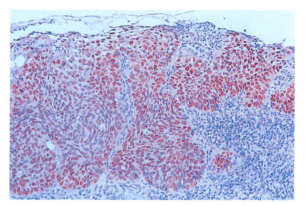

• **Figura 2-59** Coloração mostrando a positividade nuclear de p53 no câncer oral. (Reproduzido com permissão de Regezi JA, Sciubba JJ, Pogrel MA: *Atlas of Oral and Maxillofacial Pathology*. Philadelphia, 2000, WB Saunders, Fig. 1-6.)

moléculas de adesão celular (p. ex., caderinas e integrinas) liberam células a partir do seu ambiente normal, dando-lhes a capacidade de migração. Isto, associado à degradação enzimática da camada basal e do tecido conjuntivo, garante os componentes necessários para a invasão do tumor proliferativo.

As proteínas de adesão celular estão frequentemente alteradas no câncer oral invasivo. Entre elas, encontramos as moléculas de adesão intercelular (ICAM), as caderinas E, e a nova expressão de integrina beta-6, uma proteína que auxilia na mobilidade dos queratinócitos. As proteínas de matriz produzidas pelas células tumorais e possivelmente por elementos do tecido conjuntivo (p. ex. fibroblastos, macrófagos) contribuem para o colapso da membrana basal e das proteínas da matriz extracelular. A tenascina, uma molécula de adesão que não é evidente na mucosa normal, é frequentemente detectada nos carcinomas de células escamosas. As MMP 1, 2, 9 e 13 foram demonstradas nos carcinomas invasivos e se acredita que desempenhem um papel significativo na degradação dos elementos do tecido conjuntivo. Em particular, as MMPs 3 e 13 estão associadas aos carcinomas avançados de cabeça e pescoço.

Para os tumores com crescimentos superiores a 1 mm, é necessário um novo suprimento sanguíneo (angiogênese). Isto ocorre devido à indução mediada por tumor ou à superexpressão das proteínas angiogênicas (p. ex., fator de crescimento do endotélio vascular [VEGF], fator de crescimento fibroblástico [FGF]) e/ou devido à supressão de proteínas que inibem a angiogênese. O VEGF, o FGF e a interleucina 8 (IL-8), uma citocina pró-inflamatória, foram identificados no câncer de cabeça e pescoço e se acredita que sejam em parte responsáveis pela angiogênese associada à progressão destes tumores. A alteração genética que ocasiona a superexpressão destas proteínas ainda não está completamente determinada, mas é provável que envolva interações com outros genes imunossupressores e oncogenes fundamentais.

Outra característica importante das células cancerígenas é o aumento da sobrevida de replicação das mesmas. Os telômeros são complexos DNA-proteína encontrados nas extremidades dos cromossomos e são necessários para a estabilidade cromossômica. As células normais apresentam uma vida finita relacionada ao encurtamento do telômero que ocorre em cada sucessiva divisão celular. Quando ocorre uma significativa redução do telômero, o cromossomo e, posteriormente, a célula ficam sujeitos à degradação. Por vezes, as células cancerígenas desenvolvem um mecanismo para manter o comprimento do telômero e a integridade do cromossomo e, portanto, a viabilidade em longo prazo. Isto está associado à produção de telomerase, uma enzima intranuclear que não está presente nas células normais adultas, porém é encontrada nas células cancerígenas. A maioria dos carcinomas de cabeça e pescoço apresenta atividade da telomerase devido à expressão desta enzima, ocasionando, assim, o aumento do tempo de vida da célula neoplásica.

Características Clínicas

Carcinoma dos Lábios. Sob o ponto de vista biológico, os carcinomas do vermelhão do lábio inferior encontram-se separados do carcinoma de lábio superior. Os carcinomas de lábio inferior são bem mais comuns do que os de lábio superior (Figs. 2-60 e 2-61). A luz UV e o hábito de fumar cachimbos são fatores etiológicos mais importantes no câncer de lábio inferior do que no câncer de lábio superior. A taxa de crescimento da doença é menor no câncer de lábio inferior do que no câncer de lábio superior. O prognóstico para as lesões de lábio inferior geralmente é bastante favorável, com uma sobrevida de mais de 5 anos em 90% dos casos. Em contraposição, o prognóstico do câncer de lábio superior é consideravelmente pior.

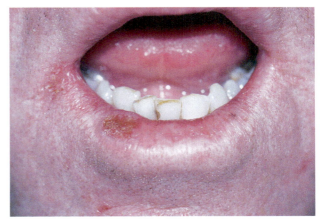

• **Figura 2-60** Carcinoma de células escamosas de lábio.

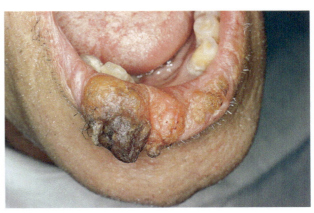

• **Figura 2-61** Carcinoma exofítico de células escamosas de lábio.

Os carcinomas de lábio totalizam 25 a 30% de todos os tipos de câncer oral. Geralmente, eles aparecem em pacientes entre 50 e 70 anos e afetam muito mais os homens do que as mulheres. Alguns componentes dos batons possuem propriedades de proteção solar, tais como o dióxido de titânio e o óxido de zinco, e isto justifica em parte estes dados, embora a exposição ocupacional à luz solar seja um fator mais prevalente entre os homens. As lesões iniciam-se no vermelhão dos lábios e tipicamente apresentam-se como úlceras crônicas que não cicatrizam ou como lesões exofíticas que possuem, por vezes, natureza verrucosa. A invasão profunda da lesão geralmente ocorre na fase tardia da doença. A metástase para os linfonodos locais submentonianos ou submandibulares é incomum, mas é mais provável de ocorrer nas lesões extensas do que nas lesões pouco diferenciadas.

Carcinoma da Língua. O carcinoma de células escamosas de língua é a doença maligna intraoral mais comum. Excluindo as lesões de lábio, este tipo de câncer totaliza entre 25 e 40% dos carcinomas orais. Apresenta predileção por homens na sexta, sétima e oitava décadas de vida. Entretanto, as lesões podem ser ocasionalmente encontradas em pacientes bastante jovens. Estas lesões, por vezes, exibem um comportamento particularmente agressivo.

O carcinoma de língua é tipicamente assintomático. No estádio tardio da doença, ocorre uma invasão profunda e os pacientes podem queixar-se de dor ou disfagia. De modo similar a outros tipos de câncer oral, a lesão pode se apresentar de quatro formas: como uma lesão endurecida ulcerada que não cicatriza; como uma lesão vermelha; como uma lesão branca; ou como uma lesão branca e vermelha (Figs. 2-62 a 2-65). De acordo

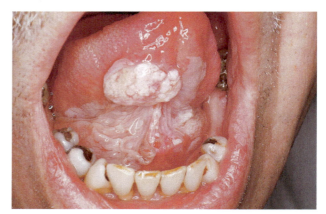

• **Figura 2-65** Carcinoma de células escamosas na superfície ventral da língua.

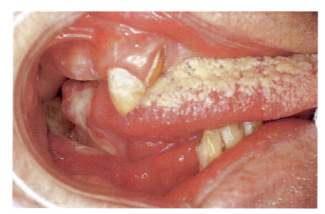

• **Figura 2-62** Carcinoma de células escamosas avançado na borda lateral posterior da língua.

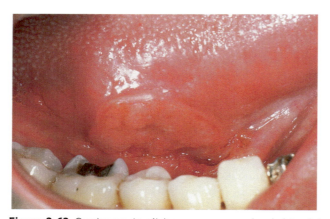

• **Figura 2-63** Carcinoma de células escamosas na borda lateral da língua em um homem de 34 anos.

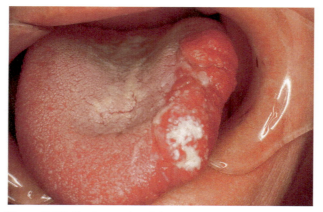

• **Figura 2-64** Carcinoma de células escamosas na borda lateral da língua.

com o padrão de crescimento, a neoplasia pode, ocasionalmente, tornar-se uma lesão exofítica proeminente, bem como uma lesão endofítica. Apenas uma pequena porcentagem das lesões leucoplásicas da língua constituem um carcinoma invasivo de células escamosas ou eventualmente transformam-se em carcinoma de células escamosas. No momento da descoberta clínica, a maioria das lesões eritroplásicas presentes na língua caracteriza-se por serem lesões *in situ* ou um carcinoma de células escamosas.

A localização mais comum do câncer de língua é a borda posterolateral, totalizando cerca de 45% das lesões de língua. É bastante incomum o desenvolvimento de lesões no dorso e na ponta da língua. Aproximadamente 25% dos cânceres de língua ocorrem no terço posterior ou na base da língua. Estas lesões são mais problemáticas devido à sua progressão silenciosa em uma área de difícil visualização. Portanto, muitas vezes estas lesões encontram-se em um estádio avançado ou já em metástase regional no momento em que são descobertas, gerando, assim, um prognóstico pior do que as lesões localizadas nos dois terços anteriores da língua, com exceção dos carcinomas de base de língua positivos para HPV em indivíduos que não fumam nem consomem álcool em excesso, nos quais o prognóstico geral é melhor quando comparados aos carcinomas relacionados ao hábito tabaco-álcool.

As metástases do câncer de língua são relativamente comuns no momento inicial do tratamento. Em geral, são achados depósitos metastáticos do carcinoma de células escamosas nos linfonodos do pescoço ipsilateral (do mesmo lado). Os primeiros linfonodos envolvidos são os submandibulares e os jugulodigástricos do ângulo da mandíbula (níveis anatômicos I e II). É bastante incomum a doença metastática à distância; mas, caso ocorra, deverá envolver os pulmões ou o fígado.

Carcinoma do Assoalho da Boca. O assoalho da boca é a segunda localização intraoral mais comum do carcinoma de células escamosas, totalizando 15 a 20% dos casos. De maneira similar, os carcinomas nesta localização ocorrem, predominantemente, em homens idosos, principalmente nos usuários crônicos de álcool e tabaco. A apresentação clínica característica é uma úlcera endurecida e indolor que não cicatriza (Fig. 2-66). Pode aparecer como uma placa branca ou vermelha (Fig. 2-67). Ocasionalmente, a lesão pode disseminar-se amplamente pelos tecidos moles do assoalho da boca, causando diminuição da mobilidade da língua (Figs. 2-68 e 2-69). A metástase para os linfonodos submandibulares não é incomum.

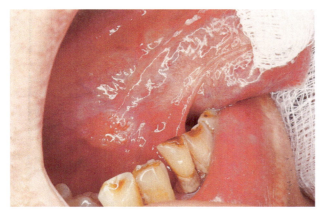

• **Figura 2-66** Carcinoma de células escamosas inicial no assoalho da boca.

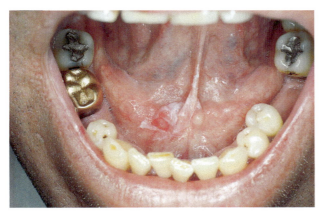

• **Figura 2-67** Carcinoma de células escamosas inicial no assoalho da boca.

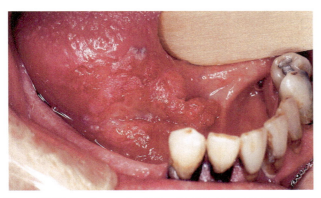

• **Figura 2-68** Carcinoma de células escamosas no assoalho da boca.

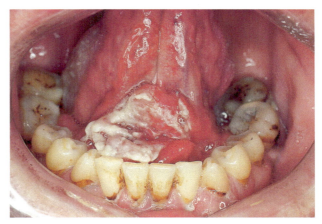

• **Figura 2-69** Carcinoma de células escamosas no assoalho da boca.

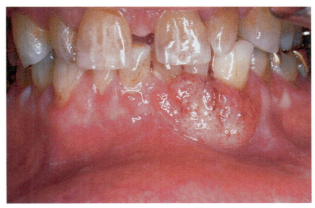

• **Figura 2-70** Carcinoma de células escamosas na gengiva.

Carcinoma da Mucosa Jugal e da Gengiva. As lesões de mucosa jugal e as lesões de gengiva somam cada uma, aproximadamente, 10% dos casos de carcinoma de células escamosas da cavidade oral. Tipicamente, os homens na sétima década são os mais afetados. A apresentação clínica varia de placas brancas a úlceras que não cicatrizam e destas até lesões exofíticas (Fig. 2-70), sendo esta última apresentação uma entidade clínica patológica chamada de carcinoma verrucoso. Este subtipo de carcinoma de células escamosas, muitas vezes associado ao hábito do tabaco sem fumaça, apresenta-se como uma massa verrucosa de base ampla. Esta lesão possui um crescimento lento e é bem diferenciada, raramente ocasiona metástase e possui um prognóstico bastante favorável.

Carcinoma do Palato. Existem algumas justificativas para a separação do câncer de palato duro do câncer de palato mole. No palato mole e nos tecidos contíguos, é mais comum ocorrer o carcinoma de células escamosas, totalizando cerca de 10 a 20% das lesões intraorais. No palato duro, o carcinoma de células escamosas é relativamente raro. Em contraste, o adenocarcinoma de glândulas salivares é relativamente comum. Entretanto, o carcinoma do palato é mais comumente encontrado em países como a Índia, onde é comum o hábito de fumo invertido.

O carcinoma de células escamosas no palato geralmente apresenta-se como placas vermelhas ou brancas assintomáticas ou como massas queratóticas ulceradas (inicialmente, os adenocarcinomas aparecem como massas não ulceradas) (Fig. 2-71). A existência de metástase para os linfonodos cervicais ou de lesões mais extensas é sinal indicativo de que a entidade está evoluindo de modo grave (Figs. 2-72 e 2-73).

Histopatologia

A maioria dos carcinomas orais de células escamosas constitui-se em lesões moderadas a bem diferenciadas (Figs. 2-74 e 2-75). São comuns as pérolas de queratina e a queratinização individual das células. A invasão para estruturas subjacentes na forma de

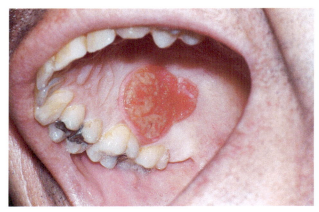

• **Figura 2-71** Segundo tumor primário do carcinoma de células escamosas no palato de um homem de 34 anos.

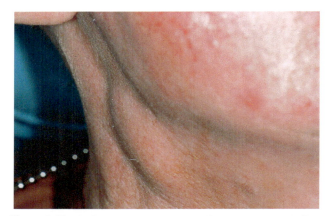

• **Figura 2-72** Metástase de carcinoma de células escamosas da língua para os linfonodos submandibulares.

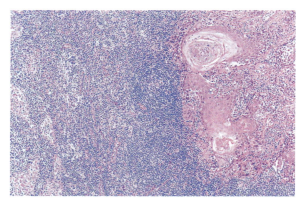

• **Figura 2-73** Carcinoma de células escamosas metastático (à direita) em um linfonodo. (Reproduzido com permissão de Regezi JA, Sciubba JJ, Pogrel MA: *Atlas of Oral and Maxillofacial Pathology*. Philadelphia, 2000, WB Saunders, Fig. 1-12.)

pequenos ninhos de células hipercromáticas é uma característica típica. A extensão do carcinoma *in situ* para os ductos excretores das glândulas salivares (sialoadenotropismo) é considerada um indicador microscópico de alto risco de potencial de recorrência, mas não se caracteriza necessariamente como uma invasão. As variações consideráveis entre os tumores estão relacionadas com o número de mitoses, com o pleomorfismo nuclear e com a quantidade de queratinização. Na coloração de H&E das lesões pouco diferenciadas, observa-se ausência de queratina ou uma pequena quantidade desta. Entretanto, ela pode ser identificada por meio do uso das técnicas de imuno-histoquímica com o objetivo de demonstrar os determinantes antigênicos nos casos de filamentos intermediários ocultos de queratina. Geralmente, observa-se uma significativa resposta inflamatória ao redor dos ninhos de células tumorais invasivas. Podem ser encontrados linfócitos, plasmócitos e macrófagos em grande quantidade.

Os carcinomas de células escamosas raramente apresentam-se como uma proliferação de células fusiformes de forma a serem confundidos com o sarcoma. Este tipo de tumor, conhecido como carcinoma de células fusiformes ou carcinoma sarcomatoide, origina-se a partir da superfície epitelial e geralmente acomete os lábios e, ocasionalmente, a língua. A imuno-histoquímica pode ser utilizada para identificar antígenos de queratina nesta lesão nos casos em que a coloração de H & E demonstre alguns achados equivocados (Fig. 2-76).

O carcinoma verrucoso caracteriza-se pela presença de células epiteliais bem diferenciadas que aparecem mais sob a forma hiperplásica do que sob a forma neoplásica. Uma característica-chave desta lesão é a natureza invasiva do tumor, observada por meio de amplas margens que parecem estar sendo "empurradas" em direção ao tecido conjuntivo. Geralmente, este "avanço" é circunscrito por linfócitos, plasmócitos e macrófagos. O diagnóstico com base apenas nos achados microscópicos é muitas vezes difícil de ser realizado; frequentemente é necessário considerar a apresentação clínica da lesão. O carcinoma de células escamosas papilares assemelha-se ao carcinoma verrucoso, embora seja uma lesão de menor diferenciação e com pior prognóstico.

Outra variante microscópica ou subtipo distinto do carcinoma de células escamosas é o carcinoma basaloide escamoso, que possui uma predileção pela base da língua e pela faringe e mostra um comportamento biológico maligno significativo. Nestes tumores, o padrão basaloide das células tumorais apresenta-se em associação às células tumorais de diferenciação escamosa. Este tumor pode ser microscopicamente confundido com o carcinoma adenoide cístico de padrão basaloide ou com o carcinoma adenoescamoso. Por meio das técnicas de hibridização, a diferenciação desta forma de carcinoma pela presença ou ausência do papilomavírus humano 16 permitiu o reconhecimento de um comportamento menos agressivo dos casos em que existe a presença do HPV 16 quando comparados aos casos homólogos na ausência do HPV 16 e, portanto, a melhoria dos resultados clínicos.

Diagnóstico Diferencial

Quando o carcinoma de células escamosas oral se apresenta na sua forma clínica característica de úlceras crônicas que não cicatrizam, devem-se considerar, no diagnóstico diferencial, outras condições ulcerativas. Uma úlcera crônica não diagnosticada deve ser sempre considerada como potencialmente infecciosa até que os achados da biópsia provem o contrário. Sob o ponto de vista clínico, é impossível diferenciar as manifestações orais causadas pela TB, pela sífilis ou pelas infecções fúngicas profundas das manifestações clínicas do câncer oral. Um trauma crônico, inclusive as lesões factícias ou autoinduzidas, pode mimetizar um carcinoma de células escamosas. Uma anamnese bem detalhada é muito importante, bem como o exame histopatológico,

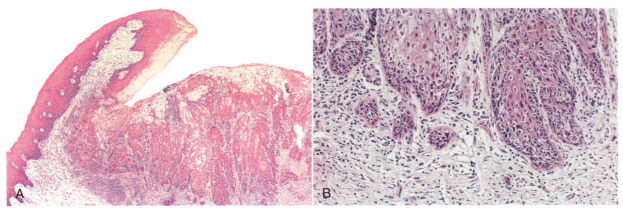

• **Figura 2-74** A e B, Carcinoma de células escamosas na língua.

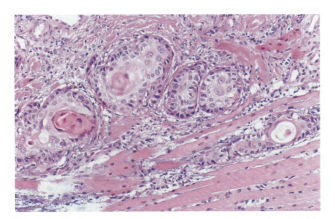

• **Figura 2-75** Carcinoma de células escamosas demonstrando ninhos tumorais invadindo o músculo esquelético.

para confirmar o diagnóstico. No palato e nos tecidos vizinhos, deve-se considerar, no diagnóstico diferencial, o granuloma de linha média e a sialometaplasia necrotizante.

Manejo Cirúrgico do Carcinoma de Células Escamosas da Cavidade Oral
Eric Carlson, DMD, MD

A experiência clínica com pacientes com carcinoma de células escamosas da cavidade oral demonstra que eles mais comumente se apresentam como um dos quatro cenários clínicos descritos a seguir: doença inicial (T1-2, N0), doença avançada localmente (T3-4, N0), doença avançada local e regionalmente (T4, N1-2) ou doença não ressecável. O tratamento do carcinoma oral de células escamosas e com possibilidade de ressecção baseia-se na localização e no estadiamento do tumor primário. Portanto, deve-se considerar que a cirurgia local do tumor primário, bem como a cirurgia dos linfonodos regionais do pescoço, deve ser realizada de acordo com um planejamento individual para cada paciente. Na cirurgia local do tumor primário, deve-se considerar a remoção do tecido mole e do osso envolvido, quando indicado. A remoção do câncer de tecidos moles é referida como uma excisão local ampla que deve incorporar 1 cm a 1,5 cm de margem linear de tecido mole com aspecto clínico normal nas áreas periféricas da lesão. A glossectomia parcial, ou hemiglossectomia, é um tipo específico de excisão local ampla indicado no manejo das neoplasias malignas da língua. A remoção do carcinoma de células escamosas com envolvimento ósseo é referida como ressecção e deve incorporar uma margem linear de 2 cm de osso radiograficamente normal na periferia da lesão. As ressecções mandibulares são classificadas como ressecção marginal, quando a borda inferior da mandíbula é preservada, e como ressecção segmentar, quando a altura total da mandíbula é removida, ocasionando, assim, um defeito de continuidade da mandíbula. As ressecções com desarticulação são uma variante da ressecção

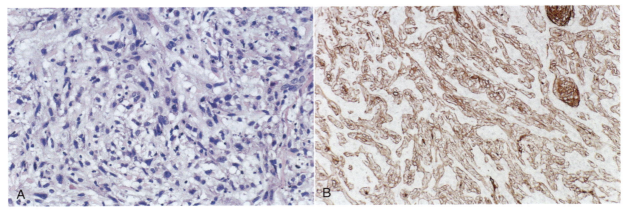

• **Figura 2-76** A, Carcinoma de células escamosas de células fusiformes. B, Coloração imuno-histoquímica para queratinas mostrando a positividade nas células tumorais.

mandibular de segmento na qual ocorre a remoção da articulação temporomandibular. A ressecção composta, uma técnica cirúrgica ablativa para o carcinoma oral de células escamosas, envolve a remoção dos tecidos moles e duros. Tipicamente, a ressecção composta envolve a remoção em monobloco dos linfonodos do pescoço, da mandíbula e dos tecidos moles das áreas correspondentes ao tumor primário de língua ou de assoalho da boca, por exemplo (Fig. 2-77).

O manejo da região de cabeça e pescoço é, talvez, um dos aspectos mais interessantes e controversos do tratamento cirúrgico do carcinoma de células escamosas da cavidade oral. A dissecção do pescoço é realizada em três circunstâncias. A primeira quando há a presença de linfadenopatia cervical palpável. O exame da região do pescoço deve ser realizado antes da realização da biópsia incisional de uma lesão suspeita. Este exame do pescoço faz parte do estadiamento do tumor, dos linfonodos e da metástase (sistema de estadiamento TNM), que é realizado antes de o diagnóstico definitivo do carcinoma de células escamosas ser estabelecido. O estádio N baseia-se, totalmente, no aspecto clínico, e a classificação TNM não deve ser modificada ainda que os achados da tomografia computadorizada (TC) sejam divergentes do diagnóstico clínico.

A segunda indicação de dissecção do pescoço é a presença de linfadenopatia nos exames de imagem (TC ou imagem de ressonância magnética [RM]). É possível que a análise clínica resulte em uma classificação N0, enquanto as imagens do paciente revelam a presença de linfonodos aumentados com centros hipodensos (necróticos), provavelmente indicativos de um carcinoma de células escamosas metástastico. Este cenário pode ocorrer em pacientes obesos nos quais a avaliação do pescoço não é confiável. Não obstante, sob algumas circunstâncias, o estadiamento dos linfonodos permanece N0, mas é necessária a realização da dissecção do pescoço. As imagens da TC e da RM fornecem uma avaliação anatômica bastante sofisticada dos linfonodos do pescoço (Fig. 2-78, *A*). Cabe ressaltar que, em muitos pacientes, a identificação de linfonodos levemente aumentados pode ser suficiente para validar a necessidade de realização da biópsia incisional com o objetivo de se estabelecer o diagnóstico do câncer do paciente ou outras causas. A imagem funcional, ou molecular, representa uma oportunidade para distinguir os linfonodos com câncer dos demais linfonodos levemente aumentados por outras razões (Fig. 2-78, *B*). As imagens moleculares da tomografia com emissão de pósitrons (PET) e a imagem com o biomarcador de glicose F-fluorodeoxiglicose 18 (FDG) estão sendo cada vez mais utilizadas para o diagnóstico e estadiamento das neoplasias malignas. A capacidade da PET de avaliar precisamente o estádio da neoplasia maligna depende do tamanho do tumor, das especificações físicas do *scanner* PET e da capacidade das células cancerígenas de captar a FDG. Recentemente, desenvolveu-se um dispositivo que foi capaz de unir a imagem anatômica (TC) e a imagem funcional (PET), oferecendo o melhor de ambos os exames: ficou possível avaliar imediatamente as anormalidades funcionais, que podem ser localizadas com precisão, e o estado funcional das anormalidades anatômicas. A avaliação clínica com o uso das imagens PET/TC dos pacientes com câncer oral/cabeça e pescoço possui três vantagens:

- A possibilidade de avaliação da doença subclínica dos linfonodos da região de cabeça e pescoço, o que pode modificar o plano de tratamento cirúrgico do pescoço (Fig. 2-79)
- A possibilidade de avaliação precoce do segundo tumor primário sincrônico
- A possibilidade de avaliação da doença metastática à distância, o que pode resultar no refinamento das recomendações de tratamento. A identificação de metástases disseminadas pode alterar o plano cirúrgico para uma abordagem não cirúrgica.

A terceira e mais instigante é a indicação para dissecção do pescoço quando a linfadenopatia desta região não é aparente. A doença oculta do pescoço é definida como a presença de câncer nos linfonodos do pescoço que não é possível de ser palpável clinicamente e que não aparece nos exames especiais de imagem. Portanto, a dissecção do pescoço é realizada para a doença N0. Diversos estudos avaliaram a possibilidade de a doença oculta do pescoço ocorrer em função da localização anatômica do câncer primário ou em função do seu tamanho e espessura. Estes estudos deixaram claro que os carcinomas de células escamosas da língua, mesmo iniciais (T1-2, N0), podem estar associados à doença oculta do pescoço em aproximadamente 40% dos casos. Isto explica por que muitos cirurgiões defendem a realização da dissecção do pescoço para o carcinoma de células escamosas da língua ainda em fase inicial. O câncer inicial do assoalho da boca (seguido pelo câncer da mucosa jugal, da gengiva maxilar, da gengiva mandibular e dos lábios) possui um risco quantitativamente menor, ainda que significativo, para doença oculta do pescoço. Portanto, a dissecção profilática da região do pescoço

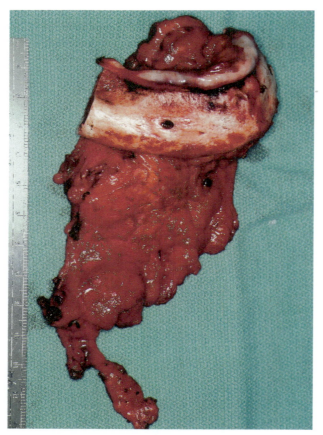

• **Figura 2-77** Ressecção composta realizada em um carcinoma de células escamosas T4, N0, M0 da região anterior do assoalho da boca. O espécime consiste em uma ressecção em monobloco do assoalho da boca, da mandíbula e dos linfonodos ipsolaterais.

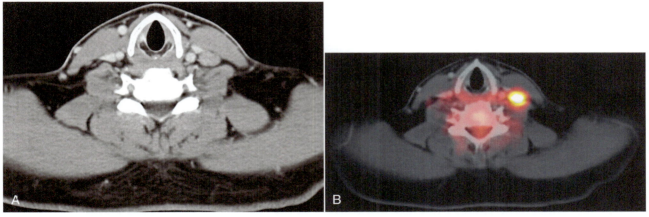

• **Figura 2-78** A, Tomografia computadorizada (TC) demonstrando um linfonodo aumentado localizado medialmente ao músculo esternocleidomastóideo esquerdo. A TC fornece uma avaliação anatômica deste linfonodo levemente aumentado. B, Imagem tomográfica com emissão de pósitrons (PET)/TC do mesmo paciente demonstrando o aumento da atividade metabólica deste linfonodo, confirmando, assim, a presença de doença metastática no interior deste linfonodo. Portanto, a PET/TC fornece uma avaliação anatômica e funcional do linfonodo.

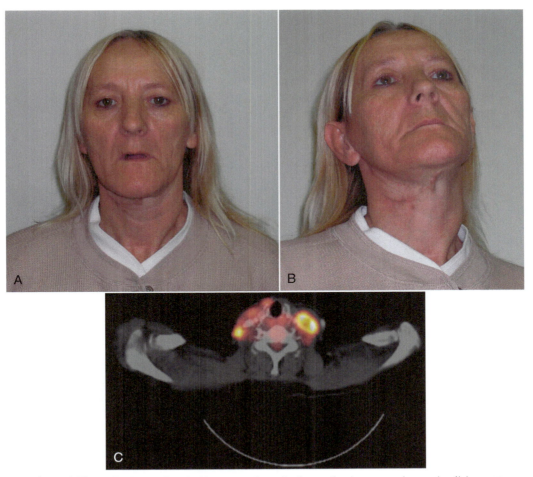

• **Figura 2-79** A e B, Uma mulher de 49 anos previamente diagnosticada com carcinoma de células escamosas da língua e um grande linfonodo metastático do lado esquerdo do pescoço. C, A tomografia com emissão de pósitrons combinada com a tomografia computadorizada demonstra o esperado aumento na atividade metabólica no linfonodo do pescoço do lado esquerdo, mas também demonstra um aumento da atividade metabólica em um linfonodo do lado direito, que não é possível de ser palpado clinicamente. Assim sendo, o plano de tratamento cirúrgico incluiu a dissecção bilateral do pescoço. Se não fosse realizada a PET/TC, a paciente provavelmente iria ser submetida apenas à dissecção do lado esquerdo do pescoço.

possui um papel importante no manejo do carcinoma de células escamosas da cavidade oral em fase inicial e deve ser realizada nos casos em que o risco para a doença oculta do pescoço seja maior do que 20%.

Ocasionalmente, a dissecação bilateral do pescoço é necessária no manejo do carcinoma oral de células escamosas. As indicações incluem os cânceres primários de linha média que envolvem a estrutura anatômica (p. ex., língua, assoalho da boca, gengiva) dentro de 1 cm da linha média e os cânceres que ultrapassam a linha média. Nessas circunstâncias, o pescoço pode ser classificado como bilateral N0 ou ipsolateral N+ e contralateral N0. O pescoço bilateral N+ também pode ser encontrado. Em um estudo com 66 pacientes candidatos à ressecção eletiva contralateral do pescoço, a taxa de metástase oculta contralateral encontrada foi de 21% quando os linfonodos cervicais metastáticos ipsolaterais foram observados histologicamente. Estes dados apontam para a necessidade de se considerar a cirurgia contralateral do pescoço para os pacientes que apresentam pescoço ipsolateral N+, principalmente nos casos de câncer primário de linha média ou bilateral.

As dissecações do pescoço podem ser classificadas como abrangentes ou seletivas. As dissecações abrangentes de pescoço incluem a dissecação radical do pescoço e a dissecação radical modificada do pescoço (DRMP). Ambas são realizadas quando os pacientes apresentam linfadenopatia cervical palpável (N+). Por definição, as dissecações abrangentes do pescoço envolvem a remoção dos linfonodos do pescoço que se encontram nos níveis oncológicos I a V (Fig. 2-80) ao longo do músculo esternocleidomastóideo, da veia jugular interna e do nervo acessório espinal. Devido ao fato de o nervo acessório espinal raramente estar envolvido com o câncer, a dissecação mais comumente realizada é a DRMP. A DRMP caracteriza-se pela remoção dos linfonodos nos níveis I a V, porém preserva o músculo esternocleidomastóideo ou a veia jugular interna, ou, mais comumente, o nervo acessório espinal. A DRMP do tipo I preserva o nervo acessório espinal e sacrifica todas as outras estruturas mencionadas (Fig. 2-81).

A dissecação seletiva do pescoço, realizada geralmente no pescoço N0, sacrifica exclusivamente os linfonodos. Por definição, o músculo esternocleidomastóideo, a veia jugular interna e o nervo acessório espinal são intencionalmente preservados. A dissecação da região supraomo-hióidea, o tipo mais comum de dissecação do pescoço, remove os linfonodos nos níveis I a III (Fig. 2-82). Esta dissecação do pescoço, portanto, é indicada para os casos N0 com alta possibilidade de doença oculta do pescoço.

Quando é necessária a dissecação bilateral do pescoço no manejo dos pacientes com carcinoma oral de células escamosas, é importante a preservação pelo menos da veia jugular interna com o objetivo de impedir as complicações trans e pós-operatórias, tais como a síndrome da veia cava superior, o acidente vascular cerebral e a síndrome da secreção inadequada de hormônio antidiurético (SIADH). Se a veia jugular interna bilateral não for preservada, o estadiamento da dissecção do pescoço deverá ocorrer após um período de 3 semanas a partir da dissecação inicial. Quando o câncer de linha média ou o câncer primário bilateral da cavidade oral estiver associado ao estadiamento

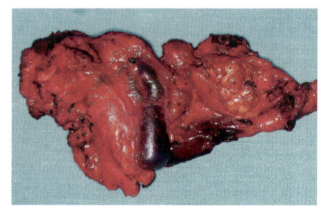

• **Figura 2-81** Espécime de uma dissecção radical modificada do pescoço do tipo 1. Observe a veia jugular interna no aspecto medial do músculo esternocleiodomatóideo. O nervo acessório espinal que inerva o músculo trapézio permanece intacto neste tipo de dissecção do pescoço.

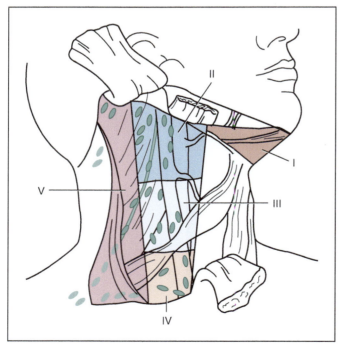

• **Figura 2-80** Os níveis oncológicos dos linfonodos do pescoço. Nível I = linfonodos submentonianos/submandibulares; nível II = linfonodos jugulares superiores; nível III = linfonodos jugulares médios; nível IV = linfonodos jugulares inferiores; nível V= linfonodos cervicais laterais posteriores.

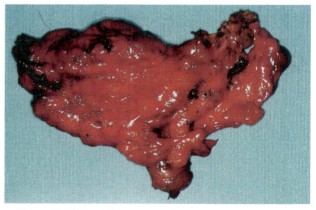

• **Figura 2-82** Espécime de uma dissecção supraomo-hióidea.

ipsolateral N+ ou contralateral N0, deve-se realizar uma dissecção abrangente do pescoço em conjunção com uma dissecção contralateral supraomo-hióidea. Quando o câncer de linha média ou o câncer primário bilateral ocorreram em associação ao pescoço N0 bilateral, indica-se a dissecção bilateral supraomo-hióidea (Fig. 2-83).

Por fim, o manejo cirúrgico do carcinoma de células escamosas deve basear-se no controle adequado da doença local ou controle do potencial de invasão dos linfonodos no pescoço. A radioterapia muitas vezes possui um papel único na abordagem do carcinoma de células escamosas da cavidade oral, associada ou não à quimioterapia, ou atua como um adjuvante na fase pós-operatória. A administração da radioterapia deve ser planejada de acordo com o padrão histológico da doença do paciente. As indicações gerais para a radioterapia pós-operatória são:

- Presença de margens de tecido mole positivas
- Presença de mais de um linfonodo positivo sem invasão extracapsular
- Presença de um ou mais linfonodos com invasão extracapsular
- Invasão óssea pelo câncer, mesmo nos casos de margens ósseas negativas
- Invasão perineural da lesão
- Associação a outras comorbidades imunossupressoras, como o HIV/AIDS

Esta abordagem representa uma ruptura com o dogma previamente aceito de que a radioterapia deve ser realizada na maioria, se não em todos, dos pacientes pós-operatórios. Portanto, a cirurgia e a radioterapia devem ser adaptadas para o tipo de câncer específico de cada paciente, em vez de tratar todos os pacientes de forma similar. Infelizmente, apesar das diversas melhorias nas técnicas cirúrgicas e na radioterapia, a taxa de sobrevida em 5 anos para os pacientes com carcinoma de células escamosas (incluindo todos os locais e estádios) aumentou apenas minimamente nos últimos 50 anos.

Manejo da Radioterapia nos Casos de Carcinoma de Células Escamosas da Cavidade Oral
John Kim, MD

Avaliação Clínica

Os pacientes com diagnóstico comprovado pela biópsia de carcinoma de células escamosas (CCE) da cavidade oral devem ser submetidos a anamnese e exame físico completos. O exame clínico deve incluir a visão indireta com espelho laringoscópico e/ou laringoscopia direta com fibra ótica flexível e a faringoscopia com o objetivo de excluir outros cânceres primários de cabeça e pescoço e de avaliar as vias aéreas dos pacientes com grandes tumores. O local primário e os linfonodos regionais devem ser avaliados por meio de imagens de TC e/ou RM. As imagens PET podem ajudar na identificação da extensão da doença primária subclínica, da doença oculta de linfonodos no pescoço ou de metástase sistêmica. A PET envolve a injeção de metabólitos que são normalmente capturados por tecidos normais ou tumorais. Estes metabólitos são envolvos por isótopos radioativos que permitem a detecção radiográfica destes compostos "pesquisados". A FDG é mais comumente utilizada nos casos de câncer de cabeça e pescoço com o objetivo de identificar a atividade metabólica da glicose nestes tumores. Diversos compostos pesquisados possuem aplicação clínica para os cânceres de cabeça e pescoço. Um exemplo destes é o [F]-misonidazol (FMISO). O FMISO é preferencialmente capturado pelas células hipóxicas; portanto, é possível detectar as regiões tumorais hipóxicas. Os tumores hipóxicos podem ser menos responsivos à radiação. As imagens PET não fornecem detalhes anatômicos tridimensionais. A combinação da imagem PET com imagem da TC (registro) pode fornecer um melhor detalhamento da correlação anatômica das áreas de maior captação da representação tumoral. As imagens PET desempenham um papel importante na avaliação da resposta do tumor à terapia adotada; um novo papel da utilização da imagem PET é o de auxiliar o delineamento e o planejamento da radioterapia.

Deve ser realizada uma radiografia panorâmica dos maxilares com o objetivo de avaliar o estado odontológico do paciente e o possível envolvimento mandibular dos tumores da cavidade oral. Outras análises básicas e de estadiamento são a avaliação sanguínea completa (hemograma completo, eletrólitos, função renal, enzimas hepáticas e testes de função tireoidiana) e a radiografia ou a TC de tórax. A TC e a ultrassonografia de fígado e um rastreamento ósseo são necessários em alguns pacientes com doença avançada ou com sintomas sistêmicos (p. ex., dor óssea).

Os pacientes são classificados de acordo com o manual de estadiamento do câncer do American Joint Committee on Cancer (AJCC) ou pela classificação de tumores malignos da International Union Against Cancer (UICC). Os pacientes candidatos à radioterapia necessitam de consulta e tratamento odontológicos

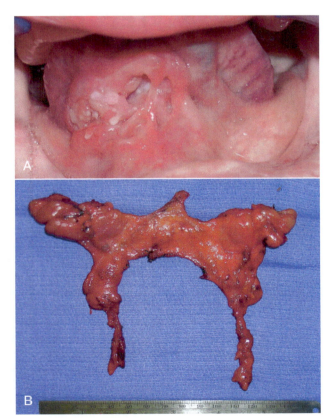

• **Figura 2-83** **A**, Um carcinoma de células escamosas do assoalho da boca direito/superfície ventral da língua que atravessa a linha média. **B**, Este paciente tinha doença N0, mas realizou-se a dissecção bilateral supraomo-hióidea do pescoço.

prévios, a menos que os mesmos sejam edêntulos. O dentista deve ter conhecimento do volume de radioterapia e das altas doses de radiação. Alguns pacientes necessitarão de extrações dentárias durante o tratamento com altas doses de radioterapia; isto deve ser realizado antes do início do tratamento radioterápico. Os dentes com mobilidade ou com doença periodontal, os dentes com cáries extensas ou impossibilidade de restauração, os dentes com patologia apical e os dentes impactados devem ser removidos antes do início da radioterapia. Todos os dentes em condições questionáveis devem ser extraídos e não se deve dar direito à dúvida, já que a osteorradionecrose consiste em um grave problema para o paciente.

Os procedimentos odontológicos de rotina também devem ser realizados antes do tratamento. Deve ser fornecido aos pacientes flúor tópico com pH neutro para aplicação diária pelo próprio paciente, e este hábito deve permanecer durante toda a sua vida. Os pacientes também devem ser conscientizados da importância da manutenção de uma higiene oral meticulosa, já que esta é essencial para minimizar os riscos do aumento das taxas de cárie nos pacientes que sofrem de xerostomia (boca seca) e de osteorradionecrose de mandíbula após radioterapia.

Radioterapia Primária. Os avanços na ablação cirúrgica e na reconstrução, que geraram excelentes resultados cosméticos e funcionais, levaram a maioria das instituições a adotar a cirurgia primária como padrão de tratamento da maioria dos cânceres de cavidade oral. Entretanto, a radioterapia como modalidade primária de tratamento é uma opção para os pacientes com carcinoma de cavidade oral. A radioterapia primária deve ser considerada para todos os pacientes que não são candidatos à cirurgia. As modalidades de tratamento radioterápico incluem a radioterapia de feixe externo convencional ou conformacional (EBRT), a radioterapia de intensidade modulada (IMRT) e a braquiterapia. A EBRT pode ser apenas com prótons ou em combinação com elétrons. Geralmente, utilizam-se vários campos (ou portais) de tratamento. O princípio da EBRT é englobar a maior parte da doença (primária) da cavidade oral com uma margem de segurança. Esta margem adicional possibilita a inclusão de áreas microscópicas potenciais para a disseminação do câncer, da variação diária da exposição ao tratamento, do movimento do paciente, do movimento dos órgãos (p. ex., deglutição) e do acúmulo de radiação na borda do feixe de radiação (penumbra). A movimentação do paciente é minimizada quando se utilizam dispositivos de imobilização. Todos os pacientes submetidos à irradiação devem ser imobilizados com um descanso no pescoço e com uma máscara de imobilização (Fig. 2-84) ou blocos mordedores. Os linfonodos regionais (linfonodos primários) com possibilidade de possuir doença oculta ou microscópica são geralmente inclusos nos campos da radioterapia, mesmo nos casos de pacientes com estadiamento clínico N0. Em um estudo, linfonodos metastáticos ocultos foram detectados em 49% dos pacientes com carcinoma de cavidade oral classificados clinicamente como T1-T3, N0 e que foram submetidos à dissecção eletiva da região de pescoço. Os linfonodos ipsolaterais de níveis I e II apresentam um elevado risco para metástase oculta (veja a descrição dos níveis oncológicos dos linfonodos anteriormente neste capítulo). Alguns tipos de CCE da cavidade oral, tais como as lesões de língua, podem desencadear metástase para os linfonodos inferiores independentemente do envolvimento dos linfonodos superiores. As lesões de linha média apresentam um maior risco do que as lesões unilaterais com metástase oculta de linfonodos bilaterais. As áreas com potencial de doença oculta devem ser tratadas com uma dose mais baixa de radiação do que as áreas com doença evidente. Geralmente, a doença nodal evidente é tratada com a mesma dose que o câncer primário da cavidade oral.

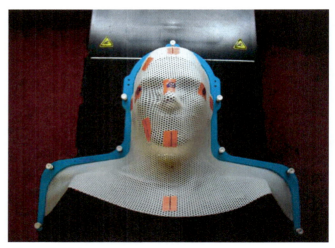

• **Figura 2-84** Exemplo de uma máscara de imobilização de cabeça e pescoço.

Os efeitos adversos da radioterapia resultam da irradiação de tecidos normais que não podem ser excluídos do tratamento. Durante todo ou em parte do tratamento, alguns tecidos normais podem ser excluídos de um ou mais campos de radiação por meio do uso de dispositivos de blindagem ou de feixes de formação. As estruturas normais podem ser evitadas mediante o uso de feixes geométricos que evitam completamente que estruturas críticas fiquem expostas a um ou mais campos de radiação. A técnica EBRT ipsolateral, por exemplo, pode ser utilizada para evitar a exposição da parótida contralateral e para preservar a função salivar após a radioterapia (Fig. 2-85). O planejamento da radioterapia com base nas imagens da TC torna possível uma identificação mais precisa da localização da doença, bem como das estruturas normais.

As técnicas de radioterapia conformacional, bem como a radioterapia conformacional tridimensional (3DCRT) e a IMRT, podem oferecer maior cobertura do tumor e preservação dos tecidos normais. O estado da arte do *software* de planejamento com base na TC e as unidades de tratamento de radiação são utilizados no planejamento e na oferta da IMRT. A IMRT é uma forma de 3DCRT. Ao contrário da IMRT, o feixe de intensidade que atravessa cada campo de radiação é uniforme na EBRT convencional e na 3DCRT. O feixe de intensidade que atravessa cada campo de tratamento da IMRT é variado e de uma forma complexa que permite a formação da dose de radiação, proporcionando, assim, a cobertura conformacional desejada enquanto impede a exposição dos tecidos normais. O objetivo do planejamento do uso da IMRT é preservar a função da glândula parótida (poupar a parótida) e evitar a hipossalivação permanente. A capacidade de criar um gradiente de dose de radiação seriado (alta dose a baixa dose com uma curta distância) é uma característica importante da IMRT. Os tumores muito próximos a estruturas normais críticas, como a

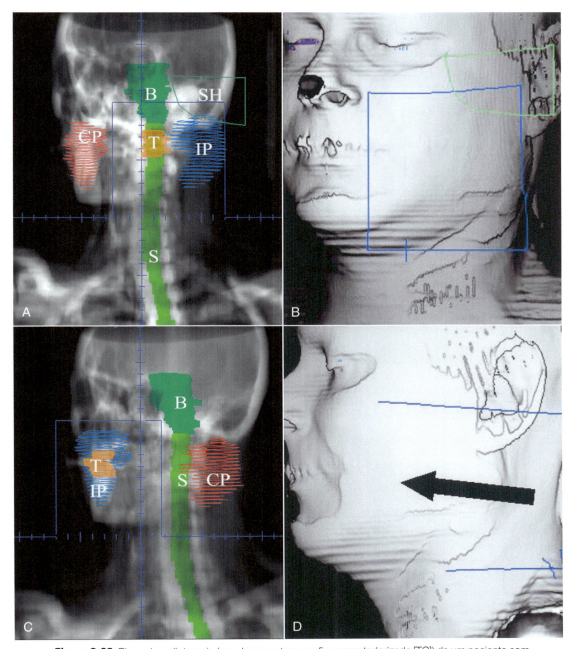

• **Figura 2-85** Plano da radioterapia (com base na tomografia computadorizada [TC]) de um paciente com carcinoma de células escamosas da região de trígono retromolar esquerdo em fase inicial. Estão ilustrados os dois portais de tratamento (oblíquo anterior e oblíquo posterior) que englobam a lesão primária e os linfonodos regionais de primeiro nível. **A**, Portal oblíquo anterior esboçado em uma radiografia reconstruída digitalmente. Observe que a parótida contralateral está fora do campo de tratamento. **B**, Portal oblíquo anterior delineado em uma reconstrução tridimensional do paciente. **C**, Portal oblíquo posterior delineado em uma radiografia reconstruída digitalmente. Observe que a parótida contralateral e a medula espinal estão fora do campo da radioterapia. **D**, Orientação do feixe de radiação para o portal oblíquo posterior em uma reconstrução tridimensional do paciente. *B*, troncocerebral; *CP*, parótida contralateral; *IP*, parótida esquerda ipsolateral; *S*, medula espinal; *SH*, tecido normal protegido; *T*, tumor.

medula espinal, devem receber o tratamento adequado enquanto se evita uma toxicidade grave às estruturas críticas adjacentes. Para os carcinomas de cavidade oral, a preservação da parótida e a limitação da dose de radiação da mucosa oral e da mandíbula não envolvidas são benefícios potenciais da IMRT (Fig. 2-86).

O tratamento diário seguro e preciso é um fator fundamental para garantir a qualidade da radioterapia. As variações diárias na distribuição da dose podem resultar da variação do ajuste (deslocamentos ou erros) da posição do paciente em comparação com a posição do paciente na TC de planejamento. Além disso, a variação diária ao longo de um período de tratamento pode resultar da variação do movimento interno como deglutição ou alterações nos tecidos moles (edema) e tumor (regressão). Essas variações podem resultar em uma dose de radiação administrada

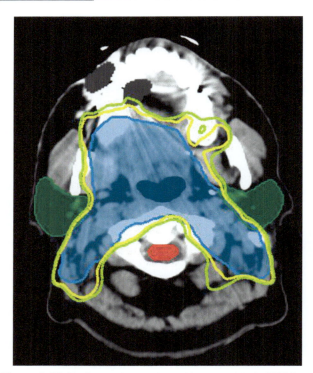

• **Figura 2-86** Radioterapia com intensidade modulada (IRTM) com distribuição da dose de radiação (isodose). A radioterapia conformacional-alvo (*sombreada em azul*) é demonstrada em um plano axial da imagem da tomografia computadorizada (TC). As glândulas parótidas normais (*sombreadas em verde*) e a medula espinal (*sombreada em vermelho*) também são demonstradas. As amostras de isodoses (*linhas em amarelo-escuro e verde-claro*) também demonstram a conformação ao redor do alvo, limitando a dose da radiação para mandíbula, glândulas parótidas e medula espinal.

que não corresponda exatamente à dose planejada. Sistemas sofisticados de verificação tridimensional da imagem a fim de minimizar erros de posicionamento do paciente (e do tumor) e variação de movimento interno estão agora comercialmente disponíveis. A radioterapia com orientação de imagem (IGRT) está se tornando uma prática clínica de rotina e pode ser realizada como uma verificação diária antes do tratamento de radiação atual. Por exemplo, uma imagem especializada tridimensional de TC *cone beam* (CBCT) pode ser adquirida com o doente na posição de tratamento. O exame CBCT pode ser comparado com a tomografia computadorizada de planejamento original e os deslocamentos (erros) podem ser corrigidos antes da determinação do tratamento (verificação on-line).

A braquiterapia é um método de tratamento que libera doses de radiação altamente elevadas em uma área localizada. Envolve a deposição de fontes radioativas no leito tumoral. Um tipo de braquiterapia chamado de implante intersticial ou radioterapia intersticial (ISRT) pode ser utilizado no tratamento dos carcinomas de assoalho da boca ou da língua (sozinho ou em associação com a EBRT). Esta técnica necessita de anestesia geral. Um método de IRST envolve a colocação cirúrgica de cateteres no leito tumoral que, então, são carregados com fontes radioativas quando o paciente é transferido para um quarto com proteção adequada de radiação (pós-carregada). Foi possível alcançar uma boa taxa de controle em 5 anos (tão elevada quanto 95%) para lesões iniciais (T1, T2) de língua, com variação relatada de 50 a 95%. Alguns autores defendem a importância da ISRT no manejo radioterápico das lesões de língua. Entretanto, foi descrito o risco de necrose de tecidos moles e de osteorradionecrose de mandíbula com esta técnica. A cirurgia primária é agora recomendada para estes pacientes devido à ausência de risco de osteorradionecrose de mandíbula, às boas taxas de controle local da doença, aos bons resultados funcionais (fala e deglutição) e à excelência técnica cirúrgica. A radioterapia primária dos carcinomas de língua é uma opção para os pacientes que não se encaixam nos critérios para cirurgia primária.

Não existem estudos randomizados que comparem a radioterapia primária com a cirurgia primária no manejo dos carcinomas de cavidade oral. Ambos os métodos de tratamento são efetivos. O princípio do tratamento dos pacientes com CCE de cavidade oral é oferecer o melhor potencial de cura com limitação dos efeitos adversos de curto e longo prazos. Os efeitos no funcionamento dos órgãos, bem como na estética, devem ser considerados antes da recomendação do tratamento. Para os pacientes com CCE de cavidade oral, a preservação da função normal dos órgãos, como a fala e a deglutição, e a manutenção do fluxo salivar (função da glândula parótida) são considerações importantes. Por exemplo, um paciente com carcinoma em estádio I ou II na região de trígono retromolar pode ser tratado de maneira efetiva com radioterapia primária, reservando-se a cirurgia apenas para os casos de falência da radioterapia. Estes pacientes frequentemente podem ser tratados apenas com EBRT, com bons resultados de controle local. Muitas vezes utiliza-se a técnica de radioterapia ipsolateral para evitar a exposição contralateral da glândula parótida (Fig. 2-85).

Alguns pacientes não são considerados elegíveis para a radioterapia. Doses prévias de radioterapia na região de cabeça e pescoço limitam as doses de radiação para um novo tratamento. Algumas contraindicações para a radioterapia são a invasão extensa da doença para osso e cartilagem, os distúrbios vasculares de colágeno (principalmente a esclerodermia), radioterapia prévia com doses baixas e pouca idade. Alguns pacientes irão recusar a radioterapia.

Protocolo Convencional (Padrão) de Fracionamento das Doses. Um curso de EBRT convencional é fracionado durante um período prolongado devido ao fato de a dose por fração estar diretamente relacionada com a toxicidade tardia dos tecidos normais (efeitos adversos que ocorrem após o término da radioterapia). As doses fracionadas-padrão variam de 1,8 a 2,5 gray (Gy) por fração. A programação-padrão na América do Norte é de um total de 66 a 70 Gy em 2 Gy por fração ao longo de 6,5 a 7 semanas (não incluindo os finais de semana) para doenças graves e de 50 Gy em 2 Gy por fração por um período maior que 5 semanas para doença microscópica oculta potencial.

Protocolo Não Convencional (Alterado) de Fracionamento. O aumento do fracionamento (hiperfracionamento) é uma estratégia de escalonamento da dose utilizada para a contenção da toxicidade dos tecidos em longo prazo por meio da diminuição da dose por fração. A dose total da radioterapia pode ser aumentada sem o aumento da toxicidade tardia. Dessa maneira, utilizam-se várias doses diárias sem o aumento do tempo total do tratamento. A aceleração é fornecida pelos múltiplos cursos de fração próxima à convencional, mas durante um menor período de tratamento. Esta estratégia é utilizada para superar os efeitos potencialmente prejudiciais da proliferação das células cancerígenas que ocorre durante a radioterapia. O Radiation Therapy Oncology Group

(RTOG) conduziu um ensaio clínico randomizado que demonstrou os benefícios do aumento do fracionamento e da variável aceleração (aumento concomitante) quando comparados à radioterapia fracionada-padrão para o CCE de cabeça e pescoço, incluindo o avanço local do carcinoma (estádios III e IV). Foi comprovada uma melhora significativa no controle locorregional da doença com as doses hiperfracionadas e com o aumento concomitante da programação quando comparada aos resultados obtidos na programação convencional de doses fracionadas. As taxas de controle locorregional em 2 anos foram de 54,4% ($P = 0,045$), 54,5% ($P = 0,05$) e 46%, respectivamente. É possível observar uma tendência de sobrevida livre de doença na programação hiperfracional e acelerada (aumento concomitante). Uma metanálise recente de ensaios randomizados de fracionamento alternativo demonstrou o aumento de sobrevida de 3,4% e um controle regional da doença de 6,4% quando comparado ao fracionamento convencional.

Quimioterapia Concomitante (Quimiorradiação). Os ensaios clínicos individuais demonstraram resultados conflitantes em relação aos benefícios da associação da quimioterapia à radioterapia. Apesar disso, uma metanálise de vários ensaios clínicos randomizados da combinação da radioterapia com quimioterapia neoadjuvante (antes da radioterapia), concomitante (durante a radioterapia) ou adjuvante (após a radioterapia) demonstrou resultados promissores para a quimioterapia concomitante. Foi demonstrado um aumento da sobrevida de 8 a 10% para as doenças locais avançadas de carcinoma de células escamosas de cabeça e pescoço. A cisplatina é o agente mais ativo; entretanto, os derivados de platina são mais comumente utilizados no tratamento dos CCE de cabeça e pescoço. Um regime típico de quimiorradiação consiste na combinação da dose de 70 Gy, disponibilizada em doses fracionadas de 2 Gy por um período superior a 7 semanas, com a cisplatina somente (100 mg/m^2) nos dias 1, 22 e 43 da programação da radioterapia. A quimioterapia associada ao fracionamento alternativo ainda está sendo investigada em ensaios clínicos. Deve haver precaução com os pacientes idosos, particularmente aqueles com mais de 70 anos, já que a morbidade e a mortalidade não relacionadas ao câncer podem pesar mais do que o benefício da adição de quimioterapia (veja referência adicional adiante).

Nenhum ensaio clínico randomizado comparou a quimioterapia e a radiação concomitantes com a radiação fracionada alternativa em pacientes com carcinoma de células escamosas da região de cabeça e pescoço em estádios III e IV. Cabe ressaltar que os pacientes com carcinoma de cavidade oral representam uma minoria da população com CCE de cabeça e pescoço manejada com ambas as abordagens. As duas abordagens terapêuticas devem ser consideradas de maneira individual nos casos de carcinoma local avançado de cavidade oral, principalmente nos pacientes que não são candidatos à cirurgia. Entretanto, é preferível que a quimiorradiação seja utilizada nos casos de doença nodal avançada. Ambas as estratégias de tratamento estão associadas a aumento dos efeitos adversos.

Cirurgia e Radioterapia Combinadas. A cirurgia e a radioterapia combinadas melhoram o controle locorregional dos pacientes candidatos a ambos os tratamentos. O planejamento do tratamento combinado requer uma abordagem coordenada multidisciplinar entre o cirurgião e o rádio-oncologista. Um exemplo de planejado tratamento combinado é a integração da dissecção do pescoço após a radioterapia para linfonodos maiores que 3 cm nos casos em que a lesão primária foi tratada inicialmente com radioterapia. Os linfonodos com mais de 3 cm não são tratados adequadamente apenas com radioterapia.

Radioterapia Adjuvante. Os pacientes tratados primariamente com cirurgia devem necessitar de radioterapia pós-operatória. A radioterapia adjuvante é recomendada de acordo com os achados cirúrgicos e histopatológicos da remoção cirúrgica da lesão primária ou dos linfonodos regionais. A radioterapia pós-operatória é indicada para os casos de presença de margens cirúrgicas comprometidas pela lesão, presença de vários linfonodos positivos ou nos casos de extensão extracapsular nos linfonodos. A radioterapia pós-operatória também deve ser considerada nos casos de ruptura ou disseminação do tumor durante a cirurgia, na revisão cirúrgica das margens inicialmente positivas, na presença de invasão perineural, na presença de envolvimento linfático ou vascular e na biópsia incisional pré-operatória do pescoço. Os pacientes com linfonodos extensos (> 3 cm) e com lesões primárias avançadas com envolvimento de osso cortical, pele ou músculo devem submeter-se ao planejado tratamento combinado (veja a seção sobre cirurgia e radioterapia combinadas). As indicações da radioterapia pré-operatória são similares às indicações para a radioterapia pós-operatória.

Quimioterapia Adjuvante em Combinação com Radioterapia. Dois grupos colaborativos relataram resultados importantes nos ensaios clínicos da associação da cisplatina com a radioterapia pós-operatória em doenças de estádio III. A European Organization for Research and Treatment of Cancer (EORTC) realizou um ensaio clínico randomizado com pacientes graves de CCE da região de cabeça e pescoço que receberam apenas uma dose de radiação pós-operatória de 6.600 cGy durante 6,5 semanas ou receberam radiação mais três ciclos de cisplatina (100 mg/m^2). A sobrevida estimada em 5 anos livre da doença (36 e 47%) e a sobrevida total (40 e 53%), respectivamente, demonstram os resultados favoráveis da associação de quimioterapia e radioterapia. O RTOG/Intergrupo conduziu um estudo similar com pacientes de alto risco. A melhoria do controle locorregional da doença por 2 anos (72 vs. 82%) favoreceu a quimiorradiação. Observou-se ainda um aumento da sobrevida livre da doença, porém sem diferença em relação à sobrevida total.

Tratamento-Alvo Molecular Associado à Radiação. A estratégia de combinar radiação com tratamento-alvo molecular é uma área de pesquisa clínica e pré-clínica. Este tratamento é realizado com anticorpos ou pequenas moléculas moduladoras das vias de transdução de sinal. Os agentes-alvo moleculares são, em geral, citostáticos, capazes de melhorar a resposta do tumor à radiação. O agente-alvo molecular ideal deve ser capaz de melhorar a resposta dos tumores à radiação sem aumentar os efeitos adversos da radiação acima dos níveis de tolerância aceitáveis clinicamente. Um exemplo de uma resposta importante à radiação com vias de sinalização é a via do EGFR. Para o CCE de região de cabeça e pescoço, tem sido relatada que a associação de cetuximabe, um anticorpo anti-EGFR, à radioterapia melhora o controle locorregional da doença, bem como a sobrevida, quando comparada com a realização da radioterapia apenas, e sem ocasionar um aumento significativo da toxicidade aguda da mucosa.

Radioterapia Paliativa. Os pacientes que não são candidatos aos tratamentos curativos devido às presenças de câncer avançado e incurável ou de outras comorbidades significativas, ou que se recusam a se submeter ao procedimento cirúrgico, são candidatos ao tratamento paliativo. O objetivo do tratamento paliativo deve ser pautado no alívio dos sintomas, como dor e sangramento. É importante atentar para a morbidade limitada do tratamento.

Complicações Terapêuticas da Radioterapia. Juntamente com os efeitos terapêuticos da radiação, também se observam os efeitos adversos dependentes da dose (Quadro 2-15). Alguns destes efeitos são reversíveis, enquanto outros não o são (Figs. 2-87 a 2-90). A mucosite induzida por radiação e as úlceras, acompanhadas por alguns efeitos adversos comuns como dor, xerostomia, perda do paladar e disgeusia, são efeitos colaterais comuns. A mucosite de radiação é uma condição reversível que se inicia 1 a 2 semanas após o início do tratamento e cicatriza após diversas semanas do fim do tratamento. Muitas vezes, a candidíase oral acompanha o quadro de mucosite. O uso de antifúngicos, enxaguatórios com clorexidina e bochecho com bicarbonato de sódio auxilia na redução da morbidade.

O dano permanente aos tecidos glandulares situados no caminho do feixe da radiação pode ocasionar níveis significativos de xerostomia. Muitas vezes, é possível observar algum tipo de recuperação, especialmente nos casos de baixas doses de radiação.

• QUADRO 2-15 Efeitos Adversos da Radioterapia

Efeitos Adversos Temporários
Úlceras de mucosa/mucosite
Dor
Alterações de paladar
Candidíase
Dermatite
Eritema
Alopecia focal

Efeitos Adversos Permanentes
Xerostomia
Cáries cervicais
Osteorradionecrose
Teleangiectasias
Atrofia epitelial
Alopecia focal
Hiperpigmentação focal

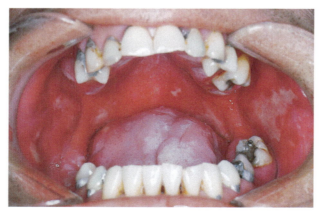

• **Figura 2-87** Mucosite de radiação. Observe o eritema e as numerosas úlceras de mucosa.

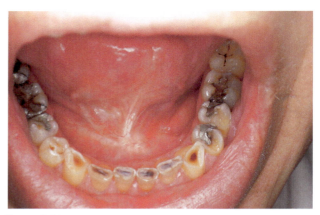

• **Figura 2-88** Cicatriz após a radioterapia no assoalho da boca, o local primário do carcinoma de células escamosas do paciente

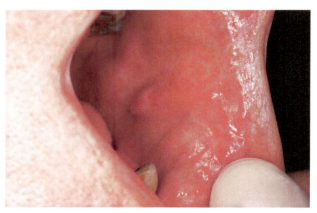

• **Figura 2-89** Teleangiectasias em mucosa jugal após a radioterapia.

Frequentemente, a xerostomia é uma queixa clínica dos pacientes durante o período após a radioterapia. A ingesta abundante de água e a saliva artificial propiciam benefícios mínimos para os pacientes. Utilizada durante o curso da radioterapia, a pilocarpina pode fornecer alguma proteção para a função salivar. Juntamente com a boca seca, também ocorre o desenvolvimento de cáries cervicais ou cáries de radiação. Esta doença pode ser minimizada por meio do cuidado odontológico regular e da manutenção de minuciosa higiene oral. A confecção de moldeiras individuais parciais ou totais para os pacientes dentados facilita a aplicação noturna de flúor de pH neutro diretamente sobre os dentes. Este tratamento deve começar no início do tratamento oncológico e deve permanecer durante o resto da vida do paciente. Esta medida demonstrou uma redução significativa na incidência de cáries cervicais e, portanto, na necessidade futura de extrações dentárias.

A pele atingida pelo feixe de radiação também é prejudicada. Em níveis baixos de radiação, a alopecia é temporária, mas é permanente nas altas doses de radiação necessárias para o tratamento do CCE. O eritema da pele é temporário, mas as teleangiectasias e a atrofia subsequentes são permanentes. A pigmentação cutânea também é considerada uma complicação tardia e pode ser permanente.

Um problema mais insidioso é o dano que a radiação causa no osso que pode resultar em osteonecrose (Figs. 2-91 e 2-92). Aparentemente, a radiação causa efeitos deletérios em osteócitos,

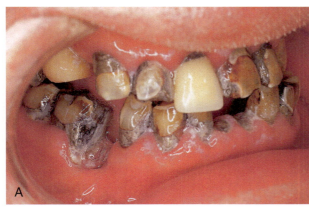
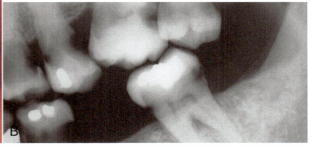

• **Figura 2-90** A e B, Cáries cervicais associadas à radioterapia.

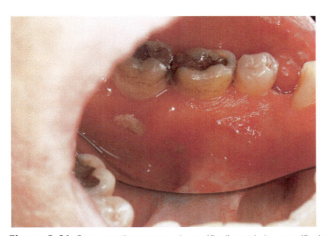

• **Figura 2-91** Osteorradionecrose da região lingual da mandíbula desencadeada por trauma.

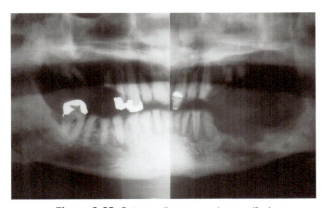

• **Figura 2-92** Osteorradionecrose de mandíbula.

osteoblastos e células endoteliais, diminuindo, assim, a capacidade do osso de recuperar-se dos ferimentos. Os ferimentos podem ocorrer na forma de traumatismo (como nas extrações), doença periodontal avançada e inflamação periapical associada aos ápices de dentes não vitais. Na presença da osteonecrose, ocorre perda de quantidades variáveis de osso (geralmente na mandíbula). A lesão pode se apresentar em uma área pequena, envolvendo pequenos milímetros, ou em áreas extensas, envolvendo metade ou mais dos maxilares. O principal fator responsável pela ocorrência de osteonecrose é a quantidade de radiação passada através do osso localizado no caminho que o feixe percorre para o tumor. A nutrição precária e o alcoolismo crônico são fatores que influenciam na progressão dessa complicação. A remoção cirúrgica conservadora do osso necrótico pode auxiliar o processo de cicatrização. Além disso, se disponível, a câmara de oxigênio hiperbárico pode oferecer vantagens para a cicatrização.

Devido ao fato de a osteonecrose ser um problema sempre presente após a radiação, deve-se evitar a realização de extrações dentárias após a radioterapia. Se for absolutamente necessária, a remoção dentária deve ser o mais atraumática possível e feita com cobertura antibiótica. É preferível a elaboração de um plano de tratamento para que as extrações dentárias ocorram antes do início da radioterapia. A cicatrização inicial dos tecidos moles antes de a radioterapia ser iniciada reduz o risco de dificuldade de cicatrização nas áreas da extração. Dispositivos protéticos como as dentaduras e as próteses parciais, se confeccionadas de maneira cuidadosa e sob monitoramento, podem ser utilizados sem dificuldade. A presença da xerostomia não parece ser uma dificuldade para a utilização das próteses. Uma vigilância cuidadosa e continuada da saúde oral do paciente, durante e após a radioterapia, ajuda a manter as complicações em um mínimo aceitável.

Prognóstico. De maneira similar aos outros tipos de câncer, o prognóstico dos pacientes com CCE oral depende do subtipo (grau) histológico e da extensão clínica (estádio) do tumor. Entre estes dois fatores, o estádio clínico é significativamente mais importante. Além destes, outros fatores mais abstratos como a idade do paciente, o gênero, a saúde geral, o estado do sistema imunológico e a atitude mental também influenciam no curso clínico do câncer.

A classificação do tumor é dada pela determinação microscópica do grau de diferenciação das células tumorais. As lesões bem diferenciadas geralmente possuem um curso biológico menos agressivo do que as lesões pouco diferenciadas. Dentre os subtipos histológicos do CCE, a lesão mais diferenciada é o carcinoma verrucoso, que possui um prognóstico favorável. As lesões pouco diferenciadas apresentam, correspondentemente, um pior prognóstico. Além disso, fatores como profundidade e padrão da invasão e envolvimento linfovascular e perineural parecem oferecer informações prognósticas importantes que podem afetar na escolha do tratamento.

O indicador mais importante do prognóstico é o estádio clínico da doença. Nos casos de metástase para os linfonodos cervicais, a taxa de sobrevida em 5 anos é reduzida pela metade. A taxa global de sobrevida em 5 anos para os CCE varia de 45 a 50%. Se a neoplasia for pequena e localizada, a taxa de cura em 5 anos pode ser maior que 60 a 70% (as lesões de lábio inferior podem atingir uma taxa tão alta quanto 90%). Entretanto, se houver presença de metástase cervical no momento do diagnóstico, os valores da taxa de sobrevida caem, calamitosamente, para cerca de 25%.

O sistema TNM mencionado anteriormente para o estadiamento clínico do CCE oral foi uma maneira de uniformizar a avaliação clínica. O T é a medida do tamanho do tumor primário, o N é uma estimativa da presença de metástase nos linfonodos regionais, e o M é uma determinação da presença de metástase à distância (Quadro 2-16; Fig. 2-93). O uso deste sistema permite uma comparação mais significativa dos dados entre as diferentes instituições e auxilia nas decisões dos guias terapêuticos. Conforme o estádio clínico avança de I a IV, o prognóstico piora (Tabela 2-6).

Outro fator a ser considerado no prognóstico do câncer oral é o aumento do risco de desenvolvimento de uma segunda lesão primária. O risco de uma segunda lesão primária na região de cabeça e pescoço ou nas vias aéreas superiores é de cerca de 5% por ano nos primeiros 7 anos seguintes ao tumor inicial. O mecanismo deste achado ainda não está bem esclarecido. Por algumas décadas, acreditou-se que a mucosa de revestimento da cavidade oral e do trato aerodigestivo superior era exposta a carcinógenos semelhantes ao tabaco e ao álcool e que o câncer era um efeito da "mucosa condenada". Esta teoria, conhecida como cancerização de campo, foi utilizada para explicar a incidência relativamente alta de novos tumores primários em pacientes com histórico de câncer oral ou de orofaringe. Recentemente, a teoria da cancerização de campo foi questionada devido à descoberta de que muitas das segundas lesões primárias, inclusive aquelas localizadas em áreas anatômicas incomuns da região de cabeça e pescoço e nos pulmões dos pacientes com histórico de câncer oral, são geneticamente bastante similares, se não idênticas, ao tumor original. Isto sugere que estes segundos tumores podem não constituir, de fato, uma nova malignidade, mas possivelmente uma metástase ou uma recidiva do tumor original. Devido ao desenvolvimento da maioria dos segundos tumores em localização não usualmente relacionada anatomicamente com o tumor primário através das vias linfáticas, tem sido proposta a existência de uma possível migração intraepitelial das células malignas. Ainda não está claro se este cenário está correto ou se ambos os mecanismos podem ocorrer em diferentes estádios. Talvez seja mais correto considerar que, em alguns pacientes com lesões secundárias, estas constituem um novo tumor primário, e que, em outros pacientes, os tumores secundários podem constituir quadros recorrentes ou metástase.

• **QUADRO 2-16** **Sistema de Estadiamento Clínico TNM para o Carcinoma Oral de Células Escamosas**

T-Tumor
T1: tumor < 2 cm
T2: tumor 2-4 cm
T3: tumor > 4 cm
T4: tumor invadindo estruturas subjacentes profundas

N-Linfonodos
N0: ausência de linfonodos palpáveis
N1: único linfonodo ipsilateral < 3 cm
N2A: único linfonodo ipsilateral de 3-6 cm
N2B: vários linfonodos ipsilaterais ≤ 6cm
N2C: linfonodos contralaterais ou bilaterais ≤ 6 cm
N3: linfonodos > 6 cm

M-Metástase
M0: ausência de metástase à distância
M1: metástase à distância

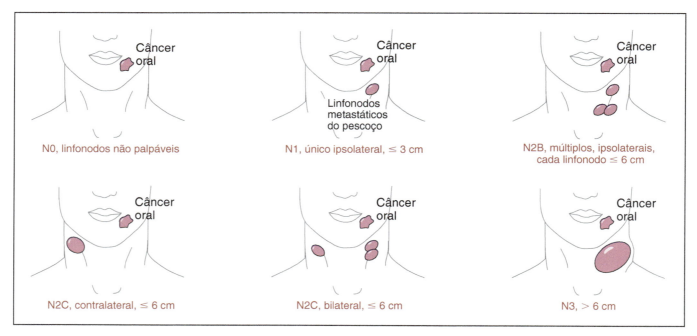

• **Figura 2-93** Estadiamento de linfonodos pelo sistema TNM (tumor, linfonodos, metástase) (N2A, linfonodo único, ipsilateral, de 3 a 6 cm).

TABELA 2-6	Estadiamento Clínico TNM para o Carcinoma Oral de Células Escamosas
Estádio	Classificação TNM
I	T1, N0, M0
II	T2, N0, M0
III	T3, N0, M0
	T1-3, N1, M0
IV	T4, N0, M0
	T4, N1, M0
	Qualquer T, N2-3, M0
	Qualquer T, Qualquer N, M1

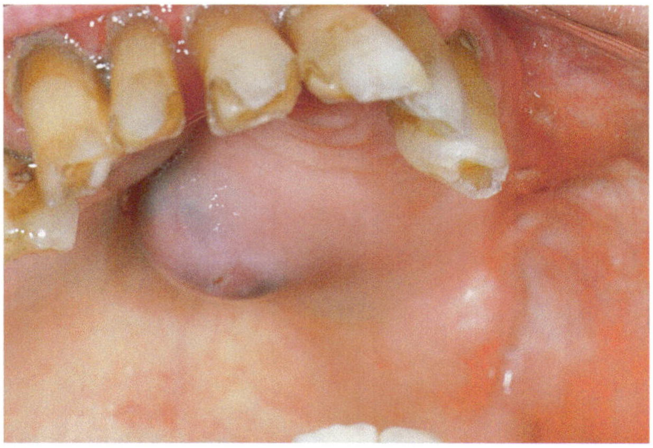

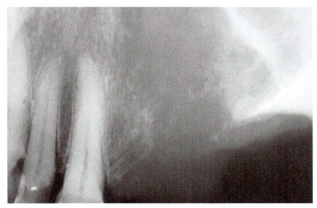

• **Figura 2-94** Carcinoma de seio maxilar com invasão do palato.

Carcinoma do Seio Maxilar

Etiologia

A neoplasia maligna dos seios paranasais ocorre mais frequentemente no seio maxilar. A causa é desconhecida, embora alguns pesquisadores acreditem que a presença de metaplasia escamosa no epitélio do seio associada a quadros crônicos de sinusite e fístulas oroantrais seja um fator de predisposição.

Características Clínicas

Trata-se de uma doença de idade avançada que afeta, predominantemente, pacientes com mais de 40 anos. Geralmente, os homens são mais acometidos que as mulheres. O histórico destes pacientes frequentemente inclui sintomas de sinusite. Com a progressão da neoplasia, ocorre dor local e, eventualmente, uma dor intensa. Os sinais e sintomas específicos associados às estruturas da cavidade oral são comuns, principalmente quando esta neoplasia origina-se no assoalho do seio maxilar. O tumor pode estender-se para os ápices dos dentes maxilares posteriores, ocasionando dor aguda. A odontalgia, que representa, na verdade, o envolvimento do nervo alveolar superior, não é uma queixa incomum nos pacientes com neoplasias malignas do seio maxilar. Na exclusão de demais patologias dentárias, é fundamental que o dentista esteja atento à possível presença de uma neoplasia do seio maxilar através do alvéolo. A ausência desta suspeita, infelizmente, pode atrasar o início do tratamento definitivo. Outros sinais clínicos de invasão do processo alveolar são uma má oclusão adquirida recentemente, o deslocamento dentário e a mobilidade vertical dos dentes (dentes atingidos pela neoplasia). A dificuldade de cicatrização após uma extração pode ser indicativa do envolvimento tumoral. A parestesia deve sempre ser observada como um sinal lesivo e é importante que o dentista considere a evolução intraóssea da doença. Ocasionalmente, os cânceres de seio maxilar apresentam-se como uma úlcera palatina, e a formação de uma massa exofítica constitui a extensão através do osso e dos tecidos moles (Figs. 2-94 e 2-95).

Histopatologia

Entre as malignidades que se originam no seio maxilar, o carcinoma de células escamosas é o tipo histológico mais comum. Geralmente, estas lesões são menos diferenciadas que as lesões

• **Figura 2-95** Carcinoma de seio maxilar ocasionando uma lesão radiolucente mal definida em região maxilar.

de CCE na membrana mucosa oral. Raramente, observam-se adenocarcinomas decorrentes de glândulas mucosas do revestimento do seio maxilar.

Diagnóstico

Sob o ponto de vista clínico, na presença de sinais e sintomas orais relacionados ao carcinoma antral, é necessária a exclusão de outras patologias dentárias. Este diagnóstico de exclusão deve ser realizado pelo dentista devido à sua familiaridade com a relação entre dentes e maxilares e à sua experiência na interpretação dos testes de vitalidade pulpar. Outras patologias que devem ser consideradas clinicamente no diagnóstico diferencial são as doenças metastáticas e o mieloma plasmocitário, pois atingem pacientes na mesma faixa etária. Osteossarcomas e sarcomas menos comuns que são geralmente observados em indivíduos jovens também devem ser incluídos no diagnóstico. No envolvimento palatino, também deve ser considerado o adenocarcinoma de glândulas salivares menores, o linfoma e o CCE.

Tratamento e Prognóstico

Os carcinomas de seio maxilar são geralmente tratados com cirurgia e/ou radiação. A associação desses tratamentos parece ser mais efetiva do que o uso de apenas um. A quimioterapia associada à radiação também tem apresentado sucesso.

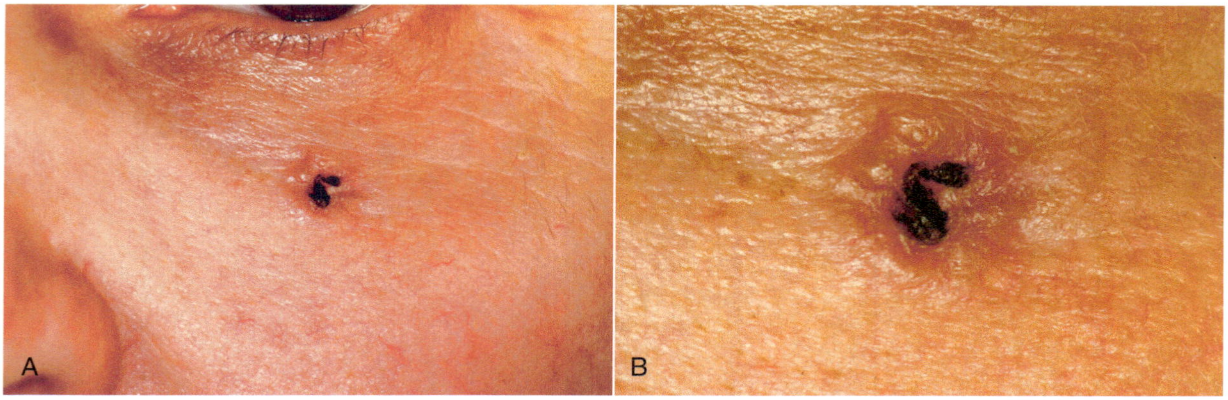

• Figura 2-96 A e B, Carcinoma basocelular.

Em todo caso, o prognóstico é razoável a bom. A cura depende diretamente do estádio clínico da doença no momento do início do tratamento. Comparadas com outras lesões orais, as lesões de seio são descobertas em estádio mais avançado devido à demora na busca pelo tratamento, ocasionando, assim, um atraso na realização do diagnóstico definitivo. A anatomia da área também influencia no prognóstico. A taxa de sobrevida em 5 anos é de cerca de 25%. Se a doença for diagnosticada precocemente, a possibilidade de sobrevida aumenta.

Carcinoma Basocelular da Pele

O carcinoma basocelular (de células basais) é o câncer mais prevalente da pele, bem como da região de cabeça e pescoço. A lesão é mais comum em pacientes idosos e acomete as áreas da pele com pouco pelo. Os homens são mais frequentemente afetados do que as mulheres, provavelmente devido à maior exposição cumulativa ao sol. Esta malignidade inicia-se nas células basais da pele. A grande maioria dos carcinomas basocelulares ocorre nas áreas da pele expostas ao sol. Exceto em situações muito raras, o carcinoma basocelular não ocorre em mucosas.

Os indivíduos de alto risco para o desenvolvimento do carcinoma basocelular são os de pele clara, com histórico de exposição crônica prolongada ao sol e com predisposição a diversas síndromes hereditárias. Dentre estas síndromes, destaca-se a síndrome do carcinoma nevoide basocelular, que se caracteriza por vários queratocistos odontogênicos, anormalidades esqueléticas e numerosos carcinomas basocelulares.

Características Clínicas

O carcinoma basocelular apresenta-se como uma pápula ou nódulo endurecido e em forma de pérola com vasos teleangiectásicos sobre a sua superfície (Figs. 2-96 e 2-97). Com o tempo, o centro do tumor torna-se ulcerado e crostoso. Se não for tratado, o tumor exibe um crescimento lento, mas com natureza localmente destrutiva. Podem ocorrer outras apresentações clínicas. A forma de pigmentação do carcinoma basocelular ocorre de maneira similar à dos outros tipos de nódulos ulcerativos, com a adição de pigmento de melanina no interior da lesão ou na sua periferia. A superfície da lesão apresenta-se como uma área eritematosa escamosa no mesmo nível da superfície da pele, ocasionalmente aparecendo como um processo atrófico cicatricial. A forma fibrosante do

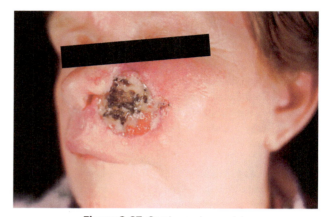

• Figura 2-97 Carcinoma basocelular.

carcinoma basocelular apresenta-se como uma placa amarelada e endurecida com leve depressão ou plana, semelhante a uma cicatriz que aumenta lenta ou insidiosamente na ausência de trauma. Devido ao crescimento lento do carcinoma basocelular e da rara ocorrência de metástase, o prognóstico é muito bom.

Histopatologia

No carcinoma basocelular, observam-se ninhos e cordões de células cuboidais originadas da região de células da camada basal (Fig. 2-98). As células neoplásicas ao redor da periferia dos ninhos e cordões geralmente estão dispostas em paliçada ou em colunas. Em alguns carcinomas de células basais infiltrativos, observam-se pequenos cordões infiltrativos no estroma fibroblástico. Esta apresentação foi descrita como um padrão de crescimento agressivo e pode predizer um curso clínico mais agressivo.

Tratamento

Diversos procedimentos cirúrgicos (cirurgia usual com bisturi, criocirurgia, eletrocirurgia, cirurgia de Moh microscopicamente guiada) e a radiação podem ser utilizados no tratamento do carcinoma basocelular. O tipo de tratamento depende do tamanho e da localização da neoplasia, bem como da experiência e do treinamento dos profissionais. Como as alterações na via de sinalização Hedgehog estão implicadas na patogenia de carcino-

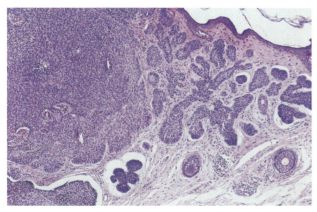

• **Figura 2-98** Carcinoma basocelular. Observe o tumor sólido (à esquerda) e os ninhos tumorais (à direita).

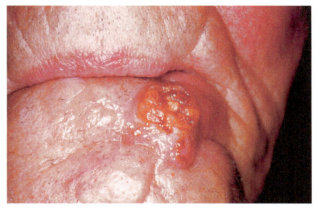

• **Figura 2-99** Carcinoma de células escamosas.

mas de células basais, os inibidores desta via, como a pequena molécula vismodegib, têm se mostrado promissores nos casos de pacientes com doença avançada.

Carcinoma de Células Escamosas da Pele

Na grande maioria dos casos, o carcinoma de células escamosas da face e do lábio inferior origina-se a partir de queratinócitos da epiderme danificados pela luz solar. Ao contrário do carcinoma basocelular, esta neoplasia apresenta um significativo potencial de metástase para os linfonodos regionais e mais além. Assim como o carcinoma basocelular, diversos fatores contribuem para a etiologia do CCE de pele; entretanto, o principal fator associado ainda é o dano crônico e contínuo causado pela luz solar. A mais alta incidência é observada em indivíduos de pele clara após um longo tempo de exposição à luz solar. Além disso, carcinógenos como alcatrão, óleos e compostos do arsênico; a exposição aos raios X; e a presença de doenças de pele que deixam cicatriz, como as queimaduras graves e o lúpus eritematoso discoide (LED), predispõem a transformação maligna do epitélio.

Características Clínicas

O curso clínico é insidioso, evoluindo durante meses ou anos. A lesão apresenta-se como uma úlcera central levemente aumentada, com margens endurecidas e que, eventualmente, são circunscritas por um eritema. Por vezes, as lesões podem apresentar-se como um crescimento verrucoso, pápulas ou placas. As áreas da face mais comumente afetadas são o lábio inferior, a parte superior externa da orelha, a fronte e a região da ponte nasal/infraorbitária (Fig. 2-99). As lesões são firmes e endurecidas, refletindo a infiltração tumoral para os tecidos adjacentes

As lesões originadas nas queratoses actínicas são menos agressivas do que aquelas que surgem *de novo* ou as localizadas em áreas protegidas do sol. O carcinoma de células escamosas da pele que se origina nos locais de irradiação, de queimadura ou de distúrbios degenerativos crônicos da pele é mais agressivo do que as lesões homólogas de exposição ao sol. O carcinoma de células escamosas que se origina na queilite actínica tende a ser invasivo e metastático mais precocemente do que as lesões na pele por dano solar. O carcinoma de células escamosas da cavidade oral é bem mais agressivo do que os tumores cutâneos.

Histopatologia

O tumor consiste em queratinócitos atípicos que invadem a derme e outras estruturas mais profundas. Assim como no carcinoma de células escamosas da cavidade oral, as características celulares incluem aumento da relação núcleo-citoplasma, hipercromatismo nuclear, queratinização individual das células, células gigantes tumorais, figuras mitóticas atípicas e um aumento na taxa de mitose.

Tratamento

O tratamento principal ainda consiste na excisão. O modo da excisão, entretanto, depende do tamanho da lesão e da sua localização. Os carcinomas extensos devem ser tratados com excisão ampla, muitas vezes com o uso de enxertos reconstrutivos ou radioterapia. A cirurgia microscópica direta (cirurgia de Mohs) deve ser realizada devido à sua vantagem de preservação tecidual. As opções não cirúrgicas, como a quimioterapia e a radioterapia, são ocasionalmente necessárias para o tratamento de pacientes em situações especiais. A taxa de cura em 5 anos para o carcinoma de células escamosas da pele é de aproximadamente 90%.

Bibliografia

Doenças Infecciosas

Barry PM, Klausner JD: The use of cephalosporins for gonorrhea: the impending problem of resistance, *Expert Opin Pharmacother* 10:555-577, 2009.

Bonifaz A, Vazquez-Gonzalez D: Sporotrichosis: an update, *G Ital Dermatol Venereol* 145:659-673, 2010.

Buchanan JA, Cedro M, Mirdin A et al: Necrotizing stomatitis in the developed world, *Clin Exp Dermatol* 31:372-374, 2006.

Centers for Disease Control: Morbidity and mortality report: congenital syphilis, New York City, 1986-1988, *Arch Dermatol* 126:288-289, 1990.

Centers for Disease Control: Summaries of notifiable diseases in the United States, *MMWR* 39:10, 1991.

Chiandussi S, Luzatti R, Tirelli G et al: Cancrum oris in developed countries, *Aging Clin Exp Res* 21:475-477, 2009.

Chimenos Kustner E, Pascual Cruz M, Pinol Dansis C et al: Lepromatous leprosy: a review and case report, *Med Oral Patol Oral Cir Bucal* 11:E474-E479, 2006.

Cornely OA, Vehreschild JJ, Ruping MJ: Current experience in treating invasive zygomycosis with posaconazole, *Clin Microbiol Infect* 15(Suppl 5):77-81, 2009.

Daya M, Nair V: Free radial forearm flap lip reconstruction: a clinical series and case reports of technical refinements, *Ann Plast Surg* 62:361-367, 2009.

Economopoulou P, Laskaris G, Kittas C: Oral histoplasmosis as an indicator of HIV infection, *Oral Surg Oral Med Oral Pathol Oral Radiol Endod* 66:203-206, 1998.

Enwonwu CO, Falkler WA, Idibge EO et al: Noma (cancrum oris): questions and answers, *Oral Dis* 5:144-149, 1999.

Ficarra G, Carlos R: Syphilis: the renaissance of an old disease with oral implications, *Head Neck Pathol* 3:195-206, 2009.

Frieden TR, Sterling T, Pablos-Mendez A et al: The emergence of drug-resistant tuberculosis in New York City, *N Engl J Med* 328:521-532, 1993.

Ghanem KG, Gikles JA, Zenilman JM: Fluoroquinolone-resistant Neisseria gonorrhoeae: the inevitable epidemic, *Infect Dis Clin North Am* 19:351-365, 2004.

Gobel M, Iseman MD, Madsen LA: Treatment of 171 patients with pulmonary tuberculosis resistant to isoniazid and rifampin, *N Engl J Med* 328:527-532, 1993.

Haile M, Kallenius G: Recent developments in tuberculosis vaccines, *Curr Opin Infect Dis* 18:211-215, 2005.

Hasan A, Schinnick T, Mizushima Y et al: Defining a T-cell epitope within HSP 65 in recurrent aphthous stomatitis, *Clin Exp Immunol* 128:318-325, 2002.

Kakisi OK, Kechagia AS, Kakisis IK et al: Tuberculosis of the oral cavity: a systematic review, *Eur J Oral Sci* 118:103-109, 2010.

Ladizinski B, Shannon EJ, Sanchez MR et al: Thalidomide and analogues: potential for immunomodulation of inflammatory and neoplastic dermatologic disorders, *J Drugs Dermatol* 9:814-826, 2010.

Lalloo UG, Naidoo R, Ambaram A: Recent advances in the medical and surgical treatment of multi-drug resistant tuberculosis, *Curr Opin Pulm Med* 12:179-185, 2006.

Leao Gueiros JC, Porter SR: Oral manifestations of syphilis, *Clinics* 61:161-166, 2006.

Marques SA: Fungal infections of the mucous membranes, *Dermatol Ther* 23:243-250, 2010.

McGonagle D, Aziz A, Dickie LJ et al: An integrated classification of pediatric inflammatory diseases, based on the concepts of auto-inflammation and the immunologic disease continuum, *Pediatr Res* 65(5 Pt 2):38R-45R, 2009.

Murray LA, Kramer MS, Hesson DP et al: Serum P amyloid ameliorates radiation-induced oral mucositis and fibrosis, *Fibrogenesis Tissue Repair* 3:11-20, 2010.

Naik NH, Russo TA: Bisphosphonate-related osteonecrosis of the jaw: the role of actinomyces, *Clin Infect Dis* 49:1729-1732, 2009.

Scheinfeld N: A review of the new antifungals: posaconazole, micafungin, and anidulafungin, *J Drugs Dermatol* 6:1249-1251, 2007.

Sedghizadeh PP, Kumar SK, Gorur A et al: Microbial biofilms in osteomyelitis of the jaw and osteonecrosis of the jaw secondary to bisphosphonate therapy, *J Am Dent Assoc* 140:1259-1265, 2009.

Doenças Imunológicas

Abdollahi M, Rahimi R, Radfar M: Current opinion on drug- induced oral reactions: a comprehensive review, *J Contemp Dent Pract* 9:1-15, 2008.

Alli N, Gur G, Yalcin B et al: Patient characteristics in Behcet disease: a retrospective analysis of 213 Turkish patients during 2001-4, *Am J Clin Dermatol* 10:411-418, 2009.

Alpsoy E, Yilmaz E, Basaran E: Interferon therapy for Behçet's disease, *J Am Acad Dermatol* 31:617-619, 1994.

Aslanzadeh J, Heim K, Espy M et al: Detection of HSV-specific DNA in biopsy tissue of patients with erythema multiforme by polymerase chain reaction, *Br J Dermatol* 126:19-23, 1992.

Byrd JA, Davis MD, Bruce AJ et al: Response of oral lichen planus to topical tacrolimus in 37 patients, *Arch Dermatol* 140:1508-1512, 2004, Erratum in *Arch Dermatol* 141:370, 2005.

Calamia KT, Wilson FC, Icen M et al: Epidemiology and clinical characteristics of Behcet's disease in the US: a population-based study, *Arthritis Rheum* 61:600-604, 2009.

Chudomirova K, Abadjieva T, Yankova R: Clinical tetrad of arthritis, urethritis, conjunctivitis and mucocutaneous lesions (HLA-B27--associated spondyloarthropathy, Reiter syndrome): report of a case, *Dermatol Online J* 14:4, 2008.

Devaney K, Travis W, Hoffman G et al: Interpretation of head and neck biopsies in Wegener's granulomatosis, *Am J Surg Pathol* 14:555-564, 1990.

Edge S, Byrd DR, Compton CC et al: *AJCC Cancer Staging Manual*, Springer, 2010, New York.

Femiano F, Buonaiuto C, Gombos F et al: Pilot study on recurrent aphthous stomatitis (RAS): a randomized placebo-controlled trial for the comparative therapeutic effects of systemic prednisone and systemic montelukast in subjects unresponsive to topical therapy, *Oral Surg Oral Med Oral Pathol Oral Radiol Endod* 109:402-407, 2010.

Gorsky M, Epstein JB, Rabinstein S et al: Topical minocycline and tetracycline rinses in treatment of recurrent aphthous stomatitis: a randomized cross-over study, *Dermatol Online J* 13:1, 2010.

Hamuryudan V, Yurdakul S, Serdaroglu S et al: Topical alpha interferon in the treatment of oral ulcers in Behçet's syndrome: a preliminary report, *Clin Exp Rheumatol* 8:51-54, 1990.

Harty S, Fleming P, Rowland M et al: A prospective study of the oral manifestations of Crohn's disease, *Clin Gastroenterol Hepatol* 3:886-891, 2005.

Hoffman G, Kerr G, Leavitt R et al: Wegener's granulomatosis: an analysis of 158 patients, *Ann Intern Med* 116:488-498, 1992.

Islam MN, Cohen DM, Ojha J et al: Chronic ulcerative stomatitis: diagnostic and management challenges—four new cases and review of literature, *Oral Surg Oral Med Oral Pathol Oral Radiol Endod* 104:194-203, 2007.

Jurge S, Kuffer R, Scully C et al: Mucosal disease series. Number VI: recurrent aphthous stomatitis, *Oral Dis* 12:1-21, 2006.

Kallenberg CG: Antineutrophil cytoplasmic antibodies (ANCA) and vasculitis, *Clin Rheumatol* 9(Suppl):132-135, 1990.

Khandwala A, VanInwegen RG, Alfano MC: 5% amlexanox oral paste, a new treatment for recurrent minor aphthous ulcers. I. Clinical demonstration of acceleration of wound healing and resolution of pain, *Oral Surg Oral Med Oral Pathol Oral Radiol Endod* 83:222-230, 1997.

Kohrt H, Advani RE: Extranodal killer T-cell lymphoma: current concepts in biology and treatment, *Leuk Lymphoma* 50:1173-1184, 2009.

Landesberg R, Fallon M, Insel R: Alterations of T helper/inducer and T suppressor/inducer cells in patients with recurrent aphthous ulcers, *Oral Surg Oral Med Oral Pathol* 69:205-208, 1990.

Lo Muzio L, della Valle A, Mignogna MD et al: The treatment of oral aphthous ulceration or erosive lichen planus with topical clobetasol propionate in three preparations: a clinical and pilot study on 54 patients, *J Oral Pathol Med* 30:611-617, 2001.

Lozada-Nur F, Miranda C, Maliksi R: Double-blind clinical trial of 0.05% clobetasol propionate ointment in orabase and 0.05% fluocinonide ointment in orabase in the treatment of patients with oral vesiculoerosive diseases, *Oral Surg Oral Med Oral Pathol* 77:598-604, 1994.

MacPhail L, Greenspan D, Feigal D et al: Recurrent aphthous ulcers in association with HIV infection, *Oral Surg Oral Med Oral Pathol* 71:678-683, 1991.

Mignogna MD, Russo LL, Fedele S: Gingival involvement of oral lichen planus in a series of 700 patients, *J Clin Periodontol* 32:1029-1033, 2005.

Miller R, Gould A, Bernstein M: Cinnamon-induced stomatitis venenata, *Oral Surg Oral Med Oral Pathol* 73:708-716, 1992.

Ng PP, Sun YJ, Tan HH et al: Detection of herpes virus genomic DNA in various subsets of erythema multiforme by polymerase chain reaction, *Dermatology* 207:349-353, 2003.

O'Duffy J: Behçet's syndrome, *N Engl J Med* 323:326-327, 1990.

Orme R, Nordlund J, Barich L et al: The MAGIC syndrome (mouth and genital ulcers with inflamed cartilage), *Arch Dermatol* 126:940-944, 1990.

Pedersen A: Recurrent aphthous ulceration: virologic and immunologic aspects, *APMIS Suppl* 37:1-37, 1993.

Phelan J, Eisig S, Freedman P et al: Major aphthous-like ulcers in patients with AIDS, *Oral Surg Oral Med Oral Pathol* 71:68-72, 1991.

Plemons J, Rees T, Zachariah N: Absorption of a topical steroid and evaluation of adrenal suppression in patients with erosive lichen planus, *Oral Surg Oral Med Oral Pathol* 69:688-693, 1990.

Reimold AM: TNF-alpha as a therapeutic target: new drugs, more applications, *Curr Drug Targets Inflamm Allergy* 1:377-392, 2002.

Salisbury CL, Budnick SD, Li S: T-cell receptor gene rearrangement and CD30 immunoreactivity in traumatic ulcerative granuloma with stromal eosinophilia of the oral cavity, *Am J Clin Pathol* 132:722-727, 2009.

Scully C: Aphthous ulceration, *N Engl J Med* 355:165-172, 2006.

Scully C, Hodgson T: Recurrent oral ulceration: aphthous-like ulcers in periodic syndromes, *Oral Surg Oral Med Oral Pathol Oral Radiol Endod* 106:845-852, 2008.

Scully C, Sonis S, Diz PD: Oral mucositis, *Oral Dis* 12:229-241, 2006.

Shakeri R, Sotoudehmanesh R, Amiri A et al: Gluten sensitive enteropathy in patients with recurrent aphthous stomatitis, *BMC Gastroenterol* 9:44, 2009.

Shetty SR, Chatra L, Shenai P et al: Stevens-Johnson syndrome: as case report, *J Oral Sci* 52:343-346, 2010.

Ship JA: Recurrent aphthous stomatitis: an update, *Oral Surg Oral Med Oral Pathol Oral Radiol Endod* 81:141-147, 1996.

Sobin LH, Gospodarowicz MK, Wittekind CH, editors: *TNM classification of malignant tumors*, ed 7, Oxford, 2009, Wiley-Blackwell.

Solomon LW: Chronic ulcerative stomatitis, *Oral Dis* 14:383-389, 2008.

Sonis ST: Mucositis: the impact, biology and therapeutic opportunities of oral mucositis, *Oral Oncol* 45:1015-1020, 2009.

Sonis S: New thoughts on the initiation of mucositis, *Oral Dis* 16:597-600, 2010.

Sonis ST: Pathobiology of oral mucositis: novel insights and opportunities, *J Support Oncol* 5(9 Suppl 4):3-11, 2007.

Spellberg B, Walsh TJ, Kontoyiannis DP et al: Recent advances in the management of mucormycosis: from bench to bedside, *Clin Infect Dis* 48:1743-1751, 2009.

Stasia MJ, Li XJ: Genetics and immunopathology of chronic granulomatous disease, *Semin Immunopathol* 30:209-235, 2008.

Weeda LW, Coffey SA: Wegener's granulomatosis, *Oral Maxillofac Clin North Am* 20:643-649, 2008.

Wilson DT, Drew RH, Perfect JR: Antifungal therapy for invasive fungal diseases in allogeneic stem cell transplant recipients: an update, *Mycopathologica* 168:313-327, 2009.

Yamamoto M, Takahashi H, Suzuki C et al: Facial cutaneous and parotid involvement in Wegener's granulomatosis, *J Rheumatol* 35:365-367, 2008.

Neoplasias

Bartek J, Lukas J, Bartkova J: Perspective: defects in cell cycle control and cancer, *J Pathol* 187:95-99, 1999.

Begum S, Westra WH: Basaloid squamous cell carcinoma of the head and neck is a mixed variant that can be further resolved by HPV status, *Am J Surg Pathol* 32:1044-1050, 2009.

Bernier J, Bentzen SM: Altered fractionation and combined radio-chemotherapy approaches: pioneering new opportunities in head and neck oncology, *Eur J Oncol* 39(5):560-571, 2003.

Bernier J, Domenge C, Ozsahin M et al: Postoperative irradiation with or without concomitant chemotherapy for locally advanced head and neck cancer, *N Engl J Med* 450:1945-1952, 2004.

Bjarnason GA, Jordan RCK, Wood PA et al: Circadian expression of clock genes in human oral mucosa and skin: association with specific cell-cycle phases, *Am J Pathol* 158(5):1793-1801, 2001.

Bonner J, Harari P, Giralt J et al: Radiotherapy plus cetuximab for squamous-cell carcinoma of the head and neck, *N Engl J Med* 354:567-578, 2006.

Bourhis J, Overgaard J, Audry H et al: Hyperfractionated or accelerated radiotherapy in head and neck cancer: a meta-analysis, *Lancet* 368:843-854, 2006.

Bourhis J, Pignon JP: Meta-analyses in head and neck squamous cell carcinoma: what is the role of chemotherapy? *Hematol Oncol Clin North Am* 13:769-775, 1999.

Brennan JA, Boyle JO, Koch WM et al: Association between cigarette smoking and mutation of the p53 gene in squamous cell carcinoma of the head and neck, *N Engl J Med* 332:712-717, 1995.

Brinkman BM, Wong DT: Disease mechanism and biomarkers of oral squamous cell carcinoma, *Curr Opin Oncol* 8:228-233, 2006.

Browman GP, Hodson D, MacKenzie RW et al: Choosing a concomitant chemotherapy and radiotherapy regimen for squamous cell head and neck cancer: a systematic review of the published literature with subgroup analysis, *Head Neck* 23:579-589, 2001.

Carlson ER, Cheung A, Smith B et al: Neck dissections for oral/head and neck cancer, *J Oral Maxillofac Surg* 64:4-11, 2006.

Chu PG, Weiss LM: Keratin expression in human tissues and neoplasms, *Histopathology* 40:403-439, 2002.

Chung CH, Zhang Q, Kong CS et al: p16 protein expression and human papillomavirus status as prognostic biomarkers of nonoropharyngeal head and neck squamous cell carcinoma, *J Clin Oncol* 32(35):3930-3938, Dec 10, 2014.

Cooper JS, Pajak TF, Forastiere AA et al: Postoperative concurrent radiotherapy and chemotherapy for high-risk squamous-cell carcinoma of the head and neck, *N Engl J Med* 450:1937-1944, 2004.

Curran S, Murray GI: Matrix metalloproteinases in tumor invasion and metastasis, *J Pathol* 189:300-308, 1999.

Curtis RE, Rowlings PA, Deeg HJ et al: Solid cancers after bone marrow transplantation, *N Engl J Med* 336:897-904, 1997.

Daley TD, Lovas JG, Peters E et al: Salivary gland duct involvement in oral epithelial dysplasia and squamous cell carcinoma, *Oral Surg Oral Med Oral Pathol Oral Radiol Endod* 81:186-192, 1996.

Downey MG, Going JJ, Stuart RC et al: Expression of telomerase RNA in esophageal and oral cancer, *J Oral Pathol Med* 30:577-581, 2001.

Eisbruch A: Intensity-modulated radiation therapy in the treatment of head and neck cancer, *Nat Clin Pract Oncol* 2:34-39, 2005.

Eisbruch A, Ship JA, Kim HM et al: Partial irradiation of the parotid gland, *Semin Radiat Oncol* 11:234-239, 2001.

Epstein JB, Schubert MM: Oropharyngeal mucositis in cancer therapy. Review of pathogenesis, diagnosis, and management, *Oncology (Williston Park)* 17(12):1767-1779, 2003.

Fakhry C, Westra WH, Li S et al: Improved survival of patients with human papilloma positive head and neck squamous cell carcinoma in a prospective clinical trial, *J Natl Cancer Inst* 100:261-269, 2008.

Ferlito A, Shaha AR, Rinaldo A: The incidence of lymph node micrometastases in patients pathologically staged N0 in cancer of oral cavity and oropharynx, *Oral Oncol* 38:3-5, 2002.

Flaitz CM, Nichols CM, Adler-Storthz K et al: Intraoral squamous cell carcinoma in human immunodeficiency virus infection, *Oral Surg Oral Med Oral Pathol Oral Radiol Endod* 80:55-62, 1995.

Franceschi S, Gloghini A, Maestro R et al: Analysis of the p53 gene in relation to tobacco and alcohol in cancers of the upper aero-digestive tract, *Int J Cancer* 60:872-876, 1995.

Frank SA, Chao KSC, Schwartz DL et al: Technology insight: PET and PET/CT in head and neck tumor staging and radiation therapy planning, *Nat Clin Pract Oncol* 2:526-533, 2005.

Fu KK, Pajak TF, Trotti A et al: A Radiation Therapy Oncology Group (RTOG) phase III randomized study to compare hyperfractionation and two variants of accelerated fractionation to standard fractionation radiotherapy for head and neck squamous cell carcinomas: first report of RTOG 9003, *Int J Radiat Oncol Biol Phys* 48:7-16, 2000.

Ghali GE, Li BD, Minnard EA: Management of the neck relative to oral malignancy, *Select Read Oral Maxillofac Surg* 6:1-36, 2000.

Gillenwater A, Papadimitrakopoulou V, Richards-Kortum R: Oral premalignancy: new methods of detection and treatment, *Curr Oncol Rep* 8:146-154, 2006.

Gillison ML, Koch WM, Capone RB et al: Evidence for a causal association between human papillomavirus and a subset of head and neck cancers, *J Natl Cancer Inst* 92(9):709-720, 2000.

Grandis JR, Tweardy DJ: Elevated levels of transforming growth factor alpha and epidermal growth factor receptor messenger RNA are early markers of carcinogenesis in head and neck cancer, *Cancer Res* 53:3579-3584, 1993.

Gstaiger M, Jordan RCK, Lim MS et al: The F-box protein Skp2 is the product of an oncogene and is overexpressed in human cancers, *Proc Natl Acad Sci U S A* 98:5043-5048, 2001.

Holley SL, Parkes G, Matthias C et al: Cyclin D1 polymorphism and expression in patients with squamous cell carcinoma of the head and neck, *Am J Pathol* 159:1917-1924, 2001.

Horiot JC, Bontemps P, van den Bogaert W et al: Accelerated fractionation (AF) compared to conventional fractionation (CF) improves loco-regional control in the radiotherapy of advanced head and neck cancers: results of the EORTC 22851 randomized trial, *Radiother Oncol* 44:111-121, 1997.

Inoue T, Inoue T, Yoshida K et al: Phase III trial of high- vs. low-dose-rate interstitial radiotherapy for early mobile tongue cancer, *Int J Radiat Oncol Biol Phys* 51:171-175, 2001.

Jemal A, Siegel R, Xu J et al: Cancer statistics, 2010, *CA Cancer J Clin* 60:277-300, 2010.

Johansson N, Airola K, Grenman R et al: Expression of collagenase-3 (matrix metalloproteinase-13) in squamous cell carcinomas of the head and neck, *Am J Pathol* 151:499-508, 1997.

Jordan RC, Bradley G, Slingerland J: Reduced levels of the cell cycle inhibitor p27kip1 in epithelial dysplasia and carcinoma of the oral cavity, *Am J Pathol* 152:585-590, 1998.

Juweid ME, Cheson BD: Positron-emission tomography and assessment of cancer therapy, *N Engl J Med* 354:496-507, 2006.

Katayama A, Bandoh N, Kishibe K et al: Expression of matrix metalloproteinases in early stage oral squamous cell carcinoma as predictive indicators of tumor metastasis and prognosis, *Clin Cancer Res* 10:634-640, 2004.

Ke LD, Adler-Storthz K, Clayman GL et al: Differential expression of epidermal growth factor receptor in human head and neck cancers, *Head Neck* 20:320-327, 1998.

Kim JJ, Tannock IF: Repopulation of cancer cells during therapy: an important cause of treatment failure, *Nat Rev Cancer* 5:516-525, 2005.

Koo BS, Lim YC, Lee JS et al: Management of contralateral N0 neck in oral cavity squamous cell carcinoma, *Head Neck* 28:896-901, 2006.

Kropveld A, van Mansfeld AD, Nabben N et al: Discordance of p53 status in matched primary tumors and metastases in head and neck squamous cell carcinoma patients, *Eur J Cancer B Oral Oncol* 32B:388-393, 1996.

Lazarus P, Stern J, Zwiebel N et al: Relationship between p53 mutation incidence in oral cavity squamous cell carcinomas and patient tobacco use, *Carcinogenesis* 17:733-739, 1996.

Leong PP, Rezai B, Koch WM et al: Distinguishing second primary tumors from lung metastases in patients with head and neck squamous cell carcinoma, *J Natl Cancer Inst* 90:972-977, 1998.

Ma BB, Bristow RG, Kim J et al: Combined-modality treatment of solid tumors using radiotherapy and molecular targeted agents, *J Clin Oncol* 21:2760-2776, 2003.

Matsuura K, Hirokawa Y, Fujita M et al: Treatment results of stage I and II oral tongue cancer with interstitial brachytherapy: maximum tumor thickness is prognostic of nodal metastasis, *Int J Radiat Oncol Biol Phys* 40:535-539, 1998.

Mazeron JJ, Grimard L, Benk V: Curietherapy versus external irradiation combined with curietherapy in stage II squamous cell carcinomas of mobile tongue and floor of mouth, *Recent Results Cancer Res* 134:101-110, 1994.

Mendenhall WM, Million RR, Cassisi NJ: T2 oral tongue carcinoma treated with radiotherapy: analysis of local control and complications, *Radiother Oncol* 16:275-281, 1989.

Michalides R, van Veelen N, Hart A et al: Overexpression of cyclin D1 correlates with recurrence in a group of forty-seven operable squamous cell carcinomas of the head and neck, *Cancer Res* 55:975-978, 1995.

O'Shaughnessy JA, Kelloff GJ, Gordon GB et al: Treatment and prevention of intraepithelial neoplasia: an important target for accelerated new agent development, *Clin Cancer Res* 8:314-346, 2002.

Pena JC, Thompson CB, Recant W et al: Bcl-xl and Bcl-2 expression in squamous cell carcinoma of the head and neck, *Cancer* 85:164-170, 1999.

Pignon JP, le Maître A, Maillard E MACH-NC Collaborative Group: et al: Meta-analysis of chemotherapy in head and neck cancer (MACH-NC): an update on 93 randomised trials and 17,346 patients, *Radiother Oncol* 92(1):4-14, 2009.

Ramos D, Chen BL, Regezi J et al: Tenascin-C matrix assembly in oral squamous cell carcinoma, *Int J Cancer* 75:680-687, 1998.

Regezi JA, Dekker NP, McMillan A et al: p53, p21, Rb, and MDM2 proteins in tongue cancers in tongue carcinoma from patients <35 years versus >75 years, *Oral Oncol* 35:379-383, 1999.

Riethdorf S, Friedrich RE, Ostwald C et al: p53 gene mutations and HPV infection in primary head and neck squamous cell carcinomas do not correlate with overall survival: a long-term follow-up study, *J Oral Pathol Med* 26:315-321, 1997.

Robbins KT, Medina JE, Wolfe GT et al: Standardizing neck dissection terminology: official report of the academy's Committee for Head and Neck Surgery and Oncology, *Arch Otolaryngol Head Neck Surg* 117:601-605, 1991.

Rose BR, Thompson CH, Tattersall MH et al: Squamous carcinoma of the head and neck: molecular mechanisms and potential biomarkers, *Aust N Z J Surg* 70:601-606, 2000.

Rowley H: The molecular genetics of head and neck cancer, *J Laryngol Otol* 112:607-612, 1998.

Sankaranarayanan R: Oral cancer in India: an epidemiologic and clinical review, *Oral Surg Oral Med Oral Pathol* 69:325-330, 1990.

Saunders J: The genetic basis of head and neck carcinoma, *Am J Surg* 174:459-461, 1997.

Schoelch ML, Le QT, Silverman S Jr et al: Apoptosis-associated proteins and the development of oral squamous cell carcinoma, *Oral Oncol* 35:77-85, 1999.

Schoelch ML, Regezi JA, Dekker NP et al: Cell cycle proteins and the development of oral squamous cell carcinoma, *Oral Oncol* 35:333-342, 1999.

Shah JP, Andersen PE: Evolving role of modifications in neck dissection for oral squamous carcinoma, *Br J Oral Maxillofac Surg* 33:3-8, 1995.

Shahnavaz SA, Bradley G, Regezi JA et al: Patterns of CDKN2A gene loss in sequential oral epithelial dysplasias and carcinomas, *Cancer Res* 61:2371-2375, 2001.

Shahnavaz SA, Regezi JA, Bradley G et al: p53 gene mutations in sequential oral epithelial dysplasias and carcinomas, *J Pathol* 190:417-422, 2000.

Shin DM, Kim J, Ro JY et al: Activation of p53 gene expression in premalignant lesions during head and neck tumorigenesis, *Cancer Res* 54:321-326, 1994.

Stuschke M, Thames HD: Hyperfractionated radiotherapy of human tumors: overview of the randomized clinical trials, *Int J Radiat Oncol Biol Phys* 37:259-267, 1997.

Sugerman PB, Joseph BK, Savage NW: Review article: the role of oncogenes, tumor suppressor genes and growth factors in oral squamous cell carcinoma: a case of apoptosis versus proliferation, *Oral Dis* 1:172-188, 1995.

Sumida T, Sogawa K, Sugita A et al: Detection of telomerase activity in oral lesions, *J Oral Pathol Med* 27:111-115, 1998.

Tanaka N, Ogi K, Odajima T et al: pRb/p21 protein expression is correlated with clinicopathologic findings in patients with oral squamous cell carcinoma, *Cancer* 92:2117-2125, 2001.

Timmons SR, Nwankwo JO, Domann FE: Acetaldehyde activates Jun/AP-1 expression and DNA binding activity in human oral keratinocytes, *Oral Oncol* 38:281-290, 2002.

Tsai CH, Yang CC, Chou LSS et al: The correlation between alteration of p16 gene and clinical status in oral squamous cell carcinoma, *J Oral Pathol Med* 30:527-531, 2001.

Valdez IH, Wolff A, Atkinson JC et al: Use of pilocarpine during head and neck radiation therapy to reduce xerostomia and salivary dysfunction, *Cancer* 71:1848-1851, 1993.

Vandenbrouck C, Sancho-Garnier H, Chassagne D et al: Elective versus therapeutic radical neck dissection in epidermoid carcinoma of the oral cavity: results of a randomized clinical trial, *Cancer* 46:386-390, 1980.

Watts S, Brewer E, Fry T: Human papillomavirus DNA types in squamous cell carcinomas of the head and neck, *Oral Surg Oral Med Oral Pathol* 71:701-707, 1991.

Wilson GD, Richman PI, Dische S et al: p53 status of head and neck cancer: relation to biological characteristics and outcome of radiotherapy, *Br J Cancer* 71:1248-1252, 1995.

Xia W, Lau YK, Zhang HZ et al: Strong correlation between c-erbB-2 overexpression and overall survival of patients with oral squamous cell carcinoma, *Clin Cancer Res* 3:3-9, 1997.

Yeudall WA: Human papillomaviruses and oral neoplasia, *Eur J Cancer B Oral Oncol* 28B:61-66, 1992.

3
Lesões Brancas

RESUMO DO CAPÍTULO

Condições Hereditárias
Leucoedema
Nevo Branco Esponjoso (Doença de Cannon)
Disqueratose Intraepitelial Benigna Hereditária
Queratose Folicular (Doença de Darier)

Lesões Reativas
Hiperqueratose Focal (Friccional)
Lesões Brancas Associadas ao Tabaco sem Fumaça
Estomatite Nicotínica
Leucoplasia Pilosa
Língua Pilosa (Língua Pilosa Negra)
Lesão Associada ao Uso de Dentifrício

Lesões Potencialmente Malignas e Neoplásicas
Queilite Actínica
Queratose Actínica (Queratose Solar)
Leucoplasia Idiopática

Outras Lesões Brancas
Língua Geográfica
Líquen Plano
Lúpus Eritematoso

Lesões Branco-Amareladas Não Epiteliais
Candidíase
Queimaduras Mucosas
Fibrose Submucosa
Grânulos de Fordyce
Tecido Linfoide Ectópico
Cistos Gengivais
Parúlide
Lipoma

As lesões brancas da mucosa oral resultam de dispersão da luz ao passar através de uma camada espessa de queratina, hiperplasia epitelial, edema intracelular e/ou redução da vascularização do tecido conjuntivo subjacente. Lesões brancas ou branco-amareladas podem também ocorrer como resultado de um exsudato fibrinoso que recobre uma úlcera, depósitos submucosos, restos superficiais ou colônias fúngicas.

Condições Hereditárias

Leucoedema

O leucoedema constitui uma opacificação discreta da mucosa jugal, sendo considerada uma variação da normalidade encontrada em grande parte da população.

Etiologia e Patogenia

Até o momento, a causa do leucoedema permanece desconhecida. Alguns fatores tais como tabagismo, hábito de mascar tabaco, ingestão de álcool, infecção bacteriana, condições salivares, interações eletroquímicas e uma possível associação ao uso de maconha foram implicados, mas não foram comprovados.

Características Clínicas

Geralmente, o leucoedema é descoberto durante o exame de rotina. Tal alteração é assintomática e simetricamente distribuída pela mucosa jugal e, em menor extensão, pela mucosa labial. Aparece como uma alteração superficial branco-acinzentada, difusa, opaca ou leitosa (Fig. 3-1). Nos casos exacerbados, pode ser observada uma aparência esbranquiçada com alterações na textura, incluindo uma superfície enrugada ou corrugada. Com o estiramento da mucosa jugal, as alterações opacas se tornam mais suaves. Essa alteração é mais aparente em pacientes que não sejam brancos, principalmente os de origem afro-americana.

Histopatologia

O epitélio mostra acantose e está hiperparaqueratinizado, apresentando edema intracelular evidente nas células da camada espinhosa. As células epiteliais apresentam núcleos pequenos e picnóticos (condensado) em um citoplasma opticamente claro.

Diagnóstico Diferencial

O nevo branco esponjoso, a disqueratose intraepitelial benigna hereditária, a reação a uma mordedura crônica da mucosa jugal e o líquen plano podem exibir similaridades clínicas com o leucoedema. As características microscópicas diferenciam essas lesões.

Tratamento e Prognóstico

Não há necessidade de tratamento, uma vez que as alterações são inócuas e não existe potencial de transformação maligna. Caso haja dúvidas a respeito do diagnóstico, pode ser realizada uma biópsia.

CAPÍTULO 3 Lesões Brancas 81

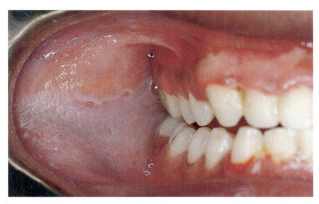

• **Figura 3-1** Leucoedema. Uma fina coloração branca "leitosa" na mucosa jugal. Observe que o paciente também tem gengivite.

Nevo Branco Esponjoso (Doença de Cannon)

O nevo branco esponjoso (NBE) é uma doença hereditária autossômica dominante que ocorre a partir de uma mutação pontual nos genes que codificam as queratinas 4 e/ou 13. Essa doença afeta bilateralmente e simetricamente a mucosa oral, não havendo, geralmente, necessidade de tratamento.

Características Clínicas

O NBE se apresenta como uma lesão branca preguada e assintomática que pode afetar várias mucosas (Fig. 3-2; Quadro 3-1). As lesões tendem a ficar espessas e apresentar uma consistência esponjosa. A manifestação oral é quase sempre bilateral e simétrica, apresentando-se no início da vida, classicamente antes da puberdade. Geralmente, as manifestações clínicas dessa forma particular de queratose são mais bem observadas na mucosa jugal, embora outras áreas, tais como língua e mucosa vestibular, possam estar envolvidas. A mucosa conjuntival é geralmente poupada, mas as mucosas de esôfago, ânus, vulva e vagina podem ser afetadas. A pele não é afetada porque, diferentemente da mucosa, não contém as queratinas 4 e 13.

Histopatologia

Microscopicamente, o epitélio é bastante espesso e com acentuadas paraqueratose, acantose e espongiose (Fig. 3-3). Na camada espinhosa, pode ser notada uma evidente degeneração hidrópica ou de células claras, frequentemente começando na camada parabasal e se estendendo até quase a superfície. A condensação eosinofílica perinuclear do citoplasma é uma característica das células da camada espinhosa no NBE. Pode ser comum observar colunas de paraqueratina se estendendo da camada espinhosa até a superfície.

Diagnóstico Diferencial

O diagnóstico diferencial inclui disqueratose intraepitelial benigna hereditária, líquen plano, reação liquenoide a medicamentos, lúpus eritematoso (LE), mordedura crônica da mucosa jugal e, às vezes, candidíase (Tabela 3-1). Uma vez que o diagnóstico é confirmado, nenhuma biópsia é necessária.

Tratamento

Não há necessidade de tratamento para essa condição, que é assintomática e benigna.

Disqueratose Intraepitelial Benigna Hereditária

Etiologia

A disqueratose intraepitelial benigna hereditária (DIBH), também conhecida como doença de Witkop, ou síndrome de Witkop-von Sallmann, consiste em uma condição hereditária autossômica dominante rara. Tal entidade foi identificada a partir de uma composição de três raças isoladas de brancos, índios e negros americanos no condado de Halifax, na Carolina do Norte. A genealogia do grupo inicial de 75 pacientes se originou a partir de um único ancestral feminino comum que havia vivido cerca de 130 anos antes. Com o uso de linhagens genéticas e análises moleculares em duas grandes famílias afetadas pela DIBH, um grupo de pesquisadores localizou a região genética candidata a

---

• **QUADRO 3-1** Nevo Branco Esponjoso: Principais Características

Assintomático
Pregas bilaterais/alterações brancas da mucosa jugal com aspecto semelhante a pelos
Hereditário; aparece precocemente na vida
Não desaparece quando a mucosa jugal é estirada
Edema intracelular com condensação perinuclear de queratina
Sem necessidade de tratamento, sem potencial de transformação maligna

---

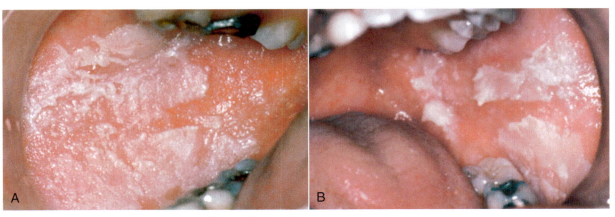

• **Figura 3-2** A e B, Nevo branco esponjoso.

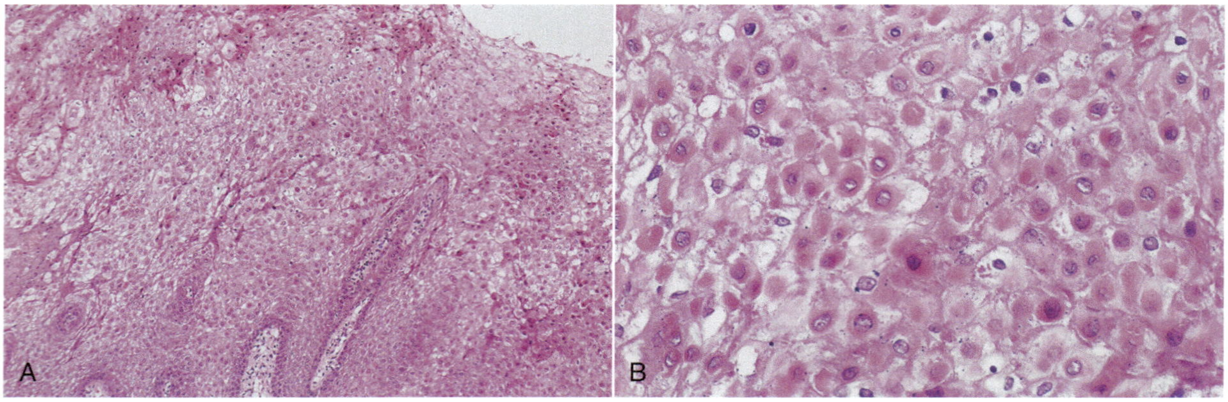

• **Figura 3-3** **A**, Nevo branco esponjoso exibindo edema e queratose. **B**, Fotomicrografia em maior aumento evidenciando a característica condensação perinuclear da queratina.

TABELA 3-1 Lesões Brancas Bilaterais da Mucosa Jugal: Diagnóstico Diferencial

Doença	Características/Conduta
Nevo branco esponjoso e DIBH	Hereditários; não desaparecem quando a mucosa é distendida; biópsia para o diagnóstico; A DIBH pode envolver também a conjuntiva
Líquen plano	Procure por lesões reticulares brancas (estrias) bilaterais, erosões, atrofias e por lesões cutâneas; biópsia para o diagnóstico
Reação liquenoide a medicamentos	Procure por lesões brancas, geralmente assimétricas, no contexto do uso de um novo medicamento
Mordedura crônica da mucosa jugal	Lesões brancas com aspecto semelhante a pelos ao longo do plano oclusal ou em regiões de trauma
Lúpus eritematoso	Estrias irradiando-se delicadamente; biópsia para o diagnóstico
Candidíase	Procure por fatores predisponentes; pode ser destacável; responde ao tratamento antifúngico

DIBH, disqueratose intraepitelial benigna hereditária

ser a causa da doença em uma região telomérica do cromossomo 4q35, na qual existem três alelos para dois marcadores interligados. Utilizando-se uma geração subsequente para avaliação de sequenciamento, foi descoberta uma nova mutação com troca de sentido M77T do gene NLRP1 no cromossomo 17p13.2, que também foi relatada na família com a doença. Apesar dessas descobertas, o gene exato que causa essa doença ainda precisa ser confirmado.

Características Clínicas

A apresentação da DIBH inclui o aparecimento precoce de uma conjuntivite bulbar (geralmente no 1° ano de vida), de placas conjuntivas no limbo esclerocorneano e de lesões brancas na boca. Antecedendo a conjuntivite bulbar, há o desenvolvimento de placas gelatinosas e espumosas que constituem a contraparte ocular das lesões orais.

As lesões orais consistem em pregas brancas amolecidas e assintomáticas e placas rugosas na mucosa. As áreas classicamente envolvidas são as mucosas jugal e labial e as comissuras labiais, assim como o assoalho da boca e as superfícies laterais de língua, gengiva e palato. Geralmente, o dorso da língua é poupado. As lesões orais são na maioria das vezes identificadas no 1° ano de vida e exibem um aumento gradual em intensidade até o paciente atingir meados da adolescência.

Em alguns pacientes, as lesões oculares podem sofrer uma variação sazonal com resolução espontânea das placas conjuntivais. Os pacientes se queixam de fotofobia, principalmente no início da vida. Já foi relatada cegueira resultante da vascularização da córnea.

Histopatologia

Microscopicamente são observadas similaridades entre as lesões conjuntivais e orais. Estão presentes hiperplasia epitelial e acantose, juntamente com edema intracelular. Queratinócitos aumentados e hialinos são os elementos disqueratóticos, sendo observados na metade mais superficial do epitélio. Características celulares normais são observadas na camada basal e na parte mais inferior da camada espinhosa. O infiltrado inflamatório na lâmina própria é mínimo, e o limite entre o tecido epitelial e o conjuntivo é bem definido.

Tratamento

Não há necessidade de tratamento, uma vez que essa condição é autolimitante e benigna. Não parece haver risco de transformação maligna. Pode ser indicado o aconselhamento genético.

Queratose Folicular (Doença de Darier)

Etiologia e Patogenia

A queratose folicular (doença de Darier, doença de Darier-White) consiste em uma condição autossômica dominante que resulta de defeitos nos desmossomos que levam a uma alteração na adesão das células epiteliais. Muitos casos surgem esporadicamente como novas mutações. A busca pelos genes responsáveis levou à descoberta de que mutações no *ATP2A2* no cromossomo 12q23-24, um gene que codifica o retículo endoplasmático/sarcoplasmático da isoforma 2 da enzima cálcio-adenosina-trifosfatase (Ca^{2+}-ATPase), causem essa doença. Tem sido proposto que anormalidades nesta bomba de cálcio interferem no processo de crescimento e diferenciação dependente de cálcio.

Características Clínicas

O aparecimento da doença ocorre entre os 6 e 20 anos. Tal entidade tem predileção pela pele, e 13% dos pacientes apresentam lesões orais. As manifestações cutâneas são caracterizadas por pequenas lesões papulares normocrômicas distribuídas simetricamente por face, tronco e áreas intertriginosas. Eventualmente, essas pápulas se coalescem e adquirem um aspecto gorduroso devido à produção excessiva de queratina. As áreas que sofrem coalescência formam placas que variam de crescimento vegetante a verrucoso, com tendência a infecção secundária e odor desagradável. As lesões podem ser unilaterais ou em um padrão semelhante ao herpes-zóster (as lesões seguem um dermátomo). Não é incomum o espessamento da região palmoplantar (hiperqueratose palmoplantar) pelo excesso de queratina. As alterações ungueais podem incluir fragilidade, fragmentação e queratose subungueal. Frequentemente, essas alterações são úteis no estabelecimento do diagnóstico.

A extensão das lesões orais pode ser paralela à extensão do envolvimento cutâneo. As regiões orais mais favoráveis ao desenvolvimento de lesões são a gengiva inserida e o palato duro. As lesões se apresentam como pequenas pápulas esbranquiçadas produzindo uma aparência pedregosa. As pápulas variam de 2 mm a 3 mm em diâmetro e podem coalescer. Pode ocorrer extensão das lesões em direção à orofaringe e à faringe.

Histopatologia

Microscopicamente são observadas similaridades entre as lesões orais e cutâneas. Os achados incluem: (1) formação de lacunas (fendas) suprabasais contendo células epiteliais acantolíticas, (2) proliferação da camada basal imediatamente abaixo e adjacente a essas lacunas ou fendas, (3) formação de fendas verticais que exibem um revestimento de células disqueratóticas e paraqueratóticas e (4) presença de células disqueratóticas benignas específicas denominadas corpos redondos e grãos. Os corpos redondos são grandes células escamosas queratinizadas com núcleo basofílico uniforme e citoplasma intensamente eosinofílico. Os grãos são células paraqueratóticas menores com núcleo picnótico e hipercromático.

Tratamento e Prognóstico

O objetivo do tratamento consiste em melhora da aparência das lesões cutâneas, redução dos sintomas e prevenção ou tratamento das complicações infecciosas. Corticosteroides tópicos e análogos retinoicos da vitamina A têm sido utilizados com eficácia, porém o tratamento em longo prazo é pouco tolerado pelo paciente. A doença é crônica e de progressão lenta; podem ser observadas remissões em alguns pacientes.

Lesões Reativas

Hiperqueratose Focal (Friccional)

Etiologia

A hiperqueratose focal (friccional) consiste em uma lesão branca provocada por atrito ou fricção crônica contra uma superfície da mucosa oral. Isso resulta em uma lesão branca hiperqueratótica análoga a um calo na pele.

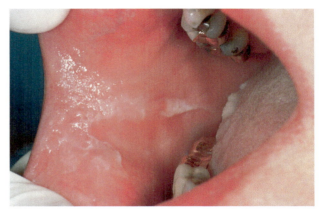

• **Figura 3-4** Hiperqueratose focal causada por mordedura crônica da mucosa jugal.

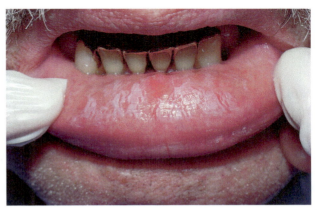

• **Figura 3-5** Hiperqueratose focal causada por atrito crônico do lábio contra os dentes.

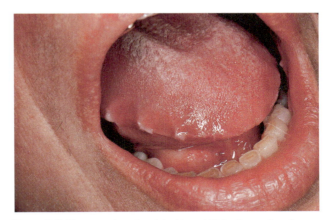

• **Figura 3-6** Hiperqueratose focal devido ao hábito de morder a língua.

Características Clínicas

A hiperqueratose induzida pela fricção ocorre em regiões comumente sujeitas a trauma, tais como lábios, borda da língua, mucosa jugal na altura da linha de oclusão e rebordos alveolares edêntulos (Figs. 3-4 a 3-7; Quadro 3-2). A mordedura crônica da mucosa jugal ou do lábio pode resultar na queratinização da área afetada. O trauma da mordedura nos rebordos alveolares edêntulos produz o mesmo efeito.

• **Figura 3-7** Hiperqueratose focal e eritema associados ao uso de prótese mal-adaptada.

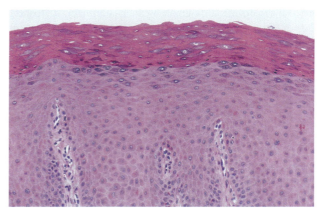

• **Figura 3-8** Fotomicrografia de hiperqueratose focal. Observe que a maturação do epitélio é normal.

Histopatologia

Como o nome indica, a principal alteração microscópica é a hiperqueratose (Fig. 3-8). Podem ser observadas no tecido conjuntivo subjacente algumas células inflamatórias crônicas.

Diagnóstico

Uma anamnese detalhada e um exame físico minucioso podem indicar a natureza dessa lesão. Os pacientes devem ser orientados a abandonar o hábito causal. Se a causa for a prótese ou um dente com arestas afiadas, esses devem ser corrigidos. Com o tempo, a lesão deve regredir ou pelo menos diminuir em intensidade, auxiliando na confirmação do diagnóstico clínico. A resolução da lesão permitirá que se revele a presença de qualquer lesão subjacente que possa não estar relacionada com o trauma (Tabela 3-2). Caso exista dúvida no diagnóstico clínico, uma biópsia pode ser realizada.

Tratamento

Desde que não haja dúvidas sobre o diagnóstico, apenas o acompanhamento é necessário. A eliminação do fator traumático causal pode resultar em melhora clínica. Não existe transformação maligna.

Lesões Brancas Associadas ao Tabaco sem Fumaça

Já foram identificadas marcantes diferenças geográficas e de gênero no uso do tabaco. Nos Estados Unidos, uma prevalência relativamente elevada de usuários de tabaco sem fumaça é observada nos estados das regiões sul e oeste do país. O uso por homens em Nova Iorque e em Rhode Island é inferior a 1% da população, mas na Virgínia Ocidental é superior a 20%. Entre os adolescentes, os rapazes brancos são os usuários predominantes de tabaco sem fumaça nesse grupo. O tabaco sem fumaça também é utilizado na Suécia na forma de rapé, um tipo de tabaco não fermentando que apresenta menor concentração dos agentes nocivos da nicotina e dos derivados do tabaco em contraposição àquelas formas de tabaco sem fumaça que são fermentadas e tradicionalmente usadas nos Estados Unidos. Em lugares como o subcontinente indiano e o Sudeste Asiático, o uso desse tipo de tabaco é ainda mais comum e mais carcinogênico. Geralmente, os preparados contendo tabaco têm pH mais alto (alcalino) e frequentemente são misturados com outros ingredientes, tais como noz de areca (bétel) em pedaços, cal, cânfora e pimentas.

O aumento do consumo geral de tabaco sem fumaça está relacionado tanto com a pressão social quanto com o aumento das propagandas veiculadas na mídia, que frequentemente enaltecem o uso do tabaco sem fumaça ou do rapé. Além disso, tabagistas inveterados que querem evitar o hábito de fumar podem

• **QUADRO 3-2** Hiperqueratose Friccional: Principais Características

- Aparece em locais comumente traumatizados: lábios, borda da língua e mucosa jugal
- Em pacientes usuários de próteses, os rebordos alveolares edêntulos e os fundos de vestíbulos podem ser envolvidos
- A hiperqueratose resulta em opacificação (lesão branca) da área traumatizada
- Microscopicamente, a hiperqueratose é observada sem alterações displásicas
- Se a causa for resolvida, a lesão tende a diminuir. Em caso de dúvida, pode ser realizada uma biópsia

TABELA 3-2 Lesões Brancas Isoladas: Diagnóstico Diferencial

Doença	Características/Ação
Queratose friccional	Procure por uma causa (p. ex., próteses mal-adaptadas, trauma); biópsia para o diagnóstico
Displasia, carcinoma *in situ*, carcinoma de células escamosas	Avaliar os fatores de risco; biópsia para o diagnóstico
Queimadura (química)	Histórico de aplicação de aspirina ou outro agente no local da lesão — descontinuar o uso
Lúpus eritematoso	Estrias se irradiando delicadamente; biópsia para o diagnóstico
Leucoplasia pilosa	Bordas laterais da língua; procurar por uma superfície irregular; frequentemente bilateral; imunossupressão; biópsia para o diagnóstico

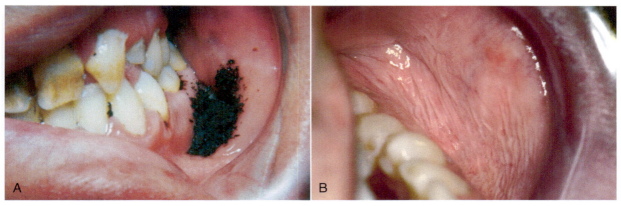

• **Figura 3-9 A,** Tabaco sem fumaça em fundo de vestíbulo. **B,** Placa queratótica induzida pelo contato com o tabaco.

optar por essa alternativa. Os resultados clínicos da exposição ao tabaco sem fumaça por um longo período de tempo incluem o desenvolvimento de placas brancas na mucosa oral, que causam um discreto aumento no potencial de transformação maligna; dependência; alterações no paladar; progressão de doença periodontal; e abrasão dentária.

Etiologia

Já foi documentada uma relação causal entre o tabaco sem fumaça e as lesões brancas. Embora todas as formas de tabaco sem fumaça possam provocar alterações na mucosa oral, o rapé (particulado, finamente dividido ou o tabaco em pedaços) parece ter maior probabilidade de envolvimento nas lesões orais do que o tabaco mascado. A mucosa oral responde aos efeitos indutores locais do tabaco com inflamação e queratose. Em nível molecular, tem sido demonstrada uma alteração na sinalização celular, assim como seu dano subsequente. A seguir, podem acontecer alterações displásicas, mas com um baixo potencial de transformação maligna. Acredita-se que as alterações teciduais induzidas pelo tabaco sem fumaça sejam resultantes de uma resposta aos constituintes do tabaco e talvez a outros agentes que são adicionados para aromatizar e manter a umidade. Carcinógenos, como a N-nitrosonornicotina, um componente orgânico do tabaco mascado e do rapé, foram identificados no tabaco sem fumaça. O pH do rapé, que varia entre 8,2 e 9,3, pode ser outro fator que contribui para o desenvolvimento das alterações nas mucosas.

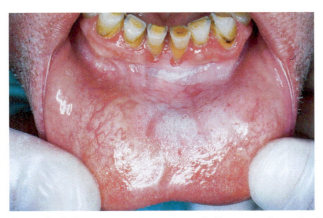

• **Figura 3-10** Queratose da bolsa de rapé. Observe o desgaste da borda incisal e a presença de doença periodontal.

> • **QUADRO 3-3** Lesões Associadas ao Tabaco sem Fumaça
>
> **Etiologia**
> Contato direto da mucosa com o tabaco sem fumaça e seus agentes contaminantes
> A forma de rapé do tabaco é a que tem maior probabilidade de induzir lesões
>
> **Características Clínicas**
> A prevalência está associada ao uso local (p. ex., 1 % da população de Nova York, 20% da população do oeste da Virgínia)
> Mais comumente observadas em pacientes brancos do sexo masculino
> Lesão branca assintomática na mucosa onde o tabaco é alojado
> Mais comumente observadas no fundo do vestíbulo inferior em torno do tabaco (bolsa de rapé)
> Alterações observadas adjacentes aos dentes e ao periodonto
>
> **Tratamento**
> Descontinuar o uso do tabaco
> Biópsia em caso de úlcera, endurecimento ou lesão persistente
> Discreto risco de transformação maligna no uso em longo prazo (décadas)

O tempo de exposição ao tabaco sem fumaça que é necessário para produzir danos na mucosa é mensurado em anos. Tem sido demonstrado que pode ocorrer leucoplasia com o uso de três latas de tabaco por semana ou em casos de uso por um período maior que 2 anos.

Características Clínicas

As lesões brancas associadas ao tabaco sem fumaça se desenvolvem no local exato onde o tabaco é habitualmente mantido na boca (Figs. 3-9 e 3-10 e Quadro 3-3). A área mais comumente envolvida é o fundo do vestíbulo inferior na região de incisivos ou de molares. A mucosa ganha uma aparência que varia de granular a enrugada. Nos casos avançados, pode ser visualizado um aspecto preguedo acentuado. Mais raramente um componente vermelho ou eritroleucoplásico pode estar entremeado com um componente branco queratótico. Geralmente, as lesões são indolores e assintomáticas e costumam ser descobertas incidentalmente em exame odontológico de rotina.

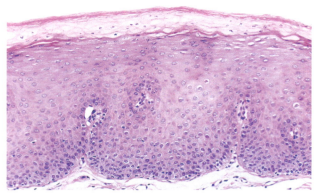

• **Figura 3-11** Espécime de biópsia de lesão provocada por tabaco sem fumaça evidenciando acantose e paraqueratose com edema.

Histopatologia

Uma paraqueratose variando de leve a moderada, frequentemente sob a forma de espirais ou bifurcada (em forma de V), é notada sobre a superfície da mucosa alterada (Fig. 3-11). O epitélio de superfície pode apresentar vacuolização ou edema. Um infiltrado de células inflamatórias crônicas variando de leve a moderado está tipicamente presente. Ocasionalmente, pode se desenvolver nestas lesões uma displasia epitelial, particularmente entre os usuários de longa duração do tabaco sem fumaça. Em situações raras, pode ser observada uma região difusa de alteração basofílica estromal, usualmente em localização adjacente a glândulas salivares menores inflamadas.

Tratamento e Prognóstico

Com a interrupção do uso do tabaco sem fumaça, algumas lesões podem desaparecer depois de várias semanas. É prudente realizar uma biópsia nas lesões persistentes. Um período longo de exposição ao tabaco sem fumaça aumenta o risco de transformação da lesão em um carcinoma verrucoso ou em um carcinoma de células escamosas, embora este risco provavelmente seja baixo.

Estomatite Nicotínica

Etiologia

A estomatite nicotínica consiste em uma queratose associada ao tabaco comum. Geralmente, tal lesão está associada ao hábito de

• **QUADRO 3-4** **Estomatite Nicotínica**

Etiologia
Causada pelo uso de cachimbo, charuto e cigarro
Opacificação do palato causada pelo calor e pelos carcinógenos
As mudanças mais graves são observadas nos pacientes que possuem o hábito do "fumo invertido"

Características Clínicas
São observadas no palato duro alterações brancas generalizadas (hiperqueratose)
Os pontos vermelhos observados no palato representam os orifícios dos ductos das glândulas salivares inflamados

Tratamento
Descontinuar o uso do tabaco
Observar e examinar todas as regiões da mucosa
Baixo risco de transformação maligna no palato, exceto para os pacientes que possuem o hábito do "fumo invertido"

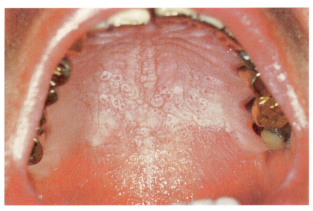

• **Figura 3-12** Estomatite nicotínica.

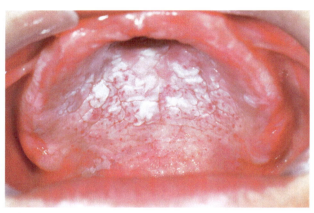

• **Figura 3-13** Palato de paciente com hábito do "fumo invertido".

fumar cachimbo e charuto e exibe uma correlação positiva entre a intensidade do hábito e a gravidade da condição. A importância do efeito local direto do hábito de fumar pode ser observada nos casos em que o palato duro está recoberto por uma prótese removível que fornece proteção à mucosa abaixo do dispositivo e permite que ocorra hiperqueratose nas áreas expostas. A combinação de carcinógenos do tabaco e calor é consideravelmente intensificada no hábito do fumo invertido (a ponta acesa do cigarro é colocada para dentro da boca), o que aumenta de forma significativa o risco de transformação maligna (Fig. 3-13).

Características Clínicas

Inicialmente, a mucosa palatina responde à agressão com uma alteração eritematosa seguida por queratinização (Quadro 3-4). Subsequentemente à queratinização do palato, surgem pontos vermelhos circundados por áreas queratóticas (Figs. 3-12 e 3-13). Os pontos vermelhos representam inflamação dos ductos excretores das glândulas salivares menores.

Histopatologia

A estomatite nicotínica se caracteriza por hiperplasia epitelial e hiperqueratose (Fig. 3-14). As glândulas salivares menores na região exibem sialoadenite, e os ductos excretores podem apresentar metaplasia escamosa.

Tratamento e Prognóstico

Tal entidade raramente evolui para uma lesão maligna, exceto em indivíduos que têm o hábito do fumo invertido. Embora o risco

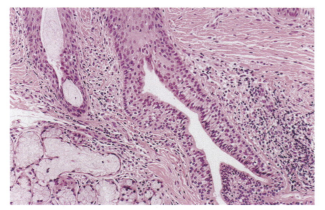

• **Figura 3-14** Espécime de biópsia de estomatite nicotínica evidenciando metaplasia do ducto salivar e inflamação.

para o desenvolvimento de um carcinoma no palato duro seja mínimo, a estomatite nicotínica é um marcador ou indicador do uso intenso do tabaco e, por isso, pode indicar um risco aumentado para o desenvolvimento de displasia epitelial ou de neoplasia maligna em qualquer local da cavidade oral, da orofaringe e do trato respiratório. Por conseguinte, a estomatite nicotínica deve ser vista como um potencial indicador de alterações epiteliais significativas em locais na cavidade oral diferentes do palato duro.

Leucoplasia Pilosa

Etiologia e Patogenia

Em 1984, uma lesão branca incomum localizada ao longo da borda da língua, identificada predominantemente em homens homossexuais, foi primeiramente descrita. As evidências indicam que esta forma particular de lesão, denominada leucoplasia pilosa, representa uma infecção oportunista relacionada com a presença do vírus Epstein-Barr (EBV), sendo observada quase que exclusivamente em indivíduos infectados pelo vírus da imunodeficiência humana (HIV). Em um pequeno percentual de casos, a leucoplasia pilosa pode ser observada em pacientes com outras formas de imunossupressão, particularmente àquelas associadas a transplantes de órgãos (imunossupressão induzida por medicamentos), a neoplasias malignas hematológicas e ao uso por tempo prolongado de corticosteroides sistêmicos ou tópicos.

A prevalência de leucoplasia pilosa em pacientes infectados pelo HIV tem declinado por força dos novos regimes quimioterápicos direcionados ao tratamento do HIV. Importante destacar que esta lesão foi associada ao desenvolvimento concomitante ou subsequente de características clínicas e laboratoriais da síndrome da imunodeficiência adquirida (AIDS) em cerca de 80% dos casos. Já foi notada uma correlação positiva entre a depleção periférica de células CD4 e a presença de leucoplasia pilosa. Várias outras condições orais foram descritas em uma maior frequência do que o esperado em pacientes com AIDS (Quadro 3-5).

A presença do EBV na leucoplasia pilosa, assim como no epitélio normal de pacientes com AIDS, foi confirmada. Por meio do uso de métodos moleculares como hibridização *in situ* e análises ultraestruturais, foram localizadas na leucoplasia pilosa partículas virais no interior do núcleo e no citoplasma de células epiteliais orais. Estudos adicionais indicaram que essas partículas virais se replicam na lesão da leucoplasia pilosa. Não é sabido o porquê de a borda da língua ser a região anatômica preferencial.

Características Clínicas

A leucoplasia pilosa se apresenta como uma lesão branca bem delimitada cuja arquitetura pode variar de uma lesão achatada em placa a uma lesão de aspecto papilar/filiforme ou corrugada (Figs. 3-15 e 3-16; Quadro 3-6). A lesão pode ser uni ou bilateral.

• **QUADRO 3-5** Manifestações Orais da AIDS

Infecções

Virais: herpes simples, herpes-zóster, leucoplasia pilosa, infecção pelo citomegalovírus, verrugas
Bacterianas: tuberculose, angiomatose bacilar
Fúngicas: candidíase, histoplasmose
Protozoárias: toxoplasmose

Neoplasias

Sarcoma de Kaposi (HHV8)
Linfomas de alto grau

Outras

Úlceras aftosas
Xerostomia
Gengivite e doença periodontal

AIDS, Síndrome da Imunodeficiência Adquirida; *HHV8*, herpes-vírus humano do tipo 8.

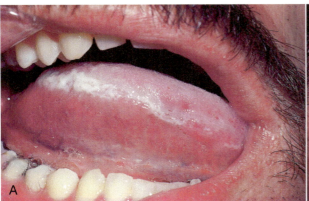 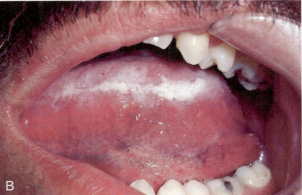

• **Figura 3-15** A e B, Leucoplasia pilosa bilateral.

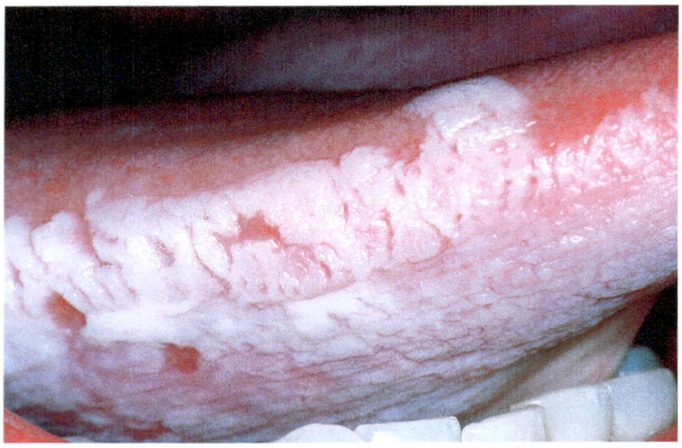

• **Figura 3-16** Leucoplasia pilosa na borda e no ventre da língua.

A vasta maioria dos casos se localiza ao longo da borda da língua, ocasionalmente exibindo uma extensão para a superfície dorsal. Raramente, a leucoplasia pilosa pode ser observada na mucosa jugal, no assoalho da boca ou no palato. Essas lesões não foram observadas na mucosa anal ou vaginal.

Em geral, não foi relatado nenhum sintoma, embora uma associada infecção por *Candida albicans* possa chamar atenção para a presença dessa condição. Nos casos mais graves, o paciente pode observar a presença da lesão.

Histopatologia

O aspecto microscópico característico da leucoplasia pilosa é encontrado nos núcleos das células dos queratinócitos localizados

• **QUADRO 3-6** Leucoplasia Pilosa

Etiologia

Associada à imunossupressão sistêmica ou local (especialmente devido à AIDS e ao transplante de órgãos)
Representa uma infecção oportunista causada pelo vírus Epstein-Barr

Características Clínicas

Mais comumente observada na borda da língua, frequentemente bilateral
Lesão branca assintomática
Formato papilar, filiforme ou semelhante a uma placa
Pode ocorrer antes ou depois do diagnóstico de AIDS
Pode estar secundariamente infectada por *Candida albicans*

Tratamento

Nenhum, a menos que seja com objetivos estéticos
Os agentes antivirais e antirretrovirais tendem a causar a regressão da lesão

nas camadas mais superficiais (Fig. 3-17). Podem ser evidenciados inclusões virais ou o deslocamento periférico da cromatina resultando em um núcleo com aspecto manchado. Estas alterações são identificadas em uma superfície hiperparaqueratótica frequentemente contendo a formação de irregularidades queratóticas superficiais e cristas epiteliais. Hifas de *C. albicans* são frequentemente observadas nas camadas superficiais. Logo abaixo

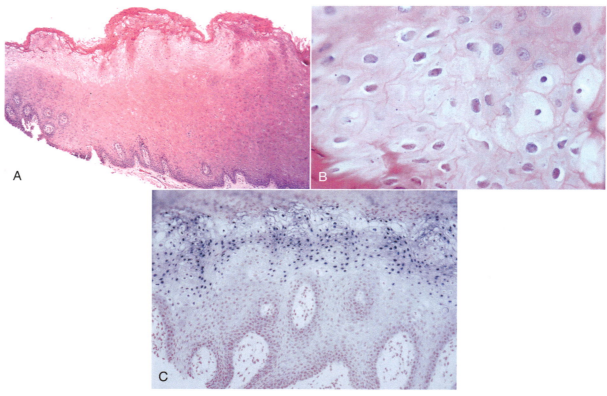

• **Figura 3-17** **A,** Leucoplasia pilosa revelando acantose, paraqueratose e edema. **B,** Queratinócitos das camadas superficiais exibindo inclusões nucleares virais. **C,** Hibridização *in situ* mostrando a localização do vírus Epstein-Barr (EBV) codificado por pequenos RNAs (EBER) nos núcleos dos queratinócitos mais próximos da superfície epitelial.

da camada superficial do epitélio, na camada espinhosa, as células exibem uma degeneração balonizante com a presença de um halo claro perinuclear. As células inflamatórias subepiteliais e as células de Langerhans são escassas.

Estudos de hibridização *in situ* demonstraram a presença do EBV no interior das células, evidenciando as inclusões nucleares e a homogeneização basofílica. A identificação ultraestrutural de virions intranucleares de EBV possibilitou uma confirmação adicional da presença do vírus.

Diagnóstico Diferencial

O diagnóstico clínico diferencial da leucoplasia pilosa inclui a leucoplasia idiopática, a hiperqueratose friccional (morder a língua) e a leucoplasia associada ao uso de tabaco. Outras lesões que devem ser consideradas são o líquen plano, o lúpus eritematoso e a candidíase hiperplásica.

Tratamento e Prognóstico

Não existe um tratamento específico para a leucoplasia pilosa. Para os pacientes com estado imunológico desconhecido e cujos achados microscópicos indicam leucoplasia pilosa, a investigação de infecção pelo HIV ou de outras causas de imunossupressão deve ser verificada. Enquanto que tradicionalmente a infecção pelo HIV era considerada a causa mais comum de imunossupressão associada à leucoplasia pilosa, outras doenças sistêmicas emergentes e causas locais de imunossupressão são atualmente consideradas importantes.

Por razões estéticas, os pacientes podem solicitar o tratamento dessa lesão. Já foram relatadas respostas a aciclovir, ganciclovir, fanciclovir, tretinoína e podofilina, sendo observada recidiva da lesão após a descontinuidade do tratamento. Geralmente, as lesões melhoram ou se resolvem com a melhora do estado imunológico do paciente.

Língua Pilosa (Língua Pilosa Negra)

Língua pilosa é o termo clínico empregado para se referir ao crescimento excessivo das papilas filiformes na superfície dorsal da língua, que pode apresentar cores diferentes.

Etiologia

Vários fatores iniciadores e predisponentes para a língua pilosa já foram identificados. Antibióticos de largo espectro, como a penicilina, e corticosteroides sistêmicos são frequentemente identificados como possíveis agentes etiológicos dessa condição. Além disso, bochechos contendo peróxido de hidrogênio, perborato de sódio e peróxido de carbamida foram citados como possíveis agentes etiológicos desta condição. A língua pilosa pode também ser observada em tabagistas inveterados, pacientes que foram submetidos à radioterapia da região de cabeça e pescoço para o tratamento de neoplasia maligna e em pacientes que foram submetidos a transplante de células-tronco hematopoiéticas. Acredita-se que a alteração básica esteja relacionada com uma alteração na microbiota normal, com a proliferação concomitante de fungos e de bactérias cromogênicas acompanhando um crescimento papilar excessivo.

Características Clínicas

As alterações clínicas se apresentam na forma de hiperplasia assintomática das papilas filiformes acompanhada de concomitante

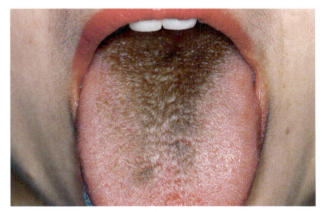

• **Figura 3-18** Língua pilosa.

redução do percentual normal de descamação. O resultado é uma superfície espessa e desorganizada com consequente retenção de bactérias, fungos, restos celulares e corpos estranhos (Fig. 3-18; Quadro 3-7).

A língua pilosa representa um problema predominantemente estético porque os sintomas geralmente são mínimos; entretanto, quando há um extenso alongamento das papilas, podem ser sentidos engasgos ou uma sensação de prurido. A cor pode variar de branca a um tom de marrom entre claro e escuro ou ser negra, de acordo com a dieta, a higiene oral, os medicamentos utilizados por via oral e a composição das bactérias residentes na superfície da língua.

Histopatologia

O exame microscópico do espécime mostra a presença de papilas filiformes alongadas no dorso da língua, com a contaminação da superfície por colônias de microrganismos e fungos. A lâmina própria subjacente geralmente apresenta discreto infiltrado inflamatório.

• QUADRO 3-7 Língua Pilosa

Etiologia

Não é bem conhecida, mas se acredita que esteja relacionada a alterações na microbiota oral

Fatores Desencadeantes

Uso de antibióticos de amplo espectro, corticosteroides sistêmicos e peróxido de hidrogênio
Tabagismo inveterado
Radioterapia na região de cabeça e pescoço

Características Clínicas

Representam o crescimento excessivo das papilas filiformes e de microrganismos cromogênicos
As papilas hiperplásicas formam um denso tapete semelhante a pelos na superfície dorsal da língua
Frequentemente assintomática
Pode ser esteticamente incômoda por causa da cor (geralmente negra)

Tratamento

Identificar e eliminar os fatores desencadeantes
Escovar/raspar a língua com bicarbonato de sódio
Pouco significado clínico além da aparência estética

Diagnóstico

Pelo fato de os aspectos clínicos serem altamente característicos, a confirmação por meio de biópsia não é necessária. A citologia esfoliativa e a cultura microbiológica são de pouco valor diagnóstico.

Tratamento e Prognóstico

A identificação de um possível fator etiológico, como os antibióticos ou os colutórios denominados oxigenadores, é útil. A interrupção do uso destes agentes deverá resultar em melhora do quadro em poucas semanas. Nos outros pacientes, podem ser benéficas a escovação com uma suspensão de bicarbonato de sódio diluída em água ou a raspagem suave do dorso da língua uma vez ao dia. Nos indivíduos que foram submetidos à radioterapia e apresentam xerostomia e alteração da microbiota, o manejo é mais difícil. A escovação da língua e a manutenção de uma higiene oral cuidadosa deverão promover alguns benefícios. É importante enfatizar aos pacientes que este processo é completamente benigno e autolimitante e que a língua irá retornar ao normal após o debridamento físico e a higiene oral apropriada terem sido instituídos.

Lesão Associada ao Uso de Dentifrício

A lesão associada ao uso de dentifrício é um fenômeno relativamente comum, que tem sido associado ao uso de diferentes marcas de pasta de dente. Acredita-se que seja uma queimadura química superficial ou uma reação a algum componente do dentifrício, provavelmente às substâncias detergentes ou responsáveis por fornecer sabor e aroma ao dentifrício. Este processo pode estar relacionado ao uso de colutórios contendo óleos essenciais. Clinicamente, a lesão aparece como uma descamação superficial esbranquiçada e localizada na mucosa jugal, identificada pelo paciente como uma descamação facilmente removida (Fig. 3-19). A condição é indolor e nenhuma forma de progressão significativa é reconhecida. O problema é resolvido com a mudança para um dentifrício ou colutórios mais amenos.

Alterações brancas em mucosa têm sido descritas em associação ao uso de dentifrícios e colutórios contendo a substância sanguinária (Fig. 3-20). As alterações são tipicamente vistas no vestíbulo maxilar, embora outros locais possam ser afetados.

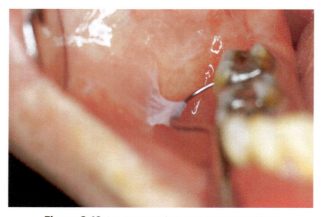

• **Figura 3-19** Lesão associada ao uso de dentifrício.

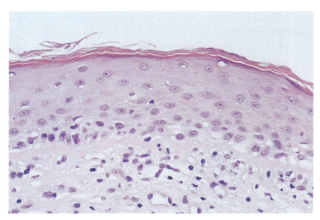

• **Figura 3-20** Queratose associada à sanguinária no fundo do vestíbulo superior.

Lesões Potencialmente Malignas e Neoplásicas

Queilite Actínica

A queilite actínica, ou solar, constitui a aceleração da degeneração tecidual do vermelhão (parte externa) do lábio, principalmente do lábio inferior, como um resultado da exposição crônica à luz solar. Ela é considerada uma lesão potencialmente maligna. A queilite actínica ocorre quase que exclusivamente em leucodermas, sendo mais prevalente nos indivíduos com pele clara. Tal lesão compartilha a patogenia com a queratose actínica, que acomete a pele.

Etiologia e Patogenia

Os comprimentos de onda da luz considerados os maiores responsáveis pela queilite actínica e, em geral, por outras condições cutâneas degenerativas associadas ao sol estão geralmente entre 2.900 e 3.200 nanômetros (ultravioleta B [UVB]). Essa energia radiante afeta não só o epitélio, como também o tecido conjuntivo superficial de suporte.

Características Clínicas

O vermelhão dos lábios afetados se torna atrófico, com uma cor variando de pálida a um tom acinzentado e uma aparência lisa, frequentemente exibindo fissuras e áreas corrugadas formando ângulos retos com a junção entre o vermelhão e a pele (Fig. 3-21; Quadro 3-8). Com um aspecto ligeiramente firme, o aumento bilateral do lábio inferior é comum. Nos casos avançados, o limite entre a pele e a semimucosa é irregular ou totalmente apagado e exibe um grau de epidermização do vermelhão. São frequentemente observadas áreas misturando hiperpigmentação e queratoses, assim como áreas descamativas superficiais, fissuras, erosão, ulceração e crostas (Fig. 3-22).

Histopatologia

O epitélio de revestimento é normalmente atrófico e hiperqueratótico, podendo exibir uma displasia epitelial que pode variar de leve à intensa (Fig. 3-23). Também são identificadas alterações basofílicas na submucosa, denominadas elastose solar (elastina alterada que substitui o colágeno normal), e teleangiectasias.

Tratamento

Por causa da relação positiva entre a luz UV e o carcinoma, é indicada a proteção do lábio. O uso de um creme labial contendo um

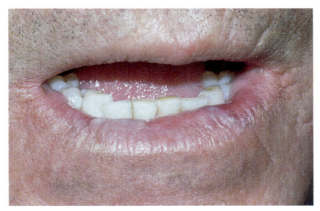
• **Figura 3-21** Queilite actínica.

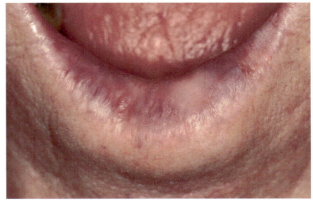
• **Figura 3-22** Queilite actínica com úlcera crônica.

agente protetor solar, como o ácido para-aminobenzoico (PABA) ou seus derivados, é indicado durante os períodos de exposição solar em pacientes de alto risco. Os agentes bloqueadores solares como o dióxido de titânio ou o óxido de zinco fornecem uma proteção completa contra os raios UVA e UVB.

O dano solar crônico requer um exame periódico e a realização de biópsia se houver uma persistente lesão ulcerada ou o aparecimento de uma área endurecida. Se forem observadas figuras de displasias epiteliais, uma vermelhectomia poderá ser realizada em conjunto com o avanço da mucosa para substituir a perda do vermelhão do lábio. Esta cirurgia está associada a algum grau de morbidade, primariamente relacionado com a parestesia, o que levou alguns a defender a excisão em cunha para os casos de lesões suspeitas. São atingidos resultados aceitáveis com o uso de *laser* cirúrgico ou da criocirurgia, assim como com o uso de 5-fluorouracil tópico. A aplicação tópica de imiquimod, um estimulante imunológico, tem sido realizada

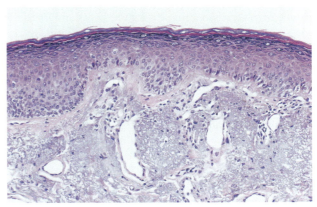
• **Figura 3-23** Queilite actínica evidenciando hiperqueratose, alteração basofílica do colágeno e vasos teleangiectásicos.

e costuma ser observada a resolução das lesões em 4 semanas de tratamento.

Queratose Actínica (Queratose Solar)

A queratose actínica da pele, contraparte cutânea da queilite actínica, se caracteriza por alterações epiteliais observadas principalmente em indivíduos de pele clara com histórico de exposição solar por um longo período de tempo. Uma parcela pequena dessas lesões pode se transformar em carcinoma de células escamosas. Trabalhadores em atividades externas e indivíduos que participam de recreações ao ar livre com frequência são particularmente suscetíveis ao desenvolvimento de queratose actínica.

Placas ovais, frequentemente menores que 1 cm de diâmetro, são observadas em fronte, região geniana, têmporas, orelhas e nas partes laterais do pescoço. A cor pode variar de um tom amarelo-acastanhado a uma cor vermelha, e a textura é usualmente áspera, podendo ser semelhante a uma lixa.

Um achado microscópico comum aos subtipos das queratoses actínicas é a atipia nuclear, o aumento na relação entre o núcleo e o citoplasma e a proliferação atípica de células basais. Geralmente, a derme contém um infiltrado inflamatório linfocitário. São notadas nessas áreas alterações basofílicas ou elastóticas do colágeno e presença de grupos irregulares de fibras elásticas alteradas e de fibras de colágeno regeneradas.

A queratose actínica solitária pode ser tratada com crioterapia. Entretanto, nos pacientes com lesões queratóticas con-

---

• **QUADRO 3-8** **Queilite Actínica**

Etiologia
Exposição excessiva à luz ultravioleta (especialmente UVB [2.900 a 3.200 nm])
Constitui uma lesão pré-maligna

Características Clínicas
O lábio inferior é atingido por causa da exposição solar; o lábio superior geralmente sofre alterações mínimas
É mais grave em pacientes leucodérmicos
Os lábios exibem aparência atrófica, discretamente enrugada e frequentemente edemaciada
Há a possibilidade de lesões brancas e/ou pigmentadas
Perda do limite entre o vermelhão do lábio e a pele
Há a possibilidade de ulceração crônica aparecer nos lábios mais intensamente danificados

Tratamento
Evitar a exposição direta à luz solar
Usar protetor/bloqueador solar
Realizar biópsia nas úlceras persistentes e nas lesões endurecidas
A vermelhectomia pode ser necessária nos casos problemáticos
A remoção em cunha de lesões suspeitas é uma alternativa

UVB, Ultravioleta B.

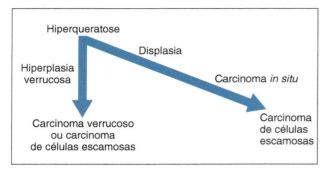

• **Figura 3-24** Patogenia da leucoplasia idiopática. *Transformação maligna de 10 a 15%.

fluentes, o principal tratamento consiste na aplicação tópica de 5-fluorouracil tópico. As outras modalidades de tratamento são a curetagem e a excisão cirúrgica. Para as lesões endurecidas ou nodulares, ou aquelas que demonstram acentuada inflamação, é necessária uma biópsia para excluir a presença de carcinoma de células escamosas invasivo.

Leucoplasia Idiopática

O termo *leucoplasia* se aplica à descrição clínica de uma mancha ou placa branca da mucosa oral, não destacável, que não pode ser caracterizada clinicamente como qualquer outra entidade. Isso exclui lesões como o líquen plano, a candidíase, o leucoedema, o NBE e a queratose friccional. As leucoplasias podem exibir características clínicas similares entre si, mas também apresentam um considerável grau de heterogeneidade microscópica. Pelo fato de a leucoplasia poder se apresentar microscopicamente com um aspecto variando de uma hiperqueratose a um carcinoma de células escamosas invasivo, a biópsia é mandatória para se estabelecer o diagnóstico definitivo.

Etiologia e Patogenia

Muitas leucoplasias têm sua etiologia relacionada ao uso de tabaco com ou sem fumaça e podem regredir após a interrupção do hábito de tabagismo. Outros fatores, como o uso excessivo do álcool, um trauma e a infecção por *C. albicans*, podem ter um papel no desenvolvimento da leucoplasia. Fatores nutricionais foram citados como importantes e estão especialmente relacionados com a anemia ferropriva e o desenvolvimento da disfagia sideropênica (síndrome de Plummer-Vinson, também denominada síndrome de Paterson-Kelly).

O percentual de transformação em carcinoma de células escamosas tem exibido variações de estudo para estudo como resultado das diferenças relativas às doenças subjacentes e ao uso dos supostos carcinógenos como o tabaco. As diferenças geográficas nas taxas de transformação maligna, assim como a prevalência e a localização das leucoplasias, estão provavelmente relacionadas às diferenças nos hábitos de tabagismo existentes nas várias partes do mundo. Nos Estados Unidos, a maioria das leucoplasias é benigna e provavelmente nunca se transformará em uma lesão maligna. Aproximadamente 5% das leucoplasias são malignas no momento da primeira biópsia, e cerca de 5% das lesões remanescentes sofrem uma subsequente transformação maligna. Entre 10% e 15% das displasias que se apresentam clinicamente como leucoplasia irão evoluir para um carcinoma de células escamosas (Figs. 3-24 e 3-25). Uma grande variação no risco de transformação foi observada de um local anatômico para outro, como o assoalho da boca, local em que as taxas de transformação maligna são comparativamente elevadas, embora,

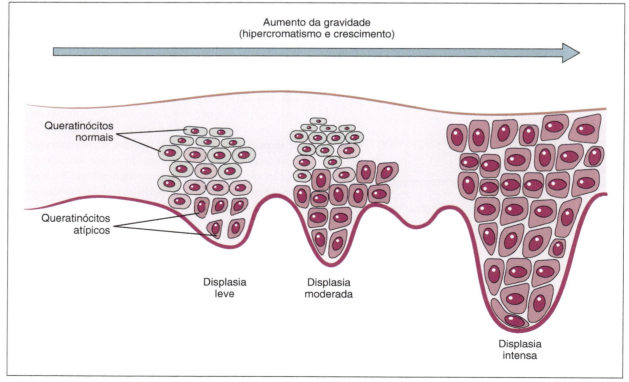

• **Figura 3-25** Progressão da displasia.

paradoxalmente, muitos exibam somente uma quantidade mínima de displasia epitelial.

Características Clínicas

A leucoplasia é uma condição associada a pacientes de meia-idade ou idosos. A maioria dos casos ocorre após os 40 anos. Com o tempo, tem sido notada uma mudança na predileção pelo gênero, e existe atualmente quase uma paridade na incidência de leucoplasia entre ambos os gêneros, aparentemente como resultado da aquisição de hábitos tabagistas pelas mulheres.

Com o passar dos anos, foram mudando os locais preferenciais de acometimento (Quadro 3-9). Em um primeiro momento, a língua era o local mais comum de ocorrência da leucoplasia, mas esta área deu lugar à mucosa alveolar inferior e à mucosa jugal, que correspondem à quase metade dos casos de leucoplasia (Figs. 3-26 a 3-29). O palato, o rebordo alveolar superior e o lábio inferior são, de alguma forma, menos frequentemente envolvidos, assim como o assoalho da boca e a região retromolar.

O risco relativo de transformação maligna varia de acordo com a região anatômica. Embora o assoalho da boca corresponda a um percentual relativamente pequeno de casos (10%) de leucoplasias, um grande percentual de leucoplasias nesta região exibe displasia epitelial, carcinoma *in situ* ou carcinoma invasivo quando examinadas microscopicamente. A leucoplasia dos lábios e da língua também exibe um percentual relativamente elevado de casos com alterações displásicas ou neoplásicas. Em contraste com as lesões destes locais, as lesões da região retromolar exibem estas mesmas alterações em somente cerca de 10% dos casos.

À inspeção visual, a leucoplasia pode variar da forma de uma lesão vagamente branca, uma base não inflamada de tecido aparentemente normal, a uma lesão branca espessa, coriácea, fissura-

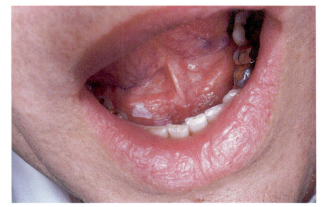

• **Figura 3-26** Leucoplasia no assoalho da boca. O diagnóstico microscópico foi de hiperqueratose.

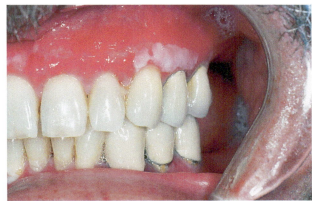

• **Figura 3-27** Leucoplasia idiopática na gengiva. O diagnóstico microscópico foi de hiperqueratose.

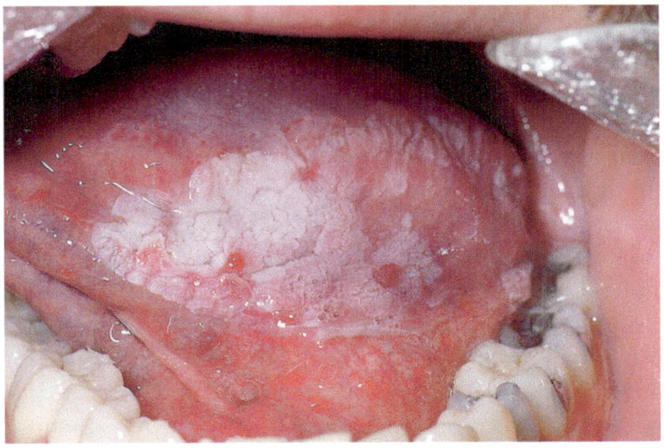

• **Figura 3-28** Leucoplasia idiopática na borda lateral da língua. O diagnóstico microscópico foi de displasia.

• **QUADRO 3-9** **Leucoplasia**

Fatores de Risco

Tabaco, álcool, elementos nutricionais, desconhecidos

Locais de Ocorrência

Fundo do vestíbulo > mucosa jugal > palato > rebordo alveolar > lábio > língua > assoalho da boca

Locais de Risco Elevado para a Transformação Maligna

Assoalho da boca > língua > lábio > palato > mucosa jugal > fundo do vestíbulo > região retromolar

Idade

Geralmente acima dos 40 anos

Diagnóstico Microscópico Inicial

Hiperqueratose – 80%
Displasia – 12%
Carcinoma *in situ* – 3%
Carcinoma de células escamosas – 5%

Taxa de Transformação Maligna

Todas as leucoplasias – 5 a 10%
Todas as displasias – 10 a 15%

>, mais frequentemente afetado

da ou verrucosa. Também podem ser encontradas áreas vermelhas em algumas leucoplasias, sendo correto nesses casos a utilização do termo leucoeritroplasia (eritroleucoplasia ou leucoplasia mosqueada). O risco de transformação maligna na leucoeritroplasia é maior do que nas leucoplasias. À palpação, as lesões podem ser macias, lisas ou finamente granulares. Eventualmente, podem ser ásperas, nodulares ou endurecidas.

A leucoplasia verrucosa proliferativa (LVP) foi separada das outras formas de leucoplasia. Esse tipo de leucoplasia geralmente

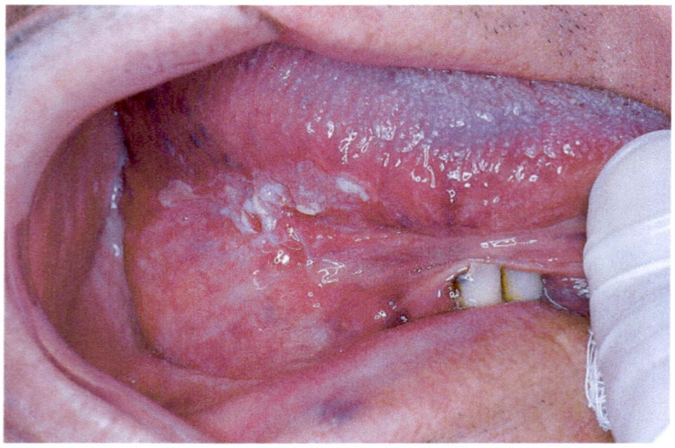

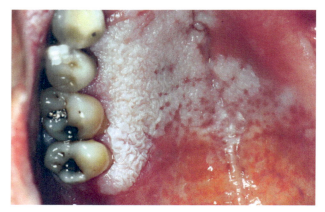

• **Figura 3-29** Leucoplasia na borda lateral da língua. O diagnóstico microscópico foi de carcinoma de células escamosas.

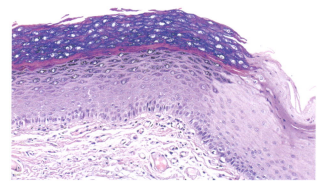

• **Figura 3-31** Leucoplasia idiopática diagnosticada como hiperqueratose.

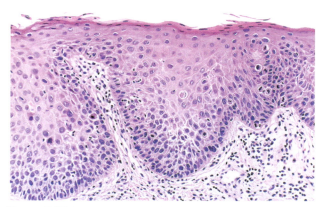

• **Figura 3-32** Leucoplasia idiopática diagnosticada como displasia moderada.

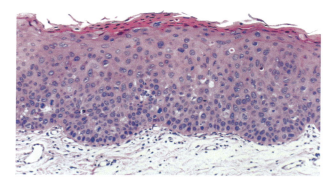

• **Figura 3-30** Leucoplasia verrucosa proliferativa.

afeta a gengiva e se apresenta inicialmente como uma simples queratose que eventualmente se torna verrucosa (Fig. 3-30). As lesões tendem a ser persistentes, multifocais, recorrentes e algumas vezes localmente infiltrativas. A metástase para linfonodos regionais é incomum. A causa da LVP é desconhecida, embora alguns relatos recentes sugiram uma relação, em algumas lesões, com o papilomavírus humano (HPV), mas até o momento essa associação não foi provada. Geralmente, o paciente acometido pela LVP é do gênero feminino, e os fatores de risco tradicionalmente atribuídos ao câncer de boca, como o tabagismo e o etilismo, não estão presentes. O diagnóstico é obtido clínica e histopatologicamente e geralmente de forma retrospectiva. A transformação maligna para carcinoma de células escamosas ou carcinoma verrucoso a partir de lesões precursoras é maior do que nos casos de displasia epitelial e pode ocorrer em mais de 80% dos casos.

Histopatologia

As características histopatológicas variam de hiperqueratose, displasia e carcinoma *in situ* a carcinoma de células escamosas (Figs. 3-31 e 3-33). O termo *displasia* indica um epitélio anormal e um crescimento desordenado, enquanto que *atipia* se refere a características nucleares anormais (Quadro 3-10). Os graus crescentes de displasia são classificados em leve, moderado e intenso, sendo determinados de forma subjetiva pela análise microscópica. As características microscópicas específicas da displasia

• **Figura 3-33** Leucoplasia idiopática diagnosticada como displasia intensa.

• **QUADRO 3-10** Displasia: Características Microscópicas

Arquitetura Epitelial

Cristas epiteliais com projeções em forma de gota
Hiperplasia basal
Estratificação irregular
Redução da adesão intercelular

Atipias Citológicas

Núcleo pleomórfico, hipercromático, fosco e angulado
Aumento da relação entre o núcleo e o citoplasma
Mitoses atípicas e em número aumentado

incluem: (1) cristas epiteliais em forma de gota, (2) hiperplasia da camada basal, (3) estratificação irregular, (4) figuras mitóticas atípicas e em maior número, (5) queratinização prematura, (6) pleomorfismo e hipercromatismo nucleares e (7) aumento da relação núcleo-citoplasma.

Acredita-se que quanto mais intensa a displasia, maiores as chances de evolução da lesão para câncer. Até o momento, ainda não existe nenhuma forma microscopicamente conhecida de predizer quais displasias, independente do grau, irão progredir para carcinoma de células escamosas. Nos casos onde toda a espessura epitelial está envolvida pela displasia em um padrão denominado "de cima para baixo", o termo *carcinoma in situ* pode ser utilizado. O termo *carcinoma in situ* pode ser também usado nos casos em que a atipia celular é consideravelmente intensa, mesmo quando as alterações não são evidentes desde a camada basal até a superfície. O carcinoma *in situ* não é considerado uma lesão reversível, embora possa levar anos para que ocorra a invasão. A maioria dos casos de carcinoma de células escamosas do trato aerodigestivo superior, incluindo a cavidade oral, é precedida por displasia epitelial. Conceitualmente, o carcinoma invasivo começa quando um microfoco de células epiteliais invade a lâmina própria 1 mm a 2 mm abaixo da lâmina basal. Nesse estádio precoce, o risco de metástases regionais é baixo.

Diagnóstico Diferencial

O primeiro passo para o estabelecimento de um diagnóstico diferencial de uma placa branca (leucoplasia) localizada na mucosa oral é a definição se a lesão pode ou não ser removida com uma gaze ou espátula de madeira. Se a lesão puder ser removida, isso pode indicar a presença de uma pseudomembrana, uma colônia de fungos ou resíduos. Caso haja envolvimento bilateral da mucosa jugal, devem ser levados em consideração condições hereditárias, mordedura crônica da mucosa jugal, líquen plano e lúpus eritematoso (LE). Lesões cutâneas concomitantes falariam a favor das duas últimas. Se o paciente relatar durante a anamnese tabagismo ou hábito de trauma crônico, o diagnóstico deve ser conduzido para uma hiperqueratose associada ao tabaco e hiperqueratose friccional, respectivamente. A eliminação de uma causa suspeitada deve resultar em alguma melhora clínica. A leucoplasia pilosa e a língua geográfica também devem ser incluídas no diagnóstico diferencial quando a leucoplasia estiver localizada na língua.

Caso a lesão em questão não seja removível e seu diagnóstico clínico não seja possível, a possibilidade de leucoplasia idiopática deve ser aventada e uma biópsia, realizada. Para as lesões extensas, várias biópsias podem ser necessárias para que se evite erro de seleção de amostra. As áreas clínicas mais suspeitas (regiões vermelhas, ulceradas ou com endurecimento) devem ser incluídas na área de biópsia.

Os pesquisadores sugeriram que a queratose do rebordo alveolar constitui uma entidade distinta e que deve ser separada das outras lesões leucoplásicas potencialmente malignas. As lesões de queratose do rebordo alveolar parecem ser causadas por fricção crônica e, quando submetidas à biópsia, são diagnosticadas como queratoses benignas (mais de 97% dos casos correspondem a hiperqueratoses sem displasia). As lesões se apresentam como placas ou pápulas brancas assintomáticas nos rebordos alveolares inferiores ou superiores, gengiva inserida e trígono retromolar,

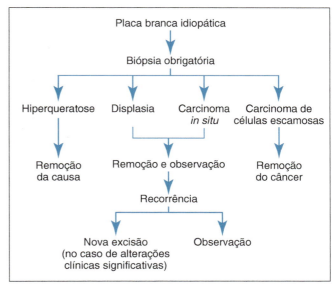

• **Figura 3-34** Leucoplasia idiopática: diagnóstico e manejo.

ou em áreas de trauma oclusal ou fricção. Microscopicamente se observa uma simples hiperortoqueratose com significativa inflamação subjacente. A avaliação clínica é necessária para determinar se a biópsia é a melhor opção para o paciente.

Tratamento e Prognóstico

Na ausência de alterações epiteliais atípicas e displásicas, é recomendado o acompanhamento periódico do paciente e nova(s) biópsia(s) em áreas suspeitas. Se a lesão exibir displasia leve, deve ser realizada uma avaliação clínica individual no manejo do paciente. A remoção das lesões com displasia leve é oportuna nos casos em que nenhum fator causador é aparente e a lesão é pequena (Fig. 3-34). Se a intervenção resultar em morbidade considerável devido a tamanho ou localização da lesão, o acompanhamento periódico a paciente é aceitável, em se considerando um grau leve de displasia.

A excisão cirúrgica e outras formas físicas de ablação constituem atualmente as modalidades de tratamento escolhidas, embora não esteja claro se essas estratégias consigam eliminar ou reduzir significativamente o risco de recorrência ou transformação maligna. O manejo medicamentoso de lesões displásicas com o uso de agentes tópicos não se mostrou eficiente. Caso a leucoplasia seja diagnosticada como uma displasia epitelial moderada a intensa, a excisão da lesão se torna obrigatória. Embora após a cirurgia possa ocorrer a recorrência da lesão, a excisão permite que a lesão seja examinada histopatologicamente de forma completa para a presença de graus maiores de displasia ou até mesmo carcinoma. Antigamente, acreditava-se que a excisão cirúrgica não alterava o curso natural da doença; porém, estudos mais atuais de populações maiores sugeriram que a excisão pode reduzir o risco de transformação maligna. Vários métodos cirúrgicos, tais como excisão por bisturi, crioterapia, eletrocirurgia e cirurgia com *laser* de alta potência, parecem ser igualmente efetivos na remoção dessas lesões. É importante ressaltar que os métodos de ablação não permitem o exame microscópico da lesão. Para as lesões maiores, podem ser necessários procedimentos de enxerto após a cirurgia. Deve-se lembrar que muitas leucoplasias podem recorrer, mesmo após a sua remoção completa. É impossível predizer quais lesões irão recidivar e quais não irão. Embora o risco de transformação maligna da leucoplasia oral seja baixo, o acompanhamento em longo prazo é mandatório e a repetição de biópsias deve ser considerada se os achados clínicos determinarem.

Outras Lesões Brancas

Língua Geográfica

Etiologia

A língua geográfica, também conhecida como eritema migratório ou glossite migratória benigna, consiste em uma condição de etiologia desconhecida. A língua geográfica é mais prevalente entre brancos e negros americanos do que nos descendentes de mexicanos, sendo fortemente associada à língua fissurada e inversamente associada ao hábito de tabagismo. Em alguns pacientes, o estresse emocional pode exacerbar o processo. A língua geográfica já foi associada de forma coincidente com várias condições diferentes, entre as quais psoríase, dermatite seborreica, síndrome de Reiter e atopia.

Características Clínicas

A língua geográfica é encontrada em, aproximadamente, 2% da população americana e afeta um pouco mais as pacientes do gênero feminino (Quadro 3-11). A língua geográfica é mais prevalente em jovens, não tabagistas e indivíduos atópicos ou alérgicos. As crianças no período entre a primeira infância e os 10 anos podem ser afetadas em mais de 18% dos casos. A língua geográfica se caracteriza inicialmente pela presença de placas atróficas circundadas por bordas brancas. As áreas descamadas são vermelhas e podem ser sensíveis (Figs. 3-35 a 3-38). Após um período de dias ou semanas, notam-se mudanças no padrão, em que a lesão parece ter se deslocado de um lado para o outro do dorso da língua. Uma forte associação entre a língua geográfica e a língua fissurada tem sido observada. O significado dessa associação é desconhecido, embora os sintomas sejam mais

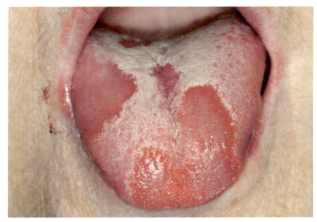

• **Figura 3-35** Língua geográfica.

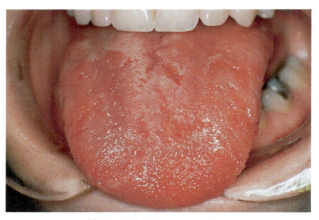

• **Figura 3-36** Língua geográfica.

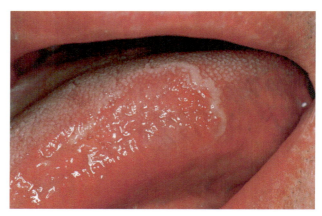

• **Figura 3-37** Língua geográfica.

comuns quando a língua fissurada está presente, presumivelmente devido à infecção fúngica secundária nas fissuras.

Raramente, foram descritas alterações similares no assoalho da boca, na mucosa jugal e na gengiva. As lesões atróficas vermelhas com margens queratóticas brancas mimetizam a contraparte lingual da condição.

Embora a maioria dos pacientes com língua geográfica seja assintomática, alguns deles relatam irritação e sensibilidade, principalmente durante o consumo de alimentos condimentados e bebidas alcoólicas. A gravidade dos sintomas varia com o tempo e frequentemente é um indicador da intensificação da atividade

• **QUADRO 3-11** **Língua Geográfica**

Etiologia
Desconhecida

Características Clínicas
Usualmente descoberta como um achado incidental em exame oral de rotina
Comum; afeta 2% da população dos Estados Unidos
Apresenta-se como manchas vermelhas atróficas circundadas por bordas hiperqueratóticas (brancas)
Geralmente, afeta as superfícies dorsal e lateral da língua; raramente envolve outras superfícies mucosas
Mudanças no aspecto clínico com o tempo (glossite migratória)
É frequentemente observada junto com a língua fissurada
Regressão/piora espontâneas
Geralmente, é assintomática, mas pode ser levemente dolorida

Tratamento
Geralmente nenhum
Quando há dor, bochechos com bicarbonato de sódio, antifúngicos ou corticosteroides tópicos podem ser úteis

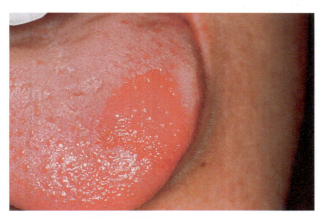

• **Figura 3-38** Língua geográfica.

da lesão. Periodicamente, as lesões desaparecem e recorrem sem razão aparente.

Histopatologia

As papilas filiformes são atróficas e as bordas da lesão exibem acantose e hiperqueratose (Fig. 3-39). Próximo da parte central da lesão, que corresponde à área eritematosa, observa-se perda de queratina e presença de exocitoses neutrofílica e linfocitária. Geralmente, os leucócitos são observados no interior de microabscessos próximos à superfície. Um infiltrado inflamatório é visto na lâmina própria subjacente, sendo constituído principalmente por neutrófilos, linfócitos e plasmócitos. Apesar de o quadro histológico lembrar a psoríase, uma ligação clínica entre a língua geográfica e a psoríase cutânea não foi confirmada e, provavelmente, é apenas coincidência.

Diagnóstico Diferencial

A língua geográfica é usualmente diagnosticada em seu aspecto clínico. Apenas raramente, uma biópsia pode ser necessária para estabelecimento do diagnóstico definitivo. Nos casos duvidosos, o diagnóstico diferencial clínico pode incluir a candidíase, a leucoplasia, o líquen plano e o lúpus eritematoso.

Tratamento e Prognóstico

Por causa da natureza autolimitante e geralmente assintomática desta condição, nenhum tratamento é necessário. No entanto, quando os sintomas estão presentes, o tratamento é empírico. Benefícios consideráveis podem ser obtidos mantendo-se boa higiene oral com o uso de bochechos com bicarbonato de sódio diluído em água, um mucolítico que reduz o filme presente na superfície da língua. O uso de esteroides tópicos, especialmente aqueles contendo um agente antifúngico, pode ser útil na redução dos sintomas. Tranquilizar os pacientes de que esta condição é totalmente benigna e que não antecede nenhuma doença mais séria ajuda a reduzir a ansiedade do paciente.

Líquen Plano

O líquen plano é uma doença mucocutânea crônica de etiologia desconhecida, cujas lesões orais geralmente acometem pacientes do gênero feminino entre 30 e 60 anos. É uma doença relativamente comum, afetando entre 0,2 a 2% da população. Normalmente, acomete a mucosa oral na forma de lesões brancas bilaterais, às vezes associadas a úlceras. A importância dessa doença está relacionada com a sua frequência de ocorrência, sua eventual semelhança com outras lesões orais, sua dor ocasional, sua natureza persistente e sua possível relação com o carcinoma de células escamosas.

Etiologia e Patogenia

Embora a causa do líquen plano seja desconhecida, tal condição é considerada um processo imunologicamente mediado que microscopicamente lembra uma reação de hipersensibilidade (Fig. 3-40). Em uma minoria dos pacientes, os possíveis fatores desencadeantes incluem materiais dentários, estresse, medicamentos e agentes infecciosos. O líquen plano se caracteriza por um intenso infiltrado inflamatório de células T (CD4 e, principalmente, CD8) localizado ao longo da interface entre os tecidos epitelial e conjuntivo. Outras células imunorreguladoras (macrófagos, células dendríticas positivas para o fator XIIIa e células de Langerhans) são observadas em maior quantidade no líquen plano. O mecanismo da doença parece envolver várias etapas, que poderiam ser descritas como: um fator ou evento desencadeante, a liberação focal de citocinas regulatórias, a regulação positiva das moléculas de adesão vascular, o recrutamento e a retenção de células T e a citotoxicidade dos queratinócitos basais mediada por células T.

O fator desencadeante do líquen plano é desconhecido. Entretanto, é aparente que o recrutamento e a retenção dos linfócitos T CD8+ ativados são pré-requisitos para esse processo. A partir do que se sabe sobre a cinética leucocitária em um tecido, a atração dos linfócitos para um local em particular requer uma regulação positiva mediada por citocinas das moléculas de adesão nas células endoteliais e a expressão concomitante de moléculas receptoras pelos linfócitos circulantes. No líquen plano oral, a regulação positiva de várias moléculas de adesão vascular (denominadas pelos acrônimos em inglês ELAM-1 [molécula de adesão entre o leucócito e o endotélio 1], ICAM-1 [molécula de adesão intercelular 1] e VCAM-1 [molécula de adesão celular vascular 1]) é observada em conjunto com a infiltração de linfócitos que expressam receptores específicos (denominados L-selectina, LFA-1 [antígeno associado à função linfocitária 1] e VLA-4 [antígeno de ativação muito tardia 4]), o que apoia a hipótese de que o mecanismo de endereçamento de linfócitos é ativado no líquen plano. A indução de citocinas pelos linfócitos

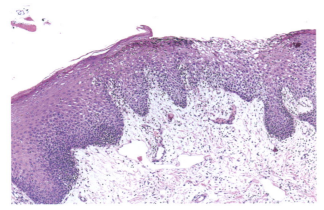

• **Figura 3-39** Espécime de biópsia de língua geográfica exibindo epitélio hiperqueratótico adjacente a um epitélio edematoso e inflamado.

```
                    Estímulo antigênico
                    (Exógeno/endógeno).
                            ↓
    Aumento do número de células de Langerhans e de dendrócitos
    positivos para fator XIIIa (Associado com o desafio antigênico)
                            ↓
    Regulação positiva das moléculas de adesão endotelial (p. ex., ICAM e ELAM)
    (Induzida por macrófagos residentes, células de Langerhans e dendrócitos)
                            ↓
    Linfócitos (células T) são recrutados e mantidos na submucosa
    (Por meio de receptores das moléculas de adesão endotelial)
                            ↓
    Queratinócitos basais expressam ICAM e os linfócitos se aderem
    (Por meio dos receptores dos linfócitos para a ICAM)
                            ↓
    Queratinócitos basais sofrem apoptose
    (Mediada por citocinas derivadas dos linfócitos)
                            ↓
    Hiperqueratose (Redução da descamação dos queratinócitos por
    causa do aumento da adesão à membrana)
```

• **Figura 3-40** Líquen plano: eventos moleculares hipotéticos.

TH1 parece ser um evento precoce e importante neste processo. Algumas das citocinas que são aceitas como responsáveis pela regulação positiva das moléculas de adesão são o fator de necrose tumoral alfa (TNF-α), a interleucina-1 e o interferon-α. Acredita-se que a fonte dessas citocinas sejam macrófagos residentes, dendrócitos positivos para o fator XIIIa, células de Langerhans ou os próprios linfócitos.

Os queratinócitos sobrejacentes têm um papel importante na patogenia do líquen plano. Estes queratinócitos podem ser outra fonte das citocinas pró-inflamatórias e quimioatrativas mencionadas anteriormente; e, mais importante, eles se apresentam como o alvo imunológico dos linfócitos recrutados. Este último papel parece ser reforçado por meio da expressão da molécula de adesão ICAM-1 pelos queratinócitos, que será um fator atrativo para linfócitos e suas moléculas receptoras correspondentes (LFA-1). Isto poderia configurar uma relação favorável de citotoxicidade entre as células T e os queratinócitos. As células T parecem mediar a morte das células basais desencadeando a apoptose.

Características Clínicas

O líquen plano oral é uma doença da meia-idade que afeta geralmente pacientes do gênero feminino, sendo raro o acometimento de crianças (Quadro 3-12). Curiosamente, o líquen plano cutâneo é mais comum em pacientes do gênero masculino. A gravidade da doença está relacionada com o nível de estresse do paciente, embora não existam evidências de que o estresse isoladamente possa ser a causa dessa condição; parece

• **QUADRO 3-12** Líquen Plano

Etiologia

Desconhecida; destruição dos queratinócitos basais por células T

Características Clínicas

Adultos; relativamente comum (de 0,2 a 2% da população); persistente
Características estrias brancas queratóticas
Tipos – reticular, erosivo (ulcerativo), em placa, papular, atrófico (eritematoso)
Dor – forma erosiva (ocasionalmente a forma eritematosa)

Possível Risco de Carcinoma

O tabagismo eleva o risco de carcinoma
Pode ser discretamente elevado na forma erosiva (de 0,4 a 2,5% dos casos), principalmente em fumantes

Patologia

Mucosite de interface com hiperqueratose

Tratamento

Acompanhamento, corticosteroides tópicos e sistêmicos ou outros agentes imunossupressores

que atua como um fator de modificação em alguns casos. Já foi sugerida uma associação entre o líquen plano e a infecção pela hepatite C, assim como a língua geográfica concomitante influenciando ou atuando como cofator. Em estudos feitos em pacientes italianos, verificou-se que o HLA-DR6 atua como um fator de risco para o líquen plano associado à hepatite C. Nenhuma relação entre líquen plano e hipertensão ou diabetes melito, que já havia sido proposta anteriormente, foi observada. A maioria desses casos semelhantes constitui uma reação liquenoide desencadeada pelos medicamentos utilizados no tratamento dessas doenças, que pode mimetizar clinicamente o líquen plano.

Já foram descritos vários tipos de líquen plano na cavidade oral. O tipo mais comum é o reticular, caracterizado por numerosas linhas brancas queratóticas entrelaçadas ou estrias (também denominadas estrias de Wickham) gerando um padrão anelar ou rendilhado. A mucosa jugal é a região mais comumente envolvida (Figs. 3-41 a 3-46). Embora classicamente ocorram na mucosa jugal em um padrão simétrico, as estrias também podem ser observadas na língua e, eventualmente, na gengiva e nos lábios. Praticamente qualquer mucosa pode exibir manifestações do líquen plano. O líquen plano reticular geralmente se apresenta com sintomas clínicos mínimos e geralmente é identificado em um exame de rotina.

O líquen plano em placa tende a lembrar clinicamente a leucoplasia, porém tem uma distribuição multifocal. Geralmente, essas placas variam de uma lesão discretamente elevada a uma lesão achatada e lisa. As regiões anatômicas mais acometidas por esse tipo são o dorso da língua e a mucosa jugal.

O líquen plano atrófico ou eritematoso se caracteriza por manchas vermelhas com estrias brancas e finas. Pode ser visto em associação ao líquen plano reticular ou erosivo. A proporção

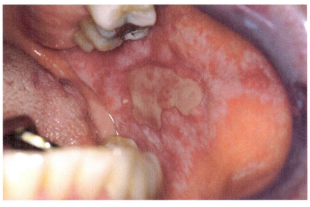

• **Figura 3-42** Líquen plano oral erosivo.

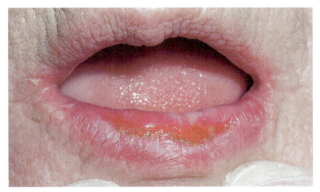

• **Figura 3-43** Líquen plano erosivo acometendo o lábio.

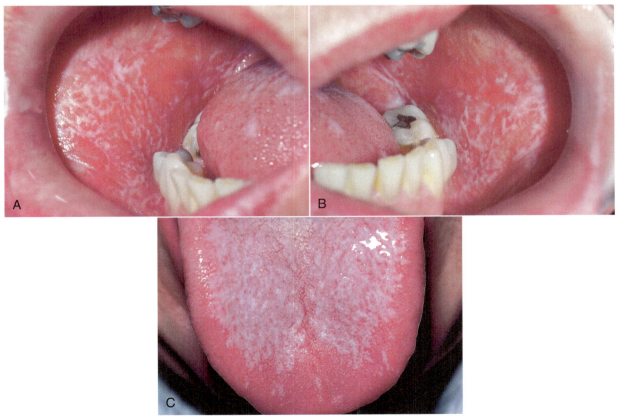

• **Figura 3-41** A-C, Líquen plano oral reticular.

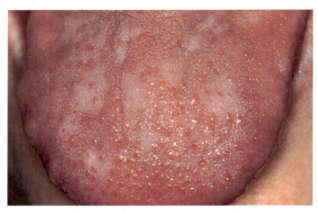

• **Figura 3-44** Líquen plano oral em placa.

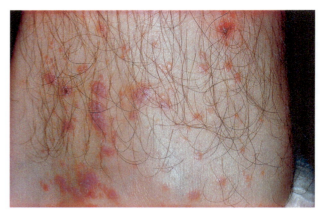

• **Figura 3-46** Líquen plano cutâneo acometendo o tornozelo.

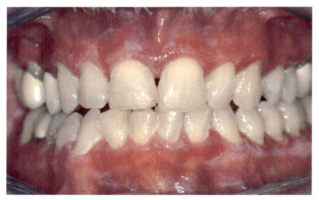

• **Figura 3-45** Líquen plano oral eritematoso acometendo a gengiva.

entre as áreas queratinizadas e as áreas atróficas varia de uma área para a outra. Comumente envolvida nesse tipo de líquen plano, a gengiva inserida exibe uma distribuição em faixa, geralmente em todos os quadrantes. Os pacientes podem se queixar de ardência, sensibilidade e desconforto generalizado.

No líquen plano erosivo, a área central da lesão está ulcerada. Uma pseudomembrana ou placa de fibrina cobre a úlcera. O processo é tão dinâmico que as mudanças nos padrões de envolvimento são notadas de uma semana para a outra. O exame cuidadoso geralmente demonstra estrias queratóticas na periferia ao longo da erosão e associadas a eritema.

Uma forma rara de líquen plano é a variante bolhosa. As bolhas e vesículas variam de poucos milímetros a centímetros de diâmetro. Tais bolhas geralmente têm vida curta e, quando se rompem, formam uma úlcera dolorosa. Geralmente, as lesões são observadas na mucosa jugal, principalmente na região posterior e inferior dos segundos e terceiros molares. Mais raramente são observadas lesões na língua, na gengiva e na mucosa labial. Podem ser observadas nessa variante de líquen plano áreas estriadas queratóticas ou reticulares.

Na pele, o líquen plano se caracteriza pela presença de pápulas pruríticas, violáceas, poligonais e achatadas nas superfícies flexoras do antebraço e na superfície anterior da tíbia. Outras variantes clínicas incluem formas hipertróficas, atróficas, bolhosas, foliculares e lineares. As lesões cutâneas foram relatadas em 20 a 60% dos pacientes com líquen plano oral. Embora as lesões orais estejam presentes a maior parte do tempo, as lesões cutâneas correspondentes tendem a aumentar e diminuir e exibem um curso natural mais curto (1 a 2 anos).

Histopatologia

Os critérios microscópicos para o líquen plano incluem a hiperqueratose, a degeneração hidrópica da camada basal com queratinócitos apoptóticos e o infiltrado inflamatório crônico na interface entre os tecidos epitelial e conjuntivo (Figs. 3-47 a 3-50). Ao longo do tempo, o epitélio sofre remodelação gradual, resultando em atrofia e, ocasionalmente, um padrão de dente de serras. No epitélio se observa número aumentado de células de Langerhans (como demonstrado pela imuno-histoquímica), provavelmente, processando e apresentando antígenos para as células T subjacentes. Corpos ovoides eosinofílicos discretos que constituem os queratinócitos apoptóticos são observados na camada basal. Esses corpos coloides, também denominados corpúsculos de Civatte, são vistos em outras condições, tais como reações medicamentosas, hipersensibilidade por contato, lúpus eritematoso e algumas reações inflamatórias inespecíficas.

Em 90 a 100% dos casos, a imunofluorescência direta demonstra a presença de fibrinogênio na membrana basal. Embora possam ser observadas imunoglobulinas e fatores do sistema complemento, eles são bem mais raros do que os depósitos de fibrinogênio.

Diagnóstico Diferencial

Outras doenças com apresentação bilateral multifocal devem ser incluídas no diagnóstico diferencial, tais como a reação liquenoide a medicamentos, o lúpus eritematoso (LE), o nevo branco esponjoso, a leucoplasia pilosa, a mordedura crônica da mucosa jugal, a doença do enxerto *versus* hospedeiro e a candidíase. A leucoplasia e o carcinoma de células escamosas devem ser levados em consideração quando as lesões se apresentam na forma de placa. O líquen plano erosivo ou atrófico que acomete a gengiva deve ser diferenciado de penfigoide cicatricial, pênfigo vulgar, lúpus eritematoso crônico, hipersensibilidade de contato e candidíase crônica.

Tratamento e Prognóstico

Embora não exista cura para o líquen plano oral, alguns medicamentos podem possibilitar um controle satisfatório. Os corticosteroides são, individualmente, o grupo de medicamentos mais útil para o manejo do líquen plano. A razão para o uso desses medicamentos está na sua capacidade na modulação da inflamação e da resposta imune. A aplicação tópica e a injeção intralesional de esteroides têm sido empregadas eficazmente

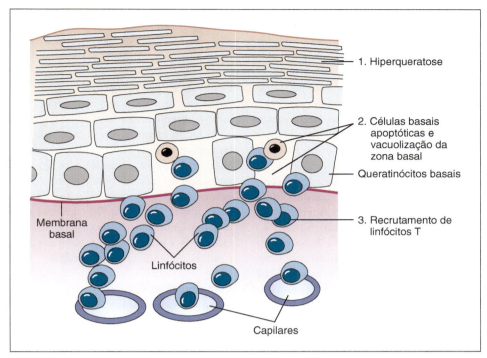

• **Figura 3-47** Líquen plano: características diagnósticas.

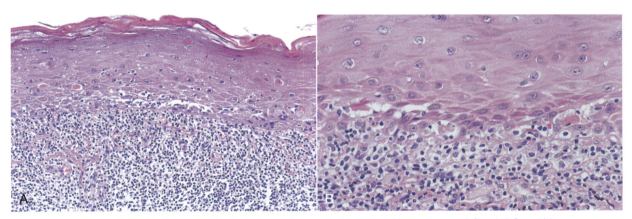

• **Figura 3-48** Espécime de biópsia de líquen plano oral evidenciando hiperqueratose, infiltrado inflamatório linfocitário justaepitelial e degeneração hidrópica com apoptose.

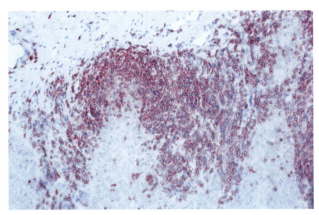

• **Figura 3-49** Líquen plano. Marcação imuno-histoquímica positiva para o antígeno CD3 demonstrando que o infiltrado consiste predominantemente em linfócitos T.

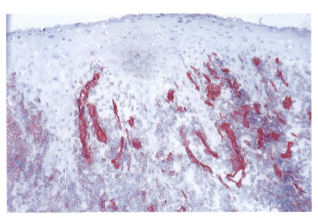

• **Figura 3-50** Líquen plano. Marcação imuno-histoquímica positiva para o antígeno das moléculas de adesão celular plaquetária e endotelial (PECAM; CD31) mostrando superexpressão da molécula de adesão nos capilares *(vermelho escuro)* e linfócitos.

para controle, mas não curam o paciente. Nos casos em que os sintomas são graves, os esteroides sistêmicos podem ser utilizados no manejo inicial do paciente. O uso do tratamento antifúngico em adição ao regime de corticosteroides intensifica os resultados clínicos. Este efeito provavelmente acontece como resultado da eliminação do crescimento secundário da *C. albicans* no tecido envolvido pelo líquen plano. Os antifúngicos também previnem o crescimento excessivo de *C. albicans* que poderia estar associado ao uso de corticosteroide tópico. A aplicação tópica de inibidores de calcineurina, como o tacrolimus e o pimecrolimus, pode ser realizada nos casos resistentes aos esteroides, embora a resposta tenda a ser menos efetiva do que com o uso de esteroides tópicos.

Devido aos seus efeitos antiqueratinizantes e imunomoduladores, análogos tópicos e sistêmicos da vitamina A (retinoides) têm sido utilizados no manejo do líquen plano. A remissão das estrias brancas pode ser alcançada com o uso de retinoides tópicos, embora os efeitos possam ser apenas transitórios. Com graus variados de sucesso, foram utilizados retinoides sistêmicos em casos graves de líquen plano. Os benefícios do tratamento sistêmico devem ser cuidadosamente pesados em relação aos consideráveis efeitos colaterais, que incluem queilite, elevação dos níveis séricos das enzimas hepáticas e dos triglicerídeos e teratogenicidade. Nos casos em que há envolvimento tecidual significativo, pode ser indicado mais de um medicamento. Combinações variadas de esteroides sistêmicos, esteroides tópicos, inibidores de calcineurina e retinoides podem ser utilizadas com algum sucesso. Alguns casos de líquen plano oral podem responder ao uso de hidroxicloroquina sistêmica.

O diagnóstico clínico superestimado do líquen plano, a ocorrência simultânea de líquen plano e câncer de boca e a confusão microscópica com os casos de displasia que exibem características liquenoides contribuíram com a controvérsia a respeito do potencial de transformação maligna desta doença. No entanto, parece existir um risco genuíno de desenvolvimento de um carcinoma de células escamosas a partir de uma lesão de líquen plano, mas este risco é muito reduzido (aproximadamente 1% em 5 anos) e provavelmente é menor do que as taxas relatadas. Se a transformação maligna ocorrer, é mais provável que ela esteja associada às formas erosiva e atrófica da doença, particularmente nos indivíduos que fumam. Pelo fato de o líquen plano ser uma condição crônica, os pacientes devem ser acompanhados periodicamente e orientados sobre o curso da doença, sobre o esquema terapêutico, assim como sobre o possível risco de transformação maligna.

Lúpus Eritematoso

O lúpus eritematoso (LE) pode ser observado em uma de suas duas formas bem reconhecidas: o lúpus eritematoso sistêmico (LES), também conhecido como lúpus eritematoso agudo; e o lúpus eritematoso discoide (LED), também denominado lúpus eritematoso crônico – ambos com possibilidade de apresentar manifestação oral. Uma terceira forma, conhecida como lúpus eritematoso cutâneo subagudo (LECS), também já foi descrita. No espectro das apresentações do LE, o LES é particularmente importante por causa do impacto que tem em muitos órgãos. O LED é a forma menos agressiva e afeta predominantemente a pele e raramente progride para a forma sistêmica. No entanto, o LED pode ser de grande importância do ponto de vista estético devido à sua predileção pela face. O LECS, descrito como uma forma intermediária entre o LES e o LED, se apresenta com lesões cutâneas de gravidade variando de leve a moderada. Observa-se ainda um leve envolvimento sistêmico e o aparecimento de alguns autoanticorpos anormais.

Etiologia e Patogenia

Acredita-se que o LE seja uma doença autoimune que envolve tanto o sistema imune humoral quanto o mediado por células.

Já foram identificados no núcleo e no citoplasma das células autoanticorpos direcionados contra vários antígenos. Esses anticorpos podem ser encontrados ligados aos seus antígenos no sangue ou no tecido. Os anticorpos circulantes são responsáveis pela positividade aos testes dos anticorpos antinucleares (ANA) e das células do LE, que são realizados com o intuito de confirmar o diagnóstico de lúpus. Além disso, observa-se na corrente sanguínea a presença dos complexos antígeno-anticorpo que regulam a doença, em muitos órgãos.

Características Clínicas

Lúpus Eritematoso Discoide. O LED é observado em pacientes de meia-idade, principalmente do gênero feminino. Geralmente, as lesões envolvem apenas a pele, especialmente na face e no couro cabeludo (Tabela 3-3; Figs. 3-51 a 3-54). São frequentemente observadas lesões orais e no vermelhão labial, mas geralmente se encontram acompanhadas de lesões cutâneas. As lesões de pele se apresentam como placas eritematosas em formato semelhante a um disco e com margens hiperpigmentadas. Conforme as lesões vão se expandindo perifericamente, a parte central exibe cura e deixa uma cicatriz com perda de pigmentação. O envolvimento dos folículos pilosos acarreta em perda permanente do cabelo (alopecia).

TABELA 3-3 Lúpus Eritematoso

	Discoide	Sistêmico
Órgãos	Somente pele e boca	Pele, boca, coração, rins, articulações
Sintomas	Ausentes	Febre, perda de peso e mal-estar
Sorologia	Nenhum anticorpo detectável	Positividade para os anticorpos ANA e anti-DNA
Histopatologia	Perda de células basais, linfócitos na interface entre os tecidos epitelial e o conjuntivo e na região perivascular	Similar à forma discoide
ID	Depósito granular/linear de IgG e C3 na membrana basal	Similar à forma discoide

ANA, Anticorpo antinuclear; *C*, complemento; *ID*, imunofluorescência direta; *IgG*, imunoglobulina G

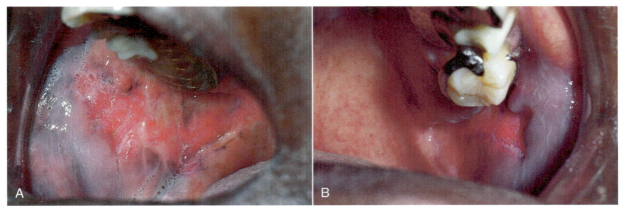

• **Figura 3-51** A e B, Lúpus eritematoso discoide (crônico).

As lesões mucosas se desenvolvem em cerca de 3 a 25% dos pacientes com LED. A mucosa jugal, a gengiva e o vermelhão do lábio são as regiões mais afetadas. As lesões podem ser eritematosas ou ulceradas, com estrias queratóticas suavemente brancas se irradiando da periferia. O diagnóstico das lesões orais pode não ser óbvio a partir das manifestações clínicas. A progressão do LED para o LES é muito incomum, embora essa chance exista.

Lúpus Eritematoso Sistêmico. No LES, as lesões orais e mucosas são relativamente brandas, e as principais queixas dos pacientes estão relacionadas com o envolvimento de vários órgãos (Fig. 3-55). Inúmeros autoanticorpos direcionados contra antígenos nucleares e citoplasmáticos podem ser encontrados nos pacientes afetados pelo LES. Esses autoanticorpos, quando estão ligados aos seus respectivos antígenos no soro ou no órgão-alvo do paciente, podem levar ao desenvolvimento de lesões em quase todos os tecidos, resultando em uma variedade de sinais e sintomas clínicos.

O envolvimento da pele resulta em uma erupção cutânea eritematosa, classicamente observada sobre os processos malar e a ponte nasal. Geralmente, essa distribuição de "lesão em borboleta" está associada ao LES. Outras áreas da face, do tronco e das mãos podem também estar comprometidas. As lesões não deixam cicatrizes e podem constituir o progresso para um envolvimento sistêmico.

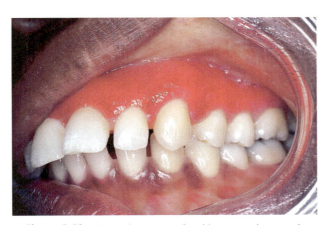

• **Figura 3-52** Lúpus eritematoso discoide na gengiva superior.

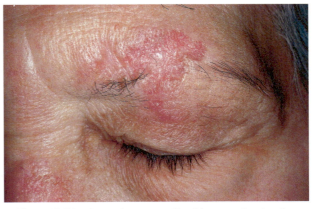

• **Figura 3-54** Lúpus eritematoso discoide acometendo a face.

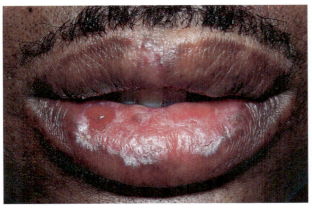

• **Figura 3-53** Lúpus eritematoso discoide afetando o lábio.

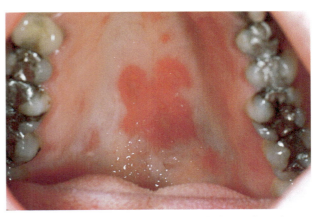

• **Figura 3-55** Lúpus eritematoso sistêmico, lesão oral.

As lesões orais do LES são muito semelhantes àquelas observadas no LED, sendo encontradas em 9 a 45% dos casos. Podem ser vistos eritema, ulceração e queratose. Além do vermelhão do lábio, mucosa labial, mucosa jugal, gengiva e palato são comumente envolvidos.

Inicialmente, os sintomas sistêmicos do LES podem ser febre, perda de peso e prostração. Classicamente, conforme a doença progride, vários órgãos são atingidos. As articulações, rins, coração e pulmões são os mais comumente afetados, embora vários outros órgãos possam expressar manifestações dessa doença. As lesões renais (glomerulonefrite) mostram uma variedade de formas e gravidade; no entanto, representam o tipo mais importante de manifestação porque costumam ser responsáveis pela morbidade e mortalidade dos pacientes portadores de LES.

Os testes sorológicos para os autoanticorpos são positivos nos pacientes com LES. O teste ANA é descrito como um teste confiável e relativamente específico para o LES. Dentre os anticorpos que podem levar a uma positividade no teste ANA, estão o anti-DNA de fita simples, o anti-DNA de fita dupla e a proteína ribonuclear antinuclear. Estão disponíveis testes específicos para estes e outros anticorpos do LES. Outro teste sorológico para o LES é o teste da célula LE, embora este seja menos sensível e menos específico que o ANA. Os anticorpos contra antígenos citoplasmáticos Ro (SS-A) e La (SS-B) podem estar presentes no LES.

Histopatologia

No LED, observa-se a presença de destruição da camada celular basal, hiperqueratose, atrofia epitelial, infiltrado inflamatório linfocitário (subepitelial e perivascular) e dilatação vascular com edema da submucosa (Fig. 3-56). Parece que os queratinócitos da camada basal são o alvo principal nas mucosas. Tais características são muito semelhantes àquelas observadas no líquen plano, tornando, em algumas situações, difícil distinguir essas duas lesões por meio de estudos microscópicos de rotina. A marcação positiva de CD123+ nas células dendríticas plasmocitoides pode ajudar na diferenciação.

No LES, as lesões orais são microscopicamente similares àquelas observadas no LED, embora o infiltrado inflamatório seja menos intenso e mais difuso. As lesões epiteliais exibem natureza hiperproliferativa, sendo positivas para os marcadores de citoqueratina CK5/6 e CK14. Quando outros órgãos são comprometidos pelo LES, exibem vasculite, infiltrado inflamatório mononuclear e necrose fibrinoide. Na maioria dos pacientes, a imunofluorescência direta da pele mostra um depósito linear-granular de imunoglobulinas (IgG, IgM e IgA), do sistema complemento (C3) e de fibrinogênio ao longo da zona da membrana basal.

Diagnóstico Diferencial

Clinicamente, as lesões orais do LE são comumente semelhantes ao líquen plano erosivo, mas tendem a exibir um padrão menos simétrico de distribuição. As estrias queratóticas do LE são mais delicadas e sutis que as estrias de Wickham do líquen plano e, caracteristicamente, se apresentam como uma área irradiada a partir de um foco parte central. O acometimento gengival do LE pode ser confundido com o penfigoide benigno de mucosa, o líquen plano eritematoso, a candidíase eritematosa e uma hipersensibilidade de contato.

Tratamento

Geralmente, o tratamento do LED é realizado com corticosteroides tópicos. Na cavidade oral, é indicado o uso de pomadas com corticosteroides de alta potência. Nos casos refratários, medicamentos antimaláricos e sulfonas podem ser utilizadas.

Os esteroides sistêmicos podem ser utilizados no tratamento do LES. A dose de prednisona varia de acordo com a gravidade da doença, podendo ser combinada com agentes imunossupressivos pelo seu efeito terapêutico e para minimizar os efeitos colaterais dos esteroides. Medicamentos antimaláricos e anti-inflamatórios não esteroidais podem ser usados para controlar a doença.

Lesões Branco-Amareladas Não Epiteliais

Candidíase

A candidíase oral consiste em uma infecção oportunista comum que se desenvolve na presença de um entre inúmeros fatores predisponentes. A apresentação clínica é variável e depende do fato de a condição ser aguda ou crônica (Quadro 3-13).

Etiologia e Patogenia

A candidíase é causada pela *C. albicans* e, muito eventualmente, por outras espécies de *Candida*: *C. parapsilosis*, *C. tropicalis*, *C.*

QUADRO 3-13 Candidíase

Homôninos
Sapinho, queilite angular, glossite romboidal mediana, estomatite protética, infecção por levedura, leucoplasia por *Candida*, estomatite por antibiótico, moniliase

Etiologia
Candida albicans e outras espécies de *Candida* da flora oral
Necessidade de fatores predisponentes
Crescimento oportunista excessivo

Tipos
Agudo, crônico, mucocutâneo

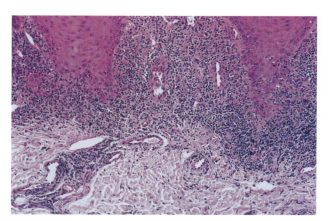

• **Figura 3-56** Lúpus eritematoso discoide de boca revelando um infiltrado linfocitário na interface entre os tecidos epitelial e conjuntivo e na região perivascular.

glabrata, C. krusei, C. pseudotropicalis e *C. guilliermondii*. A *C. albicans* é um organismo comensal que reside na cavidade oral da maioria das pessoas saudáveis. A transformação, ou a mudança de um estado de comensalismo para um estado de patogenicidade, está relacionada com fatores locais e sistêmicos. Este microrganismo é uma levedura da família Saccharomycetaceae e pode existir em três formas biológicas distintas: (1) na forma vegetativa ou de leveduras de células ovais (blastóporos), medindo entre 1,5 μm e 5 μm de diâmetro; (2) na forma alongada celular (pseudo-hifa); e (3) na forma de clamidósporo, que consiste em corpos celulares medindo entre 7 μm e 17 μm de diâmetro com uma parede espessa e refringente. Como evidenciado pela presença frequente na população em geral, a *C. albicans* exibe baixa patogenicidade, refletindo a necessidade de fatores predisponentes locais ou sistêmicos para o desenvolvimento da doença (Quadro 3-14).

Geralmente, a infecção por esse microrganismo é superficial e afeta as partes mais superficiais da mucosa oral e da pele. Nos pacientes extremamente debilitados e imunocomprometidos, como aqueles com AIDS, a infecção pode se estender para o trato digestivo (candidíase esofágica), pelo trato broncopulmonar ou para outros órgãos. A natureza oportunista desse microrganismo é observada na frequência do aparecimento de formas leves da lesão como resultado do uso de antibióticos sistêmicos para o tratamento de infecções bacterianas leves durante um curto período de tempo.

Características Clínicas

O tipo clínico mais comum de candidíase é a forma pseudomembranosa aguda, também conhecida como "sapinho" (Quadro 3-15). Os bebês recém-nascidos e os idosos são os mais afetados. Estima-se que a frequência dessa doença seja superior a 5% dos recém-nascidos; 5% dos pacientes com câncer e 10% dos pacientes idosos debilitados internados. Essa infecção é comum em pacientes que estejam sendo submetidos à radioterapia ou à quimioterapia para leucemia e neoplasias malignas sólidas, atingindo até 50% dos pacientes no primeiro grupo e 70% no segundo grupo. A candidíase resistente ao tratamento foi identificada em pacientes infectados pelo HIV e portadores de AIDS.

As lesões orais da candidíase pseudomembranosa aparecem como placas brancas e moles que, algumas vezes, crescem de forma centrífuga e se coalescem (Figs. 3-57 a 3-63). As placas são compostas de fungos, resíduos de queratina, células inflamatórias, células epiteliais descamadas, bactérias e fibrina. À remoção das placas ou pseudomembranas com uma gaze, evidencia-se um fundo eritematoso, doloroso, com erosão ou superfície ulcerada. Embora as lesões da candidíase pseudomembranosa possam se desenvolver em qualquer localização, as regiões preferenciais são a mucosa jugal, o fundo do vestíbulo, a orofaringe e as bordas laterais da língua. Em várias ocasiões, quando a pseudomembrana não é removida, os sintomas associados são mínimos. Nos casos mais graves, os pacientes podem se queixar de sensibilidade, ardência ou disfagia.

• **QUADRO 3-14** Candidíase: Fatores Predisponentes

Imunodeficiência
Sistema imunológico dos bebês
Imunossupressão adquirida
Distúrbios endócrinos
Diabetes melito
Hipoparatireoidismo
Gravidez
Hipoadrenocorticismo
Tratamento com corticosteroide tópico ou sistêmico
Antibioticoterapia sistêmica
Neoplasias malignas e suas formas de tratamento
Hipossalivação
Higiene oral deficiente

• **QUADRO 3-15** Candidíase: Classificação

Aguda
Pseudomembranosa (colônias brancas)
Eritematosa (mucosa vermelha)

Crônica
Eritematosa (mucosa vermelha)
Hiperplásica (placa branca queratótica)

Mucocutânea
Localizada (boca, face, couro cabeludo e unhas)
Familiar
Associada a síndrome

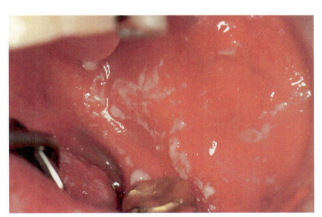

• **Figura 3-57** Candidíase pseudomembranosa.

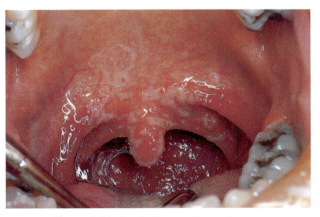

• **Figura 3-58** Candidíase pseudomembranosa.

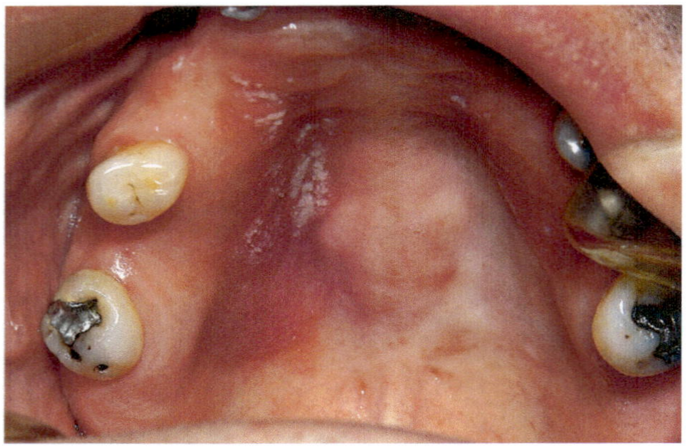

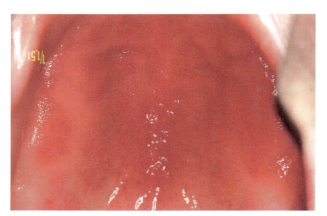

• **Figura 3-59** Candidíase pseudomembranosa.

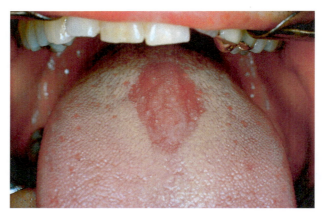

• **Figura 3-62** Candidíase hiperplásica ou glossite romboidal mediana.

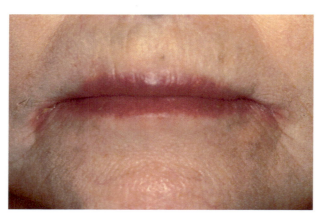

• **Figura 3-60** Candidíase eritematosa.

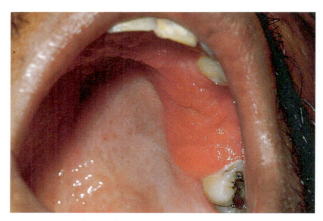

• **Figura 3-63** Candidíase hiperplásica.

• **Figura 3-61** Candidíase na forma de queilite angular.

A persistência da candidíase pseudomembranosa aguda pode, eventualmente, resultar na perda da pseudomembrana, surgindo então uma lesão vermelha e mais generalizada, conhecida como candidíase eritematosa aguda. Ao longo do dorso da língua, podem ser observadas áreas despapiladas e com falta de queratinização. Antigamente, esse tipo de candidíase era denominado estomatite por antibiótico ou glossite antibiótica devido à sua relação frequente com o tratamento com antibiótico realizado para uma infecção aguda. Antibióticos de largo espectro ou a administração concomitante de vários antibióticos de pequeno espectro podem causar essa infecção secundária em um nível muito mais acentuado do que no uso isolado de apenas um antibiótico de pequeno espectro. A interrupção do uso do antibiótico, quando possível, associada à higiene oral cuidadosa, leva à melhora do quadro. Contrapondo-se à forma aguda de candidíase pseudomembranosa, os sintomas orais da candidíase atrófica aguda são intensos devido a várias erosões e inflamação significativa.

A candidíase eritematosa crônica consiste em uma forma comumente observada, ocorrendo em mais de 65% dos pacientes idosos que utilizam prótese total superior (estomatite protética). A expressão dessa forma de candidíase depende da resposta da mucosa oral à prótese que a está recobrindo. Observa-se uma predileção acentuada pela mucosa palatina em relação à mucosa alveolar inferior. O trauma crônico de baixa intensidade resultante do uso de uma prótese mal-adaptada, uma relação oclusal insatisfatória e a falta da remoção da prótese durante a noite contribuem para o desenvolvimento dessa condição. O aspecto clínico é o de uma superfície vermelha-brilhante, um pouco aveludada, com leve queratinização.

Outra alteração também observada em usuários de próteses totais associada à candidíase atrófica crônica é a queilite angular. Essa condição é especialmente comum em pacientes que têm sulcos profundos na região das comissuras labiais como resultado da perda da dimensão vertical. Nestes casos, ocorre o acúmulo de saliva nos sulcos da pele na região das comissuras labiais que, subsequentemente, é colonizada por leveduras (e frequentemente por *Staphylococcus aureus*). Clinicamente, essas lesões são moderadamente dolorosas, fissuradas, com erosão e crostosas. A queilite angular também pode acometer indivíduos que têm o hábito de passar a língua nos lábios, o que faz com que pequenas quantidades de saliva se depositem nas comissuras labiais.

Um tipo de candidíase atrófica perioral pode ser notada naqueles pacientes que têm o hábito frequente de umedecer os lábios com a língua e acabam tendo uma progressão do processo para a pele circunjacente. A pele exibe fissuras e demonstra um grau de pigmentação acastanhada a avermelhada na base. Essa condição deve ser distinguida da dermatite perioral, que caracteristicamente apresenta menor formação de crosta e uma zona circunferencial de pele não comprometida imediatamente próxima da junção entre a pele e o vermelhão de lábio.

As infecções crônicas de candidíase são capazes de produzir uma resposta tecidual hiperplásica (candidíase crônica hiperplásica). Quando as lesões ocorrem na região retrocomissural, lembram a eritroleucoplasia e, em algumas classificações, são denominadas leucoplasia por cândida. Tal condição ocorre em adultos sem predisposição evidente para infecção por *C. albicans*, e alguns clínicos acreditam que represente uma lesão potencialmente maligna.

A candidíase hiperplásica pode comprometer o dorso da língua em um padrão denominado glossite romboidal mediana. Geralmente, tal condição é assintomática, sendo identificada em exame de rotina. A lesão é encontrada anterior às papilas circunvaladas, apresentando um formato oval ou de losango, com distribuição simétrica em relação à linha média. A glossite romboidal mediana pode apresentar uma superfície lisa, fissurada ou nodular, e pode variar em cor do branco a um vermelho característico. Uma lesão vermelha de aparência semelhante pode ser também observada na área adjacente do palato ("lesão beijada"). Se localizada na língua ou no palato, esta condição pode, ocasionalmente, ser um pouco dolorosa, embora a maioria dos casos seja assintomática. No passado, acreditava-se que a glossite romboidal mediana fosse uma alteração do desenvolvimento, presumivelmente resultante da não involução do tubérculo ímpar durante a formação da língua. Pelo fato de essa lesão nunca ter sido observada em crianças, é mais provável que ela seja um tipo de candidíase hiperplásica. Microscopicamente, observa-se hiperplasia epitelial na forma de cristas epiteliais bulbosas. Podem ser frequentemente identificadas hifas de *C. albicans* nas camadas superficiais do epitélio. Uma banda espessa de tecido conjuntivo hialinizado separa o epitélio das estruturas profundas.

Acredita-se que as lesões papilares nodulares da mucosa do palato duro, particularmente encontradas sob próteses totais, constituem, pelo menos em parte, uma resposta à infecção fúngica crônica. A hiperplasia papilomatosa inflamatória é composta de várias projeções papilares individuais ovoides ou esféricas, medindo cada uma 2 mm a 3 mm de diâmetro, sobre um fundo eritematoso.

A candidíase mucocutânea consiste em um distinto grupo de condições. A forma localizada de candidíase mucocutânea é caracterizada por uma candidíase de longa duração e persistente que envolve a mucosa oral, as unhas, a pele e a mucosa vaginal. Geralmente, essa forma de candidíase é resistente ao tratamento, exibindo somente remissão temporária após o uso do tratamento antifúngico-padrão. Esse subtipo de candidíase usualmente acontece no início da vida, principalmente durante as duas primeiras décadas. Essa doença tem início na forma de candidíase pseudomembranosa e rapidamente é seguida pelos comprometimentos cutâneo e ungueal.

Uma forma familiar de candidíase mucocutânea, que parece ser transmitida em um padrão autossômico recessivo, ocorre em quase 50% dos pacientes com uma endocrinopatia associada. Tal endocrinopatia associada usualmente consiste em hipoparatireoidismo, doença de Addison e, ocasionalmente, hipotireoidismo ou diabetes melito. Outras formas de candidíase mucocutânea familiar estão associadas a defeitos no metabolismo do ferro e na imunidade mediada por células.

Já foi descrita uma tríade rara composta de candidíase mucocutânea, miosite e timoma. O papel do timo está relacionado com a ação deficiente da imunidade mediada por células T, fornecendo, assim, a oportunidade para a proliferação de *Candida*.

Uma última forma de candidíase, tanto aguda quanto crônica, tem se tornado cada vez mais evidente na população de pacientes imunocomprometidos, principalmente naqueles afetados pelo HIV. Esta forma de candidíase foi originalmente descrita em 1981 e, atualmente, é conhecida como uma das formas mais importantes de infecções oportunistas que atingem este grupo de pacientes. Acredita-se que a redução da atividade do sistema imune mediado por células seja responsável por permitir o desenvolvimento de uma forma grave de candidíase nestes pacientes.

A denominada estomatite protética, uma forma crônica de candidíase eritematosa, está fortemente associada ao biofilme da superfície da prótese que se torna colonizado por *Candida*. Já foi estabelecida a relação entre o tempo de uso da prótese e o tempo dessa forma de candidíase.

Histopatologia

Na candidíase aguda, são detectadas hifas do fungo penetrando as camadas superficiais do epitélio em ângulos agudos (Fig. 3-64). Tipicamente, observa-se infiltrado de neutrófilos no epitélio formando microabscessos superficiais. As formas fúngicas podem ser visualizadas em maior quantidade nas lâminas histológicas coradas com metenamina de prata ou ácido periódico de Schiff (PAS). As pseudo-hifas constituem as formas fúngicas predominantes neste padrão particular da doença.

A hiperplasia epitelial é uma característica mais marcante da candidíase crônica. Entretanto, os fungos podem ser escassos, o que às vezes torna a identificação histológica difícil. Embora a candidíase crônica possa levar ao desenvolvimento da leucoplasia, não existe uma clara evidência que indique que a candidíase crônica por si só constitui uma lesão potencialmente maligna.

Os exames laboratoriais clínicos para estes microrganismos envolvem a remoção de uma parte da placa de *Candida*, que é, então, distendida em uma lâmina histológica e tratada com hidróxido de potássio a 20% ou corada com PAS. A lâmina é subsequentemente examinada para identificação das hifas típicas. A identificação e a quantificação dos microrganismos por cultura podem ser realizadas em Sabouraud, ágar-sangue ou ágar-fubá.

Diagnóstico Diferencial

As lesões brancas da candidíase devem ser diferenciadas das lesões associadas às queimaduras químicas, das ulcerações traumáticas, das placas mucosas da sífilis e das lesões brancas

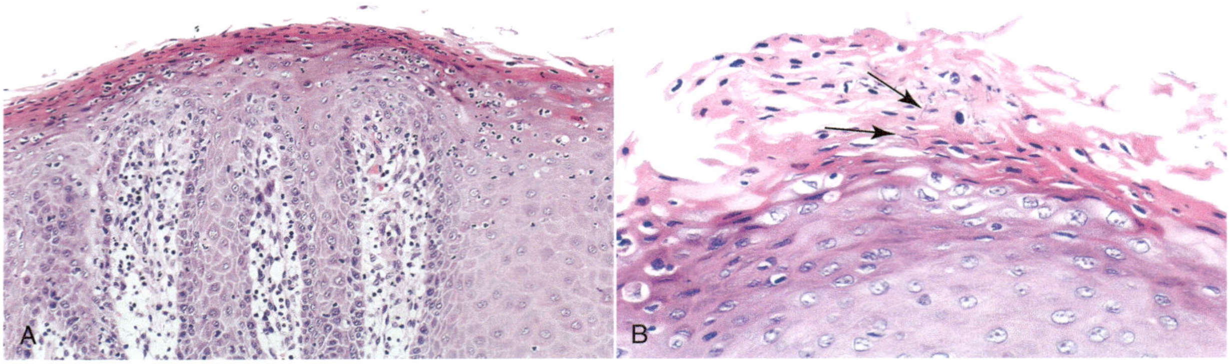

Figura 3-64 Candidíase oral. **A,** Padrão psoriasiforme. **B,** Fotomicrografia em maior aumento evidenciando hifas do fungo na camada de queratina.

queratóticas. As lesões vermelhas da candidíase devem ser diferenciadas das reações medicamentosas, do líquen plano erosivo e do LED.

Tratamento e Prognóstico

A identificação dos fatores predisponentes é um passo importante no manejo dos pacientes com candidíase. A maioria das infecções pode ser tratada simplesmente com aplicação tópica de nistatina em suspensão, embora este medicamento possa ser pouco eficiente por causa de o tempo em contato com a mucosa ser curto (Quadro 3-16). A nistatina em pó, em creme ou em pomada geralmente é eficaz quando aplicada diretamente com o auxílio de uma gaze no tecido afetado; e, no caso de candidíase associada ao uso de prótese, quando aplicada diretamente sobre a superfície da mesma. Em ambas as circunstâncias, o tempo de contato prolongado é uma estratégia terapêutica efetiva. O clotrimazol pode ser convenientemente utilizado sob a forma de pastilhas. A aplicação tópica de nistatina, miconazol ou clotrimazol deve ser mantida por pelo menos 1 semana após o desaparecimento da manifestação clínica da doença. É importante destacar que os antifúngicos designados especificamente para uso oral contêm quantidade considerável de açúcar, tornando-os indesejáveis para o tratamento de candidíase em pacientes dentados e com xerostomia. Os supositórios vaginais antifúngicos livres de açúcar, dissolvidos na boca, constituem uma excelente alternativa terapêutica para evitar cáries.

Para a candidíase hiperplásica, os tratamentos antifúngicos tópicos e sistêmicos parecem não ser eficientes na resolução completa das lesões, particularmente daquelas que se desenvolvem na região retrocomissural. Nesses casos, pode ser necessário o manejo cirúrgico para complementar a ação do medicamento antifúngico.

Nos casos de candidíase mucocutânea crônica ou candidíase oral associada à imunossupressão, os agentes tópicos costumam não ser efetivos. Nessas circunstâncias, o uso de medicamentos sistêmicos, como o cetoconazol, o fluconazol, o itraconazol ou outros, pode ser necessário. Todos estão disponíveis para uso oral. Contudo, esse uso deve ser realizado com cautela porque estes medicamentos podem ser hepatotóxicos.

O prognóstico para a forma aguda e para a maioria das formas crônicas de candidíase é excelente. As alterações subjacentes presentes na maioria dos casos de candidíase mucocutânea persistentes acabam funcionando contra a cura da doença, embora seja possível observar melhora intermitente após o uso de antifúngicos sistêmicos.

Queimaduras Mucosas

Etiologia

A forma mais comum de queimadura superficial da mucosa oral está associada à aplicação tópica de agentes químicos, como a aspirina ou soluções cáusticas. O uso abusivo de medicamentos em forma tópica, a aplicação acidental de soluções ou gel de ácido fosfórico por um dentista ou o uso excessivo de enxaguatórios bucais contendo álcool podem produzir efeitos similares.

Características Clínicas

Nos casos de exposições por um curto período de tempo aos agentes capazes de induzir necrose tecidual, pode se desenvolver um eritema localizado e discreto (Fig. 3-65). Conforme a concentração da substância e o tempo de contato aumentam, há maior probabilidade de ocorrer necrose de coagulação superficial, que resultará na formação de uma lesão ou membrana branca. Ao tracionar gentilmente o local, a parte superficial da lesão se desprende, deixando tecido conjuntivo exposto e produzindo dor.

As queimaduras térmicas são comumente observadas na mucosa do palato duro e, geralmente, estão associadas à ingestão de alimentos quentes e apimentados. Os líquidos quentes tendem a produzir queimadura na língua ou no palato mole. Na maioria das vezes, estas lesões exibem um aspecto eritematoso em vez de aspecto branco (necrose), como observado nas queimaduras químicas.

• QUADRO 3-16 | Candidíase: Tratamento

Tópico
Nistatina - suspensão oral* e pastilha;* pó ou pomada para prótese; comprimidos vaginais (dissolvidas na boca)
Clotrimazol - pastilhas orais*

Sistêmico
Fluconazol, cetoconazol

* Contém açúcar; não utilizar em pacientes dentados com xerostomia.

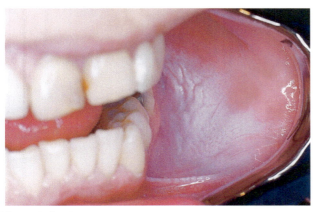

• **Figura 3-65** Queimadura da mucosa (necrose) causada pelo contato prolongado com aspirina.

Outra forma de queimadura que é potencialmente grave é a elétrica. Este tipo de queimadura é visto com mais frequência em crianças que mordem fios elétricos e que sofrem uma queimadura inicial característica, que geralmente exibe um padrão simétrico. O resultado desses acidentes é o desenvolvimento de dano tecidual significativo, que costuma ser seguido pela formação de uma cicatriz. A superfície destas lesões tende a se caracterizar pela formação de uma ferida espessa que se estende profundamente até o tecido conjuntivo.

Histopatologia
Nos casos de queimaduras químicas e térmicas nas quais uma lesão clinicamente evidente se desenvolveu, o componente epitelial exibe necrose de coagulação por toda a sua espessura. Um exsudato fibrinoso também é evidente. O tecido conjuntivo subjacente fica intensamente inflamado. As queimaduras elétricas são mais destrutivas e exibem uma extensão profunda de necrose, comumente envolvendo a camada muscular.

Tratamento
O manejo de queimaduras químicas, térmicas ou elétricas é variável. Para os pacientes com queimaduras térmicas ou químicas, é apropriado um tratamento local sintomático que tenha por objetivo manter a boca limpa com o uso de bochecho de bicarbonato de sódio com ou sem o uso de analgésicos sistêmicos. O uso de colutórios comerciais à base de álcool deve ser desencorajado por causa do seu efeito de promover o ressecamento da mucosa oral. Para os pacientes com queimaduras elétricas, o manejo pode ser muito mais difícil. O atendimento realizado por um odontopediatra ou um cirurgião bucomaxilofacial pode ser necessário nos casos mais graves. Podem também ser necessários dispositivos que exerçam pressão (*stents*) nas áreas lesionadas para prevenir uma contração precoce das feridas. Após a cicatrização, pode ser requerido um tratamento cirúrgico definitivo ou reconstrutivo subsequente por causa da extensa formação de cicatrizes.

Fibrose Submucosa

Etiologia
Inúmeros fatores contribuem para o desenvolvimento de fibrose submucosa e geralmente incluem as deficiências nutricionais e vitamínicas e a hipersensibilidade a vários constituintes da dieta. O fator mais importante parece ser o hábito de mascar bétel (noz de areca). Parece que essa condição se desenvolve mais por causa de uma dificuldade de degradação do colágeno normal feita pelos fibroblastos do que pela produção excessiva de colágeno. Além disso, o consumo crônico de pimentas ou a deficiência de ferro e de vitaminas do complexo B por um período de tempo prolongado, especialmente o ácido fólico, aumenta a hipersensibilidade a vários potenciais irritantes (bétel, dieta apimentada e tabaco), levando a uma reação inflamatória e fibrose. Foi relatado que um polimorfismo na região promotora do gene que codifica a metaloproteinase de matriz 3 (MMP3) é comumente observado na fibrose submucosa oral, podendo contribuir para o seu desenvolvimento. Em relação à patogenia, também existe a hipótese de que exista um grande número de ligações cruzadas no colágeno por meio da regulação positiva da lisil oxidase estimulada por arecolina, um alcaloide que constitui um componente do bétel na forma de mascar ou em pó.

Características Clínicas
A fibrose submucosa é comumente observada no Sudeste Asiático, na Índia e em países vizinhos; entretanto é rara na América do Norte. Porém, um padrão de imigração recentemente observado em direção ao hemisfério ocidental levou a um aumento do número de casos. A condição é tipicamente identificada em pacientes com idade entre 20 e 40 anos e, frequentemente, está associada ao hábito de usar compostos contendo bétel e tabaco em suas várias formas, incluindo a forma de mascar (*paan*) e a forma em pó (*gutka*), que ficam alocadas na cavidade oral por períodos prolongados de tempo e são substituídas várias vezes ao longo do dia. As propriedades viciantes deste hábito são bem conhecidas, assim como as alterações mucosas que acompanham o seu uso prolongado, em particular a fibrose submucosa.

A fibrose submucosa oral se apresenta como uma alteração branco-amarelada que exibe um curso biológico crônico e insidioso. Consiste em uma lesão que é caracteristicamente observada na cavidade oral; mas, ocasionalmente, pode se estender para a faringe e o esôfago. Eventualmente, a fibrose submucosa pode ser precedida por vesículas ou apresentá-las concomitantemente. Com o passar do tempo, a mucosa afetada, principalmente o palato mole e a mucosa jugal, perde sua resiliência e passa a exibir vascularidade e elasticidade limitadas. Esse processo, então, progride da lâmina própria para a musculatura subjacente. Bandas de tecido fibroso são facilmente palpáveis no palato mole e na mucosa jugal. O resultado clínico consiste em um trismo significativo causando considerável dificuldade de se alimentar.

Histopatologia
Microscopicamente, a característica principal consiste na atrofia do epitélio e fibrose subjacente (Fig. 3-66). Ocasionalmente, pode estar presente displasia epitelial. A lâmina própria é pouco vascularizada e hialinizada; os fibroblastos são escassos. Um infiltrado inflamatório leve a moderado está presente. Há um predomínio do colágeno do tipo I na submucosa, enquanto que o colágeno do tipo III tende a se localizar na interface entre os tecidos epitelial e conjuntivo, ao redor dos vasos sanguíneos, das glândulas salivares e dos músculos.

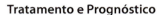
• **Figura 3-66** Fibrose submucosa revelando atrofia epitelial sobre uma submucosa fibrótica.

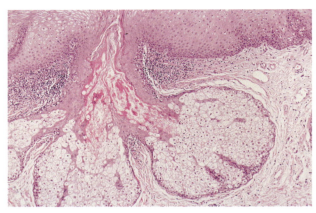
• **Figura 3-68** Grânulos de Fordyce exibindo lóbulos de glândulas sebáceas.

Tratamento e Prognóstico

A eliminação dos agentes causais faz parte do tratamento da fibrose submucosa. As medidas terapêuticas incluem injeções locais de quimiotripsina, hialuronidase e dexametasona, com excisão cirúrgica das bandas fibrosas e inserção de enxertos vascularizados livres na submucosa. Contudo, todos os métodos de tratamento, incluindo as modalidades cirúrgicas, se mostram apenas de pouca ajuda na melhora desta condição essencialmente irreversível.

A grande importância da fibrose submucosa está relacionada à sua natureza potencialmente maligna. O desenvolvimento de carcinoma de células escamosas tem sido observado em cerca de um terço dos pacientes com fibrose submucosa.

Grânulos de Fordyce

Os grânulos de Fordyce consistem em glândulas sebáceas ectópicas ou coristomas sebáceos (tecido normal em localização anormal). Acredita-se que essa seja uma alteração do desenvolvimento e pode ser considerada uma variação da normalidade.

Os grânulos de Fordyce são numerosos e frequentemente são observados em agregados ou em disposição confluente (Figs. 3-67 e 3-68). Os sítios preferenciais são a mucosa jugal e o vermelhão do lábio superior. Geralmente, as lesões são distribuídas simetricamente e tendem a ser perceptíveis após a puberdade, exibindo expressão máxima entre os 20 e 30 anos. As lesões são assintomáticas e muitas vezes são identificadas ao acaso pelo paciente ou pelo cirurgião-dentista durante exame clínico de rotina. Uma grande parte da população, mais de 80% dos indivíduos, é afetada por essa alteração do desenvolvimento.

Microscopicamente, lóbulos de glândulas sebáceas estão organizados ao redor ou adjacentes aos ductos excretores. As glândulas heterotópicas são bem formadas e parecem ser funcionais.

Não há necessidade de tratamento para essa condição em particular, uma vez que as glândulas exibem características normais e não causam nenhum efeito indesejado.

Tecido Linfoide Ectópico

O tecido linfoide pode ser encontrado em várias localizações orais, principalmente ao redor da região que circunda a orofaringe denominada anel de Waldeyer. Quando encontrado na superfície posterior da borda da língua, é denominado tonsila lingual. Agregados de tecido linfoide são comumente observados no palato mole, assoalho da boca e pilares tonsilares (Fig. 3-69).

O tecido linfoide se apresenta clinicamente amarelo ou branco-amarelado e produz elevações pequenas em forma de cúpula. O tecido parece não estar inflamado e o paciente não sabe da sua presença. As criptas dos tecidos linfoides podem eventualmente se tornar obstruídas, causando uma dilatação "cística" da área. Essas lesões são denominadas cistos linfoepiteliais. Contudo, de forma mais estrita, acredita-se que os cistos linfoepiteliais se originem a partir de alterações císticas que ocorrem no epitélio aprisionado no tecido linfoide durante o desenvolvimento embrionário.

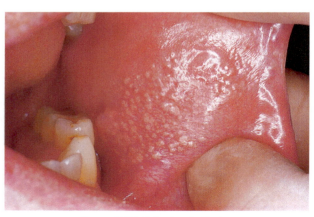
• **Figura 3-67** Grânulos de Fordyce.

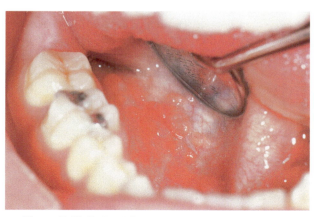
• **Figura 3-69** Tecido linfoide ectópico no assoalho da boca.

Em geral, o diagnóstico de tecido linfoide pode ser realizado apenas baseando-se nos aspectos clínicos. E pelo fato de ser um tecido basicamente normal, a biópsia não é necessária.

Cistos Gengivais

Os cistos gengivais de origem odontogênica ocorrem em adultos, assim como em bebês (nódulos de Bohn). Nos bebês, eles são relativamente mais comuns em recém-nascidos. Eles ocorrem ao longo das cristas alveolares e sofrem resolução espontânea ou ruptura com esfoliação. Outro epônimo, as pérolas de Epstein, vem sendo comumente utilizado para designar os cistos neonatais não odontogênicos que ocorrem ao longo da linha média do palato (fusão das lâminas palatinas).

Etiologia e Patogenia

Acredita-se que os cistos gengivais dos recém-nascidos surgem a partir de remanescentes da lâmina dentária. Os tecidos embrionários que estão no período entre 10 e 12 semanas de vida exibem pequena quantidade de queratina no interior da lâmina dentária. Ao final da 12ª semana de gestação, ocorre rompimento da lâmina dentária, com muitos fragmentos exibindo uma área central cística com acúmulo de queratina. Geralmente, os cistos gengivais são múltiplos no feto e no bebê e aumentam em número até a 22ª segunda semana de gestação.

Acredita-se que as pérolas de Epstein, ou cistos palatinos medianos, originem-se a partir do aprisionamento de epitélio na linha média da fusão das lâminas palatinas. Inclusões epiteliais pequenas na linha de fusão produzem microcistos que contêm queratina e se rompem no início da vida.

O cisto gengival do adulto é provavelmente formado a partir de remanescentes da lâmina dentária (restos de Serres) no interior da submucosa gengival. Ocasionalmente, as alterações císticas nesses restos podem resultar em uma lesão multilocular. Uma teoria alternativa para a patogenia refere-se à implantação traumática do epitélio de superfície no tecido conjuntivo gengival.

Características Clínicas

Os cistos gengivais dos recém-nascidos se apresentam como nódulos quase brancos de aproximadamente 2 mm de diâmetro. Os cistos variam em número de um a vários e são observados ao longo das cristas alveolares. Por outro lado, os cistos palatinos da linha média estão presentes ao longo da rafe palatina mediana próximo ao limite entre o palato duro e o palato mole.

O cisto gengival do adulto ocorre principalmente durante a quinta e a sexta décadas de vida. Tal lesão é encontrada com maior frequência na mandíbula. Há uma grande similaridade entre o cisto gengival do adulto e o cisto periodontal lateral, incluindo a região anatômica preferencial, a idade de acometimento, o comportamento clínico e a morfologia de uma forma geral. O cisto gengival do adulto se apresenta como um crescimento indolor localizado na gengiva inserida, muitas vezes na papila interdentária. Apenas raramente essas lesões são encontradas na superfície lingual da gengiva. A região preferencial é a gengiva dos caninos e pré-molares inferiores.

Histopatologia

O cisto gengival do recém-nascido é revestido por um epitélio pavimentoso estratificado delgado e preenchido por restos de

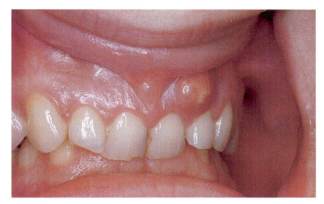

• **Figura 3-70** Parúlide (abscesso gengival) associada a abscesso periapical.

queratina. O cisto gengival do adulto é revestido por uma camada de células epiteliais cuboidais ou achatadas, com áreas de espessamento focal que frequentemente exibem células claras.

Tratamento

Não há necessidade de tratamento para os cistos palatinos ou gengivais dos recém-nascidos, uma vez que eles sofrem ruptura espontânea em um momento precoce da vida. Para o cisto gengival do adulto, recomenda-se a excisão cirúrgica.

Parúlide

A parúlide, ou "furúnculo gengival", constitui um foco de pus na gengiva. É uma alteração derivada de uma infecção aguda originada de uma bolsa periodontal obliterada ou do ápice de um dente não vital. O caminho de menor resistência geralmente leva até a submucosa gengival. A lesão aparece como um aumento de volume gengival de cor amarelo-esbranquiçada que está associada a um eritema (Fig. 3-70). A dor é típica; mas, uma vez que o pus começa a ser drenado em direção à superfície, os sintomas são temporariamente aliviados. O tratamento da condição subjacente (bolsa periodontal ou dente não vital) é necessário para que se atinja a resolução deste abscesso gengival.

Lipoma

O lipoma apresenta-se como uma massa submucosa de tecido adiposo e sem inflamação que exibe uma coloração amarela ou amarelo-esbranquiçada. Tal lesão está incluída neste capítulo apenas para que ele fique completo, porém a discussão sobre a mesma está disponível no Capítulo 7.

Bibliografia

Condições Hereditárias

Allingham RR, Seo B, Rampersaud E et al: A duplication in chromosome 4q35 is associated with hereditary benign intraepithelial dyskeratosis, *Am J Hum Genet* 68:491-494, 2001.

Burge SM, Millard PR, Wojnarowska F et al: Darier's disease: a focal abnormality of cell adhesion, *J Cutan Pathol* 17:160-169, 1990.

Cardoso CL, Freitas P, Taviera LA et al: Darier disease: case report with oral manifestations, *Med Oral Patol Cir Bucal* 11:E404-E406, 2006.

Feinstein A, Friedman J, Schewach-Miller M: Pachyonychia congenital, *J Am Acad Dermatol* 19:705-711, 1988.

Lim J, Ng S: Oral tetracycline rinse improves symptoms of white sponge nevus, *J Am Acad Dermatol* 26:1003-1005, 1992.

Nichols GE, Cooper PH, Underwood PB et al: White sponge nevus, *Obstet Gynecol* 76:545-548, 1990.

Otobe IF, de Sousa SO, Matthews RW et al: White sponge naevus: improvement with tetracycline mouth rinse, *Clin Exp Dermatol* 32:749-751, 2007.

Richard G, De Laurenzi V, Didona B et al: Keratin 13 point mutation underlies the hereditary mucosal epithelial disorder white sponge nevus, *Nat Genet* 11:453-455, 1995.

Rugg E, McLean WH, Allison WE et al: A mutation in the mucosal keratin K4 is associated with oral white sponge nevus, *Nat Genet* 11:450-452, 1995.

Versteeg PA, Slot DE, van der Velden U et al: Effect of cannabis on the oral environment: a review, *Int J Dent Hyg* 6:315-320, 2008.

Zhang JM, Yang ZW, Chen RY et al: Two new mutations in the keratin 4 gene causing oral white sponge nevus in (a) Chinese family, *Oral Dis* 15:100-105, 2009.

Lesões Reativas

Cho H-H, Kim S-H, Seo S-H et al: Oral hairy leukoplakia which occurred as a presenting sign of acute myeloid leukemia in a child, *Ann Dermatol* 22:73-76, 2010.

Daniels TE, Hansen LS, Greenspan JS et al: Histopathology of smokeless tobacco lesions in professional baseball players, *Oral Surg Oral Med Oral Pathol* 73:720-725, 1992.

Fischman SL, Aguirre A, Charles CH: Use of essential oil-containing mouthrinses by xerostomic individuals: determination of potential for oral mucosal irritation, *Am J Dent* 17:23-26, 2004.

Grady D, Greene J, Daniels TE et al: Oral mucosal lesions found in smokeless tobacco users, *J Am Dent Assoc* 121:117-123, 1990.

Mitchell C, Joyce AR, Piper JT et al: Role of oxidative stress and MAPK signaling in reference moist smokeless tobacco-induced HOK-16B cell death, *Toxicol Lett* 195:23-30, 2010.

Piperi E, Omlie J, Koutlas IG et al: Oral hairy leukoplakia in HIV-negative patients: report of 10 cases, *Int J Surg Pathol* 18:177-183, 2010a.

Podzamczer D, Bolao F, Gudiol F: Oral hairy leukoplakia and zidovudine therapy, *Arch Intern Med* 150:689, 1990a.

Robertson PB, Walsh M, Greene J et al: Periodontal effects associated with the use of smokeless tobacco, *J Periodontol* 61:438-443, 1990.

Thompson DF, Kessler TL: Drug-induced black hairy tongue, *Pharmacotherapy* 30:585-593, 2010.

Walsh PM, Epstein JB: The oral effects of smokeless tobacco, *J Can Dent Assoc* 66:22-25, 2000.

Warnakulasuriya S, Dietrich T, Bornstein MM et al: Oral health risks for tobacco use and effects of cessation, *Int Dent J* 60:7-30, 2010.

Yi L, Ping Z, Qui-bai L et al: Black hairy tongue associated with allo peripheral blood hematopoietic stem cell transplantation, *Chinese Med J* 123:1807-1808, 2010.

Lesões Potencialmente Malignas e Neoplásicas

Batsakis JG, Suarez P, el-Naggar AK: Proliferative verrucous leukoplakia and its related lesions, *Oral Oncol* 35:354-359, 1999.

Cabay TH, Morton TH, Epstein JB: Proliferative verrucous leukoplakia and its progression to oral carcinoma, *J Oral Pathol Med* 36:255-256, 2007.

Chi AC, Lambert PR 3rd, Pan Y et al: Is alveolar ridge keratosis a true leukoplakia? A clinicopathologic comparison of 2,153 lesions, *J Am Dent Assoc* 138:641-651, 2007.

Chung CH, Yang YH, Wang TV et al: Oral precancerous disorders associated with areca quid chewing, smoking, and alcohol drinking in southern Taiwan, *J Oral Pathol Med* 34:460-466, 2005.

Holmstrup P, Vedtofte P, Reibel J et al: Long-term treatment outcome of oral premalignant lesions, *Oral Oncol* 42:461-474, 2006.

Lodi G, Porter S: Management of potentially malignant disorders: evidence and critique, *J Oral Pathol Med* 37:63-69, 2008.

Lodi G, Sardella A, Bez C et al: Interventions for treating oral leukoplakia Review, *Cochrane Database Syst Rev* 18(4):CD001829, 2006.

Majorana A, Bardellini E, Flocchini P et al: Oral mucosal lesions in children from 0 to 12 years old: ten years' experience, *Oral Surg Oral Med Oral Pathol Oral Radiol Endod* 110:13-18, 2010.

Miloglu O, Gorgen M, Akgul HM et al: The prevalence and risk factors associated with benign migratory glossitis lesions in 7619 Turkish dental outpatients, *Oral Surg Oral Med Oral Pathol Oral Radiol Endod* 107:29-33, 2009.

Natarajan E, Woo SB: Benign alveolar ridge keratosis (oral simplex chronicus): a distinct clinicopathologic entity, *J Am Acad Dermatol* 58:151-157, 2008.

O'Shaughnessy JA, Kelloff GJ, Gordon GB et al: Treatment and prevention of intraepithelial neoplasia: an important target for accelerated new agent development, *Clin Cancer Res* 8:314-346, 2002.

Rojas AI, Ahmed AR: Adhesion receptors in health and disease, *Crit Rev Oral Biol Med* 10:337-358, 1999.

Savage NV, McKay C, Faulkner C: Actinic cheilitis in dental practice, *Aust Dent J.* 55(Suppl 1):78-84, 2010.

Smith J, Rattay T, McConkey T et al: Biomarkers in dysplasia of the oral cavity: a systematic review, *Oral Oncol* 4:647-653, 2009.

Smith KJ, Germain M, Yeager J et al: Topical 5% imiquimod for the therapy of actinic cheilitis, *J Am Acad Dermatol* 47:497-501, 2002.

Thavarajiah R, Rao A, Raman U et al: Oral lesions of 500 habitual psychoactive substance users in Chennai, India, *Arch Oral Biol* 51:512-519, 2006.

van der Meij EH, Schepman KP, Smeele LE et al: A review of the recent literature regarding malignant transformation of oral lichen planus, *Oral Surg Oral Med Oral Pathol Oral Radiol Endod* 88:307-310, 1999.

van der Waal I: Potentially malignant disorders of the oral and oropharyngeal mucosa: terminology, classification and present concepts of management, *Oral Oncol* 45:317-323, 2009.

Zakrzewska JM, Lopes V, Speight P et al: Proliferative verrucous leukoplakia, *Oral Surg Oral Med Oral Pathol Oral Radiol Endod* 82:396-401, 1996.

Outras Lesões Brancas

Allen CL, Loudon J, Mascarenhas AK: Sanguinaria-related leukoplakia: epidemiologic and clinicopathologic features of a recently described entity, *Gen Dent* 49:608-614, 2001.

Barker J, Mitra R, Griffiths C et al: Keratinocytes as initiators of inflammation, *Lancet* 337:211-214, 1991.

Barnard NA, Scully C, Eveson JW et al: Oral cancer development in patients with oral lichen planus, *J Oral Pathol Med* 22:421-424, 1993.

Boehncke W, Kellner I, Konter U et al: Differential expression of adhesion molecules on infiltrating cells in inflammatory dermatoses, *J Am Acad Dermatol* 26:907-913, 1992.

Boisnic S, Francis C, Branchet MC et al: Immunohistochemical study of oral lesions of lichen planus: diagnostic and pathophysiologic aspects, *Oral Surg Oral Med Oral Pathol* 70:462-465, 1990.

Bolewska J, Holmstrup P, Moller-Madsen B et al: Amalgam-associated mercury accumulations in normal oral mucosa, oral mucosal lesions of lichen planus and contact lesions associated with amalgam, *J Oral Pathol Med* 19:39-42, 1990.

Carozzo M, Thorpe J: Oral lichen planus: a review, *Minerva Stomatol* 58:519-537, 2009.

Coogan MM, Greenspan J, Challacombe SJ: Oral lesions in infection with human immunodeficiency virus, *Bull World Health Organ* 83:700-706, 2005.

Dekker NP, Lozada-Nur F, Lagenauer LA et al: Apoptosis-associated markers in oral lichen planus, *J Oral Pathol Med* 26:170-175, 1997.

Ficarra G, Flaitz CM, Gaglioti D et al: White lichenoid lesions of the buccal mucosa in patients with HIV infection, *Oral Surg Oral Med Oral Pathol* 76:460-466, 1993.

Gandolfo S, Carbone M, Carrozzo M et al: Oral lichen planus and hepatitis C virus (HCV) infection: is there a relationship? A report of 10 cases, *J Oral Pathol Med* 23:119-122, 1994.

Gorouhi F, Sohlpour A, Beitollhi AM et al: Randomized trial of pimecrolimus cream versus triamcinolone acetonide paste in the treatment of oral lichen planus, *J Am Acad Dermatol* 57:806-813, 2007.

Greenspan JS, Greenspan D, Palefsky JM: Oral hairy leukoplakia after a decade, Epstein-Barr, *Virus Report* 2:123-128, 1995.

Holmstrup P, Scholtz AW, Westergaard J: Effect of dental plaque control on gingival lichen planus, *Oral Surg Oral Med Oral Pathol* 69:585-590, 1990.

Hong WK: Chemoprevention in oral premalignant lesions, *Cancer Bull* 38:145-148, 1986.

Hong WK, Lippman SM, Itri LM et al: Prevention of second primary tumors with isotretinoin in squamous cell carcinoma of the head and neck, *N Engl J Med* 323:795-801, 1990.

Jarvinen J, Kullaa-Mikkonen A, Kotilainen R: Some local and systemic factors related to tongue inflammation, *Proc Finn Dent Soc* 85:197-209, 1990.

Kaliakatsou F, Hodgson TA, Lewsey JD et al: Management of recalcitrant ulcerative oral lichen planus with topical tacrolimus, *J Am Acad Dermatol* 46:35-41, 2002.

Lodi G, Scully C, Carozzo M et al: Current controversies in oral lichen planus: report of an international consensus meeting. Part 2. Clinical management and malignant transformation, *Oral Surg Oral Med Oral Pathol Oral Radiol Endod* 100:164-178, 2005.

Lourenco SV, Nacagami Sotto M, Constantino Vilela MA et al: Lupus erythematosus: clinical and histopathologic study of oral manifestations and immunohistochemical profile of epithelial maturation, *J Cutan Path* 33:657-662, 2006.

Lozada-Nur F, Robinson J, Regezi JA: Oral hairy leukoplakia in immunosuppressed patients, *Oral Surg Oral Med Oral Pathol* 78:599-602, 1994.

McCreary CE, McCartan BE: Clinical management of oral lichen planus, *Br J Oral Maxillofac Surg* 37:338-343, 1999.

Nakamura S, Hiroki A, Shinohara M et al: Oral involvement in chronic graft-versus-host disease after allogenic bone marrow transplantation, *Oral Surg Oral Med Oral Pathol Oral Radiol Endod* 82:556-563, 1996.

Patton DF, Shirley P, Raab-Traub N et al: Defective viral DNA in Epstein-Barr virus-associated oral hairy leukoplakia, *J Virol* 64:397-400, 1990.

Piperi E, Omlie J, Koutlas IG et al: Oral hairy leukoplakia in HIV-negative patients: report of 10 cases, *Int J Surg Pathol* 18:177-183, 2010b.

Podzamczer D, Bolao F, Gudiol F: Oral hairy leukoplakia and zidovudine therapy, *Arch Intern Med* 150:689, 1990b.

Porter SR, Kirby A, Olsen I et al: Immunologic aspects of dermal and oral lichen planus, *Oral Surg Oral Med Oral Pathol Oral Radiol Endod* 83:358-366, 1997.

Ramirez-Amador V, Dekker NP, Lozada-Nur F et al: Altered interface adhesion molecules in oral lichen planus, *Oral Dis* 2:188-192, 1996.

Ramirez-Amador V, Esquivel-Pedraza L, Sierra-Madero J et al: The changing clinical spectrum of human immunodeficiency virus (HIV) related oral lesions in 1,000 consecutive patients: a 12-year study in a referral center in Mexico, *Medicine (Baltimore)* 82:39-50, 2003.

Regezi JA, Daniels TE, Saeb F et al: Increased submucosal factor XIIIa-positive dendrocytes in oral lichen planus, *J Oral Pathol Med* 23:114-118, 1994.

Regezi JA, Dekker NP, MacPhail LA et al: Vascular adhesion molecules in oral lichen planus, *Oral Surg Oral Med Oral Pathol Oral Radiol Endod* 81:682-690, 1996.

Reznik DA: Oral manifestations of HIV disease, Topics, *HIV Med* 13:143-148, 2005.

Rozycki TW, Rogers RS, Pittelkow MR et al: Topical tacrolimus in the treatment of symptomatic oral lichen planus, *J Am Acad Dermatol* 46:27-34, 2002.

Salonen L, Axell T, Hellden L: Occurrence of oral mucosal lesions, the influence of tobacco habits and an estimate of treatment time in an adult Swedish population, *J Oral Pathol Med* 19:170-176, 1990.

Shiohara T, Moriya N, Nagashima M: Induction and control of lichenoid tissue reactions, *Springer Semin Immunopathol* 13:369-385, 1992.

Silverman S Jr, Gorsky M, Lozada F: Oral leukoplakia and malignant transformation, *Cancer* 53:563-568, 1984.

Sinor PN, Gupta PC, Murti PR et al: A case-control study of oral submucous fibrosis with special reference to the etiologic role of areca nut, *J Oral Pathol Med* 19:94-98, 1990.

Snijders PJ, Schulten EA, Mullink H et al: Detection of human papillomavirus and Epstein-Barr virus DNA sequences in oral mucosa of HIV-infected patients by the polymerase chain reaction, *Am J Pathol* 137:659-666, 1990.

Sugerman PB, Savage NW, Seymour GJ et al: Is there a role for tumor necrosis factor-alpha in oral lichen planus? *J Oral Pathol Med* 25:21-24, 1996.

Van Wyk CW, Seedat HA, Phillips VM: Collagen in submucous fibrosis: an electron microscopic study, *J Oral Pathol Med* 19:182-187, 1990.

Vincent SD, Fotos PG, Baker KA et al: Oral lichen planus: the clinical, historical and therapeutic features of 100 cases, *Oral Surg Oral Med Oral Pathol* 70:165-171, 1990.

Walton LJ, Thornhill MH, Macey MG et al: Cutaneous lymphocyte-associated antigen (CLA) and alpha e beta 7 integrins are expressed by mononuclear cells in skin and oral lichen planus, *J Oral Pathol Med* 26:402-407, 1997.

Workshop on Oral Healthcare in HIV Disease: The provision of oral healthcare for patients with HIV disease: proceedings of workshop, London, Ontario, Canada, October 11-12, 1990, Oral Surg Oral Med Oral Pathol 73:137-247, 1992.

Lesões Branco-Amareladas Não Epiteliais

Auluck A, Rosin MP, Zhang L et al: Oral submucous fibrosis, a clinically benign but potentially malignant disease: report of 3 cases and review of the literature, *J Can Dent Assoc* 74:735-740, 2008.

Greenspan D: Treatment of oral candidiasis in HIV infection, *Oral Surg Oral Med Oral Pathol* 78:211-215, 1994.

Javed F, Chotai M, Mehmood A et al: Oral mucosal disorders associated with habitual gutka use, *Oral Surg Oral Med Oral Pathol Oral Radiol Endod* 109:857-864, 2010.

von Frauhofer JA, Loewy ZG: Factors involved in microbial colonization of oral prostheses, *Gen Dent* 57:136-143, 2009.

Zomorodian K, Haghighi NN, Rajaee N et al: Assessment of Candida species colonization and denture-related stomatitis in denture wearers, *Med Mycol* 49:208-211, 2011.

4
Lesões Vermelho-Azuladas

RESUMO DO CAPÍTULO

Lesões Intravasculares
  Anormalidades Vasculares Congênitas
    Hemangiomas Congênitos e Malformações Vasculares Congênitas
    Angiomatose Encefalotrigeminal (Síndrome de Sturge-Weber)
    Telangiectasia Hemorrágica Hereditária (Síndrome de Rendu-Osler-Weber)
  Lesões Reativas
    Variz e Outras Malformações Vasculares Adquiridas
    Granuloma Piogênico
    Granuloma Periférico de Células Gigantes
    Escarlatina
  Neoplasias
    Eritroplasia
    Sarcoma de Kaposi
  Condições Endocrinometabólicas
    Deficiências de Vitamina B
    Anemia Perniciosa
    Anemia Ferropriva
    Síndrome da Ardência Bucal
    Outras Condições de Dor Orofacial
  Anormalidades Imunológicas
    Gengivite Plasmocitária
    Reações Medicamentosas e Alergias de Contato

Lesões Extravasculares
  Petéquias e Equimoses

Lesões Intravasculares

Anormalidades Vasculares Congênitas

Hemangiomas Congênitos e Malformações Vasculares Congênitas

Etiologia

Os termos *congênito*, *hemangioma* e *malformação vascular congênita* têm sido utilizados como designações genéricas para várias proliferações vasculares, sendo usados indiscriminadamente. Os hemangiomas congênitos e as malformações vasculares congênitas surgem ao nascimento e são mais comuns em mulheres. Devido à confusão que cerca a origem básica dessas lesões, tem sido difícil classificá-las clínica e microscopicamente. Nenhuma das inúmeras classificações obteve aceitação uniforme, embora seja procedente separar as neoplasias benignas das malformações vasculares devido às suas diferenças clínicas e de comportamento (Tabela 4-1). O termo *hemangioma congênito* é usado para identificar neoplasias benignas oriundas da proliferação de células endoteliais. As malformações vasculares congênitas incluem as lesões resultantes da morfogenia anormal dos vasos. A distinção das lesões vasculares nesses dois grupos pode ser relativamente significativa para o tratamento dos pacientes. Infelizmente, na clínica atual, algumas dificuldades podem ser encontradas para classificar as lesões devido à sobreposição das características clínicas e histológicas.

Em todo caso, tradicionalmente, os hemangiomas congênitos têm sido subdivididos em dois tipos microscópicos — capilares e cavernosos — diferentes essencialmente pelo diâmetro dos vasos. As malformações vasculares podem apresentar características semelhantes, mas também podem exibir canais vasculares que constituem artérias ou veias.

Características Clínicas

O hemangioma congênito, também conhecido como nevo em morango, geralmente aparece ao nascimento, mas pode não ser aparente até a primeira infância (Fig. 4-1). Essa lesão pode exibir uma fase de crescimento rápida seguida de uma fase de involução anos depois. Em contraste, as malformações vasculares congênitas geralmente são lesões persistentes que crescem com o indivíduo e não involuem (Figs. 4-2 a 4-6). Elas podem constituir *shunts* arteriovenosos e exibir sopros ou ruídos à auscultação. Dependendo do grau da congestão e da profundidade no tecido, os dois tipos de lesão podem ter sua coloração variando do vermelho ao azul. Quando a área é comprimida, pode ocorrer isquemia devido à pressão do sangue periférico para o espaço vascular central. Esse simples teste clínico (diascopia) pode ser utilizado para separar essas lesões das lesões hemorrágicas dos tecidos moles (equimoses), em que o sangue é extravascular e não pode ser deslocado por pressão. Os hemangiomas congênitos e as malformações vasculares congênitas podem ser lesões planas, nodulares ou bosseladas. Outro sinal clínico é a presença de sopros ou ruídos, característica

TABELA 4-1 Lesões Vasculares Congênitas

	Hemangioma	Malformação Vascular
Descrição	Proliferação anormal de células endoteliais	Desenvolvimento de vasos sanguíneos anormais
Elementos	Resulta em aumento do número de capilares	Mistura de artérias, veias e capilares (incluindo *shunts* AV)
Crescimento	Rápido crescimento congênito	Cresce com o paciente
Limites	Geralmente circunscritos; raramente acometem os ossos	Precariamente circunscritos; podem afetar os ossos
Sopro e ruídos	Não associados	Podem produzir sopros e ruídos
Involução	Geralmente a involução é espontânea	Não involui
Ressecção	Realizada em lesões persistentes	Difícil ressecção; hemorragia cirúrgica
Recorrência	Incomum	Comum

AV, Arteriovenoso.

associada predominantemente às malformações vasculares congênitas. As lesões são mais comumente encontradas no lábio, na língua e na mucosa jugal. As lesões que acometem os ossos são, provavelmente, malformações vasculares congênitas, em vez de hemangiomas congênitos.

As malformações vasculares também fazem parte de uma condição rara denominada síndrome do nevo bolhoso esponjoso azul (síndrome de Bean), em que vários hemangiomas cavernosos, pequenos e grandes, estão presentes na pele e ao longo do trato gastrintestinal, incluindo a cavidade oral. Geralmente, essa condição é diagnosticada na infância ou na adolescência. A identificação dessa síndrome é importante porque várias pessoas afetadas podem estar em evidente risco de sangramento gastrintestinal com risco de morte ou de perda de sangue oculto, levando à anemia grave e à deficiência de ferro.

Histopatologia

Os hemangiomas congênitos são compostos por abundantes espaços capilares revestidos por endotélio sem suporte muscular. As malformações vasculares congênitas podem consistir não apenas de capilares, mas também de veias, artérias e canais linfáticos. É comum a comunicação arteriovenosa direta. As lesões podem ser formadas por apenas um tipo vascular ou podem consistir em dois ou mais vasos. O que conta para a morfologia vascular das lesões é a velocidade do fluxo sanguíneo.

Diagnóstico

De modo geral, o diagnóstico das lesões vasculares congênitas é puramente clínico. Quando afetam a mandíbula ou a maxila, pode ser observada uma radiolucência com um padrão denominado de favo de mel com margens bem-definidas. A diferenciação entre os hemangiomas congênitos e as malformações vasculares congênitas pode ser difícil ou impossível em certos casos. Quando acometem uma parte segmentada da face ou da cavidade bucal, os hemangiomas faciais podem estar associados a diversas síndromes, as quais podem afetar os olhos, o coração e a fossa craniana posterior (síndrome PHACE). O histórico do paciente, seu exame clínico e a angiografia ou o exame de imagem por meio da angiografia por ressonância magnética podem ser decisivos para a identificação e caracterização das lesões.

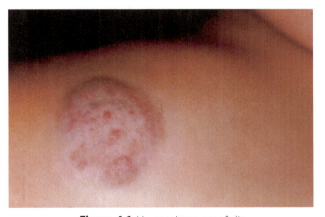

• **Figura 4-1** Hemangioma congênito.

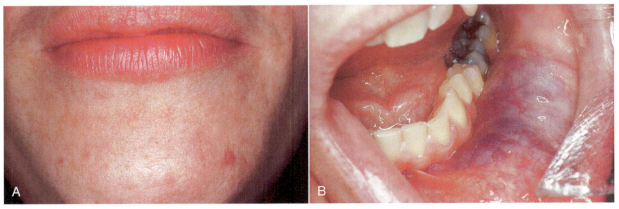

• **Figura 4-2** A e B, Malformação vascular oral causando assimetria facial.

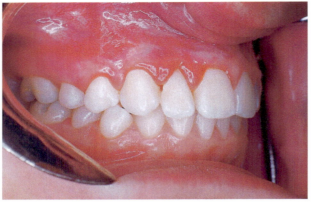

• **Figura 4-3** Malformação vascular na mucosa maxilar.

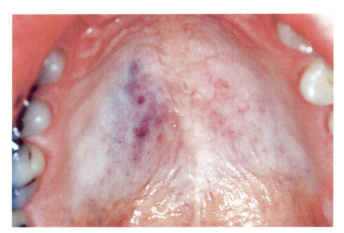

• **Figura 4-4** Malformação vascular no palato.

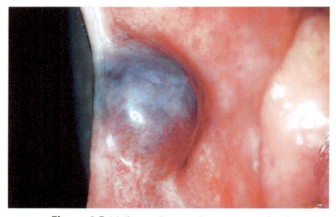

• **Figura 4-5** Malformação vascular na mucosa jugal.

Tratamento

A involução espontânea durante a primeira infância é observada nos hemangiomas congênitos. Se essas lesões persistirem após a infância, é improvável que ocorra a involução do quadro e pode ser necessário um tratamento definitivo. Podem ser conseguidos bons resultados com o uso de propranolol, um betabloqueador adrenérgico não seletivo. As malformações vasculares congênitas geralmente não involuem, requerendo intervenção cirúrgica com o objetivo de erradicação total da lesão. Podem-se associar ao tratamento a embolização arterial seletiva e o tratamento

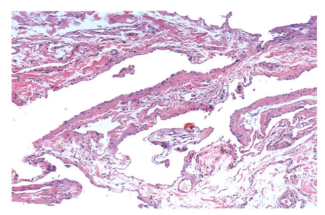

• **Figura 4-6** Malformação vascular composta de vasos largos e tortuosos revestidos por endotélio.

esclerosante. O tratamento a *laser* é uma outra forma aceita de manejo primário de lesões vasculares. Porém, devido à má delimitação das margens, a eliminação total pode não ser prática ou possível.

Angiomatose Encefalotrigeminal (Síndrome de Sturge-Weber)

A angiomatose encefalotrigeminal, ou síndrome de Sturge-Weber, é uma síndrome neurocutânea não hereditária que causa malformações vasculares em uma distribuição característica. Nessa síndrome, as malformações venosas envolvem as leptomeninges do córtex cerebral de modo similar às malformações vasculares da face (Fig. 4-7). A lesão facial, também conhecida como mancha vinho do porto ou nevo flâmeo, envolve a pele inervada por um ou mais ramos do nervo trigeminal. As manchas vinho do porto podem ocorrer como uma lesão isolada da pele sem outras características de angiomatose encefalotrigeminal.

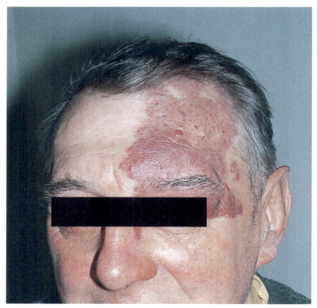

• **Figura 4-7** Malformação vascular na síndrome de Sturge-Weber. (Reprodução com permissão de Regezi JA, Sciubba JJ, Pogrel MA: *Atlas of Oral and Maxillofacial Pathology*. Philadelphia, 2000, WB Saunders, Figura 3-12.)

O distúrbio vascular da angiomatose encefalotrigeminal pode estender-se intraoralmente envolvendo a mucosa jugal e a gengiva. Podem, ainda, ocorrer lesões oculares (malformações vasculares, glaucoma).

Os efeitos neurológicos da angiomatose encefalotrigeminal incluem o retardo mental, a parestesia hemifacial e distúrbios convulsivos. Esses pacientes podem estar em uso de fenitoína (Dilantina) ou de medicamentos similares para o controle da condição, podendo haver o desenvolvimento secundário de hiperplasia gengival generalizada medicamentosa em relação ao uso de fenitoína. A calcificação da lesão vascular intracraniana pode fornecer evidência radiológica do processo nas leptomeninges.

O diagnóstico diferencial inclui a síndrome de Parkes-Weber e a síndrome da angio-osteo-hipertrofia (Klippel-Trenaunay), esta última caracterizada por malformação vascular da face (manchas vinho do porto), varizes e hipertrofia dos membros (ossos e tecidos moles). As anormalidades ósseas geralmente afetam os ossos longos, mas também podem envolver a mandíbula e a maxila, resultando em assimetria, má oclusão e um padrão alterado de erupção.

Telangiectasia Hemorrágica Hereditária (Síndrome de Rendu-Osler-Weber)

A telangiectasia hemorrágica hereditária (THH), ou síndrome de Rendu-Osler-Weber, é uma condição rara que afeta uma em cada 5 mil a 8 mil pessoas, sendo transmitida em um padrão de herança autossômica dominante. Na maioria dos casos, essa síndrome é causada pela mutação em dois genes: endoglina no cromossomo 9 (THH do tipo 1) e quinase 1 do tipo receptor de ativina (ALK 1) presente no cromossomo 12 (THH do tipo 2). Esses genes fazem parte da via de sinalização do fator de transformação do crescimento (TGF)-β e estão implicados no desenvolvimento e no reparo vasculares. As características da THH incluem uma anormal e frágil dilatação vascular dos vasos terminais da pele e das mucosas, bem como malformações arteriovenosas de órgãos internos, particularmente pulmões, cérebro e fígado (Fig. 4-8). Nessa condição, a telangiectasia dos vasos terminais pode ser observada clinicamente como máculas e pápulas avermelhadas, tipicamente na face, no peito e na mucosa oral. As lesões que surgem em uma fase precoce da vida persistem durante a fase adulta e frequentemente aumentam com o envelhecimento.

As telangiectasias intranasais são responsáveis por epistaxe, esta mais comumente presente como sinal da telangiectasia hemorrágica hereditária. O sangramento de lesões orais é uma ocorrência comum nos pacientes afetados. Ocasionalmente, o sangramento pode ser difícil de controlar. Um sangramento crônico pode resultar em anemia ferropriva.

O diagnóstico de THH é baseado no histórico de epistaxe espontânea, na presença de telangiectasias, na presença de malformações arteriovenosas nos órgãos internos e no histórico familiar. Outra condição que pode ser considerada como diagnóstico diferencial é a síndrome de CREST. Esta síndrome inclui calcinose cutânea, o fenômeno de Raynaud, disfunção esofágica, esclerodactilia e telangiectasia.

Nos casos frequentes de epistaxe, o manejo clínico inclui o acompanhamento clínico periódico e o uso de medicamentos antifibrinolíticos.

Lesões Reativas

Variz e Outras Malformações Vasculares Adquiridas

A variz venosa, ou varicosidade, é um tipo de malformação vascular adquirida que se constitui na dilatação focal de uma única veia. É uma malformação vascular trivial, porém comum, que acomete a mucosa oral e o lábio (Figs. 4-9 a 4-11). As varizes que envolvem o ventre da língua são anomalias comuns de desenvolvimento. Varizes também são comuns em idosos, localizando-se preferencialmente no lábio inferior devido à perda da elasticidade da parede do vaso causada pela exposição crônica ao sol com subsequente dilatação vascular. Normalmente, as varizes são azuladas e se tornam esbranquiçadas diante da compressão vascular. A trombose é um achado insignificante nessas lesões e, quando ocorre, oferece uma textura firme às lesões. Não é necessário tratamento para as varizes, a menos que sejam frequentemente traumatizadas ou por necessidade estética.

As outras malformações vasculares adquiridas mais constituem uma complexa rede de proliferação de vasos de paredes finas do que de varizes simples. São relativamente comuns, são observadas

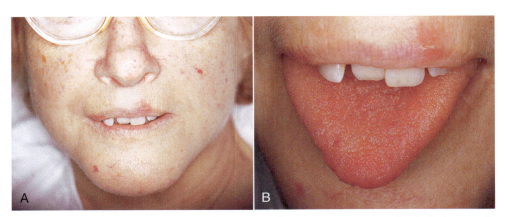

• **Figura 4-8** A e B, Síndrome de Rendu-Osler-Weber. Observe as numerosas telangiectasias na pele e na língua. O paciente também apresenta uma lesão herpética secundária/recorrente no lábio superior.

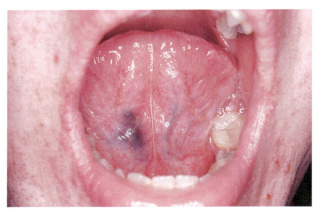

• **Figura 4-9** Variz no ventre de língua.

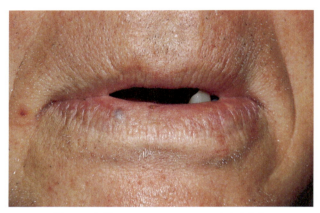

• **Figura 4-10** Variz trombosada no lábio inferior.

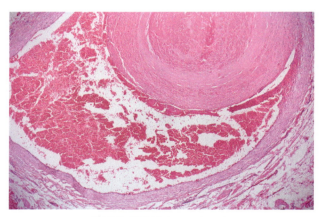

• **Figura 4-11** Variz com trombo.

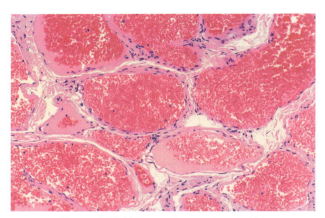

• **Figura 4-12** Malformação vascular adquirida.

em adultos, e a sua etiologia está indeterminada (Fig. 4-12). Podem estar relacionadas com trauma vascular e um subsequente reparo anormal. Estas lesões apresentam-se como tumefações assintomáticas com discreta coloração vermelho-azulada, podendo ser excisadas de forma relativamente fácil.

Granuloma Piogênico

Etiologia

O granuloma piogênico constitui uma proliferação exuberante do tecido conjuntivo diante de um estímulo conhecido ou ferimento. Ele se apresenta como uma massa vermelha porque é predominantemente composto de tecido de granulação hiperplásico, onde os capilares sanguíneos são muito proeminentes. O termo granuloma piogênico é impróprio, já que essa lesão não produz pus nem inflamação granulomatosa (Tabela 4-2).

Características Clínicas

Os granulomas piogênicos ocorrem principalmente na segunda década de vida e são mais comumente vistos na gengiva inserida (75%), onde, presumivelmente, são causados pela presença de cálculo dentário ou material no sulco gengival (Figs. 4-13 a 4-15).

TABELA 4-2 Hiperplasias Gengivais Reativas

	Granuloma Piogênico	Granuloma Periférico de Células Gigantes
Etiologia	Iniciado por trauma ou irritação Modificado por hormônios ou medicamentos	Provavelmente por trauma ou irritação Não relacionado com hormônios e medicamentos
Localização	Predominantemente na gengiva, mas qualquer tecido mole traumatizado pode ser acometido	Exclusivamente na gengiva Usualmente, anterior aos primeiros molares
Histopatologia	Tecido de granulação hiperplásico Termo impróprio – não produz pus nem reação granulomatosa	Hiperplasia de fibroblastos com células gigantes multinucleadas Inflamação não granulomatosa
Tratamento	Excisão até o periósteo ou a membrana periodontal	Excisão até o periósteo ou a membrana periodontal
Recorrência	Algumas lesões são recorrentes; sem potencial de malignidade	Algumas lesões são recorrentes; sem potencial de malignidade

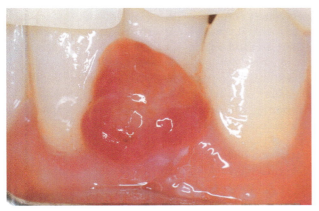
• **Figura 4-13** Granuloma piogênico.

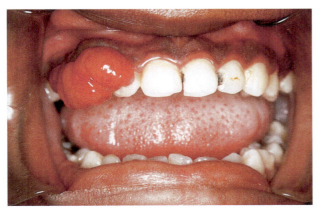
• **Figura 4-14** Granuloma piogênico.

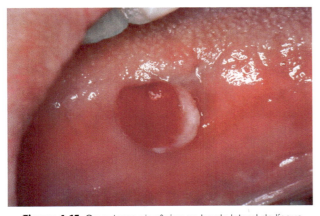
• **Figura 4-15** Granuloma piogênico na borda lateral da língua.

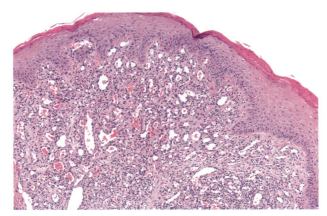
• **Figura 4-16** Granuloma piogênico exibindo grande quantidade de capilares.

A língua, o lábio inferior e a mucosa jugal são os demais locais mais acometidos. As alterações hormonais na puberdade e na gravidez podem modificar a resposta de reparo gengival a uma agressão, produzindo o chamado de tumor gravídico. Nesses casos, podem ser vistas várias lesões gengivais ou uma hiperplasia gengival generalizada.

Os granulomas piogênicos são tipicamente vermelhos, podendo ser lisos ou lobulados com características hemorrágicas e passíveis de compressão. Normalmente, eles se tornam ulcerados em razão de um trauma secundário. As lesões ulceradas podem estar recobertas por uma membrana fibrinosa amarela. Sua base pode ser séssil ou pediculada e pode variar de alguns milímetros a vários centímetros de tamanho. As lesões mais antigas tornam-se mais rosadas e colagenizadas. Essas lesões podem ser vistas em qualquer idade, havendo predileção pelo gênero feminino; 5% delas são observadas em grávidas.

Histopatologia

Microscopicamente, o granuloma piogênico é composto de uma massa lobular de tecido de granulação hiperplásico (Fig. 4-16). Pode ser observada a presença de algumas cicatrizes em algumas lesões, o que sugere que, ocasionalmente, uma maturação do tecido conjuntivo funcione como um processo de reparo. Uma quantidade variável de células inflamatórias crônicas pode ser notada. Os neutrófilos podem estar presentes na zona ulcerada superficial de granulomas piogênicos.

Diagnóstico Diferencial

Clinicamente, as lesões são semelhantes ao granuloma periférico de células gigantes, que também se apresenta como uma massa gengival avermelhada. O fibroma ossificante periférico também deve ser considerado, embora tenha uma tendência a apresentar uma cor mais clara. Outras hipóteses que devem ser consideradas são o sarcoma de Kaposi, a angiomatose bacilar e o linfoma não Hodgkin. Em algumas poucas ocasiões, o câncer metastático pode se apresentar como uma massa gengival avermelhada. As descobertas na biópsia são decisivas para o estabelecimento do diagnóstico.

Tratamento

O granuloma piogênico deve ser removido cirurgicamente; a remoção deve incluir o tecido conjuntivo de onde surgiu a lesão, bem como a remoção do fator etiológico (placa, cálculo, corpo estranho, fonte do trauma). A recorrência é ocasional e acredita-se resultar de excisão incompleta, falha na remoção dos fatores etiológicos ou novo trauma na área. Ao fim da gestação, pode ocorrer a redução do tamanho do tumor gravídico, porém as lesões residuais podem necessitar de remoção cirúrgica.

Granuloma Periférico de Células Gigantes

Etiologia

O granuloma periférico de células gigantes é uma lesão relativamente incomum e uma resposta hiperplásica não usual do tecido conjuntivo diante de uma agressão ao tecido gengival. É uma das "hiperplasias reativas" comumente observadas na mucosa oral, constituindo-se em um exuberante processo de reparo em associação a um trauma local ou uma irritação. A característica que diferencia esta lesão de outras é o aparecimento de células gigantes multinucleadas, mas a razão de sua presença permanece desconhecida.

Características Clínicas

Os granulomas periféricos de células gigantes são vistos exclusivamente na gengiva, geralmente entre os incisivos e primeiros molares permanentes (Fig. 4-17). Acredita-se que tenham origem no ligamento periodontal ou no periósteo e, ocasionalmente, causam reabsorção do osso alveolar. Caso esse processo ocorra em uma área edêntula, pode ser observada radiolucência em forma de taça. O granuloma periférico de células gigantes geralmente é visto clinicamente como um nódulo séssil e vermelho-azulado. A ulceração secundária causada por trauma pode resultar na formação de um coágulo de fibrina sobre a úlcera. Essas lesões, a maioria das quais tendo cerca de 1 cm de diâmetro, podem ocorrer em qualquer idade e geralmente tendem a ser vistas com mais frequência nas mulheres do que nos homens.

Histopatologia

Os fibroblastos são os elementos básicos do granuloma periférico de células gigantes (Fig. 4-18). Entremeadas nos fibroblastos, nota-se uma grande quantidade de células gigantes multinucleadas, possivelmente relacionadas aos osteoclastos. As células gigantes parecem não ser funcionais no sentido habitual de fagocitose e reabsorção óssea.

Ocasionalmente, podem ser vistas nessas lesões ilhas de osso metaplásico. Esse achado não tem relevância clínica. Células inflamatórias crônicas estão presentes, e neutrófilos são encontrados nas bases da úlcera.

Diagnóstico Diferencial

Geralmente, o granuloma periférico de células gigantes é clinicamente indistinguível de um granuloma piogênico. Embora o granuloma periférico de células gigantes esteja mais relacionado com a reabsorção óssea do que o granuloma piogênico, a diferença entre eles é mínima. A biópsia fornece o diagnóstico definitivo. Microscopicamente, o granuloma periférico de células gigantes é idêntico à sua contraparte central ou intraóssea, o granuloma central de células gigantes.

Tratamento

A excisão cirúrgica é o tratamento preferido para o granuloma periférico de células gigantes. Pode ser necessária a remoção dos fatores irritantes locais. Ocasionalmente, podem ser vistas recorrências, e se acredita que possam estar relacionadas com não inclusão do periósteo ou do ligamento periodontal na parte removida.

Escarlatina

A escarlatina é uma condição exantematosa aguda causada por qualquer uma das três cepas de estreptococos produtores de exotoxinas (A, B ou C), sendo mais comumente vista em crianças de 1 a 10 anos. A escarlatina é uma infecção bacteriana sistêmica resultante de uma toxina eritrogênica que provoca danos aos capilares sanguíneos e que mais comumente é produzida por algumas cepas de estreptococos do grupo A. Outras cepas de estreptococos do grupo A que são incapazes de produzir a toxina podem causar faringite e todas as características da infecção, mas sem a erupção cutânea vermelha e sinais orais de escarlatina. As infecções por estreptococos do grupo A são geralmente transmitidas por meio de gotículas da saliva de um indivíduo infectado ou, menos provavelmente, transmitida sem contato direto. As situações de aglomeração promovem a disseminação das infecções por estreptococos, sendo o trato respiratório superior a porta de entrada mais comum.

Clinicamente, as crianças são as mais afetadas após um período de incubação de alguns dias. Além disso juntamente com os sintomas de uma infecção por estreptococos do grupo A (faringite, amigdalite, febre, linfadenopatia, mal-estar e dor de cabeça), a criança apresenta uma erupção cutânea vermelha que começa no peito e se espalha para outras superfícies. A face fica avermelhada, exceto por uma zona de palidez perioral. O palato pode exibir alterações inflamatórias não específicas, e a língua pode apresentar um aspecto de "casaco branco" no qual as papilas fungiformes estão aumentadas e avermelhadas (língua em morango). Posteriormente, o revestimento desaparece, deixando uma língua vermelha e carnuda (língua em morango vermelho ou língua em framboesa). Nos casos sem necessidade de tratamento e menos complicados, a doença desaparece em questão de dias.

A penicilina é a medicação de escolha para o tratamento das infecções relacionadas com os estreptococos do grupo A.

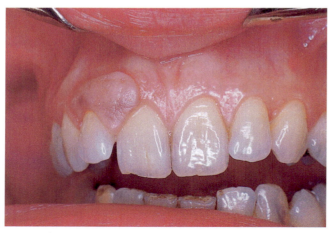

• **Figura 4-17** Granuloma periférico de células gigantes.

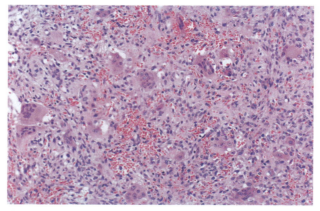

• **Figura 4-18** Granuloma periférico de células gigantes exibindo uma matriz fibroblástica e grande quantidade de células gigantes multinucleadas.

Nos pacientes comprovadamente alérgicos à penicilina, deve ser utilizada a eritromicina. A justificativa para o tratamento de uma doença de curso rápido e autolimitante com antibióticos é a prevenção de complicações, especialmente o desenvolvimento de febre reumática e glomeronefrite.

Neoplasias

Eritroplasia

Etiologia

A eritroplasia é um termo clínico que se refere a uma área vermelha na mucosa oral. Esse termo não indica um diagnóstico microscópico particular, embora, após a biópsia, na maioria dos casos sejam encontrados casos de displasia grave ou carcinoma. Acredita-se que as causas para essa lesão sejam semelhantes às do câncer oral. Portanto, o uso do tabaco provavelmente desempenha um papel significativo no surgimento dessas lesões, assim como o consumo de álcool. A deficiência nutricional e outros fatores podem ter papéis modificadores.

Características Clínicas

A eritroplasia é menos observada do que a leucoplasia, sua contraparte de aspecto branco. Tem sido observada uma forte associação com o consumo de tabaco e o uso de álcool. Em comparação com a leucoplasia, a eritroplasia deve ser vista como uma lesão mais grave devido à alta porcentagem de malignização das lesões associadas a ela (Quadro 4-1). A lesão aparece como áreas vermelha aveludadas com margens bem definidas (Figs. 4-19 e 4-20). Os locais preferencialmente envolvidos são assoalho da boca, língua, mucosa retromolar e palato mole. Geralmente são afetados os indivíduos entre 50 e 70 anos, e não há aparente predileção por gênero. Podem ser observadas nas lesões áreas brancas focais que constituem uma queratose (eritroleucoplasia). Geralmente, a eritroplasia é móvel à palpação. Nos casos das lesões invasivas, pode ser observado um endurecimento das mesmas.

Histopatologia

Aproximadamente 40% das eritroplasias podem mostrar alterações displásicas graves; cerca de 50% dos casos são carcinomas de células escamosas e 9% dos casos demonstram um padrão displásico de leve a moderado. A relativa redução na produção de queratina e o aumento da vascularização influenciam a coloração clínica da lesão.

• **QUADRO 4-1** **Eritroplasia**

Área Vermelha Idiopática na Mucosa
Causa incerta – algumas relacionadas com o tabaco
Idade – tipicamente entre 50 e 70 anos
Áreas mais acometidas – assoalho da boca, língua, mucosa retromolar, palato mole

Histopatologia
Carcinoma de células escamosas (50%)
Displasia grave ou carcinoma in situ (40%)
Displasia leve a moderada (10%)
A biópsia deverá ser realizada

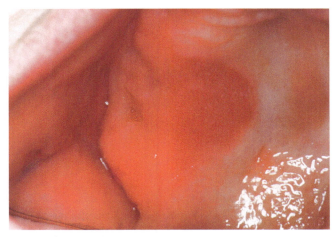

• **Figura 4-19** Eritroplasia no palato e na crista alveolar.

Uma variante histológica do carcinoma *in situ* exibe alterações análogas à lesão de pele conhecida como doença de Bowen. As características microscópicas que separam as alterações bowenoides do carcinoma *in situ* usual são: crescimento desordenado, queratinócitos multinucleados, núcleos dos queratinócitos grandes e hipercromáticos e uma atípica queratinização celular individual.

Diagnóstico Diferencial

O diagnóstico diferencial deve incluir o sarcoma de Kaposi, equimose, reações alérgicas de contato, malformações vasculares e psoríase. O histórico e o exame clínico distinguem a maioria dessas lesões. A biópsia fornece uma resposta definitiva quanto à natureza da lesão.

Tratamento

O tratamento de escolha para a eritroplasia é a excisão cirúrgica. De modo geral, nas lesões displásicas e *in situ* é mais importante fazer uma excisão ampla em extensão do que uma em profundidade devido à sua natureza superficial e ao fato de que as células displásicas geralmente se estendem além da lesão clínica. Entretanto, levando em conta que as alterações epiteliais podem se estender ao longo dos ductos excretores das glândulas salivares, a margem cirúrgica não deve ser muito superficial (Fig. 4-21). Podem ser necessárias várias seções histológicas para avaliar adequadamente o envolvimento dos ductos salivares.

De modo geral, é aceito que as lesões com padrão de displasias graves e as lesões *in situ* eventualmente se tornam invasivas. Marcadores biomoleculares ainda não foram identificados para prever quando (ou se) a lesão pode sofrer transformação maligna (Cap. 2, seção "Patogenia do Câncer Oral"). Se, de fato, a malignidade se desenvolver, o tempo dessa conversão pode variar de meses a anos. O acompanhamento clínico é fundamental para os pacientes com esse tipo de lesão em razão do potencial efeito de alterações genéticas e moleculares causadas por agentes etiológicos.

Sarcoma de Kaposi

Etiologia

O sarcoma de Kaposi se origina da proliferação de células endoteliais, embora os dendritos da derme/submucosa, macrófagos,

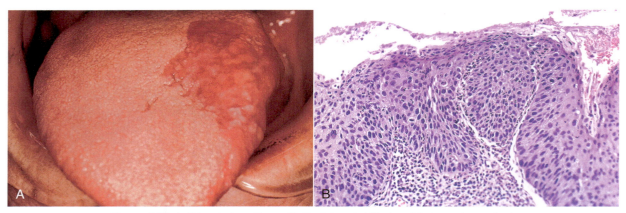

• **Figura 4-20 A**, Eritroplasia na língua. **B**, Espécime de biópsia exibindo carcinoma *in situ*.

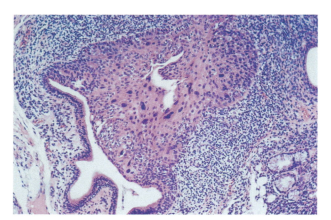

• **Figura 4-21** Carcinoma *in situ* se estendendo para dentro do ducto salivar. (Reprodução com permissão de Regezi JA, Sciubba JJ, Pogrel MA: *Atlas of Oral and Maxillofacial Pathology*. Philadelphia, 2000, WB Saunders, Figura 3-19.)

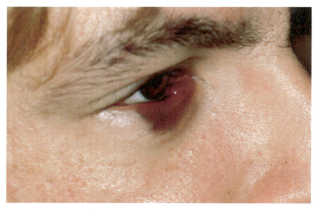

• **Figura 4-22** Sarcoma de Kaposi.

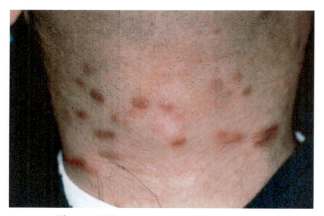

• **Figura 4-23** Sarcoma de Kaposi no pescoço.

linfócitos e, provavelmente, mastócitos possam desempenhar um papel menor na formação dessas lesões. É aceito atualmente que o herpes-vírus conhecido como herpes-vírus humano 8 (HHV8), ou o herpes-vírus do sarcoma de Kaposi (HVSK), é o agente etiológico de todas as formas de lesões do sarcoma de Kaposi, bem como dos linfomas das cavidades corporais associados à síndrome da imunodeficiência adquirida (AIDS) e à doença de Castleman multicêntrica. Acredita-se que o vírus tenha um papel significativo na indução e/ou na manutenção do sarcoma de Kaposi por meio da liberação focal de citocinas, fatores de crescimento e agentes angiogênicos.

Características Clínicas

Foram descritos três padrões clínicos diferentes de sarcoma de Kaposi (Figs. 4-22 a 4-25). A condição foi inicialmente descrita por Kaposi em 1872 como uma lesão de pele rara com predileção por homens de meia-idade que residiam na bacia do Mediterrâneo (Tabela 4-3). A forma clássica tem aspecto de nódulos multifocais marrom-avermelhados primariamente afetando a pele das extremidades inferiores, embora qualquer órgão possa ser atingido. As lesões orais são raras neste tipo de sarcoma. O padrão clássico apresenta um curso bastante longo, indolente e com prognóstico razoável.

O segundo padrão de sarcoma de Kaposi foi identificado na África, sendo considerado endêmico nessa região. Acomete preferencialmente as extremidades de indivíduos negros. O órgão mais comumente afetado é a pele. As lesões orais são raramente vistas. O curso clínico é prolongado e o prognóstico é apenas razoável.

O terceiro padrão do sarcoma de Kaposi tem sido observado em pacientes com imunodeficiência, entre os quais pacientes que se submeteram a transplantes de órgãos e pacientes com

CAPÍTULO 4 Lesões Vermelho-Azuladas

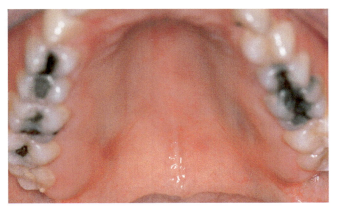

• **Figura 4-24** Sarcoma de Kaposi presente como uma mácula escura no lado direito da região posterior do palato.

• **QUADRO 4-2** Sarcoma de Kaposi: Características-Chave

Iniciado pelo HHV8 – controle de proliferação de células endoteliais
Perpetuação por meio de citocinas e fatores de crescimento liberados por macrófagos, linfócitos e outras células
Incidência – tipo de imunodeficiência acentuadamente reduzida após o uso de novos medicamentos para o tratamento da AIDS
Áreas de alto risco de acometimento intraoral – palato e gengiva
Lesões precoces – mácula(s) azulada(s)
Diagnóstico diferencial – equimoses, malformação vascular, eritroplasia, melanoma, nevo azul, tatuagem por amálgama
Lesões avançadas – massa nodular vermelho-azulada
Tratamento – tratamento antirretroviral combinado com outros tipos de quimioterapia, quimioterapia intralesional, radioterapia e cirurgia (ressecção) ocasionalmente usadas para lesões localizadas

AIDS, síndrome da imunodeficiência adquirida; *HHV8*, herpes-vírus humano 8.

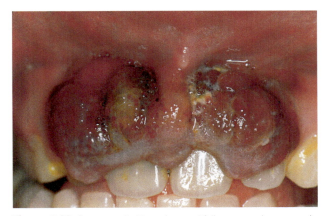

• **Figura 4-25** Sarcoma de Kaposi em estádio avançado na gengiva.

diagnóstico de AIDS (Quadro 4-2). Este tipo difere das outras duas formas em vários aspectos. As lesões cutâneas não estão limitadas às extremidades, podendo ser multifocais. As lesões na mucosa oral e nos linfonodos regionais são relativamente comuns. Pode haver envolvimento dos órgãos viscerais, e os jovens são mais acometidos. O curso clínico é relativamente rápido e agressivo, e o prognóstico é ruim.

O sarcoma de Kaposi acomete cerca de um terço dos pacientes com AIDS, sendo atualmente visto com menos frequência — essa redução parece estar relacionada com a supressão da replicação do vírus da imunodeficiência humana (HIV) por meio do tratamento com medicamentos antirretrovirais combinado com a melhoria simultânea dos níveis de linfócitos CD4. Cerca de metade dos pacientes afetados pela AIDS que apresentam sarcoma de Kaposi cutâneo desenvolve lesões orais. O importante é que as lesões orais podem ser o local inicial ou o único local de envolvimento. O sarcoma de Kaposi foi descrito na maioria das regiões orais, embora o palato, a gengiva e a língua pareçam ser os locais mais comumente acometidos. No estádio inicial, as lesões do sarcoma de Kaposi apresentam-se clinicamente mais planas e, mais tardiamente, como lesões nodulares exofíticas. As lesões podem ser únicas ou múltiplas. A coloração mais comum varia do vermelho para o azul. Os pacientes acometidos pela AIDS com lesões orais de sarcoma de Kaposi podem ter outros problemas concomitantes, tais como candidíase, leucoplasia pilosa, doença periodontal avançada e xerostomia.

Histopatologia

As lesões iniciais do sarcoma de Kaposi podem ser bastante sutis, sendo compostas de focos hipercelulares com uma leve aparência

TABELA 4-3 Sarcoma de Kaposi

	Tipo Clássico	Tipo Endêmico	Tipo de Imunodeficiência
Etiologia	HHV8	HHV8	HHV8
Geografia	Bacia do Mediterrâneo	África	Pacientes com AIDS e transplantados
Prevalência	Raro	Endêmico	Incomum
Idade	Homens mais velhos	Crianças e adultos	Adultos jovens
Locais	Pele, extremidades inferiores	Pele, extremidades	Pele, mucosa, órgãos internos
Curso clínico	Indolente, mas progressivo	Prolongado	Agressivo
Prognóstico	Prognóstico razoável	Prognóstico razoável	Prognóstico ruim

AIDS, Síndrome da imunodeficiência adquirida; *HHV8*, herpes-vírus humano 8

de células fusiformes, canais vasculares mal definidos e extravasamento de hemácias (Figs. 4-26 a 4-28). Com o amadurecimento, as lesões podem lembrar superficialmente o granuloma piogênico. Os canais vasculares atípicos, as hemácias extravasadas, a hemossiderina e as células inflamatórias são características do sarcoma de Kaposi avançado. Pode ser vista ainda, tanto no estádio inicial quanto mais tardiamente, a presença de macrófagos, dendrócitos fator XIIIa-positivos, linfócitos e mastócitos.

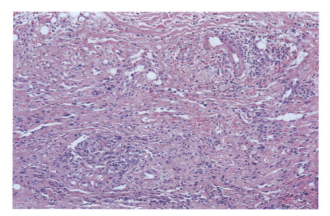

• **Figura 4-26** Sarcoma de Kaposi inicial exibindo um aumento no número de capilares e extravasamento de hemácias.

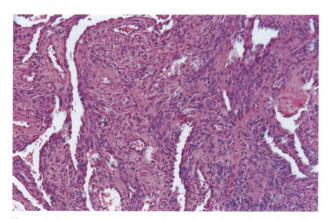

• **Figura 4-27** Sarcoma de Kaposi avançado exibindo proliferação de células fusiformes e capilares anormais.

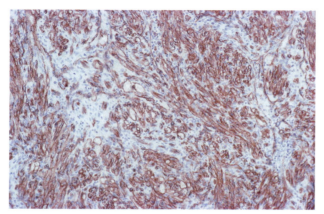

• **Figura 4-28** Sarcoma de Kaposi. Marcação imuno-histoquímica positiva para CD34 confirmando que as células fusiformes são células endoteliais.

Os estudos imuno-histoquímicos são de grande auxílio nos casos em que está sendo considerado o sarcoma de Kaposi (ou outra neoplasia vascular). Os anticorpos CD31, CD34 e o antígeno relacionado ao fator VIII podem identificar células endoteliais derivadas de tumores. O anticorpo anti-CD34 também é útil para confirmar o diagnóstico de tumor fibroso solitário. O anticorpo comercial do vírus HHV8-HVSK está disponível e é útil no estabelecimento do diagnóstico de sarcoma de Kaposi utilizando a imuno-histoquímica.

Diagnóstico Diferencial

As patologias que podem ser incluídas no diagnóstico diferencial são: hemangioma, eritroplasia, melanoma e granuloma piogênico. Outra patologia que deve ser considerada é uma condição conhecida como angiomatose bacilar, pois mimetiza o sarcoma de Kaposi tanto clínica como microscopicamente. O agente etiológico é o *Bartonella henselae* ou *Bartonella quintana*. Os gatos são os reservatórios para esses microrganismos, tendo as pulgas como possíveis vetores. Microscopicamente, podem ser evidenciados neutrófilos e colônias bacterianas. Esse quadro é revertido com o uso de eritromicina ou tetraciclina. A angiomatose bacilar é incomum na pele e é muito rara na mucosa oral.

Tratamento

Das várias formas de tratamento para o sarcoma de Kaposi, o tratamento antirretroviral altamente ativo (HAART) tem apresentado o maior efeito. Outros tipos de quimioterapia direcionados contra a angiogênese e as vias de sinalização das citocinas também podem ser benéficos. A cirurgia tem sido útil nas lesões focais, bem como baixas doses de radioterapia e quimioterapia intralesional. A melhora do quadro de imunossupressão pode ajudar a reduzir o tamanho e o número de lesões. Nos casos de sarcoma de Kaposi associados à imunossupressão causada por transplante de órgão ou associada ao HIV, a resolução tem sido alcançada pela modulação da imunossupressão e com a utilização de quimioterapia antirretroviral.

Condições Endocrinometabólicas

Deficiências de Vitamina B
Etiologia

Em várias partes do mundo, especialmente naquelas com baixas condições socioeconômicas, a deficiência de vitamina B é relativamente comum devido a uma dieta inadequada. Nos Estados Unidos, as deficiências de vitaminas B são relativamente incomuns.

A deficiência de vitamina B pode envolver uma ou várias das vitaminas do complexo B solúveis em água. A ingestão diminuída dessa vitamina junto com a desnutrição associada ao alcoolismo, à inanição ou às dietas da moda pode ocasionar uma doença clinicamente evidente. A redução na absorção de vitaminas pode ser resultado de doenças gastrintestinais (p. ex., síndromes da má absorção) ou do aumento de sua utilização em virtude do aumento da demanda (p. ex., hiperparatiroidismo). Essas situações colaboram para as deficiências vitamínicas.

A maioria das vitaminas classificadas como sendo do complexo B (biotina, nicotinamida, ácido pantotênico e tiamina) estão envolvidas no metabolismo intracelular dos carboidratos das gorduras e das proteínas. Outras vitaminas (vitamina B_{12} e ácido fólico) estão envolvidas no desenvolvimento de eritrócitos. Deficiências vitamínicas individuais podem produzir quadros clínicos distintos. Alterações orais significativas têm sido bem documentadas na deficiência de riboflavina (ariboflavinose), niacina (pelagra), ácido fólico (uma das anemias megaloblásticas) e vitamina B_{12} (anemia perniciosa) (veja a seção seguinte).

Características Clínicas
Em geral, as alterações orais associadas à deficiência de vitamina B consistem no aparecimento de queilites e glossites. Os lábios podem exibir rachaduras e fissuras estendendo-se até os cantos da boca, sendo nesse caso chamadas de queilite angular. A língua torna-se avermelhada e com atrofia papilar, e os pacientes relatam dor, sensibilidade e queimação (Fig. 4-29).

Além das alterações orais, a deficiência de riboflavina resulta em queratite ocular e dermatite escamosa concentrada nas regiões nasolabial e genital. A deficiência de niacina está relacionada com problemas extraorais. Os "quatro Ds" da deficiência de niacina são dermatite, diarreia, demência e morte (do inglês *death*). A característica mais marcante e consistente é a presença de uma dermatite simetricamente distribuída que, eventualmente, exibe espessamento e alterações de pigmentação. A demência é observada na forma de desorientação e esquecimento. Nessa forma de deficiência vitamínica, a glossite pode ser grave e ainda se estender a outras superfícies mucosas.

A deficiência de ácido fólico resulta em anemia megaloblástica (aumento dos precursores de hemácias), anemia macrocítica (aumento dos eritrócitos circulantes) e anormalidades gastrintestinais, incluindo diarreia e as lesões orais descritas anteriormente. A deficiência de vitamina B_{12} compartilha vários dos sinais e sintomas observados na deficiência do ácido fólico. Esses sinais e sintomas estão detalhados no tópico sobre anemia.

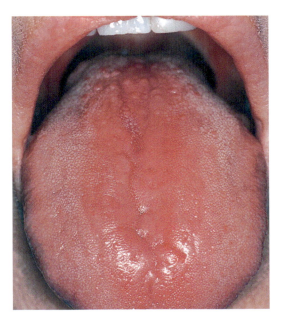

• **Figura 4-29** Glossite atrófica. (Reprodução com permissão de Regezi JA, Sciubba JJ, Pogrel MA: *Atlas of Oral and Maxillofacial Pathology*. Philadelphia, 2000, WB Saunders, Figura 3-20.)

Diagnóstico e Tratamento
O diagnóstico da deficiência vitamínica do complexo B é fundamentado nos achados clínicos, no histórico do paciente e nos dados laboratoriais. O tratamento com reposição vitamínica pode ser curativo.

Anemia Perniciosa
Etiologia
A anemia perniciosa é, essencialmente, a deficiência de vitamina B_{12} (fator de maturação eritrocitária ou fator extrínseco). A vitamina B_{12} é necessária para a síntese do DNA, especialmente em células que se dividem rapidamente, como as encontradas na medula óssea e no trato gastrintestinal. A anemia perniciosa é resultado da inviabilidade do transporte de vitamina B_{12} através da mucosa intestinal devido à falta relativa de substância gástrica (fator intrínseco). Este fator normalmente forma um complexo com a vitamina B_{12}, tornando essa vitamina disponível para absorção pelas células da mucosa. Acredita-se que uma resposta imune contra os fatores intrínsecos produtores de células parietais na mucosa gástrica seja o principal mecanismo responsável pela anemia perniciosa. O resultado final é o desenvolvimento de gastrite atrófica, acloridria, alterações neurológicas, anemia megaloblástica e anemia macrocítica. Além disso, podem ser observadas manifestações orais.

Características Clínicas
A anemia perniciosa acomete adultos sem predileção de gênero. Podem estar presentes os sinais clínicos de anemia – fraqueza, palidez, falta de ar, dificuldade ao respirar e aumento da fadiga ao esforço. Nos casos mais graves, podem ser observadas alterações do sistema nervoso central (dor de cabeça, tontura e zumbido) e manifestações gastrintestinais (náusea, diarreia e estomatite).

As queixas orais centralizam-se na língua, sendo que os pacientes relatam dor e ardência como sintomas típicos. Devido à atrofia das papilas, a língua torna-se mais avermelhada e lisa. Por causa da aparência vermelha e lisa, tem sido chamada de glossite de Hunter ou glossite de Moeller. Também têm sido observadas queilite angular, candidíase oral, úlceras orais recorrentes e uma mucosite eritematosa difusa.

Diagnóstico
O quadro clínico de anemia perniciosa pode ser apenas indicativo da doença. O diagnóstico é baseado em dados laboratoriais que demonstrem a presença de anemia megaloblástica e macrocítica.

Tratamento
A administração parenteral de vitamina B_{12} é resolutiva para essa condição. O risco aumentado de desenvolvimento de carcinoma gástrico está associado à gastrite atrófica crônica que pode ocorrer na anemia perniciosa.

Anemia Ferropriva
Etiologia
A anemia ferropriva é o tipo de anemia mais comum causada pela deficiência de ferro. Essa deficiência pode ser devida a uma dieta inadequada; má absorção causada por doença gastrintestinal; perda sanguínea crônica causada por problemas como fluxo menstrual excessivo, sangramento gastrintestinal ou ingestão

de aspirina; e aumento da demanda durante a infância ou na gravidez.

Características Clínicas

Essa forma de anemia afeta predominantemente as mulheres. Além disso, adicionalmente aos sinais e sintomas clínicos das anemias em geral, a anemia ferropriva pode resultar em unhas e cabelos quebradiços e em coiloniquia (unhas em forma de colher). A língua pode se tornar vermelha, lisa e dolorosa. Pode ser observada queilite angular.

Além disso, em associação à anemia ferropriva, a síndrome de Plummer-Vinson (Paterson-Kelly) inclui disfagia, atrofia do trato digestivo superior e uma predisposição para o desenvolvimento de câncer oral.

Diagnóstico

Os estudos laboratoriais de sangue exibem uma redução da taxa de hematócrito e da hemoglobina. As hemácias são microcíticas e hipocrômicas. Os níveis séricos de ferro também são baixos, mas a capacidade total de ligação do ferro (CTLF) é elevada.

Tratamento

O reconhecimento do fator causal da anemia ferropriva é necessário para definir o efetivo tratamento da condição. Pode ser necessário o uso na dieta de suplementos contendo ferro para elevar os níveis de hemoglobina, bem como sua recomposição, uma vez que a causa da anemia tenha sido definida e tratada.

Síndrome da Ardência Bucal

A síndrome da ardência bucal é um problema relativamente comum em que não há a presença de lesão clínica, estando inserida nesta seção porque os sintomas associados à ardência bucal podem aparecer também nos pacientes com deficiência de vitamina B, na anemia perniciosa, na anemia ferropriva e na candidíase atrófica crônica. Os pacientes com a síndrome da ardência bucal ou com ardência na língua não exibem lesões detectáveis clinicamente, embora os sintomas de dor e de queimação sejam intensos. Essa é uma condição particularmente frustrante tanto para o clínico quanto para o paciente, uma vez que a causa não é evidente e o tratamento, por sua vez, não é bem-definido e bem-sucedido.

Etiologia

A etiologia da síndrome da ardência bucal é variada, o que frequentemente torna difícil decifrá-la clinicamente. Os sintomas como dor e queimação parecem ser o resultado de uma das muitas possíveis causas (Tabela 4-4). Os seguintes fatores foram citados como tendo possível significado etiológico na síndrome da ardência bucal:

- Microrganismos — especialmente os fungos (*Candida albicans*) e, possivelmente, bactérias (estafilococos, estreptococos, anaeróbios)
- Xerostomia associada a síndrome de Sjögren, ansiedade ou medicamentos (Cap. 8)
- Deficiências nutricionais, principalmente aquelas associadas às vitaminas do complexo B ou ao ferro e, possivelmente, ao zinco
- Anemia perniciosa e anemia ferropriva

TABELA 4-4 Síndrome da Ardência Bucal (Língua)

Potenciais Causas	Regimes Potencialmente Úteis
Várias	Empatia
Candida Albicans	Antifúngicos
Xerostomia – medicamentos, ansiedade, síndrome de Sjögren	Lubrificantes orais – Moi-Stir, MouthKote, Salivart, Sialor
Deficiência nutricional — vitaminas B, ferro, zinco	Suplementos alimentares – vitaminas e minerais
Anormalidades na língua	Corticosteroides tópicos
Depressão, ansiedade	Antidepressivos tricíclicos, outros
Anemia perniciosa Diabetes melito Desequilíbrio hormonal	Encaminhamento médico – clínico geral, psiquiatra, ginecologista

- Desequilíbrio hormonal, especialmente hipoestrogenemia associada às alterações pós-menopausa
- Anormalidades neuropsiquiátricas tais como depressão, ansiedade, cancerofobia e outros problemas psicogênicos
- Diabetes melito
- Trauma mecânico, tais como hábitos orais nocivos, irritação crônica causada por prótese ou dentes cortantes
- Causas idiopáticas, incluindo a neuropatia periférica idiopática

Em alguns pacientes, mais de um desses fatores podem estar contribuindo para a síndrome da ardência bucal. Em outros pacientes, a causa específica pode não ser identificada. Outros possíveis fatores etiológicos que devem ser investigados são aqueles relacionados com a disgeusia (Cap. 8), que pode ocasionalmente acompanhar a síndrome da ardência bucal.

O mecanismo pelo qual um grupo variado de fatores provoca sintomas da síndrome da ardência bucal ainda é enigmático. Recentemente, mais atenção tem sido dada às alterações neurológicas, embora em muitos casos a etiologia ou um componente psicológico não possam ser excluídos. Nenhum fio condutor parece unir todos esses fatores. Parece que a síndrome da ardência bucal ocorre em diversos grupos de pacientes, embora vários sofram de depressão ou ansiedade.

Características Clínicas

Tipicamente, essa condição acomete mulheres de meia-idade. Os homens também são acometidos, mas, geralmente, em uma idade mais avançada do que a observada nas mulheres. Raramente a síndrome da ardência bucal acomete crianças e adolescentes, sendo bastante incomum encontrá-la em adultos jovens, mas relativamente comum em adultos com mais de 40 anos.

Os sintomas como dor e ardência podem estar acompanhados por alteração do paladar e por xerostomia. Ocasionalmente, o paciente pode relatar o início da doença com o tratamento dentário recente, como a instalação de uma prótese ou uma extração dentária. Os sintomas são frequentemente descritos como intensos e persistentes, com piora no fim do dia e da noite. Todas as superfícies da mucosa podem ser acometidas, embora a língua seja o local mais comumente envolvido (Tabela 4-5).

Uma característica altamente sugestiva da presença da doença é a queixa de ardência intensa da boca ou na língua com essas regiões apresentando características de normalidade. O tecido encontra-se intacto e apresenta a mesma coloração do tecido subjacente, e há distribuição normal das papilas linguais.

Alguns estudos laboratoriais podem ser úteis, tais como a cultura de *C. albicans*, pesquisa sérica dos anticorpos presentes na síndrome de Sjögren (SS-A, SS-B), hemograma completo, ferro sérico, capacidade total de ligação do ferro e pesquisa sérica de vitamina B_{12} e ácido fólico. A decisão de realizar todos os testes é individual e baseada na história e na suspeição clínica.

Histopatologia

Como nenhuma lesão clínica pode ser associada à síndrome de ardência bucal e como os sintomas são mais generalizados do que focais, a biópsia é contraindicada. Quando por um motivo determinado o local da queixa principal for escolhido para a biópsia, será evidenciado nas secções coradas por hematoxilina e eosina um tecido dentro dos limites de normalidade. As colorações especiais podem revelar a presença de algumas hifas de *C. albicans*.

Diagnóstico

O diagnóstico é fundamentado no histórico detalhado, na ausência de diagnóstico clínico, nos estudos laboratoriais e na exclusão de outros problemas orais. Definir o diagnóstico clínico da síndrome da ardência bucal não é o aspecto difícil. Pelo contrário, o desafio é determinar os fatores sutis que levaram ao aparecimento dos sintomas.

Tratamento

Inicialmente, o tratamento deve consistir em tranquilizar o paciente quanto à natureza da síndrome da ardência bucal, bem como esclarecer que essa síndrome não é grave e que não está relacionada com o câncer oral, isso porque alguns pacientes têm uma significativa fobia em relação ao câncer. O histórico e o exame clínico do paciente devem ser avaliados, juntamente com os exames hematológicos e microbiológicos. Se o fator causal for uma deficiência nutricional, a reposição vitamínica é resolutiva. Caso a pesquisa por fungos seja positiva, o uso da nistatina tópica ou do clotrimazol deve produzir resultados clínicos satisfatórios. Caso o paciente esteja utilizando uma prótese, o tecido em contato deve ser cuidadosamente examinado. O reembasamento ou a confecção de uma nova prótese pode ajudar a eliminar a irritação crônica ou o crescimento de fungos. Se o paciente apresentar um quadro de xerostomia relacionado com o uso de determinado medicamento, deve ser discutida com o médico uma nova alternativa medicamentosa. Se são detectados problemas de oclusão, a confecção de uma placa oclusal pode ser benéfica.

TABELA 4-5 Condições de Dor Orofacial

Local	Causa	Característica	Fatores Desencadeadores	Tratamento
Síndrome da Ardência Bucal				
Boca	Incerta, fatores psiquiátricos, hábitos, fungos, discrasia sanguínea, neuropatia	Ardência: constante e aumentando durante o dia	Nenhum	ADT, ISRS, medidas locais, psicotratamento
Neuralgia Trigeminal				
Face	Incerta, desmielinização, aneurisma	Aguda, afiada, lancinante	Leve toque	Carbamazepina, fenitoína, baclofeno, cirurgia
Neuralgia Glossofaríngea				
Garganta, tonsilas	Lesão ocupadora de espaço, incerta, desmielinização, aneurisma	Aguda, afiada, lancinante	Deglutição, mastigação	Cirurgia, carbamazepina, fenitoína, baclofeno
Neuralgia Pós-Herpética				
Face	Pós-varicela-zóster	Queimação constante, dor aguda	Nenhum	Gabapentina, ADT
Dor Facial Atípica				
Face	Incerta, fatores psiquiátricos	Dor constante e irritante	Nenhum	ADT, ISRS, psicoterapia
Odontalgia Atípica				
Alvéolo, dente	Incerta, fatores psiquiátricos	Dor constante e irritante	Nenhum	ADT, ISRS, psicoterapia

ADT, Antidepressivo tricíclico; *ISRS*, inibidor seletivo de recaptação da serotonina.

Em virtude de a maioria dos pacientes não se encaixar perfeitamente em uma dessas categorias, torna-se difícil definir o tratamento. Alterações hormonais, problemas neurológicos e doenças idiopáticas são difíceis de ser identificadas, tornando complicado determinar o tratamento. Uma abordagem sensível e empática deve ser usada no tratamento desses pacientes. Os médicos devem ser solidários oferecendo explicações sobre as várias facetas e frustrações relacionadas com a síndrome da ardência bucal. Nenhuma solução fácil ou um grande otimismo devem ser mostrados ao paciente, que deve aceitar e aprender a conviver com a doença.

Outras referências podem ser úteis apenas para esgotar todas as possibilidades e tranquilizar os pacientes. A comunicação da necessidade de um acompanhamento psicológico para esses pacientes é uma tarefa difícil, mas se faz necessária, uma vez que todas as vias de investigação foram exploradas.

Em alguns casos, os médicos são impelidos a lançar mão de tratamentos empíricos para os pacientes que sofrem da síndrome da ardência bucal. Mesmo não havendo evidências clínicas de candidíase, o uso da nistatina ou do clotrimazol pode ajudar a minimizar os sintomas. O uso de esteroides tópicos, tal como a betametasona (associado ou não a agente antifúngico), no local da queixa pode trazer alívio da sintomatologia. Geralmente, o uso de lidocaína viscosa proporciona uma melhora temporária da dor, mas a utilização de substitutos salivares não é de grande valia para os pacientes com queixa de xerostomia (ou para os que comprovadamente apresentam redução do fluxo salivar).

Uma vez que outros fatores foram excluídos, o tratamento com antidepressivos desempenha um importante papel no manejo da síndrome da ardência bucal. Alguns antidepressivos tricíclicos (ADTs), como a doxepina, que tem ação ansiolítica, antidepressiva e relaxante muscular, são de grande auxílio para muitos pacientes com a síndrome da ardência bucal. Infelizmente, a xerostomia é um achado frequente relacionado com o uso de ADTs e pode ser necessário interromper o uso de tais medicações. Como alternativa, pode ser utilizado um inibidor seletivo de recaptação de serotonina (ISRS), tais como a fluoxetina, a fluvoxamina ou a paroxetina. Tem sido sugerido que o ISRS apresenta menos efeitos secundários do que o ADT, e com menos efeitos adversos no que diz respeito ao tempo de duração. Relatos recentes têm sugerido a utilização dos benzodiazepínicos em baixa dose diária, como o clonazepam. Entretanto, a eficácia é incerta, pois esse medicamento não foi estudado nesses pacientes em testes duplo-cego. O manejo dos pacientes diagnosticados com a síndrome da ardência bucal geralmente requer uma conduta articulada entre o médico e o dentista do paciente. Para alguns pacientes, pode ser necessário procurar tratamento de um psiquiatra ou psicólogo.

Outras Condições de Dor Orofacial

Neuralgia Trigeminal

A neuralgia trigeminal é uma condição bem-reconhecida caracterizada por dor aguda ao longo do nervo trigeminal (quinto nervo craniano), com a maioria dos casos demonstrando envolvimento do ramo maxilar (V_2). A condição é precipitada pelo toque ou pela estimulação superficial de uma pequena área da pele ou da mucosa inervada pelo ramo do nervo craniano (chamado ponto de gatilho), resultando em episódios graves ou dor paroxística.

A causa da neuralgia trigeminal não é conhecida, embora várias teorias sejam propostas, e nenhuma foi totalmente comprovada. Uma das hipóteses sugere que a condição ocorra devido à desmielinização dos neurônios ao longo do nervo trigeminal, particularmente na base do crânio. Outros estudos atribuem à condição as malformações arteriovenosas na região pontocerebelar ou sob o gânglio trigeminal. Ocasionalmente, uma doença como uma neoplasia localizada na nasofaringe, no seio maxilar, na orelha média ou na base do crânio, que apresentam estreita relação com o nervo trigeminal, pode produzir sintomas atribuíveis à neuralgia trigeminal.

A neuralgia trigeminal acomete principalmente indivíduos mais velhos entre a sexta e a sétima décadas de vida; sendo as mulheres mais frequentemente acometidas que os homens. É raro essa condição afetar indivíduos jovens com idade inferior aos 40 anos, e os sintomas atribuídos à neuralgia trigeminal nessa faixa etária devem levantar suspeitas quanto à possibilidade de haver uma doença subjacente, como, por exemplo, a esclerose múltipla. A prevalência de neuralgia trigeminal em pacientes com esclerose múltipla varia de 1 a 4%.

A dor associada à neuralgia trigeminal é caracteristicamente unilateral e limitada ao trajeto anatômico de um dos três ramos principais (V_1, oftálmico; V_2, maxilar; ou V_3, mandibular) do nervo trigeminal. O lado direito da face é o mais acometido, com poucos pacientes sendo acometidos bilateralmente. A dor é de curta duração, permanecendo por segundos, podendo ser descrita pelo paciente como uma dor "lancinante" semelhante a uma "facada", "tiro" ou "choque elétrico." Alguns pacientes relatam pontos de gatilho na pele ou na boca, enquanto outros relatam que sorrir, comer ou até tomar banho podem dar início ao processo. Caso a doença não seja tratada, os intervalos entre um episódio e outro se tornam menores e os ataques ocorrem com mais frequência. Os exames clínico e radiográfico não revelam qualquer anormalidade. O exame intraoral pode ser complicado ou até mesmo limitado porque alguns pacientes temem que qualquer contato ou movimento dos tecidos da face possa desencadear dor. A presença de outros sinais e sintomas neurológicos, tais como fraqueza muscular ou alteração da sensibilidade nervosa, deve levar a uma avaliação neurológica completa.

O diagnóstico da neuralgia trigeminal é baseado no histórico clínico e na natureza dos sintomas. Apesar de não serem práticas em todos os contextos clínicos, a tomografia computadorizada (TC) ou a ressonância magnética (RM) devem ser realizadas em qualquer paciente com suspeita de neuralgia trigeminal para excluir outras doenças, tais como aquelas ocupadoras de espaço na base do crânio. Nos casos de neuralgia trigeminal, estarão ausentes achados imaginológicos ou anatômicos.

A neuralgia trigeminal é inicialmente tratada com medicamentos anticonvulsivantes tais como a carbamazepina (Tegretol). É necessário que a dosagem seja titulada, sendo geralmente eficaz no controle dos episódios. Caso haja falha nesse tipo de tratamento, deve-se lançar mão de outros agentes, entre eles fenitoína, baclofen, valproato de sódio, duloxetina, pregabalina ou gabapentina. Em alguns casos, é necessária a combinação de mais de uma forma de tratamento. Quando o manejo farmacológico falha ou perde a sua eficácia, o tratamento cirúrgico deve ser considerado. As técnicas periféricas envolvendo a rizotomia com glicerol ou álcool no nível do gânglio trigeminal são efetivas, embora os sintomas possam reaparecer. A radiocirurgia estereotáxica *gamma knife* deve ser considerada como tratamento, mas ela não é tão eficaz quanto a cirurgia de descompressão microvascular (veja adiante). Crioterapia, secção cirúrgica, ablação por radiofrequência, rizotomia fracionada e termocoagulação também têm sido prescritas com sucesso variável. Infelizmente, as técnicas cirúrgicas resultam em parestesia facial permanente e risco de disestesia, podendo ser um problema a mais para o paciente. A descompressão microvascular (DMV) é um procedimento neurocirúrgico que envolve o deslocamento de vasos sanguíneos anormais do contato imediato com o nervo trigeminal. A DMV alcançou um alto índice de sucesso, mas o uso desta técnica deve ser considerado individualmente levando-se em conta os riscos significativos de morbidade ou mortalidade.

Neuralgia Glossofaríngea

Classicamente, a neuralgia glossofaríngea produz uma dor lancinante e aguda ao longo do nervo glossofaríngeo. Os sintomas são similares àqueles observados na neuralgia trigeminal; mas, em contraste, a maioria dos casos encontrados de neuralgia do glossofaríngeo constitui uma neoplasia na base da língua ou na orofaringe. Portanto, deve ser excluída por meio de um exame clínico cuidadoso e de estudos de imagem a presença de lesões ocupadoras de espaço nessas regiões.

Clinicamente, a sintomatologia dolorosa relacionada com a neuralgia glossofaríngea é idêntica àquela observada na neuralgia trigeminal, mas nessa condição a intensa sensação de disparo ocorre dentro da região tonsilar ou na orofaringe, geralmente se estendendo até o ouvido. Geralmente, os sintomas são desencadeados pela deglutição, pela mastigação ou pelo ato de tossir. O diagnóstico se baseia no histórico clínico e na natureza dos sintomas. Tal como acontece na neuralgia trigeminal, a presença de doença orgânica – particularmente, o carcinoma de orofaringe ou nasofaríngeo ou uma neoplasia da glândula salivar – deve ser descartada por um exame apropriado da área complementado por TC ou RM. Além da dor associada à neuralgia glossofaríngea, essa condição pode ser a causa da síncope vasovagal, que envolve os reflexos mediados pelo sistema nervoso provocando bradicardia, hipotensão e arritmia cardíaca.

Se a presença de uma lesão ocupadora de espaço for descartada, pode ser instituído um manejo médico. A carbamazepina geralmente alcança sucesso no controle da dor, e outros agentes farmacológicos estão disponíveis. Nos casos em que se suspeita de neuralgia glossofaríngea, a resolução dos sintomas após prescrição de carbamazepina sustenta o diagnóstico. Nos casos em que não há resposta com o tratamento medicamentoso, a cirurgia é uma opção a ser considerada.

Neuralgia Pós-Herpética

Mais de 10% dos pacientes que tiveram infecção por varicela-zóster recorrente com envolvimento do nervo trigeminal (cobreiro, herpes-zóster) desenvolvem, posteriormente, neuralgia persistente. Têm sido relacionados com essa condição os danos ao tecido neural ou a persistência do vírus dentro do gânglio do nervo trigeminal.

Os sintomas ocorrem ao longo dos dermátomos anteriormente afetados por herpes-zóster, com a ramificação oftálmica do nervo trigeminal mais comumente envolvida na cabeça e no pescoço. O tipo de dor pode variar de uma dor aguda e grave a uma sensação constante de ardência. A área afetada pode exibir sinais de pigmentação pós-inflamatória ou cicatrizes precedendo a infecção pelo herpes-zóster. A dor pode persistir por muitas semanas ou muitos meses após a resolução clínica do processo infeccioso. O diagnóstico é feito com base nos sintomas e no histórico de desenvolvimento do cobreiro.

A neuralgia pós-herpética é uma condição de difícil tratamento. Medicações tais como os antidepressivos tricíclicos desipramina, pregabalina e gabapentina podem ser efetivas no controle da dor. Alguns relatos têm sugerido o tratamento com aplicação tópica de capsaicina em creme ou o uso de emplastro (*patch*) de lidocaína, de opioides e de metilprednisolona intradérmica; porém, todos esses tratamentos precisam ser validados.

A abordagem cirúrgica não apresenta bons resultados. O tratamento utilizando a estimulação elétrica nervosa transcutânea (TENS) tem sido útil para alguns pacientes.

Arterite de Células Gigantes (Arterite Temporal)

A arterite de células gigantes é uma vasculite granulomatosa multifocal que era anteriormente conhecida como artrite temporal. O termo foi substituído porque a condição foi encontrada envolvendo os vasos da região de cabeça e pescoço, com exceção da artéria temporal. Caso o paciente não seja tratado, pode desenvolver uma vasculite retiniana e, posteriormente, evoluir para um quadro de cegueira.

A arterite de células gigantes ocorre geralmente em indivíduos com mais de 60 anos e se manifesta principalmente como uma dor de cabeça unilateral em região temporal ou occipital; há predileção pelo gênero feminino. A arterite de células gigantes é uma das poucas causas de dor orofacial em que o paciente descreve um distúrbio sistêmico, tais como perda de peso, fraqueza muscular e letargia, embora a biópsia muscular, a enzimologia e a eletromiografia não apresentem alterações. A condição pode estar associada à dor muscular sistêmica e à dor articular, sendo denominada polimialgia reumática. A dor pode ser iniciada pela alimentação; portanto, para diminuir os intervalos da sintomatologia dolorosa, o paciente deve comer em períodos mais curtos antes de repousar. A mastigação leva à dor mandibular por isquemia dos músculos associados, sendo esse fenômeno também conhecido como claudicação da mandibular.

A investigação hematológica exibe uma elevada taxa de sedimentação eritrocitária (TSE) e muitas vezes uma elevada taxa de proteína C-reativa não fracionada. Tem sido proposto que a biópsia da artéria temporal é de grande valor na confirmação do diagnóstico, mas as lesões granulomatosas ocorrem esporadicamente ao longo do vaso; por essa razão, várias biópsias ou a análise do comprimento de algumas artérias podem ser necessárias para detectar essas lesões. O mais importante a ressaltar é que a demora na obtenção dos resultados da biópsia pode ser perigosa para o paciente por causa do risco de desenvolvimento de cegueira.

O tratamento consiste em administrar doses diárias de prednisona de 40 a 60 mg. Após os sintomas terem sido controlados, a dose pode ser reduzida, embora possam ser necessárias doses baixas de manutenção por 3 a 6 meses. A TSE é comumente utilizada para monitorar o comportamento da doença e para direcionar o tratamento medicamentoso; a taxa deve cair para níveis normais (geralmente < 20 mm/h) para que se possa iniciar o tratamento com esteroides.

Dor Facial Atípica

A dor facial atípica (DFA) é uma dor crônica de origem desconhecida. Em mais de 50% dos pacientes com DFA serão encontrados distúrbios de ansiedade ou depressão, embora a natureza desta relação não esteja clara.

A DFA acomete, preferencialmente, as mulheres com mais de 30 anos. Essa condição é uma entidade clínica específica, que consiste em uma constante dor unilateral ou queimação. A dor é crônica, podendo estar presente todos os dias desde o momento em que o paciente acorda até a hora de dormir. Esses sintomas não despertam o paciente do sono; mas, como em alguns casos a condição está associada à depressão ou a um distúrbio do sono, a insônia pode se fazer presente. Embora mal localizada, a dor comumente afeta apenas um lado da maxila. O cruzamento dos limites anatômicos é uma característica frequente; por exemplo, a dor pode atravessar a linha média da maxila e da mandíbula. Esses achados podem ser úteis na concretização do diagnóstico porque a maioria das condições de dor não ultrapassa os limites anatômicos. O exame clínico pode não revelar anormalidades, mas devem ser realizados exames radiográficos da área afetada para excluir doenças odontogênicas ou do seio maxilar.

O diagnóstico se baseia no histórico clínico e na ausência de dor de origem odontogênica. Em todos os pacientes deve ser feito um exame minucioso do nervo craniano, como também exames de TC e RM para excluir a presença de doenças orgânicas e de lesões ocupadoras de espaço na região craniana.

A DFA responde bem ao tratamento com baixa dose de antidepressivos, como os antidepressivos tricíclicos. Tipicamente, o tratamento é iniciado com uma pequena dose que vai sendo aumentada gradativamente até que a dor esteja controlada. Nos últimos anos, os ISRS também têm sido utilizados no manejo dessa condição, mas os resultados são controversos. Independentemente da medicação escolhida, o tratamento deve ser cuidadosamente monitorado por no mínimo 6 meses.

Odontalgia Atípica

Esta condição está estreitamente relacionada com a DFA e é provável que possua um componente psicológico semelhante. Muitos casos têm um histórico longo e complicado de falha no tratamento dentário, embora essa relação não esteja bem definida.

A queixa é de uma dor constante e irritante de natureza perturbadora, relato comum dos pacientes. Esses sintomas estão localizados em um dente ou em uma área edêntula clínica e radiograficamente normais. O diagnóstico se baseia no histórico clínico e na ausência de patologias dentárias. Assim como na DFA, a odontalgia atípica é tratada com medicamentos antidepressivos, como os ADTs, antes de o paciente ir dormir.

Anormalidades Imunológicas

Gengivite Plasmocitária

Etiologia

O primeiro nome dado à gengivite plasmocitária foi gengivoestomatite de células plasmáticas devido à presença de um proeminente infiltrado de células plasmocitárias no tecido afetado e à sua origem desconhecida. Esta condição foi posteriormente denominada gengivoestomatite alérgica porque muitos casos estavam ligados à goma de mascar, e se acreditava ser essa a causa da reação alérgica. Quando a goma de mascar era removida da dieta de pacientes afetados, o tecido voltava ao normal em semanas. Apesar de terem sido encontradas lesões similares em pacientes que não fizeram uso de goma de mascar, as evidências clínicas e microscópicas reforçam a ideia de uma reação alérgica ou reação de hipersensibilidade. Uma possível explicação para o aparecimento da doença nos pacientes que não faziam uso da goma de mascar pode ser pela reação a um dos componentes da goma de mascar, tais como o aroma de menta ou de canela, que podem também ser encontrados em outros alimentos.

Essa condição é de interesse histórico, pois se mostrou relativamente prevalente de uma só vez, mas é raramente encontrada nos dias atuais. No início dos anos 1970, numerosos casos, todos quase idênticos, foram encontrados nos Estados Unidos. Em poucos anos, o fenômeno praticamente desapareceu. Os clínicos especularam que as fórmulas da goma de mascar ou seu(s) ingrediente(s) foi(ram) alterado(s), o que tornou o produto não alergênico.

Características Clínicas

Essa condição acomete adultos e, ocasionalmente, crianças de ambos os sexos. Geralmente, o paciente com gengivite plasmocitária queixa-se de ardência na boca, na língua ou nos lábios. O início é bastante súbito, e o desconforto pode aumentar ou diminuir. Essa condição não deve ser classificada como síndrome da ardência bucal porque apresenta alterações clínicas bem distintas. A gengiva inserida apresenta uma coloração vermelha e intensa e, muitas vezes, um aspecto edemaciado, mas sem ulceração; a comissura labial apresenta um aspecto avermelhado, com rachadura e fissuras (Figs. 4-30 e 4-31). Os pacientes não apresentam linfadenopatia cervical e queixas sistêmicas.

Histopatologia

O epitélio afetado exibe espongiose e presença de vários tipos de células inflamatórias. As células de Langerhans também são proeminentes e, ocasionalmente, podem ser observados queratinócitos apoptóticos. A lâmina própria exibe capilares proeminentes e um infiltrado de células plasmáticas apresentando morfologia normal.

Tratamento

A maioria dos pacientes responde rapidamente quando cessa o uso da goma de mascar ou de dentifrícios que possuam em sua formulação agentes aromatizantes contendo aldeído cinâmico. Caso

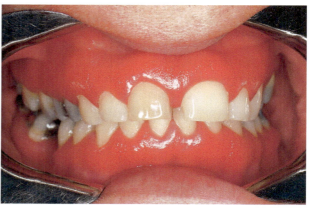

• **Figura 4-30** Gengivite plasmocitária.

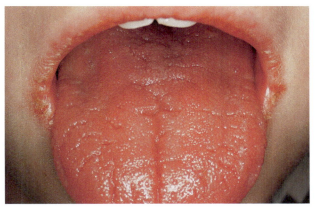

• **Figura 4-31** Paciente com gengivite plasmocitária exibindo queilite angular e língua fissurada.

• **QUADRO 4-3**   **Discrasias Sanguíneas que Podem Ter Manifestações Orais**

Leucemia > monocítica > mielocítica > linfocítica
Agranulocitose
Neutropenia cíclica
Mononucleose infecciosa
Púrpura trombocitopênica (PTI e PTT)
Hemofilias A e B
Macroglobulinemia
Doença de von Willebrand
Mieloma múltiplo
Policitemia vera
Anemia falciforme
Talassemia

esse procedimento falhe, deve ser feita uma pesquisa detalhada da dieta do paciente na tentativa de identificar a fonte da alergia.

Reações Medicamentosas e Alergias de Contato

As reações alérgicas a medicamentos administrados sistemicamente ou usados de forma tópica frequentemente acometem a pele, mas também podem envolver a mucosa oral. É conhecida uma grande variedade de agentes que possuem essa capacidade, especialmente nos pacientes que apresentam uma predisposição para o desenvolvimento de alergias.

A aparência clínica das reações alérgicas na pele varia de lesões eritematosas a uma erupção com aspecto de urticária ou erupção vesiculobolhosa. As mesmas modificações podem aparecer na mucosa oral. Nas reações menos intensas e menos destrutivas, a mucosa apresenta uma vermelhidão generalizada e difusa. Quando a língua é o principal alvo, o padrão pode ser semelhante às alterações observadas na deficiência de vitamina B e na anemia. (A discussão detalhada sobre esse assunto pode ser encontrada no Capítulo 2.)

Lesões Extravasculares

Petéquias e Equimoses

Etiologia

As hemorragias do tecido mole podem se apresentar sob a forma de petéquias (pequenos pontinhos) e equimoses (maiores do que o tamanho de um ponto) e em geral aparecem intraoralmente como resultado de um trauma ou de uma doença sanguínea (discrasia) (Quadro 4-3). Se em uma lesão traumática os vasos sanguíneos forem significativamente danificados, isso pode resultar no extravasamento de sangue para o tecido conjuntivo adjacente, produzindo lesões vermelhas a púrpuras. Os tipos de danos são muitos e estão relacionados a mordida da bochecha, tosse forte e persistente, felação, trauma causado por prótese, trauma durante a higiene oral e lesões dentárias iatrogênicas.

Nos pacientes com discrasias sanguíneas, ao menor sinal de trauma oral podem ser observadas petéquias e equimoses variando do vermelho ao roxo. Portanto, os dentistas têm um papel significativo no reconhecimento dessas anormalidades. Depois de excluir uma causa traumática, os pacientes devem ser encaminhados a um clínico geral ou hematologista.

• **QUADRO 4-4**   **Discrasias Sanguíneas: Manifestações Orais**

Petéquias e equimoses na mucosa – redução das plaquetas e/ou falha nos fatores de coagulação
Aumento gengival
Infiltrados leucêmicos
Hiperplasia e inflamação (má higiene oral)
Sangramento excessivo ao menor trauma, gengivite — redução do número de plaquetas e/ou falha nos fatores de coagulação
Gengivite refratária
Infiltrados leucêmicos
Perda dentária – infiltrados leucêmicos no ligamento periodontal
Úlceras orais – neutropenia cíclica; mecanismo da úlcera indeterminado

Todos os tipos de leucemia têm potencial para produzir uma ou mais das lesões intraorais listadas no Quadro 4-4. Na prática atual, a leucemia monocítica é a que está mais frequentemente associada às manifestações orais, seguida da leucemia mielocítica (séries granulocíticas). A leucemia linfocítica (linfócitos) é a menos associada às manifestações orais. As leucemias agudas estão mais comumente associadas às lesões orais do que as leucemias crônicas.

Os defeitos de plaquetas e de coagulação constituem outro grande grupo de discrasias sanguíneas que pode ser responsável pelo aparecimento de petéquias, equimoses e outras manifestações intraorais. As alterações plaquetárias podem ser de natureza quantitativa ou qualitativa. Elas podem ser de origem desconhecida (púrpura trombocitopênica idiopática) ou podem aparecer como resultado de uma grande variedade de fatores sistêmicos, tais como ingestão de medicamentos, infecções e doenças imunológicas. A hemofilia e outros distúrbios relacionados com os fatores de coagulação são defeitos hereditários e estão caracteristicamente associados ao tempo de sangramento prolongado e equimoses ocasionais.

Características Clínicas

A coloração dessas lesões pode variar do vermelho ao azul e estendendo-se ao roxo, dependendo do tempo da lesão e do grau de degradação do sangue extravasado. As lesões hemorrágicas

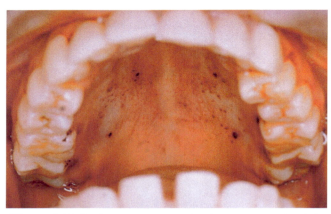

• **Figura 4-32** Petéquias associadas à púrpura trombocitopênica idiopática.

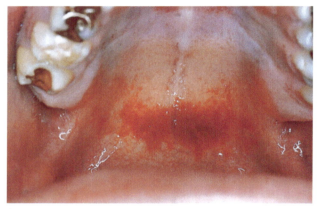

• **Figura 4-33** Equimoses na junção entre o palato duro e o palato mole (induzidas por trauma).

do tecido mole geralmente aparecem em áreas suscetíveis a um trauma, tais como mucosa jugal, superfície lateral da língua, lábios e a junção do palato duro com o palato mole (Figs. 4-32 e 4-33). Nessas lesões que estão relacionadas com um trauma simples, geralmente é estabelecida uma relação de causa e efeito após o histórico clínico ter sido investigado.

As lesões que se desenvolvem como resultado de discrasias sanguíneas podem seguir um curso normal ou, por outro lado, apresentar-se como um trauma pouco significativo. Além das petéquias e equimoses, outros sinais clínicos orais de discrasias sanguíneas são aumento gengival (especialmente na leucemia monocítica), gengivite, hemorragia gengival "espontânea", sangramento prolongado após uma cirurgia oral, perda dentária e úlceras orais.

Diagnóstico

A dificuldade de encontrar a causa de um desses sinais clínicos deve alertar o clínico da possibilidade de uma discrasia sanguínea. Também no caso das gengivites refratárias ao tratamento, deve ser levantada a mesma possibilidade. A presença concomitante de linfadenopatia, perda de peso, fraqueza, febre, dor nas articulações e cefaleia deve corroborar a suspeita de uma doença sistêmica grave. Nessa situação, os clínicos devem encaminhar os pacientes a um clínico geral ou a um hematologista para uma avaliação.

Bibliografia

Abetz LM, Savage NM: Burning mouth syndrome and psychological disorders, *Aust Dent J* 54:84-93, 2009.

Barozzi P, Bonini C, Potenza L et al: Changes in the immune responses against human herpesvirus-8 in the disease course of post-transplant Kaposi sarcoma, *Transplantation* 86:738-744, 2008.

Baselga E: Sturge-Weber syndrome, *Semin Cutan Med Surg* 23:87-98, 2004.

Bauland CG, van Steensel MA, Steijlen PM et al: The pathogenesis of hemangiomas: a review, *Plast Reconstr Surg* 117:29e-35e, 2006.

Bower M, Palmieri C, Dhillon T: AIDS-related malignancies: changing epidemiology and the impact of highly active antiretroviral therapy, *Curr Opin Infect Dis* 19:14-19, 2006.

Chang Y, Cesarman E, Pessin MS et al: Identification of herpesvirus-like DNA sequences in AIDS-associated Kaposi sarcoma, *Science* 266:1865-1869, 1994.

Cohen MM: Vascular update: morphogenesis, tumors, malformations, and molecular dimensions, *Am J Med Genet A* 140(19):2013-2038, 2006.

Comi AM: Pathophysiology of Sturge-Weber syndrome, *J Child Neurol* 18:509-516, 2003.

De Cillis E, Burdi N, Bortone AS et al: Endovascular treatment of pulmonary and cerebral arteriovenous malformations in patients affected by hereditary haemorrhagic telangiectasia, *Curr Pharm Des* 12:1243-1248, 2006.

Dictor M, Rambech E, Way D et al: Human herpesvirus 8 (Kaposi sarcoma-associated herpesvirus) DNA in Kaposi sarcoma lesions, AIDS Kaposi sarcoma cell lines, endothelial Kaposi sarcoma simulators, and the skin of immunosuppressed patients, *Am J Pathol* 148:2009-2016, 1996.

Dutree-Meulenberg R, Kozel M, van Jost T: Burning mouth syndrome: a possible role for local contact sensitivity, *J Am Acad Dermatol* 26:935-940, 1992.

Ensoli B, Gendelman R, Markham P et al: Synergy between basic fibroblast growth factor and HIV-1 tat protein in induction of Kaposi sarcoma, *Nature* 371:674-680, 1994.

Epstein J, Scully C: HIV infection: clinical features and treatment of thirty-three homosexual men with Kaposi sarcoma, *Oral Surg Oral Med Oral Pathol* 71:38-41, 1992.

Epstein JB, Cabay RJ, Glick M: Oral malignancies in HIV disease: changes in disease presentation, increasing understanding of molecular pathogenesis, and current management, *Oral Surg Oral Med Oral Pathol Oral Radiol Endod* 100:571-578, 2005.

Fernandez LA, Sanz-Rodriguez F, Blanco FJ et al: Hereditary hemorrhagic telangiectasia: a vascular dysplasia affecting the TGFβ signaling pathway, *Clin Med Res* 4:66-78, 2006.

Forbosco A, Criscuolo M, Coukos G: Efficacy of hormone replacement therapy in postmenopausal women with oral discomfort, *Oral Surg Oral Med Oral Pathol* 73:570-574, 1992.

Gallione CJ, Richards JA, Letteboer TG et al: SMAD4 mutations found in unselected HHT patients, *J Med Genet* 43:793-797, 2006.

Garzon MC, Huang JT, Enjolras O et al: Vascular malformations. Part II. Associated syndromes, *J Am Acad Dermatol* 56:541-564, 2007.

Gordon SC, Daley TD: Foreign body gingivitis: clinical and microscopic features of 61 cases, *Oral Surg Oral Med Oral Pathol Oral Radiol Endod* 83:562-570, 1997.

Gordon SC, Daley TD: Foreign body gingivitis: identification of foreign material by energy-dispersive x-ray microanalysis, *Oral Surg Oral Med Oral Pathol Oral Radiol Endod* 83:571-576, 1997.

Gorsky M, Silverman S, Chinn H: Clinical characteristics and management outcome in the burning mouth syndrome, *Oral Surg Oral Med Oral Pathol* 72:192-195, 1991.

Grand Maison A: Hereditary hemorrhagic telangiectasia, *J Can Med Assoc* 180:833-835, 2009.

Guttmacher AE, Marchuk DA, White RI: Hereditary hemorrhagic telangiectasia, *N Engl J Med* 333:918-924, 1995.

Horowitz M, Horowitz M, Ochs M et al: Trigeminal neuralgia and glossopharyngeal neuralgia: two orofacial pain syndromes encountered by dentists, *J Am Dent Assoc* 135:1427-1433, 2004.

Jafarzadeh H, Sanatkhani M, Mohtasham N: Oral pyogenic granuloma: a review, *J Oral Sci* 48:167-175, 2006.

Karlis V, Glickman RS, Stern R et al: Hereditary angioedema, *Oral Surg Oral Med Oral Pathol Oral Radiol Endod* 83:462-464, 1997.

Koehler JE, Glaser CA, Tappero JW: Rochalimaea henselae infection: a zoonosis with the domestic cat as reservoir, *JAMA* 271:531-535, 1994.

Koehler JE, Quinn FD, Berger TG et al: Isolation of Rochalimaea species from cutaneous and osseous lesions of bacillary angiomatosis, *N Engl J Med* 327:1625-1631, 1992.

La Ferla L, Pinzone MR, Nunnari G et al: Kaposi sarcoma in HIV-positive patients: the state of the art in the HAART era, *Eur Rev Med Pharmacol Sci* 17:2354-2365, 2013.

Lamey PJ, Freeman R, Eddie SA et al: Vulnerability and presenting symptoms in burning mouth syndrome, *Oral Surg Oral Med Oral Pathol Oral Radiol Endod* 99:48-54, 2005.

Lamy S, Lachambre M-P, Lord-Dufour S et al: Propranolol suppresses angiogenesis in vitro: inhibition of proliferation, migration, and differentiation of endothelial cells, *Vascul Pharmacol* 53:200-208, 2010.

Lenato GM, Guanti G: Hereditary haemorrhagic telangiectasia (HUT): genetic and molecular aspects, *Curr Pharm Des* 12:1173-1193, 2006.

Maragon P, Ivanyi L: Serum zinc levels in patients with burning mouth syndrome, *Oral Surg Oral Med Oral Pathol* 71:447-450, 1991.

Martinez V, Caumes E, Gambotti L et al: Remission from Kaposi sarcoma on HAART is associated with suppression of HIV replication and is independent of protease inhibitor therapy, *Br J Cancer* 94:1000-1006, 2006.

Mock D, Chugh D: Burning mouth syndrome, *Int J Oral Sci* 2:1-4, 2010.

Nathan N, Thaller SR: Sturge-Weber syndrome and associated congenital vascular disorders, *J Craniofac Surg* 17:724-728, 2006.

Papagatsia Z, Jones J, Morgan P et al: Oral Kaposi sarcoma: a case of immune reconstitution inflammatory syndrome, *Oral Surg Oral Med Oral Pathol Oral Radiol Endod* 108:70-75, 2009.

Pontes HAR, Neto NC, Ferreira KB et al: Oral manifestations of vitamin B-12 deficiency: a case report, *J Can Dent Assoc* 75:533-537, 2009.

Porter SR, Di Alberti L, Kumar N: Human herpes virus 8 (Kaposi sarcoma herpesvirus), *Oral Oncol* 34:5-14, 1998.

Qu Z, Liebler JM, Powers MR et al: Mast cells are a major source of basic fibroblast growth factor in chronic inflammation and cutaneous hemangioma, *Am J Pathol* 147:564-573, 1995.

Reichart PA, Philipsen HP: Oral erythroplakia—a review, *Oral Oncol* 41:551-561, 2005.

Sharan S, Swamy B, Taranath DA et al: Port-wine vascular malformation and glaucoma risk in Sturge-Weber syndrome, *JAAPOS* 13:374-378, 2009.

Schmid H, Zietz C: Human herpesvirus 8 and angiosarcoma: analysis of 40 cases and review of the literature, *Pathology* 37:284-287, 2005.

Shovlin CL: Molecular defects in rare bleeding disorders: hereditary hemorrhagic telangiectasia, *Thromb Haemost* 78:145-160, 1997.

Sidbury R: Update on vascular tumors of infancy, *Curr Opin Pediatr* 22:432-437, 2010.

Tourne LPM, Fricton JR: Burning mouth syndrome: critical review and proposed management, *Oral Surg Oral Med Oral Pathol* 74:158-167, 1992.

Tucci FM, De Vincentis GC, Sitzia E et al: Head and neck vascular anomalies in children, *Int J Pediatr Otorhinolaryngol* 73(Suppl 1):S71-S76, 2009.

van Doesburg MH, Breugem CC, Breur JM et al: Segmental facial hemangiomas and associated structural defects, *J Craniofac Surg* 29:1224-1227, 2009.

Uldrick TS, Whitby D: Update on KSHV-epidemiology, Kaposi sarcoma pathogenesis, and treatment of Kaposi sarcoma, *Cancer Lett* 305:150-162, 2011.

Viejo-Borbolla A, Ottinger M, Schulz IF: Human herpesvirus 8: biology and role in the pathogenesis of Kaposi sarcoma and other AIDS-related malignancies, *Curr HIV/AIDS Rep* 1:5-11, 2004.

Zakrzewska JM: Medical management of trigeminal neuropathic pains, *Expert Opin Pharmacother* 11:1239-1254, 2010.

Zarrabeitia R, Albinana V, Salcedo M et al: A review on clinical management and pharmacologic therapy on hereditary hemorrhagic telangiectasia (HHT), *Curr Vasc Pharmacol* 8:473-481, 2010.

5
Lesões Pigmentadas

RESUMO DO CAPÍTULO

Lesões Melanocíticas
- *Pigmentação Fisiológica (Racial)*
- *Melanose Associada ao Tabagismo*
- *Mácula Melanótica Oral*
- *Máculas Café com Leite*
- *Tumor Neuroectodérmico Pigmentado da Infância*
- *Nevo Melanocítico*
- *Melanoacantoma*
- *Melanoma*

Lesões Não Melanocíticas
- *Tatuagem por Amálgama (Argirose Focal)*
- *Pigmentações Induzidas por Medicamentos*
- *Pigmentações por Metais Pesados*

As lesões pigmentadas da mucosa oral podem ser divididas em dois grupos: aquelas contendo melanina e as que contêm outros pigmentos. Este último conjunto inclui as pigmentações associadas ao consumo de medicamentos, implantes metálicos e ingestão/intoxicação por metais pesados. A liberação de produtos de degradação de sangue extravascular devida a algum trauma ou discrasias sanguíneas (Cap. 4) também pode pigmentar a mucosa oral. As lesões pigmentadas, que vão desde as triviais (tatuagem por amálgama) até as mais sérias (melanoma), podem ser clinicamente semelhantes, necessitando, portanto, de avaliação cuidadosa e biópsia.

Lesões Melanocíticas

Os melanócitos são células produtoras de melanina que têm a sua origem embriológica na crista neural e migram para as superfícies epiteliais onde residem entre as células epiteliais basais. Os melanossomos, organelas que representam os grânulos embalados de pigmento, são produzidos por esses melanócitos. Normalmente, os melanossomos não são retidos no interior do melanócito; mas, em vez disso, são entregues por meio de processos dendríticos aos queratinócitos circunjacentes e, ocasionalmente, para macrófagos subjacentes. Luz, hormônios e constituição genética influenciam a quantidade de pigmento produzido.

Os melanócitos são encontrados ao longo de toda a mucosa oral, mas geralmente passam despercebidos microscopicamente por causa de seu nível relativamente baixo de produção de pigmento (Fig. 5-1). Eles aparecem com citoplasma claro e sem coloração em cortes histológicos de rotina. Quando produzem pigmento de forma ativa ou quando proliferam, eles podem ser responsáveis por várias ocorrências diferentes na membrana mucosa oral, que variam de uma pigmentação fisiológica a um melanoma.

Um parente do melanócito, a célula névica, é responsável pelos nevos melanocíticos na pele, conhecidos coloquialmente como "molas." As células névicas, ainda que morfologicamente diferentes dos melanócitos, possuem a mesma enzima, a tirosinase, que é responsável pela conversão da tirosina em melanina no interior da organela melanossomo.

As lesões melanocíticas variam do castanho ao negro e ao azul, dependendo da quantidade de melanina produzida e da profundidade do pigmento em relação à superfície. Geralmente, a pigmentação superficial é marrom, enquanto que a pigmentação localizada mais profundamente é de negra a azul, um resultado do efeito de Tyndall. O escurecimento de uma lesão preexistente que não tenha sido estimulada por fatores conhecidos sugere que as células estão produzindo mais pigmentos de melanina e/ou invadindo o tecido mais profundamente.

Pigmentação Fisiológica (Racial)

Características Clínicas

A pigmentação fisiológica é simétrica, persistente e não altera a arquitetura normal do tecido, como o pontilhado gengival (Fig. 5-2). Esta pigmentação pode ser vista em pessoas de qualquer idade, sem predileção por sexo. Muitas vezes, o grau de pigmentação intraoral pode não corresponder ao grau de coloração cutânea. Por exemplo, um indivíduo de pele escura pode ter pouca pigmentação gengival ou, inversamente, uma pessoa de pele clara pode ter pigmentação gengival escura. A pigmentação fisiológica pode ser encontrada em qualquer local, embora a gengiva, por ser um tecido intraoral, seja afetada de modo mais frequente. Um tipo relacionado de pigmentação, chamado de pigmentação pós-inflamatória, é ocasionalmente observado após uma reação da mucosa a ferimentos ou a doenças mucocutâneas (Fig. 5-3). Por exemplo, alguns casos de líquen plano podem mostrar hiperpigmentação ao redor da lesão como resultado de uma pigmentação pós-inflamatória.

Histopatologia

A pigmentação fisiológica não é devida ao aumento do número de melanócitos, mas sim ao aumento da produção de melanina.

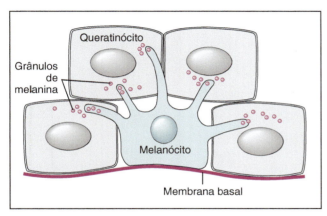

• **Figura 5-1** Unidade melanócito-queratinócito. Observe os processos dendríticos dos melanócitos e a transferência de melanina para os queratinócitos.

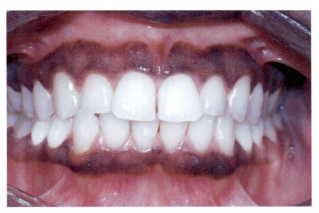

• **Figura 5-2** Pigmentação fisiológica (racial).

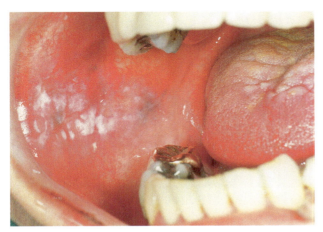

• **Figura 5-3** Pigmentação pós-inflamatória.

A melanina é encontrada entre os queratinócitos basais e macrófagos subjacentes do tecido conjuntivo (melanófagos).

Diagnóstico Diferencial

O diagnóstico diferencial clínico pode incluir melanose associada ao fumo, síndrome de Peutz-Jeghers, doença de Addison e melanoma. Embora a pigmentação fisiológica seja geralmente diagnosticada clinicamente, uma biópsia pode ser justificada se as características clínicas forem atípicas.

Melanose Associada ao Tabagismo

Etiologia e Patogenia

A pigmentação melânica anormal da mucosa oral tem sido associada ao tabagismo e denominada melanose associada ao tabagismo ou melanose do fumante. Acredita-se que a patogenia esteja relacionada a um componente ou componentes do tabaco que estimulam os melanócitos. Os hormônios sexuais femininos provavelmente modificam esta pigmentação porque as mulheres (especialmente aquelas que tomam pílulas anticoncepcionais) são mais comumente afetadas do que os homens. A quantidade de fumo que leva a esta condição varia, mas fumar até nove cigarros por dia tem sido suficiente para produzir depósitos de melanina gengival.

Características Clínicas

A gengiva vestibular anterior é a região mais tipicamente afetada, onde a coloração acastanhada pode variar de leve a intensa. A pigmentação da mucosa jugal e do palato tem sido associada ao uso de cachimbo. Na Índia, o uso de formas de tabaco sem fumaça tem sido associado à melanose oral, particularmente entre os alcoólatras. Na melanose associada ao tabagismo, a intensidade da pigmentação é relacionada ao tempo de uso e sua dependência (Fig. 5-4).

Histopatologia

Os melanócitos mostram aumento da produção de melanina, o que é evidenciado pela pigmentação dos queratinócitos basais adjacentes. O aspecto microscópico é essencialmente similar ao observado na pigmentação fisiológica e nas máculas melanóticas.

Diagnóstico Diferencial

Outras condições a considerar antes de estabelecer um diagnóstico definitivo são pigmentação fisiológica, melanoacantoma difuso, síndrome de Peutz-Jeghers, doença de Addison, outros medicamentos sistêmicos (Quadro 5-1) e melanoma.

Tratamento

Com a interrupção do hábito de fumar, são esperadas melhorias ao longo de meses a alguns anos. A melanose do fumante parece

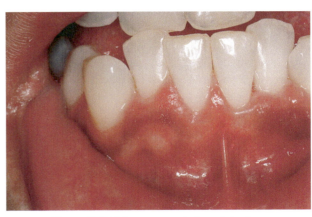

• **Figura 5-4** Melanose associada ao tabagismo.

ter pouca importância clínica. No entanto, pode potencialmente mascarar outras lesões ou pode ser esteticamente indesejável. Nos casos de irregularidade da superfície ou depósitos focais muito pigmentados, a biópsia deve ser realizada.

> • **QUADRO 5-2** Condições Sistêmicas Associadas às Máculas Melanóticas Orais

Síndrome de Peutz-Jeghers
    Polipose intestinal (hamartomas)
    Herança autossômica dominante
    Risco de outros tipos de câncer
Doença de Addison
    Máculas e bronzeamento difuso
    Insuficiência cortical adrenal — fraqueza, hipotensão, náusea, perda de peso
Síndrome de Laugier-Hunziker
    Máculas orais, subungueais e na pele
Síndrome de Bandler
    Hemangiomas no intestino delgado e máculas mucocutâneas

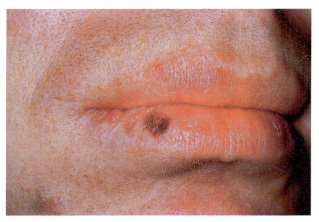

• **Figura 5-5** Mácula melanótica.

Mácula Melanótica Oral
Características Clínicas
A mácula melanótica oral (ou melanose focal) é uma lesão pigmentada focal que pode representar (1) sarda intraoral; (2) pigmentação pós-inflamatória; ou (3) máculas associadas a síndrome de Peutz-Jeghers, síndrome de Bandler ou doença de Addison (Quadro 5-1).

As máculas melanóticas têm sido descritas como ocorrendo predominantemente no vermelhão dos lábios e na gengiva, embora possam aparecer em qualquer superfície da mucosa oral. Elas são assintomáticas e não têm potencial maligno.

Quando máculas melanóticas (sardas) são vistas em excesso em uma distribuição oral e perioral, a síndrome de Peutz-Jeghers e a doença de Addison devem ser consideradas (Quadro 5-2; Figs. 5-5 a 5-8). A síndrome de Peutz-Jeghers é causada mais frequentemente pela mutação do gene STK11/LKB1 localizado no cromossomo 19. Essa mutação é herdada de forma autossômica dominante, havendo também efélides ou máculas melanóticas e polipose intestinal. Esses pólipos são considerados como hamartomas podendo ou não ter algum potencial neoplásico. São normalmente encontrados no intestino delgado (jejuno) e podem produzir sinais e sintomas de dor abdominal, sangramento retal

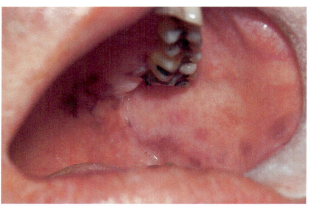

• **Figura 5-6** Máculas melanóticas.

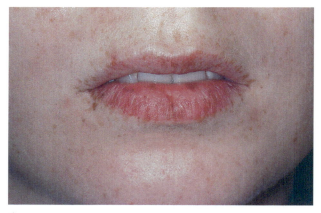

• **Figura 5-7** Máculas melanóticas periorais na síndrome de Peutz-Leghers.

> • **QUADRO 5-1** Mácula Melanótica

Pigmentação oral comum
Idiopática (efélide)
Pós-inflamatória
Associada a síndromes (Peutz-Jeghers, doença de Addison, Laugier-Hunziker, síndrome de Bandler)
O melanoma inicial pode ter aparência semelhante.
Melanina vista em queratinócitos basais
Medicação relacionada (p. ex., antimaláricos [complexo melanina-ferro férrico], outros)

e diarreia. Os pacientes com síndrome de Peutz-Jegher também têm um risco aumentado de desenvolvimento de vários tipos de câncer além do intestino delgado, incluindo câncer de mama, cólon, pâncreas, estômago e ovário.

A doença de Addison, ou insuficiência adrenocortical primária, pode resultar de uma infecção da glândula adrenal (tuberculose), de uma doença autoimune ou ter causas idiopáticas. Com a diminuição da produção de cortisol pelas

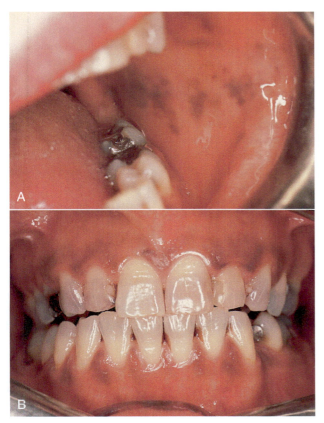

• **Figura 5-8** Doença de Addison. **A** e **B**, Máculas melanóticas.

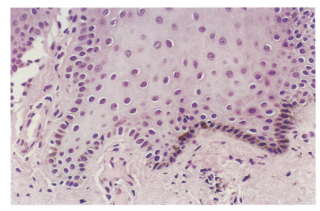

• **Figura 5-9** Doença de Addison. Máculas melanóticas mostrando melanina nos queratinócitos basais.

Histopatologia

Microscopicamente, as máculas melanóticas são caracterizadas pelo acúmulo de melanina nos queratinócitos basais e quantidades normais de melanócitos (Fig. 5-9). A melanofagocitose (melanina presente no interior dos macrófagos do tecido conjuntivo) é geralmente observada na lâmina própria.

Diagnóstico Diferencial

Essas pigmentações orais devem ser diferenciadas dos melanomas superficiais iniciais. Elas podem ser confundidas com os nevos azuis (palato) ou com as tatuagens por amálgama. Se forem numerosas, a síndrome de Peutz-Jeghers, a doença de Addison, o complexo de Carney, a síndrome de Bandler e a síndrome de Laugier-Hunziker podem ser possíveis considerações clínicas (Quadro 5-3).

Tratamento

Uma biópsia pode ser necessária para estabelecer um diagnóstico definitivo da lesão. Caso contrário, nenhum tratamento é indicado.

Máculas Café com Leite

Máculas café com leite são discretas manchas da pele pigmentadas por melanina que têm margens irregulares e uma coloração castanha uniforme. São observadas no momento do nascimento ou

glândulas adrenais, o hormônio adrenocorticotrópico pituitário (ACTH) e o hormônio estimulante de melanócitos gama (MSH) aumentarão como parte de um mecanismo de *feedback* negativo. A produção excessiva de ACTH e MSH resulta em estimulação de melanócitos, levando à pigmentação difusa da pele. Sardas orais e máculas melanóticas maiores poderão ocorrer com uma pigmentação generalizada. Outros sinais e sintomas apresentados por esta síndrome são fraqueza, perda de peso, náusea, vômito e hipotensão.

As máculas pigmentadas têm sido descritas em associação com outras três síndromes raras. O complexo de Carney causa endocrinopatias (mais comumente a síndrome de Cushing) associadas a mixomas cardíacos, orais e cutâneos herdados de forma autossômica dominante. A outra, conhecida como síndrome ou fenômeno de Laugier-Hunziker, é uma rara desordem pigmentar adquirida que se apresenta como máculas nos dedos, lábios e mucosa oral mais estrias melanocíticas subungueais. A pigmentação da conjuntiva e do pênis tem sido descrita em pacientes com esta síndrome. Uma condição rara, a síndrome de Bandler pode apresentar máculas melanocíticas na mucosa oral e na região perioral em conjunto com hemangiomas do intestino delgado.

As máculas melanóticas que ocorrem exclusivamente na pele danificada pelo sol (especialmente a face e as mãos) são conhecidas como lentigo. Essas lesões são tipicamente observadas em pacientes mais idosos e aparecem como manchas castanhas que são maiores e mais escuras do que efélides. As lesões são benignas, mas podem ser esteticamente questionáveis; nesse caso, podem ser tratadas com crioterapia ou vaporização a laser.

• **QUADRO 5-3** **Diagnóstico Diferencial: Mácula Pigmentada**

Pigmentação fisiológica (racial)
Mácula melanótica
Melanose associada ao tabagismo
Pigmentação associada a síndromes
Síndrome de Peutz-Jeghers
Síndrome de Bandler
Doença de Addison
Fenômeno de Laugier-Hunziker
Nevo melanocítico
Melanoma
Tatuagem por amálgama
Pigmentação induzida por medicamentos

QUADRO 5-4 Lesões Orais Associadas às Máculas Cutâneas Pigmentadas

Neurofibromatose
Neurofibromas de pele, de mucosa oral e dos ossos maxilares
Máculas café com leite da pele
Síndrome de McCune-Albright
Displasia fibrosa poliostótica, incluindo os maxilares
Anormalidades endócrinas (p. ex., puberdade precoce)

---

logo após, podem ser vistas em crianças normais ou podem ser um componente de uma síndrome (Quadro 5-4).

Em indivíduos que possuem seis ou mais máculas café com leite grandes (> 0,5 cm de diâmetro pré-puberal, > 1,5 cm de diâmetro pós-puberal) deve-se suspeitar de neurofibromatose (NF) (Fig. 5-10). Duas formas desta doença autossômica dominante são reconhecidas: neurofibromatose 1 (NF1; anteriormente chamada de doença de von Recklinghausen) e neurofibromatose 2 (NF2; anteriormente conhecida como neurofibromatose acústica). Embora existam algumas características sobrepostas, essas duas condições são distintas clínica e geneticamente. A NF1 é uma desordem relativamente comum, afetando 1 em 3.000 indivíduos, com aproximadamente 50% dos casos sendo hereditários e o restante surgindo como resultado de novas mutações espontâneas. A NF1 é caracterizada por vários neurofibromas na pele, na mucosa oral, nos nervos, no sistema nervoso central e, ocasionalmente, nos maxilares. As sardas axilares (sinal de Crowe) acompanhadas pela presença de seis ou mais dessas máculas são consideradas patognomônicos para a doença. A anormalidade genética envolve um gene supressor de tumor localizado no cromossomo 17q11.2 que codifica para a proteína neurofibrina, regulando negativamente a função da proteína $p21^{ras}$. A NF2 é caracterizada por neuromas acústicos bilaterais, um ou mais neurofibromas plexiformes e nódulos Lisch. A condição é causada por uma mutação no gene supressor de tumor NF2 localizado no cromossomo 22q12, que codifica a proteína merlin (um acrônimo de Moesin-Ezrin-Radixin-Like Protein) que, por sua vez, mostra semelhança estrutural com uma série de proteínas do citoesqueleto.

As máculas café com leite podem estar associadas à síndrome de Albright (displasia fibrosa poliostótica, disfunção endócrina, puberdade precoce, máculas café com leite), síndrome de Noonan, síndrome de Watson, síndrome de Bloom, síndromes do cromossomo em anel, entre outras. Essa desordem esporádica está fortemente associada à mutação do gene Gsα. As variantes têm sido associadas à cirrose biliar primária e à alopecia. As máculas café com leite da síndrome de Albright tendem a ser maiores, unilaterais e com bordas irregulares.

Microscopicamente, as máculas café com leite não possuem características notáveis. Elas geralmente apresentam quantidades excessivas de melanina nos queratinócitos basais e macrófagos subjacentes. Os melanócitos são normais na aparência e podem estar ligeiramente aumentados em número.

Tumor Neuroectodérmico Pigmentado da Infância

Etiologia

O tumor neuroectodérmico pigmentado da infância é um tumor raro, bifásico e de crescimento rápido composto por células que contêm melanina e células semelhantes a neuroblastos. Assim como os melanócitos e as células névicas, essas células têm origem na crista neural. No passado, o tumor era chamado progonoma melanótico ou tumor congênito da retina com base na suspeitada etiologia das células.

Características Clínicas

Mais de 90% dos casos ocorrem em crianças menores de 1 ano. Surge tipicamente na maxila, embora mandíbula, epidídimo, cérebro e crânio também possam estar envolvidos (Fig. 5-11). Essa lesão geralmente se apresenta como uma massa não ulcerada e, ocasionalmente, intensamente pigmentada. A última característica é devida à produção de melanina pelas células tumorais. As radiografias mostram radiolucência mal definida, que pode conter dentes em desenvolvimento.

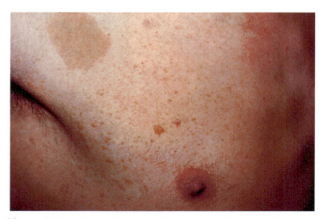

• **Figura 5-10** Mácula café com leite (no topo à esquerda) e sardas axilares em paciente com neurofibromatose.

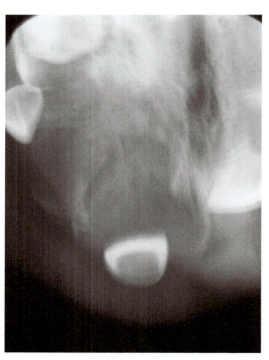

• **Figura 5-11** Tumor neuroectodérmico pigmentado da infância como uma radiolucência na região anterior da maxila.

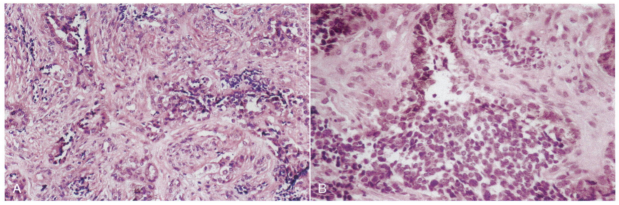

• **Figura 5-12** Tumor neuroectodérmico pigmentado da infância. **A** e **B**, Ninhos de células redondas com células periféricas pigmentadas.

Histopatologia

Esta neoplasia exibe um padrão alveolar (i. e., ninhos de células tumorais entremeados por pequena quantidade de tecido conjuntivo) (Fig. 5-12). Ninhos de células de redondas a ovais, de tamanho variável, são encontrados dentro de margens de tecido conjuntivo bem definidas. As células localizadas centralmente dentro dos ninhos neoplásicos são densas e compactas, assemelhando-se às células neuroendócrinas; as células periféricas são maiores e frequentemente contêm melanina.

Diagnóstico Diferencial

Poucas outras lesões são relatadas neste grupo etário e com esta localização característica. Neoplasias da infância, tais como neuroblastoma, rabdomiossarcoma e tumores "histiocíticos", podem ser consideradas. Já cistos e tumores odontogênicos não devem ser seriamente considerados.

Tratamento e Prognóstico

Essa lesão tem sido tratada com ampla excisão cirúrgica local com bons resultados. Alguns casos de recidiva local vêm sendo reportados; assim, é recomendado um rigoroso acompanhamento clínico após a excisão. A recidiva pode ocorrer em 10 a 20% dos casos. A variante maligna é extremamente rara, sendo caracterizada por metástase após a excisão local.

Nevo Melanocítico

Etiologia

Nevo é um termo genérico que se refere a qualquer lesão congênita de vários tipos de células ou de tecido. Geralmente, no entanto, o termo nevo (ou mola), utilizado sem um adjetivo, refere-se a uma lesão pigmentada composta de células névicas ou melanocíticas. Mais especificamente, às vezes é chamado de nevo melanocítico, nevo nevocelular, nevo melanocítico ou nevo pigmentado.

Os nevos melanocíticos são conjuntos de células névicas redondas ou poligonais tipicamente vistas em um padrão de ninho (Fig. 5-13). Podem ser encontrados no epitélio ou no tecido conjuntivo de sustentação, ou em ambos. Sugeriu-se que as células névicas derivem de células pigmentadas que migram da crista neural para o epitélio e a derme (submucosa) ou que se desenvolvem a partir de melanócitos locais alterados.

Características Clínicas

Os nevos melanocíticos da pele são lesões papulares comuns adquiridas que geralmente aparecem logo após o nascimento e durante a infância. Os nevos melanocíticos intraorais são lesões relativamente raras que podem ocorrer em qualquer idade. A maioria das lesões orais apresenta-se como pequenas pápulas elevadas (< 0,5 cm) ou nódulos muitas vezes não pigmentados

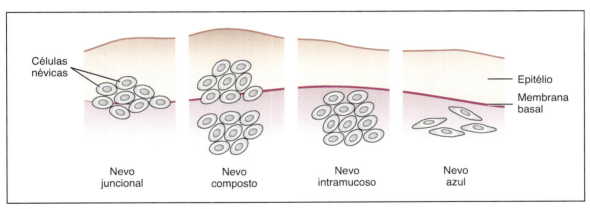

• **Figura 5-13** Subtipos de nevos melanocíticos.

> • **QUADRO 5-5** Nevo Melanocítico das Mucosas
>
> O palato é o local mais comum
> Deve ser diferenciado do melanoma (biópsia)
> Tipos (em ordem de frequência):
>   Nevo intramucoso
>   Nevo azul
>   Nevo composto
>   Nevo juncional
> Provavelmente não tem potencial maligno

(20%). O palato é o local mais afetado. Os locais menos comuns são mucosa jugal, mucosa labial, gengiva, crista alveolar e vermelhão dos lábios (Quadro 5-5; Figs. 5-14 e 5-15).

Histopatologia

Microscopicamente, vários subtipos são reconhecidos (Figs. 5-16 e 5-17). A classificação depende da localização das células névicas. Quando as células estão localizadas na junção do epitélio com o tecido conjuntivo, a lesão é chamada de nevo juncional; quando as células estão localizados no tecido conjuntivo, a lesão é chamada de nevo intradérmico ou nevo intramucoso; e quando as células estão localizados numa combinação destas zonas, a lesão é chamada de nevo composto. Um quarto tipo de nevo, em que as células são fusiformes e são encontradas em profundidade no tecido conjuntivo, é conhecido como nevo azul. A transformação maligna de um nevo melanocítico benigno oral é altamente improvável. Várias observações apoiam essa afirmação, tais como (1) características malignas nunca são vistas em nevos oral, (2) melanomas orais nunca apresentam em sua histologia nevos preexistentes, e (3) quase nenhum caso da contraparte maligna do relativamente comum nevo azul oral foi relatado. Devido ao fato de os nevos orais melanocíticos poderem se assemelhar clinicamente ao melanoma, todas as lesões pigmentadas não diagnosticadas devem ser submetidas à biópsia.

Na cavidade oral, o nevo intramucoso é a variante mais comumente encontrada, e o nevo azul é o segundo tipo mais comum. Os nevos composto e juncional são relativamente raros de ocorrer na mucosa oral. O chamado nevo displásico, que é frequentemente encontrado na pele, não tem sido observado na mucosa oral.

Diagnóstico Diferencial

Outras patologias que devem ser incluídas no diagnóstico diferencial de qualquer tipo de nevo melanocítico oral são as máculas melanóticas, a tatuagem por amálgama e o melanoma. As lesões do palato podem constituir um desafio em termos de diagnóstico clínico, já que tanto o nevo pigmentado como o melanoma são mais comumente observados neste local. Lesões de

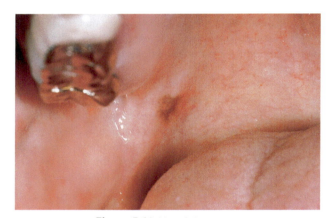

• **Figura 5-14** Nevo intramucoso.

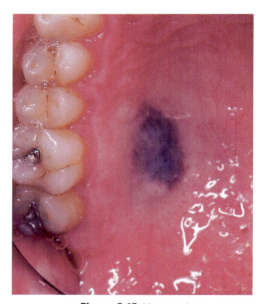

• **Figura 5-15** Nevo azul.

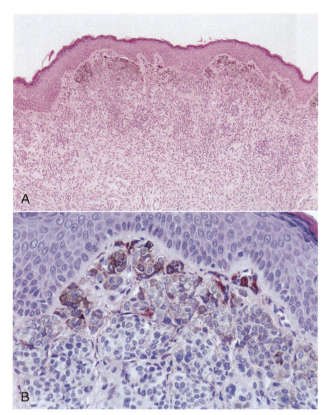

• **Figura 5-16** Nevo intramucoso. **A** e **B**, Ninhos confluentes de células névicas pigmentadas na submucosa.

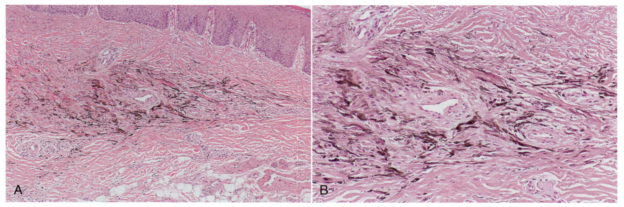

• **Figura 5-17** Nevo azul. **A** e **B**, Coleção de células névicas fusiformes pigmentadas na submucosa.

origem vascular também devem ser consideradas. Estas incluem hematoma, sarcoma de Kaposi, varizes e hemangioma. A diascopia (compressão sob um vidro) pode ser utilizada para descartar as duas últimas lesões, em que o sangue é contido dentro de um sistema vascular bem definido.

Tratamento

Devido à pouca frequência com que ocorrem os nevos orais e devido à sua capacidade de imitar clinicamente o melanoma, todos os nevos orais suspeitos devem ser removidos. Por medirem em média menos de 1 cm, normalmente é indicada a biópsia excisional.

Melanoacantoma

O melanoacantoma oral é uma lesão pigmentada benigna rara caracterizada por uma proliferação de melanócitos dendríticos (positivos para S-100, melan-A e HMB45) dentro de um epitélio acantótico e hiperqueratinizado. Geralmente, as lesões são solitárias, embora tenham sido descritas lesões multifocais. Normalmente, essas lesões hiperpigmentadas variam de máculas a lesões minimamente elevadas com tendência de crescimento rápido, aumentando, assim, a preocupação com a possibilidade de um processo maligno. As lesões são tipicamente focais e geralmente encontradas na mucosa jugal, mas também podem ocorrer no palato ou na gengiva. Um trauma pode ter um papel etiológico. As lesões podem desaparecer espontaneamente ou após biópsias incisionais. Não foi relatada transformação maligna dos melanoacantomas.

Melanoma

Melanoma cutâneo

Os melanomas da pele têm aumentado em frequência durante as últimas décadas e agora representam cerca de 2% de todos os tipos de câncer (excluindo os carcinomas da pele). A média de idade no momento do diagnóstico é de 60 anos e é raro antes dos 20 anos. Geograficamente, o melanoma cutâneo é mais comum em locais mais próximos do Equador, onde a exposição à radiação ultravioleta (UV) é maior, e é muito mais comum em brancos do que em negros e asiáticos. Os fatores de predisposição para lesões de pele incluem exposição intensa ao sol, principalmente na infância, grau de pigmentação natural, uso abusivo de câmaras de bronzeamento artificial e lesões precursoras tais como o nevo melanocítico congênito e o nevo displásico.

Na pele, existem vários subtipos de melanoma, tais como o melanoma nodular, o melanoma de disseminação superficial, o melanoma lentiginoso acral e o lentigo maligno, cada um com características clínicas, microscópicas e de comportamento distintas. Foram reportadas diferenças na progressão clínica e histologia em grande parte devido ao reconhecimento de que todos os melanomas têm duas fases distintas com duração variável: (1) Uma fase de crescimento radial ou horizontal, durante a qual os melanócitos malignos se espalham através da interface derme-epiderme; e (2) uma fase de crescimento vertical, caracterizado pela penetração dos melanócitos malignos na derme e nos tecidos subcutâneos. No melanoma nodular, a fase de crescimento radial é geralmente bem menor quando comparada com a fase de crescimento radial de outros tipos de melanoma.

A cirurgia é a forma principal de tratamento, embora a quimioterapia, a imunoterapia e/ou a radiação sejam utilizadas para os pacientes com a doença avançada. A taxa de sobrevida de 5 anos dos pacientes com doença localizada é de mais de 98%. Nos pacientes com doença regional, a taxa é de 60%, e nos pacientes com doença avançada, de 15%. Tratamentos mais recentes estão surgindo, entre eles a imunoterapia com o anticorpo monoclonal ipilimumab. Este anticorpo bloqueia a funcionalidade do antígeno supressor (CTLA-4) dos linfócitos T citotóxicos e, subsequentemente, permite que as células T ataquem e destruam as células tumorais.

Melanoma Oral

Felizmente, os melanomas da mucosa oral são raros. Não parece haver nenhuma predileção racial. Deve notar-se que, no Japão, a incidência de melanoma oral é relativamente elevada quando comparada com a incidência de melanoma cutâneo, que é muito baixa nesta população.

Intraoralmente, foi relatado que a melanose preexistente pode aparecer antes do desenvolvimento de alguns melanomas. Esse defeito pigmentar, entretanto, muito provavelmente representa uma fase inicial de crescimento radial destas lesões, não uma melanose benigna. Dois subtipos de melanoma oral têm sido identificados: melanoma invasivo e melanoma *in situ* (Figs. 5-18 a 5-24). O primeiro apresenta um padrão de crescimento invasivo ou um padrão vertical sem propagação lateral significativa. O segundo tipo apresenta uma fase de crescimento juncional que pode durar meses ou anos antes de entrar em uma fase de

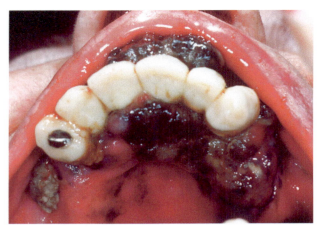
• **Figura 5-18** Melanoma invasivo avançado no palato e na gengiva.

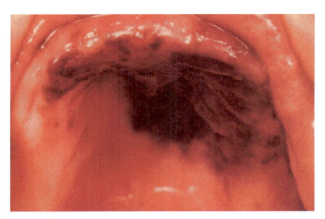
• **Figura 5-21** Melanoma invasivo com um histórico de vários anos de propagação lateral.

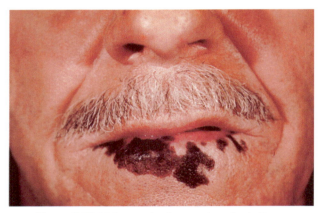
• **Figura 5-19** Melanoma *in situ* com duração de 8 anos.

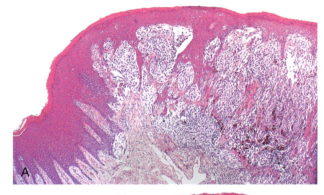

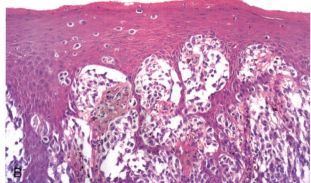
• **Figura 5-22** Melanoma invasivo. **A** e **B** mostrando células malignas invadindo o epitélio sobrejacente **(B)**.

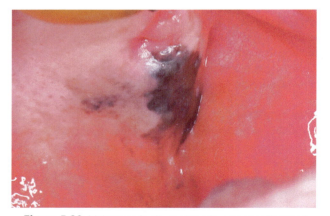
• **Figura 5-20** Melanoma *in situ* mostrando propagação lateral.

crescimento vertical. Um terceiro termo, proliferação melanocítica atípica, tem sido utilizado em relação às pigmentações orais que são microscopicamente difíceis de categorizar. Essa designação indica a presença de quantidades incomuns de melanócitos com morfologia anormal na interface epitélio-tecido conjuntivo. As mudanças não são graves o suficiente para justificar o diagnóstico de melanoma. As lesões diagnosticadas como proliferação melanocítica atípica devem ser consideradas como lesões de alto risco, devendo ser acompanhadas cuidadosamente e rebiopsiadas se houver indicação clínica ou ser acompanhadas por tempo indeterminado.

Os melanomas da mucosa oral são muito menos comuns do que a sua contraparte cutânea (Quadro 5-6). Dos melanomas da mucosa que ocorrem na cabeça e no pescoço, o melanoma oral é responsável por aproximadamente 40% deles. Essas lesões são encontradas em adultos; as crianças raramente são afetadas. Os melanomas orais tendem a ocorrer com mais frequência em uma população mais jovem do que na sua contraparte sinonasal, com a maioria dos casos surgindo em pessoas com menos de 40 anos. Eles têm uma forte predileção pelo palato e pela gengiva, nos

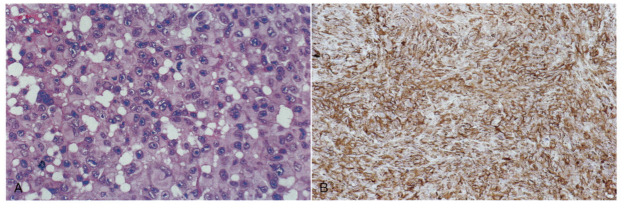

• **Figura 5-23** **A,** Melanoma amelanótico. **B,** Marcação imuno-histoquímica positiva (*castanho*) para HMB-45 auxiliando na confirmação da origem melanocítica.

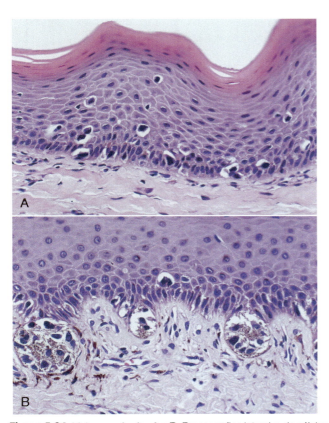

• **Figura 5-24** Melanoma *in situ*. **A** e **B**, Propagações lateral e de células malignas. Pequenos ninhos juncionais de tumor são evidentes em **B**.

• **QUADRO 5-6** **Melanoma Oral**

Palato e gengiva são locais de alto risco.
Lesão inicial — mácula pigmentada
Lesão avançada (ABCS) — *a*ssimetria, *b*ordas irregulares, *c*or variável, lesões-*s*atélites
Nenhum fator de risco conhecido

Subtipos Biológicos

Melanoma *in situ*
    Fase juncional pré-invasiva prolongada
    Prognóstico ruim devido a diagnóstico tardio e subtratamento
Melanoma invasivo
    Invasão do tecido conjuntivo sem fase juncional
    Prognóstico ruim

---

quais mais de 70% dos casos são encontrados. O tempo médio para chegar a um diagnóstico é de 9 meses, em parte porque um terço dos melanomas orais é amelanótico por natureza. Os padrões de pigmentação que sugerem melanoma são diferentes misturas de cores (como castanho, preto, azul e vermelho), assimetria, heterogeneidade da superfície e margens irregulares.

Etiologia

Não surpreendentemente, há evidência imuno-histoquímica de que os melanomas das mucosas apresentam expressão anormal de moléculas de adesão, um fenótipo que pode contribuir para o processo de invasão. Além disso, a superexpressão de proteínas do ciclo celular p21 e ciclina D1 pode estar envolvida no desenvolvimento do melanoma.

Análises moleculares recentes têm proporcionado novas perspectivas na etiologia, patogenia e classificação das diferentes formas de melanoma. Nas síndromes de melanoma familiares, as mutações germinativas estão bem definidas em três produtos de genes altamente penetrantes: p16, p14^{ARF} e quinase dependente de ciclina 4 (CDK4). Variações no gene do receptor de melanocortina 1 (MC1R), um gene de baixa penetração, aumentam também o risco de melanoma e atuam como modificadores genéticos quando interagem com o gene mutante p16. Nos melanomas esporádicos que ocorrem na pele sem danos induzidos pelo sol e ocasionalmente nas lesões orais, tem sido identificadas mutações no oncogene BRAF ou N-RAS. Em contraste, nos melanomas que ocorrem na pele exposta ao sol geralmente não se encontram mutações destes genes. Melanomas com BRAF selvagem ou N-RAS têm frequentemente aumento no número de cópias de genes para CDK4 e ciclina D1 (CCND1), que são componentes que se encontram abaixo da via de sinalização RAS-BRAF. Com a análise comparativa de hibridização genômica, foi demonstrado que, apesar da existência de algumas características histológicas que se sobrepõem, os melanomas da mucosa são geneticamente distintos dos melanomas que ocorrem em superfícies não expostas ao sol, tais como o melanoma acral lentiginoso.

Imuno-histoquímica

O melanoma, especialmente quando amelanótico, pode histologicamente imitar outras neoplasias malignas e é muitas vezes incluído no diagnóstico diferencial histopatológico de neoplasias pouco diferenciadas. Três anticorpos confiáveis que reagem com as proteínas expressas pelo melanoma são HMB45, melan-A (MART-1) e a antiproteína S-100. Essas reações não envolvem antígenos diretamente relacionados com a formação da melanina, fazendo com que a análise imuno-histoquímica seja efetiva em distinguir melanomas pobres de pigmento de outros tumores com aspecto microscópico similar. As marcações com estes anticorpos podem ser úteis na localização de células tumorais ocultas em tecidos, auxiliando na avaliação da profundidade da invasão e na detecção de metástases.

A proteína HMB45 reage com um antígeno intracelular em um número variável de células em cerca de 90% dos melanomas. Embora altamente específico para o melanoma, alguns nevos podem ser reativos. Os melanócitos normais são tipicamente não reativos. Alguns tumores não melanomas (linfoma, adenocarcinoma, angiomiolipoma) também têm se mostrado reativos ao HMB45.

Um anticorpo para a proteína transmembrana em células do melanoma reconhecido por células T (melan-A/MART-1) tem sido útil no diagnóstico do melanoma. O antígeno (proteína) é preservado em tecidos fixados em formol, por essa razão pode ser utilizado quando as marcações com S-100 e HMB45 são equivocadas, ou ao em vez do HMB45.

Diagnóstico Diferencial

Intraoralmente, nevo melanocítico, tatuagem por amálgama, pigmentação fisiológica, mácula melanótica e sarcoma de Kaposi devem ser incluídos no diagnóstico diferencial. O histórico, a simetria e a uniformidade da pigmentação são de valor significativo na diferenciação destas lesões. Uma biópsia deve ser feita em qualquer área de pigmentação duvidosa, pois os melanomas podem inicialmente ter uma aparência clínica relativamente inócua.

Tratamento e Prognóstico

A cirurgia continua sendo o principal tratamento para melanomas. A quimioterapia é frequentemente usada, e inibidores de quinase específicos (p. ex., inibidores BRAF) e a imunoterapia são cada vez mais utilizados como adjuntos do tratamento. A radioterapia não foi totalmente explorada como método de tratamento primário, mas pode ter um papel de suporte no manejo da doença. As falhas no tratamento de melanomas de mucosa são mais comumente ligadas a uma excisão incompleta, resultando na recorrência local e em metástases à distância. Nos linfonodos regionais, as metástases são muitas vezes detectadas por uma biópsia do linfonodo sentinela; este achado afeta a escolha e a extensão do tratamento. A necessidade de uma ampla excisão cirúrgica dos melanomas *in situ* com um padrão de crescimento radial resulta da aparência microscópica deste fenômeno.

O prognóstico baseia-se no subtipo histológico e na profundidade da invasão tumoral. Esta última característica é um indicador bem estabelecido do prognóstico das lesões cutâneas e este tem sido aplicado aos melanomas orais. No momento da biópsia, as lesões orais têm sido encontradas como sendo de espessura consideravelmente maior (e, por conseguinte, são mais avançadas) do que as lesões cutâneas. Após 5 anos, a taxa de sobrevivência dos pacientes com melanoma cutâneo é de cerca de 65%, ao passo que a taxa de sobrevivência dos pacientes com lesões orais é de cerca de 20%. Infelizmente, a taxa de sobrevivência dos pacientes com lesões orais continua a declinar após o período tradicional de 5 anos. O prognóstico ruim das lesões orais em comparação com as lesões cutâneas pode, portanto, estar relacionado, em parte, ao reconhecimento tardio das lesões orais; isso levou a uma invasão tumoral além de 4 mm na maioria dos casos de melanoma orais no momento do diagnóstico, com relevância direta no prognóstico. Outro fator é, provavelmente, a área de tratamento mais difícil e escondida da cavidade oral, o que frequentemente exclui a capacidade de atingir amplas margens. As lesões orais podem ser biologicamente mais agressivas do que as lesões de pele; tal fato se baseia na constatação de que existem perfis genômicos distintos em comparação com os melanomas cutâneos. Até que mais lesões sejam subclassificadas e medidas quanto à profundidade de invasão, estas questões ficarão sem respostas.

Lesões Não Melanocíticas

Tatuagem por Amálgama (Argirose Focal)

Etiologia

A tatuagem por amálgama, ou argirose focal, é uma lesão iatrogênica que ocorre após o implante traumático de partículas de amálgama no tecido mole ou pela transferência passiva por fricção crônica da mucosa contra uma restauração de amálgama. Isso geralmente acontece após uma extração dentária, uma preparação de dentes com restaurações antigas de amálgama para receber restaurações fundidas de ouro ou ainda um polimento de restaurações antigas (que produzem um aerossol de amálgama que fica impregnado nos tecidos). Tem sido sugerido que a formação de compostos solúveis de prata possa estar envolvida nos depósitos em tecido mole.

Características Clínicas

Essa é a pigmentação mais comum da mucosa oral (Figs. 5-25 a 5-27). Sua ocorrência é esperada nos tecidos moles adjacentes aos dentes restaurados com amálgama. Portanto, os locais mais afetados são gengiva, mucosa jugal, palato e língua. Em virtude de o amálgama ser relativamente bem tolerado pelos tecidos moles, os sinais clínicos de inflamação são raramente vistos. As

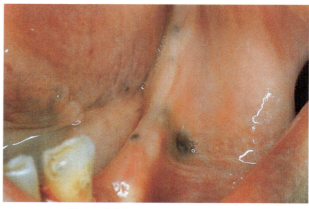

• **Figura 5-25** Tatuagem por amálgama.

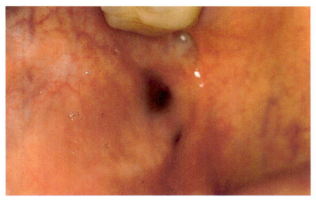

• **Figura 5-26** Tatuagem por amálgama em região posterior da mucosa jugal.

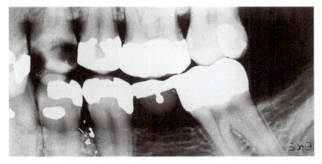

• **Figura 5-27** Tatuagem por amálgama na gengiva detectada na radiografia *bite-wing*.

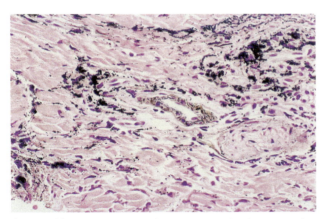

• **Figura 5-28** Tatuagem por amálgama mostrando pigmento ao longo das fibras colágenas e ao redor dos vasos.

lesões são maculares e acinzentadas e não mudam consideravelmente ao longo do tempo. Se as partículas de amálgama forem de tamanho suficiente, elas podem ser detectadas em radiografias dos tecidos moles.

Histopatologia

Microscopicamente, a prata do amálgama pigmenta as fibras elásticas e de colágeno, normalmente conferindo uma cor negra ou castanha dourada (Fig. 5-28). Poucos linfócitos e macrófagos são encontrados, exceto nos casos em que as partículas sejam relativamente grandes. Podem ser observadas células gigantes multinucleadas do tipo corpo estranho contendo partículas de amálgama.

Diagnóstico Diferencial

A importância da tatuagem por amálgama recai na sua similaridade clínica com as lesões produtoras de melanina. Quando localizada no palato ou na gengiva, o diagnóstico diferencial com os nevos e, mais importante, com o melanoma em fase inicial deve obrigatoriamente ser realizado porque estas são as áreas mais frequentes das últimas lesões mencionadas. As radiografias, o histórico e uma aparência cinzenta uniforme persistente podem contribuir para distinguir a tatuagem por amálgama do melanoma. Lesões duvidosas devem ser submetidas à biópsia.

Pigmentações Induzidas por Medicamentos

A pigmentação associada à tetraciclina pode ser encontrada após o tratamento da acne com o uso prolongado de altas doses de minociclina (Fig. 5-29). Uma pigmentação cutânea difusa pode ser vista nas áreas expostas ao sol, aparentemente em consequência do aumento da produção de melanina; ou podem ser observados depósitos de pigmento focais nas pernas e na região periorbital da pele, aparentemente como resultado de complexos de medicamentos em melanócitos. A pigmentação na gengiva e no palato é devida ao aumento da quantidade de melanina e a prováveis depósitos de medicamento (ou fármaco ligado à melanina) nos ossos e nas raízes dos dentes.

Outros agentes exógenos que podem produzir pigmentação dos tecidos orais (Quadro 5-7) são as aminoquinolinas (p. ex., cloroquina), ciclofosfamida, amiodarona, zidovudina (azidotimidina [AZT]), quinacrina, clofazimina e os compostos contendo

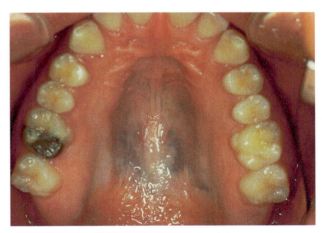

• **Figura 5-29** Pigmentação por minociclina no palato.

• **QUADRO 5-7** Medicamentos com Potencial para Produzir Pigmentações Orais

Amiodarona
Aminoquinolinas
Clofazimina
Ciclofosfamida
Compostos contendo metais pesados
Quinacrina
Minociclina
Premarin
Zidovudina

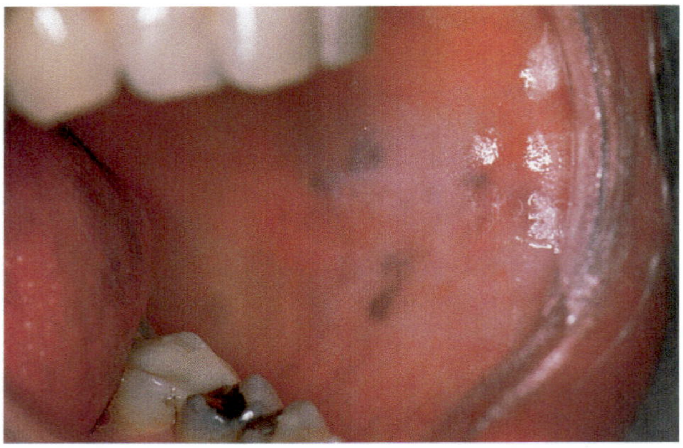

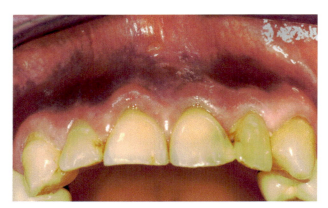

• **Figura 5-30** Pigmentação induzida por ciclofosfamida em mucosa jugal.

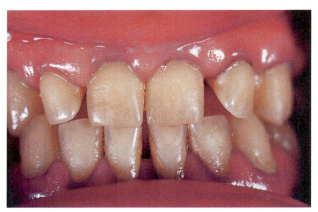

• **Figura 5-32** Pigmentação por chumbo em margem gengival.

• **Figura 5-31** Pigmentação em mucosa relacionada com clofazimina.

metais pesados (Figs. 5-30 e 5-31). Pigmentações orais também têm sido descritas em pacientes sob tratamento de reposição hormonal (estrógenos conjugados [Premarin]). A azidotimidina (AZT), que é utilizada no tratamento da síndrome da imunodeficiência adquirida (AIDS), pode causar pigmentação nas unhas em adição à pigmentação da mucosa.

Pigmentações por Metais Pesados

Etiologia

Alguns metais pesados (arsênico, bismuto, platina, chumbo e mercúrio) podem ser responsáveis pela pigmentação oral. Este fenômeno ocorre predominantemente após exposição ocupacional aos vapores destes metais. No passado, os compostos de arsênico e de bismuto eram utilizados para tratar doenças como sífilis, líquen plano, infecções parasitárias e outras dermatoses, o que fazia com que a deposição de metal pesado oral ocorresse de outra maneira. A cisplatina, o sal presente nos metais pesados, possui uma atividade antineoplásica que é usada para o tratamento de algumas malignidades. O efeito colateral conhecido como linha gengival de platina tem sido descrito dentro desse contexto.

Características Clínicas

Esses metais pesados podem ser depositados tanto na pele como na mucosa oral (especialmente na gengiva). A cor característica varia do cinza ao negro, e a distribuição é linear quando encontrada ao longo da margem gengival (Fig. 5-32). A coloração das gengivas pelo bismuto e pelo chumbo é conhecida como linha bismútica e linha plúmbica, respectivamente. Essas colorações são proporcionais à intensidade da inflamação gengival e parecem ser resultado da reação do metal pesado com o sulfeto de hidrogênio produzido em áreas inflamadas.

Importância

Os depósitos metálicos na mucosa oral, por si só, são relativamente insignificantes. A causa subjacente deve ser pesquisada por causa dos efeitos prejudiciais da toxicidade sistêmica. Hoje é reconhecido que a exposição crônica ao vapor de mercúrio é um risco ocupacional significativo para a equipe odontológica se o amálgama dental for manuseado sem cuidado e sem as devidas precauções. Para os pacientes, porém, aparentemente não há nenhum risco por causa dos períodos de exposição relativamente curtos a que ficam submetidos durante as consultas de rotina. A toxicidade oriunda das próprias restaurações é aparentemente desprezível. Se, no consultório odontológico, o ar atmosférico apresentar níveis elevados de vapor de mercúrio, a equipe odontológica pode apresentar níveis elevados de mercúrio no corpo, que podem ser comprovados no cabelo, nas unhas, na saliva e na urina. A intoxicação crônica por mercúrio pode causar tremores, perda de apetite, náusea, depressão, dor de cabeça, fadiga, fraqueza e insônia. O riscos de contaminação por mercúrio podem ser eliminados no consultório odontológico se forem observadas algumas precauções. As recomendações mais comuns incluem (1) o armazenamento de mercúrio em recipientes fechados; (2) a cobertura de respingos de pó de mercúrio com enxofre para evitar vaporização; (3) o uso de pisos rígidos em vez de carpetes; (4) trabalhar em locais bem ventilados, com troca frequente de filtros de ar; (5) a conservação dos resíduos de amálgama sob a água em recipiente fechado; (6) a utilização de cápsulas de amalgamação bem fechadas; e (7) a utilização de pulverização de água e sucção ao cortar o amálgama com brocas.

Bibliografia

Ayoub N, Barete S, Bouaziz JD et al: Additional conjunctival and penile pigmentation in Laugier-Hunziker syndrome: a report of two cases, *Int J Dermatol* 43:571-574, 2004.

Barker B, Carpenter WM, Daniels TE et al: Oral mucosal melanomas: the WESTOP Banff workshop proceedings, *Oral Surg Oral Med Oral Pathol Oral Radiol Endod* 83:672-679, 1997.

Batsakis JG, Suarez P, El-Naggar A: Mucosal melanomas of the head and neck, *Ann Otol Rhinol Laryngol* 107:626-629, 1998.

Bologna SB, Nico MM, Hsieh R et al: Adhesion molecules in primary oral mucosal melanoma: study of claudins, integrins, and immunoglobulins in a series of 35 cases, *Am J Dermatopathol* 35:541-554, 2013.

Bradley PJ: Primary malignant mucosal melanoma of the head and neck, *Curr Opin Otolaryngol Head Neck Surg* 14:100-104, 2006.

Benevenuto de Andrade BA, Leon JE, Carlos R et al: Immunohistochemical expression of p16, p21, p27 and cyclin D1 in oral nevi and melanoma, *Head Neck Pathol* 6:297-304, 2012.

Buchner A, Merrell PW, Carpenter WM: Relative frequency of solitary melanocytic lesions of the oral mucosa, *J Oral Pathol Med* 33:550-557, 2004.

Cohen Y, Goldenberg-Cohen N, Akrish S et al: BRAF and GNAQ mutations in melanocytic tumors of the oral cavity, *Oral Surg Oral Med Oral Pathol Oral Radiol* 114:778-784, 2012.

Curtin JA, Fridlyand J, Kageshita T et al: Distinct sets of genetic alterations in melanoma, *N Engl J Med* 17:2135-2147, 2005.

das Chagas E, Silva de Carvalho LF, Farina VH, Cabral LA et al: Immunohistochemical features of multifocal melanoacanthoma in the hard palate: a case report, *BMC Res Notes* 28:6-30, 2013.

Fitzpatrick J: New histopathologic findings in drug eruptions, *Dermatol Clin* 10:19-36, 1992.

Gerbig AW, Hunziker T: Idiopathic lenticular mucocutaneous pigmentation or Laugier-Hunziker syndrome with atypical features, *Arch Dermatol* 132:844-845, 1996.

Greenberg R, Berger T: Nail and mucocutaneous hyperpigmentation of azidothymidine therapy, *J Am Acad Dermatol* 22:327-330, 1990.

Gupta G, Williams RE, Mackie RM: The labial melanotic macule: a review of 9 cases, *Br J Dermatol* 136:772-775, 1997.

Hicks MJ, Flaitz CM: Oral mucosal melanoma: epidemiology and pathobiology, *Oral Oncol* 36:152-169, 2000.

Joska L, Venclikova Z, Podanna M et al: The mechanism of gingival metallic pigmentation formation, *Clin Oral Invest* 13:1-7, 2009.

LaPorta VN, Nikitakis NG, Sindler AJ et al: Minocycline-associated intraoral soft tissue pigmentation: clinicopathologic correlations and review, *J Clin Periodontol* 32:119-122, 2005.

Lema B, Najarian DJ, Lee M et al: Numerous hyperpigmented macules of the oral mucosa, *J Am Acad Dermatol* 62:171-173, 2010.

Lerman MA, Karimbux N, Guze KA et al: Pigmentation of the hard palate, *Oral Surg Oral Med Oral Pathol Oral Radiol Endod* 107:8-12, 2009.

Marakoglu K, Gorsoy UK, Toker HC: Smoking status and smoke-related gingival melanin pigmentation in army recruits, *Mil Med* 172:100-113, 2007.

Marghoob AA, Koenig K, Bittencourt FV et al: Breslow thickness and Clark level in melanoma, *Cancer* 88:589-595, 2000.

Marocchio LS, Junior DSP, de Sousa SC et al: Multifocal diffuse oral melanoacanthoma: a case report, *J Oral Sci* 51:463-466, 2009.

McLean N, Tighiouart M, Muller S: Primary mucosal melanoma of the head and neck: comparison of clinical presentation and histopathologic features of oral and sinonasal melanoma, *Oral Oncol* 44:1039-1046, 2008.

Meleti M, Mooi WJ, Casparie MK et al: Melanocytic nevi of the oral mucosa: no evidence of increased risk of oral malignant melanoma: an analysis of 119 cases, *Oral Oncol* 43:976-981, 2007.

Meleti M, Vescovi P, Mooi WJ et al: Pigmented lesions of the oral mucosa and perioral tissues: a flow chart for the diagnosis and some recommendations for the management, *Oral Surg Oral Surg Oral Pathol Oral Radiol Endod* 105:606-616, 2008.

Mendenhall WM, Amdur RJ, Hinerman RW et al: Head and neck mucosal melanoma, *Am J Clin Oncol* 28:626-630, 2005.

Nunley KS, Gao F, Albers AC et al: Predictive value of café-au-lait macules at initial consultation in the diagnosis of neurofibromatosis type 1, *Arch Dermatol* 145:883-887, 2009.

Odell EW, Hodgson RP, Haskell R: Oral presentation of minocycline-induced black bone disease, *Oral Surg Oral Med Oral Pathol Oral Radiol Endod* 79:459-461, 1995.

Patrick RJ, Fenske NA, Messina JL: Primary mucosal melanoma, *J Am Acad Dermatol* 56:828-834, 2007.

Piperi EP, Sake RA, Tosios KI et al: Mandibular melanotic neuroectodermal tumor of infancy treated conservatively with enucleation, *J Craniofac Surg* 21:685-688, 2010.

Rees T: Oral effects of drug abuse, *Crit Rev Oral Biol Med* 3:163-184, 1992.

Rustgi AK: Hereditary gastrointestinal polyposis and nonpolyposis syndromes, *N Engl J Med* 331:1694-1702, 1994.

Sanchez AR, Rogers RS 3rd, Sheridan PJ: Tetracycline and other tetracycline-derivative staining of the teeth and oral cavity, *Int J Dermatol* 43:709-715, 2004.

Sarswathi TR, Kumar SN, Kavitha KM: Oral melanin pigmentation in smoked and smokeless tobacco users in India: clinicopathologic study, *Indian J Dent Res* 14:1010-1106, 2003.

Shah KN: The diagnostic and clinical significance of café-au-lait macules, *Pediatr Clin North Am* 57:1131-1153, 2010.

Siegel R, DeSantis C, Virgo K et al: Cancer treatment and survivorship statistics, 2012, *CA Cancer J Clin* 62:220-241, 2012.

Slootweg P: Heterologous tissue elements in melanotic neuroectodermal tumor of infancy, *J Oral Pathol Med* 21:90-92, 1992.

Tadini G, D'Orso M, Cusini M et al: Oral mucosa pigmentation: a new side effect of azidothymidine therapy in patients with acquired immunodeficiency syndrome, *Arch Dermatol* 127:267-268, 1991.

Tanaka N, Amagasa T, Iwaki H et al: Oral malignant melanoma in Japan, *Oral Surg Oral Med Oral Pathol* 78:81-90, 1994.

Tanaka N, Mimura M, Ogi K et al: Primary malignant melanoma of the oral cavity: assessment of outcome from the clinical records of 35 patients, *J Oral Maxillofac Surg* 33:761-765, 2004.

Tlholoe MM, Khammissa RA, Bouckaert M et al: Oral mucosal melanoma: some pathobiological considerations and an illustrative report of a case, *Head Neck Pathol* 9(1):127-134, 2015, Epub 2014 Feb 5.

Veraldi S, Cavicchini S, Benelli C et al: Laugier-Hunziker syndrome: a clinical, histopathologic, and ultrastructural study of four cases and review of the literature, *J Am Acad Dermatol* 25:632-636, 1991.

Weyers W, Euler M, Diaz-Cascajo C et al: Classification of cutaneous malignant melanoma, *Cancer* 86:288-299, 1999.

Zala L, Hunziker T, Braathen LR: Pigmentation following long-term bismuth therapy for pneumatosis cystoides intestinalis, *Dermatology* 187:288-289, 1993.

6
Lesões Papilares Verrucosas

RESUMO DO CAPÍTULO

Lesões Reativas/Infecciosas
- *Papiloma Escamoso/Verruga Oral*
- *Hiperplasia Papilar*
- *Condiloma Plano*
- *Condiloma Acuminado*
- *Hiperplasia Epitelial Focal*

Neoplasmas
- *Queratoacantoma*
- *Carcinoma Verrucoso*

Lesões Idiopáticas
- *Pioestomatite Vegetante*
- *Xantoma Verruciforme*

Lesões Reativas/Infecciosas

Papiloma Escamoso/Verruga Oral

Papiloma escamoso oral é um termo genérico utilizado para designar crescimentos papilares e verrucosos compostos de epitélio benigno e pequenas quantidades de tecido conjuntivo de sustentação. O papiloma escamoso oral (incluindo aqueles que acometem o vermelhão do lábio) é a lesão papilar mais comum da mucosa oral e soma cerca de 2,5% de todas as lesões orais. Semelhante à verruga vulgar (verrugas) na pele, muitos papilomas escamosos orais têm demonstrado associação com o papilomavírus humano (HPV). O tipo de HPV varia, sendo que alguns casos apresentam o mesmo subtipo de verrugas cutâneas e outros, diferentes cepas de HPV. Ainda existem dúvidas se os papilomas orais são de origem viral ou não. Tem sido demonstrado que a classe de HPVs é muito grande (mais de 100 subtipos) e que, individualmente, esses vírus estão associados a muitas doenças proliferativas do epitélio escamoso. Por exemplo, os subtipos HPV 2, 4, 7 e 22 foram detectados em verrugas cutâneas; já as verrugas planas da pele têm sido associadas aos subtipos HPV 3, 8 e 10. O HPV 11 foi encontrado nos papilomas do trato sinonasal e da cavidade oral. Os subtipos HPV 16 e 18 têm sido relacionados com alterações neoplásicas do epitélio escamoso cervical e com o carcinoma de células escamosas da orofaringe (Tabela 6-1).

Etiologia

O HPV, o suposto agente etiológico dos papilomas do trato aerodigestivo superior, é um membro do grupo dos papovavírus. É um vírus de DNA que contém uma única molécula de DNA de cadeia dupla compreendendo aproximadamente 8 mil pares de bases nucleotídicas. Os próprios vírus são partículas icosaédricas não envelopadas com 45 a 55 nm de diâmetro e com 72 capsômeros em um arranjo enviesado. Várias espécies são antigenicamente distintas, porém compartilham alguns determinantes antigênicos comuns. O HPV infecta especificamente as células epiteliais basais e somente estabelece uma infecção ativa no epitélio escamoso estratificado da pele e da mucosa. A replicação do HPV ocorre dentro do núcleo da célula epitelial com o genoma viral expresso em ambas as fases, inicial e tardia. Nas proliferações epiteliais benignas associadas ao HPV, o vírus é epissomal; nos casos de câncer associado ao HPV, o vírus é integrado ao DNA das células hospedeiras.

Características Clínicas

Os papilomas escamosos orais podem ser encontrados no vermelhão dos lábios e em qualquer lugar da mucosa intraoral. O palato duro, o palato mole e a úvula (Quadro 6-1; Figs. 6-1 a 6-3) são as regiões de cerca de um terço de todas as lesões. Os papilomas geralmente medem menos de 1 cm em seu maior diâmetro e se apresentam clinicamente como alterações exofíticas com superfície granular ou semelhante à couve-flor e de coloração rósea para o branco. As lesões únicas são as mais comuns, ainda que possam ser observadas lesões múltiplas.

No contexto da infecção pelo vírus da imunodeficiência humana (HIV), as verrugas orais são comuns, particularmente em pacientes submetidos a tratamento antirretroviral altamente ativo (HAART). As lesões tendem a ser múltiplas, variando de placas com superfície plana até massas exofíticas verruciformes ou em forma de couve-flor.

Histopatologia

Os papilomas escamosos orais constituem um crescimento exagerado do epitélio escamoso benigno (Figs. 6-4 a 6-6). As lesões são exofíticas e compostas por projeções epiteliais semelhantes a dedo sustentadas por um estroma de tecido conjuntivo bem vascularizado. A arquitetura histológica pode mimetizar o padrão da verruga cutânea. A camada superior das células epiteliais apresenta núcleos picnóticos (condensados) e crenados (semelhantes a

TABELA 6-1	Lesões Causadas por Subtipo do Papilomavírus Humano
Lesão	Subtipo do HPV
Papiloma oral/verruga	2, 6, 11, 57
Hiperplasia epitelial focal	13, 32
Verruga displásica (HIV)	16, 18, outros
Verruga vulgar, pele	2, 4, 40, outros
Verruga plana	3, 10
Condiloma acuminado	6, 11, outros
Papiloma laríngeo	11
Papiloma conjuntival	11
Papiloma do seio maxilar	57

HIV, Vírus da imunodeficiência humana; *HPV*, papilomavírus humano.

• **QUADRO 6-1** **PAPILOMA**

Proliferação epitelial oral comum
A maioria causada pelo HPV
Subtipos não oncogênicos (HPV 2, 6, 11 e 57)
Verruga oral (verruga vulgar) – sinônimo para papiloma
Baixo nível de infectividade
Pouca importância
Lesões múltiplas/recorrentes em pacientes imunossuprimidos (p. ex., pacientes HIV-positivos, transplantados)

HIV, Vírus da imunodeficiência humana; *HPV*, papilomavírus humano.

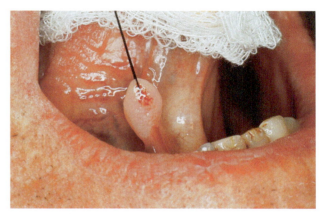

• **Figura 6-2** Papiloma no assoalho da boca.

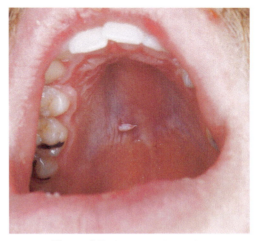

• **Figura 6-3** Verruga oral no palato.

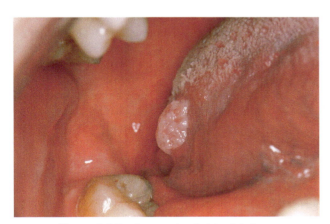

• **Figura 6-1** Papiloma na borda lateral da língua.

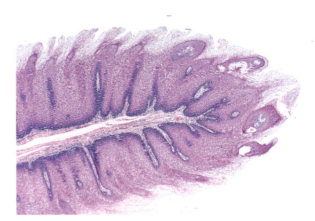

• **Figura 6-4** Papiloma.

uma uva-passa), muitas vezes rodeados por uma zona edemaciada ou clara, formando a chamada célula "coilocítica". No colo uterino, essa aparência citológica representa a infecção pelo HPV que, por extensão, geralmente se considera presente na cavidade oral.

Verrugas Orais Displásicas

Um pequeno subgrupo de pacientes com infecção pelo HIV desenvolve verrugas orais que exibem alterações microscópicas displásicas (Quadro 6-2; Fig. 6-7). O grau de displasia varia de leve a grave. Tanto o desfecho quanto o curso natural dessas verrugas displásicas são desconhecidos, embora a ocorrência de um carcinoma invasivo seja improvável. Uma ampla variedade de subtipos de HPV, entre os quais o 16 e o 18, pode ser encontrada nestas lesões, ainda que alguns fatores necessários para a invasão estromal, tais como as metaloproteinases, não estejam presentes.

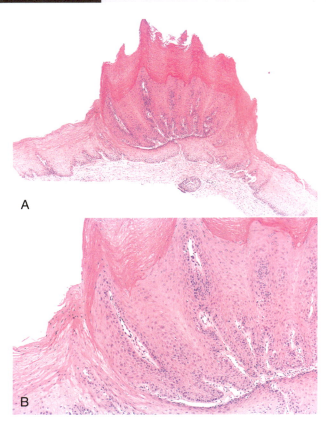

• **Figura 6-5** A e B, Verruga oral.

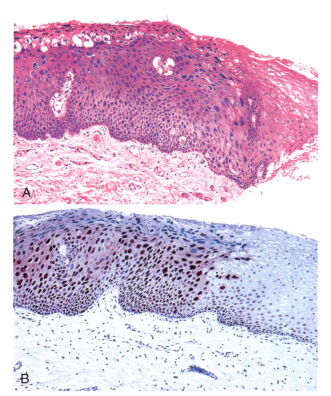

• **Figura 6-7** Verruga oral displásica. **A**, Observe o epitélio normal à direita. **B**, Técnica de imuno-histoquímica para marcador de proliferação (antígeno nuclear de proliferação celular [PCNA]) mostrando marcação nuclear positiva (*vermelho*) na maior parte dos queratinócitos.

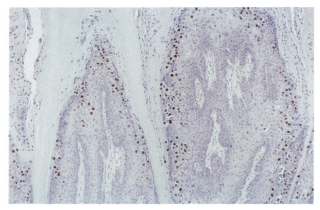

• **Figura 6-6** Verruga oral. Marcação imuno-histoquímica para papilomavírus humano em uma verruga oral. São observadas marcações nucleares positivas de coloração marrom nos queratinócitos da camada superior.

QUADRO 6-2   Verrugas Orais Displásicas

Somente pacientes HIV-positivos
Vários subtipos de HPV, entre os quais o 16 e o 18
Somente mucosa oral
Histopatologia — variando de displasia a carcinoma *in situ*
Potencial metastático/invasivo desconhecido

HIV, Vírus da imunodeficiência humana; *HPV*, papilomavírus humano.

Diagnóstico Diferencial

O diagnóstico diferencial do papiloma escamoso oral, quando solitário, inclui o xantoma verruciforme, a hiperplasia papilar e o condiloma acuminado. O xantoma verruciforme pode ser semelhante ao papiloma escamoso, embora esta lesão apresente predileção acentuada pela gengiva e pelo rebordo alveolar e contenha células xantomatosas (macrófagos com citoplasma de aspecto espumoso, os chamados macrófagos espumosos) nas papilas do tecido conjuntivo. A hiperplasia papilar inflamatória ocorre geralmente no palato duro embaixo de uma prótese mal adaptada e não está associada a um possível processo infeccioso viral. O condiloma acuminado (verruga anogenital) seria maior do que o papiloma, com uma base mais ampla, e pode apresentar uma coloração do rosa ao vermelho como resultado de uma menor queratinização.

Tratamento e Prognóstico

Embora muitos papilomas escamosos orais pareçam ser induzidos por vírus, o potencial de infecção do HPV é baixa. Nas lesões orais, a via de transmissão do vírus é desconhecida, embora o contato direto com uma área de trauma local favoreça a transmissão.

O tratamento de escolha é a remoção por excisão cirúrgica. A ablação a *laser* também é eficaz, mas não oferece a possibilidade de realização do exame microscópico da lesão para confirmar o diagnóstico. A recorrência é incomum, com exceção das lesões em pacientes infectados pelo HIV.

Hiperplasia Papilar

Etiologia

A hiperplasia papilar (papilomatose palatina, hiperplasia papilífera) aparece quase exclusivamente no palato duro e quase sempre em associação a uma prótese removível. A causa exata da hiperplasia papilar não é bem conhecida, embora pareça estar associada a próteses mal adaptadas que criam um espaço potencial entre a base da prótese e o tecido, predispondo ou potencializando o crescimento da *Candida albicans*. A hiperplasia tissular tem sido relacionada com a presença do fungo em locais de trauma crônico de baixa intensidade. Apesar do nome, a hiperplasia papilar não está associada à infecção pelo HPV.

Características Clínicas

A área da mucosa do palato que é mais comumente envolvida é a abóbada palatina (Fig. 6-8). O rebordo alveolar e o palato mole são afetados com menos frequência. A apresentação clínica é caracterizada por várias projeções papilares eritematosas e edemaciadas que estão fortemente agregadas, geralmente produzindo uma aparência verrucosa, granular ou pedregosa. As projeções podem ser delgadas e vilosas, embora na maioria dos casos cada projeção tenda a ser arredondada e romba com espaços estreitos de ambos os lados. A ulceração é rara, porém o eritema intenso pode, às vezes, produzir uma aparência de erosão. Ocasionalmente, também podem ser notadas telangiectasias focais.

Histopatologia

Em um corte transversal, a hiperplasia papilar apresenta-se como numerosas pequenas folhas exofíticas ou projeções papilares cobertas por epitélio escamoso estratificado paraqueratinizado intacto (Fig. 6-9). O epitélio é sustentado por um estroma hiperplásico bem vascularizado. Ele se apresenta hiperplásico e, muitas vezes, exibe características pseudoepiteliomatosas, ocasionalmente graves o suficiente para mimetizar o carcinoma de células escamosas. Não há evidência de displasia em associação à lesão e não existe um grande risco de transformação maligna.

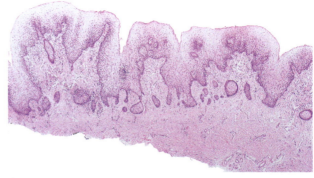

• **Figura 6-9** Hiperplasia papilar. Observe a hiperplasia pseudoepiteliomatosa.

Diagnóstico Diferencial

A gama de possibilidades para o diagnóstico diferencial da hiperplasia papilar do palato é limitada, pois raramente ela é confundida com outras patologias. A principal lesão a ser distinguida da hiperplasia papilar é a estomatite nicotínica envolvendo o palato duro; no entanto, a estomatite nicotínica não ocorre no palato duro de pessoas que usam prótese total superior. Além disso, a estomatite nicotínica tende a ser mais queratinizada e, geralmente, apresenta pequenos pontos vermelhos no centro de cada nódulo que constituem o orifício do ducto da glândula salivar menor subjacente. Raramente, na doença de Darier, a mucosa do palato pode demonstrar numerosas pápulas. Numerosos papilomas escamosos podem ocorrer no palato; entretanto, essas lesões tendem a ser mais queratinizadas e com projecções mais delicadas. Na chamada forma maligna de acantose nigricans, as lesões orais são de natureza papilar e podem regredir em resposta ao tratamento da neoplasia maligna subjacente. Finalmente, na síndrome dos hamartomas múltiplos (síndrome de Cowden), a mucosa oral pode exibir numerosos nódulos papilares. Esses nódulos, compostos de proliferações fibroepiteliais benignas, pode conferir uma aparência pedregosa, geralmente na língua, mucosa jugal, e gengiva. Na maioria das vezes, os pacientes afetados têm outras características da síndrome, tais como pápulas hamartomatosas da pele, lesões mamárias benignas e malignas e malignidades da tireoide e dos rins.

Tratamento e Prognóstico

A remoção cirúrgica é indicada antes de se refazer a prótese do paciente. O método cirúrgico é uma questão de preferência do profissional e pode incluir curetagem, criocirurgia, eletrocirurgia, microabrasão ou remoção por *laser*.

A remoção da prótese ao dormir e a imersão num líquido desinfectante ou antifúngico, bem como a manutenção de uma boa higiene oral juntamente com um tratamento antifúngico tópico, podem reduzir significativamente a intensidade das lesões. Nos casos brandos, a utilização de agentes condicionadores dos tecidos moles e de reembasamentos com substituições frequentes do material pode produzir uma resolução suficiente para evitar a cirurgia. Um antifúngico tópico, associado ou não a um corticosteroide, pode ajudar a reduzir o tamanho e a intensidade das lesões, embora, quando usado sozinho, não tenha efeito completo de cura.

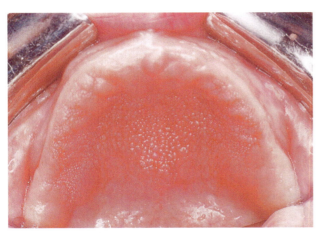

• **Figura 6-8** Hiperplasia papilar.

Condiloma Plano

O condiloma plano é uma das muitas e variadas expressões da sífilis secundária. Tal como acontece com todas as formas de sífilis, podem ser vistas lesões cutâneas, mucosas e sistêmicas que mimetizam outras condições ou doenças. A presença de lesões exofíticas às vezes friáveis, papilares a polipoides, é característica do condiloma plano na cavidade oral. O condiloma plano contém um grande número de microrganismos (*Treponema pallidum*), tornando-se, portanto, potencialmente infeccioso.

Normalmente, o condiloma plano aparece na pele, especialmente nas áreas perianal e genital. As lesões também podem ser observadas na cavidade oral e nos lábios, onde formam uma massa macia, vermelha, normalmente semelhante a cogumelo e, em geral, com uma superfície lisa e lobulada.

Microscopicamente, o epitélio mostra acantose significativa acompanhada de edemas intra e intercelular e exocitose neutrofílica. Na lâmina própria, um infiltrado inflamatório perivascular de plasmócitos é comum na ausência de uma vasculite verdadeira.

O paciente necessita de administração sistêmica de antibióticos para eliminar a bacteremia latente. Geralmente, as lesões orais regridem à medida que a doença sistêmica é controlada.

Condiloma Acuminado

O condiloma acuminado é uma verruga anogenital causada pelo HPV que também pode envolver a mucosa oral. A superfície epitelial escamosa úmida e quente é condição comum desses locais. Há uma maior incidência em pacientes infectados pelo HIV, indicando uma infecção oportunista.

Etiologia e Patogenia

O condiloma acuminado é um crescimento verrucoso ou papilar da pele ou mucosa. Mais de 90% dos casos são causados pelos subtipos de HPV não oncogênicos 6 e 11. O vírus é transmitido por meio do contato direto pele-pele ou contato pele-mucosa durante o sexo com um parceiro infectado.

Características Clínicas

A característica da formação do condiloma acuminado inicial é um numeroso grupo de nódulos rosados que crescem e, por fim, coalescem (Fig. 6-10). O resultado é um crescimento exofítico papilar de consistência mole e com uma base larga que pode ser queratinizado ou não queratinizado.

A doença torna-se evidente em 1 a 3 meses após a implantação do vírus. Às vezes, as lesões podem ser bastante extensas, mas geralmente são autolimitantes. É possível um risco de autoinoculação; portanto, há a necessidade da completa eliminação das lesões.

Histopatologia

As projeções papilares que se estendem a partir da base de cada lesão são cobertas por um epitélio escamoso estratificado que geralmente se apresenta paraqueratinizado mas que, às vezes, pode ser não queratinizado.

Normalmente, é encontrada coilocitose na camada superior do epitélio. A camada epitelial em si é hiperplásica e sem evidências de alterações displásicas. O estroma subjacente é bem vascularizado e pode conter traços de células inflamatórias crônicas.

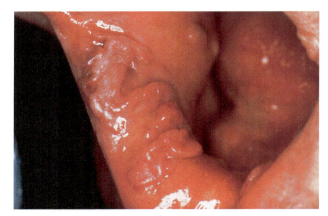

• **Figura 6-10** Condiloma acuminado.

Diagnóstico Diferencial

O condiloma acuminado pode, em alguns casos, assemelhar-se à hiperplasia epitelial focal (doença de Heck). Verrugas introrais múltiplas (verruga vulgar) podem ser consideradas e, de fato, constituem o mesmo tipo de infecção causada pelo HPV. Embora os condilomas acuminados tenham a tendência de apresentar mais paraqueratose e acantose do que a verruga vulgar, não existem características universalmente aceitas para distinguir essas duas lesões. Podem ser necessários estudos de hibridização de DNA para classificar essas lesões com precisão.

Tratamento e Prognóstico

Geralmente, o tratamento para essas lesões se dá por excisão cirúrgica, que pode ser por meio de criocirurgia, excisão por bisturi, eletrocauterização ou ablação por *laser*. Não há nenhum tratamento antiviral disponível. As recorrências são comuns e podem estar relacionadas com o tecido circundante de aparência normal, que pode estar abrigando o agente infeccioso.

Hiperplasia Epitelial Focal

A hiperplasia epitelial focal (doença de Heck) foi identificada como uma entidade distinta em 1965 por dois diferentes grupos. Os primeiros estudos descreveram lesões em nativos tanto nos Estados Unidos como no Brasil e nos esquimós da Groenlândia. Estudos mais recentes também identificaram lesões em outras populações e grupos étnicos de África do Sul, México e América Central, e a experiência clínica tem demonstrado uma ampla incidência étnica.

Etiologia e Patogenia

Como causa desta condição, têm sido propostos fatores que vão desde uma irritação local de baixa intensidade até deficiências vitamínicas. Muito antes de ser estabelecida uma evidência molecular de infecção por HPV, foi postulada a etiologia viral com base nos padrões de disseminação na Groenlândia. Atualmente, há evidências convincentes de que os subtipos HPV 13 e 32 têm sido consistentemente associados à hiperplasia epitelial focal. Inicialmente, foi sugerido que fatores genéticos estariam envolvidos, porém essa hipótese não foi confirmada.

Características Clínicas

A hiperplasia epitelial focal é caracterizada pela presença de várias massas nodulares de tecido mole distribuídas nas superfícies das mucosas, especialmente nas mucosas jugal e labial, na língua e na gengiva (Figs. 6-11 e 6-12). As lesões podem aparecer como pápulas isoladas ou aglomeradas, muitas vezes de cor semelhante à mucosa circunjacente. Quando encontradas em áreas de trauma oclusal, as lesões podem aparecer esbranquiçadas devido à queratinização. As lesões são assintomáticas e muitas vezes são descobertas acidentalmente. Inicialmente descrita em crianças, esta condição é agora conhecida por afetar pacientes de uma ampla faixa etária. Tem sido observada uma distribuição igual entre os sexos. Foi observada uma distribuição multifocal de lesões em indivíduos HIV-positivos que receberam HAART.

Histopatologia

A acantose e a paraqueratose são achados consistentes. Também são observadas cristas epiteliais proeminentes, rombas e fusionadas. Na camada espinhosa, muitas vezes são vistas células aumentadas, balonizantes, com padrões anormais de cromatina nuclear. Elementos mais superficiais demonstram alterações citoplasmáticas granulares e fragmentação nuclear. As células que se encontram imediatamente abaixo da superfície costumam mostrar núcleos picnóticos circundados por uma zona clara. Podem também ser identificados os chamados corpos mitosoides, que são queratinócitos em degeneração que simulam células em processo de mitose.

Ultraestruturalmente, podem ser notados arranjos cristalinos semelhantes a partículas de vírus. Essas partículas, que estão localizadas nas células espinhosas superficiais, medem aproximadamente 50 nm de diâmetro. Os vírus podem ser encontrados no interior do núcleo, assim como no citoplasma das células da camada espinhosa.

Diagnóstico Diferencial

O diagnóstico diferencial deve incluir a verruga vulgar e os papilomas escamosos múltiplos. As lesões na mucosa oral da síndrome de Cowden (hamartomas múltiplos) podem apresentar forma semelhante e devem ser descartadas. Além disso, as manifestações orais da doença de Crohn e da pioestomatite vegetante também devem ser consideradas.

Tratamento

Nenhum tratamento especial é indicado, principalmente no envolvimento disseminado. A remoção cirúrgica pode ser utilizada quando poucas lesões estão presentes; a ablação a *laser* também pode ser utilizada. O importante é que a regressão espontânea tem sido observada em muitos casos, talvez como uma expressão do reconhecimento viral e da imunidade mediada por células.

Neoplasmas

Queratoacantoma

Etiologia

O queratoacantoma é uma forma de carcinoma de células escamosas que involui na maioria dos casos. A persistência de uma lesão que aparenta ser um queratoacantoma deve ser o gatilho para uma reavaliação. O queratoacantoma ocorre principalmente em peles com exposição ao sol e, menos comumente, na junção mucocutânea, sendo raramente descrito nas membranas mucosas. Na pele, os queratoacantomas originam-se na unidade pilossebácea, o que explica a predominância da lesão nesse local. Foi sugerido que as glândulas sebáceas ectópicas podem ser o local de origem intraoral. Inclusões intranucleares semelhantes a vírus foram descritas em queratoacantomas, mas não há nenhuma evidência de que o poliomavírus das células de Merkel esteja envolvido. As tentativas de produzir experimentalmente essas lesões em animais pela inoculação do tecido tumoral têm sido infrutíferas. No entanto, um modelo de queratoacantoma de pele de coelho foi desenvolvido utilizando-se agentes carcinógenos tópicos. Entre 15 e 30% dos pacientes com melanoma tratados com inibidores de BRAF, tais como vemurafenib e dabrafenib, desenvolveram carcinomas de células escamosas cutâneos e queratoacantomas nas primeiras semanas de tratamento. Alguns estudos sugerem que os inibidores da ativação de BRAF acionam a proteína quinase ativada por mitógenos (MAPK) em pacientes com mutações no H-ras.

Características Clínicas

Os queratoacantomas podem ser solitários ou múltiplos (Fig. 6-13). Geralmente, a lesão começa como uma pequena

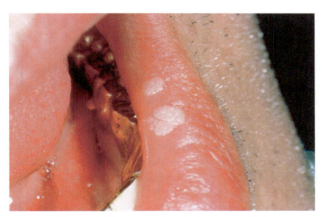

• **Figura 6-11** Hiperplasia epitelial focal do lábio.

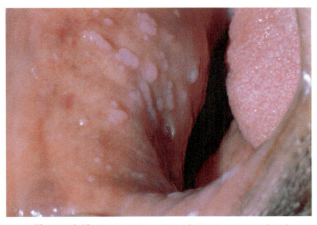

• **Figura 6-12** Hiperplasia epitelial focal da mucosa jugal.

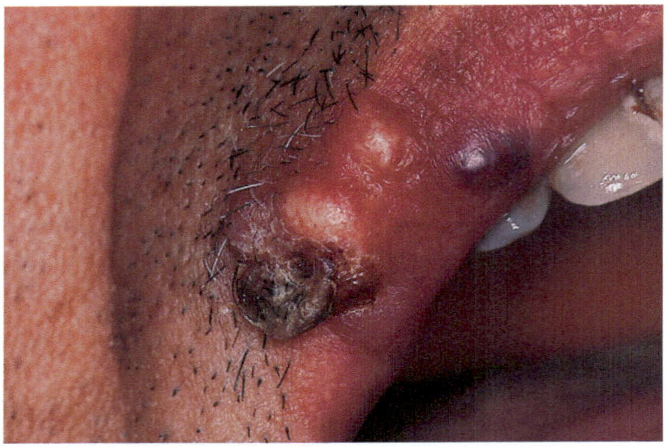

• **Figura 6-13** Queratoacantoma do lábio superior. (Reproduzido com permissão de Regezi JA, Sciubba JJ, Pogrel MA: *Atlas of Oral and Maxillofacial Pathology*. Philadelphia, 2000, WB Saunders, Figura 4-13.)

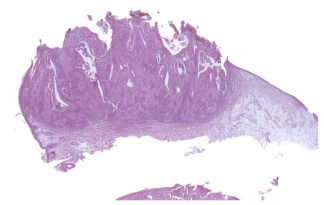

• **Figura 6-14** Queratoacantoma. Observe o contorno em forma de taça e a superfície verruciforme.

mácula vermelha que logo se torna uma pápula firme com escamas finas em seu ponto mais alto. Um rápido aumento de tamanho da pápula ocorre ao longo de 4 a 8 semanas, resultando finalmente em um nódulo hemisférico, firme, elevado e assintomático. Quando totalmente desenvolvido, o queratoacantoma contém um núcleo de queratina circundado por um colar concêntrico de pele ou mucosa elevada. Paralela à margem elevada, pode haver uma extremidade periférica de eritema na base da lesão. Os queratoacantomas múltiplos são uma característica da síndrome de Muir-Torre, uma condição de pele autossômica dominante de origem genética caracterizada por tumores cutâneos da glândula sebácea e doenças viscerais malignas.

Se a lesão não for removida, ocorrerá regressão espontânea. A massa central de queratina é esfoliada, tornando-se uma lesão em forma de taça que cura formando cicatrizes superficiais.

Histopatologia

O queratoacantoma é caracterizado por um tampão central de queratina com uma projeção ou suporte marginal de epitélio (Fig. 6-14). A hiperplasia pseudoepiteliomatosa acentuada apresenta-se evidente, juntamente com um infiltrado inflamatório misto intenso.

A semelhança histológica entre o queratoacantoma e o carcinoma de células escamosas bem diferenciado é de grande importância. Numerosos critérios histológicos, tais como o elevado grau de diferenciação, a formação de massas de queratina, a infiltração simétrica uniforme, as alterações epiteliais abruptas nas margens laterais e a eliminação transepidérmica de fibras elásticas danificadas pelo sol, têm sido utilizados para distinguir o queratoacantoma do carcinoma. As diferenças na atividade da telomerase e da expressão de COX-2 e p53, associadas ao número de cópias do gene myc e do EGFR, fornecem provas de que pelo menos alguns queratoacantomas e carcinomas de células escamosas podem ser distintos.

Diagnóstico Diferencial

Tanto de uma perspectiva clínica como microscópica, a principal entidade a ser diferenciada de um queratoacantoma solitário é o carcinoma de células escamosas. O carcinoma de células escamosas tem uma taxa de crescimento relativamente lenta, formato irregular e geralmente aparece numa fase mais tardia da vida. Nas lesões no lábio, outras condições que devem ser diferenciadas são o molusco contagioso, a queratose solar e a verruga vulgar. A maioria destas entidades, no entanto, pode ser facilmente excluída pela análise histológica do espécime.

Tratamento e Prognóstico

No mínimo, é necessário um acompanhamento cuidadoso em todos os casos devido à dificuldade no diagnóstico e na distinção do carcinoma de células escamosas. Qualquer lesão duvidosa deve ser tratada porque não há critério diagnóstico clínico ou histológico absolutamente confiável para diferenciar essas duas lesões. Além disso, durante a fase inicial da lesão, a previsão do seu tamanho final pode ser impossível.

O queratoacantoma solitário pode ser removido por excisão cirúrgica ou por curetagem completa da base; ambos os métodos são igualmente eficazes. Recentemente, foi sugerido o uso de metotrexato intralesional em situações clínicas específicas. A recorrência não é esperada. Nos casos em que nenhum tratamento é realizado, observa-se involução espontânea, frequentemente com formação de cicatriz.

Carcinoma Verrucoso

Etiologia

O carcinoma verrucoso da mucosa oral (Quadro 6-3) foi distinguido do carcinoma de células escamosas oral típico em 1948 por Lauren Ackerman, e está mais associado ao uso de tabaco em várias formas, especialmente o tabaco sem fumaça. Embora se tenha suspeitado de que o HPV oncogênico possa desempenhar um papel no desenvolvimento do carcinoma verrucoso, os estudos utilizando uma variedade de métodos moleculares não conseguiram estabelecer uma relação definitiva.

Características Clínicas

Este tipo de câncer é responsável por 5% de todos os carcinomas de células escamosas intraorais (Figs. 6-15 a 6-18). A mucosa jugal é a localização correspondente a mais da metade de todos os casos e a gengiva é a localização de quase um terço dos casos. A gengiva mandibular mostra um ligeiro predomínio sobre a

• **QUADRO 6-3** Carcinoma Verrucoso

Etiologia
Tabaco

Características Clínicas
Placa verrucosa de crescimento lento
  Localmente destrutivo; metástase rara
  Mucosa jugal > gengiva > língua > palato > outros

Microscopia
Carcinoma bem diferenciado
  Pouca ou nenhuma displasia

Tratamento
Excisão; prognóstico excelente

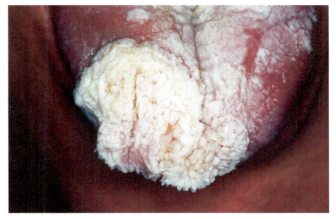
• **Figura 6-17** Carcinoma verrucoso da língua.

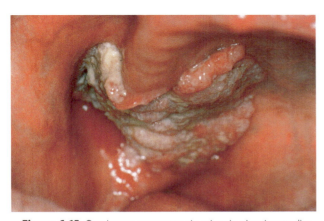
• **Figura 6-15** Carcinoma verrucoso do rebordo alveolar maxilar.

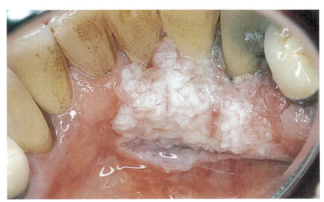
• **Figura 6-18** Carcinoma verrucoso da gengiva lingual. (Reproduzido com permissão de Regezi JA, Sciubba JJ, Pogrel MA: *Atlas of Oral and Maxillofacial Pathology*. Philadelphia, 2000, WB Saunders, Figura 4-16.)

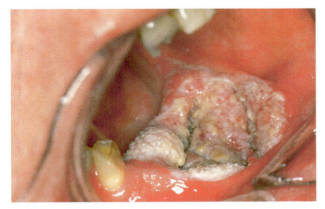
• **Figura 6-16** Carcinoma verrucoso do vestíbulo mandibular.

gengiva maxilar. Tem sido observada a distinta predominância do sexo masculino, e os indivíduos mais afetados são os com mais de 50 anos.

As lesões iniciais são relativamente superficiais, tendem a se apresentar clinicamente brancas e corrugadas e podem ser inicialmente interpretadas como hiperplasia verrucosa. Estas lesões podem surgir a partir de leucoplasias típicas, bem como da leucoplasia verrucosa proliferativa. Com o tempo, as bordas da lesão tornam-se irregulares e endurecidas. Com o desenvolvimento do carcinoma verrucoso, a lesão torna-se exofítica com uma superfície emaranhada entre esbranquiçada a cinzenta. Embora não seja muito infiltrativa, a lesão comprime os tecidos adjacentes. Quando se trata dos tecidos gengivais, apresenta-se fixada ao periósteo subjacente. Se não for tratada, ocorre a invasão gradual do periósteo e a destruição do osso.

Histopatologia

Em um pequeno aumento, vê-se que as projeções papilares da superfície são cobertas por um tecido epitelial acentuadamente acantótico e extremamente queratinizado. Massas epiteliais bulbosas bem diferenciadas estendem-se para a submucosa, com margens rombas que exercem compressão (Figs. 6-19 e 6-20). Adjacente às margens comprimidas do carcinoma, encontra-se um infiltrado linfocítico. Ocasionalmente, são observadas áreas focais de inflamação aguda circundando focos de queratina bem formada.

Um ilusório padrão microscópico benigno e a ausência de atipia celular significativa são importantes. O diagnóstico somente pode ser realizado com o fornecimento de um espécime oriundo de biópsia de tamanho suficiente para incluir a totalidade da

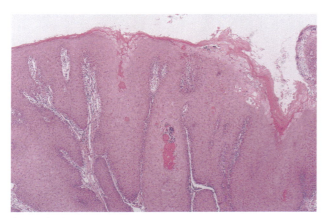

• **Figura 6-19** Carcinoma verrucoso mostrando cristas epiteliais largas "compressivas" e bem diferenciadas.

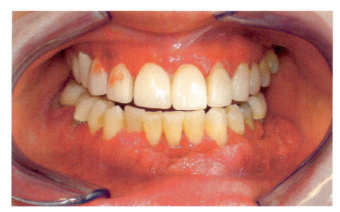

• **Figura 6-21** Carcinoma de células escamosas bem diferenciado papilar e exofítico no sulco vestibular em uma mulher de 54 anos.

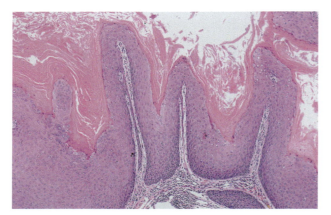

• **Figura 6-20** Carcinoma verrucoso mostrando epitélio bem diferenciado com contorno verruciforme.

• **QUADRO 6-4** Leucoplasia Verrucosa Proliferativa

Etiologia

Um subtipo da leucoplasia idiopática
    Associação não comprovada com os subtipos HPV 16 e 18
    O tabaco não é um forte fator etiológico, como na leucoplasia idiopática

Características Clínicas

As mulheres são mais frequentemente afetadas do que os homens
    Recorrente/persistente; tipicamente em vários lugares
    Progressão de uma simples queratose a lesões verruciformes bem diferenciadas
    Alto risco de transformação maligna para carcinoma verrucoso ou carcinoma de células escamosas

HPV, Papilomavírus humano.

---

espessura do componente epitelial, bem como o tecido conjuntivo de suporte.

O carcinoma de células escamosas papilar é uma neoplasia maligna rara da mucosa oral que tem alguma semelhança microscópica com o carcinoma verrucoso (Fig. 6-21). Exibe um contorno papilar e apresenta-se de moderado a bem diferenciado e pode surgir no cenário da leucoplasia verrucosa proliferativa (LVP) (Cap. 3).

Diagnóstico Diferencial

Nos casos de carcinomas verrucosos bem desenvolvidos, o diagnóstico clinicopatológico é relativamente simples. Entretanto, a não ser em situações óbvias, a leucoplasia pode ser uma consideração clínica. O carcinoma escamoso papilar também poderia ser incluído no diagnóstico diferencial, porém pode ser distinguido do carcinoma verrucoso pela sua natureza mais infiltrativa, por seu maior grau de atipia celular e pelo crescimento mais rápido. O carcinoma verrucoso pode desenvolver-se a partir de uma leucoplasia preexistente (e geralmente múltipla), constituindo parte do espectro da LVP (Quadro 6-4; Figs. 6-22 a 6-27) (Cap. 3).

Tratamento e Prognóstico

Os métodos cirúrgicos são geralmente utilizados como a principal forma de tratamento na grande maioria dos casos de carcinoma verrucoso. Isso ocorre principalmente em razão dos relatos iniciais de desdiferenciação observados após a radioterapia em carcinomas verrucosos. A literatura, no entanto, atualmente sugere que a transformação para carcinoma de células escamosas após radioterapia ocorre muito menos frequentemente do que foi relatado anteriormente. A radioterapia inicial agressiva, ou em combinação com a cirurgia, pode ser um método de tratamento alternativo viável.

O carcinoma verrucoso raramente causa metástases, embora seja localmente destrutivo. Nos casos avançados em que a maxila ou a mandíbula exibem destruição significativa, pode ser necessária a ressecção.

O prognóstico do carcinoma verrucoso é excelente, principalmente devido ao elevado grau de diferenciação e à raridade das metástases. A recorrência local, no entanto, continua a ser uma possibilidade caso seja realizado um tratamento inadequado.

Lesões Idiopáticas

Pioestomatite Vegetante

Originalmente descrita em 1949, a pioestomatite vegetante é uma forma benigna, crônica e pustulosa da doença mucocutânea encontrada com mais frequência em associação à doença inflamatória

CAPÍTULO 6   Lesões Papilares Verrucosas   157

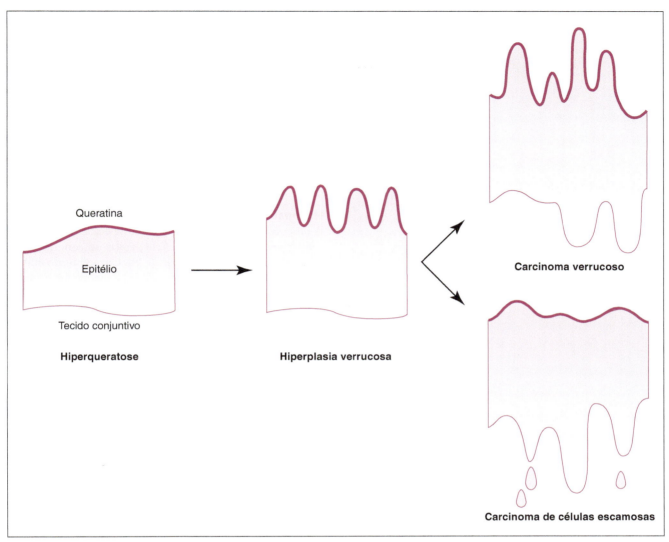

• **Figura 6-22** Leucoplasia verrucosa proliferativa.

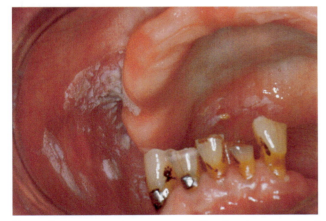

• **Figura 6-23** Leucoplasia verrucosa proliferativa da mucosa jugal e do palato mole.

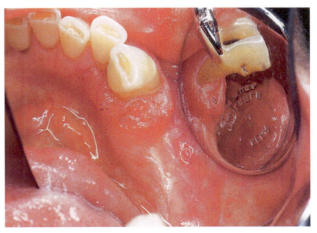

• **Figura 6-24** Leucoplasia verrucosa proliferativa da gengiva.

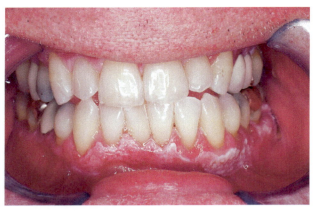

• **Figura 6-25** Leucoplasia verrucosa proliferativa da gengiva. (Cortesia de Dr. Sol Silverman, Jr.)

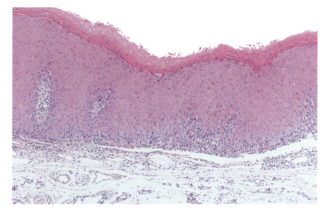

• **Figura 6-26** Hiperqueratose em fase inicial da leucoplasia verrucosa proliferativa.

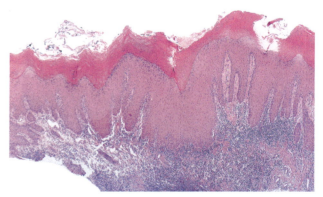

• **Figura 6-27** Carcinoma verrucoso proveniente de uma leucoplasia verrucosa proliferativa persistente.

intestinal. Em dois dos três pacientes primeiramente examinados apresentando doença oral, as lesões eram confinadas apenas à mucosa oral. A causa da pioestomatite vegetante é desconhecida, embora possa ser encontrada em associação à colite ulcerativa, à colite espástica, à diarreia crônica e à doença de Crohn. Mais de 25% dos casos não estão associados a distúrbios gastrintestinais.

Características Clínicas

No início da evolução da pioestomatite vegetante, a mucosa oral (especialmente a mucosa jugal) apresenta-se eritematosa, edemaciada, nodular e, ocasionalmente, fissurada (Fig. 6-28). Numerosas pústulas amarelas minúsculas, que variam de 2 a 3 mm de diâmetro, e pequenas projeções papilares vegetantes podem ser visualizadas por toda a superfície da mucosa friável. A mucosa oral envolvida pode incluir a gengiva, o palato mole e o palato duro, as mucosas labial e jugal, as superfícies ventral e lateral da língua e o assoalho da boca. Os homens são afetados quase duas vezes mais do que as mulheres, e a faixa etária encontra-se, geralmente, entre a terceira e a sexta décadas, com uma idade média de 34 anos. Os índices laboratoriais podem estar dentro dos limites normais, mas é notada na maioria dos pacientes eosinofilia periférica ou anemia.

Histopatologia

A mucosa oral apresenta hiperqueratose e acantose acentuada, muitas vezes com uma superfície papilar ou com uma hiperplasia pseudoepiteliomatosa (Fig. 6-29). Um acentuado infiltrado inflamatório composto de neutrófilos e eosinófilos é um achado constante. Podem ser vistos abscessos superficiais na lâmina própria, com extensão para as regiões parabasais do epitélio subjacente. Podem também ser observadas ulceração e necrose epitelial superficial.

Tratamento e Prognóstico

O tratamento desta entidade constitui-se no controle da doença intestinal associada. Na boca podem ser utilizados agentes

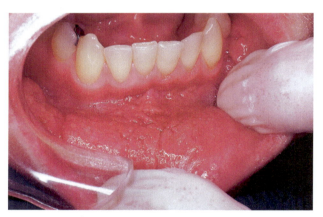

• **Figura 6-28** Pioestomatite vegetante.

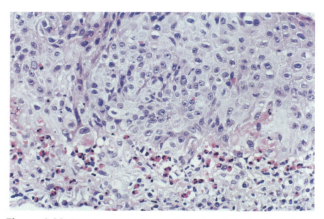

• **Figura 6-29** Pioestomatite vegetante mostrando infiltrado neutrofílico e eosinofílico na junção epitélio-tecido conjuntivo.

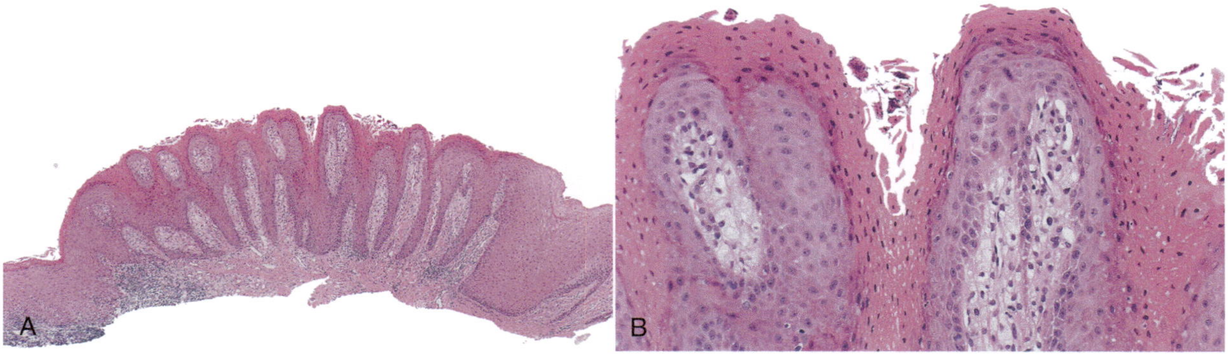

Figura 6-30 Xantoma verruciforme. **A** e **B**, Observe as células xantomatosas (macrófagos espumosos) na lâmina própria.

tópicos, tais como corticosteroides. Além disso, podem ser prescritos antibióticos, multivitamínicos e suplementos nutricionais; entretanto, todos estão associados a resultados variáveis. A remissão das lesões orais ocorre quando a doença intestinal subjacente é controlada com medicação.

Xantoma Verruciforme

O xantoma verruciforme é uma lesão benigna incomum da mucosa oral que, ocasionalmente, pode ser encontrada na pele, geralmente na genitália. A causa é desconhecida, embora mutações "missense" no éxon 6 do gene 3 beta-hidroxiesteroide desidrogenase (NSDHL) tenham sido relatadas no xantoma verruciforme solitário. Mutações nesse gene, confinadas dentro dos éxons 4 e 6, têm sido relatadas em várias síndromes dos xantomas verruciformes múltiplos.

Características Clínicas

Clinicamente, o xantoma verruciforme é bem circunscrito e com a superfície variando de granular a papilar (Fig. 6-30). O tamanho da lesão varia de 2 mm a mais de 2 cm. A superfície pode ser exofítica ou apresentar uma depressão, e ocasionalmente a lesão pode estar ulcerada. O grau de queratinização da superfície influencia na cor, que varia do branco ao vermelho.

A maioria dos casos observados foi relatada em brancos, sem predileção por gênero. A média de idade dos pacientes é de 45 anos, embora alguns casos tenham sido relatados na primeira e na segunda décadas de vida. Geralmente, as lesões são descobertas ao acaso.

Histopatologia

A arquitetura da lesão é plana ou levemente elevada, com uma superfície papilomatosa ou verrucosa composta por células epiteliais paraqueratinizadas (Fig. 6-30). Criptas uniformemente invaginadas alternam-se com extensões papilares. Cristas epiteliais alongadas estendem-se para a lâmina própria em profundidade uniforme. O componente epitelial permanece normal, sem evidências de displasia ou atipia.

São encontradas numerosas células espumosas ou xantomatosas na lâmina própria ou nas papilas do tecido conjuntivo. É uma característica das células espumosas apresentar um citoplasma de granular a flocoso que pode conter grânulos PAS (ácido periódico de Schiff)-positivos resistentes à diastase ou gotículas de gordura, ou ambos. Os marcadores imuno-histoquímicos de valor são CD68 e CD163, que identificam que as células espumosas são da linhagem monócito/macrófago.

Diagnóstico Diferencial

O diagnóstico diferencial para esta entidade incluiria o papiloma escamoso, o carcinoma escamoso papilar, o carcinoma verrucoso e condiloma acuminado.

Tratamento

O tratamento consiste na excisão conservadora. Não foram relatadas recorrências.

Bibliografia

Papiloma Escamoso / Verruga Vulgar Oral

Broich G, Saskai T: Electron microscopic demonstration of HPV in oral warts, *Microbiologica* 13:27-34, 1990.
Cameron JE, Hagensee ME: Oral HPV complications in HIV- infected patients, *Curr HIV/AIDS Rep* 5:126-131, 2008.
Dos Santos Pinheiro R, Franca TT, Ribeiro CM et al: Oral manifestations in human immunodeficiency virus infected children in highly active antiretroviral therapy era, *J Oral Pathol Med* 38:613-622, 2009.
Feller L, Khammissa RA, Wood NH et al: HPV-associated oral warts, *SADJ* 66(2):82-85, 2011.
Kellokoski J, Syrjanen S, Syrjanen K et al: Oral mucosal changes in women with genital HPV infection, *J Oral Pathol Med* 19:142-148, 1990.
Kumaraswamy KL, Vidhya M: Human papilloma virus and oral infections, *J Cancer Res Ther* 7(2):120-127, 2011.
Regezi JA, Greenspan D, Greenspan JS et al: HPV-associated epithelial atypia in oral warts in HIV patients, *J Cutan Pathol* 21:217-223, 1994.
Reznik DA: Oral manifestations of HIV disease, *Topics HIV Med* 13:143-148, 2005.
Zakrzewska JM, Atkin PA: Oral mucosal lesions in a UK HIV/AIDS oral medicine clinic: a nine-year, cross-sectional, prospective study, *Oral Health Prev Dent* 1:73-79, 2003.
Zeuss MS, Miller CS, White DK: In situ hybridization analysis of human papilloma virus DNA in oral mucosal lesions, *Oral Surg Oral Med Oral Pathol* 71:714-720, 1991.

Hiperplasia Papilar

Chang F, Syrjanen S, Kellokoski J et al: Human papillomavirus (HPV) infections and their associations with oral disease, *J Oral Pathol Med* 20:305-317, 1991.
Kozlowski LM, Nigra TP: Esophageal acanthosis nigricans in association with adenocarcinoma from an unknown primary site, *J Am Acad Dermatol* 26:348-351, 1991.

Tyler MT, Ficarra G, Silverman S: Jr et al: Malignant acanthosis nigricans with florid papillary oral lesions, *Oral Surg Oral Med Oral Pathol Oral Radiol Endod* 81:445-449, 1996.

Young SK, Min KW: In situ DNA hybridization analysis of oral papillomas, leukoplakias, and carcinomas for human papillomavirus, *Oral Surg Oral Med Oral Pathol* 71:726-729, 1991.

Condiloma Acuminado

Barone R, Ficarra G, Gaglioti D et al: Prevalence of oral lesions among HIV-infected intravenous drug abusers and other risk groups, *Oral Surg Oral Med Oral Pathol* 69:169-173, 1990.

Jaiswal R, Pandey M, Shukla M, Kumar M: Condyloma acuminatum of the buccal mucosa, *Ear Nose Throat J* 93(6):219-223, 2014.

Hiperplasia Epitelial Focal

Anaya-Saavedra G, Flores-Moreno B, Garcia-Carranca A et al: HPV oral lesions in HIV-infected patients: the impact of long term HAART, *J Oral Pathol Med* 42(6):443-449, 2013.

Padayachee A, van Wyk CW: Human papillomavirus (HPV) DNA in focal epithelial hyperplasia by in situ hybridization, *J Oral Pathol Med* 20:210-214, 1991.

Queratoacantoma

Harvey NT, Milward M, Wood BA: Squamoproliferative lesions arising in the setting of BRAF inhibition, *Am J Dermatopathol* 34(8):822-826, 2012.

Kaabipour E, Haupt HM, Stern JB et al: p16 expression in keratoacanthomas and squamous cell carcinomas of the skin: an immunohistochemical study, *Arch Pathol Lab Med* 130:69-73, 2006.

Lawrence N, Reed RJ: Actinic keratoacanthoma speculations on the nature of the lesion and the role of cellular immunity in its evolution, *Am J Dermatopathol* 12:517-533, 1990.

Mandrell JC, Santa Cruz D: Keratoacanthoma: hyperplasia, benign neoplasm, or a type of squamous cell carcinoma? *Semin Diagn Pathol* 26:150-163, 2009.

Patel NP, Cervino AL: Treatment of keratoacanthoma: Is intralesional methotrexate an option? *Can J Plast Surg* 19(2):e15-e18, 2011.

Randall MB, Geisinger KR, Kute TE et al: DNA content and proliferative index in cutaneous squamous cell carcinoma and keratoacanthoma, *Am J Clin Pathol* 93:259-262, 1990.

Savage JA, Maize JC Sr: Keratoacanthoma clinical behavior: a systematic review, *Am J Dermatopathol* 36(5):422-429, 2014.

Slater M, Barden JA: Differentiating keratoacanthoma from squamous cell carcinoma by the use of apoptotic and cell adhesion markers, *Histopathology* 47:170-178, 2005.

Street ML, White JW Jr, Gibson LE: Multiple keratoacanthomas treated with oral retinoids, *J Am Acad Dermatol* 23:862-866, 1990.

Tsuji T: Keratoacanthoma and squamous cell carcinoma: study of PCNA and Le(Y) expression, *J Cutan Pathol* 24(7):409-415, 1997.

Carcinoma Verrucoso

Impola U, Uitto VJ, Hietanen J et al: Differential expression of matrilysin-l (MMP-7), 92 kD gelatinase (MMP-9), and metalloelastase (MMP-12) in oral verrucous and squamous cell cancer, *J Pathol* 202:14-22, 2004.

Mork J, Lie AK, Glattre E et al: Human papillomavirus infection as a risk factor for squamous cell carcinoma of the head and neck, *N Engl J Med* 344:1125-1131, 2001.

Palefsky JM, Silverman S Jr, Abdel-Salaam M et al: Association between proliferative verrucous leukoplakia and infection with human papillomavirus type 16, *J Oral Pathol Med* 24:193-197, 1995.

Spiro RH: Verrucous carcinoma, then and now, *Am J Surg* 176:393-397, 1998.

Vidyasagar MS, Fernandes DJ, Kasturi DP et al: Radiotherapy and verrucous carcinoma of the oral cavity, *Acta Oncol* 31:43-47, 1992.

Pioestomatite Vegetante

Healy CM, Farthing PM, Williams DM et al: Pyostomatitis vegetans and associated systemic disease, *Oral Surg Oral Med Oral Pathol* 78:323-328, 1994.

Hegarty AM, Barrett AW, Scully C: Pyostomatitis vegetans, *Clin Exp Dermatol* 29:1-7, 2004.

Nico MM, Hussein TP, Aoki V, Lourenco SV: Pyostomatitis vegetans and its relation to inflammatory bowel disease, pyoderma gangrenosum, pyodermatitis vegetans, and pemphigus, *J Oral Pathol Med* 41(8):584-588, 2012.

Thornhill MH, Zakrzawska JM, Gilkes JJ: Pyostomatitis vegetans: report of 3 cases and review of the literature, *J Oral Pathol Med* 21:128-133, 1992.

Xantoma Verruciforme

Hegde U, Doddawad VG, Shreeshyla H, Patil R: Verruciform Xanthoma A: review on the concepts of its etiopathogenesis, *J Oral Maxillofac Pathol* 17(3):392-396, 2013.

Mehra S, Li L, Fan CY, et al: A novel somatic mutation of the 3beta hydroxysteroid dehydrogenase gene in sporadic verruciform xanthoma, *Arch Dermatol* 141(10):1265-1267, 2005.

Olivera PT, Jaeger RG, Cabral LA et al: Verruciform xanthoma of the oral mucosa: report of four cases and a review of the literature, *Oral Oncol* 37:326-331, 2001.

7
Lesões do Tecido Conjuntivo

RESUMO DO CAPÍTULO

Lesões Fibrosas
- Hiperplasias Reativas
- Fibroma Periférico
- Hiperplasia Fibrosa Focal
- Hiperplasia Fibrosa Induzida por Prótese
- Hiperplasia Gengival Generalizada
- Neoplasias
- Tumor Fibroso Solitário
- Mixoma
- Angiofibroma Nasofaríngeo
- Fasciíte Nodular
- Tumores Miofibroblásticos
- Fibromatose
- Fibrossarcoma
- Sarcoma Sinovial
- Tumores Fibro-Histiocitários
- Fibro-Histiocitoma Benigno
- Fibro-Histiocitoma Maligno (Sarcoma Pleomórfico Indiferenciado)
- Lesões Vasculares
- Lesões Reativas e Lesões Congênitas
- Linfangioma
- Neoplasias
- Hemangiopericitoma
- Angiossarcoma
- Lesões Neurais
- Lesões Reativas
- Neuroma Traumático
- Neoplasias
- Tumores de Células Granulares
- Schwannoma
- Neurofibroma
- Neuromas Mucosos da Síndrome da Neoplasia Endócrina Múltipla do Tipo III
- Neuroma Encapsulado em Paliçada (Neuroma Circunscrito Solitário)
- Tumor Maligno da Bainha do Nervo Periférico
- Neuroblastoma Olfatório
- Lesões Musculares
- Lesões Reativas
- Miosite Ossificante
- Neoplasias
- Leiomioma e Leiomiossarcoma
- Rabdomioma e Rabdomiossarcoma

Lesões do Tecido Adiposo
- Lipoma
- Lipossarcoma

As lesões do tecido conjuntivo compreendem um número grande e diverso de entidades que variam de lesões reativas a neoplasias. As lesões reativas são derivadas das células mesenquimais e são constituídas por hiperplasia fibrosa ou por proliferações exuberantes de tecido de granulação. Os elementos dos tumores do tecido conjuntivo são heterogêneos e compreendem uma coleção complexa de doenças. Prever o comportamento biológico somente pela histopatologia é problemático e reflete as dificuldades em se graduarem os tumores individualmente. Tradicionalmente, os tumores de tecido conjuntivo têm sido classificados com base em um modelo de linhagem histogênica presumida. Portanto, os tumores são subdivididos em tumores de tecido fibroso, fibro-histiocítico, miofibroblástico, vascular, neural, muscular, de tecido adiposo e de outros tipos de tecidos. Cada vez mais tem se tornado evidente que muitos tumores não se originam de suas contrapartes maduras e diferenciadas, já que os tumores de tecido mole podem surgir em locais que são desprovidos de sua contraparte tecidual madura. Por exemplo, os lipossarcomas geralmente surgem em locais onde não há tecido adiposo e os rabdomiossarcomas geralmente surgem em locais que não contêm músculo estriado. É possível que qualquer malignidade de tecido mole possa se desenvolver ao longo de qualquer via de diferenciação, que é ditada pela expressão de genes de diferenciação específicos. No entanto, para os propósitos de descrever tais entidades, foi mantida aqui uma classificação histogênica mais tradicional.

Lesões Fibrosas

Hiperplasias Reativas

As hiperplasias reativas compreendem um grupo de lesões do tecido conjuntivo que ocorrem de forma frequente na mucosa oral como um resultado de trauma. Elas constituem um processo crônico em que um reparo exuberante (tecido de granulação e cicatriz) ocorre após o trauma. Como um conjunto, estas lesões se apresentam como massas submucosas que podem se tornar secundariamente ulceradas quando traumatizadas durante a mastigação. A sua cor pode variar desde mais clara que o tecido circunjacente (devido a uma relativa redução na vascularidade e ao aumento do colágeno) até o vermelho (em virtude de uma abundância de tecido de granulação bastante vascularizado). Como o tecido nervoso não prolifera com o tecido hiperplásico reativo, estas lesões são indolores. A razão para o reparo exuberante é desconhecida. Geralmente, o tratamento consiste na excisão cirúrgica e na remoção do(s) fator(es) irritante(s).

Apesar de estas lesões serem todas patogeneticamente relacionadas, diferentes nomes ou subdivisões foram concebidos em decorrência das variações no sítio anatômico, aspecto clínico ou no quadro microscópico. As lesões que se apresentam como massas vermelhas proeminentes são discutidas no Capítulo 4.

Fibroma Periférico

Características Clínicas

Por definição, o fibroma periférico consiste em uma massa hiperplásica reativa que ocorre na gengiva e que se acredita ser derivada do tecido conjuntivo da submucosa ou do ligamento periodontal (Fig. 7-1). Ele pode ocorrer em qualquer idade, embora tenha predileção por adultos jovens. As mulheres desenvolvem estas lesões mais comumente e a gengiva anterior aos molares permanentes é acometida com maior frequência.

O fibroma periférico pode se apresentar clinicamente tanto como uma massa pediculada quanto séssil, sendo a sua cor semelhante ao do tecido conjuntivo circunjacente. Uma ulceração pode ser notada na superfície da lesão. Ela raramente causa erosão do osso alveolar subjacente.

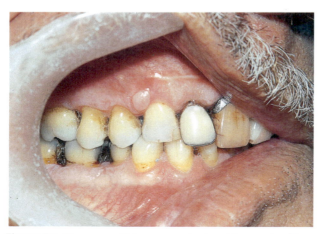

• **Figura 7-1** Fibroma periférico na gengiva inserida superior. (Reproduzido com permissão de Regezi JA, Sciubba JJ, Pogrel MA: *Atlas of Oral and Maxillofacial Pathology*. Philadelphia, 2000, WB Saunders, Figura 4-31.)

Histopatologia

O fibroma periférico consiste em uma forma de hiperplasia fibrosa que também pode ser chamada de cicatriz hiperplásica. Ele é altamente colagenizado e relativamente avascular, podendo conter um infiltrado de leve a moderado de células inflamatórias crônicas. Esta lesão é, basicamente, a contraparte gengival do fibroma traumático que ocorre em outras regiões da mucosa.

Microscopicamente, vários subtipos (adiante) dessa lesão têm sido identificados. Eles são, essencialmente, de interesse acadêmico, já que o comportamento biológico e o tratamento destas variantes microscópicas são os mesmos.

O fibroma ossificante periférico consiste em uma massa gengival onde são vistas ilhas de osso não lamelar (imaturo) e osteoide. O osso é encontrado dentro de uma proliferação lobular de volumosos fibroblastos benignos. Podem ser vistas células inflamatórias crônicas na periferia da lesão (Fig. 7-2). Geralmente, a superfície é ulcerada.

O fibroma odontogênico periférico consiste em uma massa gengival composta de tecido conjuntivo fibroso não encapsulado e bem vascularizado. A característica que distingue esta variante é a presença de cordões de epitélio odontogênico, geralmente abundantes pelo tecido conjuntivo. Um tecido duro amorfo lembrando dentina terciária (reativa), também denominado dentinoide, pode estar presente. A lesão geralmente não está ulcerada.

O fibroma de células gigantes consiste em uma hiperplasia fibrosa em que muitas das células mesenquimais são relativamente maiores que os fibroblastos normais (células gigantes) e assumem um formato estrelado. Estudos imuno-histoquímicos têm mostrado que a maioria destas células estreladas é formada por fibroblastos (algumas células dendríticas positivas para o fator XIIIa também estão tipicamente presentes) (Fig. 7-3). Estas mesmas peculiares células estreladas também podem ser encontradas nas lesões hiperplásicas fibrosas focais em toda a mucosa oral e, ocasionalmente, na pele (pápula fibrosa). Existe uma forma desta lesão que é conhecida como papila retrocúspide da mandíbula.

Diagnóstico Diferencial

Clinicamente, estas lesões não costumam ser confundidas com nenhuma outra. Entretanto, pode haver alguma confusão com o granuloma piogênico e, eventualmente, com o granuloma periférico de células gigantes quando estas duas lesões não apresentam um componente vascular proeminente.

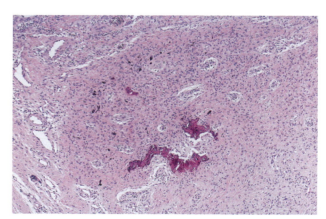

• **Figura 7-2** Fibroma ossificante periférico. Observe a proliferação fibroblástica celular com ilhas de osso neoformado.

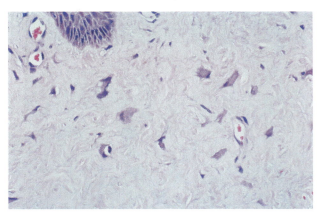
• **Figura 7-3** Fibroma periférico com fibroblastos de formato estrelado.

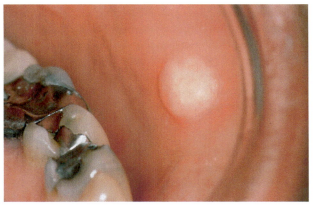
• **Figura 7-4** Hiperplasia fibrosa focal na mucosa jugal na altura da linha de oclusão.

Tratamento

O fibroma periférico deve ser tratado por meio de excisão local, que deve incluir o ligamento periodontal se este estiver envolvido. Além disso, qualquer agente etiológico identificável, como um cálculo ou outro material estranho, deve ser removido. Ocasionalmente, a recidiva pode estar associada ao subtipo microscópico: fibroma ossificante periférico. A reexcisão até o periósteo ou ligamento periodontal pode prevenir uma futura recidiva.

Hiperplasia Fibrosa Focal

Etiologia

A hiperplasia fibrosa focal consiste em uma lesão reativa geralmente causada por um trauma crônico à mucosa oral. O reparo exuberante do tecido conjuntivo fibroso resulta em uma massa submucosa clinicamente evidente. Apesar de os termos fibroma traumático e fibroma oral serem frequentemente aplicados para esta entidade, eles são nomes impróprios, uma vez que estas lesões não são tumores benignos de fibroblastos como o termo fibroma sugere (Quadro 7-1).

Características Clínicas

Não há predileção por sexo ou raça para o desenvolvimento desta lesão intrabucal. Ela é uma hiperplasia reativa muito comum que normalmente é encontrada em áreas frequentemente traumatizadas, como a mucosa jugal, a borda da língua e o lábio inferior (Fig. 7-4). Apresenta-se como um aumento indolor com uma base séssil que é mais pálida do que o tecido circunjacente devido à relativa falta de canais vasculares. Ocasionalmente, a superfície pode estar ulcerada de forma traumática, particularmente nas lesões maiores. As lesões têm potencial limitado de crescimento e não excedem 1 cm a 2 cm de diâmetro.

Fibromas múltiplos podem ser componentes de uma rara síndrome autossômica dominante denominada síndrome de Cowden ou síndrome dos hamartomas múltiplos. Muitos sistemas orgânicos, tais como mucosas, pele, mamas, tireoide e cólon, podem ser afetados. Frequentemente, as anormalidades encontradas incluem numerosos fibromas e papilomas bucais; pápulas cutâneas, queratoses e triquilemomas; neoplasias benignas e malignas de mama e tireoide; e pólipos de cólon. O problema genético envolvido parece estar relacionado com mutações germinativas do gene supressor de tumor *PTEN*, encontrado no cromossomo 10q23.

Histopatologia

A produção exagerada de colágeno é o processo básico que domina a microscopia desta lesão. Os fibroblastos são maduros e largamente espalhados em uma matriz de colágeno denso. Células inflamatórias crônicas esparsas podem ser vistas, geralmente em uma distribuição perivascular (Fig. 7-5). Geralmente, o epitélio de revestimento é hiperqueratótico por causa da fricção crônica de baixa intensidade.

Diagnóstico Diferencial

Esta é uma lesão relativamente comum que deve ser removida para descartar outros processos patológicos. Dependendo de sua localização, muitas outras entidades podem ser incluídas no

• **QUADRO 7-1** **Sinonímias da Hiperplasia Fibrosa Oral**

Fibroma traumático
Fibroma de irritação
Cicatriz hiperplásica
Hiperplasia fibrosa inflamatória
Fibroma periférico da gengiva
Epúlide fibrosa da gengiva
Hiperplasia (fibrosa induzida) por prótese
Epúlide fissurada (induzida por prótese)

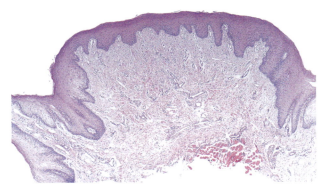
• **Figura 7-5** Hiperplasia fibrosa focal. Uma massa séssil de tecido fibroso recoberta por epitélio escamoso.

diagnóstico clínico diferencial. Neurofibroma, schwannoma e tumor de células granulares seriam possibilidades para as massas na língua. No lábio inferior e na mucosa jugal, podem ser considerados o lipoma, o mucocele e os tumores de glândulas salivares. Embora raros, os tumores benignos de origem mesenquimal podem se apresentar como massas submucosas não diferentes da hiperplasia fibrosa focal.

Tratamento
Uma simples excisão cirúrgica normalmente é suficiente. Raramente, podem ocorrer recidivas causadas pelo trauma contínuo na área envolvida. Estas lesões não apresentam potencial de transformação maligna.

Hiperplasia Fibrosa Induzida por Prótese
Etiologia
A hiperplasia fibrosa da mucosa oral induzida por prótese está relacionada com o trauma crônico produzido por uma prótese mal-adaptada. O processo é, essencialmente, o mesmo que leva ao fibroma traumático, exceto pelo fato de que a prótese é especificamente identificada como o agente causador. Esta lesão também tem sido designada por sinonímias ultrapassadas, tais como hiperplasia inflamatória, hiperplasia por prótese e epúlide fissurada.

Características Clínicas
A hiperplasia fibrosa induzida por prótese é uma lesão comum que ocorre na mucosa vestibular e mais raramente ao longo do sulco lingual mandibular onde a borda da prótese entra em contato com o tecido (Figs. 7-6 e 7-7). Conforme o rebordo alveolar da mandíbula e da maxila são reabsorvidos com o uso da prótese durante um longo tempo, gradualmente as bordas se estendem mais para o vestíbulo. Então, a irritação crônica e o trauma podem incitar uma exuberante resposta reparadora do tecido conjuntivo fibroso. O resultado é o surgimento de pregas indolores de tecido fibroso circundando a borda da prótese a qual está além do ideal.

Tratamento
Alguma redução no tamanho da lesão pode ocorrer após a remoção prolongada da prótese. No entanto, como a cicatriz hiperplásica é relativamente permanente, é normalmente necessária

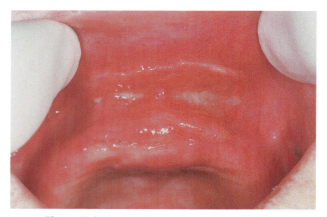

• **Figura 7-6** Hiperplasia fibrosa induzida por prótese.

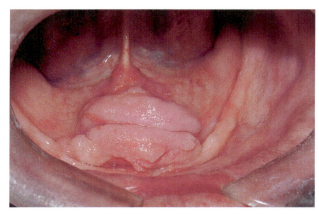

• **Figura 7-7** Hiperplasia fibrosa induzida por prótese.

a excisão cirúrgica. A confecção de uma nova prótese ou o reembasamento da prótese antiga também são necessários para prevenir recidivas.

Hiperplasia Gengival Generalizada
Etiologia
Na hiperplasia gengival generalizada, o crescimento exagerado da gengiva pode variar desde um discreto aumento da papila interdental até um grave aumento uniforme em que as coroas dos dentes podem ser cobertas por tecido hiperplásico (Quadro 7-2). A hiperplasia do tecido conjuntivo gengival uniforme ou generalizada pode ser causada por um dos vários fatores etiológicos. A maioria dos casos é inespecífica e resultado de uma resposta não usual do tecido hiperplásico à inflamação crônica associada a fatores locais como placa, cálculo ou bactérias. A razão pela qual somente alguns pacientes têm a propensão para o desenvolvimento da hiperplasia do tecido conjuntivo em resposta a fatores locais é desconhecida. Estudos recentes têm indicado um possível papel do fator de crescimento de queratinócitos (um membro da família do fator de crescimento fibroblástico) nesta condição.

Outras condições, tais como alterações hormonais e medicamentos, podem potencializar ou aumentar significativamente os efeitos dos fatores locais no tecido conjuntivo gengival. Há tempo se sabe que as alterações hormonais que ocorrem durante a gestação e puberdade estão associadas à hiperplasia gengival generalizada. Esta hiper-responsividade durante a gestação levou à utilização infrequente do termo inapropriado gengivite gravídica. As condições hormonais alteradas agem em conjunto com irritantes locais para produzir a resposta hiperplásica. É questionável se o aumento gengival significativo durante períodos de alteração hormonal ocorreria em indivíduos com uma higiene bucal excelente.

A fenitoína (Dilantina®), um medicamento utilizado no controle de distúrbios convulsivos, é um fator etiológico bem conhecido no aumento gengival generalizado. Acredita-se que a fenitoína cause diminuição da degradação do colágeno através da supressão da endocitose mediada pelas metaloproteinases de matriz (MMPs)/inibidor tecidual metaloproteinase-1 (TIMP-1) e a integrina $\alpha 2\beta 21$. A extensão ou gravidade da chamada hiperplasia por fenitoína depende da presença de fatores locais como placa e cálculo. Os efeitos do tempo e da dose do

• **QUADRO 7-2** Hiperplasia Gengival: Causas/Modificadores

Fatores locais: placa, cálculo e bactérias
Desequilíbrio hormonal: estrogênio, testosterona
Medicamentos: fenitoína (Dilantin®); ciclosporina, nifedipina e outros bloqueadores dos canais de cálcio
Leucemia (causada pelo infiltrado leucêmico e/ou fatores locais)
Fatores genéticos/síndromes

Características Clínicas

A característica clínica comum das hiperplasias gengivais de várias causas é o aumento no volume da gengiva livre e aderida, especialmente as papilas interdentais (Figs. 7-8 a 7-10). O pontilhado é perdido e as margens gengivais se tornam redondas e rombas. Dependendo diretamente do grau de fibroplasia, a consistência da gengiva varia de mole e esponjosa a firme e densa. A variação de cor de vermelho-azulado a mais claro do que o tecido

medicamento no tecido gengival não estão claros. A prevalência relatada para esta condição varia de 0 a 80%, dependendo dos critérios clínicos do pesquisador e do número de pacientes observados. Um valor de 50% geralmente é aceito como a prevalência provável. Em qualquer evento, o fato de que nem todos os pacientes que utilizam a fenitoína desenvolvem hiperplasia gengival indica que alguns pacientes são predispostos ao desenvolvimento desta condição. Ela tem sido descrita apenas esporadicamente em pacientes edêntulos e em crianças antes da erupção dentária.

A ciclosporina, medicamento imunossupressor que é utilizado para modular a função dos linfócitos T em transplantados e em pacientes com várias doenças autoimunes, também tem sido relacionada à hiperplasia gengival. A causa desta condição é desconhecida, mas o edema resultante do aumento da síntese do glicosaminoglicano sulfatado pelos fibroblastos pode ter um papel importante. Nem todos os pacientes são afetados e os fatores locais têm um papel sinérgico. Diferentemente da hiperplasia relacionada à fenitoína, a hiperplasia induzida pela ciclosporina tem sido relatada como um processo reversível após a suspensão do uso do medicamento.

A nifedipina e outros bloqueadores dos canais de cálcio utilizados para o tratamento de angina, arritmias e hipertensão arterial também são conhecidos por contribuírem para a hiperplasia gengival. O processo mimetiza a hiperplasia induzida pela fenitoína; mas, como a hiperplasia induzida pela ciclosporina, parece ser reversível.

O aumento gengival é conhecido, também, por ocorrer em pacientes com leucemia, especialmente naqueles com a forma monocítica crônica da doença. Acredita-se que ele seja o resultado da infiltração dos tecidos moles gengivais pelos leucócitos malignos. Ele também pode ser modulado por fatores locais como placa e cálculo; em virtude da tendência ao sangramento associado aos infiltrados leucêmicos dentro da medula óssea que resultam na redução secundária da formação e maturação de plaquetas, os pacientes podem ser incapazes ou relutantes em praticarem a correta higiene bucal, o que resulta em acúmulo de placa e debris. Este acúmulo pode fornecer um estímulo inflamatório para a hiperplasia do tecido conjuntivo.

Alguns tipos raros de hiperplasia gengival que ocorrem no início da infância têm uma base hereditária. O mais reconhecido é a fibromatose gengival hereditária que, clinicamente, pode lembrar a hiperplasia gengival induzida por fenitoína. Pacientes com outras síndromes raras, como as síndromes de Zimmerman-Laband, de Cross Rutherfurd, de Murray-Puretic-Drescher (fibromatose juvenil hialina) e de Cowden, também podem desenvolver vários graus de hiperplasia gengival fibrosa.

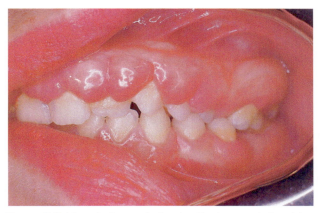

• **Figura 7-8** Hiperplasia gengival generalizada associada a fatores locais e alterações hormonais.

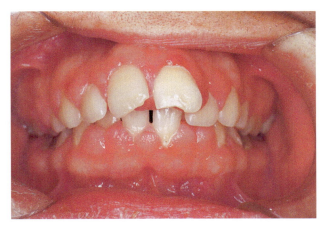

• **Figura 7-9** Hiperplasia gengival generalizada associada ao tratamento com fenitoína (Dilantin®) para convulsões.

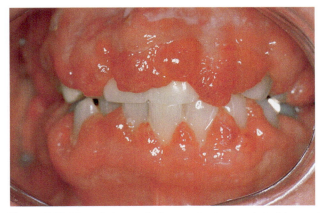

• **Figura 7-10** Hiperplasia gengival generalizada associada à leucemia monocítica crônica.

circunvizinho também é vista; isto também depende do grau de resposta inflamatória. Geralmente, as hiperplasias associadas a fatores locais inespecíficos e alterações hormonais parecem mais inflamadas clinicamente do que as formas induzidas por medicamentos e as idiopáticas. O tipo idiopático é particularmente denso e fibroso, com alteração inflamatória relativamente pequena.

Histopatologia

Existe uma abundância de colágeno. Os fibroblastos estão aumentados em número e vários graus de inflamação crônica são vistos. Em alguns casos, especialmente naqueles em que as alterações hormonais são importantes, os capilares podem estar aumentados e proeminentes. O epitélio de revestimento geralmente exibe alguma hiperplasia. Ocasionalmente, os plasmócitos dominam o quadro histológico. Nos aumentos leucêmicos, podem ser encontrados leucócitos atípicos e imaturos constituindo um infiltrado maligno.

Tratamento

Em todas as formas de hiperplasia gengival generalizada, uma higiene bucal criteriosa é necessária para minimizar os efeitos da inflamação na proliferação fibrosa e os efeitos dos fatores sistêmicos. Pode ser requerida uma gengivoplastia ou uma gengivectomia, mas estas devem ser realizadas em combinação com a profilaxia, orientação sobre a higiene oral e um compreensível programa de cuidados caseiros.

Neoplasias

Tumor Fibroso Solitário

O tumor fibroso solitário consiste em uma proliferação benigna de células fusiformes de origem discutida, mas provavelmente fibroblástica (Quadro 7-3). Esta lesão foi primeiramente descrita como um tumor da pleura e foi, subsequentemente, detectada em muitas outras localizações. As lesões bucais são vistas em adultos e se apresentam como massas submucosas predominantemente na mucosa jugal (Quadro 7-4). Alguns poucos casos causam hipoglicemia devido à produção tumoral de fatores de crescimento semelhantes à insulina.

Microscopicamente, as lesões são circunscritas e compostas por uma proliferação desordenada de células fusiformes (Fig. 7-11).

Algumas áreas podem sugerir neurofibroma ou schwannoma, enquanto outras podem sugerir hemangiopericitoma ou leiomioma. As células tumorais são caracteristicamente positivas para STAT-6 (100%), CD34 (90-95%), CD99 (70%) e Bcl-2 (20-35%) pela imuno-histoquímica. Podem ser encontradas muitas células positivas para o fator XIIIa. A imuno-histoquímica tem permitido um melhor entendimento desta entidade e uma identificação mais confiável; portanto, muitos tumores orais previamente diagnosticados pela microscopia óptica como outros tumores tais como leiomioma, hemangiopericitoma e fibro-histiocitoma benigno provavelmente constituem o tumor fibroso solitário. O angiofibroma de células gigantes, caracterizado por células gigantes multinucleadas semelhantes a flores, espaços pseudovasculares e fusão recorrente do gene *NAB2-STAT6*, é considerado uma variante do tumor fibroso solitário. O tratamento consiste na excisão cirúrgica. Apesar de a maioria dos casos ser benigna, o comportamento do tumor fibroso solitário é imprevisível. Aproximadamente 10 a 15% se comportam de forma agressiva, necessitando de longo tempo de

---

• QUADRO 7-3 Proliferações Fibroblásticas Orais

Hiperplasia fibrosa: lesão oral muito comum
Tumor fibroso solitário: tumor incomum a raro
Fasciíte nodular: tumor oral raro
Miofibroma: tumor incomum a raro
Fibromatose: tumor oral raro
Fibrossarcoma: tumor oral raro
Histiocitoma fibroso
Benigno: tumor oral incomum a raro
Maligno: tumor oral raro

• QUADRO 7-4 Tumor Fibroso Solitário Oral

Contraparte oral do tumor fibroso solitário pleural
Proliferação celular fusiforme benigna: origem fibroblástica
Mucosa jugal comumente afetada
Imuno-histoquímica: positiva para STAT6, CD34, CD99 e Bcl-2
Circunscrito
Tratamento por excisão; sem recidiva

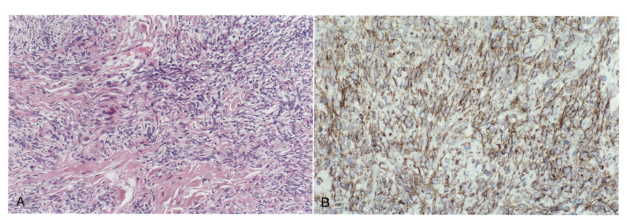

• **Figura 7-11** Tumor fibroso solitário. **A**, Proliferação desordenada de células fusiformes. **B**, Imuno-histoquímica para CD34 mostrando marcação *(marrom)* citoplasmática das células tumorais.

acompanhamento. Uma variante maligna foi reconhecida, porém é rara. Cabe ressaltar que a relação entre os aspectos microscópicos e o comportamento clínico é fraca.

Mixoma
Características Clínicas
O mixoma consiste em uma neoplasia de tecidos moles composta por material gelatinoso semelhante ao cordão umbilical fetal e que tem, histologicamente, aparência mixoide. A manifestação oral do mixoma de tecido mole é rara e se apresenta como uma massa submucosa assintomática de crescimento lento, geralmente no palato. Parece não haver predileção por sexo e a lesão pode ocorrer em qualquer idade. Mixomas orais de tecido mole têm sido relatados em uma síndrome herdada de modo autossômico dominante consistindo por mixomas (incluindo mixomas cardíacos), pigmentação mucocutânea e alterações endócrinas.

Histopatologia
Os mixomas não são encapsulados e podem exibir infiltração no tecido mole circunjacente. Fibroblastos fusiformes e com forma estrelada são encontrados de forma dispersa em um estroma mixoide frouxo. Os mixomas de tecido mole podem ser confundidos com outras lesões mixoides, como o mixoma do nervo periférico e a mucinose oral focal (Tabela 7-1).

O mixoma do nervo periférico se origina do endoneuro de um nervo periférico. Geralmente, esta lesão exibe um tecido mucoide lobular contendo células fusiformes e estreladas. O tecido conjuntivo denso, que representa o perineuro, circunda a lesão. Com colorações especiais, é observada em toda a lesão uma fina rede de reticulina. Os mastócitos estão caracteristicamente presentes nesta lesão e marcadores neurais tais como o S-100 são expressos pelo tumor.

A mucinose focal oral representa a contraparte da mucinose focal cutânea. A lesão apresenta-se como uma área bem circunscrita de tecido conjuntivo mixomatoso na submucosa. Ela não contém mastócitos nem rede de reticulina, exceto aquela que circunda os vasos sanguíneos, dando suporte. Diferentemente do mixoma do nervo periférico, os marcadores neurais tais como o S-100 são negativos.

Tratamento
O tratamento de escolha para o mixoma de tecido mole oral, assim como para as outras lesões mixoides, consiste na excisão cirúrgica. A recidiva não é incomum para os mixomas, mas não é esperada para o mixoma do nervo periférico nem para a mucinose focal. Todos são processos benignos e requerem apenas um tratamento conservador.

Angiofibroma Nasofaríngeo
Características Clínicas
O angiofibroma nasofaríngeo é também conhecido como angiofibroma nasofaríngeo juvenil em virtude de sua ocorrência quase que exclusiva na segunda década de vida. Esse tumor acomete quase que exclusivamente meninos, sendo que mais de 75% dos tumores expressam receptores para androgênio, porém não para estrogênio ou progesterona. Caracteristicamente, esta lesão produz uma massa na nasofaringe que se origina ao longo da parede posterolateral do assoalho nasal e que, com o tempo, pode levar a obstrução ou epistaxe, que podem, ocasionalmente, ser graves. Raramente, esta lesão pode estar presente na cavidade oral, causando expansão palatina ou deslocamento inferior do palato mole, que se apresenta azul em decorrência da intensa vascularização da lesão. Ela geralmente pode ser descrita como uma lesão benigna e com crescimento lento, mas localmente invasiva e não encapsulada. Ocasionalmente, tal lesão pode exibir comportamento clínico agressivo, caracterizado pela extensão direta para os ossos do terço médio da face e da base do crânio. A tríade de sintomas inclui epistaxe recorrente, obstrução nasal e presença de uma massa no interior da nasofaringe.

Histopatologia
Microscopicamente, o angiofibroma nasofaríngeo exibe a aparência de uma lesão madura, bem colagenizada, contendo canais vasculares semelhantes a fendas. Os fibroblastos regularmente espaçados têm uma aparência uniforme, benigna, e núcleo volumoso. Os canais vasculares variam em tamanho e são cobertos pelo endotélio, que pode ser, ocasionalmente, margeado por células musculares lisas.

Tratamento
Apesar de inúmeras formas de tratamento, como radioterapia, administração exógena de hormônio, escleroterapia e embolização, terem sido utilizadas no tratamento do angiofibroma nasofaríngeo, a cirurgia continua sendo a forma preferida de tratamento. Mais de 40% dos tumores recorrem, geralmente no 1° ano, por causa de uma excisão incompleta, natureza invasiva da lesão e pela localização anatômica de difícil acesso cirúrgico.

Fasciíte Nodular
Características Clínicas
A fasciíte nodular, também denominada fasciíte pseudossarcomatosa, é uma entidade bem conhecida que se constitui em uma proliferação miofibroblástica. Uma lesão intimamente relacionada, conhecida como miosite proliferativa, ocorre no músculo.

TABELA 7-1 Lesões Mixoides Mucosas: Diferenciação Microscópica

	Mastócitos	Reticulina	Padrão	Periferia
Mixoma de tecidos moles	Não	Sim	Difuso, uniforme	Misturado, infiltração
Mixoma do nervo periférico	Sim	Sim	Lobular	Tecido fibroso denso
Mucinose focal	Não	Não	Uniforme	Circunscrito

A causa desta proliferação permanece desconhecida. Embora alguns pacientes com fasciíte nodular relatem uma ocorrência de trauma no local da lesão, a maioria não o faz. Tradicionalmente considerada uma lesão reativa, acredita-se atualmente que seja uma neoplasia clonal. Embora ela seja diploide, a fasciíte nodular geralmente carrega uma translocação balanceada t(17;22) resultando em uma fusão no gene MYH9-USP6. Esta lesão se apresenta, tipicamente, como uma massa firme na derme ou na submucosa e exibe, clinicamente, um crescimento rápido, podendo levar a uma suspeita de malignidade. A dor e a sensibilidade geralmente acompanham o processo. Não há predileção por sexo, sendo os adultos jovens e os adultos maduros os pacientes usualmente afetados. O tronco e as extremidades são os sítios mais frequentemente envolvidos, com cerca de 10% dos casos surgindo na cabeça e no pescoço, normalmente na pele da face e na fáscia da parótida. Em relação à cavidade oral, a mucosa jugal é o sítio mais afetado. Todas estas lesões são benignas, sendo geralmente tratadas pela remoção cirúrgica. A remoção cirúrgica tem a finalidade de remover o crescimento tecidual e confirmar o diagnóstico. Caso não sejam tratadas, ocorrerá a regressão espontânea.

Histopatologia

Um crescimento nodular contém fibroblastos e miofibroblastos volumosos com núcleos vesiculares em um arranjo estoriforme ou aleatório (Fig. 7-12). São geralmente encontradas áreas mixoides.

As células gigantes multinucleadas estão ocasionalmente presentes e podem se originar do tecido muscular adjacente ou da fusão de macrófagos. As figuras mitóticas podem ser frequentes, mas são morfologicamente normais na aparência. Células inflamatórias e hemácias extravasadas também são características microscópicas da fasciíte nodular. Na imuno-histoquímica, as células da fasciíte nodular expressam reatividade positiva para actina de músculo liso e actinas musculares específicas no padrão "trilho de trem" compatível com o fenótipo miofibroblástico.

A miosite proliferativa, uma lesão análoga que ocorre dentro do músculo, consiste em uma lesão reativa que normalmente ocorre no tronco e raramente na cabeça e no pescoço (músculo esternocleidomastóideo). O seu curso clínico se assemelha ao da fasciíte nodular, apesar de aparecer em um grupo com idade mais avançada.

Diagnóstico Diferencial

Ocorrem problemas diagnósticos relativos à fasciíte nodular porque muitas das suas características microscópicas são compartilhadas com outras proliferações fibroblásticas, como a fibromatose, o fibro-histiocitoma benigno e o fibrossarcoma (Tabela 7-2). A fibromatose é mais infiltrativa do que a fasciíte nodular e pode exibir um padrão de crescimento fascicular. Ela também produz mais colágeno e, geralmente, é menos celular e possui menos figuras mitóticas. Além disso, a expressão de betacatenina é vista

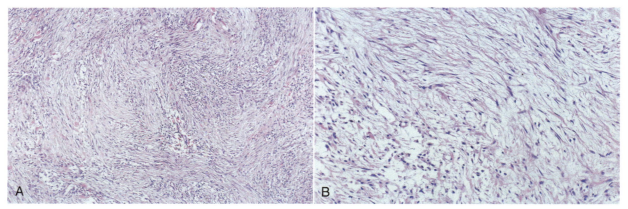

• **Figura 7-12** Fasciíte nodular. **A** e **B**, Padrão lobular ou nodular com focos de linfócitos.

TABELA 7-2 Fasciíte Nodular, Fibro-Histiocitoma, Fibromatose

	Fasciíte Nodular	Fibro-Histiocitoma	Fibromatose
Tipo do tumor	Reativo	Benigno	Benigno, agressivo
Idade	Adultos jovens, adultos maduros	Adultos	Crianças, adultos jovens
Sintomas	Comuns	Infrequentes	Infrequentes
Locais	Tronco, extremidades; 10% em cabeça e pescoço	Pele, mucosa	Ombro, tronco; 10% em cabeça e pescoço
Velocidade de crescimento	Rápida	Lenta	Moderada
Periferia	Nodular	Circunscrita	Infiltrativa
Recidiva	Rara	Incomum	Comum
Tratamento	Excisão	Excisão	Cirurgia radical

na fibromatose, mas não na fasciíte nodular. O fibro-histiocitoma benigno é raro na boca e histopatologicamente ele é mais celular com um padrão estoriforme, podendo não ser tão bem circunscrito como a fasciíte nodular. O fibrossarcoma é infiltrativo e exibe um padrão de espinha de peixe. Além disso, os núcleos são pleomórficos e hipercromáticos, e as mitoses são mais abundantes e atípicas. Na imuno-histoquímica, as células da fasciíte nodular expressam actina de músculo liso, mas não desmina.

Tratamento
A excisão cirúrgica conservadora é o tratamento de escolha para a fasciíte nodular. A recidiva ocorre em apenas 2% dos casos, e nestas situações o diagnóstico deve ser revisto.

Tumores Miofibroblásticos
Características Clínicas
A miofibromatose e os miofibromas constituem proliferações benignas de miofibroblastos. A miofibromatose é multifocal e ocorre em recém-nascidos. Já o miofibroma é solitário e ocorre em uma grande variação etária. Estas lesões podem aparecer em uma variedade de locais no corpo, mas têm uma predileção pela cabeça e pelo pescoço, particularmente na cavidade oral. Elas podem ocorrer nos tecidos moles ou no osso e se apresentam como massas circunscritas de crescimento lento.

Histopatologia
Os tumores exibem bordas expansivas e bem demarcadas. Lóbulos paucicelulares com estroma hialinizado ou colagenizado alternam com áreas celulares, dando uma aparência semelhante ao hemangiopericitoma. Geralmente, as células tumorais são uniformes, mostram núcleos afilados e expressam actina de músculo liso. Elas são negativas para desmina, CD34 e S-100, porém são positivas para antígenos de músculo liso, incluindo a actina e a calponina (Fig. 7-13). A falta de expressão para a desmina ajuda a diferenciar este tumor do leiomioma e do leiomiossarcoma, que são raros na cavidade oral.

Tratamento
Os miofibromas são benignos e a excisão local é, em geral, a forma de tratamento. Alguns miofibromas podem, inclusive, apresentar regressão espontânea. As recidivas locais são encontradas em aproximadamente 10% dos casos.

Fibromatose
A fibromatose compreende um grupo de neoplasias localmente agressivas, que mostram um crescimento infiltrativo, destrutivo e recorrente, mas sem tendência à metástase. Elas são classificadas como superficiais (palmar, plantar) ou profundas (desmoide). As fibromatoses superficiais não ocorrem na cavidade oral. As fibromatoses profundas são proliferações clinicamente variadas, situadas profundamente e fibrosas. Três tipos podem ser identificados: esporádica, associada à polipose adenomatosa familiar (PAF) e multicêntrica (familial). Elas podem, ainda, ser classificadas de forma anatômica como extra-abdominal (60% dos casos), da parede abdominal (25% dos casos) ou intra-abdominal (15% dos casos). Apenas as fibromatoses desmoides extra-abdominais ocorrem na cabeça e no pescoço. As fibromatoses são neoplasias clonais que exibem anormalidades na via Wnt/β-catenina, incluindo mutações pontuais somáticas do éxon 3, códon 41 ou 45, em 87% dos casos. Também já foram relatadas a trissomia do 20 e a perda do 5q (gene APC).

Características Clínicas
Todas as fibromatoses desmoides extra-abdominais são lesões localmente infiltrativas que têm significativo potencial de recidiva. Tipicamente, as lesões se apresentam como massas firmes assintomáticas. Elas são caracteristicamente observadas em crianças e adultos jovens, sendo as pacientes do sexo feminino duas vezes mais afetadas. Os locais mais frequentemente afetados são o ombro e o tronco, com cerca de 10% dos casos aparecendo em tecidos moles da cabeça e do pescoço. A mandíbula e os tecidos moles contíguos são os sítios mais comumente envolvidos na boca. As lesões crescem mais lentamente do que a fasciíte nodular e parecem ser menos sintomáticas.

Histopatologia
A fibromatose consiste em uma lesão infiltrativa não encapsulada com um padrão de crescimento fascicular (Fig. 7-14). A lesão é composta por tecido conjuntivo altamente diferenciado contendo fibroblastos uniformes e compactos, geralmente circundados por colágeno abundante. Os núcleos não são atípicos, e as figuras mitóticas são infrequentes. Quando ocorre invasão muscular, podem ser vistas células gigantes, que constituem células musculares degeneradas. Espaços vasculares semelhantes à fenda são

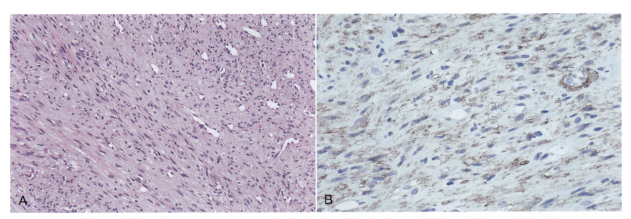

• **Figura 7-13** **A,** Miofibroma composto de fascículos de células fusiformes. **B,** Marcação imuno-histoquímica positiva *(marrom)* para actina de músculo liso. A marcação para desmina foi negativa.

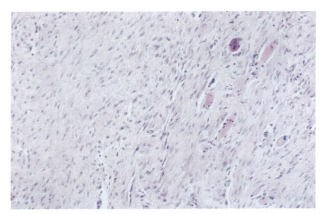

• **Figura 7-14** Fibromatose apresentando-se como uma proliferação fibroblástica enganosamente branda. Observe o músculo esquelético normal (*à direita*) circundado pelo tumor invasivo.

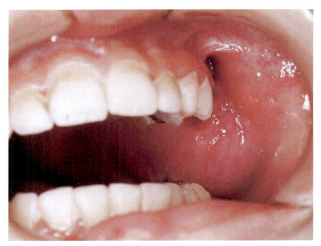

• **Figura 7-15** Fibrossarcoma na mucosa jugal.

também encontrados. De uma maneira geral, a boa aparência microscópica desta lesão esconde seu comportamento localmente agressivo. Nos estudos imuno-histoquímicos, as células são negativas para CD34, desmina e S-100, embora mostrem expressão variável para actinas específicas de músculo e de músculo liso e CD117. A expressão de betacatenina no núcleo das células tumorais pode ser útil no estabelecimento do diagnóstico da fibromatose; porém, mesmo este ensaio sendo sensitivo, ele não é específico. Em contraste com o fibrossarcoma, na fibromatose não há alterações no *Bcl-2*, *RB1* e *p53*.

Tratamento
Os índices de recidiva variam de 20 a 60% na fibromatose. Devido a este fato e à agressividade local inerente à fibromatose, é recomendada uma abordagem cirúrgica agressiva. Não há potencial para metástase, embora alguns casos possam ser fatais, particularmente na região de cabeça e pescoço.

Fibrossarcoma
Durante algum tempo, o fibrossarcoma foi considerado o sarcoma de tecido mole mais comum. Com a introdução da microscopia eletrônica e da imuno-histoquímica, tornou-se evidente que muitas lesões previamente identificadas como fibrossarcoma eram outras lesões malignas de células fusiformes. Atualmente, o fibrossarcoma é definido como um tumor maligno de células fusiformes que mostra um padrão de espinha de peixe ou um padrão fascicular entrelaçado sem expressão de outros marcadores de células do tecido conjuntivo. A etiologia do fibrossarcoma permanece desconhecida. Não há fatores predisponentes específicos, apesar de alguns surgirem em locais previamente irradiados e alguns se originarem de tumores de tecido conjuntivo preexistentes, tais como o tumor fibroso solitário, o lipossarcoma bem diferenciado e o dermatofibrossarcoma. Embora várias anormalidades cromossômicas tenham sido relatadas no fibrossarcoma, as evidências sugerem que alterações em um ou mais genes na região 2q14-22 poderiam contribuir para a patogenia deste tumor.

Características Clínicas
O fibrossarcoma consiste em um raro tumor maligno de tecidos moles e osso da região de cabeça e pescoço (Fig. 7-15). O tumor resulta da proliferação de células mesenquimais malignas no sítio de origem. Com o crescimento da lesão, pode ser vista uma ulceração secundária. Os adultos jovens são os mais comumente afetados. Esta é uma neoplasia infiltrativa que constitui mais um problema de destruição local do que um problema metastático.

Histopatologia
Microscopicamente, o fibrossarcoma exibe fibroblastos de aparência maligna tipicamente em um padrão de espinha de peixe ou um padrão fascicular entrelaçado (Fig. 7-16). O colágeno pode estar esparso e as figuras mitóticas são frequentes. O grau de diferenciação celular de um tumor para outro pode ser bastante variável. A periferia desta lesão é pouco definida, uma vez que esta neoplasia invade livremente o tecido circunjacente. Essencialmente, o fibrossarcoma é um diagnóstico de exclusão e, por definição, não deve haver expressão de actina, S-100, antígeno de membrana epitelial, queratina, CD34 ou miogenina.

Tratamento
A excisão cirúrgica ampla é preconizada devido à dificuldade no controle do crescimento local. Embora a recidiva não seja incomum, a metástase é infrequente. Os fibrossarcomas de osso são mais propensos a sofrer metástase via corrente sanguínea do que as lesões de tecidos moles. As taxas de sobrevida em 5 anos

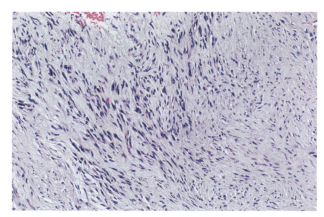

• **Figura 7-16** Fibrossarcoma composto de células fusiformes atípicas.

variam de 30 a 50%. Geralmente, os pacientes com lesões do tecido mole têm um prognóstico melhor do que os pacientes com lesões ósseas primárias. Além disso, as lesões bem diferenciadas têm um prognóstico melhor do que aquelas com características pouco diferenciadas.

Sarcoma Sinovial

O sarcoma sinovial (SS) corresponde a 10% de todos os sarcomas de tecidos moles. O seu pico de incidência acontece na terceira década de vida, com cerca de um terço dos casos ocorrendo em pacientes com menos de 20 anos. Diferentemente do que o nome possa sugerir, o sarcoma sinovial não surge do tecido sinovial, e sua causa ainda permanece desconhecida. O SS consiste em um sarcoma morfológica e geneticamente distinto, caracterizado pela específica translocação cromossômica t(X;18) (p11;q11). Esta translocação produz a fusão dos genes SYT-SSX, que é o resultado da união do gene *SYT* no cromossomo 18 com um dos três genes SSX (*SSX1*, *SSX2* e *SSX4*) no cromossomo X. Dependendo da presença e da proporção de células fusiformes e epiteliais, diferentes formas histológicas são reconhecidas. Quando ambos os padrões estão presentes, o tumor é denominado bifásico; mas, quando apenas um está presente, o tumor é chamado de monofásico. Clinicamente, o SS apresenta-se como uma massa expansiva e os sintomas estão relacionados à pressão desta massa tumoral sobre as estruturas normais. Os sintomas podem estar presentes por muito tempo antes do diagnóstico, uma vez que o tumor geralmente cresce lentamente. O tratamento ideal para o SS ainda não foi estabelecido, mas o procedimento atual é semelhante ao utilizado nos outros sarcomas, ou seja, combinação de cirurgia, radioterapia e quimioterapia. A sobrevida em 5 anos varia de acordo com o seu estádio e possibilidade de excisão total. Para a doença localizada, a taxa de sobrevida em 5 anos é de aproximadamente 80%, mas em tumores mais extensos a sobrevida é drasticamente menor.

Tumores Fibro-Histiocitários

O conceito original de que alguns tumores exibem diferenciação fibro-histiocitária foi baseado na noção de que existe uma população dupla de fibroblastos e histiócitos (macrófagos) que, na cultura de tecidos, mostra crescimento ameboide e propriedades fagocíticas. Atualmente, sabe-se que este conceito é incorreto e que os tumores nesta categoria não mostram diferenciação em histiócitos (macrófagos). As evidências imuno-histoquímicas agora mostram uma origem em fibroblastos. No entanto, o termo fibro-histiocitoma continua sendo utilizado para descrever um grupo de tumores benignos e malignos, provavelmente não relacionados, que compartilham muitas similaridades histológicas.

Fibro-Histiocitoma Benigno

Características Clínicas

Os fibro-histiocitomas benignos consistem em neoplasias fibroblásticas que, de forma incomum ou rara, ocorrem nos tecidos moles bucais, na pele e no osso. Eles são lesões de adultos, geralmente notadas na quinta década de vida, e se apresentam como massas indolores que podem estar ulceradas. As lesões intraósseas se apresentam radiolucentes e, geralmente, com margens pouco definidas.

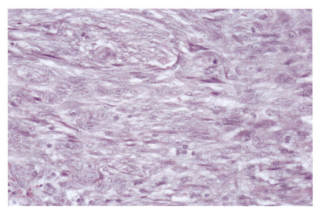

• **Figura 7-17** Fibro-histiocitoma benigno composto por fibroblastos volumosos.

Histopatologia

Este tumor é claramente bem demarcado e geralmente circunscrito na periferia. Exibe um padrão de crescimento estoriforme (tipo roda de carroça ou esteira) das células fusiformes (fibroblastos) com núcleos volumosos ou vesiculares misturados com algumas células inflamatórias (Fig. 7-17). Podem ser encontradas células gigantes tumorais. Não há atipia celular e as figuras mitóticas são infrequentes e normais. As marcações imuno-histoquímicas são de pouco valor diagnóstico. Os fibro-histiocitomas podem mostrar alguma positividade para a actina de músculo liso e/ou CD34, mas não foi demonstrado um padrão consistente.

Tratamento

A excisão cirúrgica é o tratamento de escolha para os fibro-histiocitomas benignos. Geralmente, as lesões não recidivam.

Fibro-Histiocitoma Maligno (Sarcoma Pleomórfico Indiferenciado)

O fibro-histiocitoma maligno (FHM) consiste em uma controversa lesão maligna de tecido mole, cuja patogenia permanece indefinida. O FHM foi originalmente definido nas bases morfológicas e análises de cultura de tecido como um sarcoma pleomórfico que mostra tanto diferenciação fibroblástica quanto histiocitária. Este conceito não é mais aceito. Em um determinado momento, o FHM foi o termo mais frequentemente utilizado para os sarcomas de tecido mole da idade adulta avançada. Cinco variantes mostrando características clínicas e histológicas diferentes são reconhecidas: estoriforme-pleomórfico, mixoide, de células gigantes, inflamatório e angiomatoide. Foi sugerido que o termo FHM deve ser reservado para um pequeno grupo de sarcomas indiferenciados que não apresentam marcadores para outros sarcomas; logo, é um diagnóstico de exclusão. Um termo que é utilizado como sinônimo é sarcoma pleomórfico indiferenciado. O tipo angiomatoide mostra características clínicas e histológicas distintas e, provavelmente, constitui uma entidade diferente dos outros tumores nesta categoria.

Características Clínicas

O FHM é uma lesão rara na região de cabeça e pescoço. Ele pode ocorrer no osso, onde segue um curso mais agressivo do que nos tecidos moles. Biologicamente, ele tem significativo potencial de recidiva e metástase, que depende, em parte, de fatores clínicos como sítio anatômico, profundidade da localização e tamanho.

De um modo geral, o FHM ocorre na idade adulta avançada, sendo raro em crianças. Os homens são acometidos com mais frequência do que as mulheres. Os sítios preferenciais são as extremidades e o retroperitônio. As lesões intraorais de tecidos moles parecem não ter um local de predileção. Apesar de somente um pequeno número destas lesões ter sido relatado, todas as regiões podem ser afetadas. O FHM também tem sido relatado na mandíbula e na maxila, resultando em lesão radiolucente com margens pouco definidas.

Histopatologia

Uma característica comum a todos os FHM é a proliferação de células fusiformes pleomórficas. Podem ser vistas figuras mitóticas anormais e frequentes, assim como necrose e extensa atipia celular. Em algumas lesões, um padrão estoriforme pode dominar o quadro microscópico; em outras, zonas mixoides, células gigantes, células inflamatórias agudas, células xantomatosas ou vasos sanguíneos podem estar proeminentes. A imuno-histoquímica é útil na exclusão das variantes pleomórficas de outros sarcomas, como o leiomiossarcoma, o lipossarcoma, o rabdomiossarcoma e o mixofibrossarcoma. Atualmente, se aceita que os marcadores histiocitários não têm um papel no diagnóstico do sarcoma pleomórfico. Estes marcadores são a alfa-1-antiquimiotripsina, a alfa-1-antitripsina, o CD68 e a lisozima.

Tratamento

A excisão cirúrgica extensa é o tratamento usual. A radioterapia ou a quimioterapia oferecem um limitado benefício adicional. A taxa de sobrevida em 5 anos varia de 20 a 60%. Os pacientes com lesões orais geralmente têm um prognóstico pior. Os índices de recidiva e metástase são de aproximadamente 40%.

Lesões Vasculares

Lesões Reativas e Lesões Congênitas

Linfangioma

Etiologia

Considerado uma lesão congênita, o linfangioma geralmente surge durante as duas primeiras décadas de vida. Diferentemente do que acontece com os hemangiomas congênitos, os linfangiomas não tendem a involuir com o tempo.

Características Clínicas

Os linfangiomas apresentam-se como aumentos de volume indolores e nodulares semelhantes a vesículas, quando superficiais; ou massas submucosas, quando localizados profundamente. A cor varia de mais claro que o tecido circunjacente ao vermelho-azulado quando os capilares fazem parte desta malformação congênita (Figs. 7-18 e 7-19). À palpação, as lesões podem produzir um som crepitante conforme o fluido linfático é empurrado de uma área para outra.

O sítio intraoral mais frequentemente afetado é a língua e as lesões podem ser causar macroglossia quando distribuídas de forma difusa pela submucosa (Quadro 7-5). O linfangioma de lábio pode causar macroqueilia. O linfangioma cervical, também

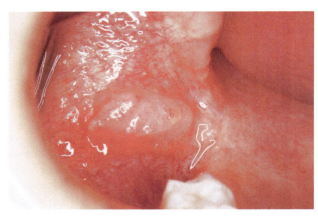

• **Figura 7-18** Linfangioma da mucosa jugal.

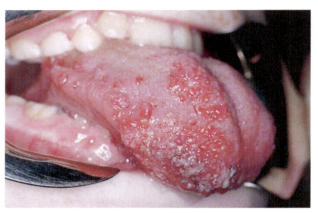

• **Figura 7-19** Combinação de linfangioma e hemangioma na língua.

• QUADRO 7-5	Macroglossia

Hiperplasia/hipertrofia congênita
Tumor: linfangioma, malformação vascular, neurofibroma, tumor de células granulares, tumor de glândulas salivares
Alterações endócrinas: acromegalia, cretinismo
Infecções que obstruem os vasos linfáticos
Síndrome de Beckwith-Wiedemann: macroglossia, onfalocele e gigantismo
Amiloidose
Angioedema

conhecido como higroma cístico, higroma colli ou linfangioma cavernoso, consiste em um aumento de volume difuso de tecido mole que pode constituir uma ameaça à vida devido ao envolvimento de estruturas vitais do pescoço. As potenciais sequelas do higroma cístico são dificuldade respiratória, hemorragia intralesional e desfiguração.

Histopatologia

Os canais linfáticos revestidos por endotélio estão distribuídos difusamente na submucosa (Fig. 7-20). As células que revestem esses espaços são caracteristicamente positivas para marcadores linfáticos, como o anticorpo D2-40. Os canais contêm linfa eosinofílica que, ocasionalmente, inclui hemácias, especialmente em proliferações mistas de vasos linfáticos e capilares. Não existe

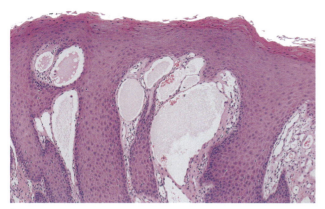

• **Figura 7-20** Linfangioma composto por vasos linfáticos proeminentes. Os vasos estão, caracteristicamente, bem próximos ao epitélio.

cápsula. Um achado característico é a localização dos canais linfáticos diretamente adjacentes ao epitélio de revestimento e sem nenhum tecido conjuntivo aparente entre eles.

Tratamento

Geralmente, os linfangiomas são removidos cirurgicamente; mas, por causa da ausência de cápsula, as recidivas são comuns. A escleroterapia também tem sido usada com sucesso. Neste tipo de procedimento, são injetadas soluções esclerosantes nas áreas císticas, com cicatrização subsequente dos canais vasculares aberrantes e com resultados geralmente aceitáveis. Linfangiomas grandes, como os higromas císticos, podem necessitar de procedimentos cirúrgicos em diferentes etapas para que se consiga controlar a lesão.

Neoplasias

Hemangiopericitoma

O hemangiopericitoma consiste em um tumor raro que foi descrito originalmente como um tumor vascular derivado de pericitos. Acredita-se que esta célula seja uma célula muscular lisa modificada e normalmente encontrada ao redor de capilares e vênulas entre a membrana basal e o endotélio. Provavelmente, a célula apresenta propriedades de contração e atua como uma reserva de células endoteliais. As evidências imuno-histoquímicas indicam que, conceitualmente, este tumor não é derivado de pericitos porque não expressa actina ou marcadores miofibroblásticos. Possivelmente, a célula neoplásica é uma célula indiferenciada ou fibroblástica. Tem sido sugerido que muitos tumores previamente diagnosticados como hemangiopericitomas constituem outros tumores de tecidos moles que compartilham características similares. Por exemplo, existe considerável sobreposição histopatológica entre o miofibroma, o tumor fibroso solitário, o sarcoma sinovial e o condrossarcoma mesenquimal, e é concebível que muitos hemangiopericitomas constituem uma destas entidades. Cada vez mais, o diagnóstico de hemangiopericitoma é feito por exclusão.

Este tumor apresenta-se como uma massa em qualquer localização do corpo em uma ampla variação etária. Nenhum sinal clínico peculiar pode sugerir um diagnóstico de hemangiopericitoma.

Microscopicamente, o tumor se caracteriza pela proliferação de células mesenquimais bem diferenciadas variando de ovais a fusiformes e separadas por pequenos canais vasculares semelhantes a fendas. Os vasos têm parede fina e podem exibir contornos em "chifre de veado", apesar de este padrão também ser visto em vários outros tumores de tecidos moles.

O comportamento biológico do hemangiopericitoma é imprevisível. Pelo menos 70% dos casos apresentam um curso benigno, sendo o restante maligno. Infelizmente, não há critérios histopatológicos confiáveis que possam ser utilizados para predizer o curso clínico, embora a necrose, as figuras mitóticas numerosas e um alto índice de marcação com marcadores de proliferação (Ki67 ou antígeno nuclear de proliferação celular [PCNA]) e a hipercelularidade possam ser sugestivos de uma lesão mais agressiva. O tratamento de escolha consiste na remoção cirúrgica radical. Tanto a recidiva como a metástase não são incomuns.

Angiossarcoma

O angiossarcoma consiste em um tumor raro que tem origem nas células endoteliais, sendo de causa desconhecida. O sarcoma de Kaposi, também de origem endotelial, mas sabidamente causado pelo herpes-vírus humano 8 (HHV8), é diferente do angiossarcoma.

A localização mais frequente do angiossarcoma é o couro cabeludo, embora lesões ocasionais sejam relatadas no seio maxilar e na cavidade oral. A lesão consiste em uma proliferação não encapsulada de células endoteliais anaplásicas que circundam espaços luminais irregulares. O angiossarcoma tem um curso clínico agressivo e um prognóstico desfavorável.

Lesões Neurais

Lesões Reativas

Neuroma Traumático

Etiologia

O neuroma traumático é causado por um trauma a um nervo periférico. Na cavidade oral, o trauma pode ocorrer por um procedimento cirúrgico, como uma exodontia, pela injeção de anestesia local ou por um acidente. A transecção de um nervo sensorial pode resultar em inflamação e cicatriz da área traumatizada. Conforme o segmento proximal do nervo prolifera até o segmento distal na tentativa de se regenerar, ele se torna emaranhado e aprisionado na cicatriz em desenvolvimento, resultando em uma massa composta de tecido fibroso, células de Schwann e axônios.

Características Clínicas

Cerca de metade dos pacientes com neuroma traumático oral tem dor associada. A dor varia de uma sensibilidade ocasional a dor intensa e constante. A dor facial irradiada pode, ocasionalmente, ser causada por um neuroma traumático (Fig. 7-21). A injeção de anestésico local na área da tumefação alivia a dor.

As lesões podem ocorrer em uma ampla variação etária, apesar de a maioria ser observada em adultos. A localização mais usual para o neuroma traumático é o forame mentual, seguido de áreas de exodontia nas regiões anterior da maxila e posterior da mandíbula. O lábio inferior, a língua, a mucosa jugal e o palato são, também, localizações de tecidos moles relativamente comuns.

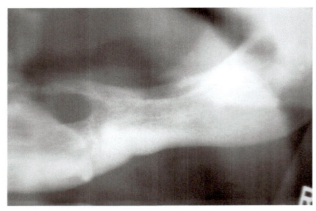

• **Figura 7-21** Neuroma traumático se apresentando como uma área radiolucente dolorosa no forame mentual em uma mandíbula edêntula *(ramo à direita)*.

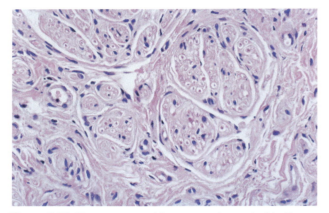

• **Figura 7-22** Neuroma traumático composto por tecido fibroso e fascículos nervosos.

Histopatologia

Microscopicamente, fascículos nervosos, em um arranjo aleatório ou tortuoso, são encontrados misturados a tecido fibroso denso colagenizado (Fig. 7-22). Pode ser visto um infiltrado de células inflamatórias crônicas em uma minoria dos casos, particularmente naqueles sintomáticos.

Tratamento

Mesmo que a transecção cirúrgica de um nervo periférico possa ter causado a lesão, a excisão cirúrgica é o tratamento de escolha. A recidiva é rara.

Neoplasias

Tumores de Células Granulares

Etiologia

O tumor de células granulares, antigamente conhecido como mioblastoma de células granulares, é um tumor benigno incomum de etiologia desconhecida. Com base em estudos imuno-histoquímicos, acredita-se que as células granulares peculiares que constituem a lesão sejam de origem predominantemente neural (célula de Schwann). Também já foi sugerida origem a partir de músculo esquelético, macrófagos, células mesenquimais indiferenciadas e pericitos, porém sem comprovação.

Uma lesão relacionada, conhecida como tumor de células granulares gengival congênito (epúlide congênita), é composta por células que são, na microscopia óptica, idênticas àquelas dos tumores de células granulares. Pequenas diferenças têm sido notadas pelas análises ultraestruturais e imuno-histoquímicas e elas sugerem que os tumores gengivais congênitos têm histogênese diferente dos tumores de células granulares.

Características Clínicas

Os tumores de células granulares aparecem em uma ampla faixa etária, desde a infância até a velhice, com média de aparecimento em adultos de meia-idade. Alguns estudos têm mostrado uma predileção pelo gênero feminino; enquanto que outros têm mostrado uma distribuição quase igual entre os sexos (Quadro 7-6). Na região de cabeça e pescoço, a língua é, de longe, a localização mais comum para os tumores de células granulares (Fig. 7-23). No entanto, qualquer outra localização bucal pode ser afetada.

Geralmente, o tumor de células granulares apresenta-se como uma massa assintomática não inflamada menor que 2 cm de diâmetro. Frequentemente, a coloração da superfície é amarelada. O epitélio de revestimento encontra-se intacto. Ocasionalmente, lesões múltiplas podem estar presentes.

• **QUADRO 7-6** **Tumor de Células Granulares**

Características Clínicas

Tumor benigno com origem na bainha do nervo
Qualquer idade: mulheres levemente mais acometidas do que homens
Qualquer localização; geralmente na língua
Massa submucosa assintomática (1 cm a 2 cm)
Normocrômico ou mais claro que a mucosa
Epitélio de revestimento intacto

Histopatologia

Células grandes, uniformes, com citoplasma granular
Hiperplasia pseudoepiteliomatosa sobrejacente
Células positivas para proteínas associadas aos nervos (p. ex., S-100) e negativas para proteínas musculares (actina)

Tratamento

Excisão; sem recidiva

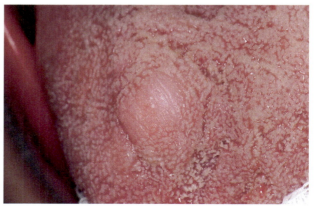

• **Figura 7-23** Tumor de células granulares na língua.

O tumor de células granulares congênito aparece na gengiva (geralmente anterior) de recém-nascidos (Quadro 7-7). Estas lesões apresentam-se como massas lobuladas, pediculadas e não inflamadas (Fig. 7-24). A gengiva maxilar é mais afetada que a gengiva mandibular, sendo os bebês do gênero feminino os preferencialmente acometidos. A lesão não recidiva e já foi relatada remissão espontânea.

Histopatologia

A tumefação clínica dos tumores de células granulares é causada pela presença de lençóis não encapsulados de grandes células poligonais com citoplasma pálido granular ou granuloso (Figs. 7-25 a 7-27). Os núcleos são pequenos, compactos e morfologicamente benignos. As figuras mitóticas são raras. A hiperplasia pseudoepiteliomatosa do epitélio de revestimento é observada em aproximadamente metade dos casos. Esta pode ser uma característica tão marcante que as células granulares subjacentes podem ser negligenciadas, resultando em um diagnóstico equivocado de carcinoma de células escamosas. A hiperplasia pseudoepiteliomatosa sobrejacente ao tumor de células granulares é um processo completamente benigno.

Ultraestruturalmente, as células granulares de ambos, o tumor de células granulares e sua contraparte gengival congênita, contêm vacúolos autofágicos. Uma das grandes diferenças notadas é a ausência de corpos angulados na lesão gengival. Além disso, em algumas lesões gengivais, foi detectada a presença de

---

• **QUADRO 7-7** Tumor de Células Granulares Congênito

Características Clínicas
Tumor benigno de origem discutida
Somente em recém-nascidos
Somente na gengiva
Massa geralmente pediculada, não ulcerada

Histopatologia
Células grandes, uniformes, com citoplasma granular
Sem hiperplasia pseudoepiteliomatosa sobrejacente
Células negativas para S-100 e actina, mas positivas para NKI-C3

Tratamento
Excisão; sem recidiva

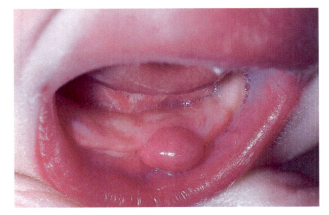

• **Figura 7-24** Tumor de células granulares gengival congênito.

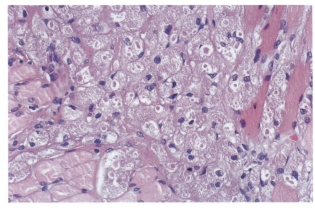

• **Figura 7-25** Tumor de células granulares. Observe as células uniformes com citoplasma granular adjacente ao músculo esquelético.

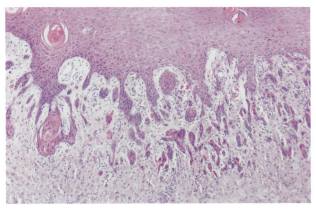

• **Figura 7-26** Tumor de células granulares com hiperplasia pseudoepiteliomatosa sobrejacente.

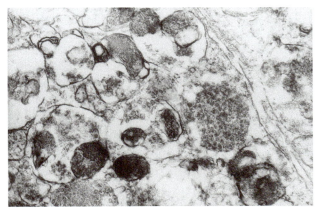

• **Figura 7-27** Tumor de células granulares. Microscopia eletrônica mostrando organelas autofágicas intracitoplasmáticas.

microfilamentos com corpos densos fusiformes, vesículas picnóticas e membrana basal.

Imuno-histoquimicamente, o tumor de células granulares expressa proteína S-100, o que é típico dos tumores neurais, CD57 e colágeno do tipo IV. Ambas as lesões expressam antígenos carcinoembrionários e antígenos leucocitários humanos (HLA-DR), mas são negativas para actina de músculo liso e para a alfa-1--antiquimiotripsina. A epúlide congênita é tipicamente positiva para NKI-C3, assim como outras lesões granulares não neurais.

Diagnóstico Diferencial

Clinicamente, o tumor de células granulares pode ser confundido com outras lesões de tecido conjuntivo. O neurofibroma, o schwannoma e o neuroma encapsulado em paliçada deveriam ser as principais considerações para as lesões de língua. Os tumores de glândulas salivares, o lipoma e outras neoplasias mesenquimais benignas podem se apresentar intraoralmente como nódulos assintomáticos similares ao tumor de células granulares. A hiperplasia fibrosa focal (fibroma traumático) é uma lesão reativa comum que deveria ser incluída no diagnóstico diferencial. Uma biópsia com análise histopatológica é a única forma de se alcançar um diagnóstico definitivo.

O tumor de células granulares gengival congênito é clinicamente distinto em virtude da idade do paciente e do local onde a massa é observada. Outras massas submucosas que ocorrem na gengiva de recém-nascidos, tais como o cisto gengival e o tumor neuroectodérmico da infância, são mais profundamente situados e têm base séssil. O rabdomiossarcoma tende a crescer mais rapidamente e apresentar cor mais escura.

Tratamento

O tumor de células granulares deve ser cirurgicamente excisado e a recidiva geralmente não ocorre.

Schwannoma

Etiologia

O schwannoma, ou neurilemoma, é uma neoplasia benigna oriunda da proliferação das células de Schwann do neurilema, ou bainha do nervo. Conforme a lesão cresce, o nervo é deslocado para o lado e não se mistura com o tumor.

Características Clínicas

Esta lesão consiste em uma massa submucosa encapsulada que geralmente se apresenta como uma tumefação em pacientes de qualquer idade (Tabela 7-3). A localização preferencial é a língua, apesar de esta lesão já ter sido descrita por toda a boca. As lesões intraósseas apresentam-se radiolucentes, bem definidas, com halo radiopaco, e podem causar dor e parestesia. A lesão, usualmente, tem crescimento lento, mas pode apresentar um súbito aumento de tamanho, que, em alguns casos, se acredita que seja ocasionado por hemorragia intralesional. O fato de os schwannomas solitários não serem vistos com frequência na neurofibromatose é clinicamente significativo.

Histopatologia

Neste tumor encapsulado, as células fusiformes assumem dois padrões diferentes. Em um padrão, chamado de Antoni A, as áreas afetadas consistem em células fusiformes organizadas em espirais em paliçada e em ondas. Geralmente, estas células circundam uma zona eosinofílica acelular (corpúsculo de Verocay), constituindo a reduplicação da membrana basal e processos celulares citoplasmáticos (Fig. 7-28). O outro padrão é chamado de Antoni B, que consiste em células fusiformes distribuídas aleatoriamente em uma matriz microcística fibrilar delicada. Pela imuno-histoquímica, este tumor expressa fortemente a proteína S-100. As marcações para actina e desmina são negativas.

Uma variante microscópica, conhecida como schwannoma ancião, tem sido descrita para designar as mudanças degenerativas em um schwannoma de longa duração. Nesta variante, podem ser vistas fibrose, células inflamatórias e hemorragia.

Tratamento

O schwannoma deve ser excisado cirurgicamente, sendo a recorrência improvável. O prognóstico é excelente.

Neurofibroma

Etiologia

O neurofibroma pode aparecer como uma lesão única ou várias lesões compondo a síndrome da neurofibromatose (doença cutânea de von Recklinghausen). A etiologia do neurofibroma solitário é desconhecida. Por outro lado, a neurofibromatose é uma condição hereditária com traço autossômico dominante. Tal condição tem expressividade variável e, frequentemente (50% dos casos), surge após uma mutação espontânea. Dois subgrupos foram definidos: um associado ao gene *NF1*; e outro, ao gene *NF2*.

TABELA 7-3 Tumores Neurais: Características Comparativas

	Schwannoma	Neurofibroma	Neuroma mucoso	NEP
Célula de origem	Célula de Schawnn	Célula de Schawnn e fibroblastos perineurais	Tecido nervoso, hamartoma	Célula de Schawnn
Idade	Qualquer	Qualquer	Crianças, adultos jovens	Adultos
Local	Qualquer um, especialmente língua	Qualquer um, especialmente língua e mucosa jugal	Língua, lábio, mucosa jugal	Palato, lábio
Número	Solitário	Solitário a múltiplos	Múltiplos	Solitário
Lesões ósseas	Ocasionalmente	Frequentemente	Não	Não
Associação com síndromes	Neurofibromatose	Neurofibromatose	NEM III	Nenhuma
Potencial maligno	Raramente na síndrome	Infrequente na síndrome	Não	Não

NEM III, síndrome da neoplasia endócrina múltipla do tipo III; *NEP*, neuroma encapsulado em paliçada.

CAPÍTULO 7 Lesões do Tecido Conjuntivo   177

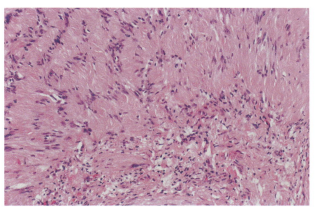

• **Figura 7-28** Schwannoma exibindo o característico padrão de células de Schwann em paliçada ao redor de corpos eosinofílicos.

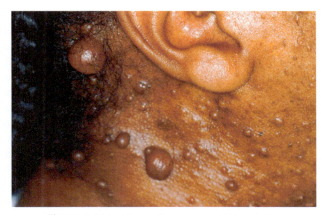

• **Figura 7-31** Lesões cutâneas na neurofibromatose.

Características Clínicas

O neurofibroma solitário se manifesta em qualquer idade como uma massa submucosa não inflamada e assintomática. As regiões orais mais afetadas são a lingua, a mucosa jugal e o vestíbulo (Figs. 7-29 e 7-30).

As lesões orais estão tipicamente associadas à neurofibromatose do tipo 1 (NF-1). Esta condição inclui neurofibromas múltiplos (Figs. 7-31 e 7-32), manchas cutâneas café com leite (Fig. 7-33), anormalidades ósseas, alterações no sistema nervoso

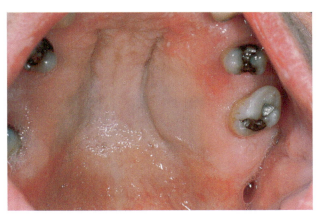

• **Figura 7-29** Neurofibroma no lado esquerdo do palato.

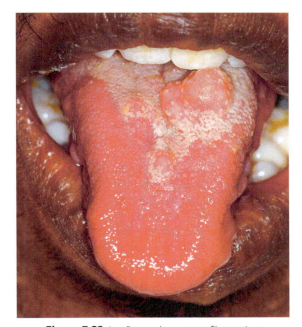

• **Figura 7-32** Lesões orais na neurofibromatose.

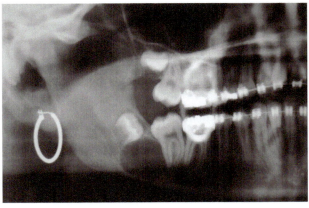

• **Figura 7-30** Neurofibroma intramandibular.

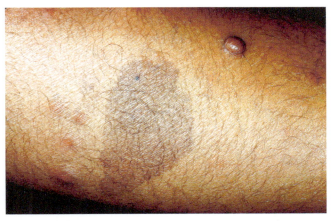

• **Figura 7-33** Manchas café com leite em um paciente com neurofibromatose.

central e outra características. Os neurofibromas variam clinicamente de nódulos superficiais e discretos a massas difusas e profundas. As lesões podem ser tão numerosas e proeminentes que podem se tornar esteticamente significativas. Os neurofibromas intraorais podem ser vistos em até 25% dos pacientes com neurofibromatose. Quando outras características orais como o aumento das papilas fungiformes e anormalidades ósseas estão incluídos, as manifestações orais podem ser observadas em até 70% dos pacientes com neurofibromatose. A transformação maligna do neurofibroma em um tumor maligno da bainha do nervo periférico (sarcoma neurogênico) pode ocorrer em 5 a 15% dos pacientes com esta síndrome.

Geralmente, a presença de seis ou mais manchas café com leite em qualquer localização e com mais de 1,5 cm de diâmetro é considerada sugestiva de neurofibromatose. Outros sinais diagnósticos importantes da síndrome são as efélides axilares (sinal de Crowe) e as efélides na íris (manchas de Lisch).

As alterações ósseas podem ser vistas em metade ou mais dos pacientes com neurofibromatose. As mudanças podem ocorrer na forma de erosão cortical pelos tumores do tecido mole adjacente ou na forma de reabsorção medular pelas lesões intraósseas. Na mandíbula, com maior frequência as lesões se originam do nervo mandibular e podem resultar em dor e parestesia. Nestes casos de envolvimento mandibular, um sinal radiográfico que o acompanha pode ser o alargamento do forame alveolar inferior, condição conhecida como forame em bacamarte.

Histopatologia
Os neurofibromas solitários e múltiplos apresentam os mesmos achados microscópicos (Fig. 7-34). Eles contêm células fusiformes com núcleos fusiformes ou ondulados encontrados em uma matriz de tecido conjuntivo delicada, sendo que esta matriz pode ser notavelmente mixoide. Estas lesões podem estar bem circunscritas ou podem se misturar ao tecido conjuntivo circunjacente. Os mastócitos estão tipicamente dispersos pela lesão. Um subtipo histopatológico, conhecido como neurofibroma plexiforme, é considerado como sendo altamente característico da neurofibromatose. Nesta variante, massas entrelaçadas extensas de tecido nervoso são sustentadas por uma matriz colágena. Pequenos axônios podem ser vistos entre as células de Schwann e as células perineurais em proliferação.

A demonstração de proteína S-100 e de neurofilamentos pela imuno-histoquímica pode ser muito útil na confirmação do diagnóstico de neurofibroma, apesar de que se deve ter cuidado na interpretação da marcação da proteína S-100. A proteína S-100, que se acreditava ser peculiar do sistema nervoso central, foi identificada em várias outras células do corpo fora do SNC, tais como as células de Schwann, os condrócitos, as células de Langerhans e algumas células névicas. O anticorpo antiproteína S-100 marca uma grande variedade de neoplasias não relacionadas, entre as quais tumores neurais, paraganglioma, alguns tumores de glândulas salivares, tumores de células granulares, doença das células de Langerhans (DCL), condrossarcoma, alguns tumores de músculo liso e aproximadamente 95% dos melanomas.

Diagnóstico Diferencial
O neurofibroma nodular solitário deve ser considerado no diagnóstico diferencial clínico com outros nódulos submucosos de origem no tecido conjuntivo, como o fibroma traumático, o tumor de células granulares e o lipoma. Um neurofibroma difuso que resulte em macroglossia pode exigir um diagnóstico diferencial em relação ao linfangioma e, possivelmente, à amiloidose.

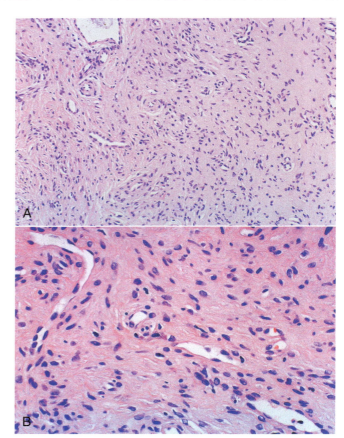

• **Figura 7-34** Neurofibroma. **A** e **B,** Células fusiformes (de Schwann) arranjadas aleatoriamente.

Tratamento
Os neurofibromas solitários são tratados pela excisão cirúrgica e apresentam uma chance pequena de recorrência. As lesões múltiplas da neurofibromatose podem ser tratadas da mesma forma, mas elas podem ser tão numerosas que a excisão se torna impraticável. O prognóstico para o paciente com alteração neurossarcomatosa em uma lesão preexistente é desfavorável.

Neuromas Mucosos da Síndrome da Neoplasia Endócrina Múltipla do Tipo III

Etiologia
A síndrome da neoplasia endócrina múltipla (NEM) compreende um grupo de condições caracterizadas por neoplasias que surgem em vários órgãos endócrinos. Apenas a NEM do tipo III (também conhecida como NEM 2b), uma condição hereditária de caráter autossômico dominante, apresenta manifestações orais (Tabela 7-4). A NEM do tipo III é causada por uma mutação no oncogene *RET* que resulta na substituição de um único aminoácido de uma única metionina pela treonina que afeta uma região crítica do núcleo catalítico da tirosinoquinase. Embora a mutação no gene RET também seja responsável pela síndrome NEM II (também conhecida como NEM 2a), as mutações são diferentes.

TABELA 7-4	Tumores de Tecidos Moles: Anormalidades Citogenéticas	
Tipo tumoral	Alteração citogenética	Anormalidade no gene
Rabdomiossarcoma alveolar	t(2;13), t(1;13)	PAX3-FKHR
		PAX7-FKHR
Sarcoma sinovial	t(X;18) (p11.2;q11.2)	SYT + um dos SSX1, SSX2, SSX4
		SSX2-SYT
Lipoma	Rearranjos 12q13-q15	HMGA2/LPP, HMGA2/LHFP
Lipossarcoma mixoide	t(12;16)(q13;p11)	DDIT3 (CHOP) + FUS(TLS)

NEM III, Síndrome da neoplasia endócrina múltipla do tipo III.

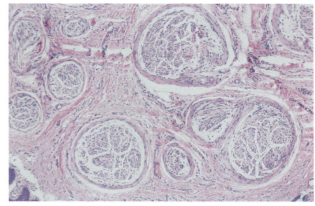

• **Figura 7-36** Neuroma mucoso da neoplasia endócrina múltipla (NEM) do tipo III.

Características Clínicas

A NEM III consiste em carcinoma medular da tireoide, feocromocitoma da glândula adrenal e neuromas mucosos (Fig. 7-35). As manchas café com leite e neurofibromas cutâneos também podem ser encontrados nesta condição. A NEM I e a NEM II estão relacionadas com a NEM III e, nos pacientes com as síndromes dos tipos I e II, há neoplasias de vários órgãos endócrinos, mas não há neuromas mucosos na cavidade oral.

Os neuromas mucosos da NEM III geralmente aparecem no início da vida como nódulos pequenos e discretos na conjuntiva, nos lábios, na laringe ou na cavidade oral. As lesões orais são vistas na língua, nos lábios e na mucosa jugal.

Histopatologia

Os neuromas mucosos são compostos por bandas sinuosas de tecido neural circundadas por um tecido conjuntivo normal (Fig. 7-36). São encontrados axônios no tecido neural em proliferação.

Tratamento

Os neuromas mucosos são excisados cirurgicamente e a recidiva não é esperada. Os neuromas, em si, são relativamente triviais, mas são considerados significativos porque podem ser o primeiro sinal desta síndrome potencialmente fatal. O carcinoma medular da tireoide é uma condição maligna progressiva que invade localmente e que tem a capacidade de sofrer metástase para os linfonodos locais e órgãos distantes. A sobrevida em 5 anos desta condição maligna é de aproximadamente 50%. O feocromocitoma é uma neoplasia benigna que produz catecolaminas que podem causar significativa hipertensão e outras anormalidades cardiovasculares. A detecção precoce de neuromas mucosos é, portanto, de extrema importância no estabelecimento do diagnóstico ou para chamar a atenção para outros componentes da síndrome.

Neuroma Encapsulado em Paliçada (Neuroma Circunscrito Solitário)

O neuroma encapsulado em paliçada consiste em outro tumor oral de origem neural. Ele não está associado à neurofibromatose ou à NEM III. O neuroma encapsulado em paliçada ocorre, tipicamente, no palato e, ocasionalmente, nos lábios na junção mucocutânea. Este nódulo em forma de cúpula é encapsulado e exibe um padrão microscópico fascicular com alguma sugestão de paliçada nuclear (Fig. 7-37). Este tumor é composto por células

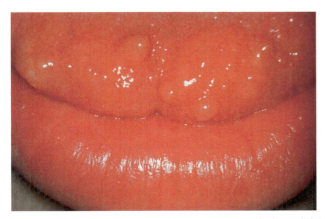

• **Figura 7-35** Neuromas mucosos da neoplasia endócrina múltipla (NEM) do tipo III.

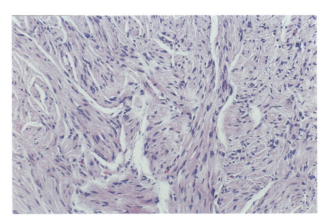

• **Figura 7-37** Neuroma encapsulado em paliçada exibindo um padrão lobular de células fusiformes (de Schwann).

positivas para a proteína S-100 (células de Schwann) e por alguns axônios. Após a remoção cirúrgica, a recidiva não é esperada.

Tumor Maligno da Bainha do Nervo Periférico

O tumor maligno da bainha do nervo periférico (TMBNP) é raro e pode se desenvolver a partir de um neurofibroma preexistente ou *de novo*. Ele também pode complicar a neurofibromatose. Acredita-se que a célula de origem seja a célula de Schwann e, possivelmente, outras células da bainha neural.

Nos tecidos moles, o TMBNP apresenta-se como uma massa expansiva e normalmente assintomática. No osso, onde se acredita originar-se com mais frequência do nervo alveolar inferior, ele aparece como uma dilatação do canal mandibular ou como uma área radiolucente difusa. Dor e parestesia podem acompanhar esta lesão óssea, o que também pode ocorrer em outras doenças malignas intraósseas na maxila e na mandíbula.

Microscopicamente, o TMBNP pode ser visto originando-se de um neurofibroma ou de um tronco nervoso. A lesão é composta por células fusiformes abundantes com números variáveis de figuras mitóticas anormais. Os núcleos são vistos com frequência em paliçada, e o pleomorfismo nuclear também pode ser proeminente. A separação microscópica desta lesão do fibrossarcoma e do leiomiossarcoma pode ser difícil, tornando a imuno-histoquímica uma ferramenta diagnóstica adjuvante importante. A marcação positiva de células tumorais, pelo menos focalmente, para proteína S-100 e neurofilamentos pode ser útil nesta questão.

O método de escolha de tratamento consiste na excisão cirúrgica radical. Entretanto, a recorrência é comum e são frequentemente observadas metástases. O prognóstico varia de razoável a bom de acordo com as circunstâncias clínicas.

Neuroblastoma Olfatório

O neuroblastoma olfatório, também conhecido como estesioneuroblastoma, é uma lesão maligna rara que surge do tecido olfatório na parte superior da cavidade nasal. Esta lesão, que tradicionalmente ocorre em adultos jovens, pode resultar em epistaxe, rinorreia ou obstrução nasal, ou pode se apresentar como pólipos no teto da cavidade nasal. Ela também pode causar uma massa nasofaríngea ou uma lesão com invasão para o seio maxilar.

Microscopicamente, esta lesão consiste em células redondas, pequenas e indiferenciadas com pouco citoplasma visível (Fig. 7-38). A compartimentalização e formações em pseudorrosetas ou rosetas são frequentemente vistas. A marcação positiva na imuno-histoquímica para cromogranina, sinaptofisina e neurofilamentos pode ser usada para confirmar o diagnóstico no microscópio óptico. Um diagnóstico diferencial microscópico deve incluir o linfoma, o rabdomiossarcoma embrionário, o sarcoma de Ewing e o carcinoma indiferenciado.

A cirurgia ou a radioterapia são utilizadas para o tratamento do neuroblastoma olfatório. As recidivas não são incomuns, ocorrendo em cerca de metade dos pacientes. A metástase, geralmente para os linfonodos locais ou pulmões, ocorre de maneira infrequente.

Lesões Musculares

Lesões Reativas

Miosite Ossificante

A miosite ossificante consiste em uma lesão reativa incomum do músculo esquelético. Ela pode aparecer nos músculos da cabeça e do pescoço. Como o nome sugere, tal condição é um processo inflamatório intramuscular no qual ocorre formação de tecido ósseo. A razão para o aparecimento de osso dentro do músculo durante o processo de reparo ainda não foi completamente esclarecida.

A calcificação muscular pode ser vista em uma destas duas formas: como uma doença sistêmica progressiva (miosite ossificante progressiva) de causa desconhecida ou como uma disfunção muscular única focal (miosite ossificante traumática). Nesta última forma, tanto um trauma agudo como um crônico pode ser responsável pela alteração muscular. Os músculos masseter e esternocleidomastóideo são os mais afetados na região de cabeça e pescoço. Conforme a lesão amadurece, as radiografias de tecidos moles mostram uma opacificação discreta e delicada. Às vezes, os osteoblastos em proliferação têm sido microscopicamente confundidos com células malignas do osteossarcoma. Acredita-se que a maturação e a organização de tecido ósseo periférico à zona celular central sejam uma característica diagnóstica importante da miosite ossificante. A lesão é tratada com excisão cirúrgica e tem pouca tendência à recidiva.

Neoplasias

Leiomioma e Leiomiossarcoma

Em geral, as neoplasias de músculo liso são relativamente comuns e podem surgir em qualquer parte do corpo (Tabela 7-5). Geralmente, os leiomiomas surgem da camada muscular do intestino e no corpo do útero (Fig. 7-39). Os leiomiossarcomas geralmente surgem no retroperitônio, mesentério, omento ou tecidos subcutâneos e profundos dos membros (Fig. 7-40).

Ambos, o leiomioma e o leiomiossarcoma, são raros na cavidade oral. Os leiomiomas orais apresentam-se como massas submucosas assintomáticas de crescimento lento, usualmente encontradas na língua, no palato duro ou na mucosa jugal. Eles podem ser observados em qualquer idade e, geralmente, são identificados quando apresentam 1 cm a 2 cm de diâmetro.

Ocasionalmente, o diagnóstico microscópico pode ser difícil em virtude de a proliferação de células fusiformes compartilhar

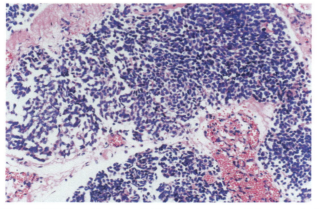

• **Figura 7-38** Neuroblastoma olfatório; "um tumor de células redondas".

| TABELA 7-5 | Neoplasias de Células Fusiformes Orais: Painel Imuno-Histoquímico Diferencial |

	S-100	Neurofilamento	Actina de músculo liso	Desmina	CD34	CD99	CD31
Tumores da bainha do nervo (benignos e malignos)	+	+	-	-	-	-	-
Miofibroma	-	-	+	-	-	-	-
Leiomioma/leiomiossarcoma	-	-	+	+	-	-	-
Rabdomioma/rabdomiossarcoma	-	-	+	+	-	-	-
Histiocitoma fibroso e histiocitoma fibroso maligno*	-	-	-	-	-	-	-
Tumor fibroso solitário	-	-	-	-	+	+	-
Sarcoma de Kaposi	-	-	-	-	-	-	+#

*Marcação inconsistente. O histiocitoma fibroso maligno angiomatoide é positivo para desmina e actina de músculo liso.
#O tumor também é positivo para HHV-8 (KSHV)

muitas similaridades com o neurofibroma, o schwannoma, a fibromatose e o miofibroma. As colorações especiais que identificam o colágeno podem ser úteis na diferenciação destas lesões. A demonstração imuno-histoquímica das actinas pode confirmar o diagnóstico. Um subtipo microscópico conhecido como leiomioma vascular (angioleiomioma) tem numerosos vasos de parede espessa associados a células musculares lisas diferenciadas. Geralmente, os leiomiomas são cirurgicamente excisados e a recidiva não é esperada.

Os leiomiossarcomas orais já foram relatados em todas as faixas etárias e em praticamente todas as regiões intraorais. O diagnóstico microscópico é considerado um desafio devido às similaridades com outros sarcomas de células fusiformes. Assim como nas neoplasias benignas, a imuno-histoquímica pode ser uma ferramenta diagnóstica valiosa para demonstrar a expressão de proteínas da actina. A actina é um pequeno filamento citoplasmático com aproximadamente 5 nm de diâmetro e que apresenta propriedades contráteis. Seis isotipos de actina diferenciam músculo liso, músculo estriado e células não musculares. A antiactina específica de músculo e a antiactina de músculo liso geralmente fornecem boa sensibilidade e intensidade para a detecção do leiomiossarcoma. A marcação para desmina é menos confiável, pois ela é positiva em cerca de dois terços dos casos.

Geralmente, os leiomiossarcomas são tratados por excisão cirúrgica radical. A metástase para linfonodos ou para o pulmão não é incomum.

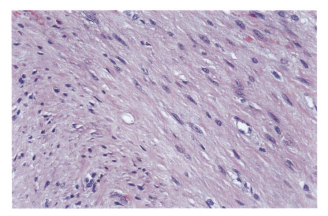

• **Figura 7-39** Leiomioma composto por células fusiformes monótonas.

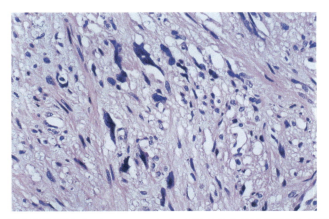

• **Figura 7-40** Leiomiossarcoma composto por células fusiformes com núcleos atípicos.

Rabdomioma e Rabdomiossarcoma

Os rabdomiomas são lesões raras que têm predileção pelos tecidos moles da cabeça e do pescoço. Os sítios mais afetados são o assoalho da boca, o palato mole, a língua e a mucosa jugal. A média de idade dos pacientes é em torno de 50 anos, podendo afetar desde crianças até idosos. Apresenta-se como uma massa submucosa bem definida e assintomática.

São reconhecidas duas variantes microscópicas. No tipo adulto, as células neoplásicas imitam sua contraparte normal (Fig. 7-41); no tipo fetal, as células neoplásicas são alongadas, menos diferenciadas e exibem menos estriações transversais. O último tipo pode ser confundido com o rabdomiossarcoma. O tratamento consiste na excisão cirúrgica, sendo a recidiva improvável.

Os rabdomiossarcomas são subdivididos em três formas microscópicas principais: embrionário, alveolar e pleomórfico. Os dois primeiros tipos ocorrem em crianças, e o último tipo

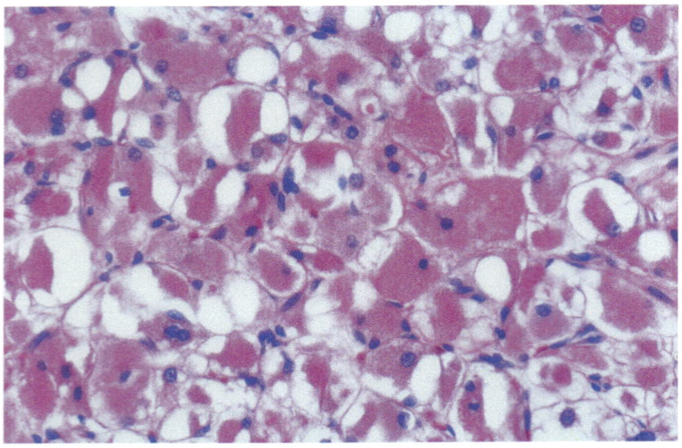

• **Figura 7-41** Rabdomioma imitando células musculares esqueléticas adultas.

ocorre, principalmente, em adultos. O tipo embrionário consiste em células redondas primitivas, onde raramente são encontradas estriações (Fig. 7-42). Dois subtipos são reconhecidos: o de células fusiformes e o tipo botrioide. Ambos conferem um prognóstico excelente. A variante alveolar é composta por células redondas, mas em um padrão compartimentalizado. O tipo pleomórfico, o mais bem diferenciado, contém células fusiformes ou em forma de cinto que geralmente exibem estriações transversais (Fig. 7-43).

Quando o rabdomiossarcoma ocorre na região de cabeça e pescoço, geralmente ele é encontrado em crianças. Quando ele está em uma região diferente da cabeça e do pescoço, ele é visto, tipicamente, em adultos. O rabdomiossarcoma apresenta-se como uma massa de crescimento rápido que pode causar dor ou parestesia quando há envolvimento dos ossos gnáticos. Os sítios orais mais frequentemente envolvidos são a língua e o palato mole. O tipo embrionário do rabdomiossarcoma consiste na variante mais frequentemente vista na região de cabeça e pescoço. Por causa da natureza relativamente indiferenciada deste subtipo microscópico, a imuno-histoquímica é utilizada para demonstrar proteínas associadas a músculo (desmina, actina, miogenina e mioD1) para confirmar a interpretação da microscopia óptica. Duas translocações cromossômicas consistentes e reproduzíveis estão associadas ao rabdomiossarcoma alveolar. A mais comum é a t(12;13)(q35;q14), sendo a t(1;13)(p36q14) menos comum. Estas translocações justapõem os genes *PAX3* ou *PAX7* nos cromossomos 2 e 1, respectivamente, ao gene *FKHR* no cromossomo 13, resultando em proteínas de fusão quiméricas que agem como potentes fatores de transcrição. Esse processo diferencia-se das deleções em 11p15 que são vistas nas formas embrionárias do rabdomiossarcoma.

A combinação de cirurgia, radioterapia e quimioterapia tem mostrado resultados clínicos muito melhores do que quaisquer destes métodos de tratamento de maneira isolada. Os índices de cura aumentaram de menos de 10% para mais de 70% com esta abordagem de tratamento mais agressiva.

Lesões do Tecido Adiposo

Lipoma

O lipoma é um tumor raro que pode ocorre em qualquer região da cavidade oral. A mucosa jugal, a língua e o assoalho da boca são as localizações mais usuais (Fig. 7-44). Tipicamente, as lesões se apresentam como massas submucosas amareladas e assintomáticas. O epitélio de revestimento está intacto e geralmente os vasos sanguíneos superficiais estão evidentes sobre o tumor. Outras lesões benignas de tecidos conjuntivos que devem ser incluídas no diagnóstico diferencial são o tumor de células granulares, o neurofibroma, o fibroma traumático e as lesões de glândulas salivares (mucocele e tumor misto).

Vários subtipos microscópicos já foram descritos, mas eles são de interesse eminentemente acadêmico. Todos os tipos apresentam adipócitos de vários graus de maturação. O lipoma simples usual consiste em uma massa bem circunscrita e lobulada de células gordurosas maduras. As lesões são excisadas e a recidiva não é esperada.

Lipossarcoma

O lipossarcoma é uma lesão de tecidos moles raramente encontrada na região de cabeça e pescoço. É uma lesão da idade adulta, mas pode ocorrer em qualquer local. Geralmente, tem um crescimento lento, podendo ser confundido com um processo benigno. A considerável variação micros-

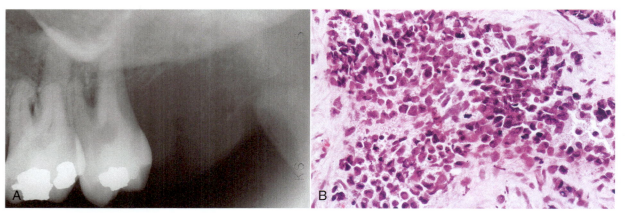

• **Figura 7-42** Rabdomiossarcoma no palato. **A,** Radiografia mostrando destruição tumoral da tuberosidade e do osso alveolar ao redor das raízes do segundo molar. **B,** Espécime da biópsia exibindo rabdomioblastos redondos malignos.

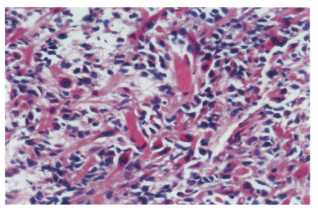

• **Figura 7-43** Rabdomiossarcoma do tipo pleomórfico. Observe as células malignas em forma de cinto.

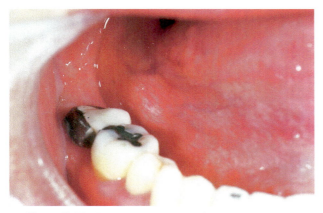

• **Figura 7-44** Lipoma na região posterior do assoalho bucal.

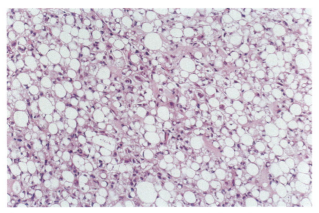

• **Figura 7-45** Lipossarcoma mostrando adipócitos irregulares com núcleos atípicos.

cópica nestas malignidades levou à subclassificação em pelo menos quatro tipos: bem diferenciado, mixoide, de células redondas e pleomórfico. Excluindo a expressão do CD34, a imuno-histoquímica tem um papel pouco significativo no diagnóstico de lipossarcoma. O grau de diferenciação celular associado à identificação do subtipo microscópico é um fator importante na predição do comportamento clínico (Fig. 7-45). Estes tumores podem ser tratados por cirurgia ou radioterapia, e o prognóstico varia de razoável a bom.

Bibliografia

Lesões Fibrosas

Alawi F, Stratton D, Freedman PD: Solitary fibrous tumor of the oral soft tissues: a clinicopathologic and immunohistochemical study of 16 cases, *Am J Surg Pathol* 25:900-910, 2001.

Brown R, Sein P, Corio R et al: Nifedipine-induced gingival hyperplasia, *Oral Surg Oral Med Oral Pathol* 70:593-596, 1990.

Das SJ, Olsen I: Keratinocyte growth factor is upregulated by the hyperplasia-inducing drug nifedipine, *Cytokine* 12:1566-1569, 2000.

Dayan D, Nasrallah V, Vered M: Clinico-pathologic correlations of myofibroblastic tumors of the oral cavity: 1. Nodular fasciitis, *J Oral Pathol Med* 34:426-435, 2005.

de Villiers-Slabbert H, Altini M: Peripheral odontogenic fibroma: a clinicopathologic study, *Oral Surg Oral Med Oral Pathol* 72:86-90, 1991.

Dent CD, DeBoom GW, Hamlin ML: Proliferative myositis of the head and neck, *Oral Surg Oral Med Oral Pathol* 78:354-358, 1994.

Foss RD, Ellis G: Myxofibromas and myofibromatosis of the oral region: a clinicopathologic analysis of 79 cases, *Oral Surg Oral Med Oral Pathol Oral Radiol Endod* 89:57-65, 2000.

Fowler CB, Hartman KS, Brannon RB: Fibromatosis of the oral and paraoral region, *Oral Surg Oral Med Oral Pathol* 77:373-386, 1994.

Hajdu S: Fibrosarcoma: a historic commentary, *Cancer* 82:2081-2089, 1998.

Harel-Raviv M, Eckler M, Lalani K et al: Nifedipine-induced gingival hyperplasia, *Oral Surg Oral Med Oral Pathol Oral Radiol Endod* 79:715-722, 1995.

Ishiki H, Miyajima C, Nakao K et al: Synovial sarcoma of the head and neck: rare case of cervical metastasis, *Head Neck* 31:131-135, 2009.

Montgomery E, Speight PM, Fisher C: Myofibromas presenting in the oral cavity: a series of 9 cases, *Oral Surg Oral Med Oral Pathol Oral Radiol Endod* 89:343-348, 2000.

Perez-Ordonez B, Koutlas IG, Strich E et al: Solitary fibrous tumor of the oral cavity, *Oral Surg Oral Med Oral Pathol Oral Radiol Endod* 87:589-593, 1999.

Piperi E, Rohrer MD, Pambuccian SE, Koutlas IG: Vascular solitary fibrous tumor with "floret" cells or giant cell angiofibroma? A lingual example highlighting the overlapping characteristics of these entities and positive immunoreaction for estrogen and progesterone receptors, *Oral Surg Oral Med Oral Pathol Oral Radiol Endod* 107:685-690, 2009.

Rousseau A, Perez-Ordonez B, Jordan RCK: Giant cell angiofibroma of the oral cavity: report of a new location for a rare tumour, *Oral Surg Oral Med Oral Pathol Oral Radiol Endod* 88:581-585, 1999.

Vally I, Altini M: Fibromatosis of the oral and paraoral soft tissues and jaws, *Oral Surg Oral Med Oral Pathol* 69:191-198, 1990.

Vigneswaran N, Boyd D, Waldron C: Solitary infantile myofibromatosis of the mandible, *Oral Surg Oral Med Oral Pathol* 73:84-88, 1992.

Wiegand S, Eizavi B, Zimmerman AP et al. Sclerotherapy of lymphangiomas of the head and neck, *Head Neck* 331649-1655, Aug 24, 2010.[Epub ahead of print].

Yamaguchi S, Nagasawa H, Suzuki T et al: Sarcomas of the oral and maxillofacial region: a review of 32 eases in 25years, *Clin Oral Investig* 8:52-55, 2004.

Lesões Musculares e do Tecido Adiposo

Chauvin PJ, Wysocki GP, Daley TD et al: Palisaded encapsulated neuroma of oral mucosa, *Oral Surg Oral Med Oral Pathol* 73:71-74, 1992.

Chrysomali E, Papanicolaou SI, Dekker NP et al: Benign neural tumors of the oral cavity: a comparative immunohistochemical study, *Oral Surg Oral Med Oral Pathol Oral Radiol Endod* 84:381-390, 1997.

Gutmann DH, Aylsworth A, Carey JC et al: The diagnostic evaluation and multidisciplinary management of neurofibromatosis 1 and neurofibromatosis 2, *JAMA* 278:51-57, 1997.

Cessna MH, Zhou H, Perkins SL et al: Are myogenin and MyoD1 expression specific for rhabdomyosarcoma? *Am J Surg Pathol* 25:1150-1157, 2001.

Parham DM: Pathologic classification of rhabdomyosarcomas and correlations with molecular studies, *Mod Pathol* 14:506-514, 2001.

8
Doenças das Glândulas Salivares

RESUMO DO CAPÍTULO

Lesões Reativas
- Fenômeno de Extravasamento de Muco
- Cisto de Retenção de Muco (Sialoadenite Obstrutiva)
- Mucocele do Seio Maxilar (Cisto de Retenção e Pseudocisto)
- Sialometaplasia Necrosante
- Hiperplasia Adenomatoide

Sialoadenites Infecciosas
- Parotidite Endêmica (Caxumba)
- Sialoadenite por Citomegalovírus
- Sialoadenite Bacteriana
- Sarcoidose
- Condições Metabólicas
- Síndrome de Sjögren
- Lesão Linfoepitelial Salivar
- Esclerodermia
- Xerostomia/Hipossalivação
- Distúrbios do Paladar
- Halitose

Neoplasias Benignas
- Tumor Misto (Adenoma Pleomórfico)
- Adenoma de Células Basais
- Adenoma Canalicular
- Mioepitelioma
- Tumores Oncocíticos
- Adenoma Sebáceo
- Papiloma Ductal

Neoplasias Malignas
- Carcinoma Mucoepidermoide
- Adenocarcinoma Polimorfo de Baixo Grau
- Carcinoma Adenoide Cístico
- Carcinoma de Células Claras
- Carcinoma de Células Acinares
- Adenocarcinoma sem Outra Especificação

Tumores Raros
- Carcinoma Ex-Tumor Misto/Tumor Misto Maligno/Tumor Misto Metastatizante
- Carcinoma Epimioepitelial
- Carcinoma do Ducto Salivar
- Adenocarcinoma de Células Basais
- Carcinoma Secretor Análogo ao Mamário (MASC)
- Carcinoma de Células Escamosas

Lesões Reativas

Mucocele é um termo clínico que inclui o fenômeno de extravasamento de muco e o cisto de retenção de muco. Devido ao fato de cada uma destas lesões apresentar patogenia e aspectos microscópicos distintos, elas são consideradas separadamente. Rânula é um termo clínico utilizado para descrever uma mucocele no assoalho da boca. A rânula está associada à glândula sublingual ou submandibular e se apresenta como uma massa de tecido mole, unilateral e flutuante. Pelo fato de a mucosa do assoalho bucal ser fina, o depósito de mucina localizado superficialmente produz um aumento de volume arroxeado, que tem sido comparado ao ventre de uma rã, justificando o termo rânula. Quando relativamente grande, pode causar desvio medial e superior da língua. Pode também cruzar a linha média se a mucina retida disseminar-se através da submucosa. A rânula profunda, denominada *rânula mergulhante*, desenvolve-se quando há herniação do muco através do músculo milo-hioide e ao longo dos planos faciais do pescoço. Ocasionalmente, ela pode avançar até o mediastino.

Fenômeno de Extravasamento de Muco

Etiologia e Patogenia

A causa do fenômeno de extravasamento de muco é o rompimento traumático do ducto excretor de uma glândula salivar, resultando no escape ou extravasamento do muco, para o tecido conjuntivo circunjacente (Fig. 8-1). Ocorre então uma reação inflamatória de neutrófilos seguida pela chegada de macrófagos. O tecido de granulação forma uma parede em volta do depósito de mucina e a glândula salivar envolvida sofre alterações

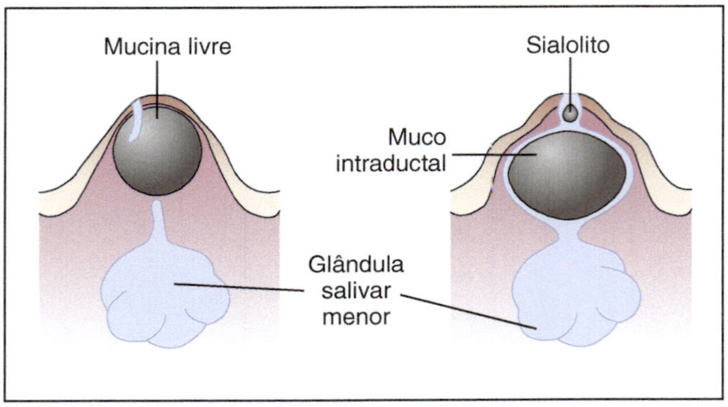

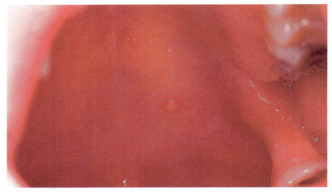

• **Figura 8-1** Fenômeno de extravasamento de muco *(esquerda)* mostrando mucina livre na submucosa e cisto de retenção de muco *(direita)* mostrando mucina retida no ducto excretor salivar devido à obstrução por um sialolito.

• **Figura 8-3** Mucocele superficial do palato.

inflamatórias. Na etapa final do processo, ocorre fibrose ao redor e no interior da glândula.

Características Clínicas

O local mais frequente do fenômeno de extravasamento de muco é o lábio, porém a mucosa jugal, a superfície anterior do ventre da língua (local das glândulas mistas serosas e mucosas de Blandin-Nuhn), o assoalho da boca e a região retromolar são frequentemente afetados (Figs. 8-2 e 8-3). Raramente as lesões são encontradas em outras regiões intraorais que também apresentam glândulas salivares, provavelmente em razão da baixa suscetibilidade dessas regiões ao trauma. As mucoceles do lábio superior são bastante raras, local esse comum para os tumores de glândula salivar. As crianças e os adolescentes são mais comumente acometidos do que os adultos.

O fenômeno de extravasamento de muco apresenta-se como uma massa relativamente indolor e de superfície lisa, variando de poucos milímetros até dois cm de diâmetro. Apresenta coloração levemente azulada quando a mucina está localizada superficialmente. Em geral, o tamanho máximo é alcançado vários dias após o trauma e, quando a aspiração é realizada, é obtido um material viscoso.

A mucocele superficial é uma variante da mucocele do tipo extravasamento. Em vez de se originar da ruptura traumática de um ducto, acredita-se que essa forma de mucocele resulte de uma pressão aumentada na parte mais externa do ducto excretor. Essas lesões são assintomáticas e numerosas, ocorrendo mais comumente na região retromolar, no palato mole e na mucosa jugal posterior. O seu aspecto clínico sugere uma doença vesicobolhosa, mas as lesões persistem por um tempo maior do que o esperado. Exceto pelo fato de serem um desafio diagnóstico, essas lesões são de pouca importância.

Histopatologia

O extravasamento de muco para o interior do tecido conjuntivo desencadeia uma resposta inflamatória com neutrófilos, macrófagos e tecido de granulação circundando o acúmulo de mucina (Fig. 8-4). A glândula salivar adjacente, cujo ducto foi rompido, mostra dilatação ductal, inflamação crônica, degeneração acinar e fibrose intersticial.

Diagnóstico Diferencial

Embora um histórico de evento traumático seguido do desenvolvimento de uma lesão translúcida e ligeiramente azulada no lábio inferior seja característico do fenômeno de extravasamento de muco, quando um histórico típico está ausente, outras lesões podem ser consideradas. Estas lesões incluem neoplasias de glândula salivar (principalmente o carcinoma mucoepidermoide de baixo grau), malformação vascular, variz venosa, e tumores de tecidos moles tais como neurofibroma ou lipoma. Eventualmente, uma mucocele pode surgir na

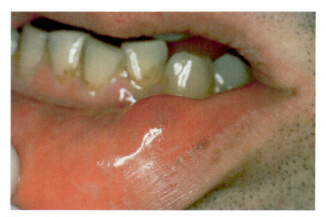

• **Figura 8-2** Fenômeno de extravasamento de muco do lábio inferior.

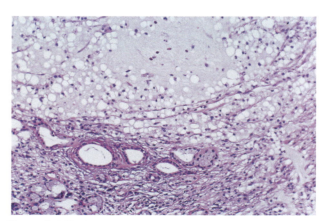

• **Figura 8-4** Fenômeno de extravasamento de muco exibindo mucina livre *(no topo da imagem)* circundada por tecidos de granulação e conjuntivo inflamados e por tecido de glândula salivar.

mucosa alveolar da maxila ou da mandíbula e, nessa situação, um cisto de erupção ou um cisto gengival devem ser incluídos no diagnóstico diferencial.

Tratamento e Prognóstico
O tratamento para o fenômeno de extravasamento de muco consiste na remoção cirúrgica. A aspiração do conteúdo fluido não proporciona benefício clínico em longo prazo porque a glândula comprometida irá continuar produzindo saliva. A remoção de glândulas salivares menores associadas, juntamente com o depósito de muco, é necessária para prevenir a recidiva. Não há necessidade de qualquer forma de tratamento para as mucoceles superficiais, uma vez que elas sofrem ruptura espontânea e apresentam curso clínico de curta duração.

Cisto de Retenção de Muco (Sialoadenite Obstrutiva)

Etiologia e Patogenia
O cisto de retenção de muco geralmente resulta da obstrução do fluxo salivar causada por um sialolito (Quadro 8-1). Os sialolitos podem ser encontrados em qualquer região do sistema ductal, desde o parênquima glandular até o orifício do ducto excretor. Um sialolito (cálculo ou pedra) constitui a precipitação de sais de cálcio (predominantemente carbonato de cálcio e fosfato de cálcio) ao redor de um ninho central de restos celulares, mucina espessa e/ou bactérias. Os fatores predisponentes são estase salivar, sialoadenite crônica e gota (cálculo de ácido úrico). Ocasionalmente, a fibrose periductal ou o crescimento lento de um tumor podem causar sialoadenite obstrutiva.

Características Clínicas
A sialoadenite obstrutiva causada por sialolitos é mais comumente observada nas glândulas submandibulares (mais de 80%) (Figs. 8-5 e 8-6). Cerca de 20% dos casos são observados na glândula parótida e uma porcentagem muito pequena é vista nas glândulas sublingual e salivares menores (principalmente no lábio superior).

Aumento de volume recidivante e dor são os primeiros achados clínicos, com piora durante as refeições. Pode ou não estar presente infecção. A saída de uma secreção purulenta, de turva a floculenta, a partir do orifício ductal após massagem, bem como um fluxo salivar limitado, mantendo-se a glândula em repouso, é um achado comum. Em lesões de assoalho bucal, a mucina pode penetrar no músculo milo-hioide, que separa a glândula sublingual da submandibular, e originar uma tumefação no pescoço chamada rânula mergulhante.

Os cistos de retenção de muco de glândulas salivares menores apresentam-se, tipicamente, como aumentos de volume assintomáticos sem histórico de trauma. Eles variam de 3 a 10 mm de diâmetro, são móveis e não sensíveis à palpação. A mucosa de recobrimento permanece intacta e normocrômica.

Radiograficamente, aproximadamente 90% dos sialolitos submandibulares são radiopacos, enquanto que a maioria dos cálculos salivares da parótida (90%) é radiolucente. O diagnóstico pode ser sugerido ou confirmado por radiografias de rotina,

---

• **QUADRO 8-1** Cisto de Retenção de Muco (Sialoadenite Obstrutiva)

Etiologia
A maioria é causada por obstrução devida ao sialolito.
Cálculos formados pelo acúmulo de sais de cálcio ao redor de um ninho no interior do ducto salivar.
Os ninhos consistem de células descamadas, mucina espessa e/ou bactérias.

Características Clínicas
A obstrução causa sialoadenite, mas não hipossalivação.
Adultos, homens/mulheres = 2 : 1, unilateral.
Glândula submandibular acima de 80%; parótida, 20%; glândulas salivares menores e sublingual, 1 a 15%.
Produz dor intermitente e tumefação.
Sialolitos em glândulas menores são mais frequentes no lábio superior.
Tipicamente assintomático.
Os cálculos nas glândulas salivares maiores podem ser detectados radiograficamente.

Tratamento
Glândulas menores – remoção do cisto de retenção e da glândula salivar associada.
Glândulas maiores – remoção do cisto de retenção e da glândula salivar associada.
ou
Remoção do cálculo por meio de incisão no ducto ou pela drenagem através do orifício ductal.

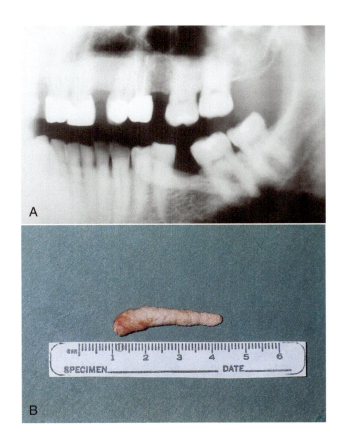

• **Figura 8-5** A, Sialolitíase no ducto submandibular. B, Sialolito removido.

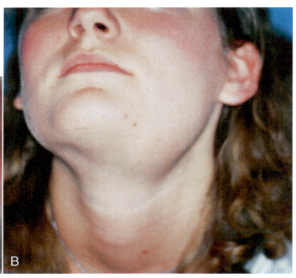

• **Figura 8-6 A,** Rânula no assoalho da boca. **B,** Rânula mergulhante.

sialografia retrógrada ou pela visualização de cortes transversais de TC.

Histopatologia

A cavidade semelhante a um cisto ("pseudocisto") do cisto de retenção de muco é revestida por epitélio ductal que pode variar de pseudoestratificado a um epitélio escamoso estratificado ou ainda oncocítico (Fig. 8-7). A luz da cavidade semelhante ao cisto contém mucina obstruída por um sialolito. O tecido conjuntivo circunjacente ao redor da lesão é minimamente inflamado, embora a glândula associada mostre alteração obstrutiva e inflamatória.

Diagnóstico Diferencial

Os tumores de glândula salivar, o fenômeno de extravasamento de muco e as neoplasias benignas de tecido conjuntivo devem ser incluídos no diagnóstico diferencial clínico. O cisto dermoide também pode ser incluído nas lesões localizadas no assoalho da boca, principalmente naquelas que ultrapassam a linha média. Dependendo da apresentação clínica, pode ser necessário fazer a diferenciação de um flebólito calcificado. Os flebólitos exibem uma morfologia circular, com várias calcificações, geralmente presentes externamente ao sistema de drenagem glandular.

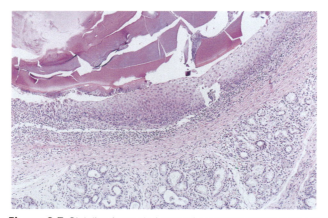

• **Figura 8-7** Sialolito *(topo da imagem)* no ducto excretor de uma glândula salivar menor *(abaixo na imagem)* do lábio superior.

Tratamento e Prognóstico

Para as glândulas salivares menores, o tratamento consiste na remoção tanto do cisto de retenção de muco como da glândula associada para que se evite um fenômeno de extravasamento de muco pós-operatório, que pode ocorrer quando apenas o componente cístico é removido ou sofre descompressão. As lesões de glândulas salivares maiores são tratadas de forma similar se o sialolito estiver localizado no hilo do sistema ductal. Quando o sialolito está localizado na parte distal do sistema ductal, ele deve ser cirurgicamente removido ou drenado através do orifício ductal. Se um ducto for cirurgicamente acessado, devem ser tomadas precauções especiais (marsupialização/cânula) para auxiliar o processo de reparo de forma a minimizar a fibrose do ducto. A constrição do ducto por um processo de cicatrização excessiva poderia resultar em recidiva. A recorrência é notada em mais de 20% dos casos após o tratamento de rotina.

Mucocele do Seio Maxilar (Cisto de Retenção e Pseudocisto)

Mucoceles envolvendo o revestimento do seio maxilar são achados comuns em radiografias panorâmicas. Estas lesões raramente produzem qualquer sintoma e têm pequeno significado clínico.

Etiologia e Patogenia

Acredita-se que os cistos de retenção sejam originados pelo bloqueio de uma glândula seromucosa antral, resultando em uma estrutura cística revestida por epitélio ductal e preenchida por mucina. Os pseudocistos têm origem inflamatória e resultam do acúmulo de fluidos no interior da membrana sinusal. Eles podem estar relacionados a infecções ou alergias. Toxinas bacterianas, anóxia ou outros fatores possivelmente causam a saída de proteínas para o interior do tecido mole circunjacente, aumentando, dessa forma, a pressão osmótica extravascular, com subsequente aumento de fluidos.

Características Clínicas

A grande maioria destas lesões é assintomática, embora alguma leve sensibilidade possa ser notada no fundo do vestíbulo ou, mais

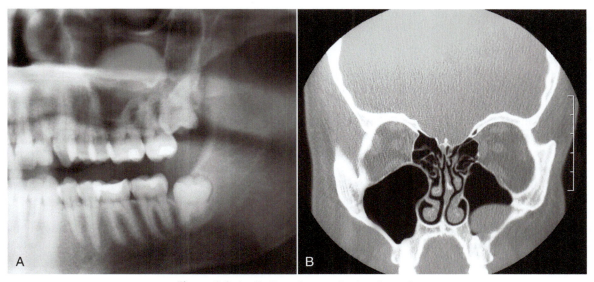

• **Figura 8-8** A e B, Cisto de retenção do seio maxilar.

raramente, uma expansão vestibular palpável nesta região. Nas radiografias panorâmica e periapical, os cistos de retenção e os pseudocistos do seio maxilar são hemisféricos, homogeneamente opacos e bem delimitados (Fig. 8-8). Eles geralmente apresentam uma ligação com o assoalho do seio, sendo que o tamanho – e não o tempo de duração da lesão – varia em função do espaço anatômico. Ao contrário das lesões odontogênicas, as mucoceles do seio se originam do revestimento do seio e, consequentemente, não há osso na superfície. Raramente, estas lesões podem se apresentar bilateralmente.

Histopatologia

A patogenia das duas formas do cisto antral é refletida nos aspectos histopatológicos. O cisto de retenção é revestido por epitélio colunar pseudoestratificado entremeado por ocasionais células mucosas. Os elementos de suporte encontram-se minimamente inflamados. Os pseudocistos não apresentam revestimento epitelial, porém observam-se depósitos de material mucoide circundados por tecido conjuntivo levemente comprimido. Um infiltrado inflamatório misto está presente no interior da parede do tecido de granulação e vários macrófagos contendo muco estão presentes no interior do depósito de mucina.

Diagnóstico Diferencial

O diagnóstico diferencial dos cistos e dos pseudocistos que surgem no interior da mucosa do seio maxilar deve incluir pólipos, hiperplasia do revestimento sinusal como resultado de uma infecção odontogênica, sinusite maxilar e neoplasias surgindo no interior dos tecidos moles do revestimento antral.

Tratamento

Os cistos de retenção e os pseudocistos geralmente não são tratados, pois apresentam limitado potencial de crescimento, não são destrutivos e a maioria rompe-se espontaneamente ou regride lentamente. Dessa forma, apenas um acompanhamento periódico se faz necessário.

Sialometaplasia Necrosante

A sialometaplasia necrosante é uma condição benigna que afeta tipicamente o palato e, ocasionalmente, outros locais que contêm glândulas salivares (Quadro 8-2). O reconhecimento desta entidade é importante porque ela mimetiza uma lesão maligna tanto clínica como microscopicamente. Cirurgias desnecessárias têm sido realizadas devido a um diagnóstico pré-operatório errôneo de carcinoma de células escamosas ou carcinoma mucoepidermoide.

Etiologia e Patogenia

Acredita-se que o evento inicial da sialometaplasia necrosante seja a isquemia de uma glândula salivar causada por trauma local, manipulação cirúrgica ou anestesia local. Segue-se o infarto da glândula e, ao final do processo, observa-se metaplasia escamosa dos remanescentes ductais. Em geral, os pacientes não relatam ocorrência de evento traumático prévio, embora alguns casos possam ser causados por injeção anestésica relacionada a um

---

• **QUADRO 8-2** Sialometaplasia Necrosante

Etiologia
Isquemia das glândulas salivares menores? Trauma? Outra?

Características Clínicas
Junção dos palatos duro e mole
Unilateral ou BilateralTumefação, eritema e sensibilidade seguidos por ulceração

Diagnóstico Diferencial Clínico
Carcinoma de células escamosas, tumor de glândula salivar, infecção crônica, úlcera traumática

Tratamento
Biópsia incisional com finalidade diagnóstica
Observação, uma vez que a lesão é autolimitante e cicatriza espontaneamente entre 6 a 10 semanas

procedimento dentário no local em que posteriormente a sialometaplasia se desenvolve.

Características Clínicas

A sialometaplasia necrosante é mais comum na junção do palato duro com o mole (Fig. 8-9). No estádio inicial da sua evolução, a lesão pode ser notada como um aumento de volume sensível à palpação, geralmente acompanhado de um pálido eritema da mucosa sobrejacente. Subsequentemente, a mucosa se rompe, e há a formação de uma úlcera profunda de bordas vivas, bem demarcadas, apresentando uma base lobular amarelo-acinzentada. No palato, a lesão pode ser uni ou bilateral, com cada uma delas variando de 1 a 3 cm de diâmetro. Em geral, a dor é desproporcionalmente suave em comparação com o tamanho da lesão. Frequentemente, a cicatrização é mais demorada do que o esperado, levando de 6 a 10 semanas.

Histopatologia

A base da úlcera mostra necrose das glândulas salivares e metaplasia escamosa do epitélio do ducto salivar (Fig. 8-10). A arquitetura lobular das glândulas salivares é preservada, e essa característica auxilia para distinguir tal lesão das neoplasias. A metaplasia escamosa ductal característica não mostra atipia celular, mas o padrão pode ser mal interpretado como um carcinoma de células escamosas. Quando essa metaplasia é observada na presença de glândula salivar residual viável, a lesão pode ser confundida com um carcinoma mucoepidermoide.

Diagnóstico Diferencial

Clinicamente, o carcinoma de células escamosas e os tumores de glândulas salivares menores devem ser descartados, geralmente por meio da biópsia. Do mesmo modo, as gomas sifilíticas e as infecções fúngicas profundas devem ser descartadas, uma vez que se apresentam como lesões erosivas no palato. Geralmente são necessários achados provenientes da sorologia, biópsia e/ou cultura para excluir estas entidades. Nos pacientes medicamente comprometidos, como, por exemplo, aqueles com diabetes descompensado, as infecções fúngicas oportunistas, como a mucormicose, poderiam apresentar um aspecto clínico semelhante.

A entidade denominada sialoadenite necrosante subaguda foi descrita como uma condição inflamatória inespecífica de glândulas salivares menores de origem desconhecida. Tal entidade se caracteriza pelo aparecimento abrupto de aumento de volume localizado e dor, geralmente no palato mole ou duro; mas, diferentemente da sialometaplasia necrosante, não apresenta os componentes ulcerativos nem os metaplásicos.

Tratamento e Prognóstico

Esta é uma condição benigna e autolimitante que não requer intervenção cirúrgica. Contudo, deve-se realizar uma biópsia incisional para o estabelecimento do diagnóstico definitivo. A cicatrização ocorre após várias semanas por meio da cicatrização por segunda intenção. O esclarecimento do paciente quanto à natureza benigna dessa lesão, a irrigação da ferida com um enxaguatório bucal de bicarbonato de sódio e água e o uso ocasional de analgésicos são os únicos passos necessários no manejo do paciente.

Hiperplasia Adenomatoide

A hiperplasia adenomatoide consiste em um aumento de volume não neoplásico das glândulas salivares menores do palato duro. A sua etiologia é desconhecida, embora evidências clínicas sugiram que o trauma esteja envolvido neste processo.

Características Clínicas

O palato é o principal local de envolvimento desta hiperplasia de glândulas salivares. Uma preferência pelo sexo masculino tem sido notada e a idade varia de 24 a 63 anos. Clinicamente,

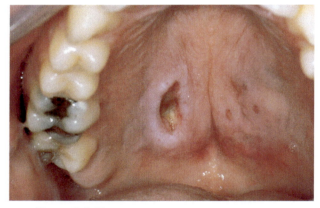

• **Figura 8-9** Sialometaplasia necrosante do palato duro.

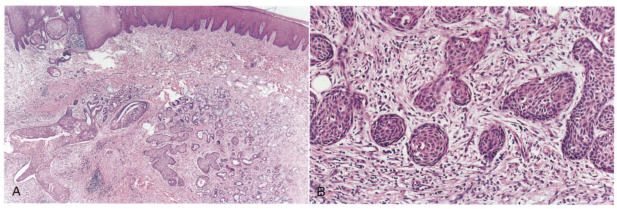

• **Figura 8-10** Sialometaplasia necrosante. **A e B,** Metaplasia escamosa dos ductos salivares.

apresenta-se como um aumento de volume unilateral do palato mole e/ou duro. Esta lesão é assintomática, de base séssil e recoberta por mucosa intacta e normocrômica.

Histopatologia
Observam-se lóbulos de glândulas salivares mucosas hipertróficas de aparência normal. Os agregados de ácinos individuais são maiores e mais numerosos do que o normal. Os ductos exibem um ligeiro aumento de tamanho. Os achados citológicos e morfológicos dos elementos ductais e acinares estão dentro do limite da normalidade.

Diagnóstico Diferencial
Um diagnóstico diferencial clínico incluiria tumores de glândulas salivares, linfoma e extensão de uma lesão nasofaríngea ou sinusal para a cavidade bucal. Deve-se excluir a possibilidade de lesão periapical inflamatória.

Tratamento e Prognóstico
Após o diagnóstico por meio de biópsia incisional, não há necessidade de tratamento devido à natureza puramente benigna deste processo. Não há potencial neoplásico.

Sialoadenites Infecciosas

Parotidite Endêmica (Caxumba)
A parotidite endêmica é uma sialoadenite infecciosa viral aguda que afeta principalmente as glândulas parótidas. Considerada a mais comum de todas as doenças de glândulas salivares antes do advento da vacinação de rotina, apresenta um padrão endêmico durante todo o ano, embora picos sazonais sejam notados no final do inverno e nos meses da primavera. A parotidite endêmica permanece um problema significativo de saúde nos países em desenvolvimento e ainda ocorrem epidemias esporadicamente, principalmente onde a adesão à vacina é baixa.

Etiologia e Patogenia
O agente causal da parotidite epidêmica infecciosa é um paramixovírus. A transmissão ocorre pelo contato direto com gotículas de saliva, e um período de incubação de 2 a 3 semanas precede os sintomas clínicos.

Características Clínicas
Os pacientes apresentam febre, prostração, cefaleia e calafrios, juntamente com dor pré-auricular. O aumento de volume da parótida tende a ser assimétrico no início, alcançando as proporções máximas em 2 a 3 dias. A parótida demonstra incidência de infecção bilateral em 70% dos casos. Dor local de forte intensidade geralmente é notada, especialmente durante os movimentos dos maxilares na fala e na mastigação. O ducto de Stensen pode se tornar parcialmente obstruído conforme a glândula aumenta de volume, com dor aguda quando da estimulação do mecanismo secretor por alimentos ou bebidas. Observa-se uma diminuição nítida do edema aproximadamente 10 dias após o aparecimento dos sintomas. Complicações potencialmente sérias (orquite ou ooforite) podem ocorrer em adultos. A parotidite endêmica é uma infecção sistêmica, como se pode constatar pelo envolvimento disseminado do tecido glandular e de outros tecidos do corpo, incluindo fígado, pâncreas, rins e sistema nervoso.

Tratamento e Prognóstico
O tratamento é sintomático e inclui repouso absoluto. Devem ser prescritos analgésicos e corticosteroides podem ser utilizados em vários casos. Em geral, a recuperação completa é a regra, embora os óbitos tenham sido associados a encefalite viral, miocardite e nefrite. Já foram relatados surdez causada por dano ao nervo auditivo e atrofia testicular bilateral, porém são achados incomuns. A vacina tríplice (sarampo, rubéola e caxumba) ou tetraviral (sarampo, rubéola, caxumba e varicela) deve ser administrada em crianças com 12 a 15 meses de vida e a segunda dose, entre 4 a 6 anos. Tal vacina contém o vírus vivo atenuado, que é altamente eficaz na prevenção da doença. A conversão dos anticorpos ocorre em aproximadamente 80 a 90% dos indivíduos e a imunidade é garantida por toda a vida.

Embora a caxumba seja a forma mais comum de sialoadenite viral, uma parotidite pode ser causada por outros agentes virais, incluindo Coxsackievírus A, echovírus, vírus da coriomeningite, citomegalovírus e vírus da parainfluenza de tipos 1 e 2.

Sialoadenite por Citomegalovírus
A infecção por citomegalovírus das glândulas salivares, também chamada de doença de inclusão citomegálica, é uma condição rara que afeta neonatos como resultado de infecção que atravessa a barreira placentária. A doença sistêmica pode causar debilitação, retardo no desenvolvimento e parto prematuro.

Quando ocorre em adultos imunossuprimidos (p. ex., infecção pelo HIV, transplante de órgãos), a infecção pode causar febre, aumento de volume da glândula salivar, hepatoesplenomegalia, pneumonia e linfocitose. A retinite pode ser uma complicação grave desta infecção. O citomegalovírus pode ser demonstrado em material de biópsia; uma vez que por meio dos métodos de hibridização *in situ* a sua presença pode ser facilmente confirmada nos cortes teciduais. Úlceras semelhantes a aftas, especialmente aquelas que surgem em pacientes imunossuprimidos, podem conter o vírus, porém a importância desse achado é desconhecida. Em pacientes imunossuprimidos gravemente infectados, o ganciclovir pode ser usado para controlar a infecção pelo citomegalovírus.

Adultos imunocompetentes também podem se infectar pelo citomegalovírus, como evidenciado pela alta prevalência (~50%) de anticorpos na população. A soropositividade tende a aumentar com a idade. A sintomatologia é variável, podendo estar ausente, ser discreta ou se apresentar na forma de mal-estar e febre debilitante. A importância da infecção pelo citomegalovírus na população está pouco compreendida.

Sialoadenite Bacteriana
Etiologia e Patogenia
Geralmente, as infecções bacterianas das glândulas salivares se devem ao crescimento microbiano que ocorre em associação com a redução do fluxo salivar. Tal redução no fluxo pode ser notada subsequentemente a desidratação, estados pós-operatórios e debilitação. Tradicionalmente, a sialoadenite bacteriana tem sido uma complicação pós-cirúrgica comum devido à hidratação inadequada. Inúmeros medicamentos associados à redução do fluxo salivar contribuem de maneira similar para as infecções das glândulas salivares maiores, especialmente a parótida. A sialoadenite da glândula submandibular

é muito mais rara do que a sua contraparte na parótida, em parte devido ao fato de a saliva submandibular apresentar, reconhecidamente, maior grau de atividade bacteriana e de viscosidade, em contraste com a característica serosa e de menor viscosidade do fluido parotidiano. Outras possíveis causas incluem trauma ao sistema ductal e disseminação hematogênica de infecção originária de outras regiões do corpo. Os microrganismos mais frequentemente isolados na parotidite são o *Staphylococcus aureus* resistente à penicilina, o *Streptococcus viridans,* o *Streptococcus pneumoniae,* o *Escherichia coli* e o *Haemophilus influenzae.* Microrganismos anaeróbios também podem ser cultivados a partir de casos agudos, entre eles o *Porphyromonans gingivalis.* É interessante ressaltar a marcante redução na incidência total de parotidite aguda após a introdução das preparações antibióticas. À medida que cepas de bactérias resistentes têm surgido, a prevalência de parotidite aguda tem aumentado.

Características Clínicas

Os achados clínicos da parotidite aguda são o aparecimento súbito de um aumento de volume facial lateral doloroso, febre baixa, mal-estar e cefaleia. Estudos laboratoriais revelam taxa de sedimentação de eritrócitos elevada e leucocitose, geralmente com o característico desvio à esquerda, onde a contagem de neutrófilos está elevada, indicando infecção aguda. A glândula envolvida encontra-se extremamente sensível, com o paciente tentando proteger a região durante o exame. Geralmente, observa-se trismo e pode ocorrer saída de secreção purulenta pelo orifício ductal quando se faz pressão suave sobre a glândula envolvida ou sobre o ducto. Caso a infecção não seja erradicada logo no início, a supuração pode se estender através da cápsula limitante da glândula parótida. Podem ocorrem em seguida extensão para os tecidos circunjacentes ao longo dos planos fasciais do pescoço ou extensão posterior para o interior do canal auditivo externo.

Tratamento e Prognóstico

O tratamento da sialoadenite bacteriana é direcionado para a eliminação do agente etiológico por meio de antibioticoterapia, juntamente com reidratação do paciente e drenagem da secreção purulenta, quando presente. Cultura e teste de sensibilidade do exsudato presente no orifício do ducto são os primeiros passos da antibioticoterapia. Após a obtenção da cultura, todos os pacientes devem ser empiricamente submetidos a um regime de antibióticos resistentes à penicilinase. Juntamente com a reidratação e as tentativas para estabelecer e estimular o fluxo salivar, compressas de calor úmido, analgésicos e repouso são válidos. As medicações contendo agentes parassimpaticomiméticos, que reduzem o fluxo salivar, devem ser reduzidas ou eliminadas.

A biópsia e a sialografia retrógrada devem ser evitadas devido aos riscos de formação de uma fístula e de extensão da infecção para o interior dos tecidos moles. Com o tratamento imediato e efetivo da infecção aguda, a recidiva geralmente é evitada. Nos casos de parotidite recorrente crônica, particularmente naqueles com envolvimento da glândula submandibular, pode-se considerar a remoção cirúrgica da glândula, embora a ligadura do ducto e a parotidectomia permaneçam como opções de tratamento.

Na variante juvenil de parotidite, um aumento de volume uni ou bilateral doloroso e intermitente é acompanhado por febre e mal-estar. O surto inicial geralmente ocorre em crianças com idade variando entre 2 e 6 anos, com várias recorrências a partir de então. Uma forma de parotidite supurativa neonatal raramente é observada, sendo o *S. aureus* o patógeno mais comumente encontrado. A destruição maciça dos elementos parenquimatosos e ductais pode ser claramente notada ao exame sialográfico. Também podem ser bem observados ausência de componentes acinares secretores e um sistema ductal danificado com numerosos espaços puntiformes globulares. Uma regeneração espontânea do tecido salivar parotídeo tem sido relatada nesta condição. Finalmente, ao contrário do que ocorre na síndrome de Sjögren em adultos, a parotidite bilateral é o sintoma mais comum na síndrome de Sjögren pediátrica ou juvenil.

Sarcoidose

Etiologia

A sarcoidose é uma doença granulomatosa multissistêmica de origem desconhecida (Quadro 8-3). Embora nenhuma causa específica tenha sido identificada, tem sido sugerido que a doença constitui uma infecção ou uma resposta de hipersensibilidade a uma micobactéria atípica em um indivíduo suscetível geneticamente. DNA e RNA de micobactéria foram identificados em algumas lesões, levantando a possibilidade do *Mycobacterium tuberculosis* ou uma micobactéria atípica relacionada ser um agente causal. Outros microrganismos causais seriam o *Propionibacterium*, o vírus Epstein-Barr e o herpes-vírus humano do tipo 8 (HHV-8).

Os pacientes com alguns antígenos de histocompatibilidade (HLA-A1, HLA-B8, HLA-DR3, HLA-DRB1) podem ter uma maior incidência de sarcoidose do que os que não apresentam tais antígenos. Também tem sido observado que a maioria dos pacientes com sarcoidose é anérgica, apresentando níveis diminuídos de sensibilidade cutânea ao dinitroclorobenzeno, bem como à tuberculina, vírus da parotidite endêmica, antígeno da *Candida* e antígeno da coqueluche.

Características Clínicas

As manifestações multiformes desta doença são bem conhecidas, e os sintomas pulmonares são os fatores principais para uma

---

• QUADRO 8-3 Sarcoidose

Etiologia

Desconhecida, micobactéria atípica?

Características Clínicas

Lesão primária em linfonodos peri-hilares; também fígado, pele, osso
Lesões orais na mucosa (nódulos) ou nas glândulas salivares (tumefação)
Doença ocular e parotídea conhecida como síndrome de Heerfordt
Pode levar a xerostomia/hipossalivação

Diagnóstico

Biópsia (mostra granulomas não caseosos), radiografia de tórax, nível sérico da enzima conversora de angiotensina (ECA)

Tratamento

Inespecífico
Frequentemente prescritos corticosteroides ou, eventualmente, agentes imunomoduladores

avaliação, embora o diagnóstico da doença geralmente seja feito por exclusão. Os cursos clínicos variam de resolução espontânea a progressão crônica. Esta doença pode acometer indivíduos de qualquer idade, embora a maioria seja afetada entre a segunda e a quarta décadas de vida. As mulheres apresentam uma incidência maior do que os homens, e os pacientes melanodermas são mais afetados que os leucodermas.

Os pacientes podem se queixar de letargia, prostração crônica e anorexia, com os sinais e sintomas específicos relacionados ao órgão envolvido. As manifestações pulmonares são as mais características da doença. Elas são caracterizadas por linfadenopatia bilateral, hilar e, mais raramente, paratraqueal. A doença pode se estabilizar neste ponto ou pode avançar para fibrose pulmonar, com subsequente desenvolvimento de hipertensão pulmonar, insuficiência respiratória e *cor pulmonale*.

A pele pode estar envolvida em aproximadamente 25% dos casos; mais comumente, um eritema nodoso, caracterizado por áreas elevadas, indolores e de coloração roxo-escura localizadas em membros, abdome e nádegas. Outra forma de lesão cutânea inclui as lesões conhecidas como *lúpus pernio*, um termo utilizado para descrever placas violáceas, infiltrativas e simétricas em nariz, região geniana, orelhas, testa e mãos.

O envolvimento ocular é variável, sendo mais comumente observada inflamação do trato uveal anterior. A esse envolvimento ocular, podem estar associados um aumento de volume da glândula parótida e febre, um quadro denominado *febre uveoparotídea* ou *síndrome de Heerfordt*.

O envolvimento hepático é frequente, com aproximadamente 60% dos pacientes apresentando lesões granulomatosas nas amostras provenientes de biópsias hepáticas. Entretanto, evidências clínicas de envolvimento hepático surgem em menos de 50% dos pacientes, como demonstrado em testes de função hepática com resultados anormais.

As lesões ósseas são raramente observadas, com uma taxa de prevalência de 5% na maioria dos estudos. Quando presentes, são observadas lesões em saca-bocados envolvendo as falanges distais com erosões do osso medular e um córtex intacto. A destruição do osso alveolar com mobilidade dentária pode estar evidente na maxila e na mandíbula.

Na cavidade oral, a sarcoidose pode se apresentar com aumentos de volumes nodulares na mucosa jugal e no fundo do vestíbulo, sendo geralmente indistinguíveis daqueles observados na doença de Crohn. Os lábios podem ser afetados, produzindo tumefação difusa ou nodular. Pode ocorrer aproximadamente com a mesma frequência um aumento de volume da parótida de forma uni ou bilateral (Quadro 8-4). Outras glândulas salivares também podem ser envolvidas no processo inflamatório granulomatoso, levando a hipossalivação/xerostomia. A sarcoidose pode se apresentar na forma da tríade paralisia facial recorrente/aumento de volume dos lábios (geralmente superior)/língua fissurada, condição essa denominada síndrome de Melkersson-Rosenthal. Outras regiões do trato aerodigestivo superior podem estar envolvidas, com o desenvolvimento de lesões na mucosa nasal, especialmente nas regiões septal e de concha nasal inferior. Granulomas podem ocorrer também em seios nasais, faringe, epiglote e laringe.

Bioquímica do sangue, estudos radiográficos e biópsia são testes laboratoriais úteis. Os estudos bioquímicos sanguíneos devem focalizar os níveis de cálcio (para avaliar sinais de hipercalcemia), de enzima conversora de angiotensina-1, de lisosima e de adenosina deaminase (para evidenciar a atividade dos macrófagos no interior dos granulomas). Cintilografia com gálio, radiografias torácicas de rotina e radiografias intrabucais podem ser utilizadas para demonstrar comprometimento ósseo.

Histopatologia

Os achados microscópicos compatíveis com a sarcoidose mostram o desenvolvimento de granulomas não caseosos (Fig. 8-11). No interior dos granulomas, são encontrados macrófagos epitelioides e células gigantes multinucleadas, que podem conter inclusões estreladas (corpos asteroides) e calcificações laminares concêntricas (corpos de Schaumann). Um infiltrado inflamatório linfocitário difuso pode ser encontrado na periferia dos granulomas. A necrose caseosa, típica da tuberculose, não está presente. As técnicas de coloração histoquímicas convencionais não conseguem identificar microrganismos tais como os bacilos resistentes a álcool e a ácido. Uma biópsia de lábio pode, ocasionalmente, fornecer evidência de envolvimento granulomatoso das glândulas salivares menores.

Diagnóstico

Não existe um teste específico para o diagnóstico de sarcoidose. No passado, o teste de Kveim (teste de Nickerson-Kveim ou Kveim-Siltzbach) era tradicionalmente usado para o estabelecimento do diagnóstico de sarcoidose. Tal teste baseava-se na injeção cutânea de uma porção do baço oriunda de um paciente sabidamente

---

• **QUADRO 8-4** | **Causas das Tumefações Parotídeas**

Síndrome de Sjögren
Adenomas e carcinomas
Linfoma
Infecções bacterianas
Parotidite endêmica (caxumba)
Infecção pelo HIV
Tuberculose
Sarcoidose (febre uveoparotídea ou síndrome de Heerfordt)
Outras infecções bacterianas
Condições metabólicas
Desnutrição, incluindo anorexia e bulimia
Diabetes melito
Alcoolismo crônico

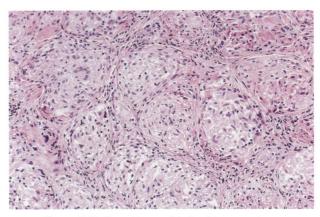

• **Figura 8-11** Sarcoidose exibindo vários granulomas.

portador de sarcoidose para determinar se granulomas não caseosos iriam se desenvolver dentro de 4 a 6 semanas. Esse teste não era confiável e existia um risco inerente de infecção cruzada; portanto, seu uso foi abandonado. Vários marcadores sorológicos podem ser úteis no diagnóstico, no entanto nenhum é específico. O nível da enzima conversora de angiotensina-1 geralmente está elevado na sarcoidose, mas esse nível também pode estar anormalmente elevado em várias outras condições, como a tuberculose miliar, a hanseníase, o hipertireoidismo, o diabetes melito, a cirrose hepática primária e o mieloma múltiplo. O diagnóstico diferencial histopatológico inclui a tuberculose, a doença de Crohn, a hanseníase, a doença por arranhadura de gato, infecções fúngicas (blastomicose, coccidioidomicose e histoplasmose) e infecções parasitárias como a toxoplasmose. Os granulomas observados em associação à exposição ao berílio e ao talco também devem ser considerados.

Tratamento e Prognóstico

A resolução espontânea ocorre em um número significativo de pacientes (65 a 70%), com pouco ou nenhum sinal de doença residual ou sequelas crônicas. Os corticosteroides são geralmente considerados benéficos na fase aguda e permanecem como o medicamento de escolha no tratamento da sarcoidose pulmonar sintomática. Outros agentes podem ser utilizados em associação ou em substituição aos corticosteroides. A cloroquina, utilizada isoladamente ou em combinação com corticosteroides, também tem sido considerada útil no manejo desta doença. Os medicamentos imunossupressores têm sido utilizados com bons resultados em indivíduos não responsivos ao tratamento por corticosteroides. O tratamento realizado com talidomida e infliximab (um anticorpo monoclonal TNF-alfa) também tem sido relatado de forma positiva. E imunomoduladores como o levamisole podem ser úteis no manejo dos sintomas artríticos causados pela sarcoidose.

Em geral, o prognóstico para a sarcoidose é bom, mas os pacientes devem ser monitorados periodicamente com radiografias de tórax e mensuração dos níveis séricos de enzima conversora de angiotensina-1. As recidivas clínicas são incomuns nos casos em que a resolução espontânea tenha acontecido.

Condições Metabólicas

O termo genérico para o grupo de desordens metabólicas que podem causar aumento de volume em glândula salivar é sialodenose ou sialose. Estas condições geralmente afetam a glândula parótida de forma bilateral, tipicamente com ausência de sintomas inflamatórios. Alcoolismo crônico, deficiências nutritivas, obesidade, diabetes melito, hipertensão, bulimia, anorexia nervosa e hiperlipidemia têm sido associados a essa anormalidade clínica de glândula salivar. Recentemente, alterações na função do canal de água aquaporina têm sido implicadas no desenvolvimento da sialodenose.

Em 30 a 80% dos pacientes, há associação entre cirrose alcoólica ou alcoolismo crônico e aumento de volume assintomático das glândulas parótidas. O aumento de volume das glândulas salivares tem sido atribuído à deficiência crônica de proteínas. O aumento de volume da glândula parótida de aspecto clínico comparável aparentemente não ocorre em pacientes com cirrose originada por outras causas. A carência nutricional ou proteica pode levar a um aumento de volume da glândula salivar com aparência clínica similar.

No diabetes melito, a redução do fluxo salivar tem sido relatada em associação a um aumento de volume bilateral da glândula parótida. O mecanismo de hipertrofia acinar nesta condição é desconhecido. A redução do fluxo salivar da parótida e de outras glândulas salivares maiores pode levar a um aumento no risco de sialoadenite bacteriana.

Nos casos de hiperlipoproteinemia do tipo I, tem sido descrita uma síndrome semelhante à síndrome de Sjögren. Tal condição caracteriza-se inicialmente por aumento de volume da parótida com sintomas oculares ou orais brandos, geralmente atribuídos à substituição do parênquima funcional da glândula salivar por gordura.

Um outro aumento de volume da glândula salivar relacionado a um distúrbio endócrino pode ser observado na acromegalia. Isso pode ser simplesmente um reflexo da organomegalia generalizada observada nesse distúrbio mediado por função endócrina. Um evidente aumento de volume parotídeo (hipertrofia acinar) e fluxo salivar parotídeo aumentado também têm sido observados em pacientes portadores de pancreatite crônica recidivante.

Síndrome de Sjögren

A síndrome de Sjögren é a expressão de um processo autoimune que resulta principalmente em xeroftalmia (queratoconjuntivite seca) e secura bucal (xerostomia) causadas pela destruição do parênquima glandular lacrimal e salivar mediada por linfócitos (Quadro 8-5). Outras condições autoimunes, especialmente artrite reumatoide, lúpus eritematoso e esclerodermia, também podem estar associadas a esse distúrbio. Tradicionalmente, a doença era dividida em síndrome de Sjögren primária, nas situações em que havia apenas o comprometimento das glândulas exócrinas, e síndrome de Sjögren secundária, quando associada a uma desordem do tecido conjuntivo, como a artrite reumatoide, além da presença de xerostomia/hipossalivação e queratoconjuntivite seca. Essa distinção entre as formas primária e secundária da síndrome de Sjögren era baseada na definição inicial dessa doença e agora parece obsoleta. Com a introdução

---

• QUADRO 8-5   Síndrome de Sjögren

Etiologia

Doença sistêmica autoimune
Destruição do parênquima salivar mediada por linfócitos

Diagnóstico

Pelo menos dois desses três achados:
1) positividade sorológica para SSA e/ou SSB ou positividade para fator reumatoide e titulação de anticorpos antinucleares > 1:320
2) valor do teste de verde lissamina >3
3) presença de sialoadenite linfocítica focal com pontuação > 1 foco/4 mm² em biópsia de glândula salivar menor

Tratamento e Prognóstico

Tratamento sintomático
Saliva e lágrimas artificiais
Higiene oral completa para prevenir lesões cariosas associadas à hipossalivação
Doença crônica com risco de desenvolvimento de linfoma (10%)

SSA, síndrome de Sjögren-A; *SSB*, síndrome de Sjögren-B

de mensurações objetivas de doenças sistêmicas, a identificação de vários componentes sistêmicos da síndrome de Sjögren primária e de várias doenças autoimunes que podem ocorrer associadas a outras doenças do tecido conjuntivo autoimunes, torna-se cada vez mais claro que existe pouca relevância em se distinguir um paciente com uma doença autoimune secundária de outro.

Etiologia

Embora a causa específica desta síndrome seja desconhecida, ela é considerada um processo multifatorial. Várias alterações imunológicas indicam uma doença de grande complexidade, caracterizada em parte por fatores ambientais e pela suscetibilidade do hospedeiro que resulta na desregulação imunológica, como notada pela hiperatividade de células B policlonais refletindo uma falta de regulação pelas subpopulações de células T. As anormalidades específicas do sistema imunológico incluem a atividade aumentada do sistema interferon do tipo 1, com subsequente sobrerregulação do fator de ativação das células B. Outros fatores etiológicos possíveis são atividade autonômica alterada das glândulas afetadas e produção de autoanticorpos contra receptores antimuscarínicos com consequente disfunção do receptor do tipo 3. Da mesma forma que ocorre na lesão linfoepitelial benigna (salivar), as causas específicas deste defeito imunológico permanecem como especulações.

Os vírus, particularmente os retrovírus e o vírus Epstein-Barr, têm sido implicados no desenvolvimento da síndrome de Sjögren, mas nenhum é comprovadamente considerado o seu fator causal. O vírus Epstein-Barr tem sido demonstrado em tecido de glândula salivar de pacientes com síndrome de Sjögren. Entretanto, o vírus também tem sido encontrado em glândulas salivares de indivíduos normais, enfraquecendo, portanto, a argumentação que defende que o vírus Epstein-Barr desempenha o papel principal como causa dessa condição. Se o vírus Epstein-Barr está envolvido, seu papel provavelmente é de natureza secundária.

Os primeiros passos no desenvolvimento da doença envolvem o endotélio vascular do parênquima, as células acinares e os elementos mesenquimais, incluindo as células dendríticas, na forma de produção de interferon do tipo 1, permitindo a atração e a retenção e localização por um longo período de tempo de linfócitos específicos de órgãos na região. Alterações da denominada mensagem *out-in* entre o estroma e os elementos epiteliais na forma de atividade de metaloproteinase estromal também são percebidas como tendo um importante papel nas fases inicias da patogenia, bem como a apoptose das células acinares via interação FAS-FAS-ligante, a formação de granzima A, a elaboração de perforina, o acoplamento dos receptores Toll e a produção de interferon. Essa rede ocasiona a perturbação da superfície celular e da célula acinar, podendo estar relacionada à disfunção de membrana por meio da alteração do transporte na aquaporina, em que o canal de transporte de água pode ficar permanentemente fechado.

Características Clínicas

A síndrome de Sjögren ocorre em todos os grupos étnicos e raciais. O pico de incidência para o aparecimento da doença é de 50 anos, sendo que 90% dos casos afetam pacientes do sexo feminino. Crianças e adolescentes são raramente acometidos. A queixa principal na síndrome de Sjögren é a xerostomia/hipossalivação, a qual pode ser a fonte de disfagia e disfonia.

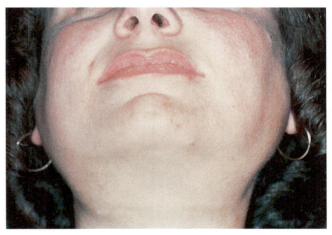

• **Figura 8-11** Paciente portadora de síndrome de Sjögren com aumento bilateral de volume nas parótidas.

Tais pacientes também apresentam maior risco de lesões cariosas, doença periodontal e candidíase oral. O aumento de volume da parótida, frequentemente bilateral, ocorre em aproximadamente 50% dos pacientes (Fig. 8-12). Uma parcela significativa destes pacientes também tem queixas de artralgia, mialgia e fadiga.

O componente salivar da síndrome de Sjögren pode ser avaliado por meio de estudos sialoquímicos, exames radioativos de imagem da glândula (cintilografia), sialografia de contraste, análise do fluxo salivar e biópsia de glândula salivar menor. O método mais confiável e mais comumente usado na avaliação da alteração salivar na síndrome de Sjögren é a biópsia de glândula salivar menor do lábio (discutida posteriormente).

As técnicas de medicina nuclear que utilizam um isótopo de pertecnetato e um posterior exame cintilográfico podem prover informação funcional relacionada à captação do isótopo pelo tecido da glândula salivar. A sialografia de contraste auxilia na detecção de defeitos de preenchimento no interior da glândula sob investigação. Uma sialectasia puntiforme é característica em indivíduos com síndrome de Sjögren. Isto se deve aos significativos danos ductal e acinar, com apenas os ductos interlobulares remanescendo nos casos de doença moderada a avançada. Ao longo do tempo, com danos adicionais ao parênquima e aos ductos, surgem áreas focais de estreitamento ou estenose dos ductos maiores e elas podem ser observadas no sialograma. Outras formas de sialectasia também podem ser notadas, incluindo o tipo globular e o cavitário.

Outros achados laboratoriais comumente encontrados na síndrome de Sjögren incluem anemia branda, leucopenia, eosinofilia, taxa de sedimentação de eritrócitos elevada e aumento difuso dos níveis de imunoglobulinas séricas. Além disso, vários autoanticorpos podem ser encontrados, incluindo o fator reumatoide, anticorpos antinucleares e anticorpos antinucleares precipitantes, tais como o antissíndrome de Sjögren-A (SS-A) e o antissíndrome de Sjögren-B (SS-B). Os pacientes portadores de anticorpos SS-B são mais propensos a desenvolver doença extraglandular.

A artrite reumatoide é a doença autoimune sistêmica mais comumente associada à síndrome de Sjögren, embora o lúpus eritematoso sistêmico seja encontrado com certa frequência (Quadro 8-6). Mais raramente, outras doenças como esclerodermia, cirrose biliar primária, poliomiosite, vasculite, parotidite e hepatite crônica ativa podem estar associadas à síndrome de Sjögren.

QUADRO 8-6 Síndrome de Sjögren: Organopatia Potencial

Pele
Secura (produção reduzida de suor)
Esclerodermia
Lúpus eritematoso

Glândulas Lacrimais e Salivares
Tumefação
Xerostomia/hipossalivação, lesões cariosas, candidíase
Queratoconjuntivite seca

Trato Gastrintestinal
Cirrose biliar
Hepatite

Trato Respiratório
Rinite, faringite
Doença pulmonar obstrutiva

Sistema Cardiovascular
Vasculite

Sistema Musculoesquelético
Artrite reumatoide
Miosite

Sistema Hematopoiético
Linfoma
Anemia, leucemia

Histopatologia

Nos indivíduos com a síndrome de Sjögren, um infiltrado linfocitário benigno substitui a maior parte do parênquima glandular. A lesão inicial é um agregado focal periductal de linfócitos e, ocasionalmente, plasmócitos. À medida que os focos inflamatórios aumentam, um nível correspondente de degeneração acinar é observado (Figs. 8-13 e 8-14). Com o aumento do infiltrado linfocitário, ocorre confluência dos focos inflamatórios. Ilhas mioepiteliais estão presentes nas glândulas salivares maiores em aproximadamente 40% dos casos e são vistas apenas raramente nas glândulas menores. Na síndrome de Sjögren, nota-se uma

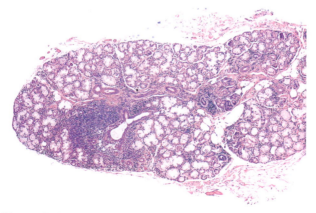

• **Figura 8-13** Síndrome de Sjögren, expressão em glândula salivar menor. Observe o foco linfocitário adjacente a ácinos intactos.

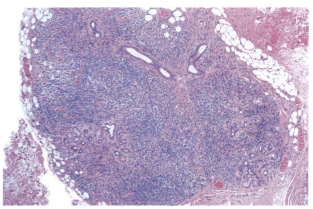

• **Figura 8-14** Síndrome de Sjögren, expressão em glândula salivar menor. Observe os focos linfocitários confluentes sem evidência de fibrose.

correlação positiva entre o padrão e a extensão do infiltrado nas glândulas salivares labiais, submandibular e parótida.

Um objetivo sistema de gradação foi desenvolvido para a avaliação do componente salivar (sialoadenite linfocítica) da síndrome de Sjögren em amostras provenientes de biópsias de glândulas salivares labiais. Este método é uma importante parte do sistema de classificação atual para diagnóstico da síndrome de Sjögren. Uma área glandular que contenha 50 ou mais linfócitos é denominada como um *foco*. Considera-se um achado de componente salivar compatível com a síndrome de Sjögren encontrar mais de um foco em uma área de 4 mm^2. A interpretação das amostras de biópsia das glândulas labiais deve ser feita com o conhecimento de que infiltrados podem ser vistos tanto em glândulas normais quanto em glândulas inflamadas por outras razões, tais como miastenia grave, transplante de medula óssea, outras doenças do tecido conjuntivo e um fenômeno obstrutivo.

Uma condição recentemente descrita, denominada doença relacionada à imunoglobulina G4 (IgG4), pode apresentar achados semelhantes aos observados na síndrome de Sjögren. A doença relacionada à IgG4 consiste em uma condição fibroinflamatória rara, caracterizada por um infiltrado linfoplasmocitário denso rico em plasmócitos IgG4-positivos associados a uma fibrose estoriforme e – muitas vezes – concentrações elevadas de IgG4. O número de plasmócitos IgG4-positivos por campo em maior aumento varia de acordo com o tecido. Em geral, o mínimo para que se obtenha o diagnóstico para a maioria das doenças é de 30 a 50 células positivas para IgG4 por campo em maior aumento. No interior do tecido salivar, a condição se caracteriza por uma população de IgG4-positiva de plasmócitos comprometendo pelo menos 40% do total ou 100 plasmócitos IgG4+ por campo em maior aumento. A sialoadenite crônica esclerosante (tumor de Kuttner) é reconhecida como uma manifestação da doença relacionada à IgG4.

Diagnóstico

Tradicionalmente, o diagnóstico da síndrome de Sjögren depende da correlação entre o histórico do paciente e os dados laboratoriais, o exame clínico e a avaliação da função salivar. Essa combinação de sintomatologia do paciente e achados objetivos muitas vezes leva a problemas de reprodutibilidade e aceitação. Com base nos dados da Sjögren's International Collaborative Clinical

Alliance (SICCA), o American College of Rheumatology publicou critérios válidos e objetivos para o diagnóstico da síndrome de Sjögren que detêm altos níveis de sensibilidade e especificidade. O diagnóstico da síndrome de Sjögren requer pelo menos dois desses três achados: 1) positividade sorológica anti-SSA e/ou anti-SSB ou positividade para fator reumatoide e titulação de anticorpos antinucleares > 1:320; 2) valor do teste do corante verde lissamina >3; 3) presença de sialoadenite linfocítica focal com pontuação > 1 foco/4 mm² em biópsia de glândula salivar menor.

Tratamento

A síndrome de Sjögren e as complicações da hipossalivação são tratadas de forma sintomática. Saliva artificial e lubrificantes orais, assim como lágrimas artificiais, estão disponíveis para este propósito. As medidas preventivas bucais são extremamente importantes com relação à hipossalivação. Higiene oral completa, modificação dietética, aplicações de flúor tópico e soluções para remineralização são importantes na manutenção dos tecidos dentários e orais. O uso de sialogogos, tais como a pilocarpina e a cevimelina, permanece tendo um valor limitado, especialmente nos quadros avançados de síndrome de Sjögren. As considerações dietéticas também são importantes, de modo que o paciente deva evitar a ingestão de alimentos e bebidas contendo cafeína e limitar o consumo de alimentos e bebidas cariogênicos.

O prognóstico da síndrome de Sjögren é complicado devido à associação com o desenvolvimento de linfoma de células B de zona marginal, que pode ocorrer em 5% dos casos. Geralmente, o curso da síndrome de Sjögren é de cronicidade, requerendo tratamento sintomático de longo prazo. O acompanhamento cuidadoso e o tratamento por um cirurgião-dentista, oftalmologista e reumatologista, entre outros, são fundamentais. Nos casos graves de síndrome de Sjögren, uma opção de tratamento promissora consiste na utilização do anticorpo monoclonal anti-CD20 (rituximabe), embora esta permaneça sendo uma questão em aberto devido à ausência de estudos controlados randomizados.

Lesão Linfoepitelial Salivar

Uma causa incomum para o aumento das glândulas salivares maiores é a lesão linfoepitelial (salivar) benigna (LLB) A condição apresenta-se como uma massa uni ou bilateral persistente, firme e indolor em uma glândula salivar maior. Embora esta lesão geralmente ocorra no contexto da síndrome de Sjögren, ela tem sido relatada isoladamente. A histopatologia mostra classicamente a substituição do tecido salivar por um infiltrado denso de linfócitos e plasmócitos. Isso está associado à proliferação dos componentes ductais para produzir ilhas irregulares de epitélio, que são chamadas de ilhas epimioepiteliais.

Embora o termo lesão linfoepitelial benigna seja frequentemente usado, outros termos, tais como sialoadenite mioepitelial e imunossialoadenite, foram sugeridos. Infelizmente, nenhum destes termos reflete de forma apropriada a biologia desta lesão, uma vez que os estudos da história natural, histopatologia, imunologia e biologia molecular atualmente sustentam o conceito de que várias dessas lesões não são "benignas", mas, ao contrário, representam linfomas ocultos de células B de zona marginal. A diferenciação entre infiltrado linfoide benigno e linfoma de baixo grau é difícil neste cenário e baseia-se na identificação de monotipia linfocítica por métodos moleculares ou imuno-histoquímicos. O termo lesão linfoepitelial salivar foi proposto como uma denominação mais precisa da lesão patológica básica e de sua localização anatômica, sem referência implícita à biologia potencial ou subjacente da doença.

Esclerodermia

A esclerodermia (esclerose sistêmica) consiste em uma doença autoimune crônica que resulta em fibrose e enrijecimento da pele. Tal doença apresenta um amplo espectro de envolvimento, variando desde a forma cutânea limitada, chamada de morfeia, à forma mais extensa que envolve órgãos, denominada esclerodermia sistêmica. O restante desse texto terá foco no tipo sistêmico. Geralmente, a esclerodermia ocorre concomitantemente a outras doenças autoimunes, tais como a artrite reumatoide, o lúpus eritematoso, a dermatomiosite e a síndrome de Sjögren. O fator reumatoide e os anticorpos antinucleares são tipicamente positivos nos pacientes com esclerodermia. A hipergamaglobulinemia e a velocidade de hemossedimentação elevada também são observadas nessa condição. Acompanhando a elevada taxa de síntese de colágeno, surgem as alterações vasculares. Alterações inflamatórias e obstrutivas são vistas microscopicamente em arteríolas e capilares, dando suporte à hipótese de que as alterações vasculares são importantes na patogenia da esclerodermia. Além disso, o fenômeno de Raynaud, uma condição vascular periférica, geralmente precede as outras manifestações da doença. A esclerodermia sistêmica usualmente se manifesta na meia-idade (30 a 50 anos) e predominantemente em mulheres (4:1). Não há predileção racial.

Características Clínicas

A esclerodermia sistêmica é progressiva e pode afetar qualquer órgão (Figs. 8-15 a 8-17). Tradicionalmente, a pele é a primeira a ser afetada, embora o envolvimento das articulações possa ser o achado inicial. Com o tempo, à medida que a fibrose dos órgãos avança, os sinais de deficiência daqueles órgãos começam a aparecer.

As manifestações cutâneas são caracterizadas por um edema compressível na fase inicial da doença, seguido de solidez e rigidez da pele. Esta, eventualmente, torna-se endurecida, lisa e atrófica, com teleangiectasias. A face fica sem expressão, com aspecto semelhante a uma máscara. A fibrose dos dedos das mãos leva à rigidez e à atrofia da pele. O comprometimento vascular pode resultar em isquemia e ulceração da ponta dos dedos – um fenômeno visto tanto na esclerodermia quanto no fenômeno de Raynaud. A rigidez da pele perioral leva à microstomia, tornando difíceis a higiene oral e os cuidados rotineiros com os dentes. A fibrose das glândulas salivares ocasiona a hipossalivação e, potencialmente, lesões cariosas cervicais. Também são manifestações orais características da doença a reabsorção do osso mandibular e o espessamento uniforme da lâmina dura (vistos em radiografias periapicais).

Os testes laboratoriais podem mostrar a presença de um ou vários autoanticorpos sorológicos, incluindo o anti-scl70, um anticorpo anti-topoisomerase, um anticorpo anticentrômero e anticorpos polimerase anti-U3 ou anti-RNA. Algumas vezes, os tipos e padrões estão relacionados com o padrão clínico de envolvimento da doença.

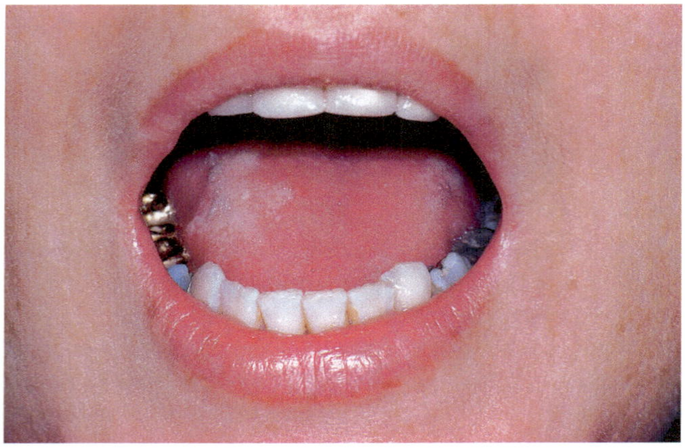

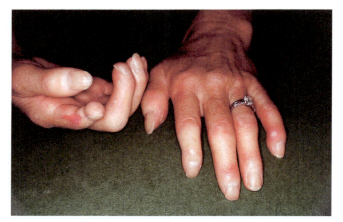

• **Figura 8-15** Esclerodermia; fibrose perioral limitando a abertura da boca.

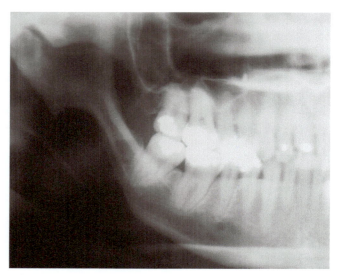

• **Figura 8-16** Esclerodermia resultando em dedos espessos e encurtados.

• **Figura 8-17** Esclerodermia resultando na reabsorção do ramo posterior.

Histopatologia

O achado histopatológico principal da esclerodermia consiste no depósito de grandes quantidades de colágeno relativamente acelular. Também é típica a presença de um infiltrado linfocítico perivascular. As alterações das glândulas salivares menores incluem fibrose intersticial pronunciada e atrofia acinar.

Tratamento

A doença sistêmica se estabiliza na maioria dos pacientes depois de um tempo. Os pacientes que apresentam doença progressiva são mais suscetíveis a apresentar insuficiência pulmonar, cardíaca ou renal. Além do manejo de suporte, não há tratamento satisfatório para a esclerodermia. Os corticosteroides podem trazer algum benefício nos estádios iniciais, mas não são capazes de propiciar um controle duradouro nos casos progressivos. Medicamentos imunossupressores, tais como a azatioprina, mostram-se promissores.

Xerostomia/Hipossalivação

Etiologia

A hipossalivação pode ser definida como uma redução global da produção da saliva; e a xerostomia, o sintoma de boca seca. Várias causas para a hipossalivação são conhecidas (Quadro 8-7), incluindo ansiedade, doença autoimune (síndrome de Sjögren), diabetes melito, quimioterapia, radioterapia por feixes externos direcionados para a região bucal e de cabeça e pescoço, tratamento com iodo radioativo para malignidades tireoidianas e vários medicamentos de uso comum com efeitos anticolinérgicos. (Veja a seção seguinte sobre distúrbios do paladar.) O papel do enve-

---

• **QUADRO 8-7** **Causas da Hipossalivação**

Medicamentos

Analgésicos
Opioides
Anticolinérgicos
Anti-histamínicos
Antidepressivos
Inibidores seletivos da recaptação da serotonina (ISRS)
Antidepressivos tricíclicos e heterocíclicos
Antidepressivos atípicos
Agentes anti-hipertensivos
Diuréticos
Relaxantes musculares
Sedativos/ansiolíticos

Doenças Sistêmicas ou Autoimunes

Síndrome de Sjögren
Cirrose biliar primária
Granulomatose de Wegener
Sarcoidose
Esclerodermia

Outras Condições

Radioterapia local
Diabetes do tipo 1 ou 2
Tratamento com iodo radioativo
HIV/AIDS
Ansiedade/depressão

lhecimento associado à disfunção salivar permanece controverso, embora estudos recentes tenham postulado que, embora haja uma reserva secretória demonstrável presente para manter a função, há uma perda global de células acinares com o envelhecimento. Além disso, tem-se demonstrado também que os medicamentos que induzem a hipossalivação têm um impacto mais adverso em adultos saudáveis mais velhos em comparação com adultos jovens, nos quais a reserva secretória é maior. Do ponto de vista da dieta, a cafeína permanece o agente mais importante e mais comumente identificado como contribuinte para a hipossalivação. Além disso, o papel do consumo de álcool deve ser reconhecido como um fator modificador na hipossalivação. A xerostomia temporária pode ser, com frequência, um sintoma mais subjetivo, particularmente em relação a vários fatores psicossociais e à ansiedade.

Características Clínicas

A apresentação clínica da hipossalivação é a mesma independentemente da causa. Os pacientes se queixam de vários sintomas, principalmente de disfonia e disfagia, alterações no paladar, desconforto oral generalizado e, quando usuários de próteses, retenção deficiente das mesmas. Em geral, é necessário que ocorra uma redução no fluxo salivar maior do que 50% antes que os sintomas surjam. O exame intraoral revela ausência de saliva no assoalho da boca e as tentativas de se obter fluxo salivar a partir das aberturas dos ductos das glândulas salivares maiores estimulando com pressão externa a glândula provavelmente falharão. Além de ser reduzida em quantidade, a saliva presente tende a ser espumosa. A ausência de saliva produz um eritema generalizado da mucosa oral e uma aparência lobulada no dorso da língua. Também podem ser observadas candidíase e queilite angular. Os dentes apresentam maior tendência ao desenvolvimento de lesões cariosas cervicais e as restaurações presentes podem se tornar deficientes devido às lesões cariosas recidivantes. Os pacientes com hipossalivação apresentam maior tendência ao desenvolvimento de sialoadenite supurativa, principalmente da glândula parótida.

O impacto da hipossalivação crônica é clinicamente significativo porque ela está associada a disfagia, disfonia, dificuldade de deglutição e alterações no paladar. As lesões cariosas associadas à hipossalivação são uma complicação séria da redução do fluxo salivar. Geralmente, os resultados desse conjunto são uma diminuição na importância dada à alimentação, desnutrição e menor interação social. Também são observadas ardência bucal e sensibilidade da mucosa em associação à hipossalivação.

Tratamento

O tratamento do paciente com hipossalivação/xerostomia é geralmente direcionado para os cuidados paliativos e requer uma abordagem multidisciplinar cuidadosa, em que fatores locais e sistêmicos são levados em consideração juntamente com a análise de todos os medicamentos anteriormente prescritos, dos usados como automedicação e da dieta. As estratégias de intervenção direta abrangem o uso de agentes tópicos tais como *sprays* à base de polímero, denominados substitutos de saliva; a ingestão de pequenas quantidades de água durante o dia; modificação dos medicamentos, quando possível; remoção de produtos contendo cafeína; mastigação de chicletes sem açúcar; e eliminação dos enxaguatórios bucais contendo álcool (Quadro 8-8). Obviamente, uma higiene bucal completa, a aplicação de flúor tópico e um controle dentário cuidadoso são necessários para prevenir ou controlar as lesões cariosas. Em alguns casos, agonistas colinérgicos, tais como a pilocarpina e a cevimelina, podem ser úteis, assim como a acupuntura.

Distúrbios do Paladar

Paladar ou gustação relaciona-se à percepção de cinco elementos básicos (doce, salgado, azedo, amargo e umami) e de seu relacionamento entre si. Conjuntamente e em combinação, eles formam um *sabor*, derivado da sensação coletiva proveniente do cheiro e das informações trigeminais de textura, temperatura e odor intenso sobre as superfícies da língua, cavidade bucal e cavidade nasal. As relações complexas entre esses componentes frequentemente tornam-se distorcidas, causando distúrbios no paladar, entre os quais hipogeusia (diminuição do paladar), ageusia (ausência de paladar), cacogeusia (paladar desagradável ou insuportável associado a alimentos previamente bem conhecidos e aceitos pelo paciente) e disgeusia (percepção alterada ou inapropriada do paladar ou uma persistente má interpretação da sensação normal do paladar). As alterações do paladar podem variar de mínimas e levemente irritantes a incapacitantes, com possível depressão e anorexia resultantes como eventos clínicos secundários.

Embora os cirurgiões-dentistas não realizem rotineiramente a avaliação qualitativa das modalidades do paladar, uma revisão completa e cuidadosa dos históricos médico e cirúrgico do paciente e o exame bucal cuidadoso podem fornecer evidências ou o direcionamento para a(s) possível(is) causa(s). Doenças da mucosa oral, incluindo candidíase, devem ser consideradas importantes fatores etiológicos potenciais. Cirurgia nas vias aéreas superiores (procedimentos no seio paranasal), infecções virais ou neoplasias podem alterar a função olfatória e, dessa forma, secundariamente afetar a percepção do paladar. Tonsilectomia e cirurgia ortognática e orofacial podem produzir lesão no nervo da corda do tímpano, afetando, desse modo, a sensação de paladar em pelo menos um dos lados. Várias doenças são capazes de induzir aberrações no paladar (Quadro 8-9), assim como

---

• QUADRO 8-8   Tratamento da Hipossalivação

Paliativo

Suspensão do consumo de álcool e cafeína
Suspensão do uso de enxaguatórios bucais com álcool
Guloseimas sem açúcar, chiclete
Alimentos umidificados livres de açúcar ou alimentos à base de carboidratos complexos
Lubrificantes orais
Produtos à base de carboximetilcelulose ou hidroximetilcelulose
Outros enxaguatórios baseados em polímeros
Higiene oral completa

Estratégias de Prescrição

Agonistas Colinérgicos
Pilocarpina
Cevimelina
Acupuntura

várias classes de medicamentos (Quadro 8-10). Alguns hábitos, particularmente o tabagismo de moderado a intenso e o uso de tabaco sem fumaça, têm sido associados à hipogeusia. A hipossalivação, tanto como uma complicação do uso de medicamentos anticolinérgicos quanto como um componente da síndrome de Sjögren, pode comumente produzir uma diminuição do paladar, possivelmente em consequência de uma solubilização incompleta dos alimentos e pela diminuição no transporte de moléculas gustativas para os corpúsculos gustativos. Esse problema é frequentemente subnotificado na população idosa, de um lado como resultado do uso de vários medicamentos, devido ao efeito direto de alguns fármacos na sensação do paladar, e do outro pelos efeitos de hipossalivação dos medicamentos mimetizando o efeito da síndrome de Sjögren. Os indivíduos que tenham sido submetidos à radioterapia nas regiões de cabeça, pescoço e boca para tumores malignos frequentemente experimentam distúrbios do paladar como resultado tanto do dano direto aos corpúsculos gustativos quanto da disfunção salivar. Finalmente, aqueles que se queixam da síndrome da ardência bucal idiopática comumente relatam uma alteração concomitante no paladar, geralmente uma disgeusia de tipo metálico e salgado.

QUADRO 8-9 Doenças Associadas aos Distúrbios do Paladar

Paralisia de Bell
Câncer oral — irradiação de cabeça e pescoço
Candidíase oral (sapinho)
Diabetes melito com neuropatia periférica associada
Gengivite, periodontite
Hipotireoidismo
Esclerose múltipla
Parkinsonismo
Anemia perniciosa (relacionada à vitamina B_{12})
Falência renal/hemodiálise
Síndrome de Sjögren
Distúrbios respiratórios superiores e infecção/influenza
Deficiência de zinco

QUADRO 8-10 Classes de Medicamentos e Agentes Associados aos Distúrbios do Paladar

Inibidores da enzima conversora de angiotensina (ECA)
Antagonistas do cálcio
Diuréticos
Antiarrítmicos
Agentes antitireoidianos
Hipoglicemiantes
Anti-histamínicos
Antiasmáticos
Antidepressivos
Antipsicóticos
Antineoplásicos
Agentes quelantes
Fármacos neuromusculares/anticonvulsivantes
Nitroglicerina
Opioides

O tratamento desse problema permanece difícil e limitado. O retorno da função gustativa normal pode ser obtido pelo tratamento de qualquer anormalidade metabólica ou endócrina presente. Com relação aos distúrbios do paladar induzidos por medicamentos, o uso de reposições mineral e vitamínica tem sido defendido, embora com benefícios imprevisíveis e temporários. Pode ser útil levar em conta a substituição dos medicamentos sabidamente envolvidos em alterações do paladar para um de classe alternativa. A avaliação das alterações olfatórias diagnosticadas tais como anosmia ou hiposmia e o manejo delas são considerações importantes no tratamento de quaisquer distúrbios do paladar. Para os pacientes com hipossalivação comprovada, a estimulação da saliva com sialogogos pode ser útil. Os estudos sobre disgeusia idiopática têm demonstrado melhora com a utilização do tratamento com ácido alfalipoico, sugerindo um possível eixo neuropático, similar ao proposto na síndrome da ardência bucal, na qual ocorre disgeusia concomitante. Além disso, os pacientes devem ser alertados sobre o seu papel no tratamento. Isso inclui vários aspectos da ingestão de alimentos, tais como um aumento na textura dos alimentos, maximizando o cheiro e evitando alimentos deteriorados.

Halitose

A halitose (mau cheiro; *fetor ex oris*), uma queixa comum em adultos, é caracterizada por uma ampla variedade de fatores, juntamente com a possível inclusão de uma queixa de paladar alterado. Embora a incidência precisa seja desconhecida, um estudo preliminar relatou que mais de 40% dos adultos se queixam de halitose pela manhã. Tal condição é mais comum naqueles pacientes com obstrução nasal ou naqueles que dormem em um ambiente quente e seco. Mais de 17% dos adultos afirmam que a halitose é uma preocupação esporádica, com menos de 1% afirmando que sua vida é perturbada por esse problema.

A origem principal da halitose está na boca e, eventualmente, em nariz, tonsilas (tonsilite) e em uma variedade de outros locais (Quadro 8-11). No interior da boca, as doenças gengival e periodontal são as causas mais importantes de halitose, onde um patógeno periodontal específico, o *Porphyromonas gingivalis*, é um produtor conhecido de metil mercaptano. Uma ampla variedade de condições médicas e fatores pode estar relacionada à etiologia ou promoção da halitose, incluindo doenças orais, orofaríngeas e das vias aéreas superiores; doenças metabólicas; e dieta incluindo álcool, tabaco e comidas contendo enxofre (em particular, cebola e alho). Nos casos de evolução negativa e falha na confirmação da presença de halitose por outros integrantes da família ou de amigos, deve-se considerar a possibilidade de hipocondria ou de halitose psicológica.

Uma avaliação objetiva por parte do paciente é difícil, torna-se necessária uma terceira pessoa para confirmar a presença do mau odor, sua intensidade no momento da avaliação e comparação da situação do odor em outros momentos. As variações na qualidade do hálito flutuam ao longo do dia e, em geral, são inversamente relacionadas ao fluxo salivar. O conceito de halitose psicológica é bem conhecido e provavelmente representa uma porção significativa daqueles que se queixam de mau odor bucal. Quando avaliados de forma objetiva, esses pacientes não apresentam halitose; contudo, permanecem não convencidos desse fato. Finalmente,

> **QUADRO 8-11** Origens Anatômicas da Halitose

Cavidade oral
    Higiene oral/prótese precárias
    Superfície dorsal posterior de língua
Patógenos periodontais
    Porphyromonas gingivalis
    Prevotella intermedia
    Fusobacterium nucleatum
    Bacteroides forsythensis
    Treponema denticola
Infecções orais (primárias e secundárias)
    Candidíase
    Pericoronarite
    Alveolite pós-exodontia
Doenças erosivas e ulcerativas da boca
Dieta
    Alimentos contendo enxofre volátil (cebola, alho e outros)
    Sulfeto de hidrogênio
    Dissulfeto de dimetila
    Metilmercaptano
Hipossalivação
Cavidade nasal
    Infecção nasal
    Sinusite
    Pólipos nasais e corpos estranhos no nariz
Outras causas de obstrução aérea
    Tonsilite
    Infecção
    Tonsilitos
    Neoplasias
Outros locais
    Infecção nos brônquios e nos pulmões
    Insuficiência renal

> **QUADRO 8-12** Manejo da Halitose de Origem Oral

Higiene adequada da boca e das próteses
Tratamento da doença periodontal e de lesões cariosas
Descamação sutil e diária do dorso da língua
Evitar alimentos contendo compostos de enxofre
Uso diário de enxaguatórios bucais contendo propriedades antimicrobianas

nenhuma doença oral orgânica será encontrada para explicar a queixa desses pacientes.

Os métodos específicos de análise do hálito são a abordagem organoléptica proveniente da boca e do nariz e a comparação de ambas. Dispositivos de monitoramento capazes de detectar níveis de compostos de sulfeto e mercaptano estão disponíveis em centros especializados, assim como a capacidade de avaliação microbiológica por técnicas de microscopia de campo escuro e testes para benzoil-arginina-naftilamida (BANA). A análise cromatográfica de gás é considerada o padrão-ouro, mas é impraticável no atendimento rotineiro de pacientes.

O manejo desse problema após o estabelecimento de uma etiologia oral abrange tratamento odontológico de rotina e medidas adequadas de higiene oral, manutenção de próteses removíveis, limpeza suave do dorso posterior da língua, manutenção da hidratação e evitar o consumo de alimentos contendo compostos de sulfeto (Quadro 8-12). O papel de enxaguatórios bucais contendo clorexidina, dióxido de cloro, cloreto de benzalcônio ou sais de zinco pode ter seu lugar, mas permanece sem comprovação. Os enxaguatórios comerciais contêm uma alta concentração de álcool e agentes aromatizantes e, provavelmente, atuam apenas para camuflar temporariamente o mau odor causado por doenças bucais orgânicas. Finalmente, após uma avaliação completa ou um curso clínico sem halitose detectável ao exame na presença de uma queixa continuada, deve-se considerar o encaminhamento para avaliação psiquiátrica para a pesquisa de hipocondria ou devaneio psicológico.

Neoplasias Benignas

Com aproximadamente 5 meses de desenvolvimento embrionário, a arquitetura lobular característica das glândulas salivares torna-se estabelecida. À medida que a morfogênese das ramificações continua, elementos tubulares terminais dão origem aos ductos estriados intralobulares, ductos intercalados, ácinos e células mioepiteliais. Os ductos intralobulares e interlobulares do sistema excretório originam-se das células-tronco progenitoras remanescentes. Acredita-se que, devido à sua aparência ultraestrutural relativamente indiferenciada, as células do ducto intercalado sejam capazes de originar essas neoplasias. A importância das células mioepiteliais na composição e no crescimento de vários tumores epiteliais salivares é considerável (Quadro 8-13). Podem ser vistas células com um fenótipo mioepitelial em todos os tumores de glândula salivar e são particularmente abundantes em tumores mistos (adenomas pleomórficos), mioepiteliomas, carcinomas adenoides císticos e carcinomas epimioepiteliais.

Os três pares de glândulas salivares maiores – parótida, submandibular e sublingual – mais as centenas de pequenas glândulas salivares menores localizadas no interior da submucosa da cavidade oral e na orofaringe são capazes de originar uma grande variedade de neoplasias. A grande maioria das neoplasias salivares é de origem epitelial/mioepitelial; raramente, os componentes do tecido conjuntivo intersticial das glândulas salivares maiores originam neoplasias primárias, cujo comportamento é similar ao de suas contrapartes extraglandulares. A razão entre tumores

> **QUADRO 8-13** Tumores Benignos de Glândula Salivar

Tumor misto (adenoma pleomórfico)
Adenomas monomórficos
- Adenomas de células basais – sólido, tubular, trabecular, membranoso
- Adenoma canalicular
- Mioepitelioma
- Oncocitoma
- Tumor de Warthin e cistoadenoma papilar

Adenoma sebáceo
Papiloma ductal
- Papiloma ductal invertido
- Sialoadenoma papilífero
- Papiloma intraductal

benignos e malignos de glândula salivar é dependente da glândula (Tabela 8-1).

Tumor Misto (Adenoma Pleomórfico)

A histogênese do tumor misto, ou adenoma pleomórfico, está relacionada a uma proliferação dual e a uma mescla de células com características ductais ou mioepiteliais em um estroma de aspecto mucoide, mixoide e, eventualmente, condroide. Isso o diferencia dos adenomas monomórficos, compostos de apenas um tipo celular e de um estroma mais homogêneo ou menos variado. As células de diferenciação mioepitelial assumem um importante papel na determinação da composição global e na aparência dos tumores mistos. Uma variedade de tipos celulares e padrões microscópicos é observada nos tumores mistos – em um extremo do espectro, aqueles compostos quase que exclusivamente de células epiteliais (luminais); e, no outro extremo, aqueles compostos quase que exclusivamente de células mioepiteliais (abluminais). Entre esses dois extremos, células menos diferenciadas com características tanto de elementos luminais como mioepiteliais podem ser observadas. Tem sido proposta uma teoria alternativa que afirma que, em vez de uma proliferação simultânea de células neoplásicas epiteliais e mioepiteliais, uma única célula com potencial de diferenciar-se tanto em direção às células epiteliais como às mioepiteliais pode ser responsável por estes tumores.

Características Clínicas

O tumor misto consiste na neoplasia mais comum de glândulas salivares maiores e menores (Quadro 8-14). A glândula parótida responde por aproximadamente 85% destes tumores, enquanto que a glândula submandibular responde por 8% e as glândulas salivares menores por 7%. Os tumores mistos ocorrem em qualquer idade, sendo ligeiramente mais frequentes em pacientes do sexo masculino e mais prevalentes entre a quarta e a sexta décadas de vida. Eles representam aproximadamente 50% de todos os tumores de glândulas salivares menores. Geralmente, este tumor é móvel, exceto quando ocorre no palato duro. A sua consistência é firme, apresentando-se como um aumento de volume indolor e, na maioria dos casos, não causando ulceração da mucosa sobrejacente (Fig. 8-18). O palato é a localização intraoral preferencial, seguido pelo lábio superior e pela mucosa jugal.

Quando o tumor misto se origina no interior da parótida, ele geralmente é indolor e de crescimento lento. Tal lesão localiza-se usualmente abaixo da orelha e posterior à mandíbula. Ele é liso, firme e móvel, exceto quando atinge grandes proporções, quando pode se tornar multinodular ou bosselado. Alguns tumores podem ser sulcados pela extensão posterior do ramo, com lesões de longa duração sendo capazes de produzir atrofia por pressão sobre esse osso. Quando situados no pólo inferior ou na cauda da parótida, os tumores podem apresentar-se abaixo do ângulo da mandíbula e anteriores ao músculo esternocleidomastóideo. Quando se originam no lobo profundo da glândula parótida, tais tumores não são palpáveis e geralmente apresentam-se como uma massa dentro da parede lateral da faringe.

Os tumores mistos variam em tamanho de poucos milímetros até vários centímetros e são capazes de atingir proporções gigantescas nas glândulas salivares maiores, principalmente na parótida. Eles são tipicamente lobulados e envolvidos por uma pseudocápsula de tecido conjuntivo que varia em espessura nas glândulas salivares maiores. Nas glândulas salivares menores, a cápsula é pouco definida ou ausente em algumas áreas. Quando esta cápsula está deficiente, o tecido neoplásico pode estar em contato direto com o tecido salivar adjacente, ou até mesmo se estender para o seu interior, contribuindo para a recidiva nos tratamentos excessivamente conservadores (veja o texto a seguir).

Histopatologia

Microscopicamente, os tumores mistos exibem um amplo espectro de características histopatológicas (Figs. 8-19 a 8-22). Os padrões pleomórficos e as proporções variáveis de células ductais e mioepiteliais são responsáveis pelo termo adenoma pleomórfico.

TABELA 8-1 Tumores de Glândulas Salivares

	Frequência (%)	% de Malignos
Glândula parótida	65	25
Glândula submandibular	10	40
Glândula sublingual	<1	90
Glandulas salivares menores	25	50

QUADRO 8-14 Tumor Misto

Características Clínicas
Adultos; homens e mulheres afetados com a mesma frequência
Massa submucosa assintomática
Locais – palato > lábio superior > mucosa jugal > outros locais

Histopatologia
Encapsulado, padrões glandulares variáveis, diferenciações epitelial e mioepitelial; ausência de mitoses

Tratamento
Excisão; recorrência ocasional nas glândulas maiores

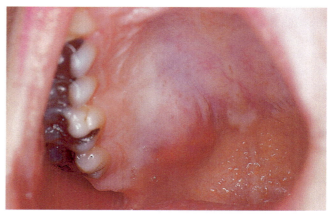

• **Figura 8-18** Tumor misto no palato.

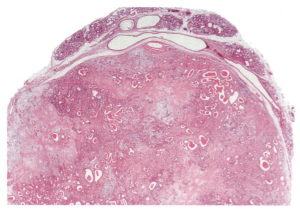
• **Figura 8-19** Tumor misto exibindo cápsula e padrão heterogêneo.

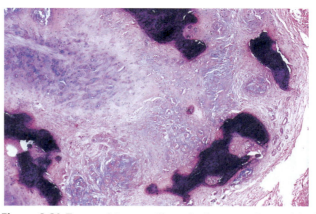
• **Figura 8-21** Tumor misto com diferenciação em cartilagem *(alto à esquerda)* e osso *(azul escuro)*.

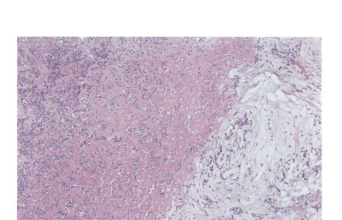
• **Figura 8-20** Tumor misto com componentes mixoide *(direita)* e epitelial/fibroso *(esquerda)*.

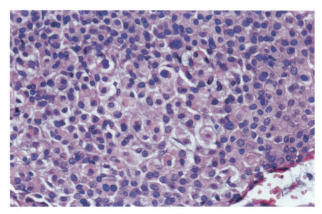
• **Figura 8-22** Tumor misto exibindo células mioepiteliais plasmocitoides.

Aproximadamente um terço dos tumores mistos mostra uma proporção quase que igual de elementos epiteliais e mesenquimais (acredita-se que seja derivado de células de diferenciação mioepitelial). O componente epitelial pode se apresentar como ductos, túbulos, cordões e ninhos sólidos, enquanto que o componente mesenquimal pode se apresentar como tecido conjuntivo mixoide e hialinizado. Eventualmente, podem ser encontrados tecido adiposo, cartilagem e/ou osso. As células mioepiteliais podem se apresentar como células plasmocitoides ou células fusiformes, com um perfil imuno-histoquímico mostrando coexpressão de marcadores de citoqueratina, positividade variável para a proteína S-100, calponina, p63 e alfa-actina de músculo liso. As células plasmocitoides, quando observadas, são altamente características dos tumores mistos e quase nunca são encontradas em outros tumores de glândula salivar. Os componentes celulares ductais são positivos para várias citoqueratinas, incluindo a 3, 6, 10, 11, 13 e 16. O mais importante para o diagnóstico de tumores mistos é a positividade para queratina 7 e negatividade para a queratina 20.

Uma cápsula que varia em espessura circunda os componentes mesenquimais e do estroma. Essa pseudocápsula pode exibir ilhas de tecido em seu interior ou estendendo-se além dela. Tais ilhas representam extensões ou pseudópodos contínuos à massa tumoral principal e provavelmente contribuem para as recidivas, particularmente na glândula parótida.

Tratamento e Prognóstico

O tratamento de escolha consiste na excisão cirúrgica. A enucleação de tumores mistos no interior da parótida não é recomendada devido ao risco de recidiva por causa da extensão do tumor através de defeitos capsulares. Em séries limitadas, boas taxas de controle foram descritas em tumores mistos localizados na glândula parótida quando tratados por enucleação combinada com radioterapia. A remoção dos tumores mistos que se originam no interior da glândula parótida é complicada pela presença do nervo facial. Qualquer abordagem cirúrgica, portanto, deve incluir a preservação do nervo facial não envolvido. Na maioria dos casos, uma parotidectomia superficial (lobectomia lateral) associada à preservação do nervo facial é o tratamento mais apropriado para estes tumores de parótida. A ressecção da glândula submandibular é o tratamento apropriado para os tumores mistos localizados nesta glândula. Lesões do palato ou da gengiva frequentemente envolvem ou localizam-se próximas do periósteo ou do osso, tornando a remoção completa da lesão difícil, a menos que o osso seja removido. Tumores benignos mistos em outras localizações podem ser facilmente excisados, preferencialmente incluindo uma margem de tecido além da pseudocápsula.

Uma remoção inicial inadequada de tumores mistos nas glândulas salivares maiores pode resultar em recidiva, geralmente com focos tumorais discretos e múltiplos. As taxas de recorrência na glândula parótida são de 3,4% nos primeiros 5 anos e de 6,8% após 10 anos, com uma grande variação sendo relatada. Estas lesões recorrentes podem estar amplamente distribuídas no interior da área previamente operada e podem ocorrer em associação à cicatrização cirúrgica. Na maioria das vezes, o tumor recidiva mantendo a lesão patológica inicial; entretanto, após cada recidiva, a possibilidade de transformação maligna (carcinoma ex-tumor misto) aumenta. A proporção de tumores mistos que sofrem transformação maligna ainda é desconhecida, uma vez que todos os tumores são tratados muito precocemente em seu curso clínico. No entanto, as evidências empíricas mostram que, se as lesões forem mantidas sem tratamento por um período de tempo extenso, ou seja, de anos a décadas, uma proporção delas pode sofrer transformação maligna. O potencial de transformação maligna também aumenta se a área tiver sido tratada previamente por cirurgia ou radioterapia.

Adenoma de Células Basais

O adenoma de células basais, como definido originalmente, constitui um grupo de neoplasias salivares benignas que apresentam uniformidade histopatológica. O uso deste termo como uma entidade diagnóstica específica deu lugar às subdivisões das neoplasias benignas de glândula salivar que são compostas por populações isomórficas de células epiteliais que não têm a diversidade histológica característica dos tumores mistos. O sistema de classificação baseia-se no padrão histopatológico (Quadro 8-13).

Os adenomas de células basais constituem aproximadamente 1 a 2% de todos os adenomas de glândulas salivares. Cerca de 70% são encontrados no interior da parótida, seguida pela glândula submandibular. Nas glândulas salivares menores, a maioria ocorre no lábio superior, seguido em frequência por palato, mucosa jugal e lábio inferior.

Características Clínicas

Os adenomas de células basais geralmente são lesões solitárias, de crescimento lento e indolores. Tais lesões tendem a ser clinicamente evidentes e firmes à palpação e, eventualmente, são multifocais e multinodulares. A idade dos pacientes varia entre 35 e 80 anos, sendo a média de idade de aproximadamente 60 anos. Uma predileção nítida pelo sexo masculino tem sido notada.

Histopatologia

Com base nas características gerais de arranjo, os adenomas de células basais podem ser separados em quatro subtipos: sólido, trabecular, tubular e membranoso. Na variante sólida do adenoma de células basais, ilhas ou lençóis de células basaloides isomórficas frequentemente mostram paliçada na periferia, com cada uma das células periféricas parecendo ter um perfil cuboidal a colunar baixo (Fig. 8-23). A forma trabecular do adenoma de células basais exibe cordões trabeculares finos de células epiteliais separadas por um delicado estroma vascularizado. A variante tubular mostra estruturas ductais como característica predominante com células de revestimento cuboidais circundadas por uma ou várias camadas de células basaloides (Figs. 8-24 e 8-25). O adenoma membranoso cresce de maneira nodular com ilhas de tecido tumoral de tamanho variável circundadas por uma membrana hialina espessa e positiva para o ácido periódico de Schiff (PAS). De modo parecido, se não idêntico, também é

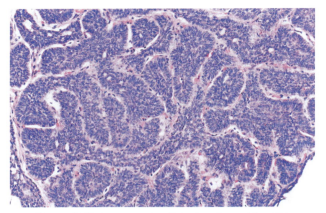

• **Figura 8-23** Adenoma de células basais, padrão sólido.

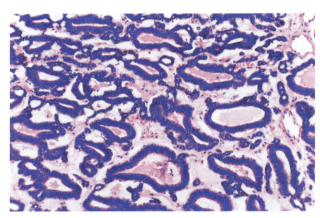

• **Figura 8-24** Adenoma de células basais, padrão tubular.

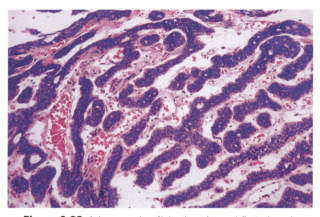

• **Figura 8-25** Adenoma de células basais, padrão trabecular.

observado material hialino eosinofílico em forma de gotículas nas áreas intercelulares das ilhas tumorais, similar àquelas observadas na esferulose colagenosa da mama e na adenose policística das glândulas salivares. Os adenomas membranosos também podem conter focos de glândula salivar normal, dando a impressão errônea de invasão e necessitando ser diferenciado do carcinoma adenoide cístico.

A variante membranosa do adenoma de células basais (tumor análogo dérmico) ocorre predominantemente na glândula parótida (>90% dos casos), com poucos casos ocorrendo em outras glândulas maiores. Estas lesões variam de 1 a 5 cm no seu maior diâmetro e geralmente se apresentam como aumentos assintomáticos de volume. Vários pacientes com esse achado particular em glândula parótida têm apresentado sincrônica ou metacronicamente tumores de anexos cutâneos, tais como cilindroma dérmico, tricoepitelioma e espiradenoma écrino.

Tratamento e Prognóstico
Excetuando-se o adenoma membranoso, os adenomas de células basais são benignos e raramente recidivam. A forma membranosa do adenoma de células basais tem uma taxa significativa de recorrência devido ao seu padrão de crescimento e à sua natureza multifocal. O tratamento preferencial consiste na excisão cirúrgica conservadora incluindo uma margem de tecido normal não comprometido.

Adenoma Canalicular
O adenoma canalicular é geralmente separado dos adenomas de células basais porque ocorre quase que exclusivamente no interior da cavidade bucal, representando mais do que 6% de todos os tumores das glândulas salivares menores. Esta neoplasia benigna ocorre preferencialmente no lábio superior e apresenta características histopatológicas peculiares. Contudo, o seu comportamento biológico é semelhante àquele observado no grupo de adenomas de células basais.

Características Clínicas
Os pacientes com adenomas canaliculares se situam em uma faixa etária estreita. A maioria dos pacientes tem mais que 50 anos e geralmente é do sexo feminino. O lábio superior é, sem dúvida, o local mais comum de ocorrência de adenomas canaliculares (81% dos casos localizam-se neste local). As lesões tendem a ser completamente móveis, assintomáticas e variam em tamanho de poucos milímetros até 2 a 3 cm.

Histopatologia
Caracteristicamente, os adenomas canaliculares exibem fileiras duplas de células basaloides que se ramificam e se anastomosam no interior de um estroma delicado que é altamente vascular e contém poucos fibroblastos e pouco colágeno (Figs. 8-26 e 8-27). As células individuais são caracteristicamente cuboidais a colunares, com quantidade de moderada a abundante de citoplasma eosinofílico. Ocasionalmente, os adenomas canaliculares podem não ser totalmente encapsulados, sendo mais de 20% deles multifocais.

Tratamento e Prognóstico
O tratamento de escolha para o adenoma canalicular consiste na excisão cirúrgica incluindo uma margem de tecido clinicamente normal. O fato de mais de 20% das lesões serem multifocais pode explicar algumas recidivas.

Mioepitelioma
Os tumores benignos de glândulas salivares compostos inteiramente por células mioepiteliais são denominados mioepiteliomas (Fig. 8-28). Embora estes tumores sejam de origem epitelial, a expressão fenotípica das células tumorais está mais próxima daquela observada na musculatura lisa. O reflexo dessa característica é a imunopositividade das células do mioepitelioma para os anticorpos p63, actinas, citoqueratina e proteína S-100.

A maioria dos mioepiteliomas origina-se no interior da glândula parótida, seguida pelas glândulas salivares menores e, mais raramente, glândula submandibular. Clinicamente, os mioepiteliomas apresentam-se como massas circunscritas indolores. As lesões surgem da terceira à nona década de vida (média de idade de 53 anos) e não há preferência por gênero.

Microscopicamente, lençóis de células plasmocitoides ou fusiformes constituem estas lesões em proporções variadas.

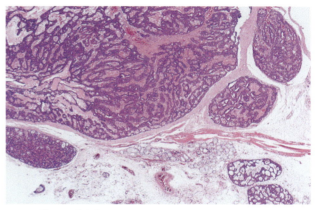

• **Figura 8-26** Adenoma canalicular com vários focos.

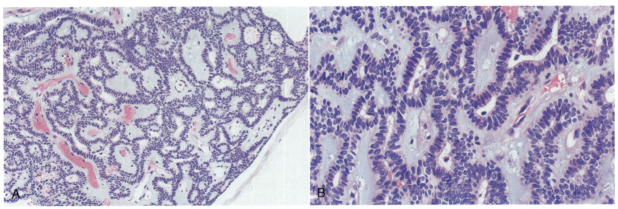

• **Figura 8-27** A e B, Adenoma canalicular. Observe o estroma vascular.

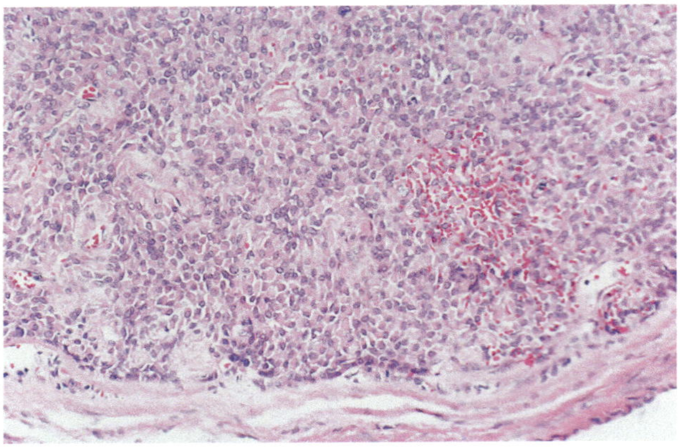

• **Figura 8-28** Mioepitelioma composto de células mioepiteliais plasmocitoides.

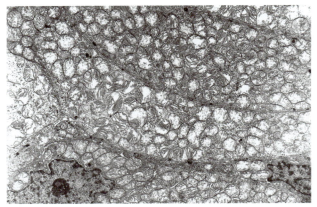

• **Figura 8-30** Oncocitoma, eletromicrografia. Oncócitos preenchidos por mitocôndrias; núcleos nas regiões inferiores direita e esquerda.

Aproximadamente 70% dos casos contêm células fusiformes e cerca de 20% são compostos por células plasmocitoides. Ocasionalmente, as duas formas celulares podem ser observadas aproximadamente na mesma quantidade. Ocasionalmente, as células claras podem dominar a apresentação histopatológica, levando à designação variante de células claras desta entidade.

O tratamento desta lesão benigna é o mesmo do tumor misto benigno. Recomenda-se a excisão cirúrgica conservadora das lesões originárias das glândulas salivares menores incluindo uma fina borda circunjacente de tecido normal. Quando as lesões são detectadas no interior da glândula parótida, é recomendada uma parotidectomia superficial. De uma forma geral, o prognóstico é excelente e as recorrências não são esperadas.

Tumores Oncocíticos

Oncocitoma

O oncocitoma, ou adenoma oxifílico, consiste em uma lesão rara, observada predominantemente na glândula parótida (Figs. 8-29 a 8-31). Esta lesão é composta por oncócitos, que são células granulares grandes e acidófilas repletas de mitocôndrias. Tais células são normalmente encontradas nos ductos intralobulares das glândulas salivares e geralmente aumentam em número com

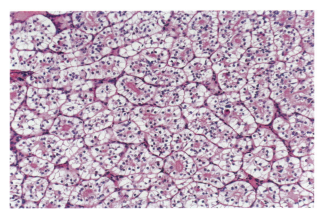

• **Figura 8-31** Oncocitoma com alteração de células claras.

a idade. Acredita-se que a origem histogenética desta lesão seja o epitélio do ducto, em particular do ducto estriado.

Clinicamente, os oncocitomas, quando localizados nas glândulas salivares maiores, são lesões sólidas, ovoides, encapsuladas e menores do que 5 cm de diâmetro. Em algumas situações, pode-se observar a ocorrência bilateral. Estas lesões são raramente observadas intraoralmente.

Dentro de cada uma das glândulas (mais frequentemente a parótida), pode-se observar uma alteração celular não neoplásica e multicêntrica, conhecida como oncocitose. Esta metaplasia do ducto salivar e das células acinares é observada no contexto de uma glândula normal em suas demais características. À medida que o foco oncocítico aumenta, pode ocorrer confusão com o oncocitoma.

Microscopicamente, as células oncocíticas são poliédricas com citoplasma granular eosinofílico. Os núcleos estão centralmente dispostos e são tipicamente vesiculares. O padrão histopatológico geralmente consiste em lençóis de células, embora espaços microscópicos e células claras possam ser encontrados. A coloração histoquímica por meio da hematoxilina ácida fosfotúngica (PTAH), que destaca as mitocôndrias intracitoplasmáticas, é útil para confirmar o diagnóstico de oncocitoma. Os anticorpos antimitocondriais também podem ser utilizados em uma abordagem imuno-histoquímica para confirmar o diagnóstico.

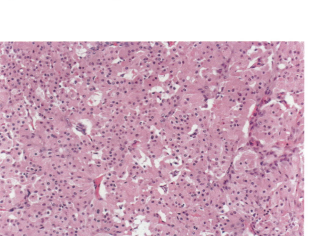

• **Figura 8-29** Oncocitoma composto de células uniformes com citoplasma róseo e núcleos dispostos centralmente.

A taxa de crescimento é baixa e o curso é benigno. O tratamento é conservador, sendo a parotidectomia superficial o tratamento de escolha para as lesões localizadas na glândula parótida. Em lesões de glândulas salivares menores, a remoção do tumor com uma margem de tecido normal é considerada adequada. A recorrência é raramente observada.

O tumor maligno oncocítico, ou oncocitoma maligno, é raro. O diagnóstico baseia-se nas alterações nucleares atípicas nos oncócitos associadas a um padrão invasivo. A alteração maligna pode surgir primariamente ou pode ocorrer em um oncocitoma benigno preexistente.

Cistoadenoma Papilífero Linfomatoso (Tumor de Warthin)

O cistoadenoama papilífero linfomatoso, também conhecido como tumor de Warthin, corresponde a aproximadamente 7% dos tumores epiteliais de glândulas salivares, com a grande maioria ocorrendo na glândula parótida (Figs. 8-32 a 8-34). Esta lesão é rara na cavidade bucal. Ocorre predominantemente em pacientes do sexo masculino, tipicamente entre a quinta e a

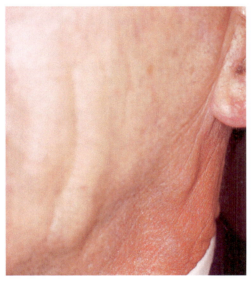

• **Figura 8-32** Cistoadenoma papilífero linfomatoso (tumor de Warthin) no polo inferior (cauda) da glândula parótida.

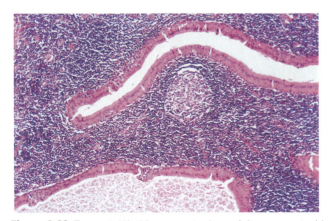

• **Figura 8-33** Tumor de Warthin composto de oncócitos rosas e tecido linfoide.

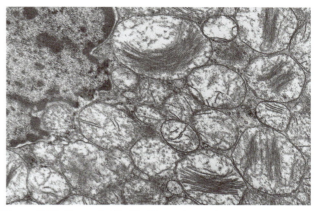

• **Figura 8-34** Tumor de Warthin. Eletromicrografia mostrando oncócitos nas células tumorais. Observe a quantidade abundante de mitocôndrias e de núcleos *(região superior esquerda)*.

oitava décadas de vida, havendo uma forte correlação positiva entre o tabagismo e o desenvolvimento do tumor de Warthin. Alguns autores propuseram que essa lesão representa uma forma de reação de hipersensibilidade aos componentes do cigarro.

Acredita-se que o tumor de Warthin origine-se no interior dos linfonodos como um resultado do aprisionamento de elementos das glândulas salivares em um momento precoce do desenvolvimento. Esta teoria é sustentada pelos casos eventuais de multicentricidade, bem como pela arquitetura normal do linfonodo em torno de vários tumores recentes ou em desenvolvimento. Este tumor é o que mais frequentemente ocorre de forma bilateral e sincronicamente com outros tumores de glândulas salivares. Acredita-se que algumas lesões intraorais possam originar-se em uma área de hiperplasia linfoide reativa como resultado de uma inflamação crônica.

Quando ocorre na parótida, este tumor apresenta-se, tipicamente, como uma massa de consistência macia e de aspecto cístico no polo inferior da glândula, adjacente e posterior ao ângulo da mandíbula. Nestes casos, a proximidade com a glândula submandibular pode dar a impressão de que a lesão se desenvolveu nesta glândula e não na parótida.

Este tumor é encapsulado, apresenta uma superfície que varia de lisa a lobulada e tem limites arredondados. Microscopicamente, vários espaços císticos de limites irregulares contêm projeções papilares revestidas por células colunares eosinofílicas (oncócitos). As células do revestimento são sustentadas por células cuboidais que repousam sobre o tecido linfoide com centros germinativos.

As recidivas têm sido relatadas e documentadas, mas se acredita que representam uma segunda lesão primária. A transformação maligna para carcinoma, especialmente como uma complicação da radioterapia na região, é rara.

Adenoma Sebáceo

A presença de glândulas sebáceas ou a evidência de diferenciação sebácea têm sido observadas nas glândulas salivares parótida e submandibular. Esse tecido particular, que se acredita ser originário dos ductos intralobulares, dá origem ao adenoma sebáceo e a outras neoplasias sebáceas denominadas linfadenoma sebáceo, carcinoma sebáceo e linfadenocarcinoma sebáceo. Estas lesões raras (menos de 0,5% de todos os adenomas de glândula salivar) são compostas predominantemente por células derivadas de glândulas sebáceas; quando benignas, são bem diferenciadas e, quando malignas, moderadamente diferenciadas a pouco diferenciadas. O uso de um anticorpo para adipofilina, uma proteína de superfície de gotículas lipídicas intracelulares, é útil para identificar adipócitos e lesões adiposas. No linfadenoma sebáceo, é observado um componente linfoide benigno. A glândula mais frequentemente envolvida é a parótida, de forma que as lesões ocorrem em 50% dos casos nesta glândula, embora lesões intraorais tenham sido relatadas, principalmente na mucosa jugal e na região retromolar. O tratamento de escolha para as lesões localizadas na glândula parótida consiste na parotidectomia. A excisão cirúrgica é usada nos casos de tumores intraorais.

Papiloma Ductal

Os papilomas ductais compreendem o sialoadenoma papilífero, o papiloma ductal invertido e o papiloma intraductal. Acredita-se que estes tumores raros se originem no interior das partes interlobular e excretória do ducto da unidade funcional da glândula salivar.

O sialoadenoma papilífero consiste em uma rara neoplasia benigna de glândula salivar, relatada inicialmente em 1969 como uma entidade distinta de glândulas salivares menores e maiores. A maioria dos casos foi relatada no interior da cavidade oral, principalmente na mucosa jugal e no palato. O sialoadenoma papilífero geralmente apresenta-se como uma lesão papilar indolor e exofítica da mucosa de superfície e do epitélio do ducto salivar. A maioria dos casos tem sido relatada em homens entre a quinta e a oitava décadas de vida. A impressão clínica antes da remoção cirúrgica é a de um simples papiloma, principalmente devido a sua aparência queratótica e superfície papilar.

Esse tumor parece ter origem na parte superior do ducto excretor da glândula salivar (Fig. 8-35). Os processos papilares desenvolvem-se, formando fendas e espaços. Cada projeção papilar é revestida por uma camada epitelial contendo aproximadamente duas a três células de espessura e sustentada por um estroma de tecido conjuntivo fibrovascular. As partes mais superficiais da lesão exibem um revestimento epitelial escamoso; enquanto que as partes mais profundas apresentam células cuboidais a colunares, muitas vezes com aparência oncocítica. Conforme o crescimento ocorre, a membrana mucosa de revestimento se torna papilar a verrucosa de forma muito semelhante a um papiloma escamoso. Geralmente, esta lesão lembra o siringocistoadenoma papilífero do couro cabeludo, uma lesão originária da glândula sudorípara écrina.

O comportamento desta lesão é benigno. O tratamento consiste na cirurgia conservadora, e há pequena chance de recidiva.

Uma lesão papilar relacionada e com origem no ducto salivar é o papiloma ductal invertido. Esta entidade rara apresenta-se como uma massa submucosa nodular que se assemelha a um fibroma ou a um lipoma. É encontrada em adultos e não apresenta preferência por gênero.

Microscopicamente, é observada uma marcante proliferação do epitélio ductal subjacente a uma mucosa intacta (Fig. 8-36). Como um processo proliferativo intraluminal com um padrão de crescimento endofítico, criptas e espaços semelhantes a cistos revestidos por células colunares com núcleos polarizados estão intercalados com células caliciformes e formas transicionais de células cuboidais a escamosas.

Uma terceira variante do papiloma ductal consiste no papiloma intraductal. Esta lesão rara origina-se em uma profundidade maior no interior do sistema ductal, frequentemente apresentando-se como uma obstrução salivar causada por um crescimento exofítico intraluminal. Histopatologicamente, uma camada única ou dupla de epitélio cuboidal a colunar reveste vários processos papilares que se projetam para o interior da parede do cisto, não havendo evidência de proliferação para o interior da parede cística (Fig. 8-37). O tratamento para esta lesão, assim como o tratamento para o papiloma ductal invertido, consiste na excisão cirúrgica simples. Existe uma pequena chance de recorrência.

Neoplasias Malignas

Os tumores malignos de glândulas salivares podem ser classificados de várias formas. O Quadro 8-15 lista a classificação de acordo com a sua frequência relativa e o Quadro 8-16, de acordo com o seu comportamento biológico. O Quadro 8-17 fornece um resumo dos achados gerais que caracterizam os tumores malignos de glândulas salivares menores. A Tabela 8-2 compara as características dos tumores de glândulas salivares benignos e malignos.

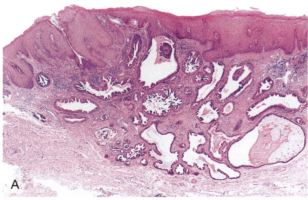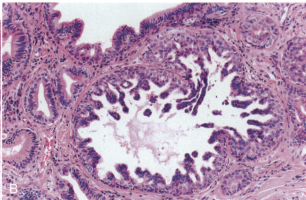

• **Figura 8-35** Sialoadenoma papilífero. **A** e **B,** Estruturas papilares dentro de espaços semelhantes a cistos.

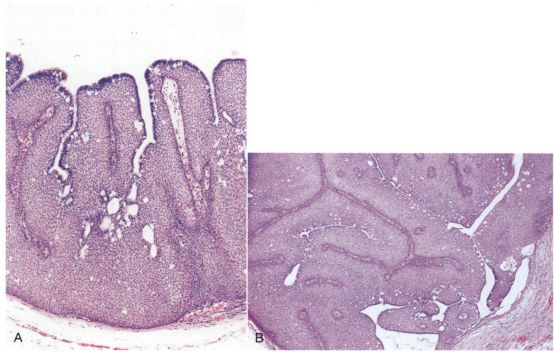

• **Figura 8-36** Papiloma ductal invertido. **A** e **B,** Pregas circunscritas de células epiteliais ductais pálidas e ocasionais células mucosas.

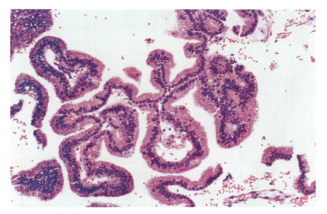

• **Figura 8-37** Papiloma intraductal composto de projeções de células ductais. O ducto do qual essa lesão derivou não está incluído na fotomicrografia.

• QUADRO 8-15	Tumores Malignos de Glândula Salivar

Carcinoma mucoepidermoide
Adenocarcinoma polimorfo de baixo grau
Carcinoma adenoide cístico
Carcinoma de células claras
Carcinoma de células acinares
Adenocarcinoma SOE
Raros, predominantemente tumores de parótida
Carcinoma ex-tumor misto/tumor misto maligno
Carcinoma epimioepitelial
Carcinoma do ducto salivar
Adenocarcinoma de células basais
Adenocarcinoma oncocítico
Adenocarcinoma sebáceo
Carcinoma secretor análogo ao mamário
Carcinoma de células escamosas

SOE, Sem outra especificação

Carcinoma Mucoepidermoide

O carcinoma mucoepidermoide consiste no tumor mais comum de glândula salivar e exibe comportamentos biológicos que variam de relativamente indolentes (baixo grau) a clinicamente agressivos (alto grau). Todos têm capacidade de gerar metástase, mas tipicamente os carcinomas mucoepidermoides de baixo grau seguem um curso localmente invasivo, porém relativamente não agressivo. Conforme o nome indica, os carcinomas mucoepidermoides são tumores epiteliais produtores de mucina. Acredita-se que eles se originem das células de reserva dos segmentos interlobular e intralobular do sistema ductal das glândulas. As células mucosas neoplásicas contêm glicoproteínas neutras, mucinas ácidas e sulfomucinas; as células epidermoides contêm filamentos intermediários de queratina.

Características Clínicas

O local mais comum de envolvimento dos carcinomas mucoepidermoides é a glândula parótida, onde 60 a 90% de tais lesões são encontradas (Quadro 8-18). O carcinoma mucoepidermoide é o tumor maligno mais comum das glândulas salivares, inclusive o da infância. Os carcinomas mucoepidermoides respondem por aproximadamente 34% dos tumores malignos da parótida, 20% dos tumores malignos da glândula submandibular e 30% das glândulas salivares menores. Esta lesão pode originar-se

QUADRO 8-16 Tumores Malignos de Glândula Salivar: Classificação Biológica

Malignidades de Baixo Grau
Carcinoma mucoepidermoide (de baixo grau)
Adenocarcinoma polimorfo de baixo grau
Carcinoma de células acinares (grau baixo a intermediário)
Carcinoma de células claras
Adenocarcinoma de células basais

Malignidades de Grau Intermediário
Carcinoma mucoepidermoide (de grau intermediário)
Carcinoma epimioepitelial
Adenocarcinoma sebáceo
Carcinoma secretor análogo ao mamário

Malignidades de Alto Grau
Carcinoma mucoepidermoide (de alto grau)
Carcinoma adenoide cístico
Carcinoma ex-tumor misto
Carcinoma do ducto salivar
Carcinoma de células escamosas
Adenocarcinoma oncocítico

TABELA 8-2 Comparação entre os Tumores de Glândulas Salivares

	Benignos	Malignos
Taxa de crescimento	Lenta	Variável, geralmente rápida
Ulceração	Não	Sim
Fixação	Não	Sim
Paralisia do nervo facial	Não	Sim
Cápsula	Sim	Não
História natural	Crescimento lento	Crescimento lento a rápido
Metástase	Não	Sim
Tratamento	Excisão local	Cirurgia, às vezes associada à radioterapia

QUADRO 8-17 Tumores Malignos das Glândulas Salivares Menores

Características Clínicas
Adultos: homens e mulheres acometidos na mesma frequência
Massa ou massa ulcerada
Assintomático nos estádios iniciais
Locais – palato > mucosa jugal > região retromolar > lábio superior > língua
Carcinoma mucoepidermoide de baixo grau > adenocarcinoma polimorfo de baixo grau > carcinoma adenoide cístico

Histopatologia
Altamente variável, mas com padrões característicos; margens infiltrativas; raras figuras mitóticas; pouco pleomorfismo

Tratamento e Prognóstico
Excisão ampla; radioterapia adicional para casos problemáticos
Varia em comportamento de baixo a alto grau (o carcinoma adenoide cístico tem o pior prognóstico em longo prazo)

>, Mais frequente que.

QUADRO 8-18 Carcinoma Mucoepidermoide

Tumor maligno das glândulas salivares mais comum
Tumor maligno das glândulas salivares mais comum na infância
Local intraoral mais comum: palato; tumores primários intraósseos (ossos gnáticos) raros
Lesões de graus baixo, intermediário e alto
Em lesões de baixo grau, há predomínio de células mucosas e ductos
A maioria das lesões intraorais é de baixo grau
Lesões de baixo grau – prognóstico excelente (sobrevida de 5 anos > que 95%)
Lesões de alto grau – prognóstico razoável (sobrevida de 5 anos < que 40%)

---

centralmente no interior da mandíbula, provavelmente a partir de elementos embriologicamente aprisionados ou da transformação neoplásica de células mucosas em cistos odontogênicos.

O carcinoma mucoepidermoide é mais prevalente na terceira à quinta décadas de vida, com distribuição igual entre os sexos. A incidência anual é de 0,44 caso a cada 100 mil indivíduos. As manifestações clínicas desta lesão dependem principalmente do grau de malignidade (Fig. 8-38). Os tumores de baixo grau apresentam-se como um aumento indolor de volume e de evolução prolongada. No interior da cavidade bucal, o carcinoma mucoepidermoide frequentemente assemelha-se a uma mucocele do tipo extravasamento ou retenção, que algumas vezes pode ser flutuante devido à formação cística mucosa. Por outro lado, os tumores de alto grau de malignidade crescem rapidamente e, muitas vezes, são acompanhados por dor e ulceração da mucosa. Os tumores de alto grau que acometem as glândulas salivares maiores podem apresentar evidência de envolvimento do nervo facial ou sinais obstrutivos. Os carcinomas mucoepidermoides intraósseos ou centrais podem acometer mandíbula ou maxila, apresentando-se como lesões radiolucentes na região de molares e pré-molares.

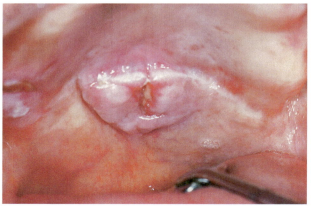

• Figura 8-38 Carcinoma mucoepidermoide do palato.

Histopatologia

Os carcinomas mucoepidermoides apresentam-se tipicamente como uma infiltração lobular no tecido adjacente, embora muitas vezes eles sejam bem circunscritos. Uma grande variação no tipo celular predominante, na diferenciação e na composição caracteriza esta neoplasia. As lesões geralmente são divididas em: baixo grau, grau intermediário e alto grau (Tabela 8-3). Os carcinomas mucoepidermoides de baixo grau são compostos de células mucossecretoras cuboidais a colunares dispostas ao redor de estruturas microcísticas e com uma mistura de células epiteliais, ou "intermediárias", e poucas células epidermoides (Figs. 8-39 e 8-40). As células que contêm mucina são positivas para PAS e mucicarmin. A coalescência de pequenos cistos em grandes espaços císticos é característica do tumor de baixo grau. Estes cistos podem distender o tecido de suporte circunjacente e se romper, permitindo o escape de muco para os tecidos vizinhos, deflagrando uma concomitante resposta inflamatória reativa. Na

TABELA 8-3 Carcinoma Mucoepidermoide: Aspectos Histopatológicos

	Baixo Grau (Prognóstico Favorável)	Alto Grau (Prognóstico Desfavorável)
Tipo celular	Várias células mucosas e intermediárias; poucas células epidermoides	Principalmente células epidermoides e poucas células mucosas; assemelha-se ao carcinoma de células escamosas
Espaços microcísticos	Cistos grandes e numerosos; > que 20% da área	Poucos cistos; < 20% da área; principalmente tumor sólido
Atipia citológica	De nenhuma a pouca	Abundante
Necrose	Ausente	Presente
Invasão perineural	Ausente	Presente

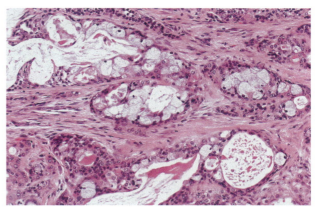

• **Figura 8-40** Carcinoma mucoepidermoide de baixo grau. Observe os espaços císticos e as células mucosas tumorais.

margem dos tumores de baixo grau, usualmente o padrão é de amplas margens "compressivas".

Os carcinomas malignos de alto grau caracterizam-se por agrupamento de células neoplásicas compostos principalmente das células epidermoides que são mais sólidas, ou seja, com poucos espaços císticos e pouca mucina, e algumas poucas células mucosas (Figs. 8-41 e 8-42). Grandes quantidades de células epiteliais não produtoras de mucina são observadas à custa da perda de células mucosas mais diferenciadas. São observados nestes tumores de alto grau pleomorfismo celular, hipercromatismo nuclear e figuras mitóticas. Em vários carcinomas mucoepidermoides de alto grau, a maior parte da lesão se assemelha a um carcinoma de células escamosas, com apenas uma pequena quantidade de células mucosas evidentes. Nas lesões de alto grau, a infiltração na forma de cordões e fileiras de células pode ser notada bem além do foco clínico óbvio do tumor.

As lesões de grau intermediário situam-se histopatológica e biologicamente entre as lesões de baixo e alto graus. As células mucosas e os espaços císticos são aparentes, mas não são tão numerosos como nas lesões de baixo grau.

Existem vários sistemas de gradação microscópica propostos, porém o esquema da OMS modificado a partir do proposto pelo Armed Forces Institute of Pathology (AFIP) é o mais comumente usado. Esse esquema emprega um sistema pontual para cinco características microscópicas para chegar a uma pontuação que

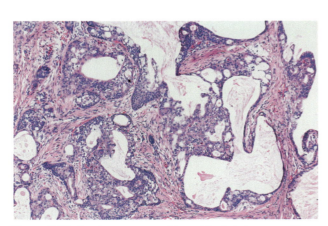

• **Figura 8-39** Carcinoma mucoepidermoide de baixo grau. Observe os espaços císticos e as células mucosas tumorais.

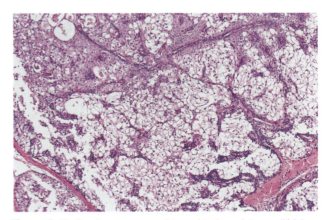

• **Figura 8-41** Carcinoma mucoepidermoide (grau intermediário) com foco de alteração de células claras.

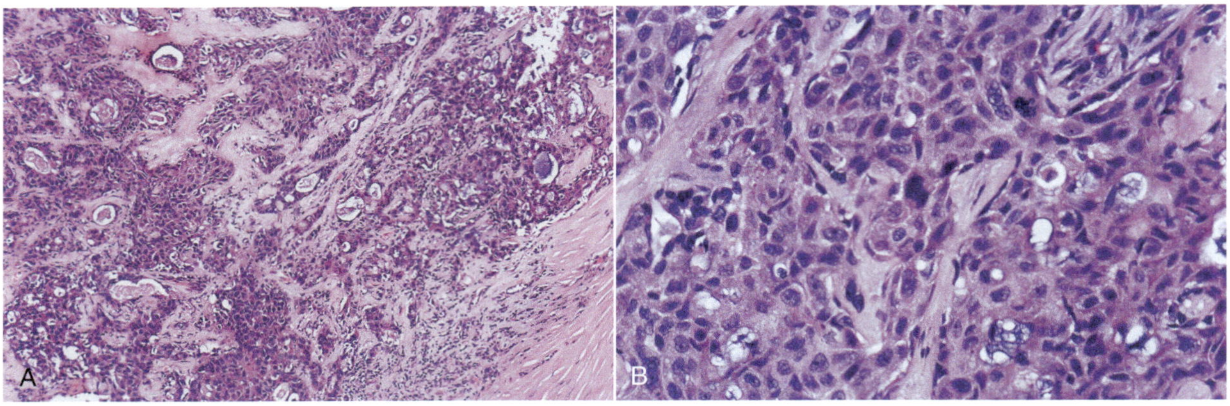

• **Figura 8-42** A e B, Carcinoma mucoepidermoide de alto grau. Observe que há poucos ductos tumorais e poucas células mucosas.

seja traduzida em um dos três graus (baixo, intermediário e alto). Esses achados são componente cístico, mitoses, invasão perineural, necrose e anaplasia.

- 2 pontos se houver componente intracístico <20%
- 2 pontos para necrose
- 2 pontos para invasão neural
- 3 pontos para quatro ou mais figuras mitóticas na objetiva de 10X
- Baixo grau se a soma dos pontos for de 0 até 4, intermediário para a soma igual a 5 ou 6 pontos e alto grau para 7 ou mais pontos

Uma anormalidade citogenética específica foi descrita nos carcinomas mucoepidermoides, t(11;19)(q14-21;p12-13), que resulta de uma fusão dos produtos genéticos MECT1-MAML2. A presença dessa translocação está associada a um prognóstico relativamente melhor independentemente da gradação histopatológica.

Prognóstico e Tratamento

Geralmente, a importância prognóstica pode estar relacionada com os graus histopatológicos de malignidade. Os carcinomas mucoepidermoides de baixo grau, caracteristicamente, seguem um curso clínico benigno; no entanto, em algumas situações, as lesões de baixo grau têm apresentado metástases disseminadas. A confirmação clínica da agressividade dos carcinomas de alto grau é geralmente evidente durante os primeiros 5 anos após o tratamento inicial, sendo as metástases locais e distantes observadas em 60% dos casos. A incidência de metástase para os linfonodos cervicais a partir do carcinoma mucoepidermoide da glândula parótida (excluindo-se as lesões de baixo grau) alcança 44%. A taxa de sobrevida em 5 anos de 95% está associada às lesões de baixo grau. Para as lesões de alto grau, no entanto, as taxas de sobrevida são de aproximadamente 40%. Em acompanhamentos por períodos superiores há 15 anos, a taxa de cura dos tumores de alto grau cai para 25% ou menos.

O prognóstico para os carcinomas mucoepidermoides de glândulas salivares menores tem sido associado à demonstração imuno-histoquímica de um inibidor universal de quinase dependente de ciclina, enquanto que a baixa expressão do marcador de proliferação Ki-67 foi correlacionada com aqueles fatores histopatológicos que geralmente indicam um prognóstico pior, da mesma forma que a expressão de betacatenina.

O tratamento para os carcinomas mucoepidermoides de baixo grau é tipicamente cirúrgico. Os tumores de alto grau de malignidade geralmente são tratados com cirurgia combinada com radioterapia pós-operatória no local primário. Raramente realiza-se o esvaziamento cervical em lesões pequenas de baixo grau, enquanto que os tumores de alto grau geralmente requerem este procedimento.

Os carcinomas mucoepidermoides centrais (intraósseos) geralmente são de histopatologia e comportamento de baixo grau. A maioria das mortes ocorre devido à recorrência local não controlada. Quando as lesões originam-se do osso, a taxa de recorrência após uma curetagem simples é de 40%.

Adenocarcinoma Polimorfo de Baixo Grau

O adenocarcinoma polimorfo de baixo grau foi inicialmente discriminado em 1983 em dois grupos distintos sob as terminologias carcinoma lobular das glândulas salivares e carcinoma do ducto terminal. Atualmente, adenocarcinoma polimorfo de baixo grau é o termo aceito para esta entidade. Tal lesão diferencia-se dos demais tumores de glândulas salivares devido ao seu comportamento e a aspectos clínicos e histomorfológicos distintos. Geralmente, este tumor é considerado uma neoplasia de baixo grau com um curso relativamente indolente e de baixo risco para recorrência e metástase quando comparado ao carcinoma adenoide cístico. Acredita-se que a origem presumida do adenocarcinoma poliformo de baixo grau se dê a partir das células de reserva da parte mais proximal do ducto salivar. Estão presentes nesta neoplasia células com diferenciação mioepitelial, mas apenas em número pequeno ou moderado.

Características Clínicas

Este tumor ocorre em pacientes entre a quinta e a oitava décadas de vida, sem predileção por gênero. Responde por 26% de todos os carcinomas de glândula salivar, sendo que mais de 70% ocorrem em pacientes com idade entre 50 e 70 anos, com média de 59 anos. Ocorre quase que exclusivamente nas glândulas salivares menores, sendo o palato o local mais frequentemente afetado (Quadros 8-19 e 8-20). O adenocarcinoma polimorfo de baixo grau apresenta-se tipicamente como um aumento de volume nodular, não ulcerado, firme, elevado e geralmente assintomático. Uma variação no tamanho tem sido notada, porém a

• **QUADRO 8-19** Adenocarcinoma Polimorfo de Baixo Grau

Malignidade de glândula salivar menor; segundo tumor mais comum nestas glândulas (atrás do carcinoma mucoepidermoide)
Massa submucosa assintomática
Padrão microscópico polimorfo (a maioria dos casos mostra pequena invasão neural, mas sem efeito sobre o prognóstico)
Malignidade de baixo grau; prognóstico bom
Tratamento por excisão ampla; taxa de recidiva <10%
Metástase ocasional
Linfonodos regionais (< 10%)
Metástase rara para os pulmões

• **QUADRO 8-20** Adenocarcinoma Polimorfo de Baixo Grau: Localização

Glândulas Salivares Menores

45% no palato
20% nos lábios
23% na mucosa jugal
10% na região retromolar
1% no assoalho da boca
1% na língua

Glândula Parótida

Decorrentes da transformação maligna de um adenoma pleomórfico

Glândula Submandibular

Raro

Cavidade Nasal/Nasofaringe

Poucos casos relatados

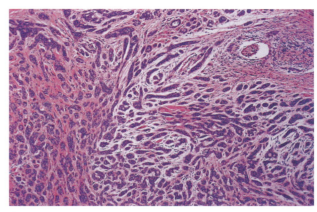

• **Figura 8-43** Adenocarcinoma polimorfo de baixo grau exibindo padrão fascicular.

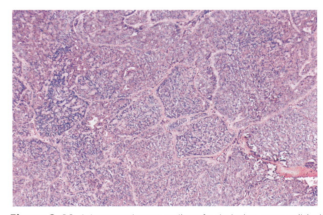

• **Figura 8-44** Adenocarcinoma polimorfo de baixo grau exibindo padrão sólido em "quebra-cabeça".

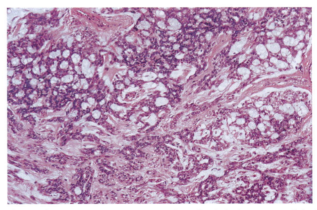

• **Figura 8-45** Adenocarcinoma polimorfo de baixo grau exibindo padrão pseudocribriforme.

maioria tem entre 1 e 4 cm de diâmetro. A taxa de crescimento lento é evidenciada pela sua longa duração – muitos meses a anos – antes do diagnóstico e tratamento. Geralmente não são relatados sintomas neurológicos em associação a este tumor. A metástase para os linfonodos locais está presente no momento do diagnóstico em aproximadamente 10% dos pacientes. Metástases pulmonares raramente são relatadas.

Histopatologia

A ausência de cápsula associada a feixes de células infiltrativas e uma morfologia geral lobular caracterizam este grupo de adenocarcinomas de baixo grau. A infiltração para o interior da glândula salivar e para o tecido conjuntivo é evidente na objetiva em pequeno aumento. Nos casos onde há envolvimento do palato duro ou dos ossos gnáticos, pode-se notar a extensão para o interior do osso adjacente ou circundante. Uma ampla variedade de padrões histomorfológicos entre os vários tumores e no mesmo tumor é característica. Na maioria das áreas, o tumor é composto de uma população celular homogênea com núcleos proeminentes, pálidos, frequentemente vesiculares e circundados por um citoplasma mínimo (Figs. 8-43 a 8-48). Estas células estão dispostas em lóbulos, assim como em ninhos sólidos. São típicos deste tumor os túbulos revestidos por uma camada única de células. Podem também ser encontradas estruturas cribriformes apresentando semelhanças com o carcinoma adenoide cístico. As células tumorais, geralmente fusiformes, também estão dispostas em trabéculas e cordões estreitos. Podem ser observados padrões marcantes com arranjos concêntricos de células individuais ao redor de vasos sanguíneos e de nervos. O crescimento perineural ao redor de pequenas ramificações nervosas é evidente na maioria

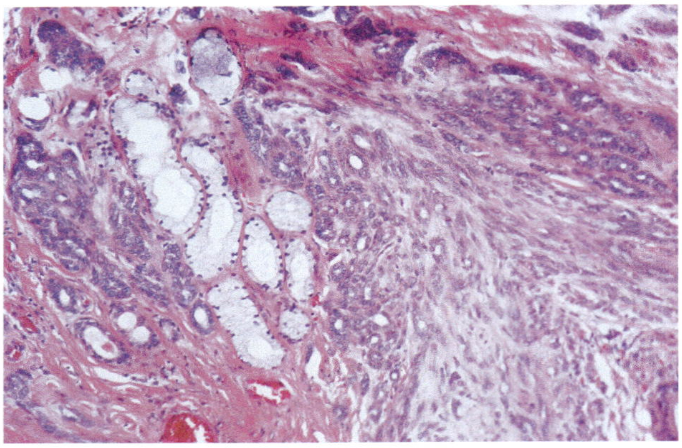

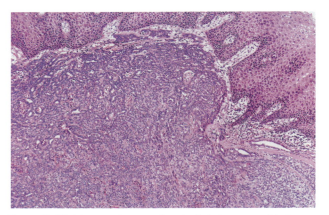

• **Figura 8-46** Adenocarcinoma polimorfo de baixo grau exibindo tumor infiltrativo composto por ductos revestidos por uma única camada.

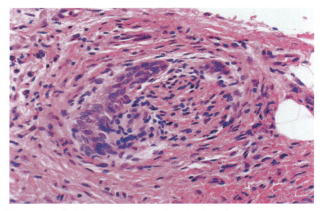

• **Figura 8-47** Adenocarcinoma polimorfo de baixo grau exibindo característico padrão epitelial invasivo.

• **Figura 8-48** Adenocarcinoma polimorfo de baixo grau nos espaços perineurais.

dos casos, mas não parece ter relevância clínica. Atipia nuclear, necrose e figuras mitóticas estão ausentes. O estroma pode conter áreas de aspecto mucoide e hialinização. Um achado diagnóstico auxiliar é que o adenocarcinoma polimorfo de baixo grau exibe de forma consistente positividade para p63 e negatividade p40 na imuno-histoquímica, ao contrário do observado tanto no carcinoma adenoide cístico como no adenoma pleomórfico celular, que mostram perfis p63+/p40+ (mais comum) ou p63-/p40-.

Tratamento e Prognóstico

A natureza indolente deste tumor possibilita uma excisão cirúrgica conservadora. Com excisão cirúrgica ampla, a taxa de recorrência é de aproximadamente 10%, com taxa de sobrevida global excelente. Nos pacientes que apresentam concomitantemente linfonodos regionais aumentados, deve ser realizado o esvaziamento cervical. O papel da radioterapia no tratamento primário do adenocarcinoma polimorfo de baixo grau ainda precisa ser completamente avaliado nos casos de ausência de disseminação para os linfonodos regionais.

Um adenocarcinoma de baixo grau recentemente descrito com similaridades estruturais ao adenocarcinoma polimorfo de baixo grau, o adenocarcinoma cribriforme, causou confusão em relação às perspectivas diagnóstica e de tratamento. Essa entidade rara acomete, pelo menos até o momento relatado, exclusivamente glândulas salivares menores, surgindo geralmente na base da língua, com um potencial de crescimento ilimitado, um baixo índice proliferativo e outras características comuns ao adenocarcinoma polimorfo de baixo grau típico. No entanto, tal lesão geralmente apresenta metástase regional para os linfonodos cervicais.

Carcinoma Adenoide Cístico

O carcinoma adenoide cístico é um tumor maligno de alto grau que apresenta aceitável taxa de sobrevida de 5 anos, mas uma taxa de sobrevida de 15 anos desanimadora. Tal lesão é composta por células epiteliais ductiformes e células mioepiteliais em vários padrões. Tipicamente, exibe pouca atipia celular e apenas raras figuras mitóticas. Segue um curso contínuo e implacável que é refratário à maioria das medidas terapêuticas.

Características Clínicas

Esta lesão corresponde a aproximadamente 23% de todos os carcinomas de glândulas salivares (Quadro 8-21). Aproximadamente 50 a 70% dos casos de carcinoma adenoide cístico relatados ocorrem nas glândulas salivares menores, principalmente no palato. Nas glândulas salivares maiores, a parótida é a mais frequentemente acometida. A maioria dos pacientes com carcinoma adenoide cístico estão entre a quinta e a sétima décadas de vida e não foi observada predileção por gênero.

Nas glândulas salivares maiores, a aparência clínica é a de uma massa unilobular, de crescimento lento, infiltrativa, firme à palpação, com sensibilidade ou dor ocasional. Essas lesões geralmente são caracterizadas por uma taxa de crescimento lenta, permanecendo presentes por vários anos antes de o paciente procurar por tratamento. Os sintomas iniciais, principalmente nas lesões em estádio avançado, podem ser dor, perda parcial da função do nervo facial ou paralisia.

• **QUADRO 8-21** Carcinoma Adenoide Cístico

Malignidade de alto grau de glândulas salivares
Adultos: massa ou ulceração palatina
Padrão microscópico cribriforme
Disseminação através de espaços perineurais
Recidiva local e metástase; pulmões > linfonodos
Sobrevida em 5 anos de 70%; em 15 anos, de 10%

CAPÍTULO 8 Doenças das Glândulas Salivares

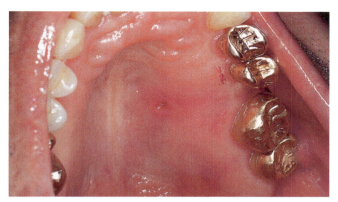
• **Figura 8-49** Carcinoma adenoide cístico no palato.

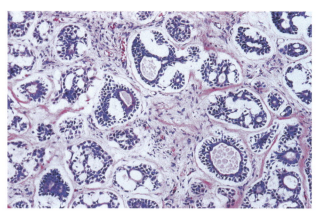
• **Figura 8-51** Carcinoma adenoide cístico, ninhos com espaços de retração.

A invasão óssea ocorre com frequência, inicialmente sem alterações radiográficas devido à infiltração através dos espaços medulares. A metástase para os pulmões é mais comum que a metástase para os linfonodos regionais. Tipicamente, a lesão invade os espaços perineurais, levando à extensão da neoplasia para muito além do tumor primário. Uma característica comum das lesões intraorais, principalmente aquelas que se originam no palato duro, é a ulceração da mucosa sobrejacente – um ponto utilizado com frequência para ajudar na distinção clínica entre essa lesão e o mais comumente observado tumor misto benigno (Fig. 8-49).

Histopatologia

Três padrões básicos histomorfológicos já foram identificados: tubular, cribriforme e sólido (Figs. 8-50 a 8-56). O padrão cribriforme é o mais bem conhecido e é o protótipo que tipifica este tumor. Os espaços pseudocísticos contêm mucopolissacarídeos sulfatados que são caracterizados ultraestruturalmente por material de lâmina basal replicado ou em multicamadas. A forma tubular é composta por ilhas menores de células com estruturas ductiformes distintas localizadas centralmente. O padrão sólido basaloide exibe pouca formação de ductos, sendo composto de ilhas maiores de células pequenas a médias em tamanho com núcleos pequenos e hipercromáticos. Esse tipo pode mostrar mais pleomorfismo do que os outros e está associado a um prognóstico pior. Áreas de necrose central no interior dos aglomerados

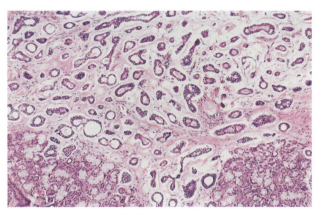
• **Figura 8-52** Carcinoma adenoide cístico, padrão microinvasivo.

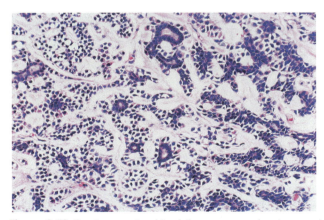
• **Figura 8-53** Carcinoma adenoide cístico com proeminente camada de células claras circundando células ductais centrais.

celulares sólidos podem indicar uma forma mais agressiva da doença. Os fatores relacionados ao comportamento abrangem a quantidade de cada tipo histopatológico, se é uma lesão primária, a localização anatômica, a presença ou ausência de metástase no momento do diagnóstico e o envolvimento do nervo facial. Uma variante agressiva, a forma desdiferenciada do carcinoma adenoide cístico, origina-se no interior de um carcinoma adenoide

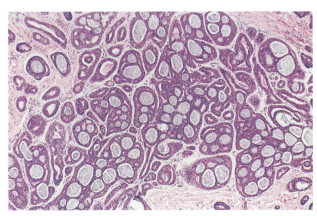
• **Figura 8-50** Carcinoma adenoide cístico, padrão cribriforme.

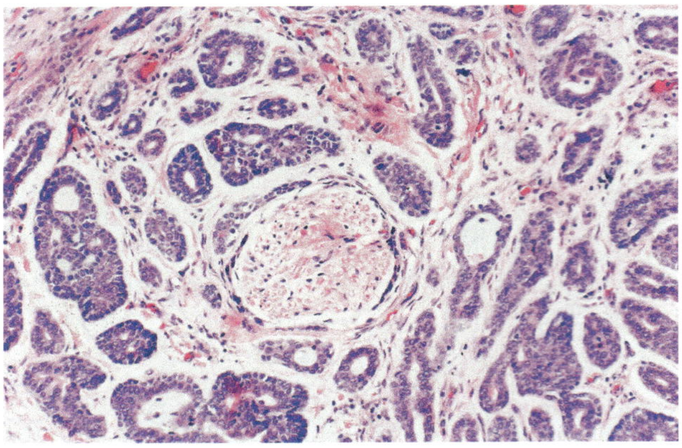

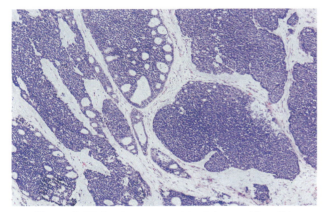

• **Figura 8-54** Carcinoma adenoide cístico mostrando invasão perineural.

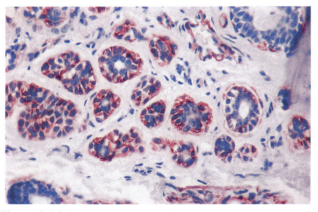

• **Figura 8-55** Carcinoma adenoide cístico, padrão sólido.

• **Figura 8-56** Carcinoma adenoide cístico com marcação para actina específica de músculo. A marcação positiva *(vermelho)* é observada na camada externa de células.

cístico prévio ou em uma recorrência ou metástase. A taxa de crescimento ou progressão nesta variante é rápida.

As estruturas ductais são revestidas por células cuboidais com núcleos uniformes e cromatina condensada. Caracteristicamente, uma camada externa de células com citoplasma claro e núcleos angulares circunda a camada interna de células cuboidais. A camada externa de células exibe diferenciação mioepitelial e se cora positivamente para actinas. A atipia celular está ausente ou é mínima, sendo raras as figuras mitóticas.

Tratamento e Prognóstico

Independentemente do local primário da lesão, a cirurgia é considerada o tratamento de escolha para o carcinoma adenoide cístico. Quando a glândula parótida está envolvida, a ressecção ampla na forma de parotidectomia superficial ou lobectomias superficial e profunda são recomendadas de acordo com o tamanho e a localização do tumor. Na região parotídea, a dúvida é se o nervo facial deve ou não ser preservado; a maioria dos pesquisadores recomenda a ressecção quando o tumor está envolvendo ou invadindo este nervo.

Na região intraoral, uma excisão ampla, frequentemente com remoção do osso subjacente, é o tratamento de escolha. A excisão cirúrgica radical pode ser justificada para que se obtenham margens cirúrgicas livres do tumor.

A radioterapia tem mostrado resultados promissores e desempenha papel relevante no manejo da doença primária e nas recidivas; mas, para que seja efetiva, os campos de radiação devem ser amplos, refletindo a natureza disseminada da doença. A quimioterapia é geralmente considerada ineficaz, embora a quimioterapia com vários agentes tenha mostrado algum potencial no manejo da metástase disseminada da doença. A demonstração imuno-histoquímica da expressão da proteína c-kit (CD 117) por esse tumor forneceu base biológica para o acréscimo do tratamento com anticorpos monoclonais (p. ex., imatinib ou Gleevac), porém a relação entre a resposta e os níveis de proteína tem se mostrado de forma desanimadora fraca.

O prognóstico para os pacientes com carcinoma adenoide cístico deve ser considerado não em termos de taxas de sobrevida de 5 anos; mas, ao contrário, em termos de taxas de sobrevida de 15 a 20 anos. As taxas de sobrevida de 5 anos aproximam-se de 70%, sendo que a taxa com 15 anos é de somente 10%. Os fatores que influenciam negativamente o prognóstico são presença de tumor na margem da excisão cirúrgica, tamanho do tumor maior do que 4 cm, presença de mais de 30% do quadro histopatológico representado pelo padrão sólido e paralisia do nervo facial no momento do diagnóstico. Uma sobrevida longa tem sido positivamente correlacionada com um maior número de espaços semelhantes a glândula por milímetro quadrado (padrões tubular e cribriforme no interior do tumor). Entre 80 e 90% dos pacientes morrem dessa doença por volta do 15° ano, com taxas de recidiva local variando amplamente entre 16 a 85%, como demonstrado em várias séries. O pulmão representa o local mais comum de metástases à distância, seguido por ossos, cérebro e fígado.

Carcinoma de Células Claras

Existem quatro tumores de glândulas salivares que, com uma fixação inadequada, apresentam áreas nas quais as células tumorais exibem citoplasma claro, aparentemente como resultado da autólise de organelas citoplasmáticas (Quadro 8-22). Logo, essa classificação descreve mais do que uma única entidade. Existem também dois tumores de células claras – carcinoma de células claras e carcinoma epimioepitelial (discutido a seguir) – que exibem alterações de células claras devido ao acúmulo citoplasmático de glicogênio e de miofilamentos, respectivamente. O carcinoma de células claras, também denominado carcinoma de células claras *hialinizante*, consiste em um tumor de baixo grau que ocorre predominantemente nas glândulas salivares menores (80% dos

• **QUADRO 8-22** Tumores de Células Claras de Glândula Salivar

Tumores de Células Claras
Carcinoma de células claras
Carcinoma epimioepitelial

Alterações de Células Claras/Artefatos em Outros Tumores
Carcinoma adenoide cístico
Oncocitoma
Carcinoma de células acinares
Carcinoma mucoepidermoide

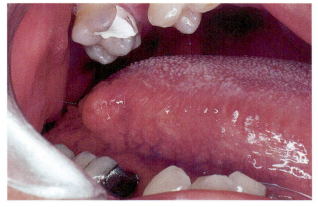

• **Figura 8-57** Carcinoma de células claras em borda de língua. (Cortesia de Dr. Francina Lozada-Nur.)

casos). A maioria apresenta-se como nódulos submucosos no palato, embora outros locais possam ser acometidos (Fig. 8-57). Microscopicamente, o tumor é composto por células pálidas uniformes, predominantemente com citoplasma claro (Figs. 8-58 e 8-59). O padrão é tipicamente trabecular, embora ninhos e feixes de células possam ser observados. As células tumorais são positivas para glicogênio, mas negativas para mucina, proteína S-100 e actina de músculo liso. O carcinoma de células claras hialinizante exibe uma consistente fusão EWSR1-ATF1 e uma translocação similar à observada no carcinoma odontogênico de células claras (COCC) mas que não é encontrada em outras lesões que mimetizam células claras. O tratamento consiste na excisão, e as recidivas são muito incomuns.

Carcinoma de Células Acinares

O carcinoma de células acinares ocorre predominantemente nas glândulas salivares maiores, principalmente na parótida. A origem presumida do carcinoma de células acinares é a partir das células de reserva do ducto intercalado, embora haja razão para se acreditar que a célula acinar em si retenha o potencial para transformação neoplásica.

Características Clínicas

O carcinoma de células acinares é encontrado em todas as faixas etárias, incluindo crianças, com pico de incidência na quinta e sexta décadas de vida. Não há predileção por gênero. Esta lesão

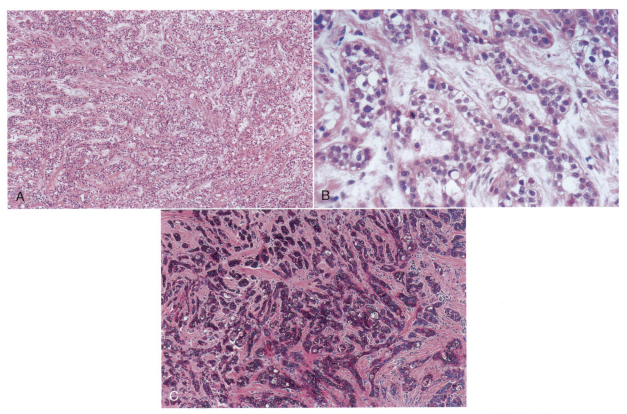

• **Figura 8-58 A e B,** Carcinoma de células claras, arranjo trabecular das células claras. **C,** Coloração PAS positiva (*vermelho*) das células tumorais (glicogênio).

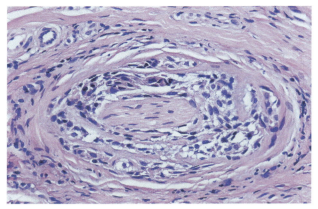

• **Figura 8-59** Carcinoma de células claras exibindo invasão perineural.

responde por 14% de todos os tumores da glândula parótida e por 9% da totalidade dos adenocarcinomas de todos os locais. Uma característica incomum é o envolvimento bilateral da glândula parótida, que ocorre em apenas 3% dos casos. A maioria dos casos (aproximadamente 80%) desenvolve-se no interior do lobo superficial e no polo inferior da glândula parótida. Foram relatados poucos casos na glândula submandibular (4%) e nas glândulas salivares menores (17%). Na cavidade oral, a maioria ocorre no palato e na mucosa jugal. O carcinoma de células acinares geralmente apresenta-se como uma lesão de crescimento lento e menor do que 3 cm de diâmetro. Embora não seja indicativa do prognóstico, a dor é um sintoma comum. Raramente, o carcinoma de células acinares, assim como outros tumores malignos de glândulas salivares, incluindo o carcinoma adenoide cístico, pode apresentar um fenótipo de desdiferenciação (Fig. 8-60) com os correspondentes níveis de agressividade clínica, crescimento rápido, invasão linfovascular e metástase para os linfonodos regionais.

Histopatologia

Tipicamente, o carcinoma de células acinares cresce como uma massa intraglandular, que geralmente é circunscrita. Na maioria das vezes, o tumor exibe um padrão microscópico sólido, embora um terço das lesões tenha um padrão microcístico (Figs. 8-61 a 8-64). Os padrões folicular e papilar podem estar presentes no interior do componente sólido ou podem representar a maioria da lesão. É frequentemente encontrada hemossiderina e há pouco tecido estromal. As células tumorais são uniformes e bem diferenciadas. Elas geralmente contêm citoplasma PAS-positivo e

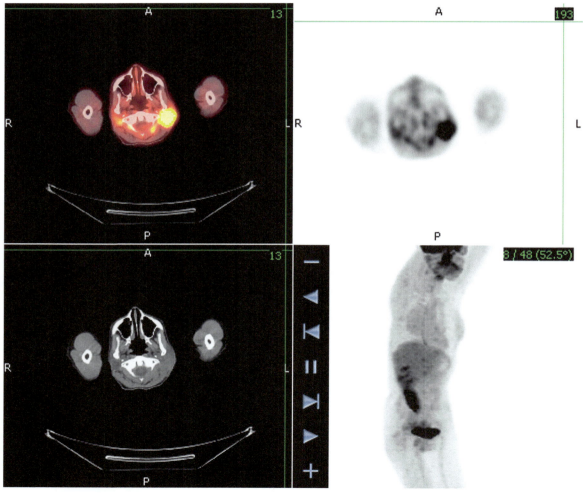

• **Figura 8-60** Carcinoma de células acinares – tipo desdiferenciado. Imagem por fusão das técnicas (*área vermelho-alaranjada*) de tomografia computadorizada e PET scan (*área negra*).

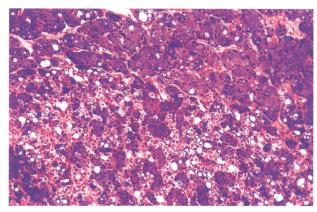

• **Figura 8-61** Carcinoma de células acinares com células contendo grânulos de zimógeno fortemente corados.

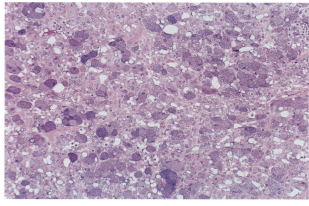

• **Figura 8-63** Carcinoma de células acinares.

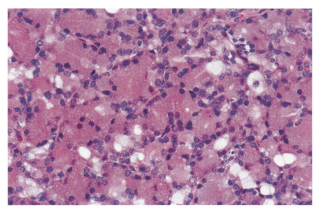

• **Figura 8-62** Carcinoma de células acinares.

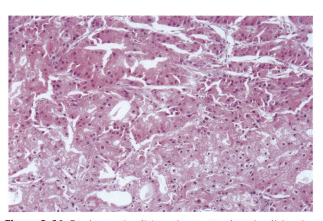

• **Figura 8-64** Carcinoma de células acinares com área de células claras (*parte inferior da imagem*).

grânulos resistentes à digestão pela diastase, similares aos encontrados nas células acinares normais. Vários carcinomas de células acinares demonstram zonas com elementos de células claras, provavelmente como resultado de uma fixação inadequada.

Tratamento e Prognóstico

A cirurgia consiste no tratamento de escolha. Em geral, o carcinoma de células acinares raramente gera metástase, apesar de apresentar uma tendência à recidiva. As taxas determinantes de sobrevida são de 89% em 5 anos e de 56% em 20 anos, indicando a natureza maligna global destes tumores. As metástases para os linfonodos regionais ocorrem em aproximadamente 10% dos casos, enquanto que as metástases à distância ocorrem em aproximadamente 15% dos casos. Acredita-se que nem o padrão morfológico nem a composição celular sejam fatores preditivos do prognóstico. As características associadas a um prognóstico desfavorável são dor ou fixação ao tecido circunjacente; invasão maciça do tecido adjacente pelo tumor; e aspectos microscópicos de desmoplasia, atipia celular e atividade mitótica aumentada.

Adenocarcinoma sem Outra Especificação

Por definição, qualquer malignidade que se origine do epitélio do ducto salivar ou no interior das glândulas salivares, sendo de origem epitelial, é um adenocarcinoma. O termo adenocarcinoma sem outra especificação é utilizado como um diagnóstico quando as lesões não podem ser classificadas nas categorias existentes. O rótulo "sem outra especificação (SOE)" indica que os aspectos microscópicos são inespecíficos. A lesão pode ser considerada de alto grau dependendo da presença de atipia celular e de um padrão de crescimento invasivo.

Tumores Raros

Carcinoma Ex-Tumor Misto/Tumor Misto Maligno/Tumor Misto Metastatizante

O carcinoma ex-tumor misto constitui uma malignidade epitelial que se origina de um tumor misto preexistente em que tais remanescentes podem ser identificados. Quando a metástase ocorre, somente o componente maligno sofre metástase. Isso é mais comum que o denominado tumor misto maligno, que também tem sido reconhecido. Um tipo dessa última lesão é uma malignidade em que tanto o componente epitelial quanto o mesenquimal são malignos; desse modo, a designação carcinossarcoma poderia ser utilizada. Nos locais metastáticos, ambos os elementos estão presentes. O tumor misto metastatizante é histopatologicamente benigno e, por alguma razão, sofre metástase enquanto mantém sua aparência histopatológica benigna.

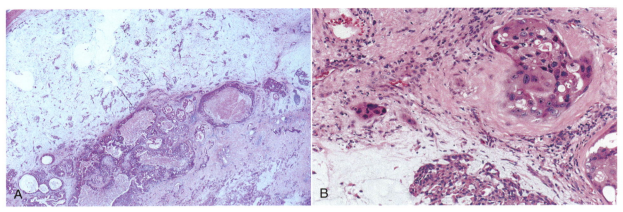

• **Figura 8-65** Carcinoma ex-tumor misto. **A** e **B,** Observe a atipia celular.

O carcinoma ex-tumor misto geralmente origina-se de um tumor misto benigno não tratado reconhecidamente presente por vários anos ou de um tumor misto benigno que tenha apresentado várias recidivas ao longo de vários anos (Fig. 8-65). A malignidade que ocorre no interior de um tumor previamente benigno é sinalizada por um crescimento rápido após um período extremamente longo de um aumento minimamente perceptível.

Aproximadamente 68% dos carcinomas ex-tumores mistos e dos tumores mistos malignos são encontrados na glândula parótida e 18% são encontrados nas glândulas salivares menores. A média de idade em que a malignidade se torna evidente é de 60 anos, aproximadamente 20 anos a mais da idade observada nos tumores mistos benignos. Os sinais suspeitos de malignidade abrangem fixação dos nódulos aos tecidos circunjacentes, ulceração e linfadenopatia regional. O tratamento é quase que exclusivamente cirúrgico, com esvaziamento cervical radical fazendo parte do tratamento inicial nos pacientes com evidência de envolvimento de linfonodos cervicais.

A recidiva local é um problema em quase metade dos pacientes com neoplasias primárias de parótida e em quase três quartos dos pacientes com tumores de glândula submandibular e salivar menor. Aproximadamente 10% dos casos apresentam doença linfática incontrolável, com quase um terço mostrando metástases para locais distantes, geralmente pulmões e ossos. Em um estudo, as taxas de cura determinantes aos 5, 10 e 15 anos após o tratamento foram de 40, 24 e 19%, respectivamente. Em outro estudo, 30% dos pacientes monitorados por 10 anos ficaram livres da doença.

Carcinoma Epimioepitelial

O carcinoma epimioepitelial é uma malignidade de células claras originária de glândula salivar (predominantemente glândulas maiores) caracterizada por uma morfologia bifásica. É encontrado em pacientes na sétima e oitava décadas de vida, com predileção pelo sexo feminino (2:1).

Um padrão de crescimento lobular geralmente está presente, sendo composto por dois tipos celulares: abundantes elementos semelhantes ao ducto intercalado formando ductos circundados por células claras mioepiteliais. Estão presentes nessas células glicogênio, actinas e proteína S-100 comprovando a origem mioepitelial (Fig. 8-66). Podem ser usados marcadores celulares mioepiteliais mais específicos, tais como o p63 e a actina de músculo liso.

As recidivas têm sido mais associadas às lesões maiores do que 3 cm. As taxas globais de recidiva e metástase sugerem que essa é uma malignidade de grau intermediário.

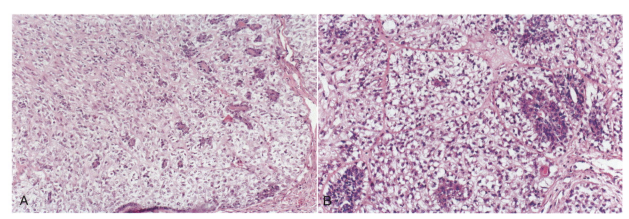

• **Figura 8-66** Carcinoma epimioepitelial. **A** e **B,** Observe as células claras dispostas ao redor das células ductais tumorais coradas de forma mais intensa.

Carcinoma do Ducto Salivar

O carcinoma do ducto salivar é uma malignidade de alto grau das glândulas salivares maiores. Caracteriza-se clinicamente por uma distinta predominância na glândula parótida (mais de 80% dos casos); a glândula submandibular responde pelos casos remanescentes. Aproximadamente 80% dos casos foram relatados em pacientes do sexo masculino, com pico de incidência na sétima década. A lesão surge como uma massa firme e indolor. Observa-se uma semelhança marcante microscópica com os carcinomas ductais de mama, com características arquiteturais que incluem padrões de crescimento sólido e papilar cribriforme, juntamente com um estroma desmoplásico e uma necrose central ou comedonecrose. As expressões do receptor de androgênio (AR) também são características definidoras do carcinoma do ducto salivar. Observa-se atipia nuclear, mas poucas mitoses são notadas. A maioria dos tumores apresenta margens infiltrativas e a invasão neural é encontrada em aproximadamente 50% dos casos.

A excisão cirúrgica consiste no tratamento de escolha. As grandes séries indicam que mais do que 50% dos pacientes morrem desta doença em um período que varia de 5 meses até 6 anos após o tratamento. Metástases pulmonar e óssea são as frequentemente observadas.

Adenocarcinoma de Células Basais

O adenocarcinoma de células basais, um tumor raro das glândulas salivares maiores, é considerado a contraparte maligna do adenoma de células basais, tendo aparência histopatológica semelhante ao carcinoma ductal de mama. Microscopicamente, essa lesão parece similar ao adenoma de células basais, exceto pelo fato de exibir um padrão de crescimento infiltrativo e ter a capacidade de gerar metástase. Esse tumor é composto por zonas sólidas, cordões e ninhos de células basaloides (Fig. 8-67). Dois tipos celulares citológicos são comumente observados: células pequenas e compactas; e células maiores e poligonais. As primeiras podem ser vistas com frequência ao redor das últimas, geralmente em forma de paliçada. A característica que distingue este tumor do adenoma de células basais é a presença de pequenos ninhos neoplásicos nas estruturas normais adjacentes. Também se observa infiltração nos nervos. A recorrência local e a metástase à distância parecem ser potencialidades claramente evidenciadas do adenocarcinoma de células basais. Apesar disso, esse tumor geralmente apresenta uma malignidade de baixo grau e minimamente invasiva. Com tratamento cirúrgico adequado, os pacientes devem ter um desfecho favorável.

Carcinoma Secretor Análogo ao Mamário (MASC)

Neoplasia maligna primária recentemente descrita e que ocorre na glândula parótida, o MASC consiste em um tumor raro que apresenta algumas similaridades morfológicas com o carcinoma de células acinares e muitas similaridades histológicas, imunofenotípicas e genéticas com o carcinoma secretor da mama. Esses tumores apresentam um padrão de crescimento lobular composto de tumores microcísticos e estruturas sólidas formadas por células que não possuem grânulos zimógenos secretores PAS-positivos. As células tumorais MASC expressam positividade para as proteínas S-100, mamaglobina e MUC-4. Existe uma translocação balanceada t(12;15)(p13;q25) que leva à fusão ETV6-NTRK3, um genótipo que não é visto em outros tumores de glândula salivar. O comportamento clínico do MASC varia de crescimento lento e infrequente recorrência após ressecção cirúrgica à formação de tumores agressivos associados a metástase disseminada e óbito.

Carcinoma de Células Escamosas

O carcinoma de células escamosas que se origina nas glândulas salivares é uma lesão relativamente rara que parece estar limitada às glândulas salivares maiores. A glândula submandibular é a mais envolvida, seguida pela parótida. Tem-se considerado a sialoadenite obstrutiva (mais comum na glândula submandibular) uma condição predisponente. A maioria dos pacientes está na sétima década de vida ou acima.

O carcinoma de células escamosas da parótida e da glândula submandibular geralmente é moderadamente ou muito diferenciado, sem evidência de produção de mucina. O carcinoma de células escamosas metastático e o carcinoma mucoepidermoide de alto grau são frequentemente alternativas diagnósticas.

A recorrência local e a metástase para os linfonodos regionais são comuns, sendo rara a metástase à distância. A cirurgia consiste no tratamento de escolha. Como na maioria das outras malignidades de glândula salivar, a sobrevida final depende mais do estágio clínico do que da diferenciação histopatológica.

Bibliografia

Lesões Reativas (Não Infecciosas)

Bryant C, Manisali M, Barrett AW: Adenomatoid hyperplasia of palatal minor salivary glands, *J Laryngol Otol* 110:167-169, 1996.

Fowler CB, Brannon RB: Subacute necrotizing sialadenitis: report of 7 cases and a review of the literature, *Oral Surg Oral Med Oral Pathol Oral Radiol Endod* 89:600-609, 2000.

Jensen JL: Superficial mucoceles of the oral mucosa, *Am J Dermatopathol* 12:88-92, 1990.

Keogh PV, O'Regan E, Toner M, Flint S: Necrotizing sialometaplasia: an unusual bacterial presentation associated with antecedent anaesthesia and lack of response to intralesional steroids: case report and review of literature, *Br Dent J* 196:79-81, 2004.

McClatchey KD, Appelblatt NH, Zarbo RJ: Plunging ranula, *Oral Surg Oral Med Oral Pathol* 57:408-412, 1984.

Stephens LC, Schultheiss TE, Price RE et al: Radiation apoptosis of serous acinar cells of salivary and lacrimal glands, *Cancer* 67:1539-1543, 1991.

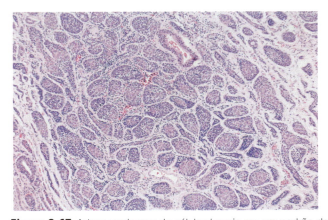

• **Figura 8-67** Adenocarcinoma de células basais em um padrão de ninho.

Wolff A, Fox PC, Ship JA et al: Oral mucosal status and major salivary gland function, *Oral Surg Oral Med Oral Pathol* 70:49-54, 1990.

Condições Infecciosas

Balada E, Ordi-Ros J, Vilardell-Tarres M: Molecular mechanisms mediated by human endogenous retroviruses (HERVs) in auto-immunity, *Rev Med Virol* 19:273-286, 2009.

Cocek A, Hronkova K, Vlodanova J et al: Cribriform adenocarcinoma of the base of the tongue and low grade, polymorphous adenocarcinomas of the salivary glands, *ssol Lett* 2:135-138, 2011.

Coleman H, Altini M, Nayler S, Richards A: Sialadenosis: a presenting sign in bulimia, *Head Neck* 20:758-762, 1998.

Doumas S, Vladikas A, Papagianni M, Kolokotronis A: Human cytomegalovirus-associated oral and maxillofacial disease, *Clin Microbiol Infect* 13:557-559, 2007.

Flaitz C: Parotitis as the initial sign of juvenile Sjögren's syndrome, *Pediatr Dent* 23:140-142, 2001.

Mitchell I, Turk J, Mitchell D: Detection of mycobacterial rRNA in sarcoidosis with liquid-phase hybridization, *Lancet* 339:1015-1017, 1992.

Nikolay NP, Illei GG: Pathogenesis of Sjögren's syndrome, *Curr Opin Rheumatol* 21:465-470, 2009.

Sabatino G, Verrotti A, de Martino M et al: Neonatal suppurative parotitis: a study of five cases, *Eur J Pediatr* 158:312-314, 1999.

Saboor S, Johnson NM, McFadden J: Detection of mycobacterial DNA in sarcoidosis and tuberculosis with polymerase chain reaction, *Lancet* 339:1012-1015, 1992.

Suresh I, Radfar L: Oral sarcoidosis: a review of literature, *Oral Dis* 11:138-145, 2005.

Condições Associadas a Deficiências Imunológicas

Atkinson JC, Travis WD, Pillemer SR et al: Major salivary function in primary Sjögren's syndrome and its relationship to clinical features, *J Rheumatol* 17:318-322, 1990.

Caselitz J, Osborn M, Wustrow J et al: Immunohistochemical investigations on the epimyoepithelial islands in lymphoepithelial lesions, *Lab Invest* 55:427-432, 1986.

Daniels TE, Fox PC: Salivary and oral components of Sjögren's syndrome, *Rheum Dis Clin North Am* 18:571-589, 1992.

Daniels TE, Whitcher JP: Association of patterns of labial salivary gland inflammation with keratoconjunctivitis sicca, *Arthritis Rheum* 37:869-877, 1994.

Falzon M, Isaacson PG: The natural history of benign lymphoepithelial lesion of the salivary gland in which there is a monoclonal population of B-cells, *Am J Surg Pathol* 15:59-65, 1991.

Fox RI: Sjögren's syndrome, *Lancet* 366:321-331, 2005.

Fox RI, Luppi M, Kang HI et al: Reactivation of Epstein-Barr virus in Sjögren's syndrome, *Springer Semin Immunopathol* 13:217-231, 1991.

Garry RF, Fermin CD, Hart DJ et al: Detection of a human intracisternal A-type retroviral particle antigenically related to HIV, *Science* 250:1127-1129, 1990.

Guggenheimer J, Moore PA: Xerostomia: etiology, recognition and treatment, *J Am Dent Assoc* 134:61-69, 2003.

Hernandez-Molina G, Avila Cosado C, Cardenas-Velazquez F et al: Similarities and differences between primary and secondary Sjögren's syndrome, *J Rheumatol* 37:800-808, 2010.

Jonsson R, Gordon TP, Konttinen YT: Recent advances in understanding molecular mechanisms in the pathogenesis and antibody profile of Sjögren's syndrome, *Curr Rheum Rep* 5:311-316, 2003.

Jordan R, Diss TC, Lench NJ et al: Immunoglobulin gene rearrangements in lymphoplasmacytic infiltrates of labial salivary glands in Sjögren's syndrome, *Oral Surg Oral Med Oral Pathol Oral Radiol Endod* 79:723-729, 1995.

Kovacs L, Szodoray P, Kiss E: Secondary tumors in Sjögren's syndrome, *Autoimmun Rev* 9:203-206, 2010.

Lazarus MN, Robinson D, Mak V et al: Incidence of cancer in a cohort of patients with primary Sjögren's syndrome, *Rheumatology (Oxford)* 45:1012-1015, 2006.

Mandic R, Teymoortash A, Kann PH, Werner JA: Sialadenosis of the major salivary glands in a patient with central diabetes insipidus-implications of aquaporin water channels in the pathomechanism of sialadenosis, *Exp Clin Endocrinol Diabetes* 113:205-207, 2005.

Manthorpe R, Bredberg A, Henriksson G, Larsson A: Progress and regression within primary Sjögren's syndrome, *Scand J Rheumatol* 35:1-6, 2006.

Ramon-Casals M, Tzioufas AG, Stone JH et al: Treatment of primary Sjögren's syndrome: a systematic review, *JAMA* 304:452-460, 2010.

Sanchez-Guerrero J, Perez-Dosal MR, Celis-Aguilar E et al: Validity of screening tests for Sjögren's syndrome in ambulatory patients with chronic diseases, *J Rheumatol* 33:907-911, 2006.

Schiodt M: HIV-associated salivary gland disease: a review, *Oral Surg Oral Med Oral Pathol* 73:164-167, 1992.

Smedby KE, Hjalgrim H, Askling J et al: Autoimmune and chronic inflammatory disorders and risk of non-Hodgkin lymphoma by subtype, *J Natl Cancer Inst* 98:51-60, 2006.

Talal N: Immunologic and viral factors in Sjögren's syndrome, *Clin Exp Rheumatol* 8(Suppl 5):23-26, 1990.

Talal N, Dauphinee MJ, Dang H et al: Detection of serum antibodies to retroviral proteins in patients with primary Sjögren's syndrome (autoimmune exocrinopathy), *Arthritis Rheum* 33:774-781, 1990.

Vougarelis M, Dafni UG, Isenberg DA, Moutsopoulos HM: Malignant lymphoma in primary Sjögren's syndrome: a multi-center, retrospective clinical study in the European Concerted Action of Sjögren's syndrome, *Arthritis Rheum* 42:1765-1772, 1999.

Xerostomia/Hipossalivação

Cassolato SF, Turnbull SF: Xerostomia: clinical aspects and treatment, *Gerodontology* 20:64-77, 2003.

Ghezzi EM, Ship JA: Aging and secretory reserve capacity of major salivary glands, *J Dent Res* 82:844-848, 2003.

Guggenheimer J, Moore PA: Xerostomia: etiology, recognition and treatment, *J Am Dent Assoc* 134:61-69, 2003.

Kassimos DG, Shirlaw PJ, Choy EH et al: Chronic sialadenitis in patients with nodal osteoarthritis, *Br J Rheumatol* 36:1312-1317, 1997.

Moore PA, Guggenheimer J, Etzel KR et al: Type 1 diabetes mellitus, xerostomia, and salivary flow rates, *Oral Surg Oral Med Oral Pathol Oral Radiol Endod* 92:281-291, 2001.

Porter SJ, Scully C, Hegarty AM: An update on the etiology and management of xerostomia, *Oral Surg Oral Med Oral Pathol Oral Radiol Endod* 97:28-46, 2004.

Distúrbios do Paladar

Ackerman BH, Kasbekar N: Disturbances of taste and smell induced by drugs, *Pharmacotherapy* 17:482-496, 1997.

Cullen MM, Leopold DA: Disorders of smell and taste, *Med Clin North Am* 83:57-74, 1999.

Femiano G, Scully C, Gombos F: Idiopathic dysgeusia; an open trial of alpha lipoic acid (ALA) therapy, *Int J Oral Maxillofac Surg* 31:625-628, 2002.

Schiffman S: Taste and smell losses in normal aging and disease, *JAMA* 278:1357-1362, 1997.

Halitose

Ilana E, Bhat R, Koriat H, Rosenberg M: Self-perception of breath odor, *J Am Dent Assoc* 132:621-626, 2001.

Iwu CO, Akpata O: Delusional halitosis: review of the literature and analysis of 32 cases, *Br Dent J* 168:294-296, 1990.

Morita M, Wand HL: Relationship between oral malodor and adult periodontitis: a review, *J Clin Periodontol* 28:813-819, 2001.

Ratcliff PA, Johnson PW: The relationship between oral malodor, gingivitis and periodontitis, *J Periodontol* 70:485-489, 1999.

Scully C, Felix DH: Oral medicine—update for the dental practitioner: oral malodour, *Br Dent J* 199:498-500, 2005.

Neoplasias Benignas

Batsakis JG, Luna MA, El-Naggar AK: Basaloid monomorphic adenomas, *Ann Otol Rhinol Laryngol* 100:687-690, 1991.

Brannon RB, Sciubba JJ, Giuliani M: Benign papillary intraoral minor salivary gland tumors: a report of 19 cases and a review of the literature, *Oral Surg Oral Med Oral Pathol Oral Radiol Endod* 92:68-77, 2001.

Chung YF, Khoo ML, Heng MK et al: Epidemiology of Warthin's tumor of the parotid gland in an Asian population, *Br J Surg* 86:661-664, 1994.

Ethunandan M, Witton R, Hoffman G et al: Atypical features in pleomorphic adenoma—a clinicopathologic study and implications for management, *Int J Oral Maxillofac Surg* 35:608-612, 2006.

Hickman RE, Cawson RA, Duffy RA: The prognosis of specific types of salivary gland tumors, *Cancer* 54:1620-1624, 1984.

Maiorano E, LoMuzio L, Favia G et al: Warthin's tumor: a study of 78 cases with emphasis on bilaterality, multifocality and association with other malignancies, *Oral Oncol* 38:35-40, 2002.

Noguchi S, Aihara T, Yoshino K et al: Demonstration of monoclonal origin of human parotid gland pleomorphic adenoma, *Cancer* 77:431-435, 1996.

Rousseau A, Mock D, Dover DG et al: Multiple canalicular adenomas: a case report and review of the literature, *Oral Surg Oral Med Oral Pathol Oral Radiol Endod* 87:346-350, 1999.

Smith BC, Ellis GL, Slater L et al: Sclerosing polycystic adenosis of major salivary glands: a clinicopathologic analysis of nine cases, *Am J Surg Pathol* 20:161-170, 1996.

Webb AJ, Eveson JW: Pleomorphic adenomas of the major salivary glands: a study of the capsular form in relation to surgical management, *Clin Otolaryngol* 26:134-142, 2001.

Neoplasias Malignas

Auclair PL, Goode RK, Ellis GL: Mucoepidermoid carcinoma of minor salivary glands, *Cancer* 69:2021-2030, 1992.

Batsakis JG, El-Naggar AK: Terminal duct adenocarcinomas of salivary tissues, *Ann Otol Rhinol Laryngol* 100:251-253, 1991.

Beltran D, Faquin WE, Gallagher M, August M: Selective immunohistochemical comparison of polymorphous low-grade adenocarcinoma and adenoid cystic carcinoma, *J Oral Maxillofac Surg* 64:415-423, 2006.

Brandwein MS, Jagirdar J, Patil J et al: Salivary duct carcinoma (cribriform salivary carcinoma of excretory ducts), *Cancer* 65:2307-2314, 1990.

Brookstone MS, Huvos AS: Central salivary gland tumors of the maxilla and mandible: a clinicopathologic study of 11 cases with an analysis of the literature, *J Oral Maxillofac Surg* 50:229-236, 1992.

Callendar DL, Frankenthaler RA, Luna MA et al: Salivary gland neoplasms in children, *Arch Otolaryngol Head Neck Surg* 118:472-476, 1992.

Castle JT, Thompson LDR, Frommelt RA et al: Polymorphous low grade adenocarcinoma: a clinicopathologic study of 164 cases, *Cancer* 86:207-219, 1999.

Dardick I, Gliniecki MR, Heathcote JG et al: Comparative histogenesis and morphogenesis of mucoepidermoid carcinoma and pleomorphic adenoma, *Virchows Arch A Pathol Anat Histopathol* 417:405-417, 1990.

Dickson PV, Davidoff AM: Malignant neoplasms of the head and neck, *Semin Pediatr Surg* 15:92-98, 2006.

Evans HL, Luna MA: Polymorphous low grade adenocarcinoma: a study of 40 cases with long term followup and an evaluation of the importance of papillary areas, *Am J Surg Pathol* 24:1319-1328, 2000.

Fowler MH, Fowler J, Ducatman B et al: Malignant mixed tumors of the salivary gland: a study of loss of heterozygosity in tumor suppressor genes, *Mod Pathol* 19:350-355, 2006.

García JJ, Hunt JL, Weinreb I et al: Fluorescence in situ hybridization for detection of MAML2 rearrangements in oncocytic mucoepidermoid carcinomas: utility as a diagnostic test, *Hum Pathol* 42(12):2001-2009, Dec 2011.

Goode RK, Auclair PL, Ellis GL: Mucoepidermoid carcinoma of the major salivary glands, *Cancer* 82:1217-1224, 1998.

Hamper K, Lazar F, Dietel M et al: Prognostic factors for adenoid cystic carcinoma of the head and neck, *J Oral Pathol Med* 19:101-107, 1990.

Holst VA, Marshall CE, Moskaluk CA et al: KIT protein expression and analysis of c-kit gene mutation in adenoid cystic carcinoma, *Mod Pathol* 12:956-960, 1999.

Hosai AS, Fan C, Barnes L et al: Salivary duct carcinoma, *Otolaryngol Head Neck Surg* 129:720-725, 2003.

Jeng YM, Lin CY, Hsu HC: Expression of the c-kit protein is associated with certain subtypes of salivary gland carcinomas, *Cancer Lett* 154:107-111, 2000.

Khafif A, Anavi Y, Haviv J et al: Adenoid cystic carcinoma of the salivary glands: a 20-year review with long-term follow-up, *Ear Nose Throat J* 84:664-667, 2005.

Lee PS, Sabbath-Solitare M, Redondo TC et al: Molecular evidence that the stromal and epithelial cells in pleomorphic adenomas of salivary gland arise from the same origin: clonal analysis using human androgen receptor gene, *Hum Pathol* 31:498-503, 2000.

Lewis JE, Olsen KD, Sebo TJ: Carcinoma ex pleomorphic adenoma: pathologic analysis of 73 cases, *Hum Pathol* 32:596-604, 2001.

Lewis JE, Olsen KD, Weiland LH: Acinic cell carcinoma: clinicopathologic review, *Cancer* 67:172-179, 1991.

Milchgrub S, Gnepp DR, Vuitch F et al: Hyalinizing clear cell carcinoma of salivary gland, *Am J Surg Pathol* 18:74-82, 1994.

Nagao T, Gaffney TA, Serizawa H et al: Dedifferentiated adenoid cystic carcinoma: a clinicopathologic study of 6 cases, *Mod Pathol* 16:1265-1272, 2003.

Norberg LE, Burford-Mason AP, Dardick I: Cellular differentiation and morphologic heterogeneity in polymorphous low-grade adenocarcinoma, *J Oral Pathol Med* 20:373-379, 1991.

Ogawa Y, Hong SS, Toyosawa S et al: Expression of major histocompatibility complex class II antigens and interleukin-1 by epithelial cells of Warthin's tumor, *Cancer* 66:2111-2117, 1990.

Okabe M, Inagaki H, Murase T et al: Prognostic significance of p27 and Ki-67 expression of mucoepidermoid carcinoma of intraoral minor salivary gland, *Mod Pathol* 14:1008-1014, 2001.

Pinkston JA, Cole JA: Incidence rates of salivary gland tumors: results from a population-based study, *Otolaryngol Head Neck Surg* 120:834-840, 1999.

Seifert G, Brocheriou C, Cardesa A et al: WHO International Classi-fication of Tumors: tentative histological classification of salivary gland tumors, *Pathol Res Pract* 186:555-581, 1990.

Shapiro NL, Bhattacharyya N: Clinical characteristics and survival for major salivary gland malignancies in children, *Otolaryngol Head Neck Surg* 134:631-634, 2006.

Shieh Y-S, Chang L-C, Chiu KC et al: Cadherin and catenin expression in mucoepidermoid carcinoma: correlation with histopathologic grade, clinical stage and patient outcome, *J Oral Pathol Med* 32:297-304, 2003.

Simpson R, Sarsfield P, Clarke T et al: Clear cell carcinoma of minor salivary glands, *Histopathology* 17:433-438, 1990.

Simpson RHW, Clarke TJ, Sarsfield PT et al: Epithelial-myoepithelial carcinoma of salivary glands, *J Clin Pathol* 44:419-423, 1991.

Skalova A: Mammary analogue secretory carcinoma of salivary gland origin: an update and expanded morphologic and immunohistochemical spectrum of recently described entity, *Head Neck Pathol* 7(Suppl 1):S30-S36, Jul 2013.

van der Waal JE, Snow GB, van der Waal I: Intraoral adenoid cystic carcinoma: the presence of perineural spread in relation to site, size, local extension and metastatic spread in 22 cases, *Cancer* 66:2031-2033, 1990.

Vincent SD, Hammond HL, Finkelstein MW: Clinical and therapeutic features of polymorphous low-grade adenocarcinoma, *Oral Surg Oral Med Oral Pathol* 77:41-47, 1994.

Waldron CA, el-Mofty SK, Gnepp DR: Tumors of the intraoral salivary glands: a demographic and histologic study of 426 cases, *Oral Surg Oral Med Oral Pathol* 66:323-333, 1988.

Waldron CA, Koh ML: Central mucoepidermoid carcinoma of the jaws: report of four cases with analysis of the literature and discussion of the relationship to mucoepidermoid, sialodontogenic and glandular odontogenic cysts, *J Oral Maxillofac Surg* 48:871-877, 1990.

Yoo J, Robinson RA: H-ras gene mutations in salivary gland mucoepidermoid carcinomas, *Cancer* 88:518-523, 2000.

9
Lesões Linfoides

RESUMO DO CAPÍTULO

Lesões Reativas
Hiperplasia Linfoide
Hemangioma Epitelioide (Hiperplasia Angiolinfoide com Eosinofilia)

Lesões de Desenvolvimento
Cisto Linfoepitelial

Neoplasias
Linfoma
Linfoma Não Hodgkin
Linfoma de Hodgkin
Mieloma Múltiplo/Plasmocitoma
Leucemias
Sarcoma Granulocítico

Lesões Reativas

Neste capítulo, três grupos principais de lesões — reativas, de desenvolvimento e neoplásicas — são consideradas. Um ponto importante na discussão sobre lesões linfoides envolvendo a cavidade oral e áreas adjacentes é que várias dessas lesões, especialmente aquelas que acometem os linfonodos, são capazes de simular neoplasias malignas.

Hiperplasia Linfoide

Por vezes, é difícil distinguir as proliferações linfoides reativas das neoplásicas, especialmente quando ocorrem em locais incomuns, tais como área peritonsilar, palato, mucosa jugal, linfonodos e glândulas salivares. Muitas vezes, as reações imuno-histoquímicas são necessárias para determinar se o infiltrado é reativo ou neoplásico.

Uma das localizações normais de tecido linfoide é a parte posterolateral da língua. Este local faz parte do anel de Waldeyer, uma coleção anatômica do tecido linfoide da faringe que circunscreve a nasofaringe e a orofaringe em uma configuração anular que inclui a base da língua e o palato mole. Os agregados de tecido linfoide nesta área fazem parte das papilas foliáceas ou das tonsilas linguais. Podem ser distinguidos de outros tecidos linfoides por apresentarem criptas profundas revestidas por epitélio pavimentoso estratificado. Estas papilas podem se tornar inflamadas ou irritadas, havendo aumento de volume e sensibilidade. Em tais casos, os pacientes podem apresentar sintomatologia. No exame físico, essas áreas revelam-se edemaciadas e de aspecto geralmente lobular, com mucosa sobrejacente intacta e vasos superficiais proeminentes. Nos casos em que tais lesões são removidas para fins de diagnóstico, o achado principal é hiperplasia linfoide reativa. Dentro dos centros germinativos aumentados, podem ser vistos mitoses e macrófagos contendo restos celulares. Em adição às papilas foliáceas, o tecido linfoide é também encontrado na parte anterior do assoalho bucal em qualquer um dos lados do freio lingual, do pilar tonsilar anterior e da parte posterior do palato mole (Figs. 9-1 e 9-2). Pelo fato de os tecidos linfoides não serem sempre encontrados nessas áreas, são geralmente considerados como ectópicos. O termo tonsila oral também se refere a este tecido.

A hiperplasia linfoide reativa (tonsila oral) tem predominância do gênero masculino e é principalmente encontrada na segunda e terceira décadas de vida. Em um estudo, a média de idade dos pacientes foi de 23 anos. As lesões variam de 1 a 15 mm de diâmetro e podem persistir por anos.

Os linfonodos jugais ou faciais são frequentemente o local de um processo hiperplásico reativo. Este é caracterizado como um nódulo submucoso móvel na mucosa jugal e geralmente adjacente aos segundos pré-molares e primeiros molares e muitas vezes pode ser palpado num exame extraoral. A causa do processo é desconhecida, mas pode ser uma reação a uma irritação local ou trauma. A gengivite ou a lesão periapical podem ocasionalmente estimular ou iniciar o aumento deste particular linfonodo.

O manejo deve ser dirigido para a eliminação da causa do problema se este puder ser identificado, seguido por simples observação.

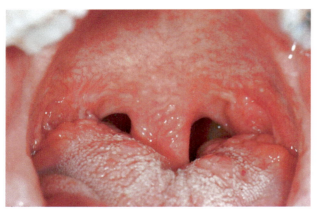

• **Figura 9-1** Tecido linfoide hiperplásico na úvula e nas tonsilas.

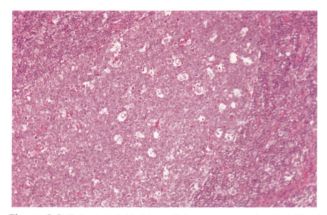

• **Figura 9-2** Folículo linfoide hiperplásico com proeminente infiltrado de macrófagos (*células claras*).

A hiperplasia linfoide folicular pode ser vista na parte posterior do palato duro e do palato mole. Esta proliferação linfocitária policlonal reativa é muitas vezes de difícil distinção da doença linfoproliferativa do palato, uma condição semelhante a um linfoma de células B da zona marginal de baixo grau. Os aspectos histológicos da hiperplasia linfoide folicular do palato são caracterizados por presença de centros germinativos irregulares e bem delimitados com um halo bem definido ou um manto de linfócitos pequenos e maduros. Dentro dos centros germinativos, são observados macrófagos contendo resíduos nucleares fagocitados. Utilizando-se a técnica de imuno-histoquímica, é vista uma mistura de cadeias leves kappa (κ) e lambda (λ) (linfócitos B), o que indica a existência de uma população celular policlonal. Além disso, as zonas do manto são compostas tanto por células B maduras quanto imaturas, ao passo que as zonas fora do manto contêm linfócitos B e T, plasmócitos, macrófagos e eosinófilos. O acompanhamento a longo prazo é uma medida prudente devido à possibilidade de progressão para linfoma.

Hemangioma Epitelioide (Hiperplasia Angiolinfoide com Eosinofilia)

O hemangioma epitelioide tem muitos sinônimos, sendo mais comumente conhecido como hiperplasia angiolinfoide com eosinofilia (Hale). Foi descrito pela primeira vez em 1948 como uma doença benigna nodular subcutânea em homens jovens e casos posteriores com as mesmas características clínicas e histológicas foram relatados na cavidade oral. Além de agregados nodulares de linfócitos e eosinófilos, foram observados linfoadenopatia regional e eosinofilia no sangue (periférico). Descobertas similares foram observadas e foram denominadas de doença de Kimura, granuloma eosinofílico de tecido mole e foliculite linfática eosinofílica. Como a doença de Kimura foi originalmente descrita como tendo uma predileção masculina distinta e sem presença de linfadenopatia regional, a maioria dos pesquisadores agora acredita que as duas condições são entidades distintas. Histologicamente, algumas diferenças foram descritas, separando a doença Hale e de Kimura em duas entidades distintas.

Etiologia

Por causa da proliferação vascular e de um intenso infiltrado inflamatório, foi sugerida uma etiologia reativa. O aumento dos níveis séricos de imunoglobulina (Ig)E e a deposição desta IgE nos folículos linfoides sugerem ainda uma causa imune reativa. Também foi demonstrada a presença de anticorpos anti-*Candida albicans* nas lesões e melhora após hipossensibilização contra este alérgeno.

Características Clínicas

A Hale é encontrada predominantemente na região da cabeça e no pescoço, sendo responsável por aproximadamente 85% de todos os casos. No entanto, o envolvimento da mucosa oral é raro. A mucosa labial é a localização oral mais comumente afetada. Uma grande faixa etária, que varia de 7 a 79 anos, tem sido observada, com uma idade média de 35 anos. As lesões geralmente são únicas, com um tamanho médio de 1,7 cm. Eosinofilia periférica maior do que 4% foi observada em 20% nos casos em que foram realizadas contagens de sangue periférico. O curso clínico é caracterizado pela presença de um nódulo móvel submucoso indolor que aumenta gradualmente. Várias lesões têm sido relatadas em mais de 40% dos casos.

Histopatologia

As lesões são circunscritas e, geralmente, são grosseiramente separadas do tecido circundante. Pode ser vista uma massa nodular de tecido linfoide hiperplásico com folículos e centros germinativos bem desenvolvidos. Uma proliferação de células endoteliais volumosas é vista em um denso infiltrado linfocitário misto, e eosinófilos e pequeno número de macrófagos também são observados. Em direção à periferia, este infiltrado pode se estender para os tecidos moles circundantes. Ocorrem proliferação da camada íntima das artérias e rompimento da lâmina elástica interna. As lesões iniciais ou aquelas em fase de crescimento ativo podem ter um predomínio de elementos vasculares; lesões mais antigas ou quiescentes podem conter uma percentagem maior de células inflamatórias.

Diagnóstico Diferencial
Quando envolve a mucosa labial, o nódulo característico da Hale pode ser indistinguível de uma neoplasia de glândula salivar menor ou de um cisto de retenção de muco ou mucocele. Outras neoplasias benignas de tecidos moles, tais como lipoma e schwanoma, podem ser incluídas no diagnóstico diferencial.

Devido à presença de eosinófilos no tecido, um diagnóstico microscópico diferencial deve incluir a histiocitose de células de Langerhans, processo inflamatório crônico com ulceração e eosinofilia (granuloma eosinofílico), possível reação medicamentosa (reação de hipersensibilidade) ou uma infecção parasitária.

Tratamento
A remoção cirúrgica é o tratamento de escolha, embora outros procedimentos tenham sido propostos, tais como crioterapia, tratamento a *laser*, interferon ou agentes citotóxicos. Injeções intralesionais de esteroides também têm sido utilizadas com resultados variáveis. Ocasionalmente, são observadas recorrências. A presença de sangue ou de eosinofilia periférica tem sido relatada em lesões múltiplas ou recorrentes.

Lesões de Desenvolvimento

Cisto Linfoepitelial
O cisto linfoepitelial é uma lesão incomum e pode ser encontrado na boca, nas glândulas salivares maiores ou no pescoço, e sua etiologia parece estar relacionada com o aprisionamento do epitélio dentro dos linfonodos ou do tecido linfoide durante o desenvolvimento. A proliferação desse tecido epitelial resulta em uma lesão clinicamente evidente.

O cisto linfoepitelial oral (veja também a discussão sobre tecido linfoide ectópico no Cap. 3) se apresenta como elevações assintomáticas bem delimitadas na mucosa e variando na coloração de amarelada a rosa (Fig. 9-3). O local mais afetado é o assoalho bucal, onde cerca de 50% dos casos são encontrados. Outros 40% dos casos são encontrados nas partes ventrais e posterolaterais da língua; a distribuição é compartilhada entre o palato mole, a prega mucovestibular e os pilares palatinos anteriores. Acomete uma ampla faixa etária, que vai da adolescência até a sétima década de vida. A distribuição por gênero é essencialmente igual. Exceto pelo pequeno espaço cístico central, essas lesões são idênticas aos agregados linfoides ectópicos. Os cistos linfoepiteliais das glândulas parótidas são uma complicação rara da infecção pelo HIV, geralmente ocorrendo em pacientes mais jovens, onde há infiltração da glândula salivar por linfócitos policlonais CD8-positivos.

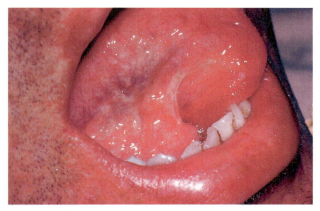

• **Figura 9-3** Cisto linfoepitelial no freio lingual.

Histopatologia
O cisto linfoepitelial é revestido por epitélio pavimentoso estratificado muitas vezes paraqueratinizado. Podem estar presentes áreas focais de células colunares pseudoestratificadas ou células mucosas. O revestimento epitelial é circundado por um discreto e bem circunscrito componente linfoide, com frequente formação de centros germinativos e uma zona bem definida de linfócitos do manto. Além disso, a parede do cisto pode conter proporções variáveis de linfócitos, macrófagos e plasmócitos, como também algumas poucas células T gigantes multinucleadas (Fig. 9-4). Uma continuidade do revestimento do cisto com o epitélio oral de superfície pode ser ocasionalmente observada.

Diagnóstico Diferencial
Na região anterior do assoalho bucal, um sialolito pode ter uma aparência clínica semelhante. No entanto, seria esperado um histórico de dor e de inchaço da glândula salivar com um cálculo no ducto salivar. Distúrbios de desenvolvimento tais como teratomas ou cistos dermoides, neoplasias mesenquimais benignas e neoplasias de glândulas salivares também podem ser considerados como diagnóstico diferencial de uma lesão de tecido mole no assoalho

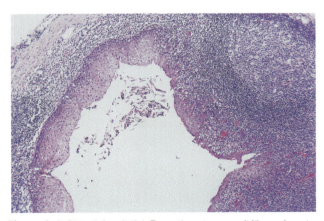

• **Figura 9-4** Cisto linfoepitelial. Revestimento por epitélio pavimentoso estratificado e tecido linfoide à volta.

bucal. Quando envolve a glândula parótida, o cisto linfoepitelial deve ser diferenciado do linfoma de glândula salivar, do tumor de Warthin e da neoplasia cística de origem em glândula salivar.

Tratamento

Uma biópsia excisional conservadora é geralmente utilizada para o diagnóstico definitivo, bem como para o tratamento. Não é esperada recorrência.

Neoplasias

Linfoma

Os linfomas são neoplasias malignas de células linfoides. Uma clara divisão entre linfoma de Hodgkin e linfomas não Hodgkin é amplamente aceita. O linfoma de Hodgkin é uma doença essencialmente dos linfonodos caracterizada pela presença de grandes células binucleadas, denominadas de células de Reed-Sternberg, e um estroma linfoide composto de inúmeras células não neoplásicas. O linfoma de Hodgkin é muito raro na cavidade oral.

Linfoma Não Hodgkin

Os linfomas não Hodgkin (NHL) são um grupo relativamente comum de neoplasias (mais de 50 mil casos por ano) que ocorrem frequentemente em regiões extranodais de cabeça e do pescoço, especialmente em pacientes infectados pelo HIV (AIDS). Os NHL são heterogêneos em sua apresentação, com uma grande variação no comportamento clínico. Alguns casos são indolentes, mas fundamentalmente fatais; outros são agressivos e rapidamente fatais se não tratados. Os NHL podem surgir nos linfonodos (nodais) e sítios extranodais. Cerca de 40% de todos os NHL surgem em sítios extranodais, sendo o trato gastrintestinal o mais comum. No Ocidente, ocorrem em maior frequência no estômago; mas, no Oriente Médio, o intestino é o local mais afetado. A região de cabeça e pescoço é o segundo local mais comum do NHL extranodal; a maioria dos casos surge no anel de Waldeyer.

Semelhantes aos linfomas nodais, os linfomas de células B são o fenótipo mais comum em sítios extranodais. Um grande espectro histológico e biológico dos linfomas de células B ocorre na região de cabeça e pescoço. Embora a maioria dos linfomas sejam linfomas difusos de grandes células B, outros tipos histológicos são encontrados em locais e populações específicas. Estes incluem o linfoma de Burkitt, que ocorre nos ossos faciais de pacientes jovens, e os linfomas de células T e de células *natural killer* na região nasofacial, produzindo a condição clínica denominada granuloma letal mediano. Uma grande parte dos linfomas surge nos linfonodos das glândulas salivares. Os linfomas também podem ocorrer no parênquima das glândulas salivares e lembram aqueles que se originam no tecido linfoide associado à mucosa (MALT). Este grupo de neoplasias, conhecidas como linfomas de células B da zona marginal extranodal, é genotípica e fenotipicamente único, caracterizado por um curso natural relativamente longo e indolente.

Classificação

A classificação microscópica dos NHL continua em desenvolvimento. Pelo menos oito classificações foram propostas ao longo dos últimos 30 anos. A classificação corrente e mais amplamente adotada é a da Organização Mundial da Saúde (OMS) (Tabela 9-1), que se baseia num sistema precedente conhecido como Revised European American Lymphoma (REAL). Este esquema divide os linfomas em grupos de células T e de células B e inclui um número de entidades que surgem em sítios extranodais. O foco deste sistema se baseia nas entidades biológicas distintas definidas pela combinação das características clínicas, morfológicas, imunofenotípicas e genotípicas. Esta classificação mostrou ser altamente reprodutível e clinicamente relevante. Além disso, por ser uma listagem dinâmica de entidades, novos

TABELA 9-1 Classificação dos Linfomas Modificada da OMS

	Neoplasias de Células B	Neoplasias de células T e sugeridas como de células NK
Células precursoras da neoplasia	Célula B precursora do linfoma linfoblástico/leucemia	Célula T precursora do linfoma linfoblástico/leucemia
Neoplasias periféricas de células maduras	Leucemia linfocítica crônica de células B/linfoma linfocítico de pequenas células (LLC-B/LLPC)	Leucemia linfocítica crônica de células T
	Linfoma linfoplasmocitoide	Leucemia linfocítica granular (células T ou NK)
	Linfoma do manto	Micose fungoide
	Linfoma de células B da zona marginal	Linfoma T periférico sem especificação
	Linfoma esplênico de células B da zona marginal	Linfoma angioimunoblástico
	Leucemia de células pilosas	Linfoma intestinal de células T
	Plamocitoma	Linfoma de células T/leucemia em adultos
	Linfoma difuso de grandes células B Linfoma de Burkkit	Linfoma anaplástico de grandes células

NK, Natural killer

| TABELA 9-2 | Achados Citogenéticos Característicos em Linfomas Específicos Selecionados |

Tipo de Linfoma	Translocação	Oncogene ou Supressor Tumoral	Mecanismo
Linfoma folicular	T(14;18)	Bcl-2	Justaposição de Bcl-2 com o promotor IgH resultando em superexpressão da proteína antiapoptótica Bcl-2
Zona marginal extranodal	t(11;18) t(1;14)	AP12, MLT Bcl-10	Proteína quimérica que inibe apoptose. Justaposição de linfoma Bcl-10 com o promotor IgH resulta em superexpressão da proteína Bcl-10
Linfoma de células do manto	t(11;14)	Bcl-1 (ciclina D1)	Justaposição de Bcl-1 com o promotor IgH resultando em superexpressão da proteína ciclina-D1
Linfoma de Burkkit	t(8;14) t(8;22) t(2;8)	c-Myc	A superexpressão de Myc é devida à justaposição do gene c-Myc com IgH, Ig$_\kappa$ ou Ig$_\lambda$
Linfoma anaplásico de grandes células	T(2;5)	NPM, ALK	Produção de proteína quimérica NPM e de proteína ALK, as quais possuem atividade tirosina quinase contra linfoma

linfomas podem ser adicionados quando identificados e caracterizados. Tanto o sistema de classificação REAL como o da OMS têm sido criticados por sua forte dependência da fenotipagem imuno-histoquímica e sua aplicação discutível quando a informação clínica não existe ou é limitada. Além disso, como ambos os sistemas fornecem uma lista de entidades sem agrupamentos biológicos, o aprendizado dos sistemas pode ser difícil.

Etiologia

Pouco se sabe sobre a origem dos NHL. As variações na incidência em diferentes grupos étnicos sugerem uma forte predisposição genética. A imunodeficiência, seja adquirida ou congênita, é um importante fator de risco para o desenvolvimento de alguns linfomas e pode estar relacionada com uma resposta imune deficiente para o vírus de Epstein-Barr (EBV), o que permite a expansão clonal de células infectadas. Alguns linfomas estão claramente associados a uma específica translocação cromossômica, tais como t(8;14), t(8;22) e t(2;8) no linfoma de Burkit e t(11;14) no linfoma de células do manto (Tabela 9-2). Estas translocações cromossômicas específicas resultam na desregulação de oncogenes ou genes supressores de tumor, ocasionando proliferação celular descontrolada. O porquê de estas translocações específicas ocorrerem não é conhecido.

Estadiamento

A importância do estadiamento adequado (determinar a extensão clínica da doença) para pacientes com linfoma na região oral não pode ser subestimada. O estadiamento fornece objetivos importantes, tais como a determinação do tipo e da intensidade do tratamento, o prognóstico para o paciente e as potenciais complicações associadas à doença. O método de Ann Arbor, embora inicialmente concebido para o estadiamento dos linfomas de Hodgkin, é agora amplamente utilizado para os NHL (Quadro 9-1). Aos pacientes é geralmente atribuído um estádio entre I e IV, dependendo do local e da extensão do linfoma. Além disso, os pacientes são classificados como "A" (sem sintomas) ou "B" (sintomas constitucionais).

Muitas vezes, o estadiamento difere de acordo com o tipo e o local do linfoma. Costuma-se realizar avaliação gastrintestinal para os linfomas do anel de Waldeyer, pois estes linfomas estão frequentemente acompanhados de envolvimento gastrintestinal. O linfoma extranodal da zona marginal tende a permanecer

| • QUADRO 9-1 | Sistema de Estadiamento de Ann Arbor para os Linfomas Não Hodgkin |

Estádio	Definição
I	Envolvimento de um único linfonodo regional ou de um único órgão ou sítio extranodal (I$_E$)
II	Envolvimento de dois ou mais linfonodos regionais do mesmo lado do diafragma ou envolvimento localizado de um sítio extranodal ou órgão (II$_E$) e um ou mais linfonodos regionais do mesmo lado do diafragma
III	O envolvimento dos linfonodos regionais em ambos os lados do diafragma, que também pode ser acompanhado por envolvimento localizado de um órgão ou sítio extranodal (III$_E$) ou baço (III$_S$), ou ambos (III$_{SE}$)
IV	Envolvimento difuso ou disseminado de um ou mais órgãos distantes extranodais com ou sem envolvimento de linfonodos associados

Subclasssificação

A. Sem sintomas sistêmicos
B. Sintomas sistêmicos: febre inexplicável >38°C; perda de peso inexplicável >10% do peso corporal nos últimos 6 meses; sudorese noturna

TABELA 9-3 Comparação das Características Clínicas dos Linfomas Indolentes, Agressivos e Altamente Agressivos

	Indolente	Agressivo	Altamente Agressivo
Tipos	Linfoma folicular LLC-B/LLPC Linfoma de células do manto	Linfoma difuso de células B Linfoma periférico de células T	Linfoma de Burkkit
Idade	Adultos	Qualquer	Crianças e adultos jovens
Estádio	Agressivo (>80% em estágios III e IV)	Qualquer	Agressivo
Taxa de crescimento tumoral	Lento; fração proliferativa baixa	Rápido	Muito rápido, fração proliferativa > 95%
Envolvimento da medula óssea	Sim	Incomum	Comum
Curso natural se não tratado	Indolente, leva anos para a morte do paciente	Morte em 1 ou 2 anos	Morte em semanas ou meses
Resposta ao tratamento	Precário	Responsivo	Muito responsivo

LLC-B/LLPC, leucemia linfocítica crônica de células B/linfoma linfocítico de pequenas células.
Modificado de Chan JKC: Capítulo 21. Em Fletcher CDM: Diagnostic histopathology of tumors, ed 2, London, 2000, Churchill Livingstone.

localizado por períodos prolongados e tem um curso clínico relativamente indolente, portanto, não é necessária uma extensa investigação. A avaliação do sistema nervoso central (SNC) é realizada para os linfomas do nariz e seios paranasais, para os linfomas linfoblásticos e tipos indiferenciados. A biópsia de medula óssea é geralmente realizada para todos os linfomas extranodais da cabeça e do pescoço, mas a laparotomia para estadiamento raramente é realizada pois o envolvimento visceral é improvável.

Características Clínicas

Clinicamente, três grandes grupos de NHL podem ser discernidos baseados em seu comportamento biológico (Tabela 9-3). Estes linfomas podem ser clinicamente indolentes, agressivos ou altamente agressivos. Os linfomas indolentes são caracterizados por crescimento lento, grande disseminação no momento do diagnóstico, um longo curso natural e relativa incurabilidade. Por outro lado, os grupos agressivos e altamente agressivos são caracterizados por crescimento rápido, frequentemente localizados no momento do diagnóstico, curto curso natural e frequente resposta aos agentes quimioterápicos. Paradoxalmente, os linfomas mais agressivos são os mais suscetíveis de serem curados. A maioria dos linfomas em adultos é de linfomas difusos de células B ou linfomas foliculares, que, juntos, compõem mais de 50% de todos os tipos. Os linfomas foliculares acometem predominantemente os linfonodos e raramente ocorrem na cavidade oral. Em contraste, os linfomas de células T são consideravelmente menos comuns em todos os sítios, incluindo a cavidade oral. Nas crianças, linfomas agressivos e altamente agressivos são os mais comuns, com o linfoma de Burkitt representando mais de 40% de todos os tipos.

A apresentação clínica dos linfomas de região oral varia de acordo com seu local de origem e seu tipo histológico, porém a maioria se apresenta como um tumor ou um tumor ulcerado se assemelhando ao carcinoma epidermoide ou às neoplasias de glândulas salivares. Outras neoplasias malignas de origem linfoide, tais como o plasmocitoma e o linfoma de Burkitt, mostram uma marcante predileção pelo envolvimento primário do osso. A caracterização microscópica dos tipos específicos de linfomas é importante, pois os procedimentos de estadiamento e o tratamento podem diferir para cada tipo. O único método confiável para distinguir e caracterizar estas lesões é por imunofenotipagem com o uso dos tecidos para estudos imunológicos ou por citometria de fluxo de material obtido por punção com agulha fina. Os linfomas orais representam menos de 5% das neoplasias malignas que acometem essa região. Na cabeça e no pescoço, os linfomas podem ser encontrados nos linfonodos regionais e dentro de sítios extranodais em áreas associadas ao intestino ou ao MALT (estendendo-se a partir da cavidade oral até a região anal) (Fig. 9-5). Na cavidade oral, o tecido linfoide é encontrado principalmente no anel de Waldeyer; em qualquer outra localização na cavidade oral, aparece como um tecido linfoide submucoso não encapsulado na base da língua e do palato mole, bem como nas glândulas salivares maiores e menores. As amígdalas são o local orofaríngeo mais comum, seguidas pelo palato (Figs. 9-6 a 9-8). Se o osso é o local de acometimento primário, a perda óssea alveolar e a mobilidade dentária são sinais frequentes (Fig. 9-9). Inchaço, dor, dormência do lábio e fratura patológica podem estar associados às lesões ósseas.

Tratamento e Prognóstico

O tratamento dos NHL depende de vários fatores, incluindo tipo histológico e grau da neoplasia, estadiamento, idade, condição de saúde, estado imunológico e desejo do paciente. Duas modalidades de tratamento estão disponíveis: radioterapia e quimioterapia. A radioterapia é utilizada se o linfoma é encontrado em um local específico, enquanto a quimioterapia é utilizada para a doença não localizada ou mais amplamente distribuída. Na radioterapia, normalmente são utilizadas doses de 40 a 50 Gy. A quimioterapia é administrada como um regime único ou de vários medicamentos. O objetivo da quimioterapia é o de maximizar a toxicidade ao tumor minimizando os danos aos tecidos normais, particularmente os tecidos hematopoiéticos.

CAPÍTULO 9 Lesões Linfoides 231

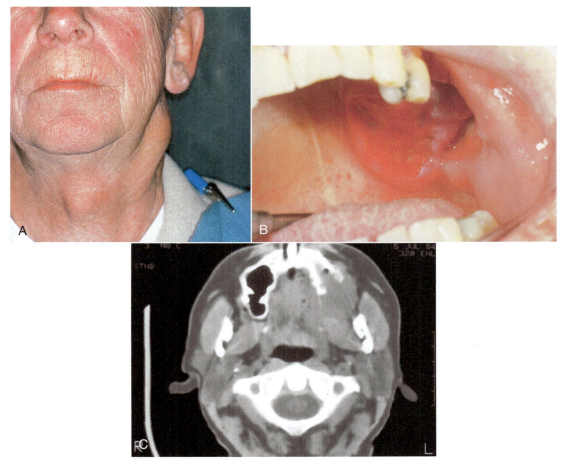

• **Figura 9-5** **A,** Linfoma no lado esquerdo do pescoço. **B,** Lesão envolvendo a crista do rebordo alveolar da maxila. **C,** Tomografia computadorizada (TC) demonstrando uma massa na maxila esquerda.

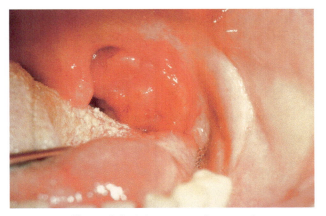

• **Figura 9-6** Linfoma na tonsila esquerda

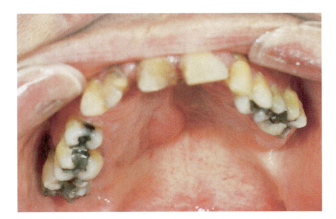

• **Figura 9-7** Linfoma no palato

O anticorpo monoclonal contra o antígeno CD20 (rituximab) é um tratamento biológico adjuvante recente utilizado para vários linfomas e leucemias de células B, como também para algumas doenças autoimunes.

A recidiva da doença durante o tratamento é um mau sinal prognóstico e está provavelmente relacionada com o desenvolvimento de clones resistentes a medicamentos. No caso de recidiva anos após a interrupção do tratamento, o linfoma provavelmente ainda é suscetível ao agente quimioterápico inicial. Para alguns pacientes com linfomas indolentes, nenhum tratamento pode ser efetuado inicialmente. Posteriormente, tanto a radioterapia quanto a quimioterapia podem ser utilizadas, se necessário. Em geral, o prognóstico de linfoma indolente é ruim. Embora a sobrevida seja longa, com um tempo médio de 8 anos, este grupo é considerado incurável. Para os linfomas agressivos, a quimioterapia é utilizada para mais de 90% dos pacientes. A quimioterapia por combinação de medicamentos irá induzir a remissão em cerca de 40% dos pacientes. O objetivo do tratamento é ampliar a

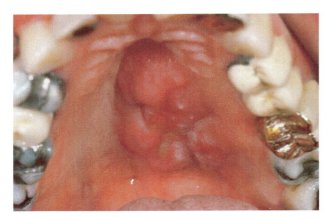

• **Figura 9-8** Linfoma do palato

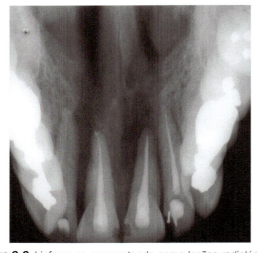

• **Figura 9-9** Linfoma se apresentando como lesões radiolúcidas ao redor dos ápices dos incisivos superiores.

dose para os limites de tolerância do paciente. Para os pacientes que respondem, a perspectiva é boa, com cura esperada. Para os pacientes que não respondem, a perspectiva é ruim. Do mesmo modo, os linfomas altamente agressivos respondem bem à quimioterapia, com resolução da doença em muitos pacientes após apenas um ciclo de tratamento. Para os que não respondem ao tratamento, a doença é fatal em semanas.

Linfomas Específicos

Em geral, são reconhecidos dois grupos histomorfológicos básicos de linfomas: folicular (nodular) e difuso. Sem tratamento, o primeiro grupo mostra um prognóstico mais favorável. Os linfomas foliculares contêm células neoplásicas dispostas em nódulos de tamanho uniforme distribuídas por todo o linfonodo ou sítio extranodal. Nos linfomas que exibem um padrão difuso, as células neoplásicas são distribuídas uniformemente em todo o tecido envolvido. Em ambos os casos, a arquitetura normal do tecido linfoide é destruída. A citologia ou o tipo celular predominante no interior da lesão é de grande importância. Nem todas as formas de linfomas são discutidas aqui, apenas as entidades de relevância para a região de cabeça e pescoço. Os anticorpos específicos utilizados no diagnóstico de cada tipo de linfoma são apresentados na Tabela 9-4. A citogenética e a imunofenotipagem dos linfomas específicos são apresentados na Tabela 9-2 e na Tabela 9-5.

Linfoma Difuso de Células B

O linfoma difuso de células B (LDCB) é uma neoplasia agressiva de crescimento rápido e de grandes células linfoides B. O LDCB geralmente surge *de novo*, mas pode representar a transformação de um linfoma de baixo grau. Ocorre em uma ampla faixa etária, com uma ligeira predileção pelo gênero masculino. O LDCB pode se apresentar como uma linfadenopatia ou em sítios extranodais (Fig. 9-10). Quando acomete o tecido ósseo, a neoplasia produz grande destruição. Aproximadamente 50%

TABELA 9-4 Anticorpos Marcadores de CD Úteis no Diagnóstico dos Linfomas

Marcador de CD	Expressão em Tecido Normal	Expressão em Neoplasias
CD1a	Células de Langerhans	Histiocitose de células de Langerhans
CD3	Células T Células NK	Neoplasias de células T Neoplasias NK
CD4	Linfócitos T Auxiliares/Indutores Monócitos Histiócitos Células de Langerhans	Algumas neoplasias de células T Histiocitose de células de Langerhans
CD8	Células T citotóxicas/supressoras Células NK	Algumas neoplasias de células T Algumas neoplasias de células NK
CD10 (CALLA)	Células B centrofoliculares Granulócitos	Linfoma B centrofolicular Linfoma de Burkkit
CD15 (LeuM1)	Granulócitos Monócitos	Doença de Hodgkin clássica
CD20	Células B, mas não pré-células B ou plasmócitos	Neoplasias de células B Fraco em LLC-B/LLPC Doença Hodgkin de linfócito nodular predominante

TABELA 9-4 Anticorpos Marcadores de CD Úteis no Diagnóstico dos Linfomas (cont.)

Marcador de CD	Expressão em Tecido Normal	Expressão em Neoplasias
CD22	Células B exceto plasmócitos	Neoplasias de células B
CD23	Células B Células dendríticas foliculares	LLC-B/LLPC Alguns linfomas centrofoliculares
CD30	Células B e T ativadas	Doença de Hodgkin clássica LAGC
CD43	Células T Histiócitos	Neoplasias de células T Algumas neoplasias de células B
CD45RB	Todos os leucócitos Exceto plasmócitos	Linfomas e leucemias
CD45RO (UCHL-1)	Células T Histiócitos Células mieloides	Neoplasias de células T
CD56	Células NK	Neoplasias de células NK Alguns linfomas T periféricos
CD79a	Células B inclusive plasmócitos	Neoplasias de células B inclusive as de plasmócitos Doença Hodgkin de linfócito nodular predominante
CD138	Plasmócitos e precursores	Neoplasias plasmocitárias
Pax5	Todas as células B exceto plasmócitos	Neoplasias de células B
Oct2	Células B produtoras de imunoglobulina	Neoplasias de células B

LAGC, Linfoma anaplásico de grandes células; *LLC-B/LLPC*, leucemia linfocítica crônica de células B/linfoma linfocítico de pequenas células; *NK*, *natural killer*

TABELA 9-5 Painel de Anticorpos para Imunofenotipagem dos Linfomas

Tipo de Linfoma	CD5	CD20	CD23	CD10	CD30	Ciclina D1	Bcl-2	CD3
LLC-B/LLPC	+	+	+	-	-	-	-	-
Células do manto	+	+	-	-	-	+	-	-
Zona marginal	-	+	-	-	-	-	-	-
Difuso de células B	-	+	-	-	-	-	±	-
Folicular	-	+	-	+	-	-	+	-
LAGC	-	-	-	-	+	-	±	+*

LAGC, Linfoma anaplásico de grandes células; *LLC-B/LLPC*, leucemia linfocítica crônica de células B/linfoma linfocítico de pequenas células; *NK*, *natural killer*
*Positivo em apenas 25% dos LAGC e negativo nos de células NK. Outros marcadores positivos de células T, como CD4 e CD2, são necessariamente utilizados para confirmar o LAGC.

de todos os linfomas se apresentam no estádio I ou II e, uma vez tratados, 50 a 60% dos pacientes podem alcançar uma prolongada sobrevida livre de doença.

Microscopicamente, a neoplasia é composta por lençóis de grandes células linfoides que exibem o citoplasma e o núcleo do mesmo tamanho ou maiores que os dos histiócitos reativos. Nos linfonodos, a arquitetura linfoide normal é apagada e a presença de necrose é comum. Alguns LDCB estão associados à infecção pelo EBV (denominados LDCB EBV-positivos dos idosos), nos quais não há uma causa identificável da imunossupressão ou um histórico de linfoma. A etiologia proposta para esses linfomas é de ser causada pela senescência do sistema imune como parte do processo de envelhecimento. O LDCB EBV-positivo, incluindo o LDCB EBV-positivo dos idosos, exibe uma pior resposta ao tratamento, com um pior prognóstico em comparação aos pacientes com LDCB EBV-negativo.

Linfoma Folicular de Células B

Os linfomas foliculares de células B são neoplasias compostas por linfócitos B centrofoliculares dispostos em nódulos. Esta categoria de linfoma representa de 22 a 40% de todos os NHL em brancos, mas apenas 5 a 10% de NHL em asiáticos. Geralmente, é uma doença dos idosos, se apresentando com um crescimento lento e aumento indolor de volume de um ou vários linfonodos. É raro

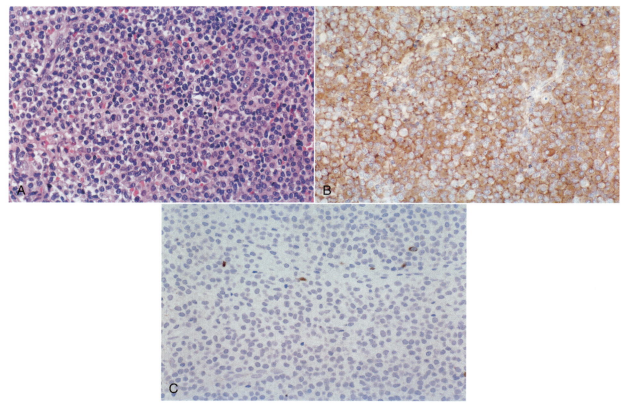

• **Figura 9-10** **A,** Linfoma difuso de células B. **B** e **C,** Reação imuno-histoquímica para as cadeias leves kappa (**B**) e lambda (**C**) demonstrando infiltrado monoclonal.

na cavidade oral. A neoplasia é caracterizada por um curso clínico prolongado e várias recorrências ao longo de vários anos. Este linfoma é essencialmente incurável, com uma sobrevida média de 5 a 10 anos. Microscopicamente, há apagamento da arquitetura normal do linfonodo por folículos neoplásicos compostos por população celular semelhante a células centrofoliculares, incluindo pequenas e grandes células clivadas e, ocasionalmente, grandes células não clivadas.

Linfoma Extranodal de Células B da Zona Marginal

O linfoma extranodal de células B da zona marginal era conhecido como linfoma MALT (tecido linfoide associado à mucosa). Este linfoma indolente ocorre na mucosa e nos tecidos extranodais, incluindo o trato gastrintestinal, as glândulas salivares, o pulmão, a tiroide e a pele (Fig. 9-11). Qualquer faixa etária ou gênero pode ser afetado, embora em alguns tipos, como aqueles associados com a síndrome de Sjögren, seja evidente uma grande predominância do sexo feminino. Os fatores predisponentes para linfoma extranodal de células B da zona marginal abrangem a tireoidite de Hashimoto, a síndrome de Sjögren, a gastrite causada por *Helicobacter pylori* e a infecção cutânea por *Borrelia burgdorferi* (doença de Lyme). Estes linfomas tendem a se localizar no órgão envolvido por um tempo prolongado antes da disseminação. A maioria dos casos é curada com tratamento

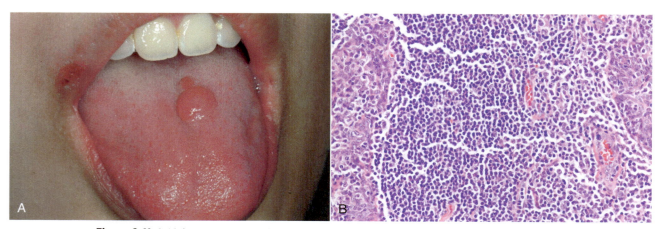

• **Figura 9-11** **A,** Linfoma da zona marginal (linfoma do tecido linfoide associado à mucosa [MALT]) no dorso da língua se apresentando como um nódulo. **B,** O exame microscópio demostrou lençóis de pequenos linfócitos e infiltração das ilhotas epiteliais.

local e o prognóstico é excelente, com sobrevida de 5 anos na ordem de 75%.

Ao exame microscópico se observa o envolvimento focal ou multifocal de tecidos extranodais. Independentemente do local, todos os linfomas extranodais da zona marginal compartilham várias características histopatológicas. A neoplasia é composta predominantemente de células do tipo centrócitos que morfologicamente se assemelham a uma variação de linfócitos a células monocitoides. Em algumas neoplasias, a proporção de centrócitos mostrando diferenciação plasmocitoide pode ser tão grande que se assemelha a um plasmocitoma. Grupos de centrócitos podem invadir e destruir o epitélio e formar lesões linfoepiteliais, que podem ser poucas ou muitas (Fig. 9-11). As células neoplásicas começam a se proliferar na zona marginal e gradualmente se expandem em torno de folículos linfoides reativos. Ao longo do tempo, as células neoplásicas infiltram os folículos reativos em um dos três padrões denominados colonização folicular. Ocasionalmente, este fato pode conferir um discreto padrão nodular às neoplasias, o que pode levar a um confuso diagnóstico de linfoma folicular.

Linfoma do Manto

Este linfoma de células B é derivado das células da zona do manto dos folículos linfoides primários. A principal característica desta doença é uma inadequada superexpressão de ciclina D1. O linfoma do manto ocorre em adultos de meia-idade ou mais velhos e tem uma grande predominância no gênero masculino. A doença se apresenta como uma linfadenopatia; entretanto, a doença extranodal comumente envolve o baço e o trato gastrintestinal. A evolução clínica é progressiva, com um prognóstico quase que uniformemente ruim. A maioria dos pacientes apresenta recidiva no prazo de 24 meses, com uma taxa de sobrevida em 5 anos de 30%. A histologia mostra um padrão nodular difuso ou vagamente nodular de linfócitos em torno de centros germinais residuais reativos. As células são monótonas e pequenas com núcleos clivados ou angulados, mas com uma forma esférica. Variantes pleomórficas ou blastoides são reconhecidas e apresentam um curso clínico ainda mais agressivo.

Leucemia Linfocítica Crônica de Células B/Linfoma Linfocítico de Pequenas Células

A leucemia linfocítica crônica de células B/linfoma linfocítico de pequenas células LLC-B/LLPC é um linfoma indolente composto por proliferação neoplásica de linfócitos pequenos e bem diferenciados (Fig. 9-12). A maioria dos casos tem uma apresentação leucêmica e as lesões são raramente localizadas. A condição afeta pacientes mais velhos e normalmente é um achado incidental no sangue periférico. O envolvimento da medula óssea no momento do diagnóstico é comum, e cerca de 40% dos pacientes apresentam sintomas do tipo B. Muitos pacientes têm complicações infecciosas, e alguns desenvolvem anemia hemolítica autoimune. Como a condição é indolente e lentamente progressiva, muitos pacientes assintomáticos não são tratados. A LLC-B/LLPC responde à quimioterapia de agente único, entretanto a cura quase nunca é alcançada. O curso da doença é caracterizado por diversas recidivas e morte após alguns anos. A sobrevida média é de 5 a 8 anos. Os aspectos histológicos evidentes são: obliteração dos linfonodos por pequenos linfócitos

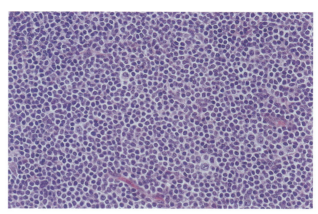

• **Figura 9-12** Linfoma linfocítico de pequenas células

com núcleos pequenos e arredondados, cromatina condensada, nucléolos imperceptíveis e pouco citoplasma.

Linfoma de Burkitt

O linfoma de Burkitt (LB) é um linfoma de células B altamente agressivo que acomete principalmente crianças e adolescentes. Três formas da doença são reconhecidas: uma do tipo endêmica na África, uma forma esporádica ocorrendo na América do Norte e na Europa, e uma forma associada à imunodeficiência. O LB endêmico é uma doença de crianças que ocorre na África equatorial, onde a malária endêmica pode servir como um cofator patogênico. Aproximadamente 95% desta forma está associada à infecção pelo EBV. O envolvimento da mandíbula é característica do LB endêmico; cerca de 50% das pessoas atingidas apresentam lesões da maxila ou da mandíbula. Outros órgãos são comumente envolvidos, tais como os rins, o fígado, o retroperitônio e as gônadas. O LB esporádico ocorre em países não africanos e afeta principalmente adultos jovens. Esta variedade de LB muitas vezes se apresenta como uma massa abdominal, e o envolvimento da medula óssea é mais comum em comparação com a forma endêmica. As lesões de mandíbula são consideravelmente menos comuns nos LB esporádicos do que nos LB endêmicos, ocorrendo em aproximadamente 10% dos casos. O LB pode piorar a infecção pelo HIV. A maioria dos pacientes é composta de adultos com significativa imunossupressão. A ocorrência da neoplasia é observada tanto nos linfonodos como nos sítios extranodais, particularmente sistema nervoso central (SNC), medula óssea e trato gastrintestinal. Embora o EBV tenha sido identificado em uma grande proporção de LB endêmico, apenas 10% dos casos esporádicos de LB estão associados à infecção pelo EBV. A sobrevida para LB endêmico e esporádico depende do estádio no momento do diagnóstico. Com protocolos agressivos de quimioterapia, a taxa de sobrevida em 5 anos é superior a 75% para os estádios I a III, mas apenas de 25% para a doença em estádio IV. Para LB associado à AIDS, o prognóstico é ruim.

Microscopicamente, todas as formas de LB apresentam achados semelhantes, que consistem em densos e monótonos lençóis de linfócitos neoplásicos de tamanho médio. O citoplasma das células é fortemente basofílico e frequentemente faz ângulos agudos com as células vizinhas em cortes bem fixados. A neoplasia possui uma alta taxa mitótica, com mais de 10 mitoses por campo de grande aumento, e a imunomarcação para o marcador

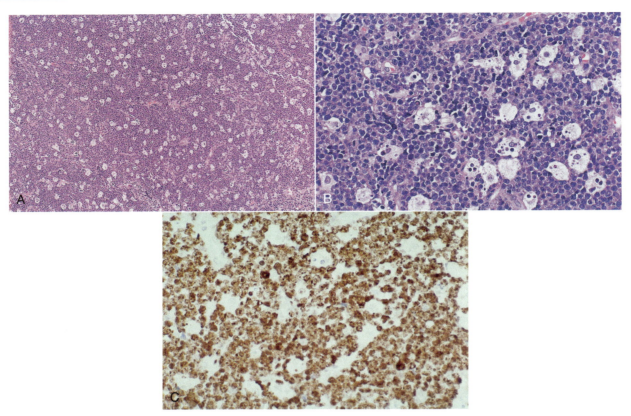

• **Figura 9-13** A e B, Linfoma de Burkitt. Note a imagem de céu estrelado ocasionada pelos macrófagos de citoplasma claro. C, Imunomarcação contra proteína de proliferação Ki-67 mostrando reação positiva em quase todas as células neoplásicas.

de proliferação celular Ki-67 demonstra que quase 100% das células estão em processo de divisão. Numerosos macrófagos contendo restos celulares conferem a clássica aparência de céu estrelado (Fig. 9-13). A doença é definida citogeneticamente pela característica translocação que envolve o gene c-myc no cromossomo 8 com um dos genes das imunoglobulinas (cadeia pesada ou leve) no cromossomo 2, 14 ou 22.

Linfomas Associados à Infecção pelo Vírus da Imunodeficiência Humana

O crescimento no número dos NHL tem sido reconhecido como uma complicação rara de muitos estados de imunodeficiência congênita. O aumento do número de transplantes de órgãos associado às técnicas de imunossupressão tem testemunhado um aumento acentuado no desenvolvimento de várias doenças linfoproliferativas. O desenvolvimento de linfomas no cenário de uma infecção pelo HIV é reconhecido como uma importante complicação da AIDS (Fig. 9-14). É uma complicação relativamente tardia da infecção pelo HIV, com alguns linfomas, particularmente as linfoproliferações imunoblásticas e o linfoma plasmablástico, que ocorre principalmente quando uma significativa depressão de células T CD4 é observada.

Em contraste com os linfomas que agravam outros estados de imunodeficiência, até 75% daqueles originados pela infecção

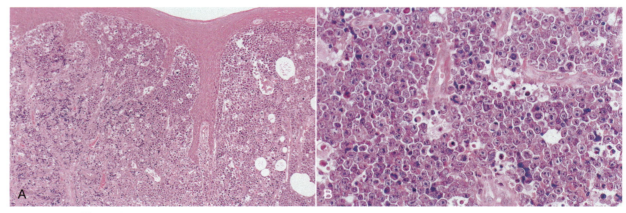

• **Figura 9-14** A e B, Linfoma de alto grau localizado no palato em paciente com síndrome da imunodeficiência adquirida (AIDS).

pelo HIV ocorrem em sítios extranodais e quase um quinto ocorre no SNC. Os sítios envolvidos são relativamente variados nos linfomas relacionados com a AIDS e incluem o SNC, a região anorretal e a cavidade oral. Os NHL representam 3% de todas as neoplasias malignas da cavidade oral em pacientes com infecção pelo HIV. Os locais mais comumente afetados são a gengiva, o palato e as fauces, que passam a exibir um tumor de crescimento rápido e/ou uma mobilidade dentária. Tipicamente, estes linfomas causam uma doença generalizada com sintomas sistêmicos. Além disso, uma grande parte dos pacientes irá desenvolver propagação para SNC e medula óssea durante o curso da doença. Na AIDS, os linfomas de células B predominam, apesar de linfomas de células T também serem observados. A maioria dos linfomas de células B é plasmablástica, imunoblástica ou semelhante ao linfoma de Burkitt. O linfoma plasmablástico é um linfoma agressivo de células B que ocorre no contexto da infecção por HIV. Tem predileção pela cavidade oral, mas pode ocorrer em outros locais, como o trato gastrintestinal e os linfonodos. Tanto o EBV como o herpes-vírus humano 8 (HHV8) foram implicados no desenvolvimento de linfoma plasmablástico, mas a associação com o EBV é mais nítida. O prognóstico para o linfoma plasmablástico é ruim; o tempo médio de sobrevida relatado é de menos de 1 ano.

Linfoma Anaplásico de Grandes Células

O linfoma anaplásico de grandes células (LAGC) é um linfoma agressivo de células T ou da linhagem *natural killer* (NK) que caracteristicamente expressa o antígeno CD30 (Ki-1 ou Ber-H2) (Fig. 9-15). Embora a expressão deste antígeno seja considerada específica do LAGC, hoje se reconhece que o CD30 é um marcador de ativação que pode ser expresso por outros linfomas de células B e células T. Foi determinado que a anomalia citogenética t(2;5) que envolve os genes NPM e ALK é uma característica importante do LAGC. O fato de até 80% destas neoplasias expressarem a proteína ALK no núcleo e no citoplasma das células neoplásicas torna esta característica um importante fator de diagnóstico imuno-histoquímico.

O LAGC tem uma distribuição etária bimodal característica, afetando os adolescentes e adultos mais velhos. Os homens são mais afetados do que as mulheres. Este linfoma apresenta uma apresentação clínica variável tanto nodal como extranodal, incluindo a pele, o trato gastrintestinal e o osso. O envolvimento da medula óssea no momento do diagnóstico é variável, podendo ser de 10 a 40%, dependendo se métodos morfológicos ou imuno-histoquímicos são utilizados para a detecção. O envolvimento da medula óssea no diagnóstico é sinal de prognóstico ruim. Embora a neoplasia seja agressiva, responde bem à quimioterapia simples ou múltipla, com uma taxa média de sobrevida de 5 anos de 77%. Histologicamente, muitos padrões diferentes são observados. A forma prototípica consiste em células grandes ou muito grandes com núcleos arredondados únicos ou múltiplos em forma de ferradura. Ocasionalmente, os núcleos estão dispostos num padrão em coroa. O citoplasma é anfofílico e abundante. O diagnóstico de LAGC pode ser difícil de se diferenciar de outras neoplasias de células grandes, tais como o carcinoma indiferenciado e o melanoma, daí a necessidade de imunofenotipagem para diagnosticar a doença.

Linfoma Extranodal do Tipo Nasal de Células T/*Natural Killer*

A destruição progressiva e ulcerada do palato, do nariz e das estruturas paranasais tem sido reconhecida como uma condição danosa e potencialmente fatal. O termo granuloma letal da linha média foi originalmente usado para descrever esta doença; entretanto, vários outros termos foram sugeridos, tais como reticulose polimórfica, granulomatose linfomatoide, doença destrutiva idiopática e reticulose maligna da linha média. As evidências atuais são de que uma variedade de doenças, incluindo granulomatose de Wegener, agentes infecciosos e linfoma, foram diagnosticadas como granuloma letal da linha média. Após a exclusão da granulomatose de Wegener e de doença infecciosa, os casos restantes parecem ser de linfomas T ou linfomas NK (células T/NK). Nesta localização, muitas vezes é difícil a distinção histológica de um linfoma de células T de um linfoma de células NK; consequentemente, o termo linfoma extranodal do tipo nasal de células T/*natural killer* é o preferido.

O linfoma extranodal do tipo nasal de células T/*natural killer* é uma neoplasia agressiva dos adultos, com a apresentação ocorrendo na idade de 53 anos em média. Os homens são afetados com mais frequência do que as mulheres. Sintomas nasais são com frequência a característica de apresentação mais comum, com epistaxe ocasionalmente presente. Alguns pacientes podem

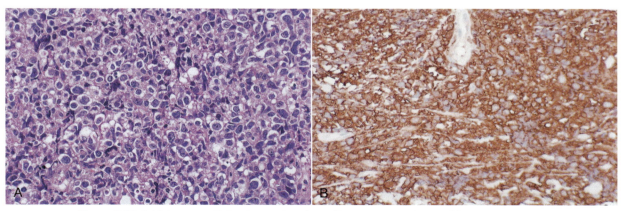

• **Figura 9-15** A, Linfoma anaplásico de grandes células. B, Imunomarcação com CD20 confirmando um linfoma B de grandes células.

apresentar desde o aparecimento da lesão inchaço do palato duro ou mole. Ao longo do tempo, evolui para uma franca ulceração e destruição do palato e tecidos nasais, muitas vezes levando a uma fístula oronasal. Sem tratamento, a destruição implacável de estruturas do terço médio da face pelo infiltrado linfomatoso pode levar à morte por hemorragia ou infecção secundária. Tipicamente, a condição é tratada com quimioterapia, radioterapia ou uma combinação de ambas. Os relatórios de sobrevida a longo prazo variam, em parte por causa da confusão quanto ao diagnóstico da doença. A sobrevida global a partir do momento do diagnóstico tem sido relatada como variando de 3 meses a 14 anos. Manejos mais agressivos ocasionaram uma melhora no prognóstico para 5 anos de sobrevida livre de doença de 78% para pacientes com lesões em fase inicial e 19% para aqueles com doença disseminada.

O aspecto microscópico do linfoma extranodal do tipo nasal de células T/*natural killer* é caracterizado pela presença de quantidades variáveis de tecido de granulação e necrose. O infiltrado inflamatório consiste em uma mistura de células inflamatórias agudas e crônicas entremeadas com linfócitos atípicos que podem variar de poucos a uma proporção predominante do infiltrado. Estas células são de tamanho médio ou grande, têm um citoplasma claro e um contorno nuclear irregular. Algumas apresentam nucléolos proeminentes e podem se assemelhar a imunoblastos. Crescimento angiocêntrico e epiteliotropismo são características histopatológicas comuns do linfoma extranodal do tipo nasal de células T/*natural killer*. Os raros casos de doença destrutiva do terço médio da face são causados por outros tipos de linfomas, tais como os linfomas de células B. A infecção pelo EBV é característica e pode ser demonstrada por meio de métodos de hibridação *in situ*.

Doença Linfoproliferativa CD30-Positiva Rica em Eosinófilos

Este linfoma incomum foi relatado na cavidade oral e se assemelha a um linfoma cutâneo primário de células T. Clinicamente, a doença se apresenta como uma úlcera solitária, muitas vezes na língua. Microscopicamente, o infiltrado celular estromal é composto por linfócitos pequenos e redondos e abundantes eosinófilos misturados com uma população atípica de células pequenas a médias e esparsas células grandes com núcleos atípicos e nucléolos proeminentes. As células grandes expressam antígenos CD3 e CD30. A análise molecular do receptor de células T é clonal, o que é compatível com uma neoplasia. A microscopia das doenças linfoproliferativas CD30-positivas ricas em eosinófilos se assemelha ao processo inflamatório crônico com ulceração e à eosinofilia da mucosa oral, uma lesão reativa crônica autolimitante que tem sido conhecida por vários termos, incluindo granuloma traumático da língua, granuloma ulcerativo traumático com eosinofilia estromal, úlcera eosinofílica da mucosa oral, granuloma traumático oral e granuloma eosinofílico de tecido mole. Apesar do nome, a relação entre o processo inflamatório crônico com ulceração e eosinofilia e trauma não está claro. O curso clínico da doença linfoproliferativa CD30-positiva rica em eosinófilos não está bem compreendido porque os casos publicados são poucos e parecem seguir um curso indolente, e alguns casos são curados com uma simples excisão.

Linfoma de Hodgkin

O linfoma de Hodgkin raramente envolve a cavidade oral, embora haja casos em que esta doença se desenvolve nos tecidos moles, bem como na mandíbula e na maxila. Ocasionalmente, as manifestações orais podem representar o principal local de envolvimento. Em outros casos, podem ser observadas simultaneamente linfadenopatia cervical e doença mais generalizada.

Características Clínicas

Geralmente, o linfoma de Hodgkin ocorre numa grande faixa etária, com o maior número de pacientes tendo entre 15 e 35 anos ou mais de 55 anos. Uma ligeira predileção pelo gênero masculino tem sido observada. Clinicamente, o linfoma de Hodgkin é caracterizado pelo aumento indolor dos linfonodos ou do tecido linfoide extranodal. Na cavidade oral, o aumento das tonsilas, normalmente unilateral, pode ser visto nas primeiras fases da doença. Quando sítios extranodais são envolvidos, pode ser vista uma tumefação submucosa, por vezes com ulceração da mucosa ou erosão do osso subjacente. Subsequente ao diagnóstico microscópico, deve ser realizado o estadiamento clínico. Pode consistir de exame físico, radiografia, linfangiografia e laparotomia. Após o procedimento de estadiamento, um plano de tratamento definitivo é estabelecido. O Quadro 9-1 fornece detalhes sobre o sistema de Ann Arbor de estadiamento clínico.

Histopatologia

De maior significado diagnóstico é a identificação de uma das várias formas de célula Reed-Sternberg, que devem estar presentes para que o diagnóstico de linfoma de Hodgkin seja estabelecido. Na sua forma mais comum, esta célula de origem linfoide se caracteriza pela sua grande dimensão e pelo seu núcleo bilobado; cada lóbulo contém um grande nucléolo anfofílico ou eosinofílico. O padrão da cromatina é vesicular e condensado na periferia. Outras células de Reed-Sternberg podem ser caracterizadas por dois núcleos com um nucléolo proeminente ou por vários núcleos. Células semelhantes às células de Reed-Sternberg podem ser vistas em algumas doenças virais, tais como a mononucleose infecciosa e o LB, bem como em pacientes tratados de linfoma linfocítico, leucemia linfocítica crônica ou algumas proliferações imunoblásticas benignas.

O sistema da OMS para classificação do linfoma de Hodgkin é o mais atual e mais utilizado. É baseado em dois métodos anteriores: a classificação de Lukes-Butler e a de Ray. O linfoma de Hodgkin clássico é composto por quatro entidades: (1) rico em linfócitos, que é o clássico; (2) esclerose nodular; (3) com celularidade mista; e (4) com depleção linfocitária. O sistema da OMS adicionou predomínio nodular linfocitário, que não é um tipo clássico. O tipo clássico rico em linfócitos tem o prognóstico mais favorável, e o tipo com depleção linfocitária tem o prognóstico menos favorável. Na forma clássica rica em linfócitos, as células mais predominantes são os linfócitos pequenos e maduros entremeados por macrófagos dispersos. Algumas células de Reed-Sternberg são vistas nesta forma da doença.

A forma mais comum de linfoma de Hodgkin é o do tipo esclerose nodular, que responde por mais de 50% dos casos. É caracterizado pelas faixas de colágeno que se originam a partir da periferia e penetram no linfonodo subdividindo-o em ilhotas tumorais que contém as células de Reed-Sternberg.

O tipo de linfoma de Hodgkin com celularidade mista contém uma combinação de linfócitos, eosinófilos, neutrófilos, plasmócitos, macrófagos e numerosas células de Reed-Sternberg. O tipo com celularidade mista tem prognóstico intermediário entre o tipo esclerose nodular e o com depleção linfocitária.

Na forma com depleção linfocitária de doença de Hodgkin, a principal característica microscópica são as abundantes células de Reed-Sternberg pleomórficas e relativamente poucos linfócitos.

Diagnóstico Diferencial

As linfadenopatias cervicais sugerem doenças que variam de inflamatórias até neoplásicas. As entidades específicas que podem produzir aumento dos linfonodos são linfadenite crônica, doenças infecciosas e linfoma. Nos pacientes jovens, a mononucleose infecciosa deve ser considerada. As lesões cervicais laterais não linfoides que poderiam ser incluídas em um diagnóstico clínico diferencial englobam neoplasias de glândulas salivares, cisto linfoepitelial, tumor do corpo carotídeo e câncer metastático.

Tratamento e Prognóstico

O estadiamento clínico e a classificação histológica da doença de Hodgkin são fundamentais na determinação do tratamento e no prognóstico. A forma clássica rica em linfócitos apresenta o prognóstico mais favorável; o tipo com depleção linfocitária tem o pior prognóstico. A doença em estádio I tem o melhor prognóstico e a em estádio IV (doença disseminada), o pior. Geralmente, a fase clínica tem uma maior influência no prognóstico do que o subtipo histológico. O manejo da doença de Hodgkin consiste em radioterapia e quimioterapia com diversos antineoplásicos. O que antes era uma doença fatal com estatísticas de sobrevida desfavoráveis se tornou uma doença curável. A maioria dos pacientes com doença de Hodgkin é curada devido a radioterapia intensiva e/ou quimioterapia.

Mieloma Múltiplo/Plasmocitoma

As neoplasias de plasmócitos incluem o mieloma múltiplo, o plasmocitoma solitário de osso e o plasmocitoma extramedular e são caracterizadas pela expansão clonal de células secretoras de imunoglobulinas (Fig. 9-16) (Cap. 14). O comportamento biológico destas doenças varia, embora histologicamente todas contenham lençóis monótonos de células neoplásicas que se assemelham a plasmócitos. A população celular pode variar de pequenas células bem diferenciadas com um núcleo excêntrico e um citoplasma basofílico a células menos diferenciadas e atípicas que se assemelham a imunoblastos.

A neoplasia plasmocitária mais comum e importante é o mieloma múltiplo, que é caracterizado por múltiplas lesões osteolíticas, proteínas M no soro ou na urina e biópsia de medula óssea mostrando composição plasmocitária superior a 10% (Fig. 9-17). Os sintomas estão relacionados com a infiltração dos órgãos por

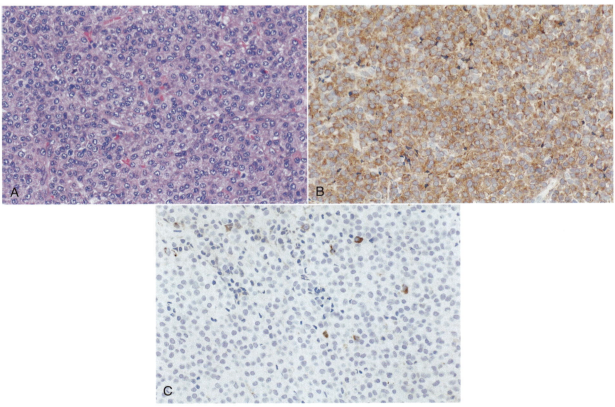

• **Figura 9-16** A, Mieloma múltiplo composto por plasmócitos neoplásicos. B e C, Imunomarcação para as cadeias leves kappa (B) e lambda (C) demonstrando a monoclonaridade dos plasmócitos.

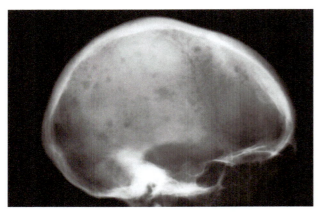

• **Figura 9-17** Mieloma múltiplo apresentando várias lesões do tipo saca-bocado no crânio.

plasmócitos neoplásicos e pela produção excessiva de imunoglobulinas que possuem propriedades bioquímicas anormais. Em 20% dos pacientes, ocorrem fraturas patológicas. A doença avançada está associada a hipercalcemia e a insuficiência renal. A infiltração da medula óssea ocasiona anemia, trombocitopenia e leucocitopenia, com esta última resultando em aumento da suscetibilidade à infecção. Em 30% dos casos de mieloma múltiplo, podem ser identificadas lesões nos ossos gnáticos, que aparecem radiograficamente como lesões radiolúcidas não corticadas bem definidas, sendo mais comuns na mandíbula do que na maxila (Figs. 9-18 a 9-20). A região posterior da mandíbula é a mais comumente afetada, pois os espaços medulares são maiores. A formação de amiloide a partir da agregação de proteínas da imunoglobulina de cadeia leve é uma sequela comum de mieloma múltiplo e quando depositada na língua pode produzir macroglossia. O tratamento do mieloma múltiplo é direcionado a reduzir a carga tumoral e reverter as complicações da doença, tais como as relacionadas com a insuficiência renal ou com os focos osteolíticos neoplásicos. Quimioterapia com um único ou vários agentes antineoplásicos é o tratamento de escolha para o mieloma múltiplo. Novos medicamentos tais como o inibidor do proteossoma bortezomib e a talidomida imunomoduladora antiangiogênica e seus análogos, tais como a lenalidomida, têm sido estudados sozinhos ou em combinação com outros tratamentos antineoplásicos; como tratamento de indução antes do transplante de células-tronco ou em doentes com recidiva de doença, estes fármacos podem oferecer promessa para futuros tratamentos.

O foco solitário de destruição óssea mostrando uma neoplasia plasmocitária sem envolvimento da medula óssea é denominado

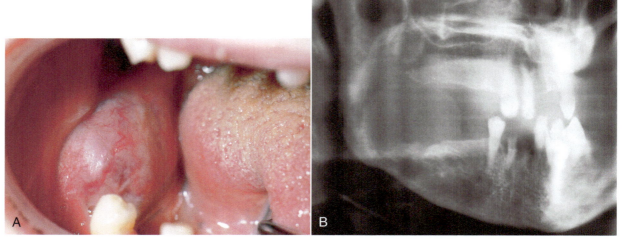

• **Figura 9-18** Mieloma múltiplo. **A** e **B**, Lesões do lado direito.

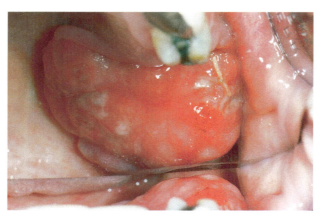

• **Figura 9-19** Mieloma múltiplo envolvendo a tuberosidade esquerda.

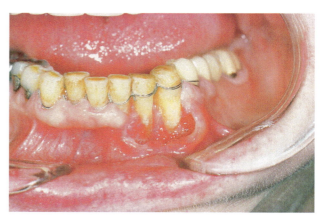

• **Figura 9-20** Mieloma múltiplo com apresentação intraoral de lesão gengival ulcerada

plasmocitoma solitário do osso. Esta lesão soma 3% de todas as neoplasias de plasmócitos e se acredita que representa um mieloma localizado. É raro o envolvimento dos ossos da face e, quando presente, representa doença disseminada. A progressão para mieloma ocorre em 30 a 75% dos casos, embora a sobrevida a longo prazo seja comum. As lesões solitárias são tratadas com radioterapia suplementada por quimioterapia. Quando a doença é disseminada, é tratada como mieloma.

As neoplasias plasmocitárias isoladas nos tecidos moles são denominadas plasmocitoma extramedular. Esta definição exclui as neoplasias que ocorrem no tecido ósseo envolvendo secundariamente os tecidos moles após a perfuração do córtex ósseo. Mais de 80% de todos os plasmocitomas extramedulares acontecem no trato respiratório superior e na cavidade oral, representando 4% de todas as neoplasias não epiteliais de nariz, nasofaringe e dos seios paranasais. A aparência clínica é de um tumor vermelho escuro e raramente ulcerado. Lesões múltiplas em outros sítios na cabeça e no pescoço são vistas em 20% dos pacientes, e até 40% podem ter envolvimento dos linfonodos regionais. Ao contrário do mieloma múltiplo e do plasmocitoma solitário do osso, a ampla disseminação é rara e geralmente não mostra preferência por sítios hematopoiéticos ativos. Em contraste com o comportamento do plasmocitoma solitário de osso, muitos relatos demonstraram que a progressão de plasmocitoma extramedular para mieloma é incomum. Os plasmocitomas extramedulares são radiossensíveis e podem ser alcançadas taxas de controle regional de 80%.

Uma complicação frequentemente associada ao mieloma múltiplo é a amiloidose (Figs. 9-21 e 9-22). Amiloide é a deposição de proteínas complexas em tecidos que, quando corados com o corante vermelho do Congo, mostra birrefringência verde maçã sob luz polarizada. Várias formas de amiloide podem ocorrer em diferentes condições clínicas, entre elas o mieloma múltiplo,

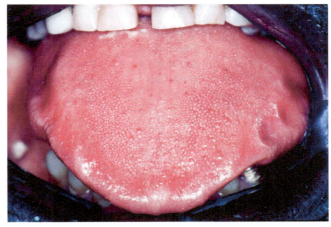

• **Figura 9-21** Amiloidose na língua resultando em macroglossia.

algumas doenças inflamatórias crônicas e várias condições hereditárias. As proteínas constituintes de cada condição diferem, mas é comum a todas um padrão de dobragem específico da proteína conhecido como folha betapregueada. No estudo em microscopia eletrônica, todo amiloide possui uma aparência fibrilar. As proteínas mais comuns que compõem o amiloide são as imunoglobulinas de cadeias leves (Tabela 9-6). Outras proteínas que podem se agregar em amiloide são as proteínas amiloides hepáticas não associadas a imunoglobulinas, a transtirretina, a β_2-microglobulina e algumas queratinas. No mieloma múltiplo, é produzido um excesso de imunoglobulinas de cadeias leves que se combinam para formar o amiloide. Este é depositado em órgãos tais como os rins, substituindo os tecidos normais e resultando em disfunção do órgão. Também no mieloma múltiplo, depósitos difusos ou nodulares de amiloide podem ser encontrados na língua, produzindo macroglossia.

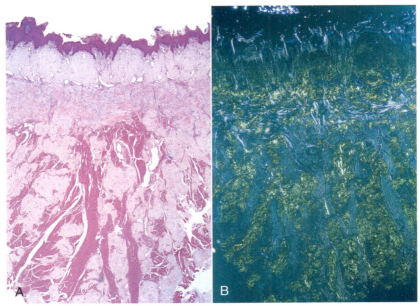

• **Figura 9-22 A**, Amiloidose na língua exibindo pálidos depósitos eosinofílicos entre os feixes musculares esqueléticos (*à direita*). **B**, Coloração por vermelho do Congo em luz polarizada mostrando característica birrefringência verde maçã nos depósitos amiloides. (*Nota*: A mucosa está à esquerda em **A** e **B**.)

TABELA 9-6	Classificação da Amiloidose de acordo com as Proteínas Formadoras de Fibrilas		
Doença	Subtipo de Amiloide e Proteína	Proteína Precursora	
Amiloidose primária (associada ao mieloma)	AL	Ig_κ, Ig_λ	
Amiloidose secundária (associada a doença inflamatória crônica)	AA	Amiloide sérica A (apoSAA)	
Insuficiência renal crônica	$A\beta_2M$	β_2-Microglobulina	
Doença de Alzheimer	$A\beta$	Proteína amiloide β-precursora	
Carcinoma medular da tireoide	ACa	Calcitonina	

Ig, imunoglobulina

Leucemias

As leucemias abrangem um grupo de doenças caracterizadas pela proliferação neoplásica de linfócitos de medula óssea ou de precursores mieloides que substituem a medula óssea e podem ser identificados no sangue periférico. As células neoplásicas podem também infiltrar outros órgãos tais como o fígado, o baço, os linfonodos e outros tecidos. Vários fatores foram atribuídos ao desenvolvimento de formas específicas de leucemia, incluindo fatores genéticos, tais como as translocações cromossômicas específicas (t[9,22] na leucemia mieloide crônica), agentes ambientais como o benzeno, radiação ionizante e o vírus semelhante ao vírus linfotrópico da célula humana 1 (HTLV-1) na leucemia de células T do adulto. As leucemias são classificadas com base no tipo de células progenitoras (linhagem mieloide ou linfoide) e na apresentação clínica (aguda ou crônica). As leucemias agudas são caracterizadas pela presença de células imaturas e um curso clínico fulminante. As leucemias crônicas são caracterizadas pela presença de células maduras, mais diferenciadas, e um curso clínico mais indolente.

Leucemias Agudas

A leucemia mieloide aguda (LMA) é uma doença de adultos, enquanto a leucemia linfocítica aguda (LLA) é predominantemente uma doença de crianças. Os doentes com LMA ou LLA apresentam sangramentos (devido à trombocitopenia), fadiga (devido à anemia) e infecção (devido à agranulocitose). O diagnóstico é estabelecido pelo exame do diferencial de sangue periférico e o resultado é confirmado por um resultado da biópsia de medula óssea mostrando mais de 5% de células blásticas. O tratamento da LLA em crianças tem sido uma das grandes histórias de sucesso da medicina; e mais de 80% dos pacientes com LMA alcançam remissão completa com quimioterapia agressiva. Várias décadas atrás, era quase uniformemente fatal. Para aqueles que tiveram recidiva, a cura é rara sem o transplante de medula óssea. Entre 60 e 90% destes pacientes com LLA atingem a remissão da doença.

Leucemias Crônicas

Tanto a leucemia mieloide crônica (LMC) quanto a leucemia linfocítica crônica (LLC) são doenças de adultos. A incidência da LMC é maior na quarta e na quinta décadas de vida e rara em crianças. A LLC ocorre mais comumente do que outros tipos de leucemia e apresenta no momento do diagnóstico uma média de idade na sétima década de vida. A maioria dos pacientes com LMC é assintomática. Alguns pacientes podem apresentar fadiga, perda de peso, febre e sudorese noturna. Sintomas relacionados com esplenomegalia também podem ocorrer. A LLC apresenta menos sintomatologia no momento do diagnóstico; mas como a doença progride, podem ocorrer linfadenopatia, esplenomegalia e hepatomegalia. O diagnóstico de leucemia crônica é feito por análise do sangue periférico e por biópsia de medula óssea. Uma complicação comum da LMC, em particular nas formas mielomonocítica e monocítica, é uma generalizada hipertrofia gengival (Fig. 9-23). A gengiva fica eritematosa, inflamada e edemaciada e sangra facilmente. Estas características podem ser a apresentação inicial da LMC. A aparência gengival é devida à infiltração de células mieloides neoplásicas. Tanto LMC quanto LLC são difíceis de curar. O tratamento da LMC é realizado por quimioterapia com hidroxiureia ou busulfan. Mais recentemente, os inibidores da alfa-interferon e de tirosina quinase (imatinibe ou Gleevac) têm sido usados com eficácia clínica. Muitas vezes a LLC não é tratada se o paciente é idoso ou assintomático. Para os pacientes com LLC sintomáticos e aqueles com doença extensa, uma quimioterapia alquilante deve ser utilizada, embora a cura seja improvável.

Sarcoma Granulocítico

O sarcoma granulocítico, também conhecido como tumor mieloide extramedular, é um infiltrado de granulócitos imaturos de localização extramedular semelhante clinicamente a um sarcoma.

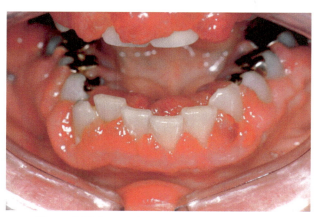

• **Figura 9-23** Leucemia monocítica crônica na gengiva

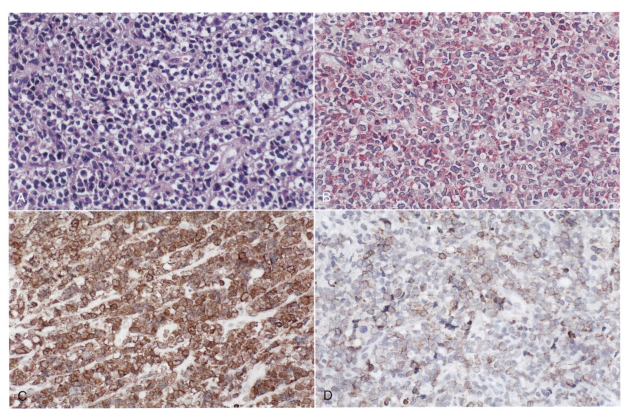

• **Figura 9-24** **A**, Sarcoma granulocítico. **B**, Coloração cloroacetato esterase positiva (*vermelho*) nas células neoplásicas. **C** e **D**, Imunomarcação positiva (*marrom*) para CD43 e mieloperoxidase. A marcação confirma a linhagem granulocítica do infiltrado neoplásico.

O sarcoma granulocítico oral se apresenta como um tumor localizado de tecido mole, embora menos frequentemente tenha sido relatada a apresentação intraóssea. Clinicamente, o sarcoma granulocítico pode ocorrer em três formas: em pacientes com LMA prévia; como um sinal de transformação blástica em pacientes com LMC ou outra doença mieloproliferativa crônica; ou mesmo em um paciente saudável.

O sarcoma granulocítico pode ser de difícil diferenciação histológica de outras neoplasias malignas, tais como o linfoma de células grandes, carcinomas pouco diferenciados, ou mesmo o plasmacitoma (Fig. 9-24). Corpos acidofílicos intracitoplasmáticos cristalinos de forma cilíndrica e alongada (bastões de Auer) podem estabelecer o diagnóstico tanto de SG quando de LMA. No entanto, podem estar presentes em menos de 10% dos casos. A confirmação do diagnóstico geralmente requer coloração histoquímica para demonstrar a presença de mieloperoxidase. Naftol AS-D cloroacetato esterase e α-naftol esterase acetato demonstram a presença de esterases granulocíticas. Marcadores específicos de grupo de diferenciação (CD) típicos de mieloide são identificados utilizando-se a imuno-histoquímica. O prognóstico para o SG é ruim. Em pacientes sem histórico de leucemia, a frequente associação com LMA levou alguns médicos a recomendar para pacientes com sarcoma granulocítico regimes de quimioterapia que são típicos do controle da leucemia aguda. Embora poucos sobreviventes a longo prazo tenham sido descritos, estes indivíduos geralmente receberam quimioterapia logo após o diagnóstico.

Bibliografia

Lesões Reativas

d'Agay MF, de Roquancourt A, Peuchamaur M et al: Cystic benign lymphoepithelial lesion of the salivary glands in HIV-positive patients, *Virchows Arch A Pathol Anat Histopathol* 417:353-356, 1990.

Finfer MD, Gallo L, Perchick A et al: Fine needle aspiration of cystic benign lymphoepithelial lesion of the parotid gland in patients at risk for the acquired immune deficiency syndrome, *Acta Cytol* 34:821-826, 1990.

Napier SS, Newlands C: Benign lymphoid hyperplasia of the palate: report of two cases and immunohistochemical profile, *J Oral Pathol Med* 19:221-225, 1990.

Lesões de Desenvolvimento

Elliott JN, Oertel YC: Lymphoepithelial cysts of the salivary glands: histologic and cytologic features, *Am J Clin Pathol* 93:39-43, 1990.

Hong SS, Ogawa Y, Yagi T et al: Benign lymphoepithelial lesion with large cysts, *Oral Surg Oral Med Oral Pathol* 19:266-270, 1990.

Neoplasias

Alobeid B, Pan LX, Milligan L et al: Eosinophil-rich CD30+ lymphoproliferative disorder of the oral mucosa: a form of "traumatic eosinophilic granuloma," *Am J Clin Pathol* 121:43-50, 2004.

Carbone A, Vaccher E, Barzan L et al: Head and neck lymphomas associated with human immunodeficiency virus infection, *Arch Otolaryngol Head Neck Surg* 121:210-218, 1995.

Chan JK: Advances in immunohistochemical techniques: toward making things simpler, cheaper, more sensitive, and more reproducible, *Adv Anat Pathol* 5:314-325, 1998.

Chan JKC: Tumors of the lymphoreticular system, including spleen and thymus. In Fletcher CDM, editor: *Diagnostic Histopathology of Tumors*, ed 2, London, 2001, Churchill Livingstone.

Chu PG, Chang KL, Arber DA et al: Practical applications of immunohistochemistry in hematolymphoid neoplasms, *Ann Diagn Pathol* 3:104-133, 1999.

Dardick I, Moher D, Cavell S et al: An ultrastructural morphometric study of follicular center lymphocytes. III. The control of lymphocyte nuclear size in reactive hyperplasia and non-Hodgkin's lymphoma, *Mod Pathol* 3:176-185, 1990.

Druker BJ, Talpaz M, Resta DJ et al: Efficacy and safety of a specific inhibitor of the BCR-ABL tyrosine kinase in chronic myeloid leukemia, *N Engl J Med* 344:1031-1037, 2001.

Economopoulos T, Asprou N, Stathakis N et al: Primary extra-nodal non-Hodgkin's lymphoma in adults: clinicopathological and survival characteristics, *Leuk Lymphoma* 21:131-136, 1996.

Green JD, Neel HB, Witzig TE: Lymphoproliferative disorders of the head and neck, *Am J Otolaryngol* 12:26-32, 1991.

Grogan TM, Miller TP, Fisher RI: A southwest oncology group perspective on the revised European-American Lymphoma Classification, *Hematol/Oncol Clin North Am* 11:819-846, 1997.

Guggisberg K, Jordan RC: Mantle cell lymphoma of the oral cavity: case series and comprehensive review of the literature, *Oral Surg Oral Med Oral Pathol Oral Radiol Endod* 109:98-104, 2010.

Hamilton-Dutoit SJ, Pallesen G, Franzmann MB et al: AIDS-related lymphoma, *Am J Pathol* 138:149-163, 1991.

Harris NL, Jaffe ES, Stein H et al: A revised European-American classification of lymphoid neoplasms: a proposal from the International Lymphoma Study Group, *Blood* 84:1361-1392, 1994.

Ioachim HL, Dorsett B, Cronin W et al: Acquired immunodeficiency syndrome-associated lymphomas: clinical, pathologic, immunologic, and viral characteristics of 111 cases, *Hum Pathol* 22:659-673, 1991.

Jaffe ES, Chan JK, Su IJ et al: Report of the workshop on nasal and related extranodal angiocentric T/natural killer cell lymphomas: definitions, differential diagnosis, and epidemiology, *Am J Surg Pathol* 20:103-111, 1996.

Jordan RCK, Chong L, Dipierdomenico S et al: Oral lymphoma in human immunodeficiency virus infection: a report of six cases and review of the literature, *Otolaryngol Head Neck Surg* 119:672-677, 1998.

Jordan RCK, Speight PM: Extranodal non-Hodgkin's lymphomas of the oral cavity, *Curr Top Pathol* 90:125-146, 1996.

Kantarjian HM, Smith TL, O'Brien S et al: Prolonged survival in chronic myelogenous leukemia after cytogenetic response to interferon-alpha therapy: the leukemia service, *Ann Intern Med* 122:254-261, 1995.

Leong IT, Fernandes BJ, Mock D: Epstein-Barr virus detection in non-Hodgkin's lymphoma of the oral cavity: an immunocytochemical and in situ hybridization study, *Oral Surg Oral Med Oral Pathol Oral Radiol Endod* 92:184-193, 2001.

Morra E: The biological markers of non-Hodgkin's lymphomas: their role in diagnosis, prognostic assessment and therapeutic strategy, *Int J Biol Markers* 14:149-153, 1999.

Parker SL, Tong T, Bolden S et al: Cancer statistics, 1997, *CA Cancer J Clin* 47:5-27, 1997.

Regezi JA, Zarbo RJ, Stewart JCB: Extranodal oral lymphomas: histologic subtypes and immunophenotypes (in routinely processed tissue), *Oral Surg Oral Med Oral Pathol* 72:702-708, 1991.

Sarode SC, Sarode GS, Patil A: Plasmablastic lymphoma of the oral cavity: a review, *Oral Oncol* 46:146-153, 2010.

Serraino D, Pezzotti P, Dorrucci M et al: Cancer incidence in a cohort of human immunodeficiency virus seroconverters, *Cancer* 79:1004-1008, 1997.

10
Cistos dos Maxilares e do Pescoço

RESUMO DO CAPÍTULO

Cistos Odontogênicos
- Cisto Periapical (Radicular)
- Cisto Periodontal Lateral
- Cisto Gengival do Recém-Nascido
- Cisto Dentígero
- Cisto de Erupção
- Queratocisto Odontogênico/Tumor Odontogênico Queratocístico
- Cisto Odontogênico Calcificante (Tumor Odontogênico Cístico Calcificante)

Cistos Não Odontogênicos
- Lesão/Cisto Globulomaxilar
- Cisto Nasolabial
- Cisto Mandibular Mediano
- Cisto do Ducto Nasopalatino (Canal Incisivo)

Pseudocistos
- Cisto Ósseo Aneurismático
- Cisto Ósseo Traumático (Simples)
- Cisto Ósseo Estático (Defeito Ósseo de Stafne)
- Defeito Osteoporótico Focal de Medula Óssea

Cistos de Tecido Mole do Pescoço
- Cisto Branquial/Cisto Linfoepitelial Cervical
- Cisto Dermoide
- Cisto do Trato Tireoglosso

Um cisto é definido como uma cavidade patológica revestida por tecido epitelial. Os cistos da maxila, da mandíbula e da região perioral variam significativamente em sua histogênese, incidência, comportamento e tratamento, podendo ser divididos em odontogênicos, não odontogênicos, pseudocistos e cistos do pescoço. Em contraste com os cistos verdadeiros, os pseudocistos não possuem revestimento epitelial.

Cistos Odontogênicos

Cisto Periapical (Radicular)

Os cistos periapicais (radiculares ou periodontais apicais) são, de longe, os mais comuns da região dos maxilares. Esses cistos inflamatórios têm epitélio de revestimento derivado da proliferação de pequenos resíduos de epitélio odontogênico (restos de Malassez) dentro do ligamento periodontal.

Etiologia e Patogenia

O cisto periapical se desenvolve a partir de um granuloma periapical preexistente, que constitui um foco de tecido de granulação cronicamente inflamado localizado no ápice de um dente desvitalizado (Figs. 10-1 e 10-2). Os granulomas periapicais são iniciados e mantidos por produtos de degradação de tecido pulpar necrótico. A estimulação dos restos epiteliais de Malassez

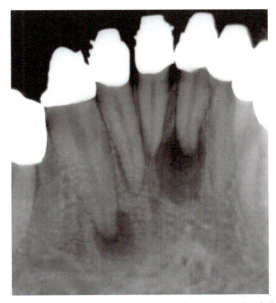

• **Figura 10-1** Granulomas periapicais associados a dentes desvitalizados.

residentes acontece em resposta aos produtos da inflamação (Tabela 10-1). A formação do cisto ocorre como um resultado da proliferação epitelial, que auxilia na separação do estímulo inflamatório (polpa necrótica) do osso circunjacente (Fig. 10-3).

245

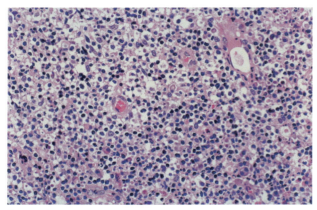

• **Figura 10-2** Granuloma periapical composto de um infiltrado de células inflamatórias mistas em um estroma de tecido conjuntivo.

TABELA 10-1 Cistos dos Maxilares: Origem Epitelial

Tipo	Fonte	Origem dos Restos Epiteliais	Exemplos de Cistos
Restos odontogênicos	Restos de Malassez	Bainha radicular epitelial	Cisto periapical (radicular)
	Epitélio reduzido do órgão do esmalte	Órgão do esmalte	Cisto dentígero
	Restos da lâmina dentária (restos de Serres)	Conexão epitelial entre a mucosa e o órgão do esmalte	Queratocisto odontogênico Cisto periodontal lateral Cisto gengival do adulto Cisto gengival do recém-nascido Cisto odontogênico glandular
Restos não odontogênicos	Remanescentes de ducto nasopalatino	Ductos nasopalatinos pareados (embrionário)	Cisto do ducto nasopalatino

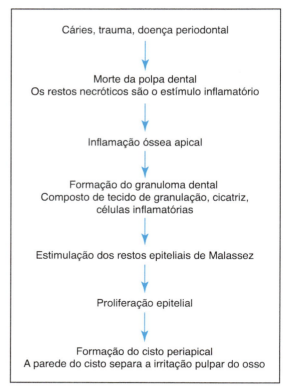

• **Figura 10-3** Sequência de desenvolvimento de um cisto periapical (radicular).

QUADRO 10-1 Cisto Periapical (Radicular)

Patogenia

Precedido por um granuloma periapical (inflamação crônica) associado a um dente desvitalizado
Restos de Malassez estimulados por inflamação crônica
Produtos do epitélio cístico e inflamação causando reabsorção óssea
O cisto se expande por causa do aumento da pressão osmótica no lúmen

Características Clínicas

O tipo mais comum de cisto é o dos ossos maxilares
Radiograficamente, não pode ser distinguido de um granuloma preexistente
Persiste se for realizado apenas o tratamento endodôntico
Tratado com cistectomia (apicectomia) e obturação retrógrada
A remoção incompleta do revestimento epitelial resulta em cisto residual

---

O colapso dos restos celulares dentro do lúmen do cisto eleva a concentração de proteínas, aumentando a pressão osmótica e resultando no transporte de fluidos do tecido conjuntivo através do revestimento epitelial em direção ao lúmen. A entrada do fluido auxilia no crescimento do cisto para fora. Com a reabsorção osteoclástica do osso, o cisto se expande. Outros fatores de reabsorção óssea, como as prostaglandinas, as interleucinas e as proteinases das células inflamatórias e das células da parte periférica da lesão, possibilitam um aumento adicional do cisto.

Características Clínicas

Os cistos periapicais constituem aproximadamente metade a três quartos de todos os cistos da região da maxila e da mandíbula (Quadro 10-1). Os picos de distribuição etária vão da terceira à sexta década. É observada uma relativa raridade dos cistos periapicais na primeira década, mesmo sendo comuns cáries e dentes desvitalizados nessa faixa etária. A maioria dos cistos é localizada na maxila, principalmente na região anterior, seguida pela região posterior da maxila, região posterior da mandíbula e, finalmente, a região mandibular anterior.

Geralmente, os cistos periapicais são assintomáticos e frequentemente descobertos incidentalmente durante exames radiográficos dentários de rotina (Figs. 10-4 e 10-5). Causam reabsorção óssea, mas geralmente não produzem expansões. Por definição, é necessário um dente desvitalizado para o diagnóstico de cisto periapical.

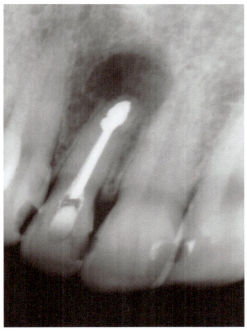

• **Figura 10-4** Cisto periapical associado a um incisivo lateral desvitalizado.

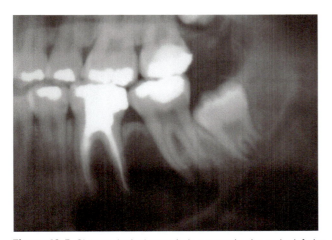

• **Figura 10-5** Cisto periapical associado a um primeiro molar inferior.

Radiograficamente, um cisto periapical não pode ser diferenciado de um granuloma periapical. Os estudos têm mostrado que o diagnóstico radiográfico preliminar foi correto em 48% dos casos de granuloma periapical e em 36% de cisto radicular, com uma incidência de alterações císticas em lesões inflamatórias periapicais de origem pulpar de aproximadamente 30%. O uso de técnicas mais avançadas de radiografia, como a tomografia computadorizada de feixe cônico (TCFC), não tem mostrado aumentar a taxa de acurácia na distinção entre granulomas e cistos periapicais. A radiolucência associada ao cisto periapical é geralmente circular a ovoide, com uma estreita margem opaca que é contígua com a lâmina dura do dente envolvido. Esse componente periférico radiopaco pode não estar presente se o cisto aumentar de tamanho rapidamente. Os cistos variam de poucos milímetros a vários centímetros de diâmetro, embora a maioria meça menos de 1,5 cm. Em cistos presentes há muito tempo,

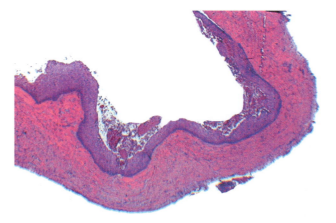

• **Figura 10-6** Cisto periapical com infiltrado inflamatório crônico e revestimento epitelial não queratinizado.

pode ser observada a reabsorção radicular do dente atingido e, ocasionalmente, de dentes adjacentes.

Histopatologia

O cisto periapical é revestido por um epitélio escamoso estratificado não queratinizado de espessura variável (Fig. 10-6). É comum a transmigração de células inflamatórias através do epitélio com um grande número de neutrófilos (leucócitos polimorfonucleares [PMNs]) e um pequeno número de linfócitos envolvidos. O tecido conjuntivo de suporte circunjacente pode estar focal ou difusamente infiltrado com uma população de células inflamatórias mistas. As características moleculares do granuloma periapical diferem das do cisto radicular, havendo uma alta atividade da metaloproteinase de matriz (MMP) comparada à encontrada no cisto. Infiltrados de plasmócitos associados aos corpos de Russell intracelulares esféricos, que constituem gamaglobulina acumulada, são frequentemente encontrados e algumas vezes dominam o padrão microscópico. Focos de calcificação distrófica, cristais de colesterol e células gigantes multinucleadas do tipo corpo estranho podem surgir subsequentemente à hemorragia na parede do cisto. Uma reação de corpo estranho a material vegetal (Fig. 10-7) (granuloma do tipo corpo estranho) é ocasionalmente encontrada na parede dos cistos periapicais, indicando comunicação apical com a cavidade oral através do canal radicular e da lesão cariosa.

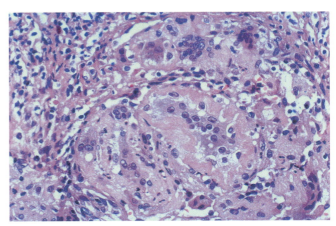

• **Figura 10-7** Granuloma do tipo corpo estranho na parede do cisto periapical.

Em uma pequena porcentagem de cistos periapicais (e cistos dentígeros), podem ser encontrados corpos hialinos ou corpos de Rushton. Tais estruturas apresenta um formato de gancho ou levemente curvado, um tanto refrátil, e se encontram apenas no epitélio de revestimento dos cistos odontogênicos. Não têm importância clínica. Sua origem é incerta, mas se acredita ser o produto de secreção do epitélio odontogênico depositado na superfície de partículas como restos celulares ou cristais de colesterol. Teorias anteriores, tais como degeneração elastótica, produto de uma reação celular ao soro ou de outros produtos derivados do sangue, ou origem na queratina, não são mais validadas.

Diagnóstico Diferencial

Radiograficamente, um diagnóstico diferencial para o cisto periapical deve incluir o granuloma periapical. Em áreas de patologia apical previamente tratada, um defeito cirúrgico ou uma cicatriz periapical também devem ser considerados. Na mandíbula anterior, uma radiolucência periapical deve ser distinguida da fase inicial de desenvolvimento da displasia cemento-óssea periapical. No quadrante posterior da mandíbula, as radiolucências apicais devem ser distinguidas do cisto ósseo traumático. Ocasionalmente, cistos odontogênicos de desenvolvimento, tumores odontogênicos, lesões de células gigantes, metástase e tumor ósseo primário podem mimetizar radiograficamente um cisto periapical. Em todas essas condições, os dentes associados estão vitais.

Tratamento e Prognóstico

Uma lesão periapical (cisto/granuloma) pode ser tratada com sucesso pela extração do dente sem vitalidade associado e curetagem da região apical. Alternativamente, o tratamento endodôntico pode ser realizado em associação a apicectomia e curetagem direta da lesão. A terceira opção, a mais frequentemente utilizada, envolve somente o tratamento endodôntico porque a maioria das lesões periapicais é formada por granulomas e regride após a remoção do estímulo inflamatório (polpa necrótica). A cirurgia (apicectomia e curetagem) é indicada para as lesões persistentes que sinalizam a presença de um cisto ou um tratamento endodôntico inadequado. A presença de material endodôntico de obturação no interior de uma proporção significativa da radiolucência periapical persistente após o tratamento endodôntico sugere uma possível relação causal, o que enfatiza a necessidade de tratamento adequado da extrusão restrita de material obturador além do periápice.

Quando o dente necrótico é extraído, mas o revestimento cístico não é completamente removido, um cisto residual pode se desenvolver em meses ou anos após a remoção inicial (Fig. 10-8). Se um cisto residual ou o cisto periapical original permanecerem sem tratamento, um crescimento contínuo pode causar uma reabsorção óssea significativa e enfraquecer o osso da mandíbula ou da maxila. Um reparo ósseo completo é geralmente observado nos tratamentos adequados dos cistos periapicais e residuais.

Cisto Periodontal Lateral

O cisto periodontal lateral é um cisto de desenvolvimento não queratinizado que ocorre adjacente ou lateralmente a uma raiz de um dente. Cistos gengivais do adulto são histogenética e patologicamente similares e também são discutidos aqui.

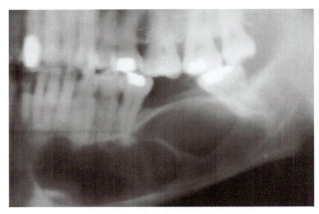

• **Figura 10-8** Cisto residual.

Etiologia e Patogenia

Acredita-se que a origem deste cisto está relacionada à proliferação de restos epiteliais da lâmina dentária. O cisto periodontal lateral foi patogeneticamente associado ao cisto gengival do adulto; acredita-se que o cisto periodontal lateral origine-se de remanescentes da lâmina dentária dentro do osso e o cisto gengival do adulto, dos remanescentes da lâmina dentária dentro do tecido mole entre o epitélio oral e o periósteo (restos de Serres). A relação estreita entre essas duas entidades é ainda mais confirmada pelo fato de terem distribuição similar em locais contendo uma alta concentração de restos da lâmina dentária e por suas características histológicas serem idênticas.

Características Clínicas

A maioria dos cistos periodontais laterais e dos cistos gengivais do adulto ocorrem nas regiões de pré-molar e de caninos inferiores e, ocasionalmente, na região dos incisivos (Fig. 10-9; Quadro 10-2). Na maxila, as lesões são mais encontradas na região dos incisivos laterais. Uma nítida predileção pelo sexo masculino tem sido observada em cistos periodontais laterais, com uma relação de

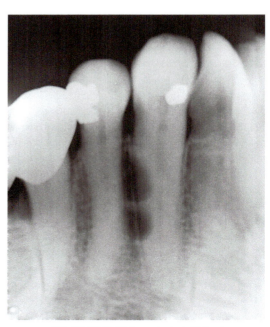

• **Figura 10-9** Cisto periodontal lateral.

> **QUADRO 10-2** **Cisto Periodontal Lateral**
>
> Origem de restos da lâmina dentária no osso
> Ocorre ao longo da superfície lateral da raiz de um dente
> Associado a um dente vital
> Mais comum na região de canino-pré-molar inferior
> Os homens são mais acometidos do que as mulheres
> Tratado por cistectomia; a variante multilocular tem potencial de recorrência
> Os restos da lâmina dentária no tecido mole dão origem ao cisto gengival do adulto

distribuição maior do que 2:1. Os cistos gengivais apresentam uma taxa de predileção parecida. A média de idade dos pacientes com ambos os tipos de cistos situa-se entre a quinta e a sexta décadas de vida, com uma variação de 20 a 85 anos para os cistos periodontais laterais e de 40 a 75 anos para os cistos gengivais do adulto.

Clinicamente, um cisto gengival apresenta-se como um pequeno aumento de volume de tecido mole dentro ou pouco inferior à papila interdental (Fig. 10-10). Quando relativamente grande, pode assumir uma coloração levemente azulada. A maioria dos cistos tem menos de 1 cm de diâmetro. Radiograficamente, não apresenta alterações.

Um cisto periodontal lateral apresenta-se como uma bem delimitada lesão radiolucente unilocular (e, ocasionalmente, multilocular) circular ou em formato de lágrima, tendo uma margem opaca e assintomática ao longo da superfície lateral de uma raiz do dente vital. Raramente observamos uma divergência entre as raízes. O termo cisto odontogênico botrioide é algumas vezes utilizado quando a lesão é multilocular.

Histopatologia

Tanto o cisto periodontal lateral (Fig. 10-11) quanto o cisto gengival do adulto (Fig. 10-12) são revestidos por um epitélio fino não queratinizado. Podem ser observados nos espessamentos nodulares do revestimento epitelial aglomerados de células claras ricas em glicogênio.

Diagnóstico Diferencial

O cisto periodontal lateral deve ser distinguido de um cisto resultante de um estímulo inflamatório através de um canal radicular lateral de um dente desvitalizado (um cisto radicular lateral), de

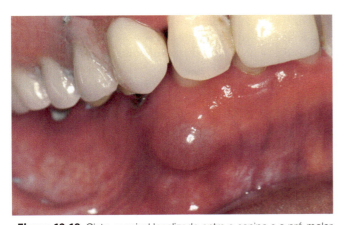

• **Figura 10-10** Cisto gengival localizado entre o canino e o pré-molar.

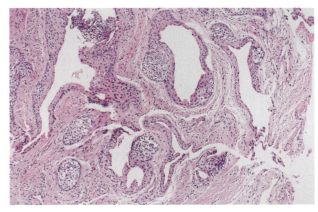

• **Figura 10-11** Cisto periodontal lateral. Observe as loculações revestidas por epitélio ora grosso ora fino.

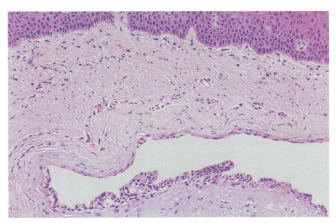

• **Figura 10-12** Cisto gengival do adulto revestido por um epitélio fino não queratinizado.

um queratocisto odontogênico ao longo da superfície lateral da raiz e de tumores odontogênicos radiolucentes. Um diagnóstico diferencial do cisto gengival do adulto incluiria mucocele gengival, grânulos de Fordyce, parúlide e, possivelmente, um tumor odontogênico periférico.

Tratamento e Prognóstico

Geralmente, a excisão local tanto do cisto gengival quanto do periodontal lateral é curativa. A variante multilocular, o cisto odontogênico botrioide, parece apresentar um aumento no potencial de recorrência. Portanto, os casos de cistos odontogênicos multiloculares tratados necessitam de um acompanhamento.

Cisto Gengival do Recém-Nascido

Os cistos gengivais do recém-nascido são também conhecidos como cistos da lâmina dentária do recém-nascido ou nódulos de Bohn. Esses cistos aparecem tipicamente como vários nódulos ao longo do rebordo alveolar de recém-nascidos. Acredita-se que os fragmentos da lâmina dentária que permanecem dentro da mucosa do rebordo alveolar após a formação do dente proliferem e formem esses pequenos cistos queratinizados. Na grande maioria dos casos, esses cistos são autolimitantes e involuem ou se rompem na cavidade oral dentro de poucas semanas ou meses. Histologicamente, esse cisto é revestido por um

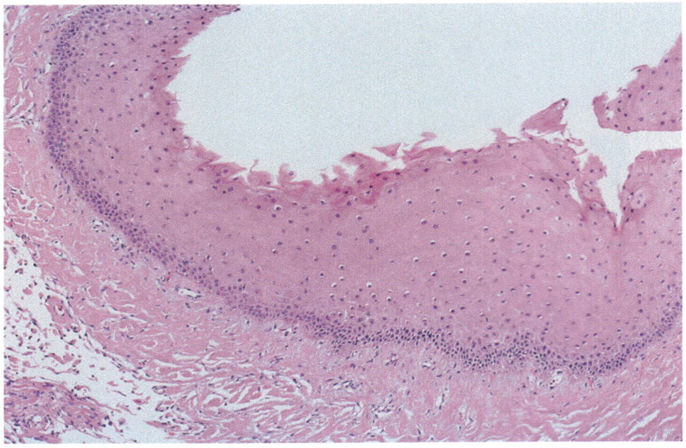

• **Figura 10-13** Cisto gengival do recém-nascido revestido por epitélio escamoso estratificado.

• **QUADRO 10-3** | **Cisto Dentígero**

Características Clínicas
Segundo cisto odontogênico mais comum depois do cisto periapical
Os terceiros molares e os caninos são os dentes mais comumente afetados
Estímulo desconhecido

Características Radiográficas
Radiolucência associada à coroa de um dente impactado

Histopatologia
Revestido por um epitélio escamoso estratificado não queratinizado
Proliferação de epitélio reduzido do órgão de esmalte

Possíveis Complicações
Extensa destruição óssea com o crescimento
Reabsorção de raízes de dentes adjacentes
Deslocamento de dentes
Transformação neoplásica do revestimento (rara) — formação de ameloblastoma; muito raramente, carcinoma

epitélio escamoso estratificado brando (Fig. 10-13). Não é necessário tratamento porque quase a maioria dos cistos irá regredir espontaneamente ou se romper antes de o paciente chegar aos 3 meses de idade. Cistos epiteliais de inclusão similares podem ocorrer ao longo da linha média do palato (cistos palatinos do recém-nascido ou pérolas de Epstein). Esses cistos são de origem de desenvolvimento e são derivados do epitélio que fica incluso na linha de fusão entre os processos palatinos e nasais. Nenhum tratamento é necessário porque os cistos fusionam com o epitélio oral de revestimento, liberam o seu conteúdo e regridem espontaneamente.

Cisto Dentígero

O cisto dentígero ou folicular é o segundo tipo de cisto odontogênico mais comum e o cisto de desenvolvimento mais comum na região dos maxilares. Nas crianças de 2 a 14 anos, os cistos dentígeros representam cerca de 49% das lesões císticas intraósseas, com o cisto de erupção, os queratocistos odontogênicos e os cistos radiculares representando mais de 10% cada. Por definição, o cisto dentígero está aderido à região cervical do dente na junção amelocementária e envolve a coroa de um dente incluso.

Etiologia e Patogenia
Um cisto dentígero se desenvolve a partir da proliferação do remanescente do órgão do esmalte ou epitélio reduzido do órgão do esmalte. Como em outros cistos, a expansão do cisto dentígero está relacionada com o aumento da osmolalidade do fluido cístico e com a liberação de fatores de reabsorção óssea.

Características Clínicas
O cisto dentígero é mais comumente encontrado em associação a terceiros molares e caninos superiores, que são os dentes mais frequentemente impactados (Quadro 10-3; Fig. 10-14). A alta incidência de cistos dentígeros ocorre durante a segunda e a terceira décadas. Tem sido observada uma alta incidência em homens, com uma relação de 1,6:1.

Geralmente, não há sintomas e o atraso na erupção é a indicação mais comum da formação do cisto dentígero. O cisto é capaz de alcançar tamanho significativo, ocasionalmente com

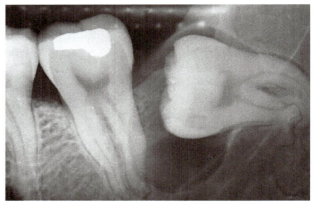

• **Figura 10-14** Cisto dentígero circundando a coroa de um molar impactado.

expansão da cortical óssea, mas raramente alcança um tamanho que predispõe o paciente a uma fratura patológica.

Radiograficamente, um cisto dentígero apresenta-se como uma radiolucência unilocular bem definida com margens corticais em associação a uma coroa de um dente não erupcionado. Esse dente está frequentemente fora de posição (Fig. 10-15). Estes cistos variam em tamanho desde vários milímetros a vários centímetros, podendo comprometer a integridade do osso e produzir assimetria facial. Na mandíbula, a radiolucência associada pode estender-se superiormente do local do terceiro molar até o ramo ou anterior e inferiormente ao longo do corpo da mandíbula. Nos cistos dentígeros maxilares envolvendo a região do canino, pode ser observada extensão para o seio maxilar ou o assoalho da órbita. Ocasionalmente, pode ser observada a reabsorção de raízes de dentes adjacentes erupcionados.

Uma variante do cisto dentígero que surge na bifurcação dos molares é conhecida como cisto paradentário ou cisto da bifurcação vestibular (Fig. 10-16). Originalmente, esse cisto

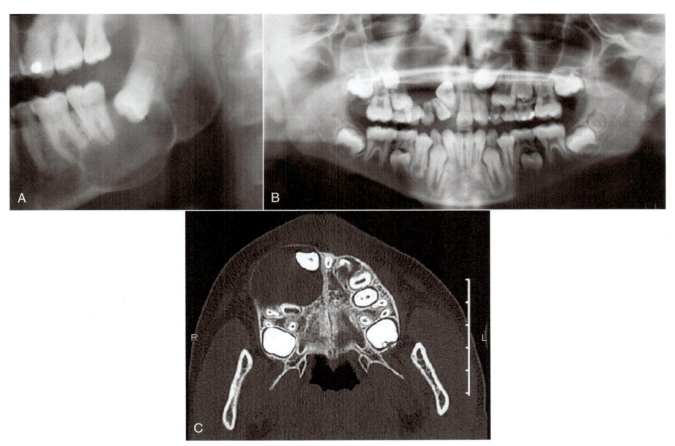

• **Figura 10-15** **A**, Cisto dentígero exibindo expansão de cortical. **B**, Cisto dentígero extenso no lado direito da maxila. **C**, Tomografia computadorizada (TC) de um cisto dentígero causando expansão da maxila e de um dente impactado associado.

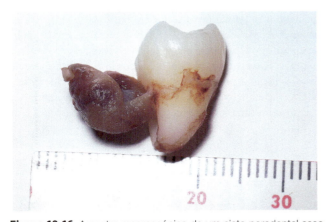

• **Figura 10-16** Amostra macroscópica de um cisto paradental associado a um molar inferior.

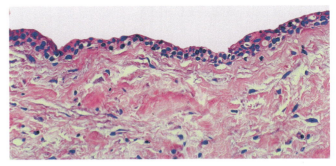

• **Figura 10-17** Cisto dentígero revestido por um epitélio fino e não queratinizado.

foi descrito ao longo da superfície radicular vestibular de um terceiro molar inferior parcialmente erupcionado, mas depois foi observado o envolvimento de outros molares inferiores. Nessas circunstâncias, o molar está inteiramente erupcionado. Radiograficamente, os cistos paradentários são caracterizados por radiolucências bem circunscritas na região da bifurcação vestibular. A inclinação vestibular da coroa pode ser demonstrada pela radiografia oclusal.

Histopatologia

Microscopicamente, o cisto dentígero é formado por uma parede de tecido conjuntivo fibroso e é revestido por um epitélio pavimentoso estratificado (Figs. 10-17 a 10-19). Em um cisto dentígero não inflamado, o revestimento epitelial é não queratinizado e tende a ter aproximadamente quatro a seis camadas de células. Ocasionalmente, numerosas células mucosas, células ciliadas e, raramente, células sebáceas podem ser encontradas no

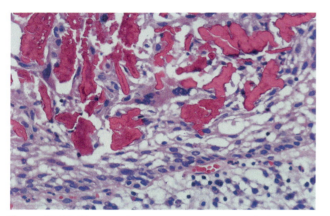

- **Figura 10-18** Cisto dentígero revestido por um epitélio escamoso estratificado e ciliado.

- **Figura 10-19** Cisto dentígero com revestimento epitelial contendo corpos de Rushton. Trata-se de um achado incidental sem importância.

revestimento epitelial. Geralmente, a junção epitélio-tecido conjuntivo é plana, embora possa ser observada hiperplasia epitelial em casos de inflamação secundária.

Diagnóstico Diferencial
Um diagnóstico diferencial das radiolucências pericoronárias deve incluir o tumor queratocisto odontogênico, o ameloblastoma e outros tumores odontogênicos. A transformação ameloblástica do revestimento de um cisto dentígero deve ser parte de um diagnóstico diferencial. O tumor odontogênico adenomatoide seria mais uma consideração, considerando radiolucências pericoronárias anteriores, e o fibroma ameloblástico seria uma possibilidade para as lesões na região posterior dos maxilares de pacientes jovens.

Tratamento
A remoção do dente associado e a enucleação do componente de tecido mole pericoronário constituem o tratamento definitivo na maioria dos casos. Nos casos nos quais os cistos alcançam partes significativas da mandíbula, um tratamento inicial aceitável envolveria uma exteriorização ou marsupialização do cisto para permitir a descompressão e subsequente diminuição da lesão, reduzindo, assim, a extensão da cirurgia a ser realizada futuramente.

Duas potenciais complicações de cistos dentígeros não tratados são a transformação do revestimento epitelial em um ameloblastoma e, em casos raros, a sua transformação carcinomatosa. Tem sido sugerido que a presença de células mucosas pode indicar o potencial de desenvolvimento do raro carcinoma mucoepidermoide intraósseo. Isso é apenas uma especulação porque as evidências são precárias; a presença de células mucosas pode indicar metaplasia mucosa ou um cisto odontogênico glandular.

Cisto de Erupção
Um cisto de erupção resulta do acúmulo de fluido dentro do espaço pericoronário de um dente em erupção (Fig. 10-20). O epitélio que reveste esse espaço é o epitélio simples reduzido do órgão do esmalte. Havendo um trauma, o sangue pode acumular nesse espaço tecidual, formando um hematoma de erupção. Nenhum tipo de tratamento é necessário, pois o dente erupciona através da lesão. Subsequentemente à erupção, o cisto desaparece espontaneamente sem complicações.

Cisto Odontogênico Glandular
O raro cisto odontogênico glandular, ou cisto sialo-odontogênico, foi descrito pela primeira vez em 1987. Ele possui algumas características histológicas que sugerem um tumor de glândula salivar produtora de muco (carcinoma mucoepidermoide de baixo grau), mas é considerado uma entidade distinta. Essa diferença é ainda apoiada pela análise citogenética dos cistos odontogênicos glandulares que não mostram a translocação do gene MAML2, específica do carcinoma mucoepidermoide.

Características Clínicas
É observada uma forte predileção pela mandíbula (80%), especialmente na região anterior (Quadro 10-4; Fig. 10-21). As lesões na maxila também tendem a ser localizadas no segmento anterior. O crescimento lento é característico e não há sintomas. A expansão óssea não é incomum, particularmente em associação a lesões mandibulares. A proporção entre os gêneros é de aproximadamente 1:1. A média de idade é de 50 anos com uma ampla variação que vai da segunda à nona década.

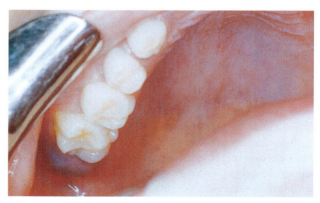

- **Figura 10-20** Cisto de erupção sobrejacente a um molar superior em erupção.

> **QUADRO 10-4** **Cisto Odontogênico Glandular (Cisto Sialo-Odontogênico)**

Cisto de desenvolvimento raro

Características Clínicas
Adultos
Maxila e mandíbula (anterior > posterior)

Histopatologia
Células mucosas focais, pseudoductos
Lembra o carcinoma mucoepidermoide de baixo grau, mas não ocorre o rearranjo do gene MAML2

Comportamento
Localmente agressivo; potencial de recorrência

>, Mais frequentemente afetado que.

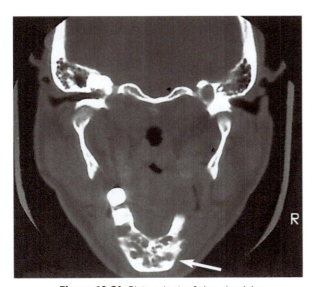

• **Figura 10-21** Cisto odontogênico glandular.

Características Radiográficas
A maioria dos casos é radiograficamente multilocular. Nos casos em que inicialmente foi observada um radiolucência unilocular, as lesões recorrentes tenderam a ser multiloculares. As lesões relatadas exibiram uma ampla variação no seu tamanho, desde pequenas, com menos de 1 cm, até o envolvimento da maior parte da mandíbula bilateralmente. As margens radiográficas são bem definidas, escleróticas e festonadas. Os dentes podem ser deslocados e é observada reabsorção radicular em alguns casos. As lesões mais agressivas mostram uma margem periférica mal definida.

Histopatologia
Histologicamente, esse cisto multilocular é revestido por um epitélio não queratinizado com áreas focais de espessamento nas quais as células epiteliais assumem um aspecto esférico. O epitélio de revestimento consiste em células cuboidais, frequentemente ciliadas, na superfície luminal. As células mucosas são agrupadas no revestimento do cisto juntamente com cavidades preenchidas por mucina. A histomorfologia geral é similar à de um carcinoma mucoepidermoide cístico de baixo grau (Figs. 10-22 e 10-23).

Tratamento e Prognóstico
Essa lesão pode ser considerada como localmente agressiva. Portanto, o manejo cirúrgico deve ser conduzido pelas extensões clínica e radiográfica da doença. A curetagem periférica ou excisão marginal é apropriada nos casos onde osso saudável adequado permanece além da extensão da lesão cística. O acompanhamento a longo prazo é essencial devido à agressividade local e à taxa de recorrência da lesão (aproximadamente 25%).

Queratocisto Odontogênico/Tumor Odontogênico Queratocístico

O queratocisto odontogênico (QO) se encaixa perfeitamente na descrição de um cisto, que, por definição, é um espaço patológico revestido por epitélio e preenchido com material fluido ou semissólido. Além disso, ele pode ser reduzido em tamanho ou mesmo removido quando realizada uma marsupialização, o que embasa a classificação de cisto. Entretanto, outros fatores, tais como a taxa de recorrência, a superexpressão de proteínas do ciclo celular e a associação a uma mutação genética relacionada à proliferação, indicam que o QO pode ser uma neoplasia cística. Um novo nome então foi proposto para essa lesão: tumor odontogênico queratocístico (TOQ). De qualquer forma, a classificação desta

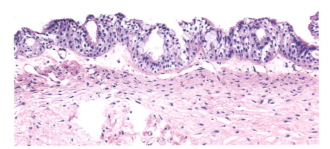

• **Figura 10-22** Cisto odontogênico glandular revestido por um epitélio apresentando características semelhantes a ductos e células mucosas.

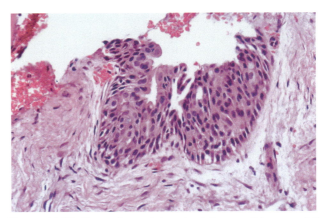

• **Figura 10-23** Cisto odontogênico glandular revestido por epitélio apresentando poucas alterações semelhantes a ductos.

bem reconhecida entidade como um cisto agressivo ou como uma neoplasia benigna é acadêmica. Antes de tudo, são importantes a avaliação de seu comportamento potencial, sua possível associação a uma síndrome e um tratamento adequado.

Os queratocistos odontogênicos (QO/TOQ) podem apresentar comportamento clínico agressivo, uma significativa taxa de recorrência e uma associação à síndrome do carcinoma nevoide de células basais (SCNCB). Eles são encontrados em qualquer local dos ossos maxilares e podem mimetizar radiograficamente outros tipos de cistos e alguns tumores odontogênicos. Microscopicamente, entretanto, apresentam uma aparência única e marcante.

Etiologia e Patogenia

Geralmente, é aceito que os QO/TOQ desenvolvem-se de remanescentes da lâmina dentária na maxila e na mandíbula. Entretanto, tem sido sugerida uma origem a partir da extensão das células basais do epitélio oral de superfície. Os fatores que podem contribuir para a patogenia do QO/TOQ são alta taxa de proliferação e superexpressão da proteína antiapoptótica Bcl-2 e vários fatores de crescimento, além da expressão de MMPs 2 e 9 (Quadro 10-5). Os estudos sobre SCNCB e sobre QO/TOQ esporádicos têm fornecido evidências de um mecanismo genético de dois eventos em dois ou mais *loci* cromossômicos no cromossomo 9q22.3, levando a uma superexpressão de várias proteínas, entre as quais a ciclina D1 e a p53. O evento-chave para o desenvolvimento de QO/TOQ são as mutações do gene PTCH mapeado no cromossomo 9p22.3-q31. O gene PTCH defeituoso associado à SCNCB é homólogo ao gene PTCH da Drosophila (mosca da fruta). O produto proteico do gene PTCH (um gene supressor de tumor) é um componente da via de sinalização hedgehog e é essencial para o desenvolvimento durante a embriogênese e na sinalização celular em adultos. Normalmente, o produto do gene PTCH reprime a atividade da chamada proteína sonic hedgehog e outras proteínas de sinalização, como a proteína smoothened (SMO). Se o gene PTCH não funciona, ocorre uma superexpressão da sonic hedgehog ou das proteínas smoothened, levando ao aumento da proliferação celular. As mutações do gene PTCH são encontradas no desenvolvimento do carcinoma basocelular sindrômico humano e estão presentes em alguns carcinomas basocelulares esporádicos (assim como nos meduloblastomas), fornecendo mais evidências do papel crucial do PTCH como um supressor de tumor em queratinócitos humanos. Mutações no PTCH também são encontradas em QO/TOQ em pacientes com SCNCB e, provavelmente, em casos esporádicos. Assim, a proposta atual de mudança na terminologia de QO para TOQ reflete o conceito de que essas lesões são tumores císticos, não cistos de desenvolvimento.

Características Clínicas

Os QO/TOQ são comuns na região dos maxilares (Quadro 10-6; Figs. 10-24 e 10-25). Ocorrem em qualquer idade, com pico de incidência na segunda e na terceira décadas da vida. As lesões encontradas em crianças são frequentemente o reflexo de cistos múltiplos como um componente da SCNCB. Os QO/TOQ representam 5 a 15% de todos os cistos odontogênicos. Aproximadamente 5% dos pacientes com QO/TOQ têm cistos múltiplos (Fig. 10-26), e outros 5% têm a SCNCB.

Os QO/TOQ são encontrados na mandíbula em uma razão de aproximadamente 2:1. Na mandíbula, a parte posterior do corpo e a região do ramo são as mais comumente atingidas; e na maxila, a área do terceiro molar é a mais afetada.

• **QUADRO 10-5** Queratocisto Odontogênico/Tumor Odontogênico Queratocístico: Mecanismos Patogenéticos

Alta taxa de proliferação – positividade para Ki-67
Superexpressão de proteínas antiapoptóticas — positividade para Bcl-2
Superexpressão de proteínas de interface — MMPs 2 e 9, TGF, IL-1α e IL-6
Mutações no gene supressor de tumor PTCH (receptor de proteína na via de sinalização hedgehog)
Encontrado em carcinomas basocelulares e meduloblastomas na síndrome do carcinoma nevoide de células basais
Observadas mutações no PTCH em queratocistos odontogênicos/tumores odontogênicos queratocísticos sindrômicos e não sindrômicos

IL, interleucina; *MMP*, metaloproteinase de matriz; *TGF*, fator transformador do crescimento.

• **QUADRO 10-6** Queratocisto Odontogênico: Características Clínicas

Agressivo; risco de recorrência; associação à síndrome do carcinoma nevoide de células basais
Cistos solitários: comuns (5 a 15% dos cistos odontogênicos); taxa de recorrência de 10 a 30%
Cistos múltiplos — 5% dos pacientes com QO; maior recorrência do que os cistos solitários
Cistos múltiplos e associados a síndrome — 5% dos pacientes com QO; recorrência maior do que os cistos múltiplos

QO, Queratocisto odontogênico.

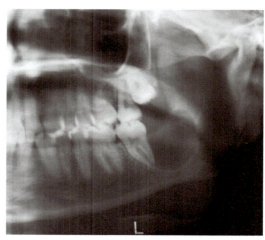

• **Figura 10-24** Queratocisto odontogênico.

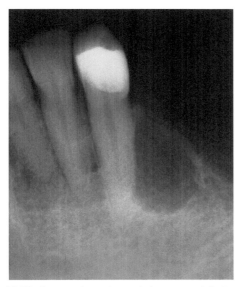

• **Figura 10-25** Queratocisto odontogênico em posição lateral à raiz.

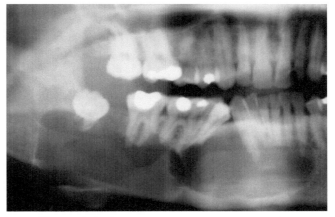

• **Figura 10-27** Queratocisto odontogênico da mandíbula.

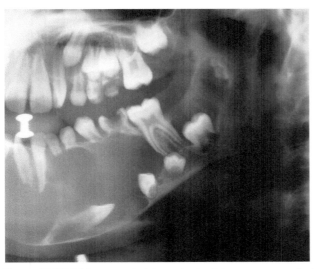

• **Figura 10-26** Vários queratocistos odontogênicos em um paciente com a síndrome do carcinoma nevoide de células basais.

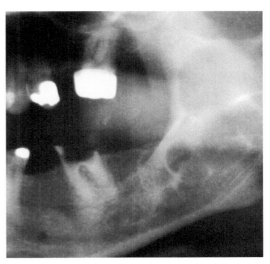

• **Figura 10-28** Queratocisto odontogênico multilocular no ramo mandibular.

Radiograficamente, um QO/TOQ apresenta-se caracteristicamente como uma radiolucência bem circunscrita com margens suavemente radiopacas (Figs. 10-27 e 10-28). Uma lesão multilocular é frequentemente presente e tende a ser mais comum nas lesões maiores. Entretanto, a maioria das lesões é unilocular, com cerca de 40% observadas adjacentes às coroas de dentes não erupcionados (ocorrência de um cisto dentígero). Aproximadamente 30% das lesões maxilares e 50% das lesões mandibulares produzem expansão vestibular. Ocasionalmente, é observado o aumento de volume mandibular lingual.

Histopatologia

O revestimento epitelial é uniformemente delgado, geralmente variando de 6 a 10 camadas de células em espessura. As células da camada basal apresentam um característico padrão em paliçada, com núcleos polarizados e intensamente corados e diâmetro uniforme. As células epiteliais luminais são paraqueratinizadas e produzem um padrão irregular ou corrugado. São ocasionalmente observadas áreas focais de ortoqueratina. Outras características histológicas que podem ser ocasionalmente encontradas são o brotamento de células basais para dentro da cápsula de tecido conjuntivo e a formação de microcistos. O componente de tecido conjuntivo fibroso da parede do cisto é frequentemente livre de infiltrado inflamatório e é relativamente delgado. A interface epitélio-tecido conjuntivo é caracteristicamente plana e sem formação de pontes epiteliais. Todos os chamados cistos primordiais (cisto no local de um dente), quando examinados microscopicamente, são QO/TOQ (Quadro 10-7; Figs. 10-29 a 10-33).

O cisto odontogênico ortoqueratinizado tem sido descrito sendo cerca de 20 vezes menos comum que o QO/TOQ (Fig. 10-34). É importante a distinção histológica entre os cistos paraqueratinizados e ortoqueratinizados, pois o tipo ortoqueratinizado é clinicamente menos agressivo, tem menor taxa de recorrência e geralmente não está associado a síndrome. No cisto

• **QUADRO 10-7** **Queratocisto Odontogênico: Diagnóstico**

Epitélio fino (seis a 10 camadas de células)
Revestimento paraqueratótico birrefringente
Brotamento epitelial e "cistos filhotes"
Perdas das características microscópicas quando inflamado
Cisto odontogênico ortoqueratinizado
    Revestido por fino epitélio ortoqueratinizado
    Menos comum
    Não associado a síndrome
    Baixa taxa de recorrência

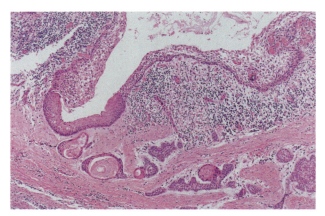

• **Figura 10-31** Queratocisto odontogênico mostrando perda das suas características nas áreas de inflamação, assim como cistos/cistos filhotes murais.

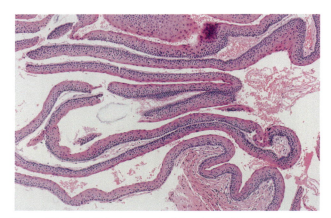

• **Figura 10-29** Epitélio do queratocisto odontogênico exibindo característica perda de adesão ao tecido conjuntivo subjacente.

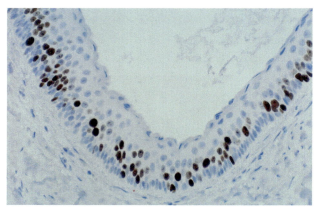

• **Figura 10-32** Queratocisto odontogênico. Observe os numerosos núcleos marcados positivamente (*marrom*) em coloração imuno-histoquímica para a proteína de proliferação Ki-67.

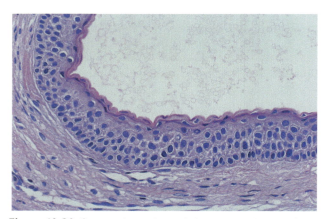

• **Figura 10-30** Queratocisto odontogênico mostrando revestimento epitelial paraqueratinizado característico com células basais polarizadas.

odontogênico ortoqueratinizado, é encontrada uma camada granular proeminente logo abaixo da superfície plana não corrugada. A camada basal é menos proeminente e apresenta uma aparência mais plana ou escamosa em comparação com o tipo paraqueratinizado. Nenhuma evidência do revestimento epitelial típico do QO/TOQ pode ser identificada.

Diagnóstico Diferencial

Quando os cistos são associados a dentes, várias entidades podem ser consideradas, tais como cisto dentígero, ameloblastoma, mixoma odontogênico, tumor odontogênico adenomatoide

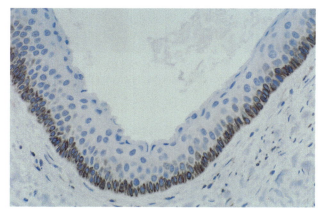

• **Figura 10-33** Queratocisto odontogênico. Observe as células marcadas positivas (*marrom*) em coloração imuno-histoquímica para a proteína antiapoptótica Bcl-2.

e fibroma ameloblástico. Tumores não odontogênicos radiolucentes, tais como o granuloma central de células gigantes, o cisto ósseo traumático e o cisto ósseo aneurismático, devem ser incluídos nos diagnósticos diferenciais dessa entidade em pacientes jovens.

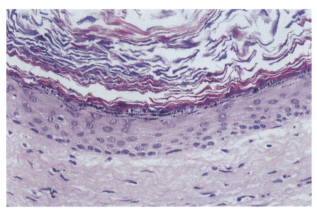
• **Figura 10-34** Cisto odontogênico ortoqueratinizado. Observe a camada granular subjacente à queratina e a falta de organização das células da camada basal.

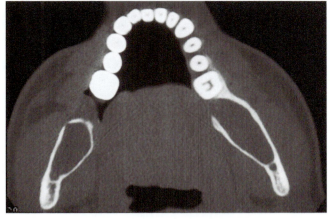
• **Figura 10-35** Imagem de tomografia computadorizada (TC) de vários queratocistos odontogênicos em um paciente com a síndrome do carcinoma nevoide de células basais.

Tratamento e Prognóstico

A excisão cirúrgica com curetagem óssea periférica ou ostectomia é o método de tratamento preferencial. Essa abordagem mais agressiva a uma lesão cística é justificada pela alta taxa de recorrência associada aos QO/TOQ. Alguns autores têm defendido o uso da marsupialização para permitir a descompressão cística, seguida pela enucleação como uma alternativa.

A taxa de recorrência de 10 a 30% parece estar associada a vários fatores físicos. O tecido friável da parede do cisto pode levar a uma remoção incompleta. Pequenos remanescentes da lâmina dental ou cistos satélites no osso adjacente à lesão primária podem contribuir para as recorrências. Além disso, a proliferação cística da camada basal do epitélio oral de revestimento, se não eliminada durante a remoção cística, também é considerada significativa por alguns autores. As atuais configurações biológicas do epitélio cístico, como o aumento da taxa de mitose e a produção de fatores de reabsorção óssea, podem estar associadas a recorrências.

O acompanhamento é importante para os pacientes com essa lesão. Os pacientes devem ser avaliados em busca de uma excisão incompleta, novos queratocistos e SCNCB. A maioria das recorrências torna-se clinicamente evidente em 5 anos após o tratamento. À parte do potencial de recorrência, a transformação ameloblástica é uma complicação rara. Os pacientes com vários queratocistos apresentam uma taxa de recorrência significativamente alta se comparados aos pacientes com lesões solitárias (30 e 10%, respectivamente).

As manifestações clínicas da SCNCB incluem QO/TOQ múltiplos, defeitos ósseos e carcinomas de células basais múltiplos (Fig. 10-35; Quadro 10-8). Outras anormalidades cutâneas são queratose palmoplantar, cistos epidérmicos múltiplos e calcinose cutânea. Os defeitos ósseos comuns são costelas bífidas (Fig. 10-36), cifoescoliose e anormalidades vertebrais e metacarpais.

Um leve prognatismo mandibular tem sido relatado em uma pequena porcentagem dos casos. Também podem ser observadas dismorfogêneses faciais, tais como uma ponte nasal larga com hipertelorismo ocular correspondente e um deslocamento lateral do canto ocular interno (*distopia canthorum*). Meduloblastoma, disgenesia ou agenesia do corpo caloso, calcificação da foice cerebral (Fig. 10-37) e (menos frequentemente) calcificação da foice cerebelar são anormalidades neurológicas que têm sido documentadas.

• QUADRO 10-8 Síndrome do Carcinoma Nevoide de Células Basais

Etiologia
Padrão de hereditariedade autossômica dominante
Mutações encontradas no gene PTCH (sinalização de hedgehog)

Características Clínicas
Vários queratocistos odontogênicos/tumores odontogênicos queratocísticos
Vários carcinomas de células basais
Anomalias esqueléticas (p. ex., costela bífida, cifoescoliose)
Foice cerebral calcificada
Defeitos faciais

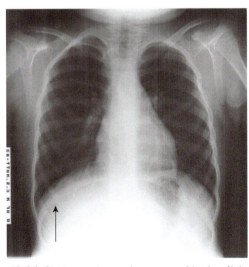
• **Figura 10-36** Síndrome do carcinoma nevoide de células basais. Observe a costela bífida (*seta*).

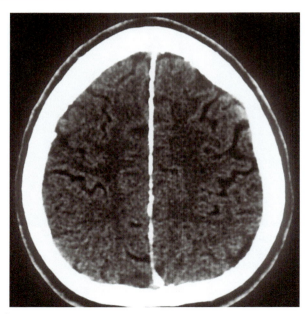

• **Figura 10-37** Imagem de tomografia computadorizada (TC) de foice cerebral calcificada em um paciente com a síndrome do carcinoma nevoide de células basais.

Cisto Odontogênico Calcificante (Tumor Odontogênico Cístico Calcificante)

Os cistos odontogênicos calcificantes (COCs) são lesões odontogênicas de desenvolvimento que ocasionalmente apresentam recorrência (Quadro 10-9). De maneira similar ao QO/TOQ, o termo tumor odontogênico cístico calcificante tem sido proposto para essa lesão por refletir sua natureza neoplásica dupla cística e benigna. Acredita-se que a variante sólida, conhecida como tumor odontogênico de células fantasmas, apresenta um comportamento clínico mais agressivo.

Etiologia e Patogenia
Acredita-se que os COCs sejam derivados de remanescentes epiteliais odontogênicos dentro da gengiva, da maxila ou da mandíbula. A queratinização das células fantasmas, um achado microscópico característico desse cisto, é também típica de uma lesão cutânea conhecida como epitelioma calcificante de Malherbe ou pilomatrixoma. Nos ossos maxilares, as células fantasmas podem ser observadas em outros tumores odontogênicos, entre os quais os odontomas, os ameloblastomas, os tumores odontogênicos adenomatoides, os fibro-odontomas ameloblásticos e os fibromas ameloblásticos, e, portanto, a sua presença não é necessariamente uma característica que define a lesão. Nos COCs, têm sido relatadas mutações dos genes da via de sinalização WNT, incluindo o gene da betacatenina.

Características Clínicas
Uma ampla variação de idade foi relatada para esse cisto, com pico de incidência na segunda década de vida. Geralmente, ocorre em indivíduos com menos de 40 anos e tem uma nítida predileção pelo gênero feminino. Mais de 70% dos COCs são encontrados na maxila. Raramente os COCs podem se apresentar como massas extraósseas localizadas na gengiva. Essa apresentação em localização extraóssea ou periférica é geralmente observada em indivíduos com mais de 50 anos e é encontrada anteriormente à região do primeiro molar.

Radiograficamente, os COCs podem apresentar-se como radiolucências uni ou multiloculares com uma margem bem delimitada discreta (Figs. 10-38 e 10-39). Dentro dessa radiolucência, podem estar presentes calcificações dispersas de tamanho irregular. Tais opacidades podem produzir um aspecto de sal e pimenta em uma distribuição regular e difusa. Em alguns casos, uma mineralização pode desenvolver-se de tal forma que as margens radiopacas da lesão tornam-se difíceis de se determinar.

Histopatologia
A maioria dos COCs apresenta-se como proliferações císticas bem delimitadas com uma parede de tecido conjuntivo fibroso revestida por epitélio odontogênico. A proliferação epitelial intraluminal ocasionalmente obstrui o lúmen cístico, produzindo dessa maneira a impressão de uma lesão sólida. O revestimento epitelial é de espessura variada. As células da camada basal podem ser focalmente proeminentes, com hipercromatismo nuclear e com padrão colunar ou cuboidal. Acima da camada basal, as

---

• **QUADRO 10-9** **Cisto Odontogênico Calcificante (Tumor Odontogênico Cístico Calcificante)**

Características Clínicas
Sem distinção de idade, gênero ou localização
Padrão radiográfico de lesão radiolucente a mista

Histopatologia
Células basais em paliçada
Células fantasmas e calcificação distrófica
Similar ao pilomatrixoma cutâneo

Comportamento
Imprevisível

Variantes
Tumor odontogênico de células fantasmas — sólido
Carcinoma odontogênico de células fantasmas — atipia citológica, mitoses, pleomorfismo e necrose

---

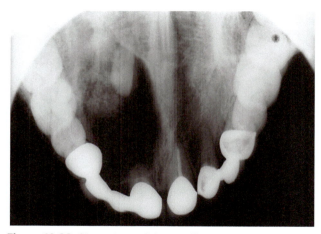

• **Figura 10-38** Cisto odontogênico calcificante de maxila observado em associação a um dente impactado.

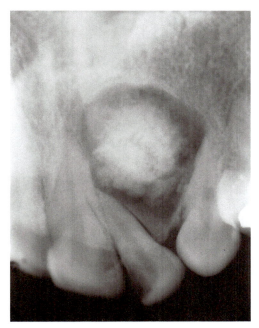

• **Figura 10-39** Cisto odontogênico calcificante.

células epiteliais são arranjadas mais frouxamente, algumas vezes lembrando o retículo estrelado do órgão do esmalte. A característica microscópica bem proeminente e única é a presença da chamada queratinização de células fantasmas. As células fantasmas são anucleadas e retêm o contorno da membrana celular. Essas células sofrem uma mineralização distrófica caracterizada por fina granularidade basofílica, que eventualmente pode resultar em grandes áreas de material calcificado (Figs. 10-40 e 10-41). Algumas vezes, as células fantasmas podem tornar-se deslocadas na parede de tecido conjuntivo, incitando uma resposta de células gigantes de corpo estranho.

Diagnóstico Diferencial

Nos estádios iniciais da formação, os COCs podem ter pouca ou nenhuma mineralização e, portanto, podem apresentar-se como lesões radiolucentes. O diagnóstico diferencial nessas instâncias inclui o cisto dentígero, QO/TOQ e o

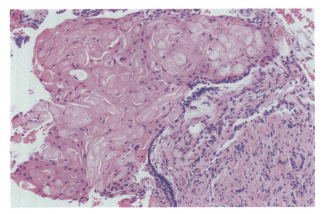

• **Figura 10-40** Cisto odontogênico calcificante apresentando células epiteliais queratinizadas (células fantasmas) preenchendo o lúmen (à esquerda).

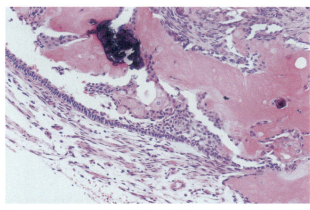

• **Figura 10-41** Cisto odontogênico calcificante apresentando calcificação de células fantasmas (superior à esquerda).

ameloblastoma. Em estádios tardios, quando há um aspecto misto radiolucente-radiopaco, podemos incluir dentro dos diagnósticos diferenciais o tumor odontogênico adenomatoide, o odontoma parcialmente mineralizado, o tumor odontogênico epitelial calcificante e o fibro-odontoma ameloblástico.

Tratamento e Prognóstico

Por conta do comportamento biológico imprevisível dessa lesão, geralmente o tratamento é mais agressivo do que uma simples curetagem. Os pacientes devem ser monitorados após o tratamento, pois as recorrências não são incomuns. O manejo da variante extraóssea ou periférica é conservador, pois nesse caso as recorrências são raras.

Cistos Não Odontogênicos

Lesão/Cisto Globulomaxilar

Os cistos globulomaxilares já foram considerados cistos fissurais localizados entre os processos globular e maxilar. Essa teoria sobre sua origem envolve o aprisionamento epitelial dentro da linha de fusão embriológica com subsequente transformação cística. Atualmente, as evidências embriológicas mostram que os processos da pré-maxila e da maxila não se fusionam dessa maneira; assim, pode não existir uma relação com o mecanismo de fusão para se considerar um cisto globulomaxilar distinto nessa localização. As lesões radiolucentes nessa região, quando revisadas microscopicamente, têm mostrado constituir cistos radiculares, granulomas periapicais, cistos periodontais laterais, QOs, granulomas centrais de células gigantes, cistos odontogênicos calcificantes e mixomas odontogênicos. Portanto, hoje o termo globulomaxilar pode ser justificado apenas de acordo com a anatomia, com o diagnóstico definitivo das lesões localizadas nesta área sendo realizado pela combinação de exames clínico e microscópico (Quadro 10-10).

Radiograficamente, uma lesão globulomaxilar apresenta-se como uma radiolucência bem definida, frequentemente produzindo divergência das raízes do incisivo lateral superior e do canino. O cisto radicular e o granuloma periapical podem ser excluídos com o teste de vitalidade pulpar.

Por causa da variedade de patologias incluídas como possibilidade de diagnóstico, a histologia varia consideravelmente

• **QUADRO 10-10**   **Lesões Globulomaxilares**

Designação não específica para qualquer lesão na região globulomaxilar (entre o incisivo lateral superior e o canino)
Imagem radiolucente no formato de pera invertida
Assintomático; dente vital; divergência das raízes
Pode representar um cisto ou tumor odontogênico ou um tumor não odontogênico
A biópsia é necessária para o estabelecimento do diagnóstico definitivo

---

de caso para caso. As características histológicas específicas das entidades incluídas no diagnóstico diferencial são encontradas na discussão de cada lesão.

O tratamento e o prognóstico são determinados pelo diagnóstico microscópico definitivo.

Cisto Nasolabial

Os cistos nasolabiais são cistos de tecido mole do lábio superior. A patogenia desse cisto não está clara, embora tenha sido sugerido que essa lesão representa uma transformação cística dos cordões sólidos remanescentes de células que formam o ducto nasolacrimal.

O cisto nasolabial é uma lesão rara, com pico de incidência observado na quarta e na quinta décadas de vida. Tem sido observada uma predileção distinta pelo gênero feminino de aproximadamente 4:1. O principal sinal clínico é uma tumefação que pode apresentar-se no tecido mole acima da região do canino ou no fundo do vestíbulo.

O revestimento epitelial do cisto é caracteristicamente do tipo pseudoestratificado colunar com numerosas células caliciformes. Em alguns casos, pode estar presente também um epitélio escamoso estratificado associado ao epitélio cuboidal. O cisto é tratado por curetagem e as taxas de recorrência são baixas.

Cisto Mandibular Mediano

Os cistos mandibulares medianos, de forma similar aos cistos globulomaxilares, eram considerados cistos fissurais. A justificativa para a origem fissural era baseada na teoria não mais sustentável de aprisionamento epitelial na linha média da mandíbula durante a "fusão" de cada metade do arco mandibular. As evidências embriológicas sugerem um istmo de mesênquima entre os processos mandibulares, que é gradualmente eliminado com o crescimento e, portanto, sem evidência de fusão epitelial. Os casos diagnosticados clinicamente como cistos mandibulares medianos constituem um espectro microscópico de tumores e cistos odontogênicos.

Cisto do Ducto Nasopalatino (Canal Incisivo)

Os cistos do ducto nasopalatino, também conhecidos como cistos do canal incisivo, estão localizados dentro do ducto nasopalatino ou dentro dos tecidos moles do palato no ponto de abertura do canal, onde as lesões são chamadas de cistos da papila palatina. Acredita-se que o chamado cisto palatino mediano se constitui em um cisto do ducto nasopalatino em uma região mais posterior em vez de uma degeneração cística de restos epiteliais na linha de fusão dos processos palatinos.

Etiologia e Patogenia

Um cisto do ducto nasopalatino se desenvolve da proliferação de remanescentes epiteliais de ductos nasopalatinos dentro do canal incisivo. O canal é formado como resultado da fusão da pré-maxila com os processos palatinos direito e esquerdo. A saída anatômica do canal situa-se levemente posterior à papila incisiva.

O estímulo para a formação de cistos a partir dos remanescentes epiteliais do ducto nasopalatino é incerto, embora uma infecção bacteriana e/ou um trauma pareçam ter um papel. Alternativamente, tem sido sugerido que as glândulas mucosas dentro do revestimento podem causar a formação cística como resultado da secreção de mucina.

Características Clínicas

Esse cisto relativamente comum pode apresentar-se como uma tumefação simétrica ou uma radiolucência localizada na região anterior da linha média do palato (Figs. 10-42 e 10-43;

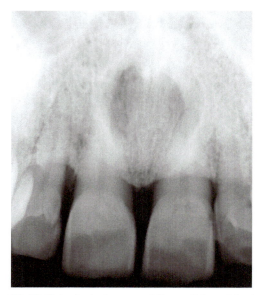

• **Figura 10-42** Cisto do ducto nasopalatino na linha média da maxila.

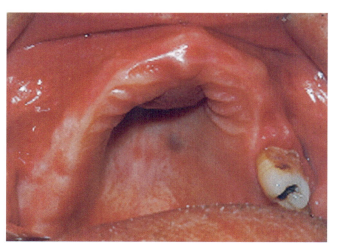

• **Figura 10-43** Aspecto clínico de um cisto do ducto nasopalatino. (Reproduzido com permissão de Regezi JA, Sciubba JJ, Pogrel MA: Atlas of Oral and Maxillofacial Pathology. Philadelphia: WB Saunders, 2000, Figura 6-50.)

QUADRO 10-11 Cisto do Ducto Nasopalatino (Canal Incisivo)

O mais comum dos cistos orais não odontogênicos
Origem de remanescentes do ducto palatino embrionário
O estímulo para o desenvolvimento do cisto está indeterminado
A maioria ocorre no osso, lesões de tecidos moles na papila incisiva
Assintomático, a não ser que secundariamente seja inflamado
Homens adultos são os mais comumente afetados

Quadro 10-11). A maioria dos casos ocorre entre a quarta e a sexta décadas de vida. Frequentemente, os homens são mais afetados que as mulheres, com diferenças que chegam a 3:1.

A maioria dos casos é assintomática, com sinal clínico de tumefação geralmente chamando a atenção para a lesão. Os sintomas podem surgir após a infecção secundária. Ocasionalmente, pode ocorrer a formação de fístula e drenagem na parte mais proeminente da papila palatina.

Radiograficamente, um cisto do ducto nasopalatino é puramente radiolucente com margens bem definidas. A lesão pode produzir divergências das raízes dos incisivos superiores e, menos comumente, pode induzir a reabsorção radicular. A espinha nasal anterior está centralmente sobreposta ao defeito radiolucente, produzindo um formato de coração. Ocasionalmente, a radiolucência pode ser unilateral, com a linha média formando o aspecto mais medial da radiolucência.

Histopatologia
O revestimento epitelial do cisto varia de escamoso estratificado a pseudoestratificado colunar (quando localizado perto da cavidade nasal). Em muitas circunstâncias, pode ser observada uma mistura de dois ou mais tipos de epitélios de revestimento. A parede de tecido conjuntivo contém pequenas artérias e nervos, constituindo o feixe vasculonervoso nasopalatino (Fig. 10-44).

Diagnóstico Diferencial
O granuloma periapical e o cisto periapical (radicular) podem ser distinguidos do cisto do ducto nasopalatino. Isso pode ser feito pela determinação da vitalidade pulpar dos dentes envolvidos. Um canal normal, porém ampliado, também pode ser considerado.

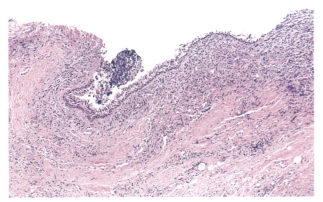

• **Figura 10-44** Cisto do ducto nasopalatino exibindo epitélio do tipo respiratório e inflamação mural.

Tratamento e Prognóstico
Esse cisto requer a enucleação cirúrgica. Nos casos de cistos grandes, a marsupialização pode ser considerada anteriormente à enucleação definitiva. A taxa de recorrência é muito baixa.

Pseudocistos

Cisto Ósseo Aneurismático
Os cistos ósseos aneurismáticos (COA) são pseudocistos por parecerem radiologicamente uma lesão cística, mas microscopicamente não apresentarem um revestimento epitelial (Quadro 10-12). Constituem uma lesão benigna do osso que pode surgir em mandíbula, maxila ou outros ossos. Dentro do complexo maxilofacial, aproximadamente 40% das lesões são localizadas na mandíbula e 25% na maxila.

Etiologia e Patogenia
A patogenia do cisto ósseo aneurismático não está bem compreendida. Algumas evidências sugerem um processo reativo e outras sugerem um tumor. Sustentando o conceito de tumor, está a identificação da translocação do *locus* TRE17/USP6, resultando na superexpressão de TRE17 em mais de 60% dos casos de COA em ossos longos. Acredita-se que uma lesão óssea primária antecedente e não relacionada, como a displasia fibrosa, o granuloma central de células gigantes, o fibroma não ossificante, o condroblastoma e outras lesões ósseas primárias, inicie uma malformação vascular, resultando em uma lesão secundária ou em um cisto ósseo aneurismático.

Características Clínicas
O cisto ósseo aneurismático ocorre tipicamente em indivíduos jovens com menos de 30 anos. O pico de incidência situa-se na segunda década de vida. Tem sido observada uma discreta predileção pelo gênero feminino.

Quando a mandíbula e a maxila são acometidas, as regiões posteriores são as mais comumente afetadas, principalmente a região dos molares (Fig. 10-45). A dor é descrita em aproximadamente

QUADRO 10-12 Cisto Ósseo Aneurismático

Etiologia
Desconhecida; pode estar relacionada com alterações hemodinâmicas ou anormalidades de cicatrização da hemorragia óssea

Características Clínicas
Adolescentes e adultos jovens acometidos
Radiolucência multilocular
Não associado a vibração ou ruído na auscultação

Histopatologia
Espaços preenchidos por sangue revestidos por tecido conjuntivo e células gigantes multinucleadas
O diagnóstico diferencial inclui granuloma central de células gigantes, hiperparatireoidismo, querubismo

Tratamento
Excisão: sem risco de sangramento

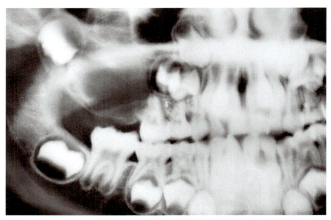

• **Figura 10-45** Cisto ósseo aneurismático no lado direito da maxila.

metade dos casos, e um aumento de volume firme e não pulsátil é um sinal clínico comum. Na auscultação, não é ouvido um ruído, indicando que o sangue não está localizado dentro de espaço arterial. Na palpação firme, pode ser notada crepitação.

As características radiográficas incluem a presença de um processo destrutivo ou osteolítico com uma margem discretamente irregular. Um padrão multilocular é observado em alguns casos. Quando o segmento alveolar da mandíbula e da maxila é acometido, os dentes podem ser deslocados com ou sem concomitante reabsorção radicular externa.

Histopatologia

Um estroma de tecido conjuntivo fibroso contém um número variado de células gigantes multinucleadas (Fig. 10-46). Os espaços sanguíneos sinusoidais são revestidos por fibroblastos e macrófagos. Com a exceção dos sinusoides, o cisto ósseo aneurismático é similar ao granuloma central de células gigantes. Uma nova formação óssea reativa é comumente observada.

Diagnóstico Diferencial

O QO/TOQ, o granuloma central de células gigantes e o fibroma ameloblástico devem ser incluídos nos diagnósticos diferenciais. O ameloblastoma e o mixoma odontogênico podem ser incluídos, embora essas lesões sejam tipicamente mais comuns em pacientes mais velhos.

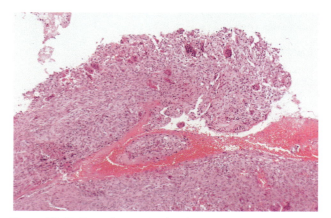

• **Figura 10-46** Revestimento do cisto ósseo aneurismático composto de tecido conjuntivo e células gigantes multinucleadas dispersas.

• **QUADRO 10-13** Cisto Ósseo Traumático

Etiologia
Desconhecida; em alguns casos, sugere-se trauma
Pode estar relacionado com sangramento da mandíbula com reabsorção do coágulo

Características Clínicas
Lesão radiolucente descoberta em exame de rotina
Espaço vazio "morto" no osso medular, principalmente na mandíbula
Os adolescentes são os mais comumente acometidos

Tratamento
Exploração cirúrgica para iniciar o sangramento e estimular a cicatrização
Alguns casos podem regredir espontaneamente

Tratamento e Prognóstico

Uma taxa de recorrência relativamente alta tem sido associada à curetagem simples. A excisão ou curetagem com crioterapia suplementar é o tratamento de escolha.

Cisto Ósseo Traumático (Simples)

Um cisto ósseo traumático é uma cavidade intraóssea vazia sem um revestimento epitelial. A designação pseudocisto é relacionada ao aspecto cístico radiográfico e cirúrgico macroscópico da lesão (Quadro 10-13). É observado mais frequentemente na mandíbula.

Patogenia

A patogenia não é conhecida, embora em alguns casos seja relatado um antecedente de trauma. Assumindo ser essa a causa, tem se levantado a hipótese de um hematoma induzido traumaticamente dentro da parte intramedular do osso. Em vez de se organizar, o coágulo se desfaz, deixando uma cavidade óssea vazia. As vias alternativas de desenvolvimento incluem a degeneração cística de tumores ósseos primários, como o granuloma central de células gigantes, desordens do metabolismo do cálcio e a necrose isquêmica da medula óssea.

Características Clínicas

Os adolescentes são os mais comumente afetados, embora os cistos ósseos traumáticos tenham sido relatados em uma ampla variação de idade. Tem sido observada uma distribuição igual entre os sexos.

O local de acometimento mais comum é a mandíbula (Fig. 10-47). A lesão pode ser encontrada nas regiões anteriores ou posteriores. Raros casos bilaterais têm sido descritos. O aumento de volume é visto ocasionalmente, e a dor é raramente relatada.

Radiograficamente, é observada uma área radiolucente bem delimitada com uma borda irregular, mas definida. Uma projeção da lesão entre as raízes dos dentes é característica do cisto ósseo simples e, ocasionalmente, pode ser observada uma discreta reabsorção radicular.

Frequentemente, os cistos ósseos traumáticos têm sido encontrados em associação à displasia óssea florida. A relação entre essas duas entidades não está compreendida.

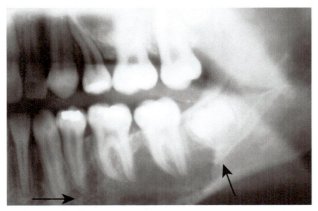

• **Figura 10-47** Cisto ósseo traumático do corpo da mandíbula.

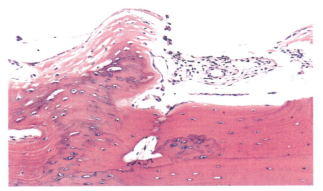

• **Figura 10-48** Cisto ósseo traumático consistindo em fragmentos de tecido conjuntivo revestindo o osso circunjacente (*inferior*).

Histopatologia

Macroscopicamente, é observada apenas uma quantidade mínima de tecido fibroso da parede óssea. Ocasionalmente, a lesão pode conter sangue ou fluido sanguinolento. Microscopicamente, é identificado um tecido conjuntivo fibroso, delicado e bem vascularizado, sem evidência de um componente epitelial (Fig. 10-48).

Tratamento e Prognóstico

Uma vez conseguido o acesso à cavidade, o clínico precisa apenas promover um sangramento dentro da cavidade da lesão antes do seu fechamento. A organização do coágulo resulta em reparo ósseo completo sem recorrências.

Cisto Ósseo Estático (Defeito Ósseo de Stafne)

Um cisto ósseo estático é uma concavidade anatômica da parte posterior lingual da mandíbula que lembra um cisto no exame radiográfico (Quadro 10-14; Figura 10-49). Acredita-se que

• **QUADRO 10-14** **Cisto Ósseo Estático (de Stafne)**

Defeito de desenvolvimento
Localizado abaixo do canal mandibular na região dos molares
Presença da glândula salivar ou de tecido adiposo no defeito
Margem discretamente radiopaca
Diagnóstico por radiografia panorâmica
Sem sintomas
Sem biópsia ou tratamento – diagnóstico radiográfico

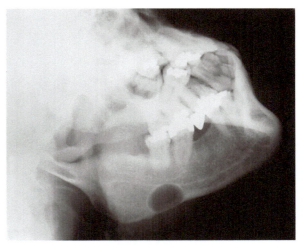

• **Figura 10-49** Cisto ósseo estático.

essa depressão da mandíbula seja de desenvolvimento, apesar de os adultos, particularmente os homens, serem mais afetados. A causa é desconhecida, mas alguns autores têm sugerido que a lesão aparece devido ao aprisionamento de glândulas salivares ou outro tecido mole durante o desenvolvimento da mandíbula. Outros sugeriram que a causa é uma erosão da cortical mandibular lingual a partir de glândulas salivares hiperplásicas. Os achados tanto demográficos quanto anatômicos são mais compatíveis com a segunda hipótese. Ocasionalmente, esses defeitos podem ser observados bilateralmente e, de modo raro, anteriormente à região do primeiro molar inferior.

Essa lesão é inteiramente assintomática e frequentemente observada como um achado incidental em exames radiográficos panorâmicos. Ela aparece como uma radiolucência oval bem circunscrita abaixo do nível do canal alveolar inferior e com invasão da borda inferior da mandíbula. A presença de tecido da glândula salivar dentro do defeito pode ser confirmada por sialografia. A aparência do cisto ósseo estático é geralmente patognomônica e não é necessário nenhum tratamento. Embora raramente, têm sido relatadas outras depressões da superfície cortical da mandíbula dentro da glândula parótida ao longo da região lateral ou facial do ramo mandibular.

Defeito Osteoporótico Focal de Medula Óssea

O defeito osteoporótico focal de medula óssea (defeito hematopoiético de medula óssea) é uma lesão incomum que se apresenta tipicamente como uma radiolucência focal e assintomática em áreas onde normalmente é observada a hematopoiese (ângulo da mandíbula e tuberosidade da maxila). Aproximadamente 70% dessas lesões ocorrem na região posterior da mandíbula, e 70% ocorrem em mulheres.

A patogenia do defeito osteoporótico medular é desconhecida, embora três teorias tenham sido propostas. Uma das teorias diz que uma cicatrização anormal após uma extração dentária pode ser responsável pelo defeito (Fig. 10-50). Outra teria propõe que remanescentes residuais da medula fetal podem persistir nos adultos, apresentando-se, assim, como uma radiolucência focal. Finalmente, esse tecido pode constituir meramente um foco de hematopoiese extramedular que se torna hiperplásica na vida adulta.

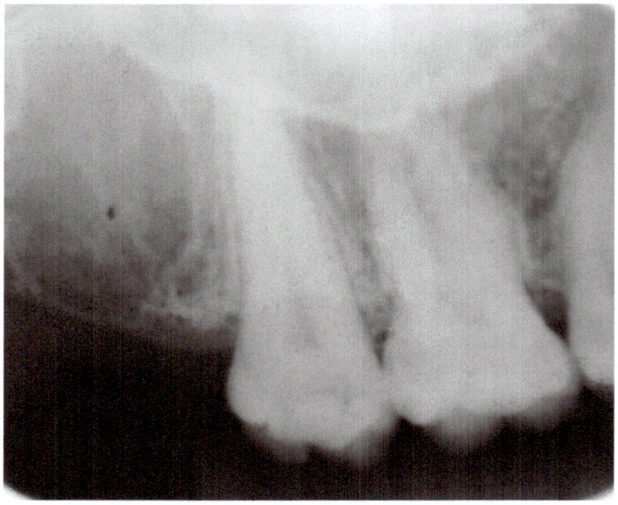

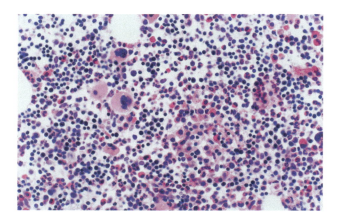

• **Figura 10-50** Defeito osteoporótico focal de medula óssea em um local de extração de um molar superior.

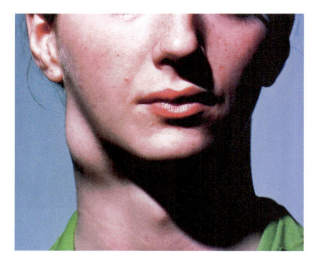

• **Figura 10-52** Cisto linfoepitelial cervical.

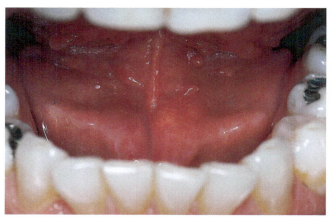

• **Figura 10-51** Defeito osteoporótico focal de medula óssea composto de células sanguíneas maduras e megacariócitos.

• **Figura 10-53** Cisto linfoepitelial (nódulo amarelado) localizado na carúncula submandibular esquerda.

Os achados microscópicos mostram uma predominância de células hematopoiéticas e relativamente poucas células adiposas. Dentro da medula celular, podem ser encontrados agregados linfoides, assim como megacariócitos (Fig. 10-51).

Por causa dos achados radiográficos não específicos, geralmente é necessário o diagnóstico por biópsia incisional. Não é necessário nenhum outro tipo de tratamento após o estabelecimento do diagnóstico.

Cistos de Tecido Mole do Pescoço

Cisto Branquial/Cisto Linfoepitelial Cervical

Os cistos branquiais (fendas), ou cistos linfoepiteliais cervicais, estão localizados na parte lateral do pescoço, geralmente anteriormente ao músculo esternocleidomastóideo (Fig. 10-52). Essas lesões podem também aparecer na região submandibular, adjacentes à glândula parótida ou ao redor do músculo esternocleidomastóideo. Existe uma contraparte intraoral denominada cisto linfoepitelial (Fig. 10-53). O local mais comum dessas lesões é o assoalho da boca, seguido da região posterior lateral da língua.

Em um determinado momento, acreditava-se que o cisto branquial ocorria por causa de uma obliteração incompleta das fendas branquiais, com os remanescentes epiteliais, por fim, sofrendo alterações císticas. A atual teoria sobre sua origem propõe que o epitélio é aprisionado em linfonodos cervicais durante a embriogênese (Quadro 10-15). Esse epitélio, que se acreditava ter origem em glândulas salivares, sofreria alterações císticas em um estádio posterior.

Características Clínicas

Esses cistos assintomáticos geralmente tornam-se clinicamente aparentes no final da infância ou em adultos jovens como

• **QUADRO 10-15** Cisto Branquial

Cisto de desenvolvimento – origina-se de epitélio aprisionado em um linfonodo
Massa cervical lateral – ao longo da borda anterior do músculo esternocleidomastóideo
Textura flutuante
Adultos jovens
Tecido linfoide circundando um revestimento epitelial escamoso ou pseudoestratificado

resultado de aumento de volume. A drenagem pode ocorrer ao longo da margem anterior do músculo esternocleidomastóideo.

Histopatologia
O cisto branquial é revestido por um epitélio escamoso estratificado, colunar pseudoestratificado, ou ambos (Fig. 10-54). O epitélio é amparado por um tecido conjuntivo contendo agregados linfoides.

Diagnóstico Diferencial
O diagnóstico pré-operatório pode incluir linfadenite cervical, cisto de inclusão epidérmico, linfangioma e tumor da cauda da parótida. Cisto do trato tireoglosso deslocado lateralmente e cisto dermoide também podem ser considerados. Em adultos, uma metástase de carcinoma de células escamosas da orofaringe, particularmente em casos associados à infecção pelo papilomavírus humano (HPV), pode apresentar-se como massa lateral no pescoço. A punção aspirativa por agulha fina da massa do pescoço e exames avançados de imagem são úteis para a exclusão dessa possibilidade.

Tratamento
O tratamento é a excisão cirúrgica.

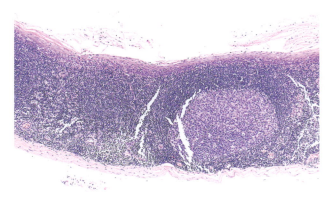

• **Figura 10-54** Cisto linfoepitelial revestido por epitélio escamoso (topo) e rodeado por tecido linfoide.

Cisto Dermoide
Os cistos dermoides são lesões de desenvolvimento que podem ocorrer em várias regiões do corpo (Quadro 10-16). Quando encontrada na cavidade oral, geralmente a lesão localiza-se na linha média da parte anterior do assoalho da boca. Acredita-se que a causa dessa lesão nessa área seja o aprisionamento de células multipotenciais ou, possivelmente, a implantação do epitélio.

Características Clínicas
Clinicamente, esses cistos, quando localizados acima do músculo milo-hioide, deslocam a língua superior e posteriormente (Fig. 10-55). Quando são localizados abaixo do músculo milo-hioide, ocorre uma tumefação no pescoço (Fig. 10-56). Esses cistos são indolores e de crescimento lento; não há predileção por gênero. Geralmente, as lesões são menores que 2 cm de diâmetro. Entretanto, exemplos extremos podem alcançar de 8 a 12 cm. À palpação, os cistos são macios e pastosos por causa de queratina e sebo no interior do lúmen.

Histopatologia
Microscopicamente, o cisto dermoide é revestido por epitélio escamoso estratificado amparado por uma parede de tecido conjuntivo fibroso (Fig. 10-57). Podem ser encontradas numerosas

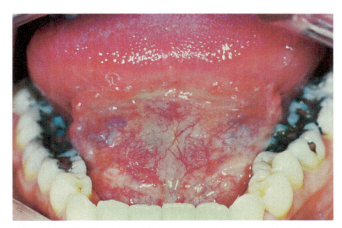

• **Figura 10-55** Cisto dermoide apresentando-se intraoralmente como uma tumefação na linha média do assoalho da boca.

• **QUADRO 10-16** | **Cisto Dermoide**

Massa na linha média do pescoço ou no assoalho da boca (a localização depende da relação com os músculos milo-hióideo e genio-hióideo)
Adultos jovens
Pastoso à palpação por causa do sebo no lúmen
Revestido por epitélio e estruturas cutâneas secundárias (glândulas sebáceas, pelo)
Designado como teratoma se estão constituídas todas as três camadas germinativas

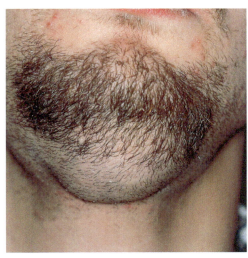

• **Figura 10-56** Cisto dermoide apresentando-se como uma tumefação na linha média do pescoço.

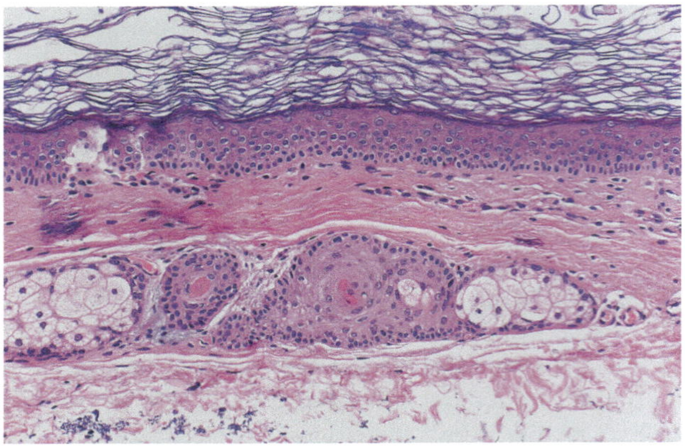

• **Figura 10-57** Cisto dermoide revestido por epitélio queratinizado com glândulas sebáceas e pelos rudimentares no tecido conjuntivo de suporte.

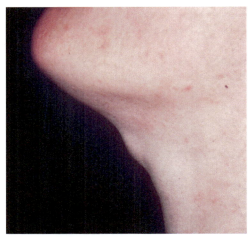

• **Figura 10-58** Cisto do trato tireoglosso na linha média do pescoço.

estruturas cutâneas secundárias, como folículo piloso, glândulas sebáceas e glândulas sudoríparas (e, ocasionalmente, dentes).

Tratamento

O tratamento é a excisão cirúrgica. A maioria das lesões pode ser removida via cavidade oral com pouco risco de recorrência.

Cisto do Trato Tireoglosso

Os cistos do trato tireoglosso são os cistos de desenvolvimento mais comuns do pescoço, representando cerca de três quartos dessas lesões (Quadro 10-17). A base dessa patologia cística relaciona-se com o desenvolvimento da glândula tireoide. O tecido tireoidiano torna-se evidente na 4ª semana de gestação, quando derivados do primeiro e segundo arcos branquiais formam a parte posterior da língua na região do forame cego. O primórdio da tireoide cresce descendentemente da região do forame cego ao seu local permanente no pescoço. Os elementos epiteliais residuais ao longo dessa via que não atrofiam completamente podem mais tarde dar origem a cistos da parte posterior da língua (tireoide lingual) à linha média do pescoço (Figs. 10-58 e 10-59).

Características Clínicas

Aproximadamente 30% dos casos são encontrados em pacientes com mais de 30 anos, com uma porcentagem similar em pacientes com menos de 10 anos. A maioria dos cistos surge

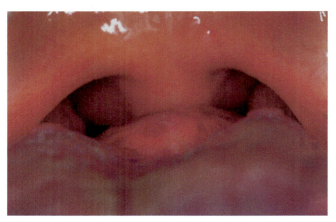

• **Figura 10-59** Tireoide lingual posterior às papilas circunvaladas na linha média da língua.

na linha média, com 60% ocorrendo na membrana tireóidea e apenas 2% dentro da língua. A grande maioria (70 a 80%) ocorre abaixo do nível do osso hioide, sendo, geralmente, assintomática. Quando os cistos estão ligados ao osso hioide e à língua, podem retrair durante a deglutição ou a extensão da língua. Se infectados, pode ocorrer drenagem através de uma fístula. A transformação maligna dessa lesão tem sido raramente descrita.

Histopatologia

Os achados microscópicos variam dependendo da localização do cisto (Fig. 10-60). As lesões que ocorrem acima do nível do osso hioide demonstram um revestimento principalmente de epitélio escamoso estratificado. Geralmente, é encontrado um epitélio ciliado ou colunar nos cistos que ocorrem abaixo do osso hioide. Entretanto, uma ampla variação pode ser encontrada dentro de um mesmo cisto. O tecido tireoidiano pode estar presente dentro da parede de tecido conjuntivo. As raras neoplasias malignas que se originam dentro do trato tireoglosso são geralmente adenocarcinomas papilares da tireoide.

• QUADRO 10-17 Cisto do Trato Tireoglosso

- Origina-se de remanescentes epiteliais da glândula tireoide em desenvolvimento
- Ocorre na linha média do pescoço – qualquer local entre a origem embrionária da tireoide (forame cego da língua) e a glândula tireoide
- Tireoide lingual
- Massa na base da língua causada pela falha na descida do tecido tireoidiano
- Pode ser a única tireoide funcional no paciente
- Tratamento por excisão; pode ocorrer recorrência por causa da configuração tortuosa
- Casos raros de câncer de tireoide desenvolvem-se ao longo do trato do cisto

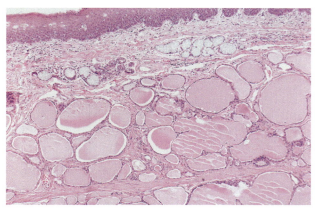

• **Figura 10-60** Tireoide lingual apresentando ácinos tireoidianos na submucosa.

Diagnóstico Diferencial

O diagnóstico diferencial do cisto do trato tireoglosso deve incluir cisto dermoide, neoplasia da tireoide, cisto branquial e cisto sebáceo.

Tratamento

O tratamento é a excisão cirúrgica. É importante estabelecer antes da cirurgia se o cisto do trato tireoglosso constitui o único tecido tireoidiano funcionante no paciente. As recorrências podem acontecer porque a lesão pode ser um tanto tortuosa na sua configuração. É frequentemente recomendado que a parte central do osso hioide seja removida a fim de se eliminar qualquer epitélio do trato tireoglosso residual desse local.

Bibliografia

Cistos Odontogênicos

Androulakis M, Johnson JT, Wagner RL: Thyroglossal duct and second branchial cleft anomalies in adults, *Ear Nose Throat J* 69:318-322, 1990.

Aszterbaum M, Rothman A, Johnson RL et al: Identification of mutations in the human PATCHED gene in sporadic basal cell carcinomas and in patients with basal cell nevus syndrome, *J Invest Dermatol* 110:885-888, 1998.

Barnes L, Eveson JW, Reichart P, Sidransky D, editors: *Pathology and Genetics of Head and Neck Tumours. WHO Classification Series*, Lyon, 2005, IARC Press, pp 306-307.

Barretto DC, Gomez RS, Bale AE et al: PTCH gene mutations in odontogenic keratocysts, *J Dent Res* 79:1418-1422, 2000.

Becconsall-Ryan R, Tong D, Love RM: Radiolucent inflammatory jaw lesions: a twenty year analysis, *Int Endod J* 43:859-865, 2010.

Bishop JA, Yonescu R, Batista D, Warnock GR, Westra WH: Glandular Odontogenic Cysts (GOCs) Lack MAML2 Rearrangements: A Finding to Discredit the Putative Nature of GOC as a Precursor to Central Mucoepidermoid Carcinoma, *Head Neck Pathol* 8(3):287-290, 2014.

Buchner A: The central (intraosseous) calcifying odontogenic cyst: an analysis of 215 cases, *J Oral Maxillofac Surg* 49:330-339, 1991.

Crowley TE, Kaugars GE, Gunsolley JC: Odontogenic keratocysts: a clinical and histologic comparison of the parakeratin and ortho-keratin variants, *J Oral Maxillofac Surg* 50:22-26, 1992.

de Moraes M, de Matos FR, de Souza LB et al: Immunoexpression of RANK, RANKL, OPG, VEGF, and vWF in radicular and dentigerous cysts, *J Oral Pathol Med* 42:468-473, 2013.

Fantasia JE: Lateral periodontal cysts, botryoid odontogenic cysts and glandular odontogenic cysts, *Oral Maxillofac Surg Clin North Am* 3:127-136, 1991.

Finkelstein MW, Hellstein JW, Lake KS et al: Keratocystic odontogenic tumor: a retrospective analysis of genetic, immunohistochemical and therapeutic features, *Proposal of a multicenter clinical tool, Oral Surg Oral Med Oral Pathol Oral Radiol* 116:75-83, 2013.

Garcia de Paula e Silva FW, D'Silva NJ, da Silva LA, Kapila YL: High matrix metalloproteinase activity is a hallmark of periapical granulomas, *J Endod* 35:1234-1242, 2009.

Henley J, Summerlin DJ, Tomich C et al: Molecular evidence supporting the neoplastic nature of odontogenic keratocyst: a laser capture microdissection study of 15 cases, *Histopathology* 47:582-586, 2005.

Iatrou I, Theologie N, Leventis M: Intraosseous cystic lesions of the jaws in children: a retrospective analysis of 47 consecutive cases, *Oral Surg Oral Med Oral Pathol Oral Radiol Endod* 107:485-492, 2009.

Kenealy JF, Torsiglieri AJ Jr, Tom LW: Branchial cleft anomalies: a five year retrospective review, *Trans Pa Acad Ophthalmol Otolaryngol* 42:1022-1025, 1990.

Kinard BE, Chuang SK, August M et al: How well do we manage the odontogenic keratocyst? *J Oral Maxillofac Surg* 71:1353-1358, 2013.

Kolar Z, Geierova M, Bouchal J et al: Immunohistochemical analysis of the biological potential of odontogenic keratocyst, *J Oral Pathol Med* 35:75-80, 2006.

Krishnamurthy A, Sherlin HJ, Ramalingam K et al: Glandular odontogenic cyst: report of two cases and review of literature, *Head Neck Pathol* 3:153-158, 2009.

Lench NJ, High AS, Markham AF et al: Investigation of chromosome 9q22.3-q31 DNA marker loss in odontogenic keratocysts, *Oral Oncol* 32B:202-206, 1996.

Lizio G, Sterrantino AF, Ragazzini S et al: Volume reduction of cystic lesions after surgical decompression: a computerised three-demensional computed tomographic evaluation, *Clin Oral Investig* 17:1701-1708, 2013.

Lo Muzio L, Staibano S, Pannone G et al: Expression of cell cycle and apoptosis-related proteins in sporadic odontogenic keratocysts and odontogenic keratocysts associated with the nevoid basal cell carcinoma syndrome, *J Dent Res* 78:1345-1353, 1999.

Love RM, Firth N: Histopathological profile of surgically removed persistent periapical radiolucent lesions of endodontic origin, *Int Endod J* 42:198-202, 2009.

Madras J, Lapointe H: Keratocystic odontogenic tumor: reclassification of the odontogenic keratocyst from cyst to tumor, *J Can Dent Assoc* 74:165-1165, 2008.

Maurette PE, Jorge J, de Moraes M: Conservative treatment protocol of odontogenic keratocyst: a preliminary study, *J Oral Maxillofac Surg* 64:379-383, 2006.

Morgan TA, Burton CC, Qian F: A retrospective review of treatment of the odontogenic keratocyst, *J Oral Maxillofac Surg* 63:635-639, 2005.

Nawshad AI, Savage NW, Young WG et al: Allelic losses in chromosome 9q22.3-31q in odontogenic keratocysts, *J Oral Pathol Med* 29:353, 2000.

Pavelic B, Levanat S, Crnic I et al: PTCH gene altered in dentigerous cysts, *J Oral Pathol Med* 30:569-576, 2001.

Pogrel MA: Treatment of keratocysts: the case for decompression and marsupialization, *J Oral Maxillofac Surg* 63:1667-1673, 2005.

Ramer M, Montazem A, Lane SL et al: Glandular odontogenic cyst, *Oral Surg Oral Med Oral Pathol Oral Radiol Endod* 84:54-57, 1997.

Redman RS, Whitestone BW, Winne CE et al: Botryoid odontogenic cyst: report of a case with histologic evidence of multi-centric origin, *Int J Oral Maxillofac Surg* 19:144-146, 1990.

Renard TH, Choucair RJ, Stevenson WD et al: Carcinoma of the thyroglossal duct, *Surg Gynecol Obstet* 171:305-308, 1990.

Rosenberg PA, Frisbie J, Lee J et al: Evaluation of pathologists (histopathology) and radiologists (cone beam computed tomography) differentiating radicular cysts from granulomas, *J Endod* 36:423-428, 2010.

Sadeghi EM, Weldon LL, Kwon PH et al: Mucoepidermoid odontogenic cyst, *Int J Oral Maxillofac Surg* 29:142-143, 1991.

Sciubba JJ, Fantasia JE, Kahn LB: *Tumors and Cysts of the Jaws*, Washington, DC, 2001, Armed Forces Institute of Pathology.

Shen J, Fan M, Chen X et al: Glandular odontogenic cyst in China: report of 12 cases and immunohistochemical study, *J Oral Pathol Med* 35:175-182, 2006.

Spatafore CM, Griffin JA Jr, Keyes GG et al: Periapical biopsy report: an analysis over a ten year period, *J Endod* 16:239-241, 1990.

Tabrizi R, Ozkan BT, Dehgani A et al: Marsupialization as a treatment option for the odontogenic keratocyst, *J Craniofac Surg* 23:e459-461, 2012.

Taylor MD, Liu L, Raffel C et al: Mutations in SUFU predispose to medulloblastoma, *Nat Genet* 31:306-310, 2002.

Tekkesin MS, Mutlu S, Olgac V: The role of RANK/RANKL/OPG signaling pathways in osteoclastogenesis in odontogenic keratocysts, radicular cysts, and ameloblastomas, *Head Neck Pathol* 5:248-253, 2011.

Teronen O, Konttinen YT, Rifkin B et al: Identification and characterization of gelatinase/type IV collagenases in jaw cysts, *J Oral Pathol Med* 24:78-84, 1995.

van Heerden WF, Raubenheimer EJ, Turner M: Glandular odontogenic cyst, *Head Neck* 14:316-320, 1992.

Waldron CA, Koh ML: Central mucoepidermoid carcinoma of the jaws: report of four cases with analysis of the literature and discussion of the relationship to mucoepidermoid, sialo-odontogenic and glandular odontogenic cysts, *J Oral Maxillofac Surg* 48:871-877, 1990.

Wolf J, Hietanen J: The mandibular infected buccal cyst (paradental cyst): a radiographic and histologic study, *Br J Oral Maxillofac Surg* 28:322-325, 1990.

Yaskima M, Ogura M, Abiko Y: Studies on cholesterol accumulation in radicular cyst fluid-origin of heat-stable cholesterol-binding protein, *Int J Biochem* 22:165-169, 1990.

Zedan W, Robinson PA, Markham AF et al: Expression of the Sonic Hedgehog receptor "PATCHED" in basal cell carcinomas and odontogenic keratocysts, *J Pathol* 194:473-477, 2001.

Cistos Não Odontogênicos

Revel MP, Vanel D, Sigal R et al: Aneurysmal bone cysts of the jaws: CT and MR findings, *J Comput Assist Tomogr* 16:84-86, 1992.

Cistos do Pescoço

Fernandez JF, Ordonez NG, Schultz PN et al: Thyroglossal duct carcinoma, *Surgery* 6:928-934, 1991.

11
Tumores Odontogênicos

RESUMO DO CAPÍTULO

Tumores Epiteliais
Ameloblastoma
Tumor Odontogênico Epitelial Calcificante (Tumor de Pindborg)
Tumor Odontogênico Adenomatoide
Tumor Odontogênico Escamoso
Tumor Odontogênico de Células Claras (Carcinoma)
Tumor Odontogênico Queratocístico (ver "Queratocisto Odontogênico/Tumor Odontogênico Queratocístico" no Capítulo 10)
Tumor Dentinogênico de Células Fantasmas (Conhecido como Cisto Odontogênico Calcificante)

Tumores Mesenquimais
Mixoma Odontogênico
Fibroma Odontogênico Central
Fibroma Cementificante
Cementoblastoma
Displasia Cemento-Óssea Periapical

Tumores Mistos (Epitelial e Mesenquimal)
Fibroma Ameloblástico e Fibro-Odontoma Ameloblástico
Odontoma

Tumores odontogênicos são lesões derivadas de remanescentes epiteliais e/ou mesenquimais do aparato que forma o dente. Portanto, são encontrados exclusivamente na mandíbula e na maxila (e ocasionalmente na gengiva). A origem e a patogenia desse grupo de lesões são desconhecidas. Clinicamente, os tumores odontogênicos são tipicamente assintomáticos, apesar de poderem causar expansão dos ossos maxilares, movimentação dentária, reabsorção da raiz e perda óssea. O conhecimento das características básicas típicas dos vários tumores odontogênicos, como a idade, a localização e a aparência radiográfica, pode ser de extremo valor no desenvolvimento do diagnóstico clínico diferencial.

Como ocorre nas neoplasias em outros locais do corpo, os tumores odontogênicos tendem a mimetizar microscopicamente a célula ou o tecido que a originaram. Histologicamente, podem se assemelhar aos tecidos moles componentes do órgão do esmalte ou da polpa dentária ou podem conter elementos mineralizados de esmalte, dentina e/ou cemento.

Biologicamente, as lesões nesse grupo variam de proliferações hamartomatosas até neoplasias malignas com capacidade metastática. Elas podem ser intraósseas (central) ou podem se localizar nos tecidos moles que recobrem as regiões próximas aos dentes, bem como na mucosa alveolar dos ossos maxilares de pacientes edêntulos (periférica). O entendimento do comportamento biológico dos vários tumores odontogênicos é fundamentalmente importante para o tratamento geral dos pacientes.

Diversos sistemas de classificação baseados nos padrões histopatológicos foram elaborados para esse complexo grupo de lesões. Comum a todos é a divisão dos tumores naqueles compostos de elementos epiteliais odontogênicos, nos compostos de mesênquima odontogênico e naqueles que são proliferações tanto de epitélio quanto de mesênquima (ectomesênquima). Quando classificados de acordo com seu comportamento biológico, eles variam de clinicamente triviais (p. ex. benignos sem potencial para recidivas) a malignos (Quadro 11-1).

Tumores Epiteliais

Ameloblastoma

Historicamente, o ameloblastoma foi reconhecido há mais de um século e meio. Sua frequência, crescimento local persistente e habilidade em produzir deformidade marcante antes de provocar debilidade grave provavelmente são responsáveis pelo seu reconhecimento precoce. As frequentes recidivas, especialmente após o tratamento conservador, também contribuíram para o conhecimento desta lesão.

Patogenia

Essa neoplasia origina-se dentro da mandíbula ou da maxila a partir do epitélio responsável pela formação do dente. Menos comumente, o ameloblastoma pode surgir nos tecidos moles da gengiva ao redor dos dentes. As potenciais fontes epiteliais incluem o órgão do esmalte, os restos odontogênicos (restos de Malassez, restos de Serres), epitélio reduzido do esmalte e os revestimentos epiteliais dos cistos odontogênicos, especialmente o cisto dentígero. O gatilho ou estímulo que leva à transformação neoplásica desses resíduos epiteliais não é conhecido.

Os mecanismos pelos quais o ameloblastoma adquire ganhos de crescimento e invasão abrangem os fatores envolvidos com a tumorigênese e com a diferenciação, bem como com outras moléculas relacionadas à progressão tumoral. Estas incluem, mas não somente, a superexpressão do receptor do fator de crescimento

• QUADRO 11-1 Classificação Biológica dos Tumores Odontogênicos

Benignos, Nenhum Potencial de Recidiva
Tumor odontogênico adenomatoide
Tumor odontogênico escamoso
Cementoblastoma
Displasia cemento-óssea periapical
Odontoma

Benignos, Pouco Potencial de Recidiva
Ameloblastoma cístico
Tumor odontogênico epitelial calcificante
Fibroma odontogênico central
Displasia cemento-óssea florida
Fibroma e fibro-odontoma ameloblásticos

Benignos Agressivos
Ameloblastoma
Tumor odontogênico de células claras
Tumor odontogênico de células fantasmas
Mixoma odontogênico
Odontoameloblastoma

Malignos
Ameloblastoma maligno
Carcinoma ameloblástico
Carcinoma intraósseo primário
Carcinoma odontogênico de células fantasmas
Fibrossarcoma ameloblástico

• QUADRO 11-2 Ameloblastoma: Mecanismos Patogenéticos

Fatores Relacionados com o Ciclo Celular
Baixa taxa de proliferação; poucas células no ciclo celular com base na baixa expressão de Ki-67
Expressão de proteínas antiapoptóticas; superexpressão de Bcl-2 e Bcl-x_L
Superexpressão de EGFR
Alguma positividade para p53; provavelmente, a proteína selvagem inativada pela ligação ao MDM2
Expressão de TNFα
Mutações no BRAF (via de sinalização MAP quinase) e genes SMO (via de sinalização hedgehog)

Fatores de Interface (Aumento das Propriedades Invasivas)
Aumento da osteólise pelo RANKL
Laminina 5 alterada na interface
Expressão de FGF e interleucinas (1 e 6)
Superexpressão de proteinases (MMPs 9 e 20; EMSP1)

EMSP1, Serina proteinase de matriz de esmalte 1; *RANKL*, ligante do receptor ativador do fator nuclear kB; *FGF*, fator de crescimento fibroblástico; *MDM2*, "murine double minute 2"; *MMPs*, metaloproteinases de matriz.

---

epidérmico (EGFR), do fator de necrose tumoral alfa (TNFα), do fator osteolítico (ligante do receptor ativador do fator nuclear kB [RANKL]), das proteínas antiapoptóticas (Bcl-2, Bcl-x_L) e das proteínas de interface (fator de crescimento fibroblástico [FGF] e metaloproteinases de matriz [MMPs]) (Fig. 11-1 e Quadro 11-2). Os ameloblastomas, contudo, apresentam baixa taxa de proliferação, como mostrado pela marcação para a proteína relacionada ao ciclo celular, a Ki-67. Mutações nos oncogenes BRAF (via de sinalização quinase) em tumores mandibulares e no SMO (via de sinalização hedgehog) em tumores maxilares têm sido descritas em um grande número de ameloblastomas. Os medicamentos desenvolvidos para inibir as proteínas mutadas desses genes podem ser importantes no futuro para o tratamento do ameloblastoma. As mutações do gene p53 não parecem possuir um papel no desenvolvimento e no crescimento do ameloblastoma; já o papel da proteína ameloblastina foi identificado, apesar de ela não ser específica do ameloblastoma.

Características Clínicas

O ameloblastoma é, principalmente, uma lesão de adultos. Ele ocorre predominantemente na quarta e na quinta décadas de vida, e a variação de idade é muito ampla, se estendendo desde a infância até a idade adulta tardia (com média de idade de aproximadamente 40 anos) (Quadro 11-3). As raras lesões que ocorrem em crianças são usualmente císticas e se apresentam clinicamente como cistos odontogênicos. Esse tumor parece não exibir predileção por gênero.

Os ameloblastomas podem ocorrer em qualquer lugar da mandíbula e da maxila, apesar de o corpo e o ramo mandibulares serem o local de preferência. A área dos molares maxilares é mais comumente afetada do que as regiões anterior e dos pré-molares. As lesões são usualmente assintomáticas e são descobertas durante o exame radiográfico de rotina ou devido a uma expansão assintomática dos ossos maxilares (Figs. 11-2 e 11-3). Ocasionalmente,

• QUADRO 11-3 Ameloblastoma: Características Clínicas

Um tumor benigno e agressivo que é invasivo e persistente
Algumas vezes denominado ameloblastoma sólido ou multicístico
Os adultos são os mais comumente afetados
Ampla variação de idade; média de 40 anos
Corpo e ramo mandibulares são os locais mais comumente afetados
Sempre radiolucente
Unilocular ou multilocular
Crescimento lento e tipicamente bem definido radiograficamente
Tratado tanto por excisão cirúrgica quanto por ressecção
Taxas de recidiva mais altas com tratamento conservador

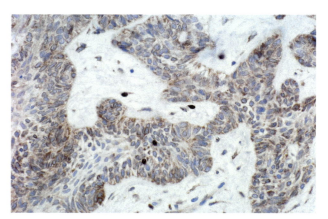

• **Figura 11-1** Ameloblastoma exibindo superexpressão (*marcação citoplasmática marrom*) da proteína Bcl-2.

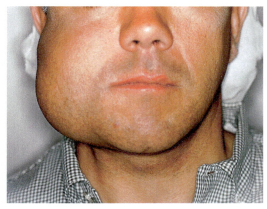

• **Figura 11-2** Ameloblastoma da mandíbula exibindo significativa expansão cortical.

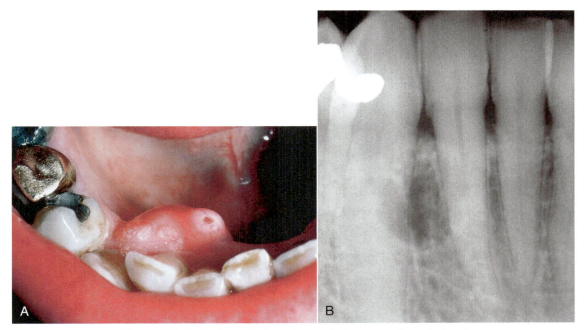

• **Figura 11-3** A e B, Ameloblastoma da mandíbula com manifestação bucal.

a movimentação dentária ou a má oclusão podem ser o sinal inicial do tumor.

Radiograficamente, os ameloblastomas são lesões osteolíticas tipicamente encontradas nas áreas dos ossos gnáticos que estão próximas aos dentes e podem ser uni ou multicísticas (Figs. 11-4 a 11-7). Como os ameloblastomas crescem lentamente, as margens radiográficas são usualmente bem definidas e escleróticas. Nos casos em que ocorre desmoplasia do tecido conjuntivo associada à proliferação tumoral, tipicamente observam-se margens radiográficas mal definidas. Essa variante, conhecida como ameloblastoma desmoplásico, também apresenta predileção pela região anterior dos maxilares e se assemelha radiograficamente a uma lesão fibro-óssea. A taxa de crescimento usualmente baixa também pode ser responsável pelo deslocamento das raízes dos dentes. Ocasionalmente, ocorre reabsorção dentária associada ao crescimento do ameloblastoma.

Subtipos Biológicos

Os ameloblastomas periféricos ou extraósseos podem ocorrer na gengiva e muito raramente na mucosa jugal (Quadros 11-4 e 11-5; Fig. 11-8). Essas lesões são vistas em adultos mais velhos, comumente entre 40 e 60 anos de idade. Podem surgir do epitélio de revestimento ou dos restos de Serres. Exibem um curso benigno e não agressivo e geralmente não invadem o osso subjacente. Após a excisão local, raramente há recidiva.

O ameloblastoma cístico (também conhecido como ameloblastoma unicístico) corresponde a cerca de 6% dos ameloblastomas. Nós preferimos o termo ameloblastoma cístico, pois são frequentemente multiloculares, provocam perfuração da cortical em 25% dos casos e apresentam uma taxa de recidiva tão alta quanto 40% quando são tratados por curetagem (observada em até 9 anos após a cirurgia) (Quadro 11-6; Figs. 11-9 e 11-10). São encontrados em uma faixa etária mais jovem (idade média de

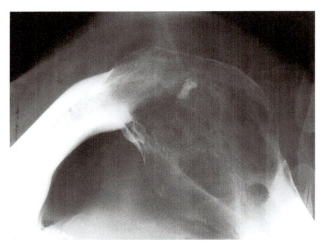

• **Figura 11-4** Ameloblastoma na mandíbula anterior edêntula. A radiografia oclusal mostra uma destrutiva lesão multilocular.

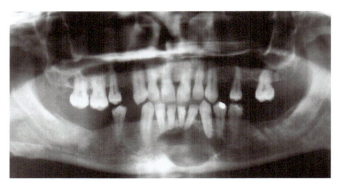

• **Figura 11-5** Ameloblastoma unilocular da região anterior da mandíbula.

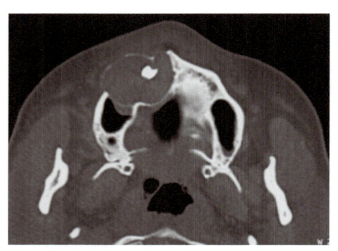

• **Figura 11-6** Ameloblastoma da maxila com um dente pré-molar impactado e uma margem de osso cortical delgada e uniforme com expansão das regiões vestibular e palatina. Imagem axial de tomografia computadorizada.

• **QUADRO 11-4** **Ameloblastoma: Subtipos Biológicos**

Ameloblastoma (sólido)
Ameloblastoma cístico (unicístico)
Ameloblastoma periférico
Ameloblastoma maligno
Carcinoma ameloblástico

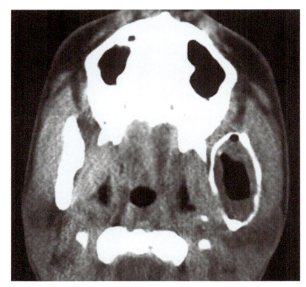

• **Figura 11-7** Ameloblastoma do ramo mandibular em uma imagem de tomografia computadorizada.

• **QUADRO 11-5** **Ameloblastoma Periférico**

Ameloblastoma que se desenvolve no tecido mole gengival
Pode se originar do epitélio gengival
Tipicamente, não invade o osso subjacente
Os adultos mais velhos geralmente são os mais afetados
Caracteriza-se como uma massa gengival indolor
Gengiva mandibular > gengiva maxilar
Tratado com excisão local; raramente recorre

>, Mais frequentemente afetado que.

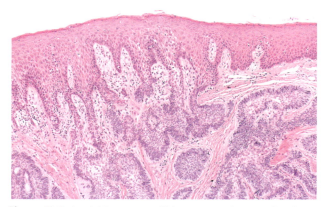

• **Figura 11-8** Ameloblastoma periférico mostrando comunicação com o epitélio de revestimento.

aproximadamente 35 anos) do que os tumores sólidos. A microscopia pode levar a enganos, pois as lesões, por se apresentarem quase completamente císticas, podem ser confundidas com o cisto odontogênico simples (Figs. 11-11 e 11-12).

As variantes malignas do ameloblastoma raramente podem ser encontradas. Essas lesões ocorrem em um grupo com idade relativamente baixa (ao redor dos 30 anos) e mais comumente surgem na mandíbula do que na maxila. Por definição, essas são lesões que provocam metástases para linfonodos ou órgãos

CAPÍTULO 11 Tumores Odontogênicos 273

> **QUADRO 11-6** **Ameloblastoma Cístico (Unicístico)**
>
> **Características Clínicas**
> Multiloculado e perfuração cortical (25% dos casos)
>
> **Histopatologia**
> Epitélio fino não queratinizado
> Camada basal em paliçada
> Espongiose
> Invaginação epitelial
> Hialinização subepitelial
>
> **Padrões Microscópicos**
> Cístico simples com crescimento intraluminal
> Cístico simples com invasão mural
>
> **Tratamento**
> Excisão
> Curetagem; taxa de recidiva tão alta quanto 40% (observada em até 9 anos após a cirurgia)

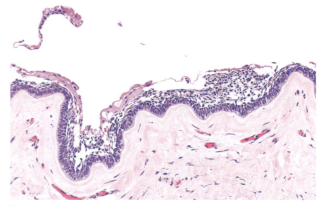
• **Figura 11-11** Ameloblastoma cístico mostrando espongiose no epitélio e camada basal em paliçada.

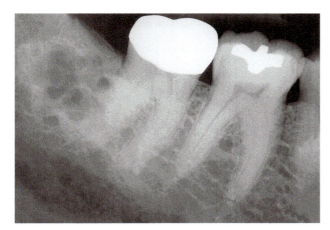
• **Figura 11-9** Ameloblastoma cístico com uma aparência em lóculos no osso retromolar da mandíbula.

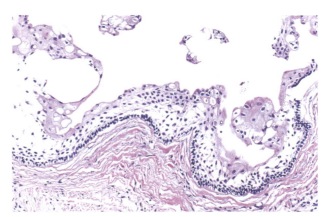
• **Figura 11-12** Ameloblastoma cístico com revestimento epitelial espongiótico.

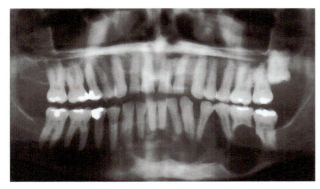
• **Figura 11-10** Ameloblastoma cístico ocupando o corpo da mandíbula. A lesão recorreu duas vezes após a curetagem.

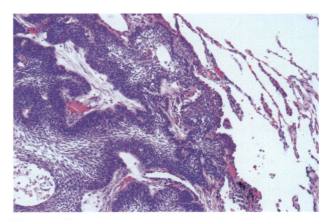
• **Figura 11-13** Ameloblastoma maligno no pulmão (septo pulmonar à *direita*).

distantes. A extensão direta para áreas contíguas não as qualifica como neoplasias malignas. As lesões malignas foram divididas em dois subtipos: ameloblastoma maligno (Fig. 11-13), em que as lesões (primárias e/ou metastáticas) são microscopicamente bem diferenciadas com características histopatológicas típicas do ameloblastoma; e carcinoma ameloblástico (Fig. 11-14), em que as lesões (primárias e/ou metastáticas) exibem menor diferenciação microscópica, mostrando atipias citológicas e figuras de mitoses. As variantes malignas do ameloblastoma são difíceis de controlar localmente. As metástases podem acontecer, geralmente no pulmão, como consequência da aspiração de células tumorais ou em decorrência da disseminação hematogênica após várias tentativas frustradas de controle do tumor primário. Os linfonodos regionais são o segundo local mais comum para metástases, seguidos por crânio, fígado, baço, rins e pele.

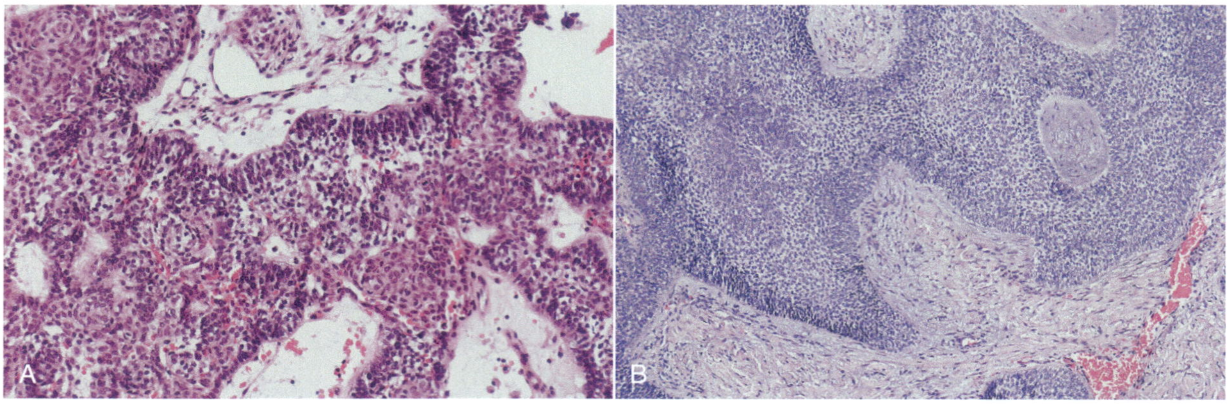

• **Figura 11-14 A,** Carcinoma ameloblástico exibindo atipia celular e figuras de mitose. **B,** Segunda recidiva da lesão mostrada em **A.**

O carcinoma intraósseo primário é uma neoplasia odontogênica maligna de origem epitelial com ocorrência na mandíbula e na maxila e com provável origem a partir de restos odontogênicos. Essa lesão não apresenta as características histopatológicas do ameloblastoma e é considerada como um carcinoma primário dos maxilares. Ela não se origina de cistos odontogênicos preexistentes. Essa rara lesão de adultos afeta mais homens do que mulheres e é vista mais comumente na mandíbula do que na maxila. Microscopicamente, aproximadamente a metade dessas lesões exibe formação de queratina e aproximadamente a metade mostra células periféricas em paliçada nos ninhos de células epiteliais. Essa lesão deve ser diferenciada microscopicamente do ameloblastoma acantomatoso e do tumor odontogênico escamoso. O prognóstico é ruim, sendo descrita uma taxa de sobrevida em 2 anos de 40%.

Outro ameloblastoma que pode ser considerado um subtipo foi denominado ameloblastoma sinonasal, que ocorre mais frequentemente em homens com a média de idade de 61 anos. São vistos sinais de obstrução nasal, epistaxe e opacificação. As células do revestimento sinonasal "totipotentes" são as supostas células de origem. Observa-se mais comumente o padrão microscópico plexiforme.

Histopatologia

Os numerosos padrões histológicos descritos para o ameloblastoma não apresentam relevância clínica (Quadro 11-7). Alguns podem exibir um único subtipo histopatológico; outros podem demonstrar diversos padrões histopatológicos dentro da mesma lesão. Todos os subtipos apresentam em comum as células colunares em paliçada ao redor dos ninhos de epitélio em um padrão similar àquele dos ameloblastos do órgão do esmalte. Centralmente a essas células, estão células frouxamente organizadas que mimetizam o retículo estrelado do órgão do esmalte (Fig. 11-15). Outra característica típica é o brotamento de células tumorais dos focos neoplásicos em um padrão que recorda o desenvolvimento dentário.

O subtipo microscópico mais comumente visto no ameloblastoma sólido é o tipo folicular (Fig. 11-16). Ele é composto por ilhas de células tumorais que lembram o folículo dentário normal. A degeneração cística central das ilhas foliculares leva a um padrão microcístico (Fig. 11-17). Ocasionalmente, as células neoplásicas

• **QUADRO 11-7** Ameloblastoma: Subtipos/Padrões Histológicos

Todos os subtipos mimetizam o órgão do esmalte
Paliçada na periferia e formação de ilhas
Não há formação de tecido duro
Nenhum subtipo com importância clínica
Microscopia: desmoplásico, folicular, plexiforme, de células granulares, basaloide

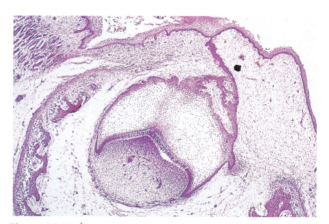

• **Figura 11-15** Órgão do esmalte de uma mandíbula de um feto de 22 semanas. (Reproduzido com permissão de Regezi JA, Sciubba JJ, Pogrel MA: Atlas of Oral and Maxillofacial Pathology. Philadelphia, 2000, WB Saunders, Figura 7-5.)

se desenvolvem formando uma rede de epitélio, daí o termo ameloblastoma plexiforme (Fig. 11-18). Quando o estroma é desmoplásico e as ilhas tumorais adquirem um aspecto escamoso (escamoides) ou alongado, deve ser usado o termo ameloblastoma desmoplásico (Fig. 11-19). Alguns tumores são microscopicamente similares ao carcinoma basocelular e são denominados ameloblastomas de células basais ou ameloblastomas basaloides. Um tipo de ameloblastoma sólido em que as células neoplásicas centrais exibem granularidade citoplasmática proeminente (e edema) é conhecido como ameloblastoma de células granulares (Fig. 11-20). As células claras tumorais e as células que exibem queratinização do tipo célula fantasma também já foram

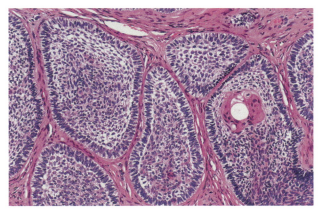

• **Figura 11-16** Ameloblastoma, padrão folicular.

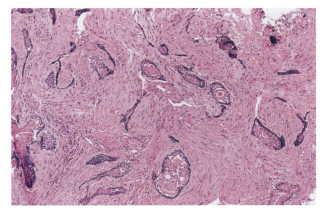

• **Figura 11-19** Ameloblastoma, tipo desmoplásico.

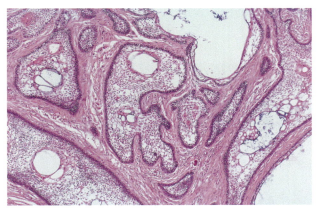

• **Figura 11-17** Ameloblastoma, padrão folicular com alterações microcísticas.

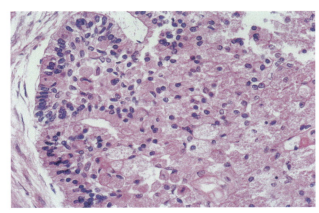

• **Figura 11-20** Ameloblastoma de células granulares.

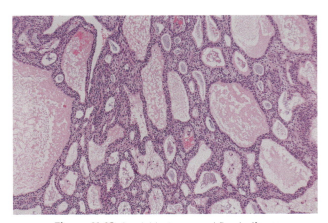

• **Figura 11-18** Ameloblastoma, padrão plexiforme.

descritas em ameloblastomas. A separação dos ameloblastomas nos vários grupos microscópicos descritos é essencialmente um exercício acadêmico, pois parece não haver correlação entre seu comportamento clínico e esses padrões microscópicos.

O ameloblastoma cístico é um tipo de ameloblastoma que é, essencialmente, de aspecto cístico; ele é composto por uma fina camada de epitélio que contém células basais colunares com o núcleo em paliçada mostrando hipercromasia e degeneração vacuolar. Frequentemente, há invaginação epitelial no tecido conjuntivo de suporte e, ocasionalmente, podem ser observadas ilhas murais. Há também uma alteração espongiótica característica no revestimento epitelial e, por vezes, uma hialinização subepitelial (também chamada de efeito Vickers-Gorlin) que constitui a indução odontogênica do ectomesênquima. Algumas lesões possuem componentes intraluminais, geralmente com um padrão plexiforme. O diagnóstico frequentemente é retrospectivo após a enucleação do que se pensava ser um cisto odontogênico.

Diagnóstico Diferencial

Quando a idade, a localização e as características radiográficas são consideradas em conjunto, o diagnóstico diferencial clínico geralmente fica limitado a algumas entidades nas três categorias das doenças dos ossos gnáticos — tumores odontogênicos, cistos odontogênicos e lesões não odontogênicas benignas. Dentre os tumores odontogênicos, a forma radiolucente do tumor odontogênico epitelial calcificante e os mixomas odontogênicos são as primeiras hipóteses. O cisto dentígero e o queratocisto odontogênico também podem ser incluídos. Em indivíduos relativamente jovens, as lesões que são radiograficamente similares ao ameloblastoma são as lesões não odontogênicas como o granuloma lesão central de células gigantes, o fibroma ossificante, o hemangioma central e, possivelmente, a histiocitose idiopática.

Tratamento e Prognóstico

Não há um único tipo-padrão de tratamento que possa ser realizado para pacientes com o ameloblastoma. Pelo contrário, cada caso deve ser julgado de acordo com suas próprias características.

As considerações principais dizem respeito ao tipo de lesão — se sólida, cística, extraóssea ou maligna —, assim como à sua localização. Os ameloblastomas sólidos requerem ao menos a excisão cirúrgica, pois após a curetagem ocorrem recidivas em 50 a 90% dos casos. Geralmente, reserva-se para as lesões maiores a excisão em bloco ou ressecção seguidas por reconstrução imediata. Os ameloblastomas císticos podem ser tratados de forma menos agressiva, porém sabendo que as recidivas estão frequentemente associadas à curetagem simples. Para os ameloblastomas císticos, as opções de tratamento variam da enucleação até a ressecção, porém as recidivas são mais comuns após a enucleação. Os ameloblastomas periféricos devem ser tratados de maneira conservadora. As lesões malignas devem ser manejadas como carcinomas. Pacientes com qualquer uma das formas de ameloblastoma central devem estar sob acompanhamento por período indeterminado, já que as recidivas podem ser detectadas em períodos de até 10 a 20 anos após o tratamento primário. Os ameloblastomas da maxila são geralmente mais difíceis de tratar do que os da mandíbula devido às estruturas anatômicas envolvidas, assim como à grande quantidade de osso trabecular da maxila. Portanto, os ameloblastomas intraósseos maxilares são frequentemente excisados com uma margem de tecido normal maior do que os tumores mandibulares.

A radioterapia raramente tem sido usada no tratamento dos ameloblastomas, pois geralmente se acredita que esses tumores são resistentes à radiação. Até que se tenha mais conhecimento a respeito do potencial responsivo do tumor, a radiação deve ser reservada para os casos excepcionais, que são difíceis ou impossíveis de controlar por meio de cirurgia.

Talvez, num futuro próximo, um tratamento voltado para proteínas mutadas, tais como a proteína mutante V600E do gene BRAF ou as proteínas mutadas do gene SMO, será desenvolvido e testado. O potencial do tratamento genético é particularmente auspicioso para essa difícil neoplasia.

Tumor Odontogênico Epitelial Calcificante (Tumor de Pindborg)

O tumor odontogênico epitelial calcificante (TOEC), também conhecido como tumor de Pindborg em homenagem ao patologista bucal que primeiramente descreveu a entidade, é um tumor benigno de origem odontogênica que compartilha muitas características clínicas com o ameloblastoma (Quadro 11-8). Microscopicamente, no entanto, não há semelhança com o ameloblastoma e, radiograficamente, diferenças distintas são frequentemente notadas. As células que dão origem a esses tumores são desconhecidas, apesar de ter sido sugerido que os remanescentes da lâmina dentária e o estrato intermediário do órgão do esmalte estejam envolvidos.

Características Clínicas

Os TOECs são vistos em pacientes com ampla variação de idade, desde a segunda até a décima década de vida, com idade média de 40 anos. Não há predileção por gênero. A mandíbula é afetada duas vezes mais frequentemente do que a maxila e há predileção pela região de ramo mandibular, apesar de qualquer local poder ser afetado (Fig. 11-21). As lesões periféricas, geralmente na gengiva anterior, correspondem a menos de 5% dos casos.

• **QUADRO 11-8** Tumor Odontogênico Epitelial Calcificante (Tumor de Pindborg)

Histogênese
Desconhecida; pode ser da lâmina dentária ou do estrato intermediário

Características Clínicas
Adultos de 30 a 50 anos
Preferência pela região posterior da mandíbula

Histopatologia
Ilhas/ninhos/lençóis epitelioides
Amiloide e calcificações
Variante rara de células claras

Comportamento
Benigno; potencial de recidiva (< 20%)

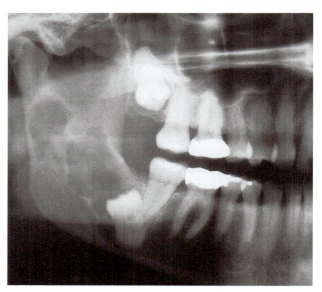

• **Figura 11-21** Tumor odontogênico epitelial calcificante. A lesão multiloculada se estende do terceiro molar ao côndilo. (Cortesia de Dr. Bruce A. Shapton.)

A expansão dos maxilares ou a observação incidental em radiografias de rotina normalmente são as maneiras pelas quais essas lesões são descobertas. Radiograficamente, as lesões estão frequentemente associadas a dentes impactados. As lesões podem ser uni ou multiloculares. A existência de pequenas loculações em algumas lesões levou ao uso do termo favos de mel para descrever tal padrão radiolucente. O TOEC pode ser completamente radiolucente ou pode conter focos opacos, um reflexo do amiloide calcificado observado microscopicamente. As lesões são usualmente bem circunscritas radiograficamente, apesar de que margens escleróticas podem nem sempre estar evidentes.

Histopatologia

O TOEC possui um padrão microscópico singular e, por vezes, bizarro. Grandes células epiteliais poligonais, vistas como lençóis ou ilhas, contêm núcleos que mostram considerável variação de tamanho e forma (Fig. 11-22). As figuras mitóticas são raras. O citoplasma é abundante e eosinofílico. Zonas focais de células claras podem ocasionalmente ser vistas na variante denominada células claras. Um amiloide extracelular de origem epitelial também é típico desses tumores (Figs. 11-23 e 11-24). Esse material homogêneo, que se cora fracamente pela eosina, pode ser corado pelo vermelho Congo ou pela tioflavina T (Fig. 11-25). A marcação imuno-histoquímica para citoqueratinas também é positiva, sugerindo que proteínas da queratina formam um componente importante do amiloide nesse tumor. Esse tipo de amiloide, que é exclusivo do TOEC, contém uma proteína de 153 resíduos codificada por um gene específico (FLJ20513) do lócus da proteína associada aos ameloblastos odontogênicos. Os depósitos calcificados concêntricos (anéis de Liesegang), vistos no material amiloide quando suficientemente densos, são responsáveis pelas radiopacidades. Achados ocasionais de células de Langerhans nos TOECs têm sido relatados, mas sua importância ainda é indeterminada.

Diagnóstico Diferencial

Quando essa lesão se apresenta radiolucente, deve-se distingui-la clinicamente do cisto dentígero, do queratocisto odontogênico, do ameloblastoma e do mixoma odontogênico. Alguns tumores benignos não odontogênicos dos ossos maxilares também devem ser considerados, porém eles se mostram menos prováveis quando se leva em consideração a idade e a localização.

Quando um padrão misto radiolucente-radiopaco é encontrado, o cisto odontogênico calcificante deve ser considerado no diagnóstico diferencial clínico. Outras possibilidades menos plausíveis são o tumor odontogênico adenomatoide, o fibro-odontoma ameloblástico, o fibroma ossificante e o osteoblastoma.

Tratamento

Esse tumor possui potencial invasivo, mas aparentemente não na mesma extensão que o ameloblastoma apresenta. Possui crescimento lento e causa morbidade ao paciente por extensão direta. Várias formas de cirurgia, desde a enucleação até a ressecção, têm sido usadas para tratar os TOECs. Relata-se que a taxa global de recidiva é menor do que 20%, indicando que a cirurgia agressiva não é recomendada no manejo da maioria dessas neoplasias benignas. Raros exemplos de transformação maligna desse tumor foram relatados e estavam associados à perda de atividade transcricional do p53. Não foram relatadas metástases.

Tumor Odontogênico Adenomatoide

O tumor odontogênico adenomatoide (TOA) era conhecido anteriormente como adenoameloblastoma, pois se acreditava que fosse um subtipo de ameloblastoma contendo estruturas semelhantes a ductos ou a glândulas. Clínica, microscópica e comportamentalmente, ele é claramente diferente do ameloblastoma e não se emprega mais o termo adenoameloblastoma (Quadro 11-9).

Características Clínicas

Os TOAs são vistos em uma faixa etária entre 5 e 30 anos, com a maioria dos casos aparecendo na segunda década de vida. As mulheres são mais comumente afetadas do que os homens. As lesões muitas vezes aparecem na parte anterior dos ossos maxilares e mais frequentemente na maxila anterior, geralmente em associação à coroa de um dente impactado (Fig. 11-26). Três variantes desse tumor foram identificadas: folicular (73% dos casos), extrafolicular (24%) e periférica (3%). O TOA raramente é visto em associação a outros cistos e tumores odontogênicos.

Radiograficamente, o TOA folicular é uma lesão unilocular bem circunscrita que geralmente aparece ao redor da coroa de um dente impactado; a variante extrafolicular usualmente se apresenta como uma radiolucência unilocular bem definida

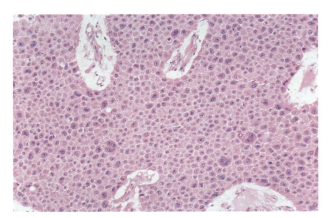

• **Figura 11-22** Tumor odontogênico epitelial calcificante composto de um lençol de células epiteliais tumorais atípicas e multinucleadas.

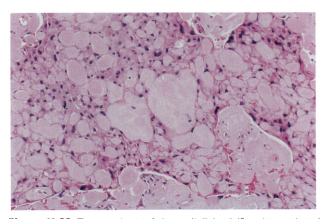

• **Figura 11-23** Tumor odontogênico epitelial calcificante mostrando depósitos de amiloide.

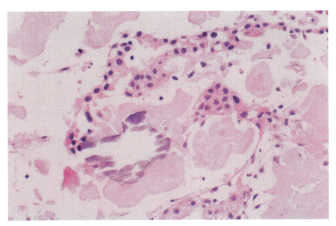

• **Figura 11-24** Tumor odontogênico epitelial calcificante mostrando atipia nuclear, amiloide e calcificação.

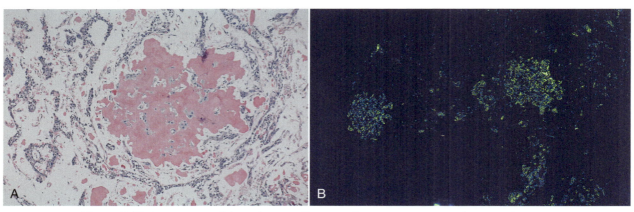

• **Figura 11-25** Tumor odontogênico epitelial calcificante. **A,** Coloração de vermelho Congo. **B,** Coloração de vermelho Congo vista através de luz polarizada. O amiloide se apresenta na cor maçã verde.

• **QUADRO 11-9** | **Tumor Odontogênico Adenomatoide**

Hamartoma de epitélio odontogênico contendo pseudoductos e estruturas calcificadas
Tumor dos "dois terços" da maxila, sexo feminino, região anterior, coroa de dente impactado
Adolescentes são os mais comumente afetados; raramente visto após 30 anos
Padrões radiolucente e radiolucente-radiopaco
Tratamento por enucleação; não há recidivas

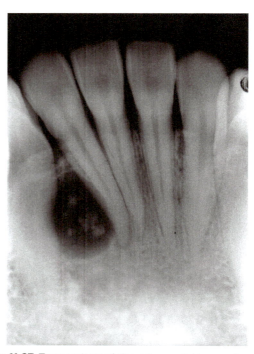

• **Figura 11-27** Tumor odontogênico adenomatoide com focos radiopacos.

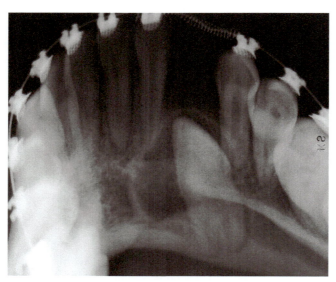

• **Figura 11-26** Tumor odontogênico adenomatoide ao redor da coroa de um dente impactado.

• **QUADRO 11-10** | **Lesões Odontogênicas que Podem Conter Focos Radiopacos**

Tumor odontogênico epitelial calcificante
Tumor odontogênico adenomatoide
Tumor dentinogênico de células fantasmas (tumor odontogênico calcificante)
Fibroma cementificante
Displasia cemento-óssea periapical
Fibro-odontoma ameloblástico
Odontoma

acima, no meio ou superposta às raízes de um dente não erupcionado. As lesões são tipicamente radiolucentes, mas podem apresentar pequenos focos radiopacos distribuídos por toda a sua extensão, refletindo a presença de calcificações no tecido tumoral (Fig. 11-27; Quadro 11-10). Quando estão localizadas entre os dentes anteriores, pode ser observada a divergência entre as raízes. A variante periférica se caracteriza por um aumento de volume indolor e não amolecido na gengiva.

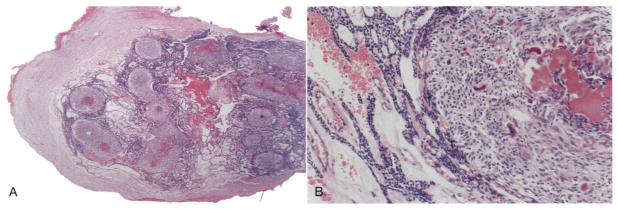

• **Figura 11-28** Tumor odontogênico adenomatoide. **A** e **B,** Cápsula espessa característica e proliferação nodular intraluminal. Note o material calcificado em **B** *(direita).*

Histopatologia

Uma proliferação epitelial intracística é composta por células poliédricas a fusiformes. O padrão é tipicamente lobular, apesar de algumas áreas mostrarem um arranjo celular em sincício. Rosetas e estruturas semelhantes a ductos formadas por células epiteliais colunares fornecem à lesão suas peculiares características microscópicas (Figs. 11-28 e 11-29). Encontram-se dispersos pela lesão focos de material PAS-positivo. O número, o tamanho e o grau de calcificação desses focos determinam como a lesão se apresenta radiograficamente.

Diagnóstico Diferencial

Outras lesões que podem ser incluídas no diagnóstico diferencial dos TOA são: o cisto dentígero (devido à sua frequente associação a dentes impactados) e o cisto periodontal lateral (devido à sua ocasional localização adjacente às raízes dos dentes anteriores). Se radiopacidades estiverem evidentes, o cisto odontogênico calcificante e o TOEC devem ser levados em consideração.

Tratamento

O tratamento conservador (enucleação) é o de escolha. Os TOAs são lesões benignas e encapsuladas que não recidivam.

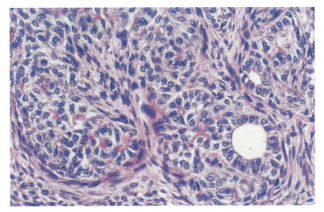

• **Figura 11-29** Tumor odontogênico adenomatoide exibindo pseudoductos e rosetas.

Tumor Odontogênico Escamoso

Como o tumor odontogênico escamoso envolve o processo alveolar, acredita-se que a lesão seja consequência da transformação neoplásica dos restos de Malassez. Ocorre na mandíbula e na maxila com igual frequência, sendo mais comum na região anterior da maxila e na região posterior da mandíbula. Em aproximadamente 20% dos pacientes afetados, foram descritas lesões múltiplas, assim como lesões multicêntricas familiares.

A variação de idade para esse tumor se estende da segunda até a sétima década de vida, com idade média de 40 anos. Não há predileção por gênero. Geralmente, os pacientes não experimentam sintomas, apesar de terem sido descritas sensibilidade e mobilidade dentária. Radiograficamente, essa lesão é tipicamente bem circunscrita, frequentemente semilunar e associada à região cervical das raízes dos dentes. Microscopicamente, apresenta alguma similaridade com o ameloblastoma, apesar de não ter a camada de células periféricas colunares em paliçada (Fig. 11-30). Apesar de a proliferação ser intensa, há também alguma similaridade com os restos odontogênicos proliferantes.

Os tumores odontogênicos escamosos possuem pouca capacidade de invasão e raramente recorrem após o tratamento conservador. A curetagem ou a excisão são os tratamentos de escolha.

Tumor Odontogênico de Células Claras (Carcinoma)

O tumor odontogênico de células claras (carcinoma) é uma rara neoplasia da mandíbula e da maxila (Quadro 11-11). A etiologia é desconhecida, mas a localização e a aparência histológica dessa lesão sugerem uma origem odontogênica. Normalmente encontrado em mulheres com mais de 60 anos, é localmente agressivo, precariamente delimitado e composto por lençóis de células com citoplasma relativamente claro (Fig. 11-31). A taxa de recidiva pode alcançar índices tão altos quanto 50%. Já foram relatadas metástases para pulmão e linfonodos regionais. O diagnóstico diferencial microscópico inclui outros tumores dos ossos maxilares que podem apresentar um componente de células claras, tais como o TOEC, o carcinoma mucoepidermoide central, o carcinoma de células acinares metastático, o carcinoma de células renais metastático, o carcinoma de células claras hialinizante e o ameloblastoma. Frequentemente precisam ser

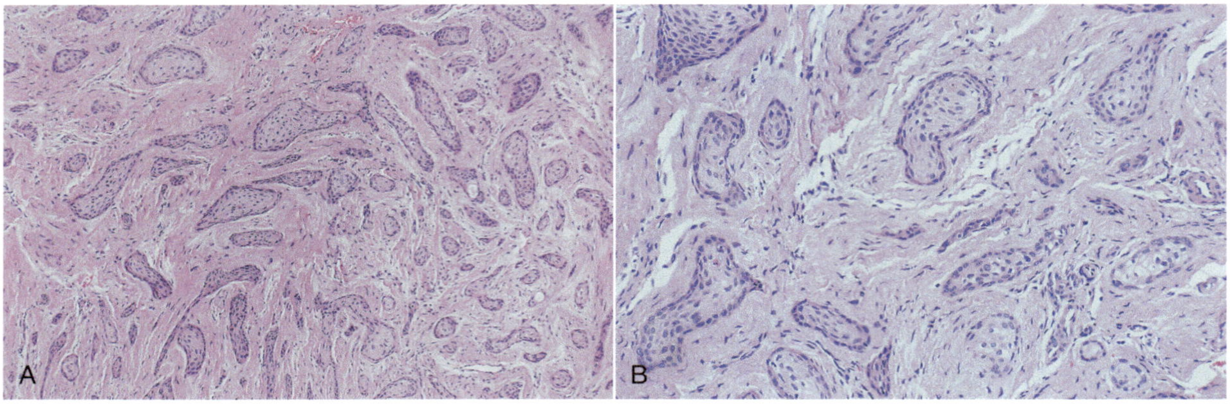

• **Figura 11-30** Tumor odontogênico escamoso. **A** e **B**, Discreta proliferação de ilhas escamosas.

> • **QUADRO 11-11** Tumor Odontogênico de Células Claras

Histogênese
Desconhecida; provavelmente odontogênica

Características Clínicas
Idade acima de 60 anos; mulheres afetadas mais frequentemente do que homens
Qualquer um dos ossos maxilares
Ocasionalmente doloroso

Histopatologia
Ninhos/cordões de células claras, certo grau de paliçada
Pouco glicogênio; negativo para mucina

Diagnóstico Diferencial Microscópico
Tumor odontogênico epitelial calcificante
Carcinoma mucoepidermoide
Carcinoma de células renais

Comportamento
Recidiva e metástases (linfonodos cervicais/pulmão)

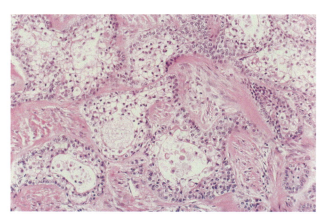

• **Figura 11-31** Tumor odontogênico de células claras sob a forma de ninhos de epitélio odontogênico com citoplasma relativamente claro.

realizadas colorações especiais para descartar outros carcinomas de células claras locais que produzem mucina ou glicogênio e uma pesquisa metastática necessita ser realizada para excluir neoplasias malignas de células claras de outros locais do corpo.

Tumor Odontogênico Queratocístico (ver "Queratocisto Odontogênico/Tumor Odontogênico Queratocístico" no Capítulo 10)

Tumor Dentinogênico de Células Fantasmas (Conhecido como Cisto Odontogênico Calcificante)

O cisto odontogênico calcificante (COC) refere-se a uma categoria de lesões que ocorre em três formas: como um cisto (também chamado de tumor odontogênico cístico calcificante, descrito no Capítulo 10), como uma neoplasia benigna localmente infiltrativa denominada tumor dentinogênico de células fantasmas e uma variante maligna muito rara denominada carcinoma dentinogênico de células fantasmas. A característica peculiar de todas essas formas é a existência de um epitélio ameloblastomatoso contendo "células fantasmas" dentro do componente epitelial. As células fantasmas são relativamente grandes e eosinofílicas, contêm o esboço de um núcleo central e constituem uma queratinização aberrante. A queratina pode sofrer calcificação distrófica e pode causar uma reação de corpo estranho na parede. As células fantasmas não são exclusivas do tumor dentinogênico de células fantasmas e podem ser vistas associadas a outros tumores odontogênicos, tais como odontomas e ameloblastomas. A formação da dentina também é vista no tumor dentinogênico de células fantasmas e aparece como massas de tecido duro dentro da parede e associada ao componente epitelial. Radiograficamente, o tumor dentinogênico de células fantasmas é circunscrito, exibindo uma radiolucência mista e qualidade opaca. O tumor benigno pode ser localmente infiltrativo e, como tal, é tratado por ressecção local, especialmente se as margens são mal definidas radiograficamente. A variante extraóssea é tratada por enucleação. A rara variante maligna é tratada de um modo semelhante a outros carcinomas intraósseos.

Tumores Mesenquimais

Mixoma Odontogênico

O mixoma odontogênico é uma lesão mesenquimal benigna que mimetiza microscopicamente a polpa dentária ou o tecido conjuntivo folicular. É um tumor odontogênico relativamente comum, representando 1 a 17% de todos os tipos de tumor.

Apesar de os mixomas serem observados em vários locais do corpo, entre os quais a derme, o coração (átrio esquerdo) e outros locais na região de cabeça e pescoço, somente o mixoma odontogênico dos maxilares deriva-se do ectomesênquima odontogênico. Essa neoplasia benigna é infiltrativa e pode recorrer após tratamento inadequado (Quadro 11-12).

Características Clínicas

A faixa etária em que essa lesão aparece se estende dos 10 aos 50 anos, com a média situando-se em 30 anos aproximadamente. Não há predileção por gênero e as lesões são vistas em qualquer região da mandíbula e da maxila com frequência aproximadamente igual (Fig. 11-32).

• QUADRO 11-12 Mixoma Odontogênico (Fibromixoma)

Histogênese
Ligamento periodontal ou polpa dentária

Características Clínicas
Adultos (idade média: cerca de 30 anos)
Qualquer um dos ossos maxilares

Histopatologia
Mixoide discreto
Raros restos epiteliais
Quantidades variáveis de colágeno

Diagnóstico Diferencial Microscópico
Folículo dentário hiperplásico e polpa dentária
Fibroma odontogênico
Fibroma desmoplásico

Comportamento
Recidivas
Não há cápsula e consistência tumoral é frouxa

Radiograficamente, essa lesão sempre se apresenta radiolucente, apesar de poder haver grande variabilidade de padrões. Ela pode aparecer como uma lesão bem delimitada ou difusa. Frequentemente, é multilocular e apresenta um padrão de favos de mel (Fig. 11-33). Outros padrões e descrições radiográficos incluem as expressões "favos de mel", "bolhas de sabão" ou "raquete de tênis". Expansão ou perfuração cortical e deslocamento ou reabsorção das raízes podem ser encontrados.

Histopatologia

O tumor é composto por tecido conjuntivo frouxo, relativamente acelular e mixomatoso (Fig. 11-34). Fibroblastos benignos e miofibroblastos com quantidades variáveis de colágeno são encontrados na matriz de mucopolissacarídeos. Ilhas ósseas constituindo trabéculas residuais e capilares são encontradas dispersas por toda a lesão (Fig. 11-35). Tipicamente, não há restos odontogênicos nesses tumores e eles não são um requisito para o diagnóstico. Os mixomas odontogênicos possuem uma taxa de proliferação muito baixa. Contudo, expressam algumas proteínas antiapoptóticas, o que, em parte, pode explicar sua persistência. O folículo pericoronário mixomatoso com presença de restos odontogênicos não deve ser confundido com essa neoplasia (Fig. 11-36). Quando quantidades relativamente grandes de colágeno estão evidentes, o termo fibromixoma odontogênico pode ser usado.

Diagnóstico Diferencial

O diagnóstico diferencial clínico é essencialmente o mesmo que o descrito para o ameloblastoma. Além disso, o hemangioma central é uma consideração relevante para uma lesão com aparência radiográfica de favos de mel. É importante notar que o diagnóstico diferencial microscópico deve incluir a polpa dentária em desenvolvimento e o folículo pericoronário hiperplásico que cerca um dente impactado em desenvolvimento ou maduro. O mixoma da bainha de mielina também pode ser considerado, apesar de essa entidade ser rara nos ossos maxilares. O mixoma odontogênico não expressa proteínas neurais. A correlação clinicopatológica é importante para o diagnóstico definitivo de mixoma odontogênico.

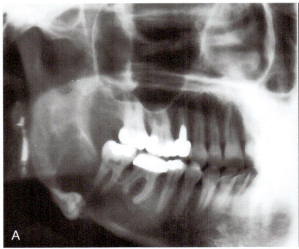 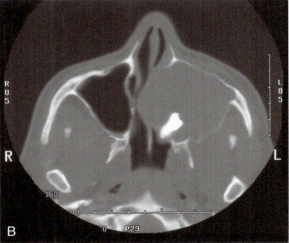

• **Figura 11-32** **A,** Mixoma odontogênico no lado direito da mandíbula. Note o terceiro molar mal posicionado. **B,** Mixoma odontogênico da maxila com ampla capacidade expansiva contendo um dente impactado.

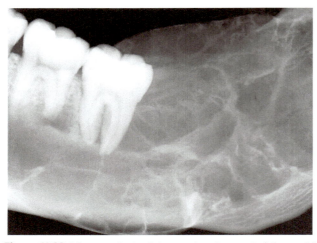

• **Figura 11-33** Mixoma odontogênico mostrando característico padrão multilocular.

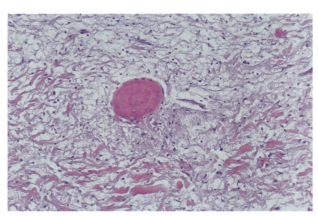

• **Figura 11-35** Fibromixoma odontogênico com feixes de colágeno e evidente trabécula óssea residual *(centro)*.

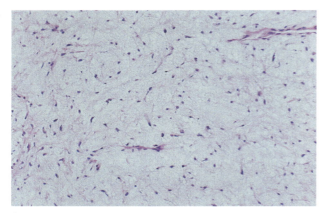

• **Figura 11-34** Mixoma odontogênico exibindo a típica aparência mixoide difusa.

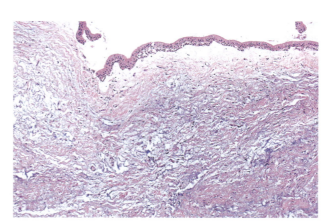

• **Figura 11-36** Folículo dentário com alterações mixomatosas. Note o epitélio reduzido do esmalte no topo da imagem.

Tratamento

A excisão cirúrgica (conservadora ou radical) é o tratamento de escolha. Entretanto, devido à consistência frequentemente mole e gelatinosa e à ausência de cápsula, a recidiva é mais comum se a lesão for retirada de maneira muito conservadora. Apesar de essas lesões exibirem traços de agressividade e possuírem uma taxa de recidiva moderada, o prognóstico é muito bom. Os repetidos procedimentos cirúrgicos não parecem estimular o crescimento ou as metástases. Exames de acompanhamento devem ser feitos por pelo menos 5 anos.

Fibroma Odontogênico Central

O fibroma odontogênico central é um tumor ectomesenquimal raro que é considerado como a contraparte central do fibroma odontogênico periférico (Quadro 11-13). Já foi observado em todas as faixas etárias e pode ser encontrado tanto na mandíbula quanto na maxila, com predileção pelo gênero feminino na proporção de 2:1 (Fig. 11-37). Ele resulta em uma lesão radiolucente que geralmente é multilocular, frequentemente causando a expansão das corticais. Aproximadamente 45% dos

> • **QUADRO 11-13** Fibroma Odontogênico Central
>
> **Histogênese**
> Origem desconhecida; pode ser do ligamento periodontal ou da polpa dentária
>
> **Características Clínicas**
> Adultos
> Área radiolucente bem definida
>
> **Histopatologia**
> Colágeno com cordões de epitélio
>
> **Diagnóstico Diferencial Microscópico**
> Fibroma desmoplásico
> Fibromixoma
> Folículo dentário hiperplásico
>
> **Comportamento**
> Poucas recidivas

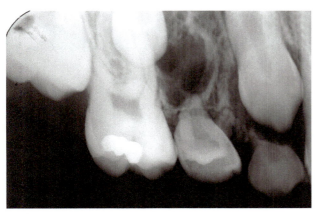

• **Figura 11-37** Fibroma odontogênico central da maxila direita.

casos ocorrem anteriormente à região do primeiro molar na maxila, frequentemente com uma depressão óssea cortical do contorno palatino. O diagnóstico diferencial clínico é similar ao descrito para o ameloblastoma.

Microscopicamente, geralmente são atribuídos dois padrões ao fibroma odontogênico central (Fig. 11-38). No tipo simples, ou tipo pobre em epitélio, a lesão é composta por uma massa de tecido fibroso maduro contendo poucos restos epiteliais. No tipo complexo (Organização Mundial de Saúde [OMS]) o tecido conjuntivo maduro contém um abundante componente epitelial odontogênico sob a forma de restos em conjunto com depósitos calcificados do que se considera ser dentina ou cemento. Essa diferenciação microscópica se revela como apenas acadêmica, já que não parece haver diferença de comportamento clínico entre os dois subtipos. O diagnóstico diferencial microscópico incluiria o fibroma desmoplásico (a contraparte óssea da fibromatose). Quando essa lesão é composta puramente por tecido conjuntivo fibroso, pode ser difícil distingui-la do fibroma odontogênico central devido à histopatologia parcialmente coincidente. As correlações clínicas podem ajudar, já que o fibroma desmoplásico exibe um comportamento mais agressivo e recorrente. Relata-se a associação do fibroma odontogênico central com lesões semelhantes ao granuloma de células gigantes. O tratamento do fibroma odontogênico é a enucleação ou a excisão, e as recidivas são incomuns. Em termos de potencial de recidivas, uma exceção é o fibroma odontogênico com um componente de lesão central de células gigantes, no qual foi descrita uma taxa de recidiva de 23%.

Fibroma Cementificante

Veja discussão sobre o fibroma ossificante no Capítulo 12.

Cementoblastoma

Características Clínicas

O cementoblastoma, também conhecido como cementoma verdadeiro, é uma neoplasia benigna rara de cementoblastos que microscopicamente se assemelha ao osteoblastoma, mas que está conectada ou se funde à raiz do dente (Quadro 11-14). Ele ocorre predominantemente na segunda e na terceira décadas de vida, tipicamente antes dos 25 anos. Não há predileção por gênero. O cementoblastoma é mais frequentemente observado na mandíbula do que na maxila e mais comumente na região posterior do que na anterior. Está intimamente associado às raízes de um dente e o dente permanece vital. O cementoblastoma pode causar expansão das corticais e, ocasionalmente, dor intermitente de baixa intensidade.

Radiograficamente, essa neoplasia é uma lesão radiopaca que substitui a raiz do dente (Fig. 11-39). Normalmente, é cercada por um anel radiolucente espesso e uniforme que é contíguo com o espaço do ligamento periodontal e com a frente de invasão do tumor.

• **QUADRO 11-14** **Cementoblastoma**

Lesão fibro-óssea/cementária benigna
Adultos jovens, mandíbula > maxila
Liga-se e substitui a raiz do dente
O espaço do ligamento periodontal envolve a lesão
Massa radiopaca; ocasionalmente pode causar expansão das corticais
Características histopatológicas do osteoblastoma
Aderido ao dente; o dente deve ser removido com a lesão
Não há recidiva

>, Mais frequentemente afetado que.

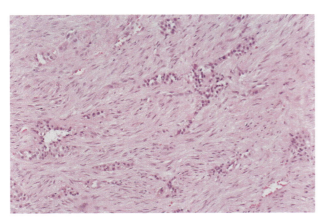

• **Figura 11-38** Fibroma odontogênico central contendo faixas de epitélio odontogênico.

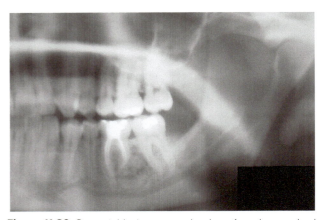

• **Figura 11-39** Cementoblastoma ao redor das raízes de um primeiro molar mandibular.

Histopatologia

Essa lesão aparece microscopicamente como uma massa densa de material mineralizado semelhante ao cemento com numerosas linhas de reversão (Fig. 11-40). O tecido conjuntivo interposto e bem vascularizado contém cementoblastos frequentemente numerosos, grandes e hipercromáticos. As características histopatológicas são similares, se não idênticas, àquelas do osteoblastoma; contudo, há ligação com a raiz do dente.

Diagnóstico Diferencial

A aparência radiográfica característica dessa lesão geralmente é diagnóstica. Outras lesões radiopacas que compartilham algumas características são o odontoma, o osteoblastoma, a osteomielite esclerosante focal e a hipercementose.

Tratamento

Devido à íntima relação dessa neoplasia com a raiz dentária, ela não pode ser removida sem sacrificar o dente. Normalmente, é necessário um alívio ósseo para remover essa massa bem circunscrita. Não são observadas recidivas.

Displasia Cemento-Óssea Periapical

Como o próprio nome indica, a displasia cemento-óssea periapical representa um processo reativo ou displásico, em vez de neoplásico. Essa lesão parece ser uma resposta incomum do osso periapical e do cemento a algum fator local indeterminado (Quadro 11-15). As populações sob maior risco são as do Leste Asiático e as de origem africana. Quando não está associada ao ápice do dente, deve ser usado o termo displasia cemento-óssea focal.

Características Clínicas

Esse fenômeno relativamente comum ocorre no ápice de um dente vital. A biópsia não é necessária, pois geralmente a condição é diagnosticada por meio dos exames clínico e radiográfico. As mulheres, especialmente as negras, são mais afetadas do que os homens. A displasia cemento-óssea periapical aparece em pessoas de meia-idade (ao redor dos 40 anos) e raramente antes dos 20 anos. A mandíbula, especialmente a região periapical anterior, é muito mais comumente afetada do que as outras áreas. Mais frequentemente, os ápices de dois ou mais dentes são afetados.

> **QUADRO 11-15** — Displasia Cemento-Óssea Periapical
>
> **Características Clínicas**
> Reativa, estímulo desconhecido, dente vital
> Comum na mandíbula anterior de adultos
> Não há sintomas
> Progride de uma lesão radiolucente para uma lesão radiopaca
> Variante exuberante – displasia cemento-óssea florida
>
> **Histopatologia**
> Lesão fibro-óssea
> Osso maduro e imaturo
> Padrão heterogêneo
> Poucas células inflamatórias
>
> **Outros**
> Não necessita de tratamento
> A correlação clinicorradiográfica é diagnóstica

Essa condição é tipicamente descoberta nos exames radiográficos de rotina, pois os pacientes são assintomáticos. Primeiramente, ela aparece como uma imagem radiolucente periapical que apresenta continuidade com o espaço do ligamento periodontal. Apesar de esse padrão inicial poder simular radiograficamente um granuloma ou cisto periapical, os dentes estão sempre vitais. À medida que a condição progride ou amadurece, a lesão radiolucente desenvolve um padrão misto ou mosqueado devido ao reparo ósseo. O estádio final aparece como uma massa sólida e opaca que é frequentemente cercada por um anel fino e radiolucente. Esse processo leva meses a anos para alcançar os estádios finais de desenvolvimento e, obviamente, pode ser descoberto em qualquer estádio (Figs. 11-41 a 11-43).

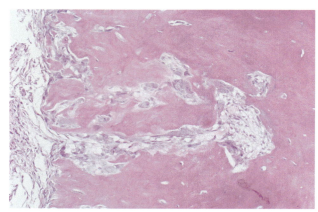

• **Figura 11-40** Cementoblastoma com a periferia mostrando numerosos cementoblastos pálidos *(esquerda)* adjacentes a uma densa rede de cemento.

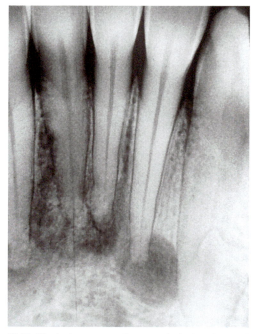

• **Figura 11-41** Displasia cemento-óssea periapical na fase radiolucente.

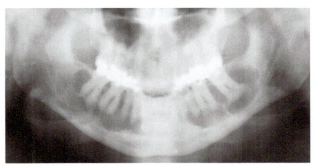

• **Figura 11-44** Displasia cemento-óssea periapical da mandíbula.

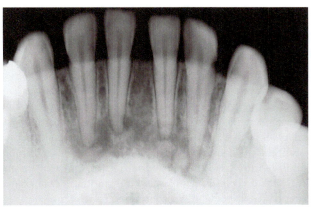

• **Figura 11-42** Displasia cemento-óssea periapical na fase radiopaca.

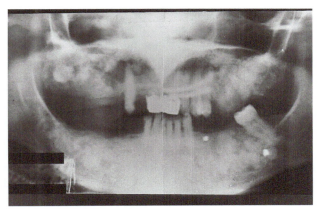

• **Figura 11-45** Displasia cemento-óssea florida da mandíbula e da maxila. (Reproduzido com permissão de Regezi JA, Sciubba JJ, Pogrel MA: Atlas of Oral and Maxillofacial Pathology. Philadelphia, 2000, WB Saunders, Figura 7-62.)

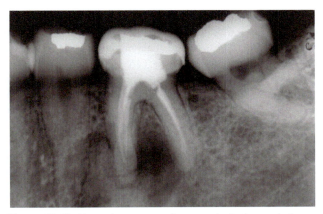

• **Figura 11-43** Displasia cemento-óssea periapical associada a um molar.

Uma condição relacionada, mas menos comum, é a conhecida como displasia cemento-óssea florida (DCOF) (Quadro 11-16, Figs. 11-44 e 11-45). Não há causa aparente e os pacientes são assintomáticos, exceto quando ocorrem complicações como a osteomielite. As mulheres, especialmente as mulheres negras, são predominantemente afetadas, geralmente entre os 25 e 60 anos. A condição é tipicamente bilateral e pode afetar todos os quatro quadrantes. Um achado curioso é o aparecimento concomitante de cistos ósseos traumáticos (simples) no tecido afetado. Radiograficamente, a DCOF se manifesta sob a forma de massas radiopacas difusas dispersas pelo segmento alveolar dos ossos gnáticos. Também pode ser observada uma aparência de vidro despolido ou semelhante a cisto.

Histopatologia

A displasia cemento-óssea periapical constitui uma mistura de tecido fibroso benigno, osso e cemento (Fig. 11-46). O tecido calcificado é organizado em trabéculas, espículas ou massas

• **QUADRO 11-16** **Displasia Cemento-Óssea Florida**

Variante exuberante da displasia cemento-óssea periapical
Área radiolucente difusa com zonas opacas
Predominantemente na mandíbula de adultos
Confundida clinicamente com a osteomielite esclerosante difusa
Assintomática, a não ser que secundariamente tenha sido infectada
Os dentes permanecem vitais
Diagnóstico a partir da correlação clinicorradiográfica
Não é necessário tratamento, a não ser que secundariamente tenha sido infectada

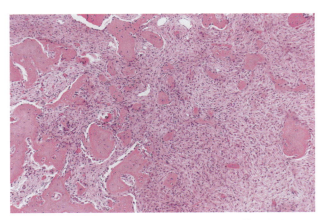

• **Figura 11-46** Displasia cemento-óssea periapical. Essa lesão possui uma aparência fibro-óssea benigna heterogênea.

irregulares maiores. Eventualmente, são observadas linhas de reversão, e osteoblastos, cementoblastos ou ambos revestem as ilhas de tecido mineralizado. Células inflamatórias crônicas também podem ser vistas. Microscopicamente, a displasia cemento-óssea periapical pode se assemelhar à osteomielite crônica e ao fibroma ossificante.

Microscopicamente, a DCOF é uma lesão heterogênea que consiste em um estroma fibroso benigno contendo trabéculas irregulares de osso maduro e imaturo e material semelhante ao cemento (Fig. 11-47). Como a DCOF é um processo assintomático e autolimitante, não há necessidade de tratamento. Nos casos em que uma infecção secundária ocorre, podem se tornar necessários antibióticos e uma sequestrectomia.

Diagnóstico Diferencial

Idade, sexo, localização, aspecto radiográfico e vitalidade dos dentes, considerados em conjunto, são os aspectos diagnósticos para essa condição. Quando um ou mais desses fatores são atípicos, são outras considerações diagnósticas a osteomielite crônica, o fibroma ossificante, o granuloma ou o cisto periapical. No estádio opaco, o odontoma, o osteoblastoma e a osteomielite esclerosante focal são possibilidades diagnósticas.

O diagnóstico clínico diferencial da DCOF inclui a osteomielite esclerosante difusa, a doença de Paget e o cementoma gigantiforme familiar. A doença de Paget pode ser excluída com a biópsia e com a determinação da fosfatase alcalina sérica (elevada na doença de Paget, normal na DCOF). A osteomielite esclerosante difusa crônica pode ser sintomática e mostrar um aspecto radiográfico diferente. Além disso, podem estar presentes células inflamatórias no tecido em que foi realizada a biópsia.

Tratamento

Não há necessidade de tratamento para a displasia cemento-óssea periapical ou para a DCOF. Uma vez que se alcance o estádio opaco, a lesão se estabiliza e não causa complicações. Como os dentes permanecem vitais ao longo de todo o processo, eles não devem ser extraídos e não devem ser realizados procedimentos endodônticos.

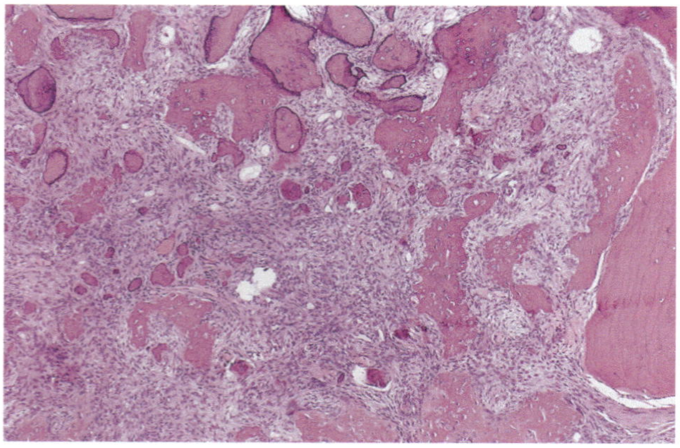

Tumores Mistos (Epitelial e Mesenquimal)

Fibroma Ameloblástico e Fibro-Odontoma Ameloblástico

O fibroma ameloblástico e o fibro-odontoma ameloblástico são considerados em conjunto, pois parecem ser pequenas variações do mesmo processo (Quadro 11-17). Exceto pela presença de um odontoma, as pessoas afetadas com qualquer uma dessas duas lesões compartilham características similares de idade, sexo e localização. O comportamento biológico dessas lesões também é similar. Ambos são tumores odontogênicos mistos benignos compostos de epitélio neoplásico e mesênquima com componentes de tecido mole microscopicamente idênticos.

Características Clínicas

Essas neoplasias ocorrem predominantemente em crianças e adultos jovens. A idade média é de aproximadamente 12 anos, e o limite máximo de idade é de cerca de 40 anos. As áreas do corpo e do ramo mandibulares são as localizações preferenciais para essas lesões, apesar de que qualquer região pode ser afetada. Não há predileção por gênero.

Radiograficamente, essas lesões são bem circunscritas e usualmente são cercadas por uma margem esclerótica (Figs. 11-48 e 11-49). Elas podem ser uniloculares ou multiloculares e podem estar associadas à coroa de um dente impactado. Um foco opaco que aparece dentro de um fibro-odontoma ameloblástico é devido à presença de um odontoma. Essa lesão, portanto, aparece como uma lesão mista radiopaca e radiolucente; o fibroma

---

• **QUADRO 11-17**   **Fibroma/Fibro-Odontoma Ameloblástico**

Ocorre em crianças e adolescentes
Frequentemente associado a um dente impactado
Composto de epitélio neoplásico e tecido conjuntivo mixomatoso neoplásico
Tratamento por curetagem ou excisão
Prognóstico excelente, raramente recorre
A contraparte maligna é rara

• **Figura 11-47** Displasia cemento-óssea florida. Essa lesão possui uma aparência fibro-óssea benigna heterogênea.

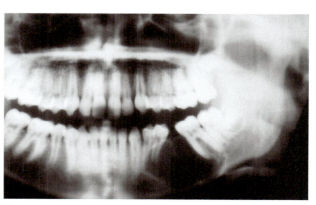

• **Figura 11-48** Fibroma ameloblástico da mandíbula esquerda. A lesão se apresenta como uma radiolucência bem circunscrita.

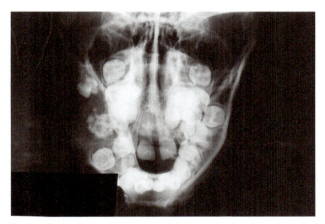

• **Figura 11-49** Fibro-odontoma ameloblástico localizado no lado direito da área do corpo e do ramo da mandíbula observado em radiografia de crânic. Note o odontoma entre os dentes impactados.

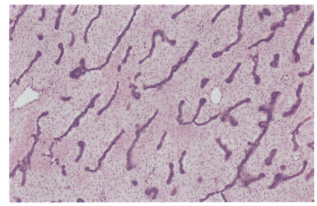

• **Figura 11-50** Fibroma ameloblástico composto por um estroma mixoide pálido com numerosos cordões de epitélio odontogênico.

ameloblástico se apresenta radiograficamente como uma lesão completamente radiolucente.

Histopatologia

Essas lesões são lobuladas em sua configuração geral e são usualmente cercadas por uma cápsula fibrosa. A massa tumoral é composta predominantemente por um tecido conjuntivo mixoide com aparência primitiva (Figs. 11-50 e 11-51). A ausência geral de colágeno fornece a esse componente uma aparência semelhante à polpa dentária. Igualmente distribuídas pelo mesênquima tumoral, estão faixas ou fileiras de epitélio odontogênico que tipicamente possuem duas células de espessura. Eventualmente, o epitélio pode apresentar uma aparência mais folicular lembrando o ameloblastoma. O componente epitelial pode ser comparado microscopicamente à lâmina dentária que prolifera a partir do epitélio oral nos estádios iniciais do desenvolvimento do dente.

No fibro-odontoma ameloblástico, um ou mais focos contêm esmalte e dentina. Eles podem se apresentar sob a forma de um odontoma composto ou complexo e sua presença não altera o tratamento ou o prognóstico (Fig. 11-52).

Diagnóstico Diferencial

Quando o fibroma (fibro-odontoma) ameloblástico apresenta as características clínicas (idade, localização) e o padrão radiográfico que lhe são típicos, o diagnóstico geralmente é evidente. Quando as características clínicas estão fora dos padrões usuais, o diagnóstico diferencial do fibroma ameloblástico deve incluir o ameloblastoma, o mixoma odontogênico, o cisto dentígero, o queratocisto odontogênico, o granuloma central de células gigantes e a histiocitose. O diagnóstico diferencial para o fibro-odontoma ameloblástico inclui as lesões com padrões radiográficos mistos, tais como o tumor odontogênico epitelial calcificante, o cisto odontogênico calcificante, o odontoma em formação e, eventualmente, o TOA. Microscopicamente, essa lesão deve ser diferenciada do folículo dentário hiperplásico, em que há proliferação de restos odontogênicos.

Tratamento

Devido à presença de cápsula e à falta de potencial de invasão tumoral, essa lesão é tratada por procedimento cirúrgico conservador, como a curetagem ou a excisão. Já foram documentadas recidivas; contudo, elas são incomuns.

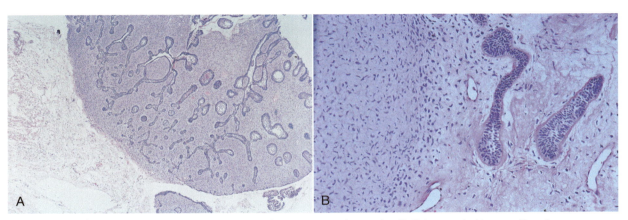

• **Figura 11-51** Fibroma ameloblástico. **A,** Padrão lobular circunscrito. **B,** Estroma mixoide e cordões de epitélio odontogênico.

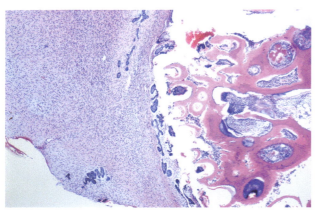

• **Figura 11-52** Fibroma ameloblástico. Note o odontoma à direita.

Uma contraparte maligna rara conhecida como fibrossarcoma ameloblástico foi documentada, tendo origem nos ossos gnáticos *de novo* ou a partir de um fibroma ameloblástico recorrente (Fig. 11-53). Nessa lesão, o componente mesenquimal possui a aparência de um fibrossarcoma e o componente epitelial se apresenta na lesão benigna. Clinicamente, o fibrossarcoma ameloblástico ocorre ao redor dos 30 anos e mais frequentemente na mandíbula do que na maxila. Sintomas de dor e parestesia podem estar presentes. Essa é uma lesão localmente agressiva que apresenta potencial metastático. A ressecção é, portanto, o tratamento de escolha.

Odontoma

Os odontomas são tumores odontogênicos mistos, já que são compostos de tecido dentário mineralizado tanto de origem epitelial quanto de origem mesenquimal. Esses tecidos completamente diferenciados são uma mistura de esmalte e dentina. Biologicamente, os odontomas podem ser considerados como hamartomas, em vez de neoplasias.

Essas lesões calcificadas podem assumir uma de duas configurações gerais. Podem surgir como numerosos dentes rudimentares ou em miniatura, recebendo o nome de odontomas compostos, ou podem se apresentar como conglomerações amorfas de tecido mineralizado, nesse caso sendo conhecidas como odontomas complexos. Os odontomas são os tumores odontogênicos mais comuns.

Características Clínicas

Os odontomas são lesões de crianças e adultos jovens; a maioria é descoberta na segunda década de vida (Quadro 11-18). A variação de idade, contudo, pode alcançar até fases mais tardias da idade adulta. A maxila é afetada um pouco mais frequentemente do que a mandíbula. Também há uma tendência de que os odontomas compostos ocorram na região anterior dos ossos maxilares, enquanto que os odontomas complexos ocorrem na região posterior. Não parece haver uma significativa predileção por gênero. Os sinais clínicos sugestivos de um odontoma são um dente decíduo retido ou impactado e tumefação do rebordo alveolar (Fig. 11-54). Essas lesões geralmente não produzem sintomas.

Radiograficamente, os odontomas compostos tipicamente aparecem como numerosos dentes minúsculos em um único local. Esse local, tipicamente, está próximo de uma área com dentes, entre as raízes ou sobre a coroa de um dente impactado. Os odontomas complexos aparecem nas mesmas regiões, mas sob a forma de massas amorfas e opacas (Figs. 11-55 e 11-56). As lesões descobertas durante os estádios iniciais do desenvolvimento tumoral são primariamente radiolucentes, com áreas focais de radiopacidade constituindo calcificações precoces da dentina e do esmalte.

Histopatologia

Podem ser vistos nessas lesões esmalte, dentina, cemento e polpa de aparência normal. Uma proeminente matriz de esmalte e o órgão do esmalte associado são frequentemente observados em estádios anteriores à maturação final dos tecidos duros (Fig. 11-57). A assim denominada queratinização de células fantasmas pode ser ocasionalmente vista nas células formadoras de esmalte de alguns odontomas. Essa característica microscópica não possui outro significado que não seja indicar o potencial de queratinização que essas células epiteliais possuem.

Diagnóstico Diferencial

Os odontomas compostos são diagnosticados no exame radiográfico. Os odontomas complexos usualmente apresentam uma típica aparência radiográfica devido à sua opacificação sólida em relação aos dentes. No entanto, o diagnóstico diferencial pode incluir outras lesões radiopacas da mandíbula, tais como osteíte esclerosante focal, osteoma, displasia cementária periapical, fibroma ossificante e cementoblastoma.

• **QUADRO 11-18** Odontoma

Tumor odontogênico mais comum
Considerado como um hamartoma, não uma neoplasia
Crianças
Assintomático
    Descoberto no exame radiográfico de rotina ou quando impede a erupção de um dente
Tipo composto
    Composto de vários dentes em miniatura
    Mais comumente encontrado na maxila anterior
Tipo complexo
    Uma massa conglomerada de esmalte e dentina
    Mais comumente encontrado na região posterior
Tratado por enucleação; não recorre

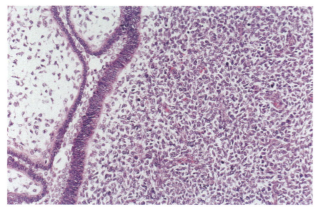

• **Figura 11-53** Fibrossarcoma ameloblástico com um componente mesenquimal maligno.

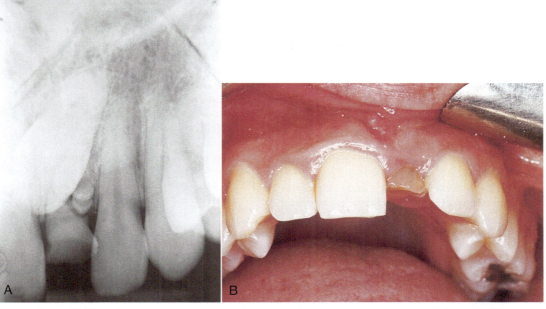

• **Figura 11-54** **A,** Odontoma composto impedindo a erupção de um dente permanente. **B,** Dente decíduo retido recobrindo o odontoma composto.

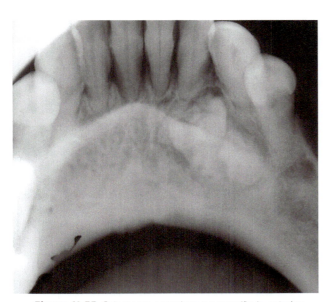

• **Figura 11-55** Odontoma complexo na mandíbula anterior.

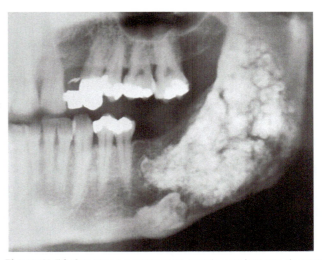

• **Figura 11-56** Odontoma complexo ocupando a maior parte do ramo mandibular.

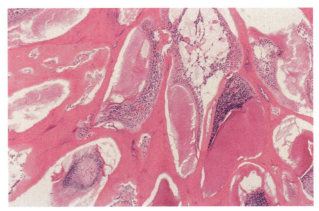

• **Figura 11-57** Odontoma complexo (descalcificado) mostrando uma rede de dentina rósea e ilhas de matriz de esmalte purpúrea.

Tratamento

Os odontomas possuem potencial de crescimento muito limitado, apesar de, ocasionalmente, o odontoma complexo poder atingir uma massa de considerável tamanho. A enucleação é curativa e a recidiva não é um problema.

Uma rara variante conhecida como odontoameloblastoma já foi descrita. Essencialmente, ela é um ameloblastoma em que há uma diferenciação focal formando um odontoma. Até que se conheça mais o comportamento dessa lesão rara, ela deve ser tratada como um ameloblastoma.

Referências

Aviel-Ronen S, Liokumovich P, Rahima D et al: The amyloid deposit in calcifying epithelial odontogenic tumor is immunoreactive for cytokeratins, *Arch Pathol Lab Med* 124:872-876, 2000.

Batra P, Prasad S, Prakash H: Adenomatoid odontogenic tumour: review of the literature and case report, *J Can Dent Assoc* 71:250-253, 2005.

Buchner A, Merrell PW, Carpenter WM: Relative frequency of central odontogenic tumors: a study of 1,088 cases from northern California and comparison to studies from other parts of the world, *J Oral Maxillofac Surg* 64:1343-1352, 2006.

Carlson ER, Marx RE: The ameloblastoma: primary, curative surgical management, *J Oral Maxillofac Surg* 64:484-494, 2006.

Chen Y, Wang TT, Gao Y et al: A clinicopathologic study on calcifying epithelial odontogenic tumor: with special reference to Langerhans cell variant, *Diagn Pathol* 9:37, 2014.

Chen Y, Wang JM, Li TJ: Ameloblastic fibroma: a review of published studies with special reference to its nature and biological behavior, *Oral Oncol* 43:960-969, 2007.

Daley TD, Wysocki GP: Relative incidence of odontogenic tumors and oral and jaw cysts in a Canadian population, *Oral Surg Oral Med Oral Pathol* 77:276-280, 1994.

Demian N, Harris RJ, Abramovich K et al: Malignant transformation of calcifying epithelial odontogenic tumor is associated with loss of p53 transcriptional activity: a case report with review of literature, *J Oral Maxillofac Surg* 68:1964-1973, 2010.

Ebert CS Jr, Dubin MG, Hart CF et al: Clear cell odontogenic carcinoma: a comprehensive analysis of treatment strategies, *Head Neck* 27:536-542, 2005.

Gomes CC, Diniz MG, Gomez RS: Progress towards personalized medicine for ameloblastoma, *J Pathol* 232:488-491, 2014.

Gomes CC, Duarte AP, Diniz MG et al: Current concepts of ameloblastoma pathogenesis, *J Oral Pathol Med* 39:585-591, 2010.

Handlers JP, Abrams AM, Melrose RJ et al: Central odontogenic fibroma, *J Oral Maxillofac Surg* 49:46-54, 1991.

Hendarmin L, Sandra F, Nakao Y et al: TNF-alpha played a role in induction of Akt and MAPK signals in ameloblastoma, *Oral Oncol* 41:375-382, 2005.

Kawabata T, Takahashi K, Sugai M et al: Polymorphisms in PTCH1 affect the risk of ameloblastoma, *J Dent Res* 84:812-816, 2005.

Kawase-Koga Y, Saijo H, Hoshi K et al: Surgical management of odontogenic myxoma: a case report and review of the literature, *BMC Res Notes* 7:214, 2014, doi: 10. 1186/1756-0500-7-214.

Kruppa KJ, Caton J, Morgan PR: High frequency of BRAF V600E mutations in ameloblastoma, *J Pathol* 232:492-498, 2014 (Epub).

Kumamoto H: Molecular pathology of odontogenic tumors, *J Oral Pathol Med* 35:65-74, 2006.

Kumamoto H, Ohki K, Ooya K: Expression of p63 and p73 in ameloblastomas, *J Oral Pathol Med* 34:220-226, 2005.

Kumamoto H, Ooya K: Expression of tumor necrosis factor alpha, TNF-related apoptosis-inducing ligand, and their associated molecules in ameloblastomas, *J Oral Pathol Med* 34:287-294, 2005.

Kumamoto H, Ooya K: Immunohistochemical analysis of Bcl-2 family proteins in benign and malignant ameloblastomas, *J Oral Pathol Med* 28:343-349, 1999.

Kusama K, Katayama Y, Oba K et al: Expression of hard alpha-keratins in pilomatrixoma, craniopharyngioma, and calcifying odontogenic cyst, *Am J Clin Pathol* 123:376-381, 2005.

Leiser Y, Abu-El-Naaj I, Peled M: Odontogenic myxoma: a case series and review of the surgical management, *J Cranio-Maxillofac Surg* 37:206-209, 2009.

Li TJ, Browne RM, Matthews JB: Expression of proliferating cell nuclear antigen (PCNA) and Ki-67 in unicystic ameloblastoma, *Histopathology* 26:219-228, 1995.

Lu Y, Mock D, Takata T et al: Odontogenic ghost cell tumor: report of four new cases and review of the literature, *J Oral Pathol Med* 28:323-329, 1999.

MacDonald-Jankowski DS: Focal cemento-osseous dysplasia: a systematic review, *Dentomaxillofac Radiol* 37:350-360, 2008.

Murphy CL, Kessler DP, Foster JS et al: Odontogenic ameloblast- associated protein nature of the amyloid found in calcifying epithelial odontogenic tumors and unerupted tooth follicles, *Amyloid* 15:89-95, 2008.

Nakamura N, Mitsuyasu T, Higuchi Y et al: Growth characteristics of ameloblastoma involving the inferior alveolar nerve: a clinical and histopathologic study, *Oral Surg Oral Med Oral Pathol Oral Radiol Endod* 91:557-562, 2001.

Philipsen HP, Reichart PA: Unicystic ameloblastoma: a review of 193 cases from the literature, *Oral Oncol* 34:317-325, 1998.

Philipsen HP, Reichert PA, Nikai H et al: Peripheral ameloblastoma: biological profile based on 160 cases from the literature, *Oral Oncol* 37:17-27, 2001.

Philipsen HP, Reichart PA, Zhang KH et al: Adenomatoid odontogenic tumor: biologic profile based on 499 cases, *J Oral Pathol Med* 20:149-158, 1991.

Pogrel MA, Montes DM: Is there a role for enucleation in the management of ameloblastoma? *Int J Oral Maxillofac Surg* 38:807-812, 2009.

Premalatha BR, Patil S, Rao RS: Odontogenic tumor markers – an overview, *J Int Oral Health* 5:59-69, 2013.

Rosenstein T, Pogrel MA, Smith RA et al: Cystic ameloblastoma: behavior and treatment of 21 cases, *J Oral Maxillofac Surg* 59:1311-1316, 2001.

Sandra F, Hendarmin L, Kukita T et al: Ameloblastoma induces osteoclastogenesis: a possible role of ameloblastoma in expanding in the bone, *Oral Oncol* 41:637-644, 2005.

Sauk JJ, Nikitakis NG, Scheper MA: Are we on the brink of nonsurgical treatment for ameloblastoma? *Oral Surg Oral Med Oral Pathol Oral Radiol Endod* 110:68-78, 2010.

Sciubba JJ, Fantasia JE, Kahn LB: *Tumors and Cysts of the Jaws*, Washington, DC, 2001, Armed Forces Institute of Pathology.

Seintou A, Martinelli-Klay CP, Lombardi T: Unicystic ameloblastoma in children: a systematic review of clinicopathological features and treatment outcomes, *Int J Oral Maxillofac Surg* 43:405-412, 2014.

Slootweg PJ: p53 protein and Ki-67 reactivity in epithelial odontogenic lesions: an immunohistochemical study, *J Oral Pathol Med* 24:393-397, 1995.

Sweeney RT, McClary AC, Myers BR et al: Identification of recurrent SMO and BRAF mutations in ameloblastomas, *Nat Genet* 46(7):722-725, Epub 2014 May 25.

Thomas G, Pandey M, Mathew A et al: Primary intraosseous carcinoma of the jaw: pooled analysis of the world literature and report of two cases, *Int J Oral Maxillofac Surg* 30:349-355, 2001.

Thompson IO, van Rensberg LJ, Phillips VM: Desmoplastic ameloblastoma: correlative histopathology, radiology, and CT-MR imaging, *J Oral Pathol Med* 25:405-410, 1996.

Van Dam SD, Uni KK, Keller EE: Metastasizing (malignant) ameloblastoma: review of a unique histopathologic entity and report of Mayo Clinic experience, *J Oral Maxillofac Surg* 68:2962-2974, 2010.

Werle H, Blake FA, Reichelt U et al: Clear-cell odontogenic carcinoma: a new case and long-term follow-up of an old case and review of the literature, *J Oral Maxillofac Surg* 67:1342-1348, 2009.

Younis RH, Scheper MA, Lindquist CC et al: Hybrid central odontogenic fibroma with giant cell granuloma-like component: case report and review of literature, *Head Neck Pathol* 2:222-226, 2008.

Zhang L, Chen XM, Sun ZJ et al: Epithelial expression of SHH signaling pathway in odontogenic tumors, *Oral Oncol* 42:398-408, 2006.

12
Tumores Benignos Não Odontogênicos

JEFFERY C.B. STEWART

RESUMO DO CAPÍTULO

Fibroma Ossificante
Etiologia e Patogenia
Características Clínicas
Histopatologia
Diagnóstico Diferencial
Tratamento e Prognóstico

Displasia Fibrosa
Etiologia e Patogenia
Características Clínicas
Histopatologia
Diagnóstico Diferencial
Tratamento e Prognóstico

Displasia Cemento-óssea

Osteoblastoma/Osteoma Osteoide
Características Clínicas
Histopatologia
Diagnóstico Diferencial
Tratamento e Prognóstico

Osteoma
Características Clínicas
Histopatologia
Diagnóstico Diferencial
Tratamento e Prognóstico

Fibroma Desmoplásico
Características Clínicas
Histopatologia
Diagnóstico Diferencial
Tratamento e Prognóstico

Condroma

Granuloma Central de Células Gigantes
Etiologia e Patogenia
Características Clínicas
Histopatologia
Diagnóstico Diferencial
Tratamento e Prognóstico

Tumor de Células Gigantes

Hemangioma Intraósseo
Características Clínicas
Histopatologia
Diagnóstico Diferencial
Tratamento e Prognóstico

Histiocitose de Células de Langerhans
Etiologia e Patogenia
Características Clínicas
Histopatologia
Diagnóstico Diferencial
Tratamento e Prognóstico

Tórus e Exostoses
Etiologia e Patogenia
Características Clínicas
Histopatologia
Tratamento e Prognóstico

Hiperplasia Coronoide
Etiologia e Patogenia
Características Clínicas
Histopatologia
Diagnóstico Diferencial
Tratamento e Prognóstico

Fibroma Ossificante

O fibroma ossificante é uma neoplasia benigna que pode ocorrer em qualquer osso da face e com potencial para crescimento excessivo, destruição óssea e recorrência. É clínica e microscopicamente semelhante, se não idêntico, ao fibroma cementificante, e tem localização preferencial pela mandíbula do que pelos outros ossos da face. Composto de um estroma de tecido conjuntivo fibroso no qual um novo osso é formado, é classificado como uma lesão fibro-óssea benigna dos maxilares (Quadros 12-1 e 12-2).

Etiologia e Patogenia

O fibroma ossificante tem sua causa indeterminada (Quadro 12-3). Embora em alguns casos tenham sido identificadas translocações cromossômicas, os estudos genéticos têm se mostrado insuficientes para determinar os mecanismos moleculares que estão envolvidos no desenvolvimento deste tumor.

Características Clínicas

O fibroma ossificante é uma lesão incomum que tende a ocorrer durante as terceira e quarta décadas de vida, afetando mais comumente as mulheres do que os homens. É uma lesão assintomática e expansiva, geralmente de crescimento lento. Na região de cabeça e pescoço, o fibroma ossificante pode ser visto em ossos gnáticos, ossos craniofaciais e fossa craniana. Um crescimento extraordinariamente rápido pode ser visto em crianças (fibroma ossificante juvenil). As lesões dos ossos gnáticos surgem nas regiões dos dentes, na maioria das vezes na mandíbula próximo aos pré-molares e molares (Fig. 12-1). Quando há o envolvimento das estruturas sinonasais, grandes lesões boceladas podem se estender para dentro da cavidade nasal ou dos seios maxilares. O crescimento lento, mas persistente, do tumor nos ossos gnáticos pode produzir expansão e adelgaçamento das placas corticais vestibulares e linguais, embora a perfuração e a ulceração da mucosa sejam raras (Figs. 12-2 e 12-3). A maioria dessas lesões é solitária, embora já tenham sido relatados casos de lesões múltiplas síncronas; um *background* familiar para as lesões sincrônicas é raro.

A característica radiográfica mais importante dessa lesão é de ser bem circunscrita com bordas bem definidas e, geralmente,

---

• **QUADRO 12-1** Lesões Fibro-Ósseas dos Ossos Gnáticos

Termo microscópico genérico
Estroma fibroso benigno com presença de osso imaturo
Inclui lesões displásicas, neoplásicas e reativas
Sobreposição histológica
Diagnóstico baseado na correlação clinicopatológica

• **QUADRO 12-2** Lesões Fibro-Ósseas dos Ossos Gnáticos: Entidades mais Comumente Incluídas

Fibroma ossificante
Displasia fibrosa
Displasia cemento-óssea
    Periapical/focal
    Florida
Osteomielite crônica

• **QUADRO 12-3** Fibroma Ossificante

Características Clínicas

Terceira ou quarta décadas
Mandíbula > maxila
Bem circunscrito
Padrão radiolucente ou radiolucente/radiopaco
Crescimento contínuo

Histopatologia

Matriz fibrosa celular
Ilhas/trabéculas de osso novo
Osteoblastos, não osteoclastos
Padrão relativamente homogêneo
Sem células inflamatórias

Tratamento

Curetagem/excisão

>, Mais frequentemente afetado que.

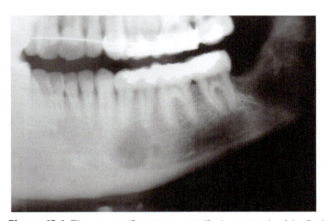

• **Figura 12-1** Fibroma ossificante na mandíbula esquerda. A lesão é relativamente radiolucente nos ápices dos pré-molares.

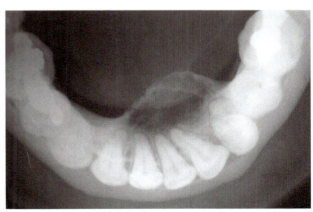

• **Figura 12-2** Fibroma ossificante na região anterior da mandíbula demonstrando expansão cortical.

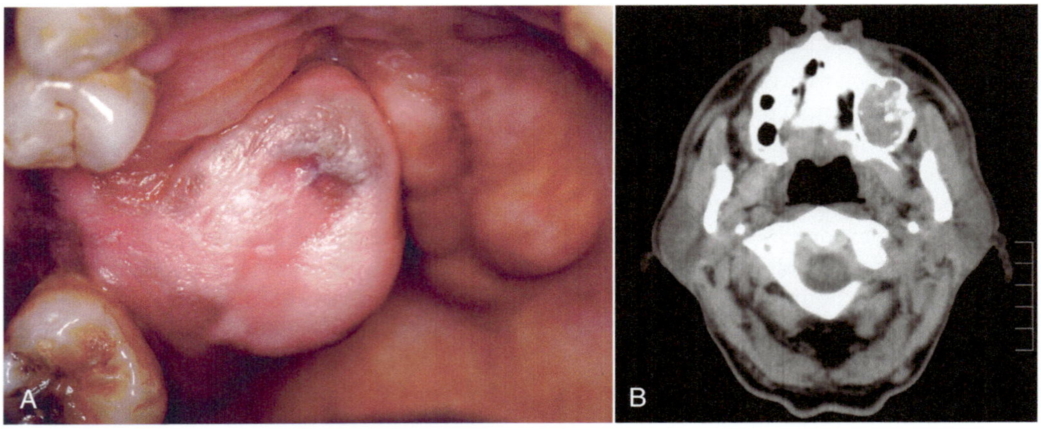

• **Figura 12-3** A e B, Fibroma ossificante na maxila demostrando grande expansão cortical. Note o achado incidental de um tórus palatino em **A**.

expansível. Dependendo da densidade das calcificações presentes, o fibroma ossificante apresenta uma aparência variável. As lesões podem ser relativamente radiolucentes por causa da dispersão uniforme de osso imaturo. Elas também podem aparecer com um aspecto radiolucente uni ou multilocular se assemelhando a uma lesão odontogênica. Uma imagem mista radiolucente com pontos radiopacos pode ser observada quando ilhas de osso neoplásico estão densamente calcificados. As raízes dos dentes podem ser deslocadas; é rara a reabsorção radicular.

O termo fibroma ossificante juvenil (agressivo) foi utilizado na literatura para descrever duas variantes do fibroma ossificante que ocorrem em pacientes mais jovens (Quadro 12-4). Atualmente, estas duas entidades são referidas como fibroma ossificante juvenil trabecular (FOJT) e fibroma ossificante juvenil psamomatoide (FOJP). O FOJT normalmente ocorre em crianças e adolescentes; apenas cerca de 20% dos casos ocorrem em pessoas com idade superior a 15 anos. A lesão ocorre quase que exclusivamente na maxila e na mandíbula, raramente em locais extragnáticos. O FOJT é caracterizado pelo crescimento progressivo e, por vezes, rápido; entretanto, raramente causa dor. Radiograficamente, o tumor apresenta uma borda definida e pode variar de radiopaco a radiolucente. Microscopicamente, o FOJT é altamente celularizado e contém trabéculas ou estruturas esferoides de osso recentemente formado. Após a excisão completa, são pouco frequentes as recorrências de FOJT. Em contrapartida, o FOJP ocorre principalmente nos ossos extragnáticos craniofaciais, particularmente nos seios paranasais e ossos periorbitais, onde pode causar exoftalmia, proptose, sinusite e sintomas nasais. O FOJP ocorre em uma população um pouco mais velha em comparação ao FOJT. Microscopicamente, o FOJP é formado pelo estroma relativamente celular contendo pequenas calcificações esféricas (psamomatoide). O tratamento consiste em excisão cirúrgica; entretanto, até 30% dos casos podem recorrer, por várias vezes e ao longo de um período de muitos anos.

Fibroma cementificante e fibroma cemento-ossificante são termos ocasionalmente utilizados quando são encontradas estruturas ósseas redondas ou esféricas nestes tumores de ossos gnáticos. Estes ocorrem em localizações e grupos etários semelhantes, têm características clínicas semelhantes e apresentam o mesmo comportamento biológico. Eles são, para todos os efeitos práticos, as mesmas lesões como fibroma ossificante, e, portanto, nos recentes esquemas de classificação, houve uma fusão destas entidades sob a denominação de fibroma ossificante.

Histopatologia

O fibroma ossificante é composto de tecido conjuntivo fibroso com fibroblastos fusiformes bem diferenciados. A celularidade é uniforme, mas pode variar de uma lesão para a outra. As fibras de colágeno encontram-se dispostas ao acaso, embora possa estar evidente um padrão estoriforme ou em espiral. Trabéculas ou ilhas ósseas esferoides estão uniformemente distribuídas ao longo do estroma de tecido conjuntivo fibroso (Figs. 12-4 a 12-6). Em variantes deste tumor nas quais tecido ósseo trabecular ou psamomatoide dominam, os termos fibroma ossificante juvenil ou psamomatoide foram respectivamente utilizados. As trabéculas de tecido ósseo imaturo muitas vezes são circundadas por osteoblastos. São raramente vistos osteoclastos.

Diagnóstico Diferencial

A distinção entre fibroma ossificante e displasia fibrosa é o principal desafio diagnóstico. Estas lesões podem apresentar semelhantes características microscópicas, aspectos clínicos e radiográficos. A característica clínica mais útil para a distinção entre as duas lesões é a imagem radiográfica bem circunscrita do

• **QUADRO 12-4** Variantes do Fibroma Ossificante

Fibroma Ossificante Juvenil Trabecular
Pacientes mais jovens
Curso clínico agressivo
Estroma celular (benigno)
Osso trabecular ou esferoide

Fibroma Ossificante Juvenil Psamomatoide
Biologicamente igual ao fibroma ossificante
Ilhotas esféricas de osso (cemento)
Osso e cemento microscopicamente iguais

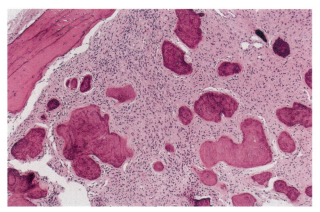
• **Figura 12-4** Fibroma ossificante exibindo ilhas de osso novo em uma matriz fibroblástica. Note a cortical óssea no canto superior esquerdo.

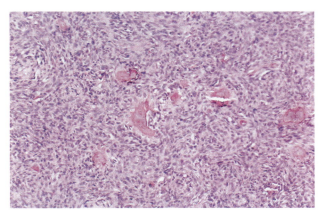
• **Figura 12-5** Fibroma ossificante com estroma celular e pequenas ilhas ósseas.

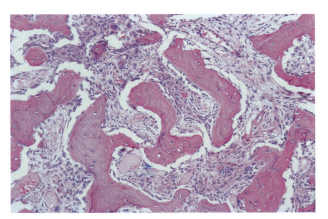
• **Figura 12-6** Fibroma ossificante composto por trabéculas ósseas em uma matriz fibroblástica benigna.

fibroma ossificante e a facilidade com que ele pode ser destacado do osso normal. Na maioria dos casos, a aparência bem definida de fibroma ossificante é evidente nas radiografias. Historicamente, a diferenciação das duas lesões foi principalmente baseada em critérios histológicos. A análise molecular revelou que o fibroma ossificante não possui a mutação no gene GNAS 1α. A displasia fibrosa foi descrita por apresentar apenas tecido ósseo, sem evidência de marginação osteoblástica em volta das trabéculas ósseas. Acreditava-se ser a presença de osso lamelar maduro característica do fibroma ossificante. A maioria dos pesquisadores reconhece que estes parâmetros não são confiáveis, pois tanto os tipos de osso como as características celulares podem ser encontrados em qualquer dessas lesões.

Outras considerações diferenciais são o osteoblastoma, a displasia óssea e a osteomielite focal. O osteoblastoma é encontrado em uma faixa etária um pouco mais jovem e muitas vezes é caracterizado por dor. Além disso, o trabeculado ósseo dessas lesões é margeado por osteoblastos grandes e abundantes e pode estar evidente um nicho central. A displasia cemento-óssea periapical em dentes posteriores pode aparecer radiograficamente similar e pode exigir uma biópsia para a distinção do fibroma ossificante. A osteomielite focal está associada a uma fonte de inflamação e pode ser acompanhada de dor e inchaço.

Tratamento e Prognóstico

O tratamento do fibroma ossificante é mais frequentemente realizado por remoção cirúrgica utilizando curetagem ou enucleação. Nos casos em que haja um marcante comportamento agressivo caracterizado por crescimento rápido e aumento de volume, a ressecção pode ser necessária. A lesão é facilmente separada do osso normal circundante. Após a remoção, raramente ocorre recorrência.

Displasia Fibrosa

A displasia fibrosa é uma condição na qual o osso medular é substituído por uma proliferação anormal de tecido conjuntivo fibroso no qual há uma formação de tecido ósseo imaturo (Quadro 12-5).

Etiologia e Patogenia

O nome dado à displasia fibrosa foi originalmente pensado com o intuito de se propor que a condição constitui um crescimento displásico resultante da atividade desordenada de células

---

• QUADRO 12-5 Displasia Fibrosa

Características Clínicas
Primeira e segunda décadas (estabilização na puberdade e posterior crescimento extremamente lento)
Maxila > mandíbula (um ou mais ossos)
Costelas, fêmur, tíbia também afetados
Opacidade difusa unilateral
Assintomática, autolimitante
Valores séricos normais

Histopatologia
Trabéculas de tecido ósseo imaturo fibrilares
Poucos osteoblastos, sem osteoclastos
Padrão homogêneo
Matriz vascularizada
Sem células inflamatórias

Tratamento
Cirurgia cosmética (após surto de crescimento)
Novo crescimento em 25% dos casos tratados

>, Mais frequentemente afetado que.

mesenquimais ou de uma falha no controle da atividade das células ósseas. Os estudos genéticos, no entanto, forneceram evidências de que pode ser mais bem classificada como um processo neoplásico. As mutações do gene que codifica GNAS I para a subunidade alfa de uma proteína G transmembrânica (Gsα) parecem estar presentes na displasia fibrosa. A mutação do gene GNAS foi demonstrada em 86% dos casos, nos quais as mutações estiveram especificamente presentes nos éxons 8 e 9. Esta alteração genética pode, em última análise, afetar a proliferação e a diferenciação de fibroblastos/osteoblastos que originam essas lesões.

Características Clínicas

Mais frequentemente, esta doença se apresenta como um aumento de volume lento e assintomático do osso envolvido. A displasia fibrosa pode envolver um único osso ou vários ossos ao mesmo tempo. Displasia fibrosa monostótica é a designação utilizada para descrever o processo em apenas um osso. O termo displasia fibrosa poliostótica se aplica nos casos em que mais de um osso está envolvido. A síndrome de McCune-Albright consiste em displasia fibrosa poliostótica, pigmentações cutâneas (máculas melanóticas café com leite) e anormalidades endócrinas, especificamente desenvolvimento puberal prematuro (dois e meio a três desvios-padrão mais precoces que a idade média). A doença endócrina mais comumente relatada consiste no desenvolvimento sexual precoce em meninas. Também têm sido descritos acromegalia, hipertiroidismo, hiperparatiroidismo e hiperprolactinemia. A síndrome de Jaffe-Lichtenstein é caracterizada por várias lesões ósseas de displasia fibrosa e pigmentações cutâneas.

A displasia fibrosa monostótica é mais frequente do que a forma poliostótica, respondendo por cerca de 80% dos casos. O envolvimento dos ossos gnáticos é comum nesta doença. Outros ossos que são comumente afetados são as costelas e o fêmur. A displasia fibrosa ocorre com maior frequência na maxila do que na mandíbula (Fig. 12-7). As lesões na maxila podem se estender para o seio maxilar, zigoma, esfenoide e assoalho da órbita. Quando há envolvimento de vários ossos adjacentes, esta forma da doença tem sido referida como displasia fibrosa craniofacial. Quando envolve a mandíbula, o local mais comum de ocorrência é o corpo mandibular.

O lento e progressivo aumento de volume da mandíbula afetada é indolor e normalmente se apresenta como uma tumefação unilateral. Conforme a lesão cresce, a assimetria facial se torna evidente e pode ser a queixa inicial apresentada. Geralmente, a arcada dentária é mantida, embora possam ocorrer deslocamento dos dentes, má oclusão e interferência na erupção dentária. Não é observada mobilidade dentária.

Esta condição surge durante a primeira e segunda décadas de vida. Raramente aparece em idades mais avançadas, embora isso apenas reflita a natureza insidiosa e assintomática da displasia fibrosa. A displasia fibrosa monostótica geralmente exibe uma distribuição igual entre os gêneros; a forma poliostótica tende a ocorrer mais comumente em mulheres.

A displasia fibrosa tem uma aparência radiográfica variável, que vai de uma lesão radiolucente a uma massa uniformemente radiopaca (Figs. 12-8 a 12-10). A lesão clássica é descrita como apresentando uma alteração na radiopacidade que confere uma aparência de vidro despolido ou casca de laranja. Esta imagem característica, identificável nas radiografias intraorais, não é patognomônica. As lesões da displasia fibrosa também podem apresentar radiolucência uni ou multilocular, especialmente nos ossos longos. Um terceiro padrão, mais comumente visto em pacientes com doença de longa duração, é uma lesão mosqueada radiolucente com áreas radiopacas. Outras características radiográficas descritas são um padrão ósseo de impressão digital e o deslocamento superior do canal mandibular.

Uma característica importante da displasia fibrosa são as margens clínicas e radiográficas mal definidas de lesão. O processo parece se misturar ao osso circundante normal, sem evidência de uma borda circunscrita. Além disso, estas lesões são normalmente elípticas, não esféricas.

Os exames laboratoriais para os pacientes com displasia fibrosa monostótica, especificamente os níveis séricos de cálcio, fósforo e fosfatase alcalina, geralmente estão dentro dos limites da normalidade. No entanto, estes exames podem estar alterados em doentes com a síndrome de McCune-Albright.

Histopatologia

A displasia fibrosa apresenta um estroma moderadamente celular que contém focos de trabéculas de osso imaturo de forma irregular (Figs. 12-11 e 12-12). É característica uma proporção relativamente constante entre tecido fibroso e tecido ósseo. Os fibroblastos apresentam núcleos fusiformes e uniformes e não são vistas figuras mitóticas. As trabéculas ósseas assumem formas

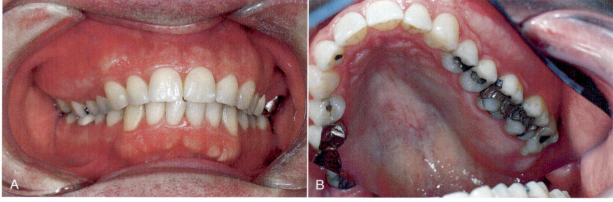

• **Figura 12-7** A e B, Displasia fibrosa na maxila direita mostrando expansão assimétrica.

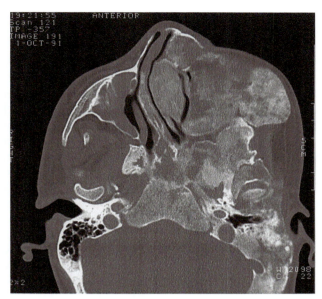

• **Figura 12-8** Displasia fibrosa na maxila e na base de crânio demonstrada por tomografia computadorizada (TC).

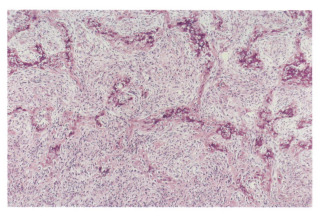

• **Figura 12-11** Displasia fibrosa exibindo matriz fibroblástica e distribuição uniforme das trabéculas ósseas (*cor roxa*, não descalcificada).

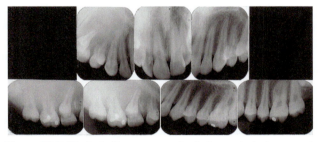

• **Figura 12-9** Displasia fibrosa na maxila direita produzindo a característica imagem difusa de vidro despolido.

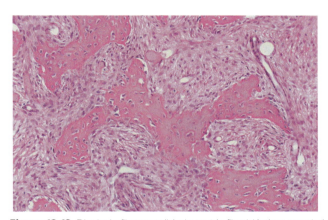

• **Figura 12-12** Displasia fibrosa exibindo matriz fibroblástica vascularizada e trabéculas irregulares de osso novo.

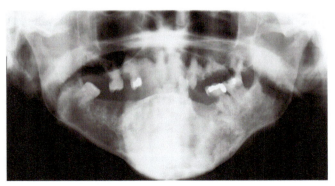

• **Figura 12-10** Displasia fibrosa na mandíbula.

irregulares que se assemelham a caracteres chineses (os pictogramas utilizados na escrita chinesa) e não apresentam qualquer orientação funcional. O osso é predominantemente do tipo não lamelar e parece surgir diretamente do estroma colagênico sem atividade osteoblástica proeminente. Em uma displasia fibrosa madura, o osso lamelar pode ser encontrado. Os capilares são proeminentes e uniformemente distribuídos.

Diagnóstico Diferencial

O principal diagnóstico diferencial para displasia fibrosa dos maxilares é o fibroma ossificante. Como observado anteriormente, as características clínicas, radiográficas e microscópicas devem ser consideradas em conjunto para distinguir essas doenças. O fibroma ossificante é bem circunscrito quando comparado com a displasia fibrosa, que possui uma aparência difusa. Muitas vezes estas características servem como fator de diferenciação. Os recursos adicionais que ajudam a distinguir estes processos estão listados no Quadro 12-6.

Ocasionalmente, a osteomielite crônica pode mimetizar a aparência radiográfica da displasia fibrosa. A inflamação, muitas vezes leve, está presente nas osteomielites e pode ser acompanhada por sintomas que incluem inflamação, dor ou drenagem. A periostite é uma característica radiográfica da osteomielite. A progressão lenta e assintomática da displasia fibrosa geralmente permite sua diferenciação em relação às neoplasias malignas dos ossos.

Tratamento e Prognóstico

Após um período variável de crescimento pré-puberal, é natural que a displasia fibrosa se estabilize, embora um crescimento

• QUADRO 12-6 | Displasia Fibrosa *versus* Fibroma Ossificante

Displasia Fibrosa	Fibroma Ossificante
Primeira e segunda décadas	Terceira e quarta décadas
Maxila > mandíbula	Mandíbula > maxila
Opacidade difusa	Circunscrito
Autolimitante	Crescimento contínuo
Um ou mais ossos	Um osso
Matriz vascular	Matriz fibrosa celular
Trabéculas de osso lamelar	Ilhotas e trabéculas ósseas
Estabiliza na puberdade	Não relacionado a hormônio
Cirurgia cosmética	Excisão
Maioria apresenta mutação do gene GNAS	Nenhuma mutação genética identificada

>, Mais frequentemente afetado que.

lento possa acontecer na idade adulta. As lesões pequenas podem prescindir de tratamento, a não ser confirmação pela biópsia e acompanhamento periódico. As lesões grandes com deformidade cosmética ou funcional podem ser tratadas por contorno cirúrgico. Geralmente, este procedimento é adiado até após a estabilização da doença. Ressecções em monobloco visando à remoção completa são impraticáveis e desnecessárias, pois as lesões são relativamente grandes e mal delimitadas.

O tratamento com bifosfonatos e anticorpos monoclonais contra RANKL (denosumab) tem sido relatado em melhorar a sintomatologia dolorosa e a densidade óssea, mas os seus efeitos a longo prazo ainda devem ser determinados. É especulativa a existência atual de outros medicamentos que controlam a atividade osteoclástica, seja os que estão em uso ou os que estão sendo desenvolvidos, que possibilitem efeitos benéficos.

A transformação maligna é uma complicação rara da displasia fibrosa (menos de 1% dos casos) e geralmente tem sido descrita em pacientes com o tipo poliostótico. Muitos destes pacientes foram tratados com radioterapia no início da doença, sugerindo o papel da irradiação no processo de transformação maligna, embora esta transformação tenha sido documentada também na ausência de radioterapia.

Displasia Cemento-óssea

O termo displasia cemento-óssea se refere a um grupo de doenças dos ossos gnáticos cuja origem é desconhecida. A displasia cemento-óssea descreve um espectro de doenças que incluem displasia cemento-óssea periapical, displasia cemento-óssea focal e displasia cemento-óssea florida, que são entidades semelhantes que se distinguem pela extensão do envolvimento das partes afetadas dos ossos gnáticos (ver o Capítulo 11 para uma discussão abrangente). A displasia cemento-óssea, o fibroma ossificante e a displasia fibrosa foram classificados como lesões fibro-ósseas dos maxilares. Essas lesões fibro-ósseas constituem um grupo diversificado de lesões reativas, displásicas e neoplásicas caracterizadas microscopicamente pela substituição de osso normal por uma matriz de colágeno contendo trabéculas de osso imaturo e, em alguns casos, material cementoide (Quadros 12-1 e 12-2).

Osteoblastoma/Osteoma Osteoide

Osteoblastoma é uma lesão óssea primária incomum que, ocasionalmente, pode surgir na maxila ou na mandíbula (Quadro 12-7). O osteoma osteoide é considerado uma versão menor do mesmo tumor, embora alguns autores prefiram separar essas lesões em duas entidades distintas. São neoplasias benignas cuja causa está indeterminada, embora tenha sido proposto um defeito genético. Clínica e histologicamente, elas podem ser confundidas com o osteossarcoma.

Características Clínicas

A designação de osteoblastoma é utilizada para as lesões maiores do que 1,5 cm de diâmetro; a designação de osteoma osteoide, para as lesões que medem 1,5 cm ou menos. Mais frequentemente, estas lesões surgem nas vértebras e em ossos longos, com menor frequência nos ossos gnáticos e craniofaciais, e correspondem a menos de 1% de todos os tumores ósseos primários. Os processos alveolares posteriores da maxila e da mandíbula são os locais mais comuns de envolvimento (Fig. 12-13), com aproximadamente 10 a 12% dos casos de osteoblastomas localizados no complexo maxilofacial, sendo a maioria das vezes na mandíbula. As lesões têm sido relatadas como provenientes da medula ou do periósteo. As corticais ósseas podem estar expandidas e sensíveis à palpação.

A maioria dos casos ocorre na segunda década de vida, com 90% das lesões aparecendo antes de 30 anos. Os homens são mais afetados que as mulheres em uma proporção de aproximadamente 2:1.

Muitas vezes intensa, a dor está geralmente associada ao osteoma osteoide, mas também pode ser uma característica do osteoblastoma. Pode ocorrer um aumento de volume localizado apenas ou associado a dor. A aspirina ou os medicamentos anti-inflamatórios não esteroidais aliviam os sintomas, incluindo a dor noturna, muito associada ao osteoma osteoide. Este alívio é menos provável de ser alcançado no osteoblastoma. A duração dos sinais ou sintomas do osteoblastoma varia de semanas a anos.

Os aspectos radiográficos das lesões mostram áreas bem circunscritas de aspecto lítico e padrão misto radiopaco/radiolucente. Uma delgada radiolucência pode ser notada em torno de uma massa tumoral central, com calcificação variada. Nos osteoblastomas, pode não haver esclerose do osso perilesional,

• QUADRO 12-7 | Osteoblastoma

Contrapartida maior do osteoma osteoide
    Osteoblastoma > 1,5 cm
    Osteoma osteoide < 1,5 cm
Sintomatologia dolorosa em 50% dos casos
Idade predominante na segunda década
Circunscrito
Neoplasia celular benigna (osteoblastos) com formação de osso novo em insuficiente estroma fibroso
Tratamento por excisão; poucas recidivas

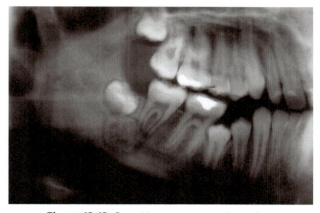

• **Figura 12-13** Osteoblastoma na mandíbula direita.

uma característica constante nos osteomas osteoides. Ocasionalmente, um padrão periférico em raios de sol de osso novo pode mimetizar um osteossarcoma.

Histopatologia

Estas lesões são compostas de trabéculas irregulares de osteoide e osso imaturo em um estroma contendo uma proeminente rede vascular (Fig. 12-14). As trabéculas ósseas apresentam vários graus de calcificação. Pode estar evidente remodelação do tecido ósseo na forma de linhas basofílicas de reversão. Várias camadas de osteoblastos grandes e hipercromáticos tipicamente alinham o trabeculado ósseo. As células estromais são geralmente pequenas e delgadas, embora também possam ser observadas nestas áreas células semelhantes a osteoblastos e células gigantes multinucleadas.

Diagnóstico Diferencial

Em relação ao diagnóstico diferencial, podem ser incluídos: cementoblastoma, fibroma ossificante, displasia fibrosa e osteossarcoma. O cementoblastoma pode ser diferenciado do osteoblastoma porque o primeiro surge a partir da superfície da raiz de um dente e está fundido a ela. O fibroma ossificante não é doloroso e, microscopicamente, não possui as quantidades de osteoblastos vistas no osteoblastoma/osteoma osteoide. A displasia fibrosa tem margens radiográficas mal definidas e apresenta, microscopicamente, osteoblastos proeminentes.

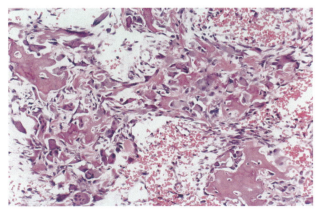

• **Figura 12-14** Osteoblastoma exibindo proeminentes e numerosos osteoblastos adjacentes a osso recentemente formado.

Os sinais e sintomas iniciais relativamente rápidos e a dor associada aos osteoblastomas tornam necessária a diferenciação de um osteossarcoma. Em amostras de biópsia, os osteoblastos grandes e hipercromáticos observados nos osteoblastomas lembram as células neoplásicas do osteossarcoma. Atipia citológica, figuras mitóticas atípicas, osteoide neoplásico delicadamente calcificado e um padrão heterogêneo, ou seja, todo o aspecto histológico dos osteossarcomas, não são vistos nas formas convencionais do osteoblastoma/osteoma osteoide.

Tratamento e Prognóstico

Uma abordagem cirúrgica conservadora (curetagem ou excisão local) é o tratamento de escolha em praticamente todos os casos. Em alguns poucos casos, estes tumores apresentaram uma tendência a invadir os tecidos vizinhos e posteriormente ocorrer uma recidiva. O termo osteoblastoma agressivo foi sugerido para tais lesões, mas a maioria dos pesquisadores acredita que esta é uma subclassificação desnecessária. Também foram relatados exemplos esparsos de transformação maligna de osteoblastoma.

Osteoma

Os osteomas são neoplasias benignas constituídas de osso maduro, compacto ou esponjoso. O osteomas que surgem na superfície do osso são referidos como osteoma periosteal, ao passo que os que se desenvolvem centralmente dentro do osso são osteomas centrais endosteais ou solitários. Estes tumores são relativamente raros nas mandíbulas. A etiologia destas lesões é desconhecida, embora trauma, infecção e anomalias genética/congênita ou do desenvolvimento tenham sido sugeridos como fatores causais.

Características Clínicas

Os osteomas são mais comumente diagnosticados da segunda à quinta década de vida, e os homens são mais acometidos do que as mulheres. Os tumores são geralmente solitários, exceto em pacientes com síndrome de Gardner.

Os osteomas periosteais se apresentam clinicamente como lesões ósseas duras, assintomáticas e de crescimento lento. Pode ser observada assimetria quando as lesões apresentam uma dimensão suficiente. Os osteomas endosteais que ocorrem no osso medular podem ser diagnosticados durante exames radiográficos de rotina como áreas radiopacas densas, bem circunscritas, pois o crescimento extensivo deve ocorrer antes da expansão cortical. Os osteomas podem surgir em qualquer local dos ossos gnáticos, com aproximadamente 70% dos casos ocorrendo na mandíbula, bem como em ossos da face, do crânio e dos seios paranasais. Ocasionalmente, há sintomas. Dependendo da localização da lesão, foram relatados dores de cabeça, sinusite recorrente e problemas oftalmológicos.

A síndrome de Gardner é uma doença hereditária, autossômica dominante, caracterizada por polipose intestinal, osteomas múltiplos, dermatofibromas, cistos epidérmicos e triquilemais, dentes permanentes supranumerários impactados e odontomas (Fig. 12-15). A alteração genética se localiza em uma pequena região no braço longo do cromossoma 5 (5q21), na qual o gene da polipose adenomatosa familiar (APC) reside. A maioria dos pacientes com síndrome de Gardner não apresenta o espectro completo da expressão clínica da doença. Osteomas associados

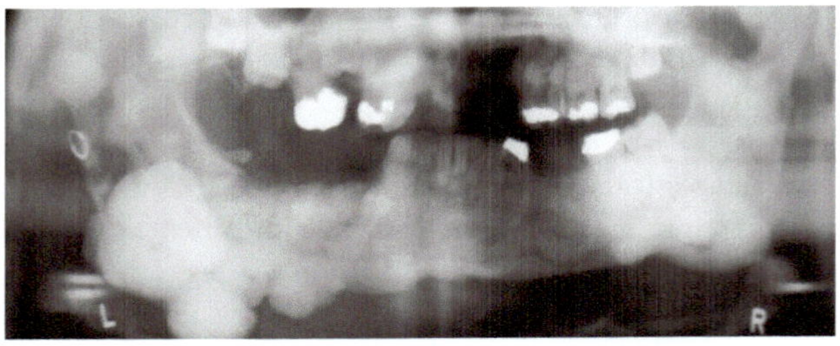

• **Figura 12-15** Osteomas da síndrome de Gardner.

a esta síndrome podem ser encontrados nos ossos gnáticos (especialmente o ângulo mandibular), como também nos ossos faciais e ossos longos. Os pólipos intestinais associados à síndrome de Gardner estão normalmente localizados no cólon e no reto. Estes pólipos, diagnosticados microscopicamente como adenomas, apresentam uma taxa muito elevada de transformação maligna para carcinoma colorretal invasivo.

Histopatologia

Duas variações histológicas distintas de osteoma foram descritas. Uma forma é composta por tecido ósseo compacto relativamente denso com escassa medula óssea. A outra forma é composta de trabéculas de osso esponjoso lamelar com abundante medula fibrogordurosa. Os osteoblastos podem ser numerosos, mas os osteoclastos são escassos.

Diagnóstico Diferencial

Os osteomas devem ser distinguidos das exostoses dos ossos gnáticos. Exostoses são excrescências ósseas na face vestibular do osso alveolar. Estas lesões são de origem reativa ou de desenvolvimento e não são consideradas neoplasias. Osteoblastoma e osteoma osteoide, que também podem ser considerados no diagnóstico diferencial, apresentam sintomatologia dolorosa e podem apresentar uma taxa mais rápida de crescimento do que os osteomas. Estes podem ser confundidos radiograficamente com odontomas, cementoblastoma, osteíte condensante, osteoblastoma e osteomielite esclerosante focal.

Tratamento e Prognóstico

O tratamento do osteoma consiste em excisão cirúrgica, se sintomático. As lesões devem ser excisadas com a finalidade de confirmar o diagnóstico em tais casos. Em outros casos, a observação periódica de pequenos osteomas assintomáticos é o tratamento adequado. Osteomas não recorrem após a remoção cirúrgica.

Fibroma Desmoplásico

O fibroma desmoplásico é uma lesão óssea benigna e localmente agressiva que pode ser considerada a contrapartida óssea da fibromatose em localização gnática ou extragnática (Quadro 12-8). O tumor geralmente aparece nos ossos longos e na pélvis, mas ocasionalmente pode afetar a mandíbula e a maxila. A etiologia do fibroma desmoplásico é desconhecida. Geralmente, a lesão apresenta um comportamento clínico localmente agressivo, sugerindo um processo neoplásico. O potencial papel de fatores genéticos, endócrinos e traumáticos na patogenia da lesão levou à especulação de que poderia representar uma proliferação reativa exuberante.

Características Clínicas

A maioria dos casos de fibroma desmoplásico dos ossos gnáticos ocorre em pacientes com idade inferior a 30 anos, sendo 14 anos a idade média. Não parece haver nenhuma predileção por sexo. A mandíbula, geralmente na região do corpo-ramo, é afetada com mais frequência do que a maxila (Fig. 12-16). As lesões são lentamente progressivas e assintomáticas, eventualmente causando aumento de volume da mandíbula.

Radiograficamente, o fibroma desmoplásico pode ser uni ou multilocular (Fig. 12-17). As margens radiográficas podem ser bem ou mal definidas. Podem ser vistas perfuração cortical e reabsorção radicular.

Histopatologia

A lesão consiste em feixes de entrelaçados e agregados em espiral de tecido densamente colagenoso que contém fibroblastos fusiformes alongados e uniformes (Fig. 12-18). Algumas áreas podem apresentar hipercelularidade com os núcleos dos fibroblastos mais volumosos. No entanto, não são encontradas atipia e figuras mitóticas. Não é produzido osso na lesão. Em contraste com a fibromatose de tecidos moles do tipo desmoide, em que a expressão nuclear da beta-catenina e a mutação de seu gene são comuns, estes resultados não são consistentemente encontrados no fibroma desmoplásico ósseo.

• **QUADRO 12-8** **Fibroma Desmoplásico**

Adultos jovens (< 30 anos)
Contraparte óssea das fibromatoses
Diagnóstico microscópico diferencial
    Fibroma odontogênico
    Fibromixoma odontogênico
    Fibrossarcoma de baixo grau
    Folículo dentário
Potencial de recidiva

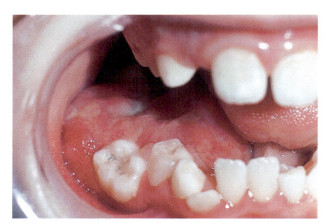

• **Figura 12-16** Fibroma desmoplásico. O diagnóstico diferencial microscópico incluiu o fibrossarcoma. (Reproduzido com permissão de Regezi JA, Sciubba JJ, Pogrel MA: Atlas of Oral and Maxillofacial Pathology. Philadelphia, 2000, WB Saunders, Figura 9-15.)

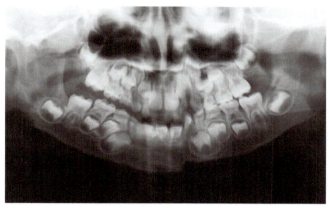

• **Figura 12-17** Fibroma desmoplásico no ramo mandibular direito de um menino de 7 anos.

Diagnóstico Diferencial

O diagnóstico radiográfico diferencial inclui cistos odontogênicos, tumores odontogênicos e lesões não odontogênicas que normalmente ocorrem nessa faixa etária. A presença de características agressivas, tais como perfuração cortical ou sintomas locais, pode sugerir a possibilidade de uma neoplasia maligna. Em alguns casos, a distinção histopatológica entre o fibroma desmoplásico e o fibrossarcoma bem diferenciado pode ser difícil. Este último apresenta uma maior celularidade, figuras mitóticas e pleomorfismo nuclear. Algumas semelhanças são observadas histologicamente com o fibroma odontogênico central, uma lesão não agressiva que contém restos epiteliais odontogênicos.

Tratamento e Prognóstico

A ressecção cirúrgica da lesão é geralmente definida como o tratamento de escolha. A curetagem tem sido associada a uma alta taxa de recorrência.

Condroma

O condroma é um tumor cartilaginoso benigno de etiologia desconhecida. Os condromas são raros nos ossos gnáticos, especialmente em comparação com a sua ocorrência em outros locais do esqueleto.

Geralmente, o condroma aparece como um aumento de volume indolor lentamente progressivo. A expansão gradual da lesão raramente resulta em ulceração da mucosa. A maioria das lesões do complexo craniofacial ocorre no septo nasal e nos seios etmoidais. Os condromas da maxila são mais frequentemente encontrados na região anterior, onde remanescentes de cartilagem estão localizados. Os condromas mandibulares foram observados nas áreas de corpo e de sínfise, bem como no processo de coronoide e no côndilo. Os condromas ocorrem com igual incidência em ambos os sexos, com a maioria dos tumores aparecendo antes dos 50 anos. A aparência radiográfica do condroma é variável e muitas vezes se apresenta como uma área radiolucente irregular. Podem estar evidentes na lesão focos de calcificação. Na articulação temporomandibular, lesões histologicamente semelhantes a condromas podem constituir pseudotumores, tais como condromatose sinovial, osteocondroma e outras entidades.

A lesão consiste em lóbulos bem definidos de cartilagem hialina madura. Os condrócitos são pequenos com núcleos regulares e únicos. O grau de celularidade varia consideravelmente na mesma lesão. A principal dificuldade de diagnóstico é a distinção microscópica de condroma de um condrossarcoma bem diferenciado. Este último apresenta um padrão heterogêneo com condrócitos atípicos e irregularmente distribuídos.

Os condromas são removidos cirurgicamente, e a recidiva é incomum. Uma recidiva deve ser motivo de reconsideração do diagnóstico original a favor da possibilidade de uma neoplasia maligna de baixo grau.

Granuloma Central de Células Gigantes

O granuloma central de células gigantes (GCCG), ou lesão de células gigantes, é uma proliferação benigna de fibroblastos e células gigantes multinucleadas dentro de um estroma bem vascularizado que ocorre quase exclusivamente dentro dos ossos gnáticos (Quadro 12-9). A lesão normalmente se apresenta como uma área radiolucente solitária na mandíbula ou na maxila.

Etiologia e Patogenia

Inicialmente se acreditava que constituía uma resposta reparativa de inflamação e hemorragia intraósseas, sendo o GCCG considerado uma lesão reativa. No entanto, devido ao seu

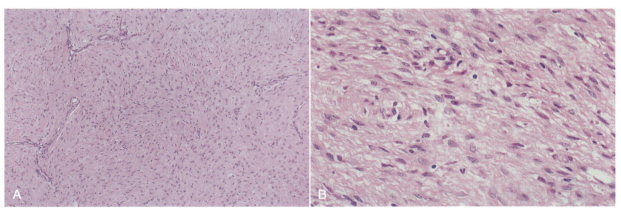

• **Figura 12-18** A e B, Fibroma desmoplásico. Note os fibroblastos uniformemente distribuídos e de aparência benigna em estroma colagênico.

> **QUADRO 12-9** Granuloma Central de Células Gigantes

Características Clínicas
A maioria dos pacientes tem menos de 30 anos; mulheres mais afetadas que os homens
Imagem radiolucente; mandíbula > maxila; região anterior > região posterior
Recidiva imprevisível (10 a 50%)

Histopatologia
Matriz benigna de fibroblastos (ciclantes)
Células gigantes variáveis (tamanho, número e distribuição)
Mitoses raras a frequentes
Sem distinção entre lesões agressivas e lesões não agressivas

Tratamento
Excisão tradicional *versus* medicamentosa – calcitonina (inibição osteoclástica)

>, Mais frequentemente afetado que.

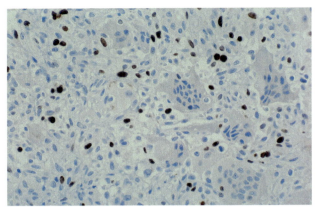

• **Figura 12-20** Granuloma central de células gigantes. Marcação imuno-histoquímica para a proteína de proliferação Ki-67 demonstrando células em proliferação localizadas no estroma.

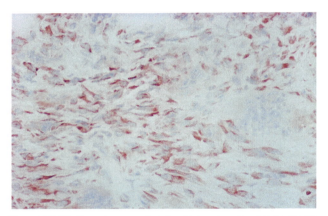

• **Figura 12-19** Granuloma central de células gigantes. Marcação imuno-histoquímica para antígeno associado ao fibroblasto. Note que as células estromais são positivas (*vermelho*).

comportamento imprevisível e por vezes agressivo, e devido à sua possível relação com o tumor de células gigantes de ossos longos, o GCCG é considerado uma neoplasia benigna.

As células primárias do GCCG são os fibroblastos. As células secundárias, microscopicamente mais proeminentes, são as células gigantes multinucleadas com características semelhantes a osteoclastos. As células acessórias, vistas em números consideravelmente menores, são os macrófagos, as células do fator XIIIa dendríticas e as células endoteliais. Os fibroblastos formam o componente proliferativo do GCCG, pois expressam proteínas indicativas de células em ciclo celular. Os fibroblastos neoplásicos são responsáveis por recrutamento e retenção de monócitos e sua posterior transformação em células gigantes multinucleadas (Figs. 12-19 e 12-20).

Características Clínicas
O GCCG não é uma lesão incomum, mas ocorre com menor frequência que sua contraparte periférica relativamente comum.

As lesões são encontradas predominantemente em crianças e adultos jovens, com a maioria dos casos (75%) aparecendo antes dos 30 anos. As mulheres são mais afetadas do que os homens em uma proporção de 2:1.

O GCCG ocorre quase exclusivamente na maxila e na mandíbula, embora casos isolados nos ossos da face e em ossos pequenos das mãos e dos pés tenham sido relatados (Fig. 12-21). As lesões são mais comumente vistas na mandíbula do que na maxila (Fig. 12-22). Estas lesões tendem a envolver a região anterior aos dentes molares permanentes, ocasionalmente havendo extensão através da linha média. Raramente, as lesões envolvem a região posterior da mandíbula, incluindo o ramo e o côndilo.

O GCCG normalmente produz expansão indolor do osso afetado. O osso cortical é adelgaçado; entretanto, a perfuração e a extensão para os tecidos moles são incomuns. As características radiográficas do GCCG consistem em uma imagem multilocular sem erosão cortical ou, com menor frequência, uma imagem radiolucente unilocular (Fig. 12-23). As margens da lesão são relativamente bem delimitadas, muitas vezes apresentando bordas irregulares. Em alguns casos, o GCCG apresenta um curso clínico e radiográfico mais agressivo. Essas formas "agressivas" podem causar dor ou parestesia. Exibem um crescimento rápido, reabsorção radicular, perfuração do osso cortical e uma maior taxa de recidiva.

Histopatologia
O GCCG é composto por fibroblastos uniformes em um estroma contendo quantidades variadas de colágeno. Geralmente encontram-se evidentes macrófagos hemossiderófagos e extravasamento de hemácias, embora os capilares sejam pequenos e imperceptíveis. Células gigantes multinucleadas estão presentes por todo o estroma de tecido conjuntivo, e elas podem ser observadas em agregados focais ou campos (fenômeno de zoneamento) ou mesmo uniformemente distribuídas (Figs. 12-24 e 12-25). Focos de osteoide podem estar presentes, particularmente ao redor das margens periféricas da lesão.

Não há características microscópicas capazes de distinguir os GCCG agressivos dos não agressivos. A existência de figuras mitóticas, celularidade, células gigantes, núcleos de células gigantes e de um padrão de células gigantes não é útil na previsão do comportamento ou no prognóstico.

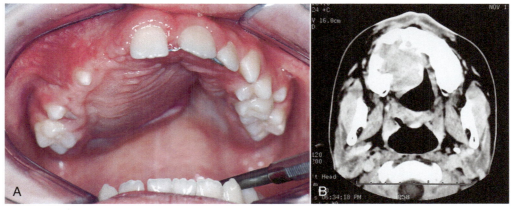

• **Figura 12-21** Granuloma central de células gigantes. Tumor na maxila direita (**A**) retratado em tomografia computadorizada (TC) (**B**).

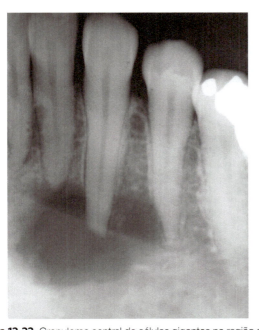

• **Figura 12-22** Granuloma central de células gigantes na região anterior da mandíbula.

Diagnóstico Diferencial

O diagnóstico diferencial clínico para o GCCG único ou multilocular inclui ameloblastoma, mixoma odontogênico e queratocisto odontogênico/tumor odontogênico queratocístico. Para os pacientes na faixa etária mais jovem característica do GCCG, podem ser adicionados a esta lista o fibroma ameloblástico, o fibroma ossificante e o tumor odontogênico adenomatoide.

A aparência microscópica do GCCG é virtualmente idêntica à da lesão de células gigantes associada ao hiperparatireoidismo (Quadro 12-10). A doença deve ser diferenciada com base em testes bioquímicos. Um elevado nível sérico do hormônio da paratireoide indica hiperparatireoidismo primário.

O tumor ósseo de células gigantes (ossos longos) pode apresentar características histológicas semelhantes às do GCCG, embora o primeiro tenda a apresentar células gigantes maiores com mais núcleos e um padrão mais homogêneo. O tumor de células gigantes raramente ocorre nos ossos gnáticos, embora sua diferenciação do GCCG possa ser difícil.

Outras entidades contendo células gigantes multinucleadas são o cisto ósseo aneurismático e o querubismo. O diagnóstico de cisto ósseo aneurismático é feito pela identificação de espaços vasculares sinusoidais no parênquima da lesão. O querubismo é diagnosticado em bases clínicas, patológicas e genéticas

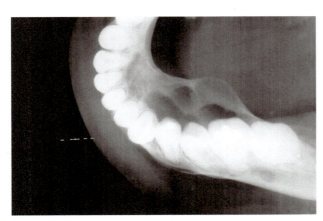

• **Figura 12-23** Granuloma central de células gigantes demonstrando loculações e expansão cortical.

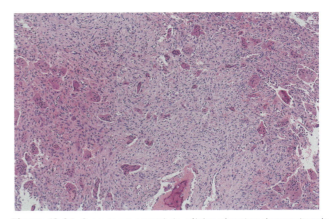

• **Figura 12-24** Granuloma central de células gigantes demonstrando células gigantes caracteristicamente distintas em uma matriz fibroblástica.

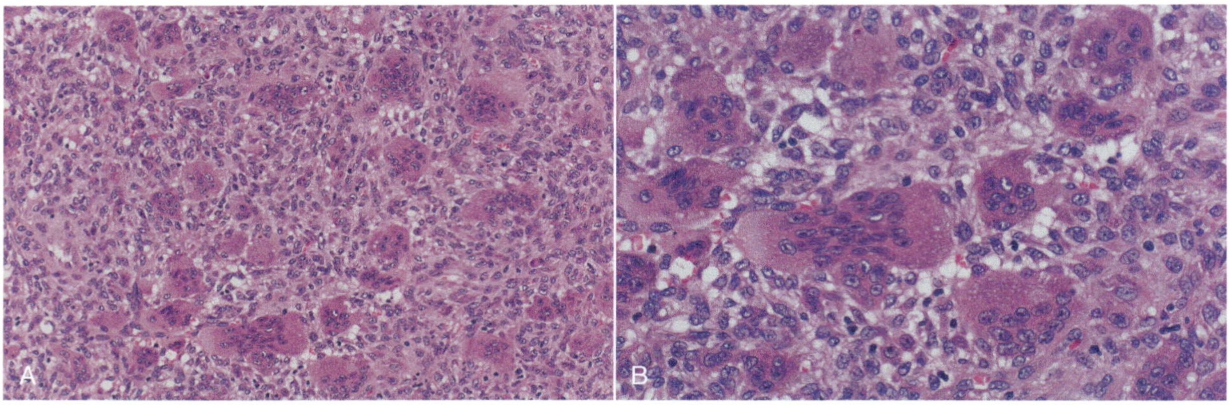

Figura 12-25 A e B, Granuloma central de células gigantes. Note a matriz celularizada e as células gigantes uniformemente distribuídas.

QUADRO 12-10 — Granuloma Central de Células Gigantes: Diagnóstico Microscópico Diferencial

Hiperparatireoidismo
Paratormônio e fosfatase alcalina séricos elevados
Várias lesões ósseas; perda da lâmina dura

Cisto Ósseo Aneurismático
Sinusoides cheios de sangue

Querubismo
Lesões simétricas
Histórico familiar
Hialinização colagênica perivascular

(mutações *SH3BP2*). Digno de nota é o chamado gene querubismo, *SH3BP2*, que não está mutado no GCCG. Os pacientes que desenvolvem lesões múltiplas de células gigantes podem apresentar uma síndrome rara conhecida como síndrome semelhante a Noonan/lesões múltiplas de células gigantes. Estes pacientes apresentam muitas características fenotípicas em comum com a síndrome de Noonan, assim como mutações no gene *PTPN11*.

Tratamento e Prognóstico

O manejo cirúrgico destas lesões é o tratamento de escolha. Excisão ou curetagem do tumor, seguida por remoção das margens ósseas periféricas, resultam em um bom prognóstico e baixa taxa de recidiva. Uma taxa de recidiva um tanto mais elevada tem sido relatada em lesões de crianças e adolescentes. As lesões com características clínicas agressivas também apresentam uma tendência a várias recidivas, muitas vezes necessitando de abordagens cirúrgicas mais extensas, tais como a ressecção. Embora numerosos tratamentos tenham sido propostos em uma tentativa de controlar o GCCG agressivo, os relatos têm sido casuais e não parte de estudos clínicos controlados. Têm sido propostas injeções intralesionais de corticosteroides, mas os resultados são variados e os fundamentos deste tratamento são questionáveis. Já a administração exógena de calcitonina pode ter algum mérito no tratamento das lesões agressivas. Os dados preliminares sugerem que as lesões podem se estabilizar ou regredir após vários meses de tratamento. O interferon-alfa tem sido proposto como uma modalidade de tratamento adicional baseado em sua ação antiangiogênica. A sua eficácia como uma forma de tratamento adjuvante ou primária deve ainda ser determinada. Os bisfosfonatos, por seus efeitos inibitórios sobre os osteoclastos, têm sido sugeridos como um tratamento alternativo ou adjunte à cirurgia. Da mesma forma, a utilização de anticorpos RANK (denosumab) pode ser útil na evidenciação das células gigantes semelhantes a osteoclastos nessa lesão.

Tumor de Células Gigantes

Os tumores de células gigantes são neoplasias verdadeiras que afetam mais frequentemente os ossos longos, especialmente na área da articulação do joelho. Estes tumores exibem uma grande variação em seu comportamento biológico, indo de benigno a maligno. A relação entre essa lesão e o GCCG é controversa. A maioria dos pesquisadores considera o tumor de células gigantes como uma doença distinta do GCCG, admitindo a ocorrência muito rara de tumor de células gigantes nos ossos gnáticos.

Os tumores de células gigantes, embora raros, têm sido descritos nos ossos gnáticos. Outros locais de acometimento na região de cabeça e pescoço são os ossos esfenoide, etmoide e temporal. Os tumores de células gigantes são mais frequentemente encontrados na terceira e na quarta décadas de vida. As lesões apresentam crescimento lento e expansão óssea ou têm como característica crescimento rápido, dor ou parestesia. Radiograficamente, o tumor de células gigantes produz imagem radiolucente.

Microscopicamente, este tumor é caracterizado pela presença de numerosas células gigantes multinucleadas dispersas uniformemente entre os monócitos-macrófagos e células fusiformes (Figura 12-26). Foi sugerido que as células fusiformes constituem as células neoplásicas neste tumor e que os monócitos-macrófagos são reativos, dando origem a células gigantes por meio de recrutamento e indução dos fatores (p. ex., fator de necrose tumoral [TNF]-alfa, fator estimulador de colônias de macrófagos) secretados pelas células fusiformes da neoplasia.

Geralmente, a celularidade do estroma é proeminente, com mínima produção de colágeno. As células gigantes em tumores de células gigantes são geralmente maiores e contêm mais núcleos do

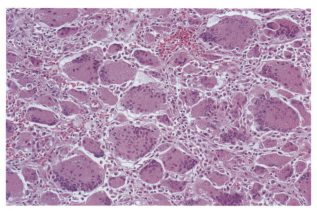

• **Figura 12-26** Tumor de células gigantes demonstrando grandes células gigantes com vários núcleos.

que as células correspondentes no GCCG. Uma grande variação é observada, de tal forma que qualquer uma dessas lesões pode apresentar dificuldade diagnóstica por causa da considerável sobreposição histológica. Os tumores de células gigantes podem apresentar células inflamatórias e áreas de necrose, com relativa ausência de hemorragia e deposição de hemossiderina. A formação de osteoide é observada com menor frequência do que nos granulomas de células gigantes.

A excisão cirúrgica é o tratamento de escolha para os tumores de células gigantes. Resultados clínicos promissores têm sido associados ao uso de medicamentos antiosteoclastogênicos (bisfosfonatos, anticorpo monoclonal contra o ligante RANK [denosumab]). Estas lesões apresentam uma maior tendência a recidivar após o tratamento do que os GCCG. Embora muitos poucos casos tenham sido relatados nos ossos gnáticos para se anteverem as taxas de recorrência, é de se salientar que 30% das lesões em ossos longos recidivam após a curetagem.

Hemangioma Intraósseo

Hemangioma intraósseo é uma malformação vascular rara que, quando presente nos ossos gnáticos, pode imitar lesões odontogênicas e não odontogênicas. Uma hemorragia de difícil controle é uma grave complicação durante a intervenção cirúrgica.

Características Clínicas

Mais de metade dos hemangiomas intraósseos dos ossos gnáticos ocorrem na mandíbula, especialmente na região posterior. A lesão ocorre aproximadamente duas vezes mais em mulheres do que em homens. A idade de pico no momento do diagnóstico situa-se na segunda década de vida.

Uma firme expansão assimétrica de crescimento lento da mandíbula ou da maxila é a queixa mais comum dos pacientes. Também pode ser observado um sangramento gengival espontâneo ao redor dos dentes na área do hemangioma. É ocasionalmente evidente parestesia ou dor, bem como a mobilidade vertical dos dentes envolvidos. Nas lesões grandes, rumor ou pulsação podem ser detectados com ausculta cuidadosa ou palpação das corticais delgadas. Os efeitos tróficos do hemangioma sobre os tecidos duros e moles adjacentes são comuns. Os hemangiomas podem não apresentar sinais ou sintomas.

Radiograficamente, mais de metade dos hemangiomas da mandíbula aparecem como imagens radiolucentes multiloculares com a aparência característica de bolhas de sabão (Fig. 12-27). Uma segunda forma destas lesões é composta por uma lesão radiolucente arredondada da qual trabéculas ósseas se irradiam a partir do centro da lesão para produzir loculações angulares. Mais raramente, os hemangiomas aparecem como lesões radiolucentes semelhantes a cistos. As lesões podem produzir reabsorção das raízes dos dentes da área.

Histopatologia

Hemangiomas intraósseos mostram uma proliferação de vasos sanguíneos (Fig. 12-28). A maioria dos hemangiomas intraósseos é do tipo cavernoso (vasos de grande calibre), enquanto em menor número são os do tipo capilar (vasos de pequeno calibre). No entanto, a separação dos hemangiomas em um destes dois subtipos microscópicos é acadêmica, pois não são observadas diferenças no comportamento biológico.

Diagnóstico Diferencial

O diagnóstico diferencial do hemangioma intraósseo multilocular inclui ameloblastoma, mixoma odontogênico queratocisto odontogênico, GCCG e cisto ósseo aneurismático. Uma lesão unilocular pode ser facilmente confundida com outras lesões císticas que ocorrem nos ossos gnáticos. A angiografia geralmente fornece informação útil para estabelecer o diagnóstico de hemangioma.

Tratamento e Prognóstico

A característica mais expressiva do hemangioma intraósseo é que estas lesões podem ser fatais se tratadas inadequadamente. A exodontia em uma área envolvida por uma lesão vascular central pode resultar em uma hemorragia potencialmente fatal. É imperativa a realização de punção em qualquer lesão central que possa ser de origem vascular antes de efetuar uma biópsia.

Os métodos utilizados no tratamento do hemangioma intraósseo incluem cirurgia, radioterapia, agentes esclerosantes, crioterapia e técnicas pré-cirúrgicas de embolização. O suprimento vascular de uma lesão, assim como o seu tamanho e localização, deve ser avaliado antes de se determinar o método de tratamento.

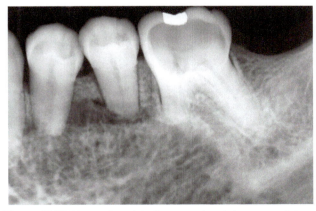

• **Figura 12-27** Hemangioma intraósseo mostrando imagem radiolucente em favo de mel associada a uma reabsorção radicular.

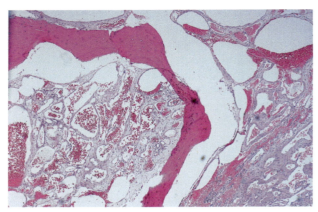

• **Figura 12-28** Hemangioma intraósseo. Note os numerosos canais vasculares cercados por trabéculas ósseas.

Histiocitose de Células de Langerhans

A histiocitose de células de Langherans (HCL), anteriormente conhecida como histiocitose X e histiocitose idiopática, é um grupo de doenças caracterizadas por proliferação de células que exibem características fenotípicas de células de Langerhans, embora as células de Langerhans da pele ou da mucosa não sejam as células de origem. Marcadores mieloides de células dendríticas (CD1a e CD207) dividem com as células de Langerhans cutâneas a teoria da célula de origem. A natureza neoplásica desta doença foi confirmada pela demonstração de clonalidade na maioria dos casos com manifestações clínicas que variavam de lesões ósseas solitárias ou múltiplas até doença visceral disseminada e progressiva de pele e de osso com padrões de comportamento altamente variáveis desde uma doença progressivamente fatal até as com resolução espontânea.

Historicamente, o termo histiocitose X foi utilizado para abranger três doenças: granuloma eosinofílico, síndrome de Hand-Schüller-Christian e doença de Letterer-Siwe (Quadro 12-11). Estas entidades foram agrupadas por sua aparência microscópica semelhante, apesar das diferenças clínicas de expressão da doença. O granuloma eosinofílico, ou HCL crônica localizada, se refere apenas a lesões ósseas solitárias ou múltiplas. A síndrome de Hand-Schüller-Christian, ou HCL disseminada crônica, é uma tríade clínica específica composta de lesões ósseas, exoftalmia e diabetes insípido. Muitas pessoas afetadas apresentam também linfadenopatia, dermatite, esplenomegalia ou hepatomegalia. A doença de Letterer-Siwe, ou HCL aguda disseminada, é uma neoplasia maligna caracterizada por um curso clínico rápido e progressivo, muitas vezes fatal. O envolvimento difuso e generalizado de órgãos, ossos e pele pelo processo proliferativo em crianças tem sido a apresentação comum.

• **QUADRO 12-11** Histiocitose de Células de Langerhans: Classificação

Granuloma eosinofílico (crônico localizado): lesões ósseas solitárias ou múltiplas
Hand-Schüller-Christian (disseminada crônica): lesões ósseas, exoftalmia e diabetes insípido
Letterer-Siwe (disseminada aguda): afeta osso, pele e órgãos internos

• **QUADRO 12-12** Histiocitose de Células de Langerhans

Proliferação de células dendríticas com características das células de Langerhans
   Células CD1a+, CD207 e S-100+
   Células contendo grânulos de Birbeck (ultraestrutura)
Poucos macrófagos (histiócitos) estão presentes
Etiologia desconhecida
Qualquer idade; três variantes
Imagem radiográfica de saca bocado ou dentes flutuantes
Várias opções de tratamento
Dependendo do tipo, prognóstico de bom a excelente

Etiologia e Patogenia

A etiologia e a patogenia de HCL são discutidas no Quadro 12-12. As semelhanças ultraestruturais e imuno-histoquímicas demonstraram que as células neoplásicas da HCL são morfologicamente semelhantes às células de Langerhans normais presentes na epiderme e na mucosa e apresentam os mesmos receptores de superfície. Não se sabe ainda de que modo a HCL se desenvolve a partir de células de Langerhans normais ou suas células precursoras.

A forma aguda e alguns casos de formas crônicas da doença são considerados uma transformação neoplásica. No entanto, as aberrações de conteúdo de DNA nas células neoplásicas foram demonstradas em apenas alguns casos de HCL. Investigações mais recentes em um número limitado de pacientes demonstraram proliferação clonal de células de Langerhans, apoiando o conceito de um processo neoplásico. Estão surgindo indícios de que alguns pacientes com HCL podem apresentar alterações mediadas por células do sistema imune. A deficiência de células T supressoras, bem como baixos níveis do fator tímico circulante, sugere uma anormalidade tímica nesta doença. Estas alterações imunológicas podem afetar os mecanismos regulatórios normais, o que resultaria na proliferação de células de Langerhans.

Características Clínicas

A HCL atinge crianças e adultos jovens, mas a faixa etária se estende para adultos mais velhos. As formas monostóticas e poliostóticas da doença podem afetar qualquer osso do corpo. Crânio, mandíbula, costelas, vértebras e ossos longos são frequentemente envolvidos (Fig. 12-29). Alterações orais podem ser a apresentação inicial em todas as formas desta doença. Em uma investigação, foi observado na região de cabeça e pescoço envolvimento de pele, mucosa ou osso em mais de 80% das crianças. Sensibilidade, dor e aumento de volume são queixas comuns dos pacientes. O abaulamento dos dentes na área do osso alveolar afetado é uma ocorrência comum. Muitas vezes, os tecidos gengivais estão inflamados, hiperplásicos e ulcerados. Também foram descritas lesões da mucosa oral na forma de nódulos submucosos, úlceras e leucoplasia.

Os ossos gnáticos podem apresentar lesões radiolucentes solitárias ou múltiplas (Figs. 12-30 e 12-31). Geralmente, as lesões afetam o osso alveolar, causando nos dentes uma aparência como se estivessem flutuando no espaço. Podem ocorrer na mandíbula ou na maxila lesões ósseas com aparência circunscrita em saca bocado. Estas lesões podem estar localizadas unicamente em uma

CAPÍTULO 12 Tumores Benignos Não Odontogênicos 307

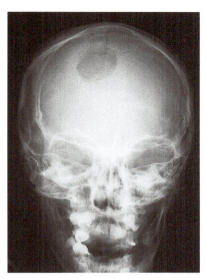

• **Figura 12-29** Histiocitose de células de Langerhans no crânio. (Reproduzido com a permissão de Regezi JA, Sciubba JJ, Pogrel MA: Atlas of Oral and Maxillofacial Pathology. Philadelphia, 2000, WB Saunders, Figura 8-24.)

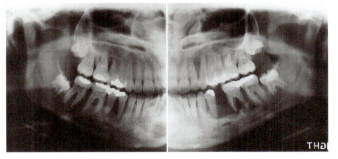

• **Figura 12-30** Histiocitose de células de Langerhans. Note as lesões mandibulares bilaterais.

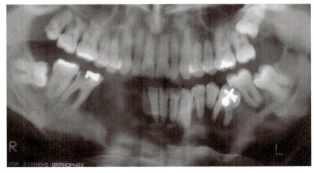

• **Figura 12-31** Histiocitose de células de Langerhans resultando em significativa destruição da mandíbula. (Cortesia de Dr. Jerry R. Sorensen.)

região periapical, podendo mimetizar lesões inflamatórias periapicais. As lesões nos ossos gnáticos podem ser acompanhadas por envolvimento ósseo em regiões do esqueleto. Linfadenopatia cervical, mastoidite e otite média são manifestações na cabeça e no pescoço que muitas vezes aparecem com o envolvimento multifocal.

Histopatologia

A HCL é caracterizada pela proliferação de células grandes com abundante citoplasma, bordas citoplasmáticas indistintas e núcleos ovais ou reniformes. Na maioria das vezes, estas células estão dispostas em lençóis e podem estar entremeadas por uma quantidade variada de eosinófilos e outras células inflamatórias (Fig. 12-32). Uma segunda população de macrófagos está muitas vezes evidente. Podem ser notados células gigantes multinucleadas e focos de necrose. A ultraestrutura do tumor demonstra estruturas únicas citoplasmáticas em forma de bastonete, idênticas aos grânulos de Birbeck presentes em células de Langerhans normais (Fig. 12-33). A marcação imuno-histoquímica mostra que as células neoplásicas expressam antígeno CD1a, proteína S-100 e antígenos de leucócitos humanos (HLA)-DR; esta também é característica das células de Langerhans normais. Os anticorpos CD1a e CD207 (langerina) são marcadores úteis para as células de Langerhans normais e as células neoplásicas na HCL. Os anticorpos monoclonais reativos a CD1a e CD207 são eficazes para a análise imuno-histoquímica de tecidos fixados em formalina, substituindo a menos específica proteína S-100 para a confirmação de HCL.

Diagnóstico Diferencial

A apresentação clássica da HCL nos ossos gnáticos muitas vezes resulta em abaulamento ou esfoliação prematura dos dentes e erupção precoce de dentes permanentes. Sob estas condições, o diagnóstico diferencial deve incluir periodontite juvenil ou diabética, hipofosfatasia, leucemia, neutropenia cíclica, agranulocitose e neoplasias malignas primárias ou metastáticas. As lesões localizadas em região periapical podem ser confundidas com um cisto radicular ou um granuloma; a presença de vitalidade pulpar exclui essa possibilidade.

As lesões radiolucentes solitárias nos ossos gnáticos devem ser diferenciadas de tumores odontogênicos e cistos. Imagens radiolucentes numerosas e bem circunscritas podem sugerir mieloma múltiplo, embora isso ocorra em uma faixa etária muito mais alta. Menos comumente, as histiocitoses não Langerhans, tais como a doença de Rosai-Dorfman, a doença de Erdheim-Chester e o xantogranuloma juvenil, estão entre outras que podem entrar no diagnóstico diferencial. O exame histológico com análise imuno-histoquímica geralmente é útil para distinguir esta doença das outras entidades listadas.

Tratamento e Prognóstico

Geralmente, quanto mais jovem o paciente no momento do início da doença, pior o prognóstico, com a doença tendendo a ser mais generalizada e grave. A forma disseminada aguda comumente ocorre durante os primeiros anos de vida e prossegue em um curso rápido e progressivo. O método de tratamento primário envolve a utilização de agentes quimioterápicos (Quadro 12-13). A doença pode ser fatal, apesar do tratamento intensivo. Os pacientes com um prognóstico ruim têm sido tratados com transplante halogênico de medula óssea com algum sucesso.

A doença visceral disseminada e o envolvimento ósseo em algumas crianças mais velhas muitas vezes se comportam de forma mais crônica. As lesões solitárias podem ser tratadas de forma eficaz com curetagem cirúrgica ou radioterapia de baixa dose.

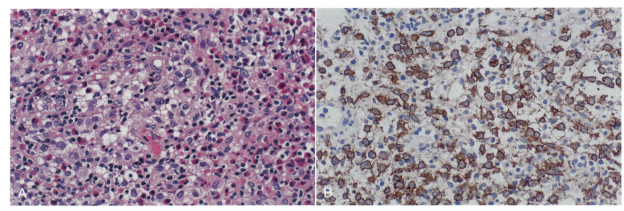

• **Figura 12-32** Histiocitose de células de Langerhans. **A**, Lesão composta por células de Langerhans pálidas, eosinófilos e outras células inflamatórias crônicas. **B**, Imunomarcação pelo anticorpo específico contra células de Langerhans CD1a mostrando marcação positiva nas células neoplásicas (*marrom*).

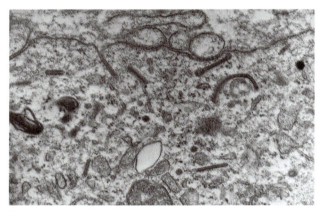

• **Figura 12-33** Histiocitose de células de Langerhans. Microscopia eletrônica do citoplasma das células neoplásicas exibindo grânulos em forma de bastão (grânulos de Birbeck).

Agentes citotóxicos tais como o sulfato de vincristina, a ciclofosfamida e o metotrexato, muitas vezes em conjunção com corticosteroides sistêmicos, podem ser utilizados contra a doença com grande envolvimento visceral. O prognóstico nesta forma da doença é mais otimista, com metade dos pacientes apresentando sobrevida de 10 a 15 anos.

A forma localizada de HCL ocorre em crianças mais velhas, adolescentes e adultos jovens. Estas lesões podem ser tratadas com sucesso com vigorosa curetagem, embora as injeções intralesionais de corticosteroides e a radioterapia com baixa dose tenham sido relatadas como sendo eficazes. A regressão espontânea da doença tem sido relatada, tornando o tratamento desnecessário em alguns casos. Geralmente, os dentes envolvidos são sacrificados no momento do tratamento cirúrgico devido à ausência de suporte ósseo. O prognóstico para esta forma da doença é bom. Os pacientes devem ser avaliados em relação ao envolvimento ósseo ou visceral, que geralmente se manifesta nos primeiros 6 meses após a detecção da lesão primária. Um acompanhamento a longo prazo é necessário para afastar a possibilidade de doença recorrente.

Tórus e Exostoses

Tórus e exostoses são protuberâncias nodulares de osso maduro; sua designação exata depende da localização anatômica. Estas lesões têm pouca importância clínica, pois não são lesões neoplásicas e raramente são uma fonte de desconforto. A mucosa que recobre essas lesões pode estar ulcerada, produzindo uma ulceração dolorosa de regressão lenta ou, menos comumente, osteomielite. Pode ser necessária remoção cirúrgica para reabilitação protética.

Etiologia e Patogenia

A precisa etiologia dessas lesões permanece obscura, embora existam evidências de que o tórus pode ser uma condição herdada. Em um estudo de populações venezuelanas e japonesas, foi identificado um padrão dominante simples de herança no tórus palatino. Um pesquisador sugeriu que fatores genéticos e ambientais determinam o desenvolvimento do tórus mandibular. O tórus palatino é relativamente prevalente em certas populações como os asiáticos, nativos americanos e os inuit (esquimós). A incidência na população nos Estados Unidos está entre 20 e 25%.

Os tórus mandibulares são encontrados com maior frequência em determinados grupos, como os negros e algumas populações asiáticas. A incidência geral nos Estados Unidos é estimada entre 6 e 12%. A presença de tórus mandibular foi estudada em doentes com enxaqueca e desordens temporomandibulares. A associação positiva sugeriu um possível papel de hábitos parafuncionais na origem desta condição.

• **QUADRO 12-13** **Histiocitose de Células de Langerhans: Tratamento**

Doença Localizada
Curetagem
Radioterapia em baixa dose
Injeção intralesional de corticosteroides
Regressão espontânea rara

Doença Disseminada
Agentes imunossupressores, corticosteroides, citosina arabinosídeo

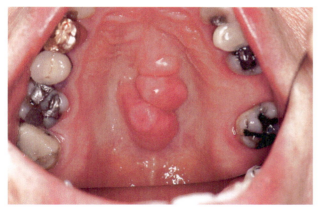
• **Figura 12-34** Tórus palatino com ulceração na mucosa.

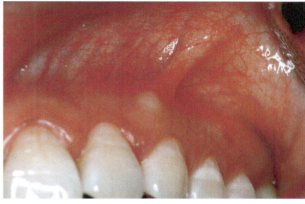
• **Figura 12-36** Exostose jugal.

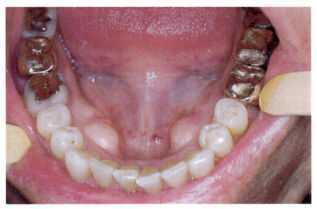
• **Figura 12-35** Tórus mandibular.

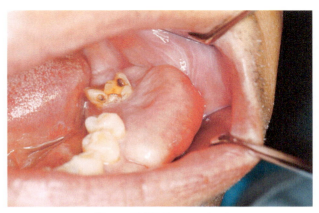
• **Figura 12-37** Exostose jugal.

A causa das exostoses é desconhecida. Foi sugerido que o crescimento ósseo constitui uma reação ao aumento das tensões oclusais anormais dos dentes nas áreas envolvidas.

Características Clínicas

Tórus Palatino

O tórus palatino é um nódulo séssil de tecido ósseo que aparece ao longo da linha média do palato duro (Fig. 12-34). Essa lesão ocorre duas vezes mais em mulheres do que em homens em algumas populações, com significativas diferenças raciais e étnicas. Geralmente, o tórus palatino aparece durante a segunda ou terceira década de vida, embora possa ser observado em qualquer idade. A lesão óssea apresenta crescimento lento e geralmente é assintomática. Estas lesões estão normalmente presentes numa forma simétrica ao longo da linha média do palato duro. Foi observado que os tórus apresentam várias formas, tais como nodular, fusiforme, lobular ou plana. Tórus grandes podem estar evidentes em radiografias como lesões radiopacas difusas.

Tórus Mandibular

Os tórus mandibulares são crescimentos ósseos exofíticos que aparecem ao longo da face lingual da mandíbula acima da crista milo-hióidea (Fig. 12-35). Quase sempre estes tórus são bilaterais, ocorrendo na região de pré-molares. Raramente um tórus pode ser observado em apenas um lado. Estas lesões são assintomáticas, exibindo crescimento lento durante a segunda e a terceira décadas de vida.

O tórus mandibular pode surgir como nódulos solitários ou como vários nódulos que parecem se fundir. A predileção de gênero não é evidente. É curioso que os tórus mandibulares e palatinos não ocorrem ao mesmo tempo em um mesmo indivíduo.

Exostoses

As exostoses são excrescências ósseas múltiplas (ou únicas) que são menos comuns em relação aos tórus. São nódulos ósseos assintomáticos que estão presentes ao longo da face vestibular do osso alveolar (Figs. 12-36 e 12-37). Na maioria das vezes, as lesões são observadas nas partes posteriores da maxila e da mandíbula. Raramente, foram observadas exostoses sob enxertos de pele na gengiva (vestibuloplastias) e subjacentes a pônticos de próteses fixas.

Histopatologia

Estas lesões são compostas de osso hiperplásico constituído de osso cortical e trabecular maduro. A superfície exterior apresenta um contorno liso e arredondado.

Tratamento e Prognóstico

O tratamento dos tórus e exostoses é desnecessário, a menos que seja requerido para fins protéticos ou nos casos de trauma frequente na mucosa de revestimento. Raramente é vista recorrência após a excisão cirúrgica.

Hiperplasia Coronoide

A hiperplasia do processo coronoide da mandíbula é uma entidade rara frequentemente associada à limitação dos movimentos mandibulares.

Etiologia e Patogenia

A causa deste processo permanece desconhecida. Um histórico de trauma está presente em muitos casos; no entanto, tem sido difícil de estabelecer uma relação precisa entre o episódio traumático e a ocorrência de crescimento do processo coronoide. Este crescimento parece constituir um processo hiperplásico, embora tenha sido sugerido que a lesão pode ser neoplásica. A hiperplasia coronoide unilateral pode ser o resultado de um osteocondroma solitário; já a hiperplasia coronoide bilateral é, aparentemente, o resultado de um processo diferente. A maioria dos casos foi relatada em homens, o que levou alguns pesquisadores a sugerir uma origem hereditária ligada ao X. No entanto, alguns casos foram relatados em mulheres, uma constatação que parece excluir esta possibilidade. O aumento da atividade do músculo temporal com suporte condilar desequilibrado também tem sido postulado como um fator causal.

Características Clínicas

Muitas vezes, a hiperplasia dos processos coronoides é bilateral, embora já tenha sido observado aumento unilateral. A hiperplasia coronoide bilateral resulta em um movimento mandibular limitado progressivo ao longo do tempo.

Geralmente, a doença é indolor e com poucas exceções não está associada a edema ou assimetria facial. A hiperplasia coronoide é relatada com maior frequência em pacientes jovens do sexo masculino. A idade de início geralmente situa-se próximo da puberdade, apesar de a apresentação clínica poder estar adiada por muitos anos. Alguns casos têm sido observados antes da puberdade e durante a vida adulta, especialmente nas mulheres.

Processos coronoides aumentados e alongados estão radiograficamente evidentes, embora a anatomia geral dos processos seja geralmente normal. A hiperplasia coronoide unilateral muitas vezes resulta em processos coronoides disformes ou em forma de cogumelo. As radiografias da articulação temporomandibular são normais.

Histopatologia

Os processos coronoides aumentados consistem em osso maduro hiperplásico. O osso pode estar parcialmente recoberto por tecido conjuntivo cartilaginoso e fibroso.

Diagnóstico Diferencial

A hiperplasia coronoide dificilmente acarreta problemas no diagnóstico. Entretanto, alguns casos de hiperplasia coronoide unilateral devem ser diferenciados de neoplasias ósseas e condroides.

Tratamento e Prognóstico

O tratamento consiste em excisão cirúrgica dos processos coronoides hiperplásicos. Também é sugerida fisioterapia pós-operatória. O aumento na abertura da boca após a intervenção cirúrgica sinaliza uma melhoria funcional a longo prazo. Raramente é relatada recorrência.

Bibliografia

Alawi F: Benign fibro-osseous diseases of the maxillofacial bones: a review and differential diagnosis, *Am J Clin Pathol* 118:S50-S70, 2002.

Allen CE, McClain KL: Langerhans cell histiocytosis: a review of past, current and future therapies, *Drugs Today (Barc)* 43:627-643, 2007.

Brannon RB, Fowler CB: Benign fibro-osseous lesions: a review of current concepts, *Adv Anat Pathol* 8:126-143, 2001.

Bridge JA: Cytogenetics and experimental models, *Curr Opin Oncol* 8:284-288, 1996.

Buckwalter JA, Brandser E, Robinson RA: The variable presentation and natural history of Langerhans cell histiocytosis, *Iowa Orthop J* 19:99-105, 1999.

Bunel K, Sindet-Pedersen S: Central hemangioma of the mandible, *Oral Surg Oral Med Oral Pathol* 75:565-570, 1993.

Candelere GA, Glorieux FH, Prud'homme J et al: Increased expression of the C-fos proto-oncogene in bone from patients with fibrous dysplasia, *N Engl J Med* 332:1546-1551, 1995.

Cantu MA, Lupo PJ, Bilgi M et al: Optimal therapy for adults with Langerhans cell histiocytosis bone lesions, *PLoS ONE* 7(8):e43257. doi:10.1371/journal.pone.0043257.

Carinci F, Piattelli A, Martinelli M et al: Genetic profiling of central giant cell granuloma of the jaws, *J Craniofac Surg* 16:399-407, 2005.

Chapurlat RD, Orcel P: Fibrous dysplasia of bone and McCune-Albright syndrome, *Best Pract Res Clin Rheumatol* 22:55-69, 2008.

Clifford T, Lamey PJ, Fartash L: Mandibular tori, migraine and temporomandibular disorders, *Br Dent J* 180:382-384, 1996.

Dal Cin P, Scoit R, Brys P et al: Recurrent chromosome aberrations in fibrous dysplasia of the bone: a report of the CHAMP study group: chromosomes and morphology, *Cancer Genet Cytogenet* 122:30-32, 2000.

de Lange J, van den Akker HP: Clinical and radiological features of central giant-cell lesions of the jaw, *Oral Surg Oral Med Oral Pathol Oral Radiol Endod* 99:464-470, 2005.

de Lange J, van den Akker HP, van den Berg H: Central giant cell granuloma of the jaws: a review of the literature with emphasis on therapy options, *Oral Surg Oral Med Oral Pathol Oral Radiol Endod* 104:603-615, 2007.

Egeler RM, D'Angio GJ: Langerhans cell histiocytosis, *J Pediatr* 127:1-11, 1995.

Engel JD, Supancic JS, Davis LF: Arteriovenous malformation of the mandible: life-threatening complications during tooth extraction, *J Am Dent Assoc* 126:237-242, 1995.

Feller L, Wood NH, Khammissa RAG et al: The nature of fibrous dysplasia, *Head Face Med* 5:22, 2009.

Fili S, Karalaki M, Schaller B: Therapeutic implications of osteoprotegrin, *Cancer Cell Int* 9:26, 2009.

Giannico G, Holt GE, Holmar KC et al: Osteoblastoma characterized by a three-way translocation: report of a case and review of the literature, *Cancer Genet Cytogenet* 195:168-171, 2009.

Hereford AS, Stofella E, Tandon R: Osteomas involving the facial skeleton a report of 2 cases and review of the literature, *Oral Surg Oral Med Oral Pathol Oral Radiol* 115(2):e1-e6, 2013.

Idowu BD, Thomas G, Frow R et al: Mutations in SH3BP2, the cherubism gene, were not detected in central or peripheral giant cell tumours of the jaw, *Br J Oral Maxillofac Surg* 46:229-230, 2008.

Harrington C, Accurso BT, Kalmar JR et al: Aggressive osteoblastoma of the maxilla: a case report and review of the literature, *Head Neck Pathol* 5:165-170, 2011.

Harris M: Central giant cell granulomas of the jaws regress with calcitonin therapy, *Br J Oral Maxillofac Surg* 31:89-94, 1993.

Haug RH, Hauer C, DeCamillo AJ et al: Benign osteoblastoma of the mandible: report of a case, *J Oral Maxillofac Surg* 48:743-748, 1990.

Hegtvedt AK, Terry BC, Burkes EJ et al: Skin graft vestibuloplasty exostosis: a report of two cases, *Oral Surg Oral Med Oral Pathol* 69:149-152, 1990.

Hopkins KM, Huttula CS, Kahn MA et al: Desmoplastic fibroma of the mandible: review and report of two cases, *J Oral Maxillofac Surg* 54:1249-1254, 1996.

Kaban LB, Mulliken JB, Ezekowitz RA et al: Antiangiogenic therapy of a recurrent giant cell tumor of the mandible with interferon alfa-2a, *Pediatrics* 103:1145-1149, 1999.

Kaplan I, Calderon S, Buchner A: Peripheral osteoma of the mandible: a study of 10 new cases and analysis of the literature, *J Oral Maxillofac Surg* 52:467-470, 1994.

Kaplan I, Nicolaou Z, Hatuel D et al: Solitary central osteoma of the jaws: a diagnostic dilemma, *Oral Surg Oral Med Oral Pathol Oral Radiol Endod* 106(3):e22-e29, 2008.

Kauzman A, Li SQ, Bradley G et al: Central giant cell granuloma of the jaws: assessment of cell cycle proteins, *J Oral Pathol Med* 33:170-176, 2004.

Landesberg R, Eisig S, Fennoy I et al: Alternative indications for bisphosphonate therapy, *J Oral Maxillofac Surg* 67(Suppl 5):27-34, 2009.

Lee JS, Tartaglia M, Gelb BD et al: Phenotypic and genotypic characterization of Noonan-like/multiple giant cell lesion syndrome, *J Med Genet* 42:e11, 2005.

Lucas DR, Unni KK, McLeod RA et al: Osteoblastoma: clinicopathologic study of 306 cases, *Hum Pathol* 25:117-134, 1994.

MacDonald-Jankowski DS: Fibroosseous lesions of the face and jaws, *Clin Radiol* 59:11-25, 2004.

Marie PJ, de Pollak C, Chanson P et al: Increased proliferation of osteoblastic cells expressing the activating Gs alpha mutation in monostotic and polyostotic fibrous dysplasia, *Am J Pathol* 150:1059-1069, 1997.

Mascarello JT, Krous HF, Carpenter PM: Unbalanced translocation resulting in the loss of the chromosome 17 short arm in an osteoblastoma, *Cancer Genet Cytogenet* 69:65-67, 1993.

McCarthy EF: Fibro-osseous lesions of the maxillofacial bones, *Head Neck Pathol* 7(1):5-10, 2013.

McLoughlin PM, Hopper C, Bowley NB: Hyperplasia of the mandibular coronoid process: an analysis of 31 cases and a review of the literature, *J Oral Maxillofac Surg* 53:250-255, 1995.

O'Malley M, Pogrel MA, Stewart JC et al: Central giant cell granulomas of the jaws: phenotype and proliferation-associated markers, *J Oral Pathol Med* 26:159-163, 1997.

Pammer J, Weninger W, Hulla H et al: Expression of regulatory apoptotic proteins in peripheral giant cell granulomas and lesions containing osteoclast-like giant cells, *J Oral Pathol Med* 27:267-271, 1998.

Petrikowski CG, Pharoah MJ, Lee L: Radiographic differentiation of osteogenic sarcoma, osteomyelitis, and fibrous dysplasia of the jaws, *Oral Surg Oral Med Oral Pathol Oral Radiol Endod* 80:744-750, 1995.

Pogrel MA: The management of lesions of the jaws with liquid nitrogen cryotherapy, *J Calif Dent Assoc* 23:54-57, 1995.

Polandt K, Engels C, Kaiser E et al: Gs alpha gene mutations in monostotic fibrous dysplasia of bone and fibrous dysplasia-like low-grade central osteosarcoma, *Virchows Arch* 439:170-175, 2001.

Poveda-Roda R, Bagan JV, Sanchis JM, Margaix M: Pseudotumors and tumors of the temporomandibular joint. A review, *Med Oral Patol Oral Cir Bucal* 18(3):e392-402, 2013.

Reichart PA, Philipsen HP, Sciubba JJ: The new classification of head and neck tumours (WHO)-any changes? *Oral Oncol* 42:757-758, 2006.

Riminucci M, Fisher LW, Shenker A et al: Fibrous dysplasia of bone in the McCune-Albright syndrome, *Am J Pathol* 151:1587-1600, 1997.

Sakamoto A, Oda Y, Iwamoto Y et al: A comparative study of fibrous dysplasia and osteofibrous dysplasia with regard to Gs alpha mutation at the Arg201 codon: polymerase chain reaction-restriction fragment length polymorphism analysis of paraffin-embedded tissues, *J Mol Diagn* 2:67-72, 2000.

Seah YH: Torus palatinus and torus mandibularis: a review of the literature, *Aust Dent J* 40:318-321, 1995.

Shapeero LG, Vanel D, Ackerman LV et al: Aggressive fibrous dysplasia of the maxillary sinus, *Skeletal Radiol* 22:563-568, 1993.

Shi RR, Li XF, Zhang R et al: GNAS mutational analysis in differentiating fibrous dysplasia and ossifying fibroma of the jaw, *Mod Pathol* 26(8):1023-1031, 2013.

Slootweg PJ, Muller H: Differential diagnosis of fibroosseous lesions: a histological investigation of 30 cases, *J Craniomaxillofac Surg* 18:210-214, 1990.

Slootweg PJ, Panders AK, Koopmans R et al: Juvenile ossifying fibroma: an analysis of 33 cases with emphasis on histopathological aspects, *J Oral Pathol Med* 23:385-388, 1994.

Souza PEA, Paim JFO, Carvalhais JN et al: Immunohistochemical expression of p53, MDM2, Ki-67 and PCNA in central giant cell granuloma and giant cell tumor, *J Oral Pathol Med* 28:54-58, 1999.

Soysa NS, Alles N: NF-kappaB functions in osteoclasts, *Biochem Biophys Res Commun* 378:1-5, 2009.

Stoll M, Freund M, Schmid H et al: Allogeneic bone marrow transplantation for Langerhans cell histiocytosis, *Cancer* 66:284-288, 1990.

Takeuchi T, Takenoshita Y, Kubo K et al: Natural course of jaw lesions in patients with familial adenomatosis coli (Gardner's syndrome), *Int J Oral Maxillofac Surg* 22:226-230, 1993.

Terry BC, Jacoway JR: Management of central giant cell lesions: an alternative to surgical therapy, *Oral Maxillofac Surg Clin North Am* 6:579-600, 1994.

Thomas DM, Skubitz KM: Giant cell tumour of bone, *Curr Opin Oncol* 21:338-344, 2009.

Titgemeyer C, Grois N, Minkov M et al: Pattern and course of single-system disease in Langerhans cell histiocytosis data from the DAL-HX 83- and 90-study, *Med Pediatr Oncol* 37:108-114, 2001.

Tolentino ES, Centurion BS, Tjioe KC et al: Psammomatoid juvenile ossifying fibroma: an analysis of 2 cases affecting the mandible with review of the literature, *Oral Surg Oral Med Oral Pathol Oral Radiol* 113(6):e40-45, 2012.

Toyosawa S, Yuki M, Kishino M et al: Ossifying fibroma vs fibrous dysplasia of the jaw: molecular and immunological characterization, *Mod Pathol* 20:389-396, 2007.

Triantafillidou K, Venetis G, Karakinaris G, Iordanidis F: Ossifying fibroma of the jaws: a clinical study of 14 cases and review of the literature, *Oral Surg Oral Med Oral Pathol Oral Radiol* 114(2):193-199, 2012.

Ueno H, Ariji E, Tanaka T et al: Imaging features of maxillary osteoblastoma and its malignant transformation, *Skeletal Radiol* 23:509-512, 1994.

Waldron CA: Fibro-osseous lesions of the jaws, *J Oral Maxillofac Surg* 51:828-835, 1993.

Whitaker SB, Waldron CA: Central giant cell lesions of the jaws: a clinical, radiologic, and histopathologic study, *Oral Surg Oral Med Oral Pathol* 75:199-208, 1993.

Willman CL, Busque L, Griffith BB et al: Langerhans'-cell histiocytosis (histiocytosis X): a clonal proliferative disease, *N Engl J Med* 331:154-160, 1994.

Xu SF, Adams B, Yu XC, Xu M: Denosumab and giant cell tumor of bone-a review and future management considerations, *Curr Oncol* 20(5):e442-447, 2013.

13
Lesões Inflamatórias dos Maxilares

RESUMO DO CAPÍTULO

Pulpite
Abscesso Periapical
Osteomielite Aguda
Osteomielite Crônica (Osteíte Crônica)
Osteonecrose Relacionada com Bisfosfonatos
Osteomielite Crônica com Periostite Proliferativa (também chamada de Osteomielite de Garré)
Osteomielite Esclerosante Difusa
Osteíte Esclerosante Focal

Por definição, osteomielite é a inflamação, não necessariamente infecção (por um microrganismo), do osso ou da medula óssea. O termo osteíte pode ser substituído por osteomielite para indicar a inflamação do osso. Na mandíbula e na maxila, a maioria dos casos está relacionada a uma infecção microbiana (geralmente bacteriana) que atinge o osso através de dentes não vitalizados, lesões periodontais ou lesões traumáticas. Isso, juntamente com os fatores de resistência do paciente hospedeiro, determina a apresentação clínica, a extensão do processo inflamatório e a velocidade com que a infecção se desenvolverá. Os subtipos conhecidos de osteomielite estão intimamente relacionados e essencialmente representam diferenças no agente causador e na resposta do hospedeiro. A principal justificativa para a divisão da osteomielite em vários subtipos reside nas diferenças de tratamento e de prognóstico para cada um deles. É importante estar ciente das apresentações clínicas e radiográficas ao fazer o diagnóstico diferencial de lesões ósseas.

Pulpite

Todos os princípios da inflamação que se aplicam a qualquer outro órgão do corpo se aplicam também às lesões da polpa dentária. Além disso, a polpa dentária tem algumas características únicas que a tornam extraordinariamente frágil e sensível. Em primeiro lugar, ela é envolta por um tecido duro (dentina/esmalte) que não permite a acomodação do habitual edema associado ao exsudato do processo inflamatório agudo. Em segundo lugar, não há circulação colateral para manter a vitalidade quando o suprimento de sangue primário está comprometido. Em terceiro lugar, biópsias e aplicações diretas de medicamentos provocam necrose da polpa. Em quarto lugar, a dor e os níveis crescentes de sensibilidade são os únicos sinais que podem ser usados para determinar a gravidade da inflamação pulpar.

Devido à dor irradiada e à ausência de proprioceptores (sensores de posição) na polpa, localizar o problema nos dentes corretos muitas vezes pode ser um desafio diagnóstico considerável. Também pode haver uma fraca correlação entre os sintomas clínicos e as alterações patológicas que ocorrem na polpa. O nível de inflamação pulpar é determinado por meio de uma combinação de critérios clínicos. Os resultados dos testes elétrico, de calor, de frio e de percussão devem ser adicionados ao histórico do paciente, exame clínico e experiência clínica para se chegar ao diagnóstico mais apropriado para o dente correto. Geralmente, quanto mais intensa for a dor e quanto maior a duração dos sintomas, maior o dano à polpa. Sintomas graves geralmente indicam danos irreversíveis.

Etiologia

Na polpa dentária, assim como em qualquer outro tecido, a inflamação é a resposta à lesão. Além disso, a resposta pulpar inclui a estimulação de odontoblastos que depositam dentina reparadora no local para ajudar a proteger a polpa. Se a lesão é grave, o resultado é a necrose destas células.

A cárie é a forma mais comum de lesão que causa pulpite. O grau de dano depende da rapidez e da extensão da destruição de tecido duro. Não é necessária a entrada de bactérias no tecido pulpar através de uma cárie para que a pulpite ocorra, mas esta entrada parece ser um fator importante para a intensificação da resposta inflamatória. A microbiologia pulpar adjacente à dentina cariada demonstra uma flora diversificada, incluindo anaeróbios Gram-positivos com baixo número de lactobacilos. Os procedimentos odontológicos associados aos preparos cavitários e da coroa também podem desencadear uma resposta inflamatória na polpa dentária. O calor, o atrito, os produtos químicos e materiais de preenchimento associados à restauração de dentes são todos potencialmente irritantes. É sabido que um dano menor ocorre quando um jato de água fria é utilizado durante a preparação do dente. Também está bem estabelecido que o uso de uma base de isolamento (tal como óxido de zinco e eugenol sob restaurações de amálgama ou ionômero de vidro sob uma restauração de resina composta) pode proporcionar uma boa proteção da polpa em relação aos produtos químicos irritantes utilizados na preparação de materiais restauradores não metálicos e ao calor transferido através de grandes restaurações metálicas.

Outros tipos de lesões que podem desencadear a pulpite são trauma, especialmente quando é suficientemente grave para causar fratura de raiz ou coroa, e doença periodontal que se estendeu para o forame radicular apical ou lateral.

Características Clínicas e Histopatológicas

Foram propostas para a pulpite várias classificações detalhadas baseadas nas alterações histológicas. Devido à dificuldade de correlacionar as características clínicas com a microscopia, estes sistemas apresentaram pouco valor prático. Em vez disso, a maioria dos profissionais prefere uma classificação simples que seja útil no contexto clínico em relação ao tratamento e ao prognóstico (Tabela 13-1).

Pulpite Focal Reversível. A pulpite focal reversível é uma reação inflamatória pulpar aguda e leve que normalmente se segue à destruição de um dente por cárie ou à colocação de uma grande restauração metálica sem uma base de isolamento. Ela provoca hipersensibilidade aos estímulos térmicos e elétricos. A dor tem intensidade ligeira a moderada e é tipicamente intermitente. Como o nome indica, as mudanças são focais (subjacentes ao agente agressor) e reversíveis quando a causa é removida. Microscopicamente, a característica predominante é dilatação e congestão dos vasos sanguíneos (hiperemia). Também ocorre exsudação de proteínas do plasma, mas isto é difícil de avaliar em cortes microscópicos.

Pulpite Aguda. A resposta inflamatória da pulpite aguda pode ocorrer como uma progressão de uma pulpite focal reversível ou pode constituir uma exacerbação aguda de uma pulpite crônica já estabelecida. O dano pulpar pode variar em gravidade desde uma inflamação aguda simples marcada pela dilatação dos vasos, exsudação e quimiotaxia de neutrófilos, passando por uma necrose liquefativa focal (abscesso da polpa) até uma necrose supurativa total da polpa. Dor constante, intensa e associada ao dente é a apresentação habitual. A dor é intensificada com a aplicação de calor ou de frio, apesar de que, nos casos com liquefação da polpa, o frio na realidade pode aliviar os sintomas. Se existir uma abertura a partir da polpa para o meio ambiente oral, os sintomas podem ser atenuados devido ao escape do exsudato que causa pressão e irritação química sobre os tecidos nervosos pulpar e periapical.

Nas fases iniciais de pulpite aguda, o dente pode estar hiper-reativo à estimulação elétrica; mas, conforme o dano à polpa aumenta, a sensibilidade reduz até que não haja nenhuma resposta. Como o exsudato fica confinado principalmente à polpa, em vez de nos tecidos periapicais, os testes de percussão geralmente desencadeiam uma resposta que difere pouco da normal.

Pulpite Crônica. A pulpite crônica é uma reação inflamatória que resulta de uma lesão de baixo grau e de longo prazo ou, ocasionalmente, da quiescência de um processo agudo. Caracteristicamente suaves e geralmente intermitentes, os sintomas permanecem durante um período prolongado. Uma dor de baixa intensidade pode ser a queixa inicial ou o paciente pode não apresentar sintoma algum. À medida que a polpa se deteriora, as respostas à estimulação térmica ou elétrica se reduzem. Microscopicamente, linfócitos, plasmócitos e fibrose aparecem na polpa cronicamente inflamada. A menos que ocorra uma exacerbação do processo crônico, não são evidentes neutrófilos.

Pulpite Crônica Hiperplásica. Esta forma especial de pulpite crônica ocorre nos dentes molares (decíduos e permanentes) de crianças e adultos jovens. Os dentes envolvidos apresentam grandes cáries que se abrem para a câmara coronal da polpa. Em vez de sofrer necrose, o tecido da polpa reage de uma maneira hiperplásica, produzindo uma massa vermelha de tecido de granulação

TABELA 13-1 Pulpite e Doenças Periapicais

	Dor	Testes de Vitalidade	Características Radiográficas
Pulpite reversível	Leve	Sensibilidade reversível ao frio	Sem alterações
Pulpite aguda	Intensa, constante	De uma resposta exagerada à ausência de resposta	Sem alterações
Pulpite crônica	Leve, intermitente	Resposta reduzida	Sem alterações
Abscesso periapical agudo	Intensa; dor à percussão	Sem resposta	Sem alterações
Granuloma periapical	Nenhuma a leve	Sem resposta	Lucência
Cisto periapical	Nenhuma a leve	Sem resposta	Lucência

reparativo que extrui através da exposição da polpa. Acredita-se que este tipo de reação esteja relacionado com a abertura do forame radicular, através da qual flui um suprimento sanguíneo relativamente rico.

Raramente ocorrem sintomas porque não há nenhum exsudato sob pressão e geralmente não se observa proliferação do tecido nervoso com o tecido de granulação. Embora o tecido da polpa seja viável, o processo não é reversível e pode ser necessário o tratamento endodôntico ou a extração do dente. A massa de tecido de granulação bem vascularizada sem epitélio torna-se muitas vezes epitelizada, presumivelmente pelo autotransplante de células epiteliais a partir das superfícies mucosas das proximidades.

Tratamento e Prognóstico

Se a causa é identificada e eliminada, a pulpite focal reversível deve recuar, com a polpa voltando para um estado normal. Se a inflamação progride para uma pulpite aguda com infiltrados de neutrófilos e necrose do tecido, a recuperação é improvável, independentemente das tentativas para remover a causa. Tratamento endodôntico ou extração do dente são os únicos procedimentos disponíveis nesta fase.

Na pulpite crônica, a morte pulpar é o resultado final característico (Fig. 13-1). A remoção da causa pode retardar o processo ou, ocasionalmente, pode salvar a vitalidade da polpa. Tratamento endodôntico ou extração normalmente são necessários. A pulpite crônica hiperplásica é, essencialmente, um estádio terminal irreversível que é manejado com remoção da polpa e tratamento endodôntico ou extração.

Abscesso Periapical

Etiologia

Diversas sequelas podem seguir uma necrose não tratada da polpa e elas dependem da virulência dos microrganismos envolvidos e da integridade dos mecanismos gerais de defesa do paciente (Fig. 13-2). Originando-se na polpa, o processo inflamatório se estende para os tecidos periapicais, onde pode se apresentar como um granuloma ou um cisto (nos casos crônicos) ou então um abscesso (nos casos agudos). A exacerbação aguda de uma lesão crônica pode também ser observada. Restos necróticos do tecido pulpar, células inflamatórias e bactérias, em particular as anaeróbias e as anaeróbias facultativas, todos eles servem para estimular e manter o processo inflamatório periapical. A aplicação de diagnósticos moleculares modernos demonstra que existe uma diversidade consideravelmente maior de microrganismos nos abscessos periapicais do que a identificada com as técnicas tradicionais de cultura.

Características Clínicas

Os pacientes com abscessos periapicais tipicamente apresentam dor intensa na área do dente não vital causada por compressão e pelos efeitos de mediadores químicos inflamatórios sobre o tecido nervoso. O exsudato e o infiltrado neutrofílico de um abscesso exercem pressão sobre o tecido vizinho, muitas vezes como resultado de uma ligeira extrusão do dente a partir do alvéolo. O pus associado a uma lesão, se não estiver focalmente restrito, procura o caminho de menor resistência e se espalha para as estruturas contíguas (Figs. 13-3 a 13-5). A área afetada dos maxilares pode estar sensível à palpação e o paciente pode apresentar hipersensibilidade à percussão do dente. Devido à necrose pulpar, o dente envolvido é insensível aos testes elétricos e térmicos.

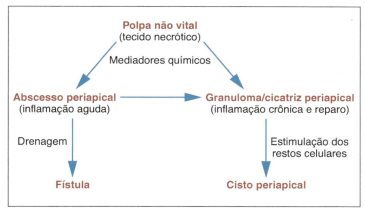

• **Figura 13-2** Patogenia da inflamação periapical.

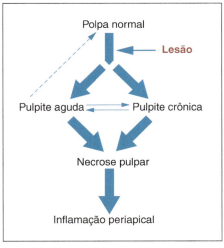

• **Figura 13-1** Vias da pulpite

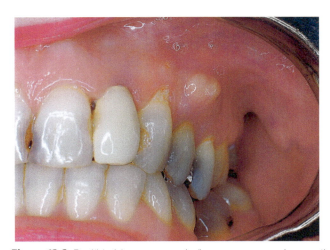

• **Figura 13-3** Parúlide (abscesso gengival) na mucosa superior constituindo a extensão do pus oriundo de um abscesso periapical.

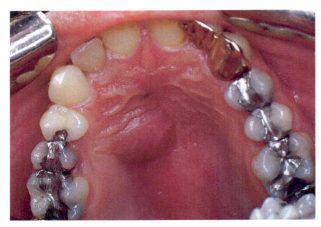

• **Figura 13-4** Abscesso palatino constituindo a extensão de um abscesso periapical.

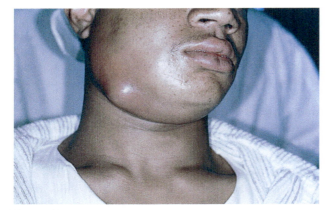

• **Figura 13-5** Abscesso cutâneo relacionado à extensão de um abscesso periapical mandibular.

Devido à rapidez com que esta lesão desenvolve, geralmente não há tempo suficiente para que ocorram quantidades significativas de reabsorção do osso. Portanto, as alterações radiográficas são pequenas e geralmente limitadas a um espessamento leve do espaço apical do ligamento periodontal. Entretanto, se um abscesso periapical se desenvolve como resultado de exacerbação aguda de um granuloma periapical, fica evidente uma lesão radiolucente. O granuloma periapical é o resultado da inflamação crônica no ápice de um dente desvitalizado. É uma sequela da necrose pulpar, que pode se desenvolver por meio de uma inflamação crônica ou aguda de baixo grau. Deve-se destacar que outras condições mais graves podem ocorrer em uma posição periapical (Quadro 13-1). Vários indícios clínicos podem alertar o dentista de que a lesão periapical pode não ser um simples granuloma dentário (Quadro 13-2).

Histopatologia

Microscopicamente, um abscesso periapical aparece como uma zona de liquefação composta por exsudato proteico, tecido necrosado e neutrófilos viáveis e mortos (pus). O tecido adjacente contém vasos dilatados e um infiltrado neutrofílico que circunda a área de necrose de liquefação.

Com a cronicidade, o abscesso forma um granuloma composto por tecido de granulação e tecido fibroso infiltrado por quantidades variáveis de neutrófilos, linfócitos, plasmócitos e macrófagos. (Nota: O granuloma periapical deve ser distinguido da inflamação granulomatosa, que é um tipo distinto de inflamação crônica característico de certas doenças [p. ex., tuberculose, sarcoidose, histoplasmose] e que apresenta uma predominância de macrófagos e, frequentemente, células gigantes multinucleadas.) A exacerbação aguda de um granuloma periapical demonstraria uma infiltração abundante, além de tecido de granulação e células inflamatórias crônicas.

Tratamento e Prognóstico

O tratamento de um abscesso periapical agudo requer a observação dos princípios padrões da abordagem de uma inflamação aguda. A drenagem deve ser estabelecida através de uma abertura no próprio dente ou através do tecido mole ao redor dos maxilares nos casos em que uma celulite se desenvolveu. São necessários antibióticos dirigidos contra o organismo agressor. O manejo deve ser cuidadoso e hábil porque as consequências de um tratamento tardio ou inadequado podem ser significativas e, ocasionalmente, fatais.

• **QUADRO 13-1 Patologia Periapical**

Inflamatória
Granuloma periapical
Cicatriz
Cisto
Abscesso crônico
Actinomicose

Benigna
Cisto ósseo traumático
Cisto do canal nasopalatino
Doença das células de Langerhans
Tumor odontogênico adenomatoide
Displasia cemento-óssea periapical
Fibroma ossificante

Benigna, Agressiva
Queratocisto odontogênico
Cisto odontogênico calcificante
Granuloma central de células gigantes
Ameloblastoma
Tumor odontogênico epitelial calcificante
Mixoma

Maligna
Metástase
Linfoma
Mieloma

• **QUADRO 13-2 Doença Periapical Não Inflamatória: Sinais e Sintomas**

Parestesia ou dor atípica
Sem relação com o ligamento periodontal ou a lâmina dura
Grandes lesões e lesões com margens mal definidas
Vitalidade do dente positiva ou duvidosa

A propagação de um abscesso pode ocorrer através de um entre vários caminhos. Ela pode progredir através do osso cortical vestibular e dos tecidos moles gengivais, estabelecendo um dreno natural ou seio do trato. O mesmo tipo de situação pode ocorrer no palato ou na pele; isso depende da localização original do abscesso e da via de menor resistência. Se não for estabelecida uma drenagem, o exsudato purulento pode causar abscesso ou celulite nos tecidos moles de face, cavidade oral ou pescoço. A celulite é um processo inflamatório agudo que está difusamente disseminado por todo o tecido, em vez de localizado, como acontece com um abscesso. Esta variante é o resultado de uma infecção por organismos virulentos que produzem enzimas que permitem a rápida propagação através do tecido. A celulite bilateral dos espaços submandibular e sublingual tem sido chamada de angina de Ludwig.

Uma situação perigosa ocorre quando a infecção aguda envolve os grandes vasos sanguíneos, possivelmente resultando em bacteremia. Além disso, a disseminação retrógrada da infecção através de veias emissárias faciais para o seio cavernoso pode criar as condições necessárias para a formação de trombos. A trombose do seio cavernoso é uma emergência, muitas vezes fatal.

O tratamento dos granulomas e dos cistos periapicais é discutido no Capítulo 10.

Osteomielite Aguda

Etiologia
A inflamação aguda do osso e da medula óssea de mandíbula e maxila resulta, na maioria das vezes, da extensão de um abscesso periapical (Fig. 13-6). A segunda causa mais comum de osteomielite aguda é uma lesão física, tal como ocorre em uma fratura ou na cirurgia. A osteomielite pode também resultar de bacteremia.

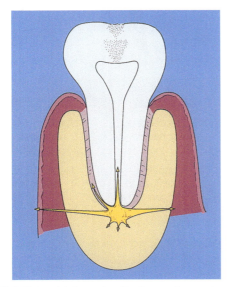

• **Figura 13-6** Potencial disseminação do pus de um abscesso periapical mandibular. (Reproduzido com permissão de Regezi JA, Sciubba JJ, Pogrel MA: Atlas of Oral and Maxillofacial Pathology. Philadelphia, 2000, WB Saunders, Figura 10-11.)

A maioria dos casos de osteomielite aguda é infecciosa. Quase qualquer organismo pode fazer parte do quadro etiológico, apesar de estafilococos e estreptococos serem identificados na maioria das vezes.

Características Clínicas
A dor é a característica principal deste processo inflamatório. Também estão comumente presentes pirexia, linfadenopatia dolorosa, leucocitose e outros sinais e sintomas de infecção aguda. Uma parestesia do lábio inferior ocasionalmente ocorre com o envolvimento mandibular. No desenvolvimento de um diagnóstico diferencial clínico, a presença deste sintoma também deve sugerir neoplasias malignas da mandíbula.

Para ser visível pela radiografia convencional, uma lesão deve ter reabsorvido ou desmineralizado aproximadamente 60% do osso. Portanto, a menos que o processo inflamatório esteja presente há algum tempo, as evidências radiográficas de osteomielite aguda normalmente não estão presentes. Ao longo do tempo, alterações radiolucentes difusas começam a aparecer conforme mais osso é reabsorvido e substituído pela infecção.

Histopatologia
Na osteomielite aguda, um exsudato purulento ocupa os espaços medulares. As trabéculas ósseas demonstram redução da atividade osteoblástica e aumento da reabsorção osteoclástica. Se houver uma área de necrose óssea (sequestro), os osteócitos desaparecem e a medula sofre liquefação.

Tratamento
Geralmente, a osteomielite aguda é tratada com antibióticos e drenagem. Idealmente, o agente causador é identificado e um antibiótico apropriado é selecionado por meio de testes de sensibilidade em laboratório. A cirurgia também pode fazer parte do tratamento e varia de uma simples sequestrectomia até uma excisão com enxerto utilizando osso autólogo. Cada caso deve ser avaliado individualmente devido às variações na gravidade da doença, nos organismos envolvidos, bem como pela saúde geral do paciente.

Osteomielite Crônica (Osteíte Crônica)

Etiologia
A osteomielite crônica pode ser uma das sequelas da osteomielite aguda (não tratada ou inadequadamente tratada) ou pode constituir uma reação inflamatória de baixo grau e de longo prazo que nunca passou por uma fase significativamente aguda ou clinicamente perceptível (Quadro 13-3 e Tabela 13-2). Em qualquer caso, as formas agudas e crônicas da osteomielite possuem muitos fatores causais semelhantes. A maioria dos casos é infecciosa e, como na maioria das infecções, o quadro clínico e seu curso dependem diretamente da virulência do microrganismo envolvido e da resistência do paciente. A localização anatômica, o estado imunológico, o estado nutricional e a idade do paciente, bem como a presença de fatores sistêmicos preexistentes, como a doença de Paget, osteopetrose ou anemia falciforme, afetam a apresentação e o curso da patologia.

QUADRO 13-3 Osteomielite/Osteíte Crônicas

Definição
Inflamação do osso e da medula óssea

Características Clínicas
Sintomas variam de dor leve a moderada
Geralmente não está presente exsudato
Imagem radiográfica mosqueada; tipicamente, ocorre esclerose com o tempo

Histopatologia
Lesões de baixo grau contêm poucas células inflamatórias
Pode simular lesões fibro-ósseas benignas (clínica e microscopicamente)

Na osteomielite crônica, a identificação de um agente infeccioso específico envolvido geralmente é difícil microscópica e microbiologicamente. O erro na coleta da amostra é frequente porque os focos de bactérias são pequenos e de difícil acesso ou por causa da contaminação da lesão pela flora residente. A administração prévia de antibióticos reduz as chances de cultivo do organismo causador. Embora um agente causador ainda não tenha sido confirmado, a maioria dos pesquisadores acredita que as bactérias (p. ex., estafilococos, estreptococos, bacteroides, actinomices) são responsáveis pela grande maioria dos casos de osteomielite crônica.

Osteorradionecrose. (Cap. 2.) O osso irradiado como parte do tratamento do câncer de cabeça ou pescoço é particularmente suscetível à infecção. Devido a redução da vascularização e destruição dos osteócitos, a osteorradionecrose pode ocorrer em até 20% dos pacientes que se submetem a uma radiação tumoricida local. Geralmente, ocorre uma infecção secundária. Os fatores precipitantes ou desencadeantes típicos incluem inflamação periapical resultante de dentes não vitais, extrações, doença periodontal e fraturas que se comunicam com a pele ou as mucosas.

Características Clínicas
A mandíbula, especialmente na região de molar, comumente é muito mais afetada do que a maxila. Em parte, isto pode estar relacionado ao fornecimento de sangue mais difuso e à maior proporção de osso esponjoso na maxila. Normalmente, a dor está presente, mas varia em intensidade e não está necessariamente relacionada com a extensão da doença. A duração dos sintomas é geralmente proporcional à extensão da doença. Aumento de volume dos ossos maxilares é um sinal comumente encontrado; perda dentária e fístulas são vistas com menor frequência. A parestesia é muito incomum.

Radiograficamente, a osteomielite crônica aparece principalmente como uma lesão radiolucente que pode demonstrar zonas focais de opacificação. O padrão lucente geralmente é descrito como roído de traças por causa de sua aparência radiográfica mosqueada (Figs. 13-7 e 13-8). As lesões podem ser muito extensas e as margens geralmente são indistintas.

Histopatologia
A reação inflamatória na osteomielite crônica pode variar de muito leve a intensa. Nos casos leves, o diagnóstico microscópico pode ser difícil devido a semelhanças com lesões fibro-ósseas tais como o fibroma ossificante e a displasia fibrosa. Poucas células inflamatórias crônicas (linfócitos e plasmócitos) são vistas em uma medula fibrosa (Fig. 13-9). Podem também ser vistas atividades osteoblástica e osteoclástica, juntamente com trabéculas ósseas irregulares, que são características improváveis de lesões fibro-ósseas. Na osteomielite crônica avançada, pode estar presente osso necrótico (sequestro), evidenciado por uma medula óssea necrótica e osteócitos necróticos. Linhas reversas refletem as ondas de deposição e reabsorção do osso. As células inflamatórias são mais numerosas e a atividade osteoclástica, mais proeminente do que nos casos leves.

TABELA 13-2 Osteomielite Crônica: Tipos e Características

	Etiologia	Características Clínicas	Características Radiográficas	Tratamento
Osteomielite crônica	Principalmente infecciosa (bactéria)	Dor variável, aumento de volume, drenagem	Padrão lucente ou mosqueado	Antibióticos apropriados, sequestrectomia
Osteomielite crônica com periostite proliferativa	Sequela de abscesso dentário, extração	Geralmente associada a molares inferiores; envolvimento do periósteo; crianças	Padrão lucente ou mosqueado com opacidades periosteais concêntricas	Remoção do dente, antibióticos
Osteomielite esclerosante difusa	Provavelmente infecção de baixo grau, pulpite, doença periodontal	Dor ocasional, aumento de volume, drenagem; mandíbula	Opacificação por toda a mandíbula	Antibióticos; encontrar causa e, se possível, tratar
Osteíte esclerosante focal	Irritação óssea focal de baixo grau (p. ex., pulpite)	Assintomática; encontrada em exames de rotina	Massa opaca, geralmente no ápice radicular	Tratar o dente acometido

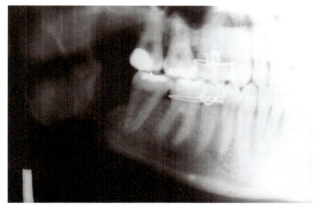
• **Figura 13-7** Osteomielite crônica na região do terceiro molar extraído.

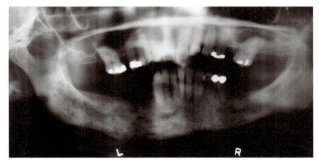
• **Figura 13-8** Osteomielite crônica da mandíbula associada a doença periodontal. Observe o aspecto radiolucente mosqueado.

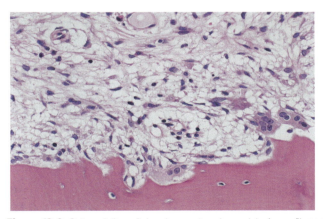
• **Figura 13-9** Osteomielite crônica demonstrando medula óssea fibrosa e reabsorção osteoclástica do osso remanescente.

Tratamento

O tratamento básico da osteomielite crônica concentra-se na seleção de antibióticos apropriados e no momento adequado para intervenção cirúrgica. Devem ser realizados cultura e testes de sensibilidade. Ocasionalmente, antibióticos combinados podem ser mais bem-sucedidos do que o uso de um único agente. A duração da administração do antibiótico pode ser relativamente prolongada.

Quando um sequestro se desenvolve, a remoção cirúrgica parece acelerar o processo de cicatrização. A excisão de outros ossos não vitais, das fístulas e do tecido cicatricial tem sido defendida. Nos casos em que o potencial de fratura patológica é significativo, é necessária a imobilização.

Nos casos recalcitrantes de osteomielite crônica e na maioria dos casos de osteorradionecrose, o uso de oxigênio hiperbárico tem proporcionado benefícios significativos para os pacientes. Nos casos difíceis, o oxigênio hiperbárico utilizado em conjunto com antibióticos ou cirurgia geralmente parece ser melhor do que qualquer um destes métodos utilizados isoladamente. A justificativa para o uso de oxigênio hiperbárico está relacionada com a estimulação da proliferação vascular, síntese de colágeno e osteogênese. As contraindicações incluem presença de infecções virais; neurite óptica; doenças malignas conhecidas, residuais ou recorrentes; e algumas doenças pulmonares. O regime tipicamente utilizado neste tratamento adjuvante envolve a colocação do paciente em uma câmara fechada com oxigênio a 100% e sob uma pressão de duas atmosferas durante 2 horas por dia por várias semanas. Os níveis elevados de oxigênio nos tecidos obtidos por esta técnica atingem um limitado nível máximo ao final do tratamento, mas os efeitos parecem ser de longa duração. Entretanto, os protocolos específicos de tratamento com oxigênio hiperbárico variam, com alguns pesquisadores defendendo o debridamento ou a excisão após a oxigenioterapia hiperbárica.

Osteonecrose Relacionada com Bisfosfonatos

Descrição dos Bisfosfonatos

Os bisfosfonatos são análogos sintéticos estáveis do pirofosfato inorgânico, um produto de muitas reações bioquímicas celulares. No contexto do metabolismo ósseo, a importância biológica do pirofosfato inorgânico reside no seu papel na regulação da mineralização óssea. Semelhantemente à sua contraparte natural, os bisfosfonatos têm uma afinidade com os cristais de hidroxiapatita e, portanto, são preferencialmente absorvidos pelos ossos. Os bisfosfonatos foram modificados para atuar principalmente como inibidores da reabsorção mediada por osteoclastos.

As patologias mais comumente tratadas com estes medicamentos são a osteoporose, a doença de Paget, as neoplasias malignas que causam metástases ósseas (especialmente cânceres da mama e da próstata), a hipercalcemia maligna e o mieloma múltiplo. Outras doenças como a displasia fibrosa, a osteogênese imperfeita, o hiperparatiroidismo primário e os tumores de células gigantes do osso também têm sido tratadas com bisfosfonatos com algum sucesso. Habitualmente, os bisfosfonatos são utilizados para as doenças caracterizadas por um desequilíbrio no metabolismo ósseo devido à excessiva reabsorção óssea. Consequentemente, estes medicamentos são utilizados para prevenir complicações ósseas, tais como fratura patológica, hipercalcemia e compressão da medula espinal, em pacientes com câncer, bem como fraturas patológicas em pacientes com osteoporose.

Os bisfosfonatos nitrogenados de segunda e terceira gerações atualmente prescritos são acentuadamente mais potentes do que os seus antecessores (Tabela 13-3). O medicamento mais potente (ácido zoledrônico) geralmente é utilizado no tratamento de

TABELA 13-3	Bisfosfonatos Atualmente Prescritos	
Nome Genérico	Nome de Marca	Via de Administração
Pamidronato	Aredia®	Intravenosa
Alendronato	Fosamax®	Oral
Ibandronato	Boniva®	Oral
Risendronato	Actonel®	Oral
Ácido zoledrônico	Zometa®, Reclast®, Aclasta®	Intravenosa
Clodronato	Bonefos®	Oral/Intravenosa
Etidronato	Didronel®	Oral

câncer (mieloma múltiplo, câncer de mama, câncer de próstata e outros), osteoporose e doença de Paget e é administrado por via intravenosa. Os bisfosfonatos menos potentes são predominantemente utilizados no tratamento da osteoporose, bem como de outras doenças. A injeção intravenosa de bisfosfonato é de longe a via mais eficiente de administração porque a absorção pelo trato intestinal (GI) é inferior a 5%, enquanto a administração intravenosa de bisfosfonato possui uma alta afinidade para o mineral ósseo e demonstra uma biodisponibilidade próxima aos 100%. O uso pode ser diário, semanal, mensal ou mesmo anual, dependendo da potência do medicamento e da via de administração. Por exemplo, o ácido zoledrônico administrado para o tratamento da osteoporose pode suprimir a reabsorção osteoclástica por até 1 ano.

Mecanismos de Ação

Os bisfosfonatos são absorvidos seletivamente pelas superfícies ósseas minerais, onde eventualmente são capturados pelos osteoclastos durante períodos de remodelagem óssea (reabsorção). Uma vez internalizados, os bisfosfonatos rompem as vias de sinalização intracelular, levando à inibição da função dos osteoclastos e finalmente à apoptose dos osteoclastos. Acredita-se que uma ruptura similar da sinalização intracelular possa ocorrer em algumas células tumorais, potencialmente dando aos bisfosfonatos um efeito antitumoral. Outro possível efeito antitumoral foi vinculado a uma redução no fator de crescimento endotelial vascular sérico (VEGF), que suprime a angiogênese tumoral. Outras células, como os osteócitos, os osteoblastos, os monócitos e alguns linfócitos, parecem ser capazes de internalizar bisfosfonatos, mas com efeitos diferentes e aparentemente menos significativos.

O efeito máximo do fármaco ocorre em 3 meses, mais precocemente por administração intravenosa. A meia-vida dos bisfosfonatos no sangue é de várias horas, enquanto a meia-vida no osso é mensurada em termos de anos.

Benefícios e Riscos do Tratamento com Bisfosfonatos

Com sua atividade antiosteoclástica, os bisfosfonatos ajudam a controlar as doenças nas quais a reabsorção óssea excessiva é um fenômeno primário (p. ex., osteoporose) ou secundário (p. ex., metástases). Neste último caso, eles podem aliviar a dor óssea, ajudar na prevenção da compressão da medula espinal e retardar as fraturas patológicas. Apesar de estes efeitos serem paliativos, as evidências sugerem que a sobrevida pode melhorar quando os bisfosfonatos são utilizados como adjuvantes à quimioterapia-padrão contra o câncer. Também foi sugerido que os bisfosfonatos podem inibir a perda óssea associada ao tratamento endócrino nos cânceres de mama e próstata.

Apesar de os benefícios do tratamento com bisfosfonatos poderem ser grandes, seu uso não está isento de riscos (Quadro 13-4). Muitos efeitos adversos foram citados, entre os quais irritação esofágica, comprometimento da função renal, hipocalcemia, fratura por supressão aumentada da remodelagem óssea, fibrilação atrial e osteonecrose dos ossos maxilares. O risco aumenta com o uso de dosagens maiores, maior duração do tratamento, maior potência do medicamento e via de administração intravenosa (vs. oral).

Osteonecrose dos Maxilares Relacionada aos Bisfosfonatos

A osteonecrose dos maxilares relacionada aos bisfosfonatos, ou OMRB, foi definida como a exposição do osso dos maxilares por mais de 8 semanas em um paciente que recebeu ou está recebendo tratamento com bisfosfonatos sem evidência de malignidade local ou radioterapia prévia sobre o local (Fig. 13-10). A dor nos maxilares é o sintoma inicial mais comum e a exposição do osso é

• **QUADRO 13-4** Bisfosfonatos: Riscos e Benefícios

Benefícios

Inibição da reabsorção óssea pelos osteoclastos
Possível efeito antitumoral
Útil para osteoporose, doença de Paget, cânceres da medula óssea (prevenção contra fraturas)

Riscos

Fratura óssea causada pela supressão da remodelação
Hipocalcemia
Dano à função renal
Esofagite
Osteonecrose dos maxilares

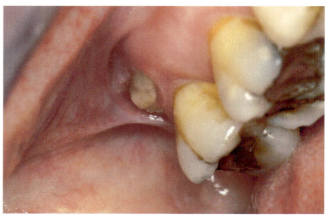

• **Figura 13-10** Osteonecrose da maxila relacionada aos bisfosfonatos. Observe o osso exposto.

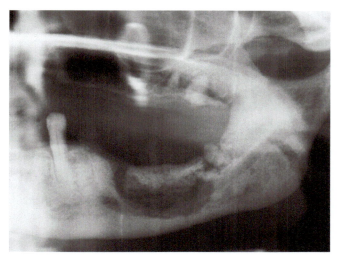

• **Figura 13-11** Osteonecrose da mandíbula relacionada aos bisfosfonatos.

• **QUADRO 13-5** Fatores de Risco para Osteonecrose Relacionada aos Bisfosfonatos

Associados ao Medicamento
Alta dosagem do medicamento
Uso por longo período
Alta potência do medicamento
Via de administração intravenosa (ao contrário da oral)

Fatores Dentários ou Focais
Má higiene oral
Próteses dentárias mal adaptadas
Doença periodontal
Infecção dentoalveolar

Fatores Sistêmicos
Medicamentos utilizados pelo paciente
  Quimioterápicos para o câncer
  Corticosteroides sistêmicos
Diabetes melito
Tabagismo
Diálise renal
Obesidade
Idade avançada

o sinal óbvio. As evidências radiográficas podem incluir esclerose, formação de sequestro e alvéolos dentários que não cicatrizam após a extração (Fig. 13-11). As radiografias periapicais ou panorâmicas geralmente fornecem evidências suficientes de osteonecrose, apesar de a tomografia computadorizada e a tomografia computadorizada de feixe cônico poderem ser úteis. As potenciais sequelas no sítio da osteonecrose incluem mobilidade do dente, infecção, exsudação, formação de fístula e fratura patológica. Três estádios clínicos foram propostos para classificar os pacientes e para guiar o tratamento. O estádio 1 constitui os pacientes com exposição óssea, mas sem sintomas ou evidências de infecção; o estádio 2 constitui os pacientes com exposição óssea e dor associada mais inflamação/infecção dos tecidos moles; e o estádio 3 constitui os pacientes com exposição óssea e dor com evidência de infecção dos tecidos moles e fístulas e/ou fratura patológica.

Eventos Precipitantes e Fatores de Risco para a Patologia nos Ossos Maxilares

A maioria dos casos (> 90%) de osteonecrose está associada aos bisfosfonatos intravenosos, geralmente em pacientes com câncer que estão recebendo ácido zoledrônico ou pamidronato. As incidências estimadas são de 1 a 10 por 100 pacientes oncológicos recebendo bisfosfonatos intravenosos e entre 1 por 10.000 a 100.000 pacientes sem patologia oncológica que utilizam bisfosfonatos orais. A osteonecrose pode surgir precocemente 1 ano após o início dos medicamentos intravenosos e 3 anos após o início dos medicamentos orais, dependendo das comorbidades médicas e dentárias do paciente e de outras medicações, além do histórico de trauma cirúrgico sobre as mandíbulas.

Conforme esperado e provavelmente relacionado às diferenças na composição e perfusão vascular dos maxilares, 70% dos casos de osteonecrose foram relatados na mandíbula. As lesões foram predominantemente precipitadas por extrações dentárias (70%) ou outras cirurgias dentoalveolares. Provavelmente, o trauma à mucosa acima das proeminências ósseas é um fator precipitante. Aproximadamente 10 a 20% dos casos de osteonecrose da mandíbula foram atribuídos a eventos "espontâneos".

Os fatores de risco (Quadro 13-5) para a osteonecrose dos maxilares relacionada aos bisfosfonatos abrangem higiene oral deficiente, próteses dentárias mal adaptadas, doença periodontal e infecções dentoalveolares. Os fatores sistêmicos contribuintes considerados significativos na patogenia deste problema incluem os medicamentos (agentes quimioterápicos e corticosteroides sistêmicos) que possam afetar negativamente o metabolismo ósseo e a angiogênese, obesidade, diálise renal, algumas doenças sistêmicas (p. ex., diabetes melito), o câncer propriamente dito e o tabagismo. Além disto, o risco elevado está associado à progressão da idade.

Tratamento da Osteonecrose dos Maxilares Relacionada aos Bisfosfonatos

O diagnóstico da osteonecrose se baseia no histórico, no exame oral e nos exames radiográficos. Após confirmação, o tratamento médico varia de medidas conservadoras locais, como o uso de enxaguatórios antimicrobianos (com clorexidina) (pacientes do estádio 1) até o possível uso de antibióticos sistêmicos (pacientes dos estádios 2 e 3). Isto deve ocorrer no contexto de um meticuloso regime de higiene oral. Cirurgicamente, a sequestrectomia conservadora do tecido necrótico pode ser benéfica aos pacientes do estádio 2. A ressecção da área afetada pode ser valiosa nos pacientes do estádio 3. Outra abordagem terapêutica que apresenta algum benefício comprovado é o uso do oxigênio hiperbárico, apesar de serem necessários estudos mais detalhados.

Manejo Odontológico dos Pacientes Submetidos ao Tratamento com Bisfosfonatos

Idealmente, os pacientes que iniciarão o tratamento com bisfosfonatos devem ser orientados sobre o potencial de complicações orais da osteonecrose e os fatores de risco associados a ela. Eles devem ser avaliados por um dentista quanto à presença de cáries, doença periodontal, doença periapical e lesões da mandíbula. Qualquer doença, inclusive a impacção dentária, deve ser abordada/tratada neste momento. Um regime de higiene oral cuidadoso deve ser iniciado e mantido, juntamente com consultas de avaliação regulares. Para os pacientes em uso de bisfosfonatos, não existem contraindicações para a continuação do tratamento odontológico regular.

Se o paciente já utiliza bisfosfonatos, esta abordagem ainda deve ser realizada para tentar evitar a necessidade de extrações no futuro. Se uma cirurgia dentoalveolar se torna necessária, uma abordagem conservadora é recomendada. Devido à meia-vida prolongada dos bisfosfonatos no osso, a interrupção do regime medicamentoso devido à cirurgia provavelmente não é necessária. Se houver um cisto/granuloma periapical, é recomendada a cirurgia endodôntica conservadora. A colocação de implantes dentários em pacientes em tratamento com bisfosfonatos não foi suficientemente estudada, apesar de o risco de osteonecrose parecer ser relativamente baixo nos pacientes que estão utilizando bisfosfonatos orais de baixa potência.

Osteomielite Crônica com Periostite Proliferativa (também chamada de Osteomielite de Garré)

Etiologia

A osteomielite crônica com periostite proliferativa, comumente chamada de osteomielite de Garré, é essencialmente um subtipo de osteomielite que apresenta uma significativa reação inflamatória periosteal como um componente adicional. Na maioria dos casos, resulta de um abscesso periapical de um molar inferior ou de uma infecção associada a extrações dentárias ou molares parcialmente irrompidas. É mais comum em crianças.

O epônimo osteomielite de Garré foi aplicado a esta condição depois que o autor, Dr. C. Garré, a descreveu em 1893 em um artigo escrito em alemão sobre as características clínicas de 72 pacientes com osteomielite. A doença que ele descreveu era mais comum no fêmur, com somente três casos ocorrendo nos maxilares. Na ausência de achados histológicos e radiológicos, que não estavam disponíveis na época do artigo, é provável que Garré tenha descrito uma forma persistente de osteomielite aguda que ocorria em adultos e crianças. Não era uma osteomielite crônica com periostite proliferativa. Portanto, o termo osteomielite de Garré, apesar de ser amplamente utilizado em referência a esta condição, é inapropriado.

Características Clínicas

Esta variante de osteomielite é incomumente encontrada. Foi descrita na tíbia; e, na região de cabeça e pescoço, ela é encontrada na mandíbula. Tipicamente, envolve a mandíbula posterior e geralmente é unilateral. Os pacientes caracteristicamente apresentam um aumento de volume duro e assintomático com pele e mucosa sobrejacentes normais (Fig. 13-12, *A*). Ocasionalmente, pode ser observada uma leve sensibilidade. Esta apresentação necessita ser diferenciada das neoplasias benignas da mandíbula. Radiografias e biópsias fornecem um diagnóstico definitivo.

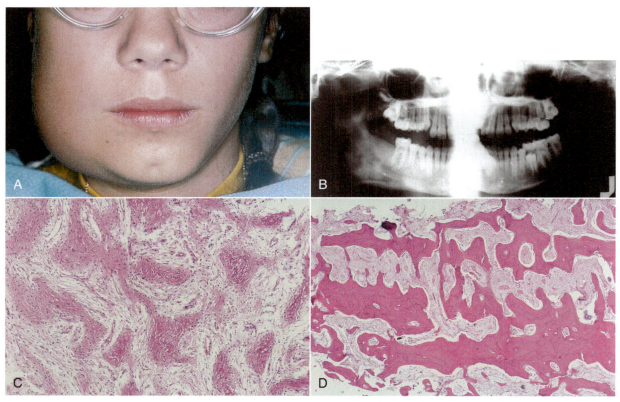

• **Figura 13-12** Osteomielite crônica com periostite proliferativa (osteomielite de Garré) da mandíbula direita (**A**). **B,** Observe a expansão periosteal na radiografia. **C,** O tecido do centro da mandíbula tem inflamação mínima e apresenta uma aparência fibro-óssea. **D,** O tecido periosteal demonstra laminações escleróticas.

Radiograficamente, a lesão aparece centralmente como uma lesão mosqueada predominantemente lucente em um padrão compatível com o da osteomielite crônica. A característica que revela a distinção é a reação periosteal. Mais bem observada em uma radiografia oclusal, tal reação aparece como uma expansão cortical frequentemente exibindo camadas opacas concêntricas ou paralelas (Fig. 13-12, *B*). Podem estar presentes trabéculas perpendiculares às camadas em casca de cebola.

Histopatologia
Osso novo reativo é o que caracteriza a resposta cortical subperiosteal. A orientação perpendicular das novas trabéculas de osso cortical é mais bem visualizada em menor aumento. Os osteoblastos predominam nesta área, e tanto osteoblastos como osteoclastos são vistos centralmente. Os espaços medulares contêm tecido fibroso com linfócitos e plasmócitos dispersos. As células inflamatórias geralmente são surpreendentemente raras, tornando a diferenciação microscópica das lesões fibro-ósseas um desafio diagnóstico (Fig. 13-12, *C* e *D*).

Tratamento
A identificação e a remoção do agente etiológico são importantes na osteomielite crônica com periostite proliferativa. É geralmente necessária a remoção do dente envolvido. Muitas vezes os antibióticos são prescritos no início deste tratamento. Em seguida, a mandíbula passa por uma remodelação gradual sem qualquer outra intervenção cirúrgica.

Osteomielite Esclerosante Difusa
Etiologia
A osteomielite esclerosante difusa constitui uma reação inflamatória na mandíbula ou na maxila, e se acredita que ocorra em resposta a um microrganismo de baixa virulência. Geralmente, as bactérias são os agentes etiológicos mais sugeridos, apesar de elas raramente serem identificadas de forma específica. A doença periodontal crônica, que parece criar um portal de entrada para bactérias, é importante na origem e na progressão da osteomielite esclerosante difusa. Dentes cariados não vitais são implicados com menor frequência.

Características Clínicas
Esta condição pode ser observada em qualquer idade, sexo e raça, mas tende a ocorrer com maior frequência em mulheres negras de meia-idade. A doença é caracterizada por um curso crônico prolongado com exacerbações agudas de dor, edema e, ocasionalmente, drenagem.

Radiograficamente, este processo é difuso, tipicamente afetando uma grande parte dos maxilares (Figs. 13-13 e 13-14). A lesão é mal definida. Inicialmente, podem surgir imagens lucentes em associação a massas escleróticas. Nos estádios avançados, a esclerose domina o quadro radiográfico. Também pode ser observado espessamento periosteal. A cintilografia com uso de tecnécio-99m pode ser particularmente útil na avaliação da extensão desta condição.

Histopatologia
As alterações microscópicas desta condição são inflamatórias. Observa-se uma substituição fibrosa da medula óssea. Um

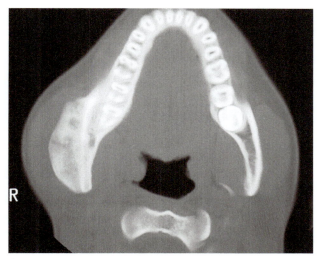

• **Figura 13-13** Osteomielite esclerosante difusa da mandíbula direita em uma imagem de tomografia computadorizada (TC).

infiltrado inflamatório crônico e, ocasionalmente, um infiltrado neutrofílico também podem ser vistos. As trabéculas ósseas exibem formato e tamanho irregulares e podem estar circundadas por diversos osteoblastos. Também está presente uma atividade osteoclástica focal. As massas escleróticas características são compostas por osso denso, geralmente exibindo várias linhas de reversão.

Diagnóstico Diferencial
A osteomielite esclerosante crônica compartilha muitas características clínicas, radiográficas e histológicas com a displasia óssea florida. As duas devem ser diferenciadas porque a primeira é um processo inflamatório/infeccioso e a última é um processo displásico do osso. Portanto, o tratamento e o prognóstico são diferentes. A displasia fibrosa florida parece ser uma forma extensa de displasia cementária periapical; ao contrário da osteomielite esclerosante difusa, ela pode exibir lesões periapicais anteriores e cistos ósseos traumáticos ou simples. Além disso, a displasia óssea florida geralmente é assintomática e aparece como uma lesão fibro-óssea sem a presença de um infiltrado de células inflamatórias.

Tratamento
O tratamento da osteomielite esclerosante difusa é problemático devido à natureza relativamente avascular do tecido afetado e devido ao grande tamanho da lesão. Mesmo com um tratamento agressivo, o curso é demorado.

Se um fator etiológico como a doença periodontal ou uma cárie dentária pode ser identificado, ele deve ser eliminado. Os antibióticos, a principal forma de tratamento, são especialmente úteis durante as exacerbações dolorosas. A remoção cirúrgica da área acometida geralmente é um procedimento inapropriado devido à extensão da doença. Entretanto, em alguns casos, a decorticação do sítio afetado levou a uma melhora. Corticosteroides em baixas doses também foram utilizados com algum sucesso. O tratamento com oxigênio hiperbárico pode se mostrar um adjunto valioso. E o pamidronato demonstrou resultados promissores.

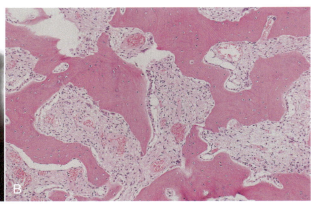

• **Figura 13-14** A e B, Osteomielite esclerosante difusa da mandíbula esquerda. O espécime de biópsia demonstra trabéculas espessas, medula óssea fibrosa e linfócitos dispersos. (Cortesia de Dr. Bruce A. Shapton.)

Osteíte Esclerosante Focal

Etiologia

A osteíte esclerosante focal é um fenômeno relativamente comum que se acredita constituir uma reação óssea focal a um estímulo inflamatório de baixo grau. Geralmente, ela é vista no ápice de um dente com pulpite de longa data. Esta lesão ocasionalmente pode estar adjacente a um dente não restaurado e hígido, sugerindo que outros fatores causais, como uma má oclusão, podem estar envolvidos.

Os sinônimos para a osteíte esclerosante focal são osteomielite esclerosante focal, cicatriz óssea, osteíte condensante e osso esclerótico. O termo osteopetrose periapical focal tem sido utilizado para descrever as lesões idiopáticas associadas a dentes normais e livres de cáries.

Características Clínicas

A osteíte esclerosante focal pode ser encontrada em qualquer idade, mas tipicamente é descoberta em adultos jovens. Geralmente, os pacientes são assintomáticos e a maioria das lesões é descoberta em um exame radiográfico de rotina. A maioria delas é encontrada nos ápices dos primeiros molares mandibulares, e uma minoria está associada a segundos molares e pré-molares mandibulares (Fig. 13-15). Quando os dentes são extraídos, estas lesões permanecem indefinidamente (Fig. 13-16).

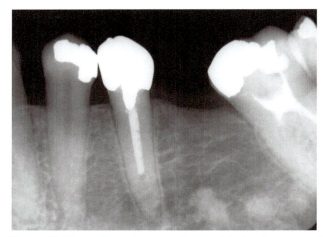

• **Figura 13-16** Osteíte esclerosante focal residual após a extração dentária.

Radiograficamente, um dos vários padrões pode ser observado (Fig. 13-17). A lesão pode ser uniformemente radiopaca, pode apresentar uma lucência periférica com um centro radiopaco, pode apresentar uma periferia radiopaca com um centro lucente ou pode ser composta por massas radiopacas concêntricas ou lobuladas.

Histopatologia

Microscopicamente, as lesões são massas de osso esclerótico denso. O tecido conjuntivo é disperso, assim como as células inflamatórias.

Diagnóstico Diferencial

O diagnóstico diferencial deve incluir displasia cementária periapical, osteoma, odontoma complexo, cementoblastoma, osteoblastoma e hipercementose. Entretanto, na maioria dos casos, um diagnóstico seguro pode ser feito com base no histórico e nas características radiográficas.

Tratamento

Como se acredita que constitua uma reação óssea fisiológica a um estímulo conhecido, a lesão propriamente dita não precisa

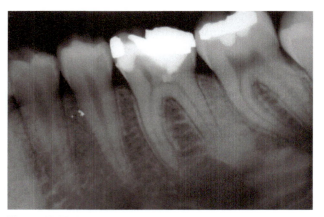

• **Figura 13-15** Osteíte esclerosante focal no ápice do primeiro molar.

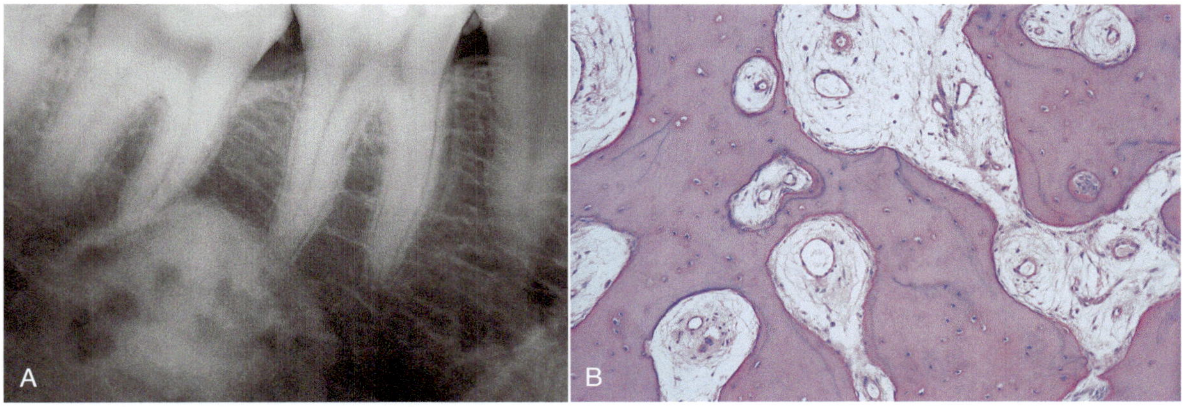

• **Figura 13-17** A e B, Osteíte esclerosante focal. O espécime de biópsia demonstra trabéculas escleróticas densas e medula óssea fibrosa com alguns linfócitos.

ser removida. Uma biópsia pode ser realizada para excluir as lesões mais significativas que foram consideradas no diagnóstico diferencial. A polpa inflamada que estimulou a osteomielite esclerosante focal deve ser tratada. A decisão sobre se o dente deve ser restaurado, tratado endodonticamente ou extraído deve ser feita caso a caso de acordo com os achados.

Bibliografia

Assael LA: Oral bisphosphonates as a cause of bisphosphonate-related osteonecrosis of the jaws: clinical findings, assessment of risks, and preventive strategies, *J Oral Maxillofac Surg* 67(Suppl 5):35-43, 2009.

Badros A, Weikel D, Salama A et al: Osteonecrosis of the jaw in multiple myeloma patients: clinical features and risk factors, *J Clin Oncol* 24:945-952, 2006.

Brook I, Frazier EH, Gher ME: Aerobic and anaerobic microbiology of periapical abscess, *Oral Microbiol Immunol* 6:123-125, 1991.

Carlson ER, Basile JD: The role of surgical resection in the management of bisphosphonate-related osteonecrosis of the jaws, *J Oral Maxillofac Surg* 67(Suppl 5):85-95, 2009.

Drake MT, Clarke BL, Khosla S: Bisphosphonates: mechanism of action and role in clinical practice, *Mayo Clin Proc* 83:1032-1045, 2008.

Epstein J, van der Meij E, McKenzie M et al: Postradiation osteonecrosis of the mandible, *Oral Surg Oral Med Oral Pathol Oral Radiol Endod* 83:657-662, 1997.

Fedele S, Kumar N, Davies R et al: Dental management of patients at risk of osteochemonecrosis of the jaws: a critical review, *Oral Dis* 15:527-537, 2009.

Freiberger JJ: Utility of hyperbaric oxygen in treatment of bisphosphonate-related osteonecrosis of the jaws, *J Oral Maxillofac Surg* 67:96-106, 2009.

Hahn CL, Falkler WA, Minah GE: Microbiological studies of carious dentin from human teeth with irreversible pulpitis, *Arch Oral Biol* 36:147-153, 1991.

Hess LM, Jeter JM, Benham-Hutchins M et al: Factors associated with osteonecrosis of the jaws among bisphosphonate users, *Am J Med* 121:475-483, 2008.

Khan AA, Sandor GK, Dore E et al: Bisphosphonate associated osteonecrosis of the jaw, *J Rheumatol* 36:478-490, 2009.

Kim S: Neurovascular interactions in the dental pulp in health and inflammation, *J Endod* 16:48-53, 1990.

King AE, Umland EM: Osteonecrosis of the jaw in patients receiving intravenous or oral bisphosphonates, *Pharmacotherapy* 28:667-677, 2008.

Lam DK, Sandor GK, Holmes HI et al: Marble bone disease: a review of osteopetrosis and its oral health implications for dentists, *J Can Dent Assoc* 73:839-843, 2007.

Lewiecki EM: Intravenous zoledronic acid for the treatment of osteoporosis: The evidence of its therapeutic effect, *Core Evidence* 4:13-23, 2010.

Madrid C, Sanz M: What impact do systemically administered bisphosphonates have on oral implant therapy? A systematic review, *Clin Oral Implants Res* 20(Suppl 4):87-95, 2009.

Marx RE, Carlson ER, Smith BR et al: Isolation of Actinomyces species and Eikenella corrodens from patients with chronic diffuse sclerosing osteomyelitis, *J Oral Maxillofac Surg* 52:26-33, 1994.

Marx RE, Sawatari Y, Fortin M et al: Bisphosphonate-induced exposed bone (osteonecrosis/osteopetrosis) of the jaws: risk factors, recognition, prevention, and treatment, *J Oral Maxillofac Surg* 63:1567-1575, 2005.

Melo MD, Obeid G: Osteonecrosis of the jaws in patients with a history of receiving bisphosphonate therapy, *J Am Dent Assoc* 136:1675-1681, 2005.

Migliorati CA, Casiglia J, Epstein J et al: Managing the care of patients with bisphosphonate-associated osteonecrosis: an American Academy of Oral Medicine position paper, *J Am Dent Assoc* 136:1658-1668, 2005.

Palaska PK, Cartsos V, Zavras AI: Bisphosphonates and time to osteonecrosis development, *Oncologist* 14:1154-1166, 2009.

Papapetrou PD: Bisphosphonate-associated adverse events, *Hormones (Athens)* 8:96-110, 2009.

Robertson D, Smith AJ: The microbiology of the acute dental abscess, *J Med Microbiol* 58:155-162, 2009.

Ruggiero SL, Dodson TB, Assael LA, Landesberg R, Marx RE, Mehrotra B: American Association of Oral and Maxillofacial Surgeons position paper on bisphosphonate-related osteonecrosis of the jaws – 2009 update, *J Oral Maxillofac Surg* 67:2-12, 2009.

Ruggiero SL, Mehrotra B, Rosenberg TJ et al: Osteonecrosis of the jaws associated with the use of bisphosphonates: a review of 63 cases, *J Maxillofac Surg* 62:527-534, 2004.

Russell RG: Bisphosphonates: mode of action and pharmacology, *Pediatrics* 119:S150-S162, 2007.

Sigua-Rodriguez EA, da Costa Ribeiro R, de Brito AC et al: Bisphosphonate-related osteonecrosis of the jaw: a review of the literature, *Int J Dent* 2014:192320, Apr 28, 2014.

Soubrier M, Dubost JJ, Ristori JM et al: Pamidronate in the treatment of diffuse sclerosing osteomyelitis of the mandible, *Oral Surg Oral Med Oral Pathol Oral Radiol Endod* 92:637-640, 2001.

Vahtsevanos K, Kyrgidis A, Verrou E et al: Longitudinal cohort study of risk factors in cancer patients of bisphosphonate-related osteonecrosis of the jaws, *J Clin Oncol* 27:5356-5362, 2009.

Van den Wyngaert T, Huizing MT, Fossion E et al: Bisphosphonates in oncology: rising stars or fallen heroes, *Oncologist* 14:181-191, 2009.

Vescovi P, Nammour S: Bisphosphonate-related osteonecrosis of the jaw (BRONJ) therapy. A critical review, *Minerva Stomatol* 59:181-203, 2010.

Wessel JH, Dodson TB, Zavras AI: Zoledronate and other risk factors associated with osteonecrosis of the jaw in cancer patients: a case-control study, *J Oral Maxillofac Surg* 66:625-631, 2008.

Wood RE, Nortje CJ, Grotepass F et al: Periostitis ossificans versus Garré's osteomyelitis. I. What did Garré really say? *Oral Surg Oral Med Oral Pathol* 65:773-777, 1988.

Zarychanski R, Elphee E, Walton P et al: Osteonecrosis of the jaw associated with pamidronate therapy, *Am J Hematol* 81:73-75, 2006.

14
Neoplasias Malignas dos Maxilares

RICHARD J. ZARBO, ERIC R. CARLSON

RESUMO DO CAPÍTULO

Osteossarcoma
Osteossarcoma Justacortical
Osteossarcoma Parosteal
Osteossarcoma Periosteal
Condrossarcoma
    Condrossarcoma Mesenquimal
Sarcoma de Ewing e Tumor Neuroectodérmico Primitivo
Linfoma de Burkitt
Neoplasias Plasmocitárias
    Mieloma Múltiplo
    Plasmocitoma Ósseo Solitário
Carcinoma Metastático

• QUADRO 14-1 Neoplasias Malignas nos Ossos Gnáticos: Sinais e Sintomas

Parestesia
Dor
Perda de dentes, mobilidade vertical, perda prematura
Reabsorção dentária mais frequente de que movimentação
Crescimento rápido
Má oclusão adquirida
Alterações radiográficas
Espaçamento não uniforme do ligamento periodontal
Lesões mal definidas

• QUADRO 14-2 Osteossarcoma dos Ossos Gnáticos

Etiologia

Fatores de risco desconhecidos
Genes possivelmente alterados – *p53, Rb, met, fos, sas, mdm2, cdk4 e c-myc*

Característica Clínicas

Aumento de volume, dor, parestesia, invasão do ligamento periodontal, mobilidade dentária/deslocamento
Idade média – 35 anos; variação de 8 a 85 anos
Homens e mulheres igualmente afetados; mandíbula>maxila

Histopatologia

Células malignas produtoras de osteoide
Bem diferenciados
Osteossarcoma condroblástico – tipo mais comum

Tratamento

Ressecção até multimodal; bom prognóstico

As neoplasias malignas não odontogênicas dos maxilares, sejam elas primárias ou metastáticas, são raras quando comparadas com as neoplasias de tecido mole e da mucosa. Apesar de sua ocorrência pouco frequente, o reconhecimento e o diagnóstico de uma neoplasia maligna dos maxilares são importantes, uma vez que apresentam implicações prognósticas graves e muitas vezes exigem cirurgia, radioterapia e/ou quimioterapia oncológica. Geralmente, há vários sinais e sintomas altamente sugestivos de malignidades (Quadro 14-1). As neoplasias discutidas neste capítulo são as que decorrem dos tecidos duros (osteossarcoma e condrossarcoma) e as neoplasias extraósseas que frequentemente envolvem a maxila e a mandíbula (sarcoma de Ewing, linfoma de Burkitt, neoplasias plasmocitárias e carcinoma metastático).

Osteossarcoma

Os osteossarcomas representam aproximadamente 20% de todos os sarcomas e, com exceção das neoplasias plasmocitárias, são as neoplasias ósseas primárias mais comuns. Os locais de maior acometimento dos osteossarcomas são os ossos longos; entretanto, cerca de 5% ocorrem nos maxilares, tendo uma incidência menor que um caso em 1,5 milhão de pessoas por ano (Quadro 14-2). Os osteossarcomas podem surgir *de novo* ou no cenário de várias anomalias ósseas preexistentes, tais como doença de Paget, displasia fibrosa, osteocondromas múltiplos, enfarto ósseo, osteomielite crônica e osteogênese imperfeita. Os osteossarcomas podem ocorrer em duas síndromes de suscetibilidade ao câncer: retinoblastoma hereditário (Rb) e síndrome de Li-Fraumeni. Existem tanto a forma hereditária como a adquirida de Rb. Na forma hereditária, os pacientes herdam um alelo mutante do gene do retinoblastoma (cromossomo 13q14.1-q14.2) e a seguir desenvolvem uma segunda mutação pós-natal do outro alelo do retinoblastoma, resultando em retinoblastoma ocular. Este fato foi denominada de "hipótese de Knudson", que é o modelo estatístico proposto por Alfred Knudson em 1971 para explicar como o retinoblastoma hereditário ocorre em uma idade precoce, mas a forma não herdada (adquirida) ocorre em adultos mais velhos. Os pacientes afetados com a forma hereditária têm um risco seis vezes maior de desenvolvimento de vários sarcomas tais como o osteossarcoma em uma fase mais tardia na vida; os pacientes com a forma adquirida de Rb não apresentam um maior risco de uma segunda neoplasia. Os pacientes com a rara síndrome de Li-Fraumeni herdam uma mutação germinativa do gene *p53* no cromossomo 17p13.1 e, portanto, têm um maior risco de desenvolvimento de uma variedade de neoplasias, entre as quais osteossarcomas, neoplasias da mama, neoplasias do SNC e leucemias. Uma segunda forma da síndrome de Li-Fraumeni é causada por uma mutação do gene CHEK2 mapeado no cromossomo 1q23. A irradiação de várias doenças ósseas pode acarretar o desenvolvimento de osteossarcomas; por exemplo, as neoplasias podem aparecer de 10 a 15 anos depois da radioterapia com dose de 40 a 60 Gy em um osso com doença não relacionada ou antecedente, como a displasia fibrosa. Os osteossarcomas também podem ser classificados pelo seu local de origem, ou seja, (1) do tipo convencional, surgindo na medula óssea; (2) osteossarcoma justacortical, na superfície do periósteo; e (3) osteossarcomas extraesqueléticos, provenientes de tecidos moles.

Os osteossarcomas são caracterizados por complexos rearranjos cromossômicos estruturais e numéricos; entretanto, apresentam poucas alterações genéticas consistentes e nenhuma alteração genética específica que possa ser um alvo terapêutico molecular. Foram descritos aumento do número de cópias nos cromossomos 1p, 1q, 6p, 8q e 17p, bem como perdas no número de cópias nos cromossomos 3q, 6q, 9, 10, 13 e 17p e 18q. A inativação mutacional do p53 é encontrada em até 20% dos osteossarcomas esporádicos de alto grau. Alterações do cromossomo 8q foram descritas, incluindo um ganho de c-myc (cromossomo 8q24.21) em muitos tumores. Os osteossarcomas parosteal e outros de baixo grau apresentam amplificação quase invariável do MDM2 (cromossomo 12q13-q14), muitas vezes juntamente com CDK4 localizado na mesma região cromossômica. Os produtos de amplificação cromossômica 12q13-q15 também foram encontrados em cromossomos supranumerários em anel em osteossarcomas de baixo grau. A imuno-histoquímica para a sobre-expressão nuclear de MDM2 e CDK4 é uma ferramenta útil para ajudar na distinção entre osteossarcomas de baixo grau e neoplasias benignas.

Características Clínicas

Semelhantemente à sua contraparte nos ossos longos, os osteossarcomas convencionais que envolvem a mandíbula e a maxila exibem uma ligeira predileção pelo sexo masculino (60%). Embora o pico de incidência de osteossarcoma no esqueleto ocorra na segunda década, os casos que envolvem os ossos gnáticos geralmente se manifestam uma ou duas décadas mais tarde, sendo 35 anos a idade média (variação: 8-85 anos). Cerca de 10% dos osteossarcomas dos ossos gnáticos ocorrem em pessoas com mais de 60 anos de idade; mais do que a metade destes indivíduos têm alguma doença óssea subjacente, como doença de Paget. A mandíbula é mais comumente afetada que a maxila em uma proporção de 1,7 para 1. A maioria (60%) dos osteossarcomas na mandíbula ocorre na região de corpo; outros locais frequentes são a sínfise, o ângulo da mandíbula, o ramo ascendente e a articulação temporomandibular. Uma incidência quase igual de osteossarcomas envolvendo a crista alveolar e o seio maxilar é encontrada na maxila, com poucos casos afetando o palato.

A apresentação mais comum dos osteossarcomas dos maxilares é dor localizada e aumento de volume; em alguns casos, há mobilidade e deslocamento dos dentes. A parestesia, um forte sinal de malignidade, é causada pela compressão ou infiltração dos nervos próximos à neoplasia. Os osteossarcomas dos maxilares podem exibir sintomas clínicos semelhantes e também podem causar epistaxe, obstrução nasal ou alterações oculares como proptose e diplopia. Geralmente, não é vista ulceração das mucosas até que a doença atinja um estádio avançado. A duração média dos sintomas antes do diagnóstico é de 3 a 4 meses. A aparência radiográfica do osteossarcoma convencional (intramedular) é variável, refletindo o padrão irregular de crescimento, o efeito nas estruturas normais adjacentes e a quantidade de calcificação da neoplasia. Parece haver pouca relação entre o padrão radiográfico e o subtipo histológico do osteossarcoma. As lesões iniciais que envolvem o processo alveolar podem ser caracterizadas pelo alargamento localizado do espaço do ligamento periodontal de um ou dois dentes (Figs. 14-1 e 14-2). Este alargamento resulta da invasão neoplásica no ligamento periodontal e da reabsorção do osso alveolar circundante (Fig. 14-3). Osteossarcomas avançados podem aparecer como uma imagem radiolucente de "roído de traças" ou como radiopacidades irregulares mal definidas. A maioria dessas neoplasias apresenta um aspecto radiográfico misto. Um característico aspecto radiográfico radiopaco em "raios de sol" devido à reação periosteal pode ser visto nos osteossarcomas dos maxilares, embora não seja diagnóstico exclusivo de osteossarcoma (Figs. 14-4 e 14-5).

Histopatologia

Microscopicamente, todos os osteossarcomas possuem um estroma (células fusiformes malignas) sarcomatoso produtor de osteoide (Figs. 14-6 e 14-7). Os subtipos histológicos são reconhecidos

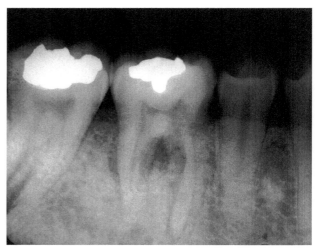

• **Figura 14-1** Osteossarcoma envolvendo as raízes do primeiro molar. Note o alargamento do espaço do ligamento periodontal.

CAPÍTULO 14 **Neoplasias Malignas dos Maxilares** 329

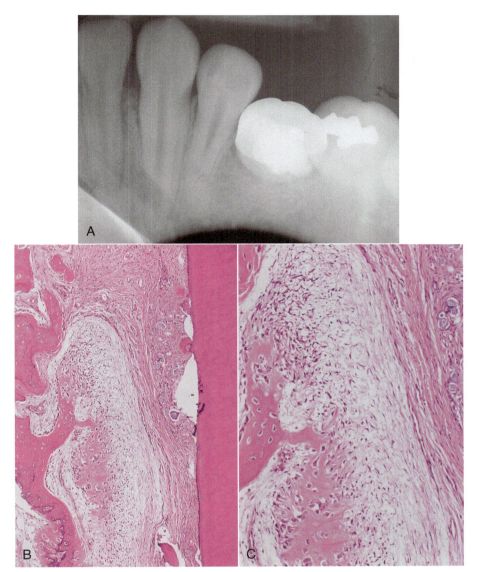

• **Figura 14-2** **A** até **C**, Osteossarcoma entre incisivo lateral inferior e um canino. Note o discreto aumento do espaço do ligamento periodontal em ambos os dentes. **B** e **C**, Amostra cirúrgica mostrando uma neoplasia produtora de osso maligno invadindo o espaço do ligamento periodontal. Dente à direita e osso alveolar à esquerda.

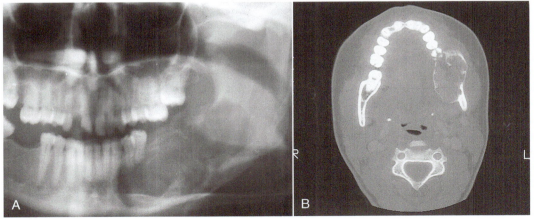

• **Figura 14-3** Osteossarcoma de mandíbula. **A**, Radiografia panorâmica. **B**, Tomografia computadorizada. (Reproduzido com permissão de Regezi JA, Sciubba JJ, Pogrel MA: Atlas of Oral and Maxillofacial Pathology. Philadelphia, 2000, WB Saunders, Figuras 11-1, 11-2Figuras 11-1 e 11-2.)

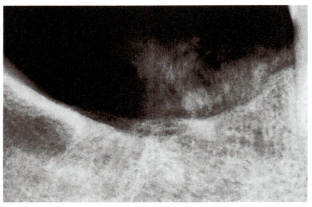
• **Figura 14-4** Osteossarcoma de mandíbula apresentando aparência de raios de sol irradiando do osso alveolar.

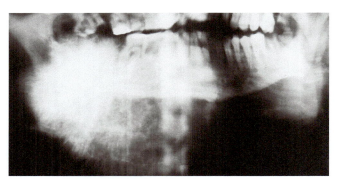
• **Figura 14-5** Osteossarcoma de mandíbula apresentando aparência de raios de sol.

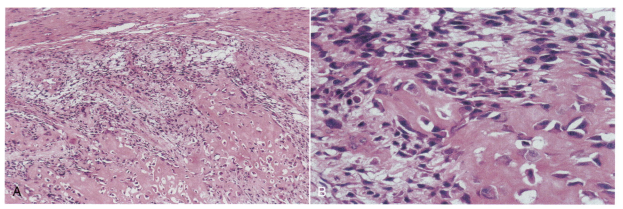
• **Figura 14-6** A e B, Osteossarcoma composto por células atípicas em associação a osso neoplásico.

e são designados como condroblásticos, quando uma cartilagem maligna predomina (os mais comuns) (Fig. 14-8); osteoblásticos, quando predominam osso ou osteoide malignos; e fibroblásticos, quando as células fusiformes predominam (Fig. 14-9). Uma variante adicional, designada como osteossarcoma teleangectásico, contém vários espaços aneurismáticos cheios de sangue revestidos por células malignas; raramente ocorre na região de cabeça e pescoço. Alguns osteossarcomas contêm numerosas células gigantes multinucleadas, podendo ser confundidos com o granuloma central de células gigantes.

O osteossarcoma central de baixo grau é uma variante rara, sendo responsável por apenas 1% de todos os osteossarcomas, que pode envolver os ossos gnáticos. Microscopicamente, assemelha-se à displasia fibrosa por causa da proliferação de células fusiformes minimamente atípicas com ocasionais figuras mitóticas e espículas ósseas. O diagnóstico microscópico é um desafio devido às suas características enganosamente benignas. Ao contrário da displasia fibrosa, a aparência radiográfica é mal definida com rompimento cortical, mineralização variável e sem esclerose das margens ósseas. Também ao contrário da displasia fibrosa, a proliferação celular permeia a medula óssea, pode se estender através do periósteo e pode invadir os tecidos moles. A expressão imuno-histoquímica nuclear das proteínas MDM2 e CDK4 pode

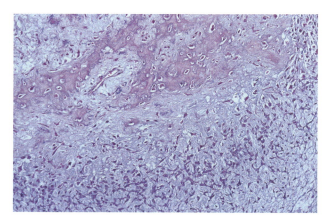
• **Figura 14-7** Osteossarcoma exibindo aparência parcialmente mixoide.

ajudar a estabelecer o diagnóstico. O osteossarcoma de baixo grau recorrente ou de longa duração pode sofrer transformação para um osteossarcoma convencional de alto grau (Fig. 14-10).

Todas as variantes histológicas dos osteossarcomas convencionais refletem a multipotencialidade das células mesenquimais neoplásicas em produzir osteoide, cartilagem e tecido fibroso (veja anteriormente). Tal subclassificação histológica, no entanto, não

CAPÍTULO 14   Neoplasias Malignas dos Maxilares   331

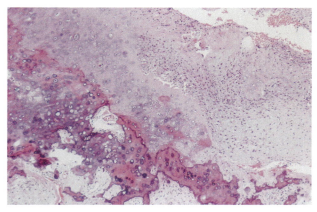

• **Figura 14-8** Osteossarcoma condroblástico. Note osso e cartilagem no canto inferior esquerdo.

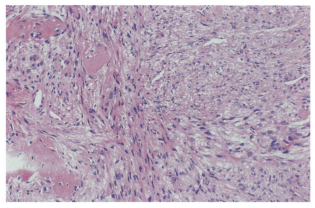

• **Figura 14-9** Osteossarcoma fibroblástico composto por células fusiformes e pequenas ilhotas de osso neoplásico.

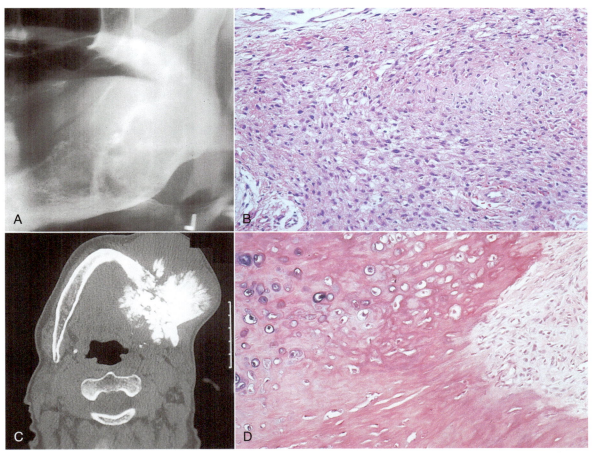

• **Figura 14-10** **A**, Osteossarcoma central de baixo grau na mandíbula. **B**, Espécime cirúrgico. **C**, Tomografia computadorizada da neoplasia persistente após 15 anos, atualmente uma neoplasia de alto grau. **D**, Espécime cirúrgico de uma neoplasia de alto grau (osteossarcoma condroblástico). (Reproduzido com permissão de Regezi JA, Sciubba JJ, Pogrel MA: Atlas of Oral and Maxillofacial Pathology. Philadelphia, 2000, WB Saunders, Figuras 11-10, 11-13Figuras 11-10 e 11-13.)

tem qualquer significado prognóstico. As tentativas de graduação mais acurada dos osteossarcomas intramedulares convencionais são muitas vezes problemáticas devido à heterogeneidade da morfologia da neoplasia e, com exceção do osteossarcoma central de baixo grau, provaram ter pouco valor prognóstico.

Diagnóstico Diferencial

Uma ampliação uniforme do espaço do ligamento periodontal dos dentes envolvidos parece ser a característica inicial de um osteossarcoma que envolve o osso alveolar. No entanto, esse defeito radiográfico focal pode também ser visto em outras malignidades que circundam os dentes. O alargamento uniforme do ligamento periodontal em torno de todos os dentes pode ser visto na esclerodermia. A imagem radiolucente em roído de traças é comum a outras neoplasias malignas, à osteomielite crônica e a várias neoplasias benignas. A aparência radiográfica esclerótica do osteossarcoma pode ser vista em outras entidades, tais como o carcinoma metastático (em particular o carcinoma da próstata), e só pode ser diferenciada pela biópsia.

O diagnóstico histológico depende da identificação de células fusiformes malignas produtoras de osteoide. Muitos osteossarcomas dos ossos gnáticos são predominantemente condroblásticos e podem ser erroneamente diagnosticados como condrossarcoma se as amostras da biópsia não forem significativas. O osteossarcoma com predominante componente fibroblástico pode ser confundido com a displasia fibrosa, o fibrossarcoma ou com outro sarcoma pleomórfico do osso.

Tratamento

O manejo dos sarcomas do esqueleto facial envolve combinações de modalidades terapêuticas tais como cirurgia, quimioterapia e radioterapia. O tratamento cirúrgico dos osteossarcomas dos ossos gnáticos é a principal modalidade terapêutica e possui características semelhantes ao tratamento dos carcinomas que acometem o tecido ósseo, mas há algumas diferenças notáveis. Essas similaridades incluem a necessária atenção aos limites anatômicos e seu apropriado sacrifício (Fig. 14-11). A invasão dos limites anatômicos que cercam qualquer neoplasia de cabeça e pescoço pode ser avaliada por exame físico e/ou estudos de imagem específicos. Quando um pequeno sarcoma se origina na medula óssea dos ossos gnáticos, o osso cortical é a primeira barreira anatômica que as neoplasias encontram que previne seu crescimento. Uma vez que o osso cortical é perfurado, o periósteo é subsequentemente

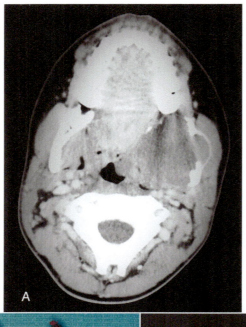

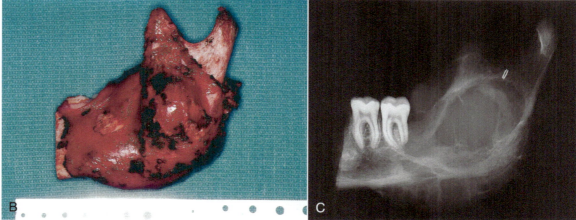

• **Figura 14-11** Tratamento de sarcoma em mandíbula. **A**, Tomografia computadorizada axial de um grande fibrossarcoma de mandíbula com extensão para a parede lateral da faringe. **B**, A ressecção da neoplasia necessitou de extensão das margens, incluindo o côndilo. O sacrifício das barreiras anatômicas circundantes permite margens cirúrgicas livres de doença. **C**, A radiografia do espécime cirúrgico confirmou a inclusão de margens ósseas aceitáveis. (Reproduzido com permissão de Regezi JA, Sciubba JJ, Pogrel MA: Atlas of Oral and Maxillofacial Pathology. Philadelphia, 2000, WB Saunders, Figuras 11-10, 11-13Figuras 11-10 e 11-13.)

invadido. Com o crescimento contínuo, acontece a invasão do músculo, da mucosa e da pele. A abordagem geral para o tratamento cirúrgico das neoplasias malignas de cabeça e pescoço é incluir pelo menos uma margem anatômica não envolvida como parte da ressecção em bloco. Esta prática permite uma melhor análise das margens da neoplasia. A principal diferença entre a ressecção de um carcinoma intraósseo e a de um sarcoma é a recomendação de se deixar uma margem óssea linear. Enquanto os carcinomas podem ser ressecados com uma margem de 2 cm de osso, as ressecções do sarcoma devem incluir uma margem de 3 cm. A atenção ao sacrifício do limite anatômico apropriado, bem como à inclusão da margem óssea recomendada, aumenta o potencial para o tratamento paliativo de longa duração ou a cura dos doentes com sarcoma dos ossos gnáticos.

Embora os sarcomas mais comuns sejam tratados cirurgicamente, atualmente se reconhece que a quimioterapia desempenha um papel importante em alguns pacientes com estas neoplasias. A quimioterapia pode ser administrada no pré-operatório (quimioterapia neoadjuvante) ou no pós-operatório (quimioterapia adjuvante). Na verdade, existe um protocolo bastante consagrado que considera a administração da quimioterapia neoadjuvante para a maioria dos pacientes e a quimioterapia adjuvante para todos eles. Um estudo examinou os efeitos da quimioterapia neoadjuvante na histologia da neoplasia. A quimioterapia neoadjuvante foi utilizada em 30 de 44 pacientes com osteossarcoma de cabeça e pescoço. A resposta histológica à quimioterapia neoadjuvante foi classificada como desfavorável em 22 de 30 pacientes (73%). Uma reação desfavorável foi aquela em que ocorreu pouca ou nenhuma resposta à quimioterapia ou nas neoplasias que apresentavam áreas osteoides acelulares e tecido necrótico e/ou tecido fibroso atribuível aos efeitos da quimioterapia da neoplasia viável. Em contraste, uma resposta favorável à quimioterapia neoadjuvante ocorreu em áreas predominantes de osteoide acelular neoplásico, necrose e/ou material fibroso com focos dispersos de células neoplásicas viáveis histologicamente ou na ausência de áreas de neoplasia viável histologicamente após a quimioterapia. A quimioterapia neoadjuvante não apresentou melhora significativa no controle local, nas metástases à distância ou na sobrevida livre de recidiva. Não obstante, quando uma resposta favorável à quimioterapia neoadjuvante foi observada histologicamente, foi detectada uma melhora da sobrevida livre de recidiva local e distante e da sobrevida global livre de recidivas. Portanto, a administração de quimioterapia neoadjuvante pode ser recomendada para os pacientes com osteossarcoma de cabeça e pescoço de alto grau ou para os pacientes nos quais a ressecção inicial está sujeita ao risco de margens cirúrgicas comprometidas ou um resultado funcional ruim.

A administração de quimioterapia adjuvante é talvez tão controversa quanto a administração de quimioterapia neoadjuvante e é certamente contestada em um grau similar. De particular interesse é a observação da National Cancer Database de que nenhuma diferença nas taxas de sobrevida em 5 anos é vista entre os pacientes tratados com cirurgia e quimioterapia adjuvante e aqueles tratados apenas com cirurgia dos osteossarcomas de cabeça e pescoço. No entanto, é prática comum os pacientes receberem quimioterapia adjuvante após ressecção da maioria dos sarcomas de cabeça e pescoço. No entanto, o índice prognóstico mais favorável neste grupo de pacientes é a obtenção de margens cirúrgicas livres de neoplasia.

A maioria dos estudos indica que os sarcomas intramedulares dos ossos gnáticos não mostram uma resposta à radioterapia. Os princípios do manejo do sarcoma dos ossos gnáticos são compatíveis para todos os subtipos de sarcoma. Além disso, o manejo de todas as variantes de osteossarcoma, incluindo osteossarcoma de baixo grau, osteossarcoma pós-irradiação, osteossarcoma intramedular e osteossarcoma justacortical, é idêntico. Os estudos demonstram que o tratamento conservador desses sarcomas que possuem um melhor prognóstico do que os outros acarretará recidiva local e aumentará a tendência para metástases à distância. Estes dois cenários estão associados a taxas de sobrevida significativamente diminuída, justificando, assim, um agressivo manejo cirúrgico desde o início.

Prognóstico

Geralmente, são relatadas para o osteossarcoma da mandíbula taxas de sobrevida em 5 anos de 25 a 40%. Os pacientes com neoplasias na mandíbula geralmente têm melhor prognóstico do que aqueles com tumores de maxila. Tal como acontece com a maioria das neoplasias malignas da mandíbula, a cirurgia radical resulta em uma taxa de sobrevida de 80% em comparação com a taxa de 25% com a cirurgia local ou conservadora. Os osteossarcomas dos ossos gnáticos da mandíbula comumente recidivam (40-70%), havendo uma frequência de 25 a 50% de metástases. Os osteossarcomas são mais propensos a metastatizar para o pulmão e o cérebro do que para os linfonodos regionais. Uma vez que a doença se torne metastática, o tempo médio de sobrevida é de 6 meses. Quase 80% dos pacientes morrem da doença nos primeiros 2 anos. As recidivas locais e as metástases isoladas são tratadas por excisão cirúrgica e quimioterapia.

Osteossarcoma Justacortical

Em contraste com os osteossarcomas convencionais (intramedulares), os osteossarcomas justacorticais (parosteal e periosteal) surgem na periferia do osso na superfície do periósteo, tendo distintos aspectos histológicos, clínicos e radiográficos, bem como diferentes comportamentos biológicos. Os osteossarcomas justacorticais são neoplasias incomuns que representam apenas cerca de 5% de todos os osteossarcomas do esqueleto; raramente são vistos nos ossos gnáticos. A maioria dos osteossarcomas justacorticais que ocorrem nos ossos gnáticos é do subtipo parosteal de baixo grau ou, mais raramente, do subtipo periosteal.

Osteossarcoma Parosteal

O osteossarcoma parosteal ocorre em uma ampla faixa etária, com um pico de incidência aos 39 anos (Figs. 14-12 e 14-13). Mais de 95% dos casos acometem os ossos longos, mais comumente a metáfise distal do fêmur, e nesses locais há uma predominância do gênero feminino (3 a 2); quando os ossos gnáticos

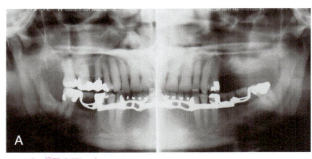

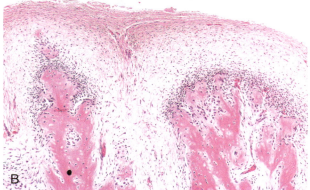

• **Figura 14-12** A e B, Osteossarcoma parosteal de maxila esquerda. Espécime de biópsia demonstra uma região mixoide pálida recobrindo uma região celularizada e osteoide neoplásico.

mitóticas que separam as trabéculas irregulares de tecido ósseo (Fig. 14-14). A periferia é menos ossificada do que a base; a lesão pode ter um recobrimento lobulado cartilaginoso ou pode ser irregular por causa das extensões lineares para os tecidos moles. O envolvimento da medula é incomum nos estádios iniciais, mas aproximadamente 20% das neoplasias, especialmente aquelas recorrentes, invadem o osso subjacente. Isso não parece afetar o prognóstico de forma adversa. A aparência histológica branda do osteossarcoma parosteal levanta a possibilidade de osteoma, osteocondroma e exostoses.

Osteossarcoma Periosteal

O osteossarcoma periosteal ocorre com menor frequência do que o osteossarcoma parosteal. Tem um predomínio do sexo masculino de 2:1 e uma idade de pico de ocorrência de 20 anos. Geralmente, as neoplasias envolvem a metáfise tibial superior. O osteossarcoma periosteal é muito raro na mandíbula.

A aparência radiográfica do osteossarcoma periosteal é distinta em relação à do osteossarcoma parosteal. O córtex do osso envolvido está radiograficamente intacto e, por vezes, é mais espesso, sem envolvimento da neoplasia na medula óssea subjacente. Na maioria das vezes, a neoplasia é radiolucente, o que corresponde ao seu componente predominantemente cartilaginoso, e a periferia é mais mal definida. Ocasionalmente, uma reação periosteal em forma triangular (triângulo

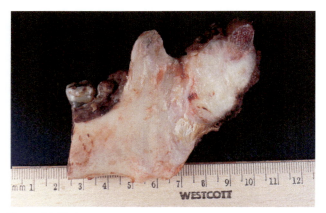

• **Figura 14-13** Osteossarcoma parosteal. A macroscopia mostra massa branca recobrindo o ramo e o côndilo.

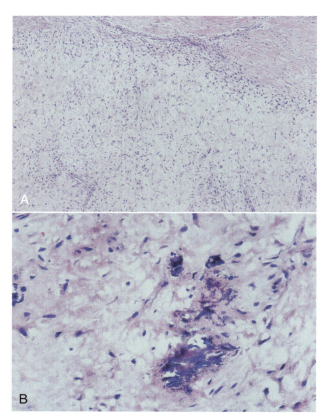

• **Figura 14-14** A e B, Osteossarcoma parosteal exibindo aparência microscópica mixoide com focos de calcificação atípica de osteoide irregular (B).

são acometidos, há uma predominância do gênero masculino. A neoplasia normalmente se apresenta como um aumento de volume de crescimento lento muitas vezes acompanhado por uma sensação de parestesia. Radiograficamente, a neoplasia é frequentemente radiopaca e presa à superfície externa do osso por uma ampla base séssil. Muitas vezes é mais radiopaca na base do que na periferia. Radiograficamente, o pedículo não é contínuo com a medula subjacente. Um espaço radiolucente, correspondente ao periósteo, muitas vezes pode ser identificado entre a neoplasia e o osso cortical subjacente.

Histologicamente, os osteossarcomas parosteais são bem diferenciados e caracterizados por um estroma de células fusiformes apresentando mínima atipia e algumas poucas figuras

de Codman: uma sombra radiográfica entre as extremidades elevadas do periósteo e o osso cortical devida à formação de osso reativo) pode ser observada junto com espículas ósseas de dimensões variadas que se irradiam a partir da cortical. Em geral, a matriz neoplásica do osteossarcoma periosteal não é tão densa ou radiograficamente homogênea como a do osteossarcoma parosteal.

Microscopicamente, o osteossarcoma periosteal é composto por lóbulos de cartilagem maligna mal diferenciada que muitas vezes mostra ossificação central. A cartilagem e o osteoide malignos parecem irradiar de uma cortical intacta. O osteoide presente nesta variante é fino e rendilhado, encontrado nas ilhas condroides entre células fusiformes malignas. Estas características histológicas podem ser idênticas às do osteossarcoma intramedular; portanto, uma correlação radiográfica é necessária para o diagnóstico. Características citológicas malignas também distinguem esta variante do osteossarcoma justacortical do osteossarcoma do tipo parosteal. No osteossarcoma periosteal, é característica uma invasão mínima de células neoplásicas no osso cortical sem envolvimento medular. Esta observação ajuda a diferenciar esta lesão de um osteossarcoma condroblástico intramedular com invasão cortical produzindo uma neoplasia de tecido mole.

O osteossarcoma justacortical deve ser completamente removido por ressecção em bloco ou por excisão radical. Pode ser esperada uma significativa taxa de recidiva local se o osso cortical subjacente não for removido. A taxa de sobrevida global em 5 anos para o osteossarcoma justacortical é de 80%. Em uma série de osteossarcomas justacorticais, ocorreram metástases pulmonares em 13% dos pacientes com osteossarcoma parosteal e em 22% com osteossarcoma periosteal. No geral, a taxa de sobrevida para o osteossarcoma justacortical é melhor do que a dos osteossarcomas intramedulares convencionais. No entanto, não se sabe se os osteossarcomas justacorticais dos ossos gnáticos são substancialmente diferentes no comportamento biológico daqueles que ocorrem em ossos longos. Na comparação do tratamento e do prognóstico entre o osteossarcoma parosteal e o periosteal nos ossos gnáticos, não se pode tirar conclusões significativas por causa dos poucos casos estudados e dos diversos métodos de tratamento utilizados (curetagem, excisão local e ressecção radical).

Condrossarcoma

O condrossarcoma é a terceira neoplasia maligna óssea mais comum após o mieloma e o osteossarcoma. A maioria dos casos ocorre no grupo etário de 30 a 60 anos, com 75% acometendo os homens. Cerca de 15% ocorrem em pacientes que estão abaixo dos 20 anos e estes podem ser mais agressivos. São raros na mandíbula e na maxila, representando apenas cerca de 1% dos condrossarcomas envolvendo o esqueleto. O aparecimento de neoplasias benignas cartilaginosas nos ossos gnáticos também é raro. A distinção microscópica entre um condroma e um condrossarcoma de baixo grau é desafiadora e muitas vezes mal definida, e a experiência clínica dita que as neoplasias condrogênicas bem diferenciadas dos ossos gnáticos devem ser vistas com um alto índice de suspeita de malignidade.

Os condrossarcomas mais comumente surgem *de novo*; entretanto, os condrossarcomas secundários provenientes de lesões cartilaginosas benignas preexistentes como o osteocondroma ou o encondroma são reconhecidos, mas são também excepcionalmente raros. Os pacientes afetados por distúrbios não hereditários e raros na síndrome de Maffucci e na doença de Ollier apresentam um risco significativo de desenvolver neoplasias viscerais, no cérebro e nos ossos, incluindo o condrossarcoma. A síndrome de Maffucci é caracterizada por apresentar vários encondromas e hemangiomas. Os pacientes com a doença de Ollier também apresentam vários encondromas, entretanto não têm hemangiomas, e o risco de malignidades é menor do que nos pacientes com a síndrome de Maffucci.

Características Clínicas

Os condrossarcomas envolvem com maior frequência a região maxilofacial (60%) do que a mandíbula (40%). As lesões que ocorrem na maxila geralmente envolvem a região anterior (região de incisivo lateral e de canino) e o palato. Os condrossarcomas mandibulares ocorrem mais frequentemente na região de pré-molares e molares, na sínfise e no processo coronoide, ocasionalmente no processo condilar. Não há predileção por gênero. Os condrossarcomas surgem mais na idade adulta e na velhice. Embora a idade média de ocorrência seja de 60 anos, quase a metade das lesões na mandíbula tem surgido na terceira e na quarta décadas de vida.

Os sinais clínicos mais comuns são um aumento indolor de volume e a expansão dos ossos afetados, resultando em abalamento dos dentes ou dentaduras mal adaptadas. A extensão do condrossarcoma dos maxilares para as estruturas contíguas pode causar dor, distúrbios visuais, sinais nasais e dores de cabeça.

A aparência radiográfica dos condrossarcomas varia de radiolucências solitárias ou multiloculares com aspecto de roído de traças a lesões opacas espalhadas (Fig. 14-15). Muitos condrossarcomas apresentam áreas mosqueadas correspondentes às áreas de calcificação e ossificação. Também pode ser visto

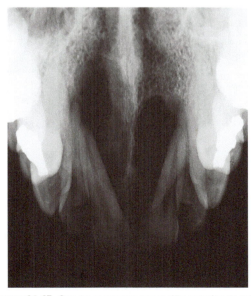

• **Figura 14-15** Condrossarcoma em região anterior de maxila.

no condrossarcoma um alargamento localizado do espaço do ligamento periodontal. Em comparação com as radiografias panorâmicas ou outras técnicas radiográficas, a visualização das neoplasias cartilaginosas pela tomografia computadorizada (TC) é o método preferido para a visualização dos condrossarcomas, especialmente para avaliar a extensão periférica do tumor. Uma aparência radiográfica multilocular pode sugerir o diagnóstico diferencial de ameloblastoma, granuloma central de células gigantes, mixoma e queratocisto, enquanto outros padrões podem sugerir carcinoma metastático, osteossarcoma e tumor odontogênico epitelial calcificante.

Histopatologia

A aparência histológica do condrossarcoma é variável e há muitos subtipos (Fig. 14-16). A maioria dos condrossarcomas que surgem nos ossos gnáticos é bem diferenciada. Os condrossarcomas de grau I (bem diferenciados) muitas vezes apresentam uma arquitetura lobular; eles variam de proliferações que se assemelham a cartilagem até aqueles com aumento do número de condrócitos em um estroma condroide a mixomatoso. Os condrossarcomas de grau II (intermediários) apresentam um estroma mixoide com núcleos dos condrócitos aumentados exibindo ocasionais figuras mitóticas. É frequentemente observado aumento da celularidade na periferia dos lóbulos cartilaginosos. Os condrossarcomas de grau III (pouco diferenciados) são marcadamente celulares, muitas vezes com um componente de células fusiformes. As figuras mitóticas podem ser numerosas. A importância prognóstica da classificação patológica dos condrossarcomas está bem estabelecida. A taxa de sobrevida em 5 anos para os bem diferenciados é de 78%; para os de grau intermediário, de 53%; e para os pouco diferenciados, de 22%. As metástases à distância ocorrem em 4% dos bem diferenciados, em 10% dos de grau intermediário e em 70% dos de alto grau.

Diagnóstico Diferencial

O diagnóstico diferencial microscópico dos condrossarcomas pode incluir o condroma, que é raro nos ossos gnáticos e deve ser considerado apenas se a lesão for um achado incidental. A histologia suscita a possibilidade da variante condroblástica de osteossarcoma, que responde por quase 50% dos osteossarcomas na mandíbula. Esta última entidade é reconhecida quando uma adequada amostragem dos tecidos revela focos de formação de osteoide maligno. Além disso, as áreas condroides de adenomas pleomórficos que surgem em tecidos moles podem imitar neoplasias cartilaginosas dos ossos. O fibroma condromixoide é uma neoplasia óssea benigna rara que pode mimetizar o condrossarcoma devido à presença de grandes células atípicas. No entanto, apresenta uma aparência distintamente lobulada com um proeminente componente mixoide e calcificações focais. A condromatose sinovial que envolve a articulação temporomandibular também pode simular o condrossarcoma.

Tratamento e Prognóstico

Por serem os condrossarcomas radiorresistentes, a excisão cirúrgica local ou radical é o tratamento de escolha. Portanto, a localização da lesão primária e a adequação da ressecção cirúrgica (margens livres de tumor) são de grande significado prognóstico para os condrossarcomas dos ossos gnáticos. Além disso, a graduação histopatológica dos condrossarcomas é indicativa do seu comportamento biológico inato e propensão para a metástase. A causa mais comum de morte por condrossarcoma dos ossos gnáticos é a recorrência local descontrolada e a extensão para estruturas vitais adjacentes. A metástase é mais frequente nos condrossarcomas de alto grau, geralmente para o pulmão ou osso. O curso clínico habitual dos condrossarcomas é longo, e muitas vezes as recidivas ocorrem em 5 anos ou mesmo 10 a 20 anos após o tratamento. A taxa de sobrevida em 5 anos para os condrossarcomas dos ossos gnáticos (15-20%) parece ser pior do que para os condrossarcomas em outros locais do corpo.

Condrossarcoma Mesenquimal

O condrossarcoma mesenquimal é uma forma rara, histologicamente distinta do condrossarcoma e clinicamente única em comparação com os condrossarcomas ósseos. Embora possa ocorrer em qualquer idade, o pico de incidência é na segunda e na terceira décadas de vida.

Cerca de um terço dos condrossarcomas mesenquimais surge nos tecidos moles. Aqueles que surgem no osso mostram uma predileção por maxila, mandíbula e costelas. Em uma série de 15 condrossarcomas mesenquimais ósseos, um terço ocorreu nos ossos gnáticos. A maioria das neoplasias surge entre as idades de 10 e 30 anos, com uma distribuição quase igual entre os sexos. Esta apresentação é distintamente diferente das outras formas de condrossarcoma que ocorrem em adultos mais velhos (60 anos).

Similarmente à situação das outras neoplasias malignas discutidas, às vezes dor e aumento de volume são os habituais sintomas de apresentação. O aspecto radiológico é o de uma lesão lítica que pode ser bem ou mal definida. A maioria apresenta áreas de calcificação pequenas ou grandes.

O aspecto histológico característico do condrossarcoma mesenquimal é o de uma malignidade de células pequenas e anaplásicas contendo zonas de cartilagem maligna facilmente identificáveis e muitas vezes bem formadas. A proliferação de pequenas células indiferenciadas se assemelha ao sarcoma

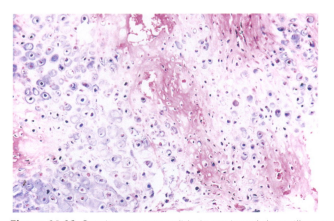

• **Figura 14-16** Condrossarcoma exibindo um lençol de cartilagem atípica.

de Ewing e frequentemente exibe um padrão de crescimento semelhante ao do hemangiopericitoma. Foi sugerido que a proliferação de pequenas células indiferenciadas representa uma pré-cartilagem mesenquimal. Pela técnica da imuno-histoquímica, as neoplasias são positivas para vimentina, CD57/Leu7, enolase específica de neurônio e CD99/MIC2. Não há alterações específicas ou recorrentes, mas a translocação der(13;21)(q10:q10), juntamente com a perda da totalidade ou de uma parte dos cromossomos 8 e 20 e o ganho da totalidade ou de uma parte do cromossomo 12, foi identificada em um condrossarcoma mesenquimal esquelético e em um extraósseo.

Uma amostragem adequada dessas neoplasias demonstra proliferação bifásica de pequenas células indiferenciadas alternada com áreas de cartilagem. O último achado distingue o condrossarcoma mesenquimal do sarcoma de Ewing, do tumor fibroso solitário e do sarcoma sinovial.

O condrossarcoma mesenquimal é uma neoplasia altamente maligna que requer ampla excisão cirúrgica. Semelhantemente aos outros condrossarcomas, é relativamente radiorresistente. A taxa de sobrevida em 5 anos é de 50%, e a taxa de sobrevida em 10 anos é de 20%. O prognóstico para as lesões de mandíbula é um pouco melhor. Em adição à recorrência local, os condrossarcomas mesenquimais mostram uma significativa taxa de metástases, muitas vezes para pulmão e osso. A detecção de metástase nos sobreviventes pode ser tardia, de 12 a 22 anos após o tratamento da neoplasia primária.

Sarcoma de Ewing e Tumor Neuroectodérmico Primitivo

Os termos sarcoma de Ewing e tumor neuroectodérmico primitivo (PNET) são muitas vezes utilizados para descrever uma neoplasia maligna rara de células redondas que mostra diferenciação neuroectodérmica. Alguns pesquisadores sugeriram o uso do termo sarcoma de Ewing quando a neoplasia é indiferenciada ou acomete o osso e PNET se houver morfologia neural ou estiver presente em tecidos moles. O sarcoma de Ewing foi nomeado após o patologista americano James Ewing descrever pela primeira vez a doença em 1921 e a separar dos linfomas e de outras formas conhecidas de câncer na época. A etiologia é desconhecida e a célula, de origem incerta, e até mesmo a multipotencialidade de expressão antigênica é controversa. O sarcoma de Ewing e o PNET têm em comum uma translocação cromossômica t(11;22)(q24;q12) em aproximadamente 85% dos casos. Esta translocação resulta em uma justaposição dos genes *EWS* e *FLI-1*. Outra translocação, a t(21;22)(q22;q12), encontrada em 10 a 15% dos casos, funde o gene *EWS* com o gene *ERG*. O sarcoma de Ewing representa cerca de 6% de todos as neoplasias ósseas malignas. Cerca de 4% dos sarcomas de Ewing surgem nos ossos da região de cabeça e pescoço, sendo 1% nos ossos gnáticos. A maioria envolve os ossos dos membros inferiores ou a pélvis. Quando os ossos gnáticos são envolvidos, a predileção é o ramo da mandíbula, com poucos casos relatados na maxila. Como o sarcoma de Ewing tem uma propensão para metástase para outros ossos, a possibilidade de que o envolvimento maxilar constitua uma doença metastática de outro local do esqueleto deve ser sempre considerada.

Características Clínicas

O sarcoma de Ewing é raro, representando 6 a 10% das neoplasias malignas primárias do osso, mas é o segundo mais comum sarcoma dos ossos e do tecido mole em crianças. Noventa por cento dos sarcomas de Ewing ocorrem entre as idades de 5 e 30 anos, e mais de 60% afetam os homens. A idade média de ocorrência das neoplasias primárias que envolvem os ossos da cabeça e do pescoço é de 11 anos. Dor e aumento de volume são os sintomas mais comuns. O envolvimento da mandíbula ou da maxila pode resultar em deformidade facial, destruição do osso alveolar com abaulamento dos dentes e úlceras na mucosa. Os achados radiológicos nos ossos gnáticos são inespecíficos e podem simular um processo infeccioso ou maligno (Fig. 14-17). O aspecto mais característico é o de uma lesão radiolucente destrutiva com aspecto de roído de traças do osso medular mais erosão e expansão cortical. Uma reação periosteal em forma de casca de cebola pode também ser vista. Um número significativo de pacientes também apresenta uma tumoração em tecido mole.

Histopatologia

Em uma amostra de biópsia adequada, o sarcoma de Ewing é reconhecido microscopicamente como uma proliferação uniforme de células compactadas que podem ser compartimentalizadas por feixes fibrosos. Os núcleos redondos ou ovais apresentam cromatina finamente dispersa e nucléolo imperceptível (Fig. 14-18).

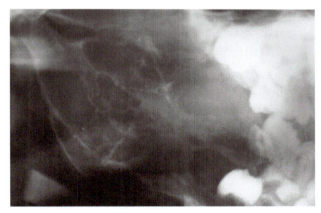

• **Figura 14-17** Sarcoma de Ewing em ramo mandibular num menino de 4 anos.

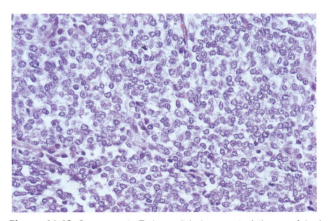

• **Figura 14-18** Sarcoma de Ewing exibindo característica morfologia de células redondas.

O citoplasma caracteristicamente se cora com o ácido periódico de Schiff, mas é digerido com diastase, o que indica a presença de glicogênio. Embora a coloração do glicogênio por esta técnica seja útil no diagnóstico, alguns casos histologicamente aceitáveis como sarcoma de Ewing apresentaram resultados negativos. Além disso, outras neoplasias similares ao sarcoma de Ewing podem conter glicogênio. O CD99 é altamente expresso na maior parte dos sarcomas de Ewing e nos PNETs. Muitas vezes, as citogenéticas para identificar as translocações cromossômicas características são necessárias para estabelecer o diagnóstico.

Diagnóstico Diferencial

Microscopicamente, o sarcoma de Ewing é tão indiferenciado ou anaplásico que sua aparência é semelhante a outras neoplasias denominadas de neoplasias de pequenas células redondas que ocorrem na infância e na adolescência. Este diagnóstico diferencial inclui leucemia/linfoma, neuroblastoma metastático, condrossarcoma mesenquimal, osteossarcoma de células pequenas e, embora raro nesta faixa etária, carcinoma metastático. A microscopia de luz de rotina pode ser usada para discriminar cada uma destas neoplasias similares; entretanto, a microscopia eletrônica, a imuno-histoquímica e as citogenéticas devem ser utilizadas para se chegar a um diagnóstico conclusivo. Por microscopia eletrônica, as células do sarcoma de Ewing são caracterizadas por poças de glicogênio citoplasmático, organelas esparsas e raras junções intercelulares primitivas. Por imuno-histoquímica, todos os sarcomas de Ewing apresentam numerosos filamentos intermediários de vimentina. Foi demonstrada em amostras de tecidos congelados a presença de outras classes de filamentos intermediários. PNETs e sarcomas de Ewing não possuem evidência morfológica de diferenciação neural, mas partilham um elevado nível de expressão do antígeno CD99. Marcadores neurais, tais como a enolase específica de neurônio, são também expressos em uma elevada proporção de tumores. Por análise citogenética, a translocação t(11;22)(q24;q12) ou (21;22)(q22;q12) pode ser identificada.

Tratamento e Prognóstico

A natureza altamente agressiva deste sarcoma se reflete na sua propensão para metástases, especialmente para pulmões, outros ossos e linfonodos. Os protocolos de tratamento por múltiplos métodos, incluindo cirurgia e radioterapia para o controle local e quimioterapia para as micrometástases sistêmicas, melhoraram dramaticamente a anteriormente sombria taxa de sobrevida de 10% em 5 anos. Com estes tratamentos intensivos mais recentes, têm sido relatadas taxas de sobrevida livre de doença de 80% em 2 anos e taxas de sobrevida de 60% em 5 anos. As características clínicas associadas a um mau prognóstico incluem início da doença antes dos 10 anos de idade, presença de doença metastática, sintomas sistêmicos, uma taxa alta de hemossedimentação, lactato desidrogenase sérico elevado e trombocitose. Além disso, nos sarcomas de Ewing, o local de envolvimento parece ter importância prognóstica: os doentes com neoplasias mandibulares possuem um tempo de sobrevida mais favorável do que aqueles com outro local de origem.

Linfoma de Burkitt

O linfoma de Burkitt (Cap. 9) é um linfoma não Hodgkin de células B de alto grau endêmico na África e ocorre apenas esporadicamente na América do Norte e na Europa Ocidental. Foi descrito pela primeira vez em 1958 pelo cirurgião Denis Burkitt como uma neoplasia maligna na mandíbula que ocorre com alta frequência nas crianças africanas. Em 1961, relatórios adicionais demonstraram as características clínicas e patológicas únicas dessa neoplasia, confirmando ser um linfoma. Posteriormente, as formas não endêmicas do linfoma de Burkitt foram reconhecidas nos Estados Unidos. As formas endêmicas e esporádicas do linfoma de Burkitt são histológica e imunofenotipicamente idênticas. Entretanto, existem diferenças clínicas entre as formas endêmicas e esporádicas.

Ambas as formas esporádicas e endêmicas do linfoma de Burkitt são caracterizadas por uma translocação da parte distal do cromossomo 8 que contém o oncogene *c-myc* para o lócus do gene da imunoglobulina de cadeia pesada no cromossomo 14. Duas outras translocações são reconhecidas; entretanto, comum a todos é o envolvimento do gene *c-myc*. Estas translocações podem estar diretamente envolvidas na proliferação aumentada de células neoplásicas do linfoma de Burkitt, que tem uma das maiores taxas de proliferação de qualquer neoplasia em humanos, com um potencial tempo de duplicação de 24 horas e uma fração de crescimento de cerca de 100%.

Características Clínicas

Na África, o linfoma responde por 50% de todas as malignidades da infância, mas constitui apenas 6 a 10% das neoplasias malignas da infância nos Estados Unidos e na Europa. Enquanto a forma endêmica do linfoma de Burkitt tem um pico de incidência entre 3 e 8 anos de idade e um predomínio do sexo masculino na proporção de 2:1, a forma esporádica afeta uma faixa etária um pouco mais alta, com uma idade média de 11 anos, e não tem predileção por sexo. Uma esmagadora maioria (77%) dos casos de linfoma de Burkitt esporádico ocorre em brancos.

O linfoma de Burkitt endêmico tipicamente envolve a mandíbula, a maxila e o abdome, havendo envolvimento extranodal de retroperitônio, rins, fígado, ovários e glândulas endócrinas. A incidência de lesões nos ossos gnáticos pelo linfoma de Burkitt endêmico está relacionada à idade do paciente; 88% dos menores de 3 anos e apenas 25% das pessoas com mais de 15 anos mostram o envolvimento da mandíbula. O envolvimento dos ossos gnáticos é relativamente pouco frequente na forma esporádica da doença, ocorrendo apenas em aproximadamente 10% dos casos. Na maioria das vezes, o linfoma de Burkitt esporádico se apresenta como uma lesão abdominal envolvendo os linfonodos mesentéricos ou a região ileocecal, muitas vezes com obstrução intestinal. O envolvimento do retroperitônio, das gônadas e de outras vísceras ocorre com menor frequência. Embora predominantemente uma doença extranodal, o envolvimento dos linfonodos cervicais ou da medula óssea também tem sido observado. Uma diferença notável entre as formas endêmicas e não endêmicas do linfoma de Burkitt é que o genoma do vírus de Epstein-Barr pode ser detectado em 95% dos casos endêmicos, mas apenas em 10% dos casos esporádicos.

Quando a mandíbula e a maxila são envolvidas, geralmente o foco inicial localiza-se na região posterior, mais comumente na maxila do que na mandíbula (Fig. 14-19). As neoplasias da forma esporádica aparecem mais localizadas, enquanto que na forma endêmica envolvem mais comumente todos os quatro quadrantes. Os sinais usuais associados às lesões da mandíbula são um tumor intraoral em expansão e a mobilidade dos dentes. Dor e parestesia estão ocasionalmente presentes. Na doença esporádica, além da tumoração facial, dor de dentes e parestesia do lábio são queixas comuns. Foi também observada invasão da polpa dental pelo linfoma de Burkitt, particularmente nos dentes em desenvolvimento. Radiograficamente, é observada uma destruição óssea mal delimitada com aspecto de roído de traças do osso (Fig. 14-20). A cortical óssea pode estar expandida, corroída ou perfurada, com o envolvimento dos tecidos moles.

Histopatologia

O linfoma de Burkitt é uma proliferação neoplásica das células B que contém antígenos de superfície de diferenciação das células de linhagem B e imunoglobulina monoclonal de superfície. A proliferação é extremamente monomórfica, composta de linfócitos médios com núcleos redondos e três a cinco pequenos nucléolos basofílicos. Associados à proliferação linfoide, são vistos numerosos macrófagos dispersos contendo detritos nucleares,

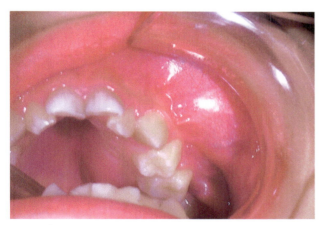

• **Figura 14-19** Linfoma de Burkitt na maxila esquerda.

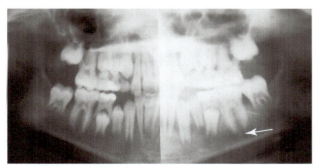

• **Figura 14-20** Linfoma de Burkitt apresentando imagem radiolucente periapical (primeiro molar inferior esquerdo). O paciente relatava parestesia do lábio.

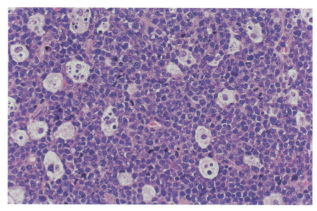

• **Figura 14-21** Linfoma de Burkitt exibindo uma imagem em céu estrelado. As células claras são os macrófagos de corpo tingível.

fato que contribui para a chamada aparência de céu estrelado (Fig. 14-21). Por imuno-histoquímica, as células neoplásicas expressam CD20 e CD10, marcadores de células B. Quase todas as células se dividem e a expressão quase uniforme do marcador de proliferação da proteína Ki-67 pode ser útil no diagnóstico. O diagnóstico diferencial histológico inclui outros subtipos de linfoma não Hodgkin, carcinoma indiferenciado, sarcoma, neuroblastoma metastático e leucemia aguda.

Tratamento e Prognóstico

Antigamente, o linfoma de Burkitt era invariavelmente fatal dentro de 4 a 6 meses após o diagnóstico. No entanto, devido à sua elevada taxa de proliferação, o linfoma de Burkitt tem demonstrado ser extremamente sensível à quimioterapia, sendo potencialmente curável. As formas endêmicas e esporádicas do linfoma de Burkitt exibem excelentes taxas de resposta à quimioterapia, como também taxas similares de recidivas e de sobrevida. Com a combinação de quimioterapia, a taxa de sobrevida global de 2 anos é de 55%, com uma variação de 80% para a doença em fase inicial e 40% para a doença em estádio avançado.

Neoplasias Plasmocitárias

Mieloma Múltiplo

As neoplasias plasmocitárias (Cap. 9) são derivadas de células-tronco da medula óssea da linhagem dos linfócitos B e são funcionalmente diferenciadas na sua capacidade para produzir e secretar imunoglobulinas. Uma vez que estas neoplasias são derivadas de um único clone neoplásico, elas estão associadas à produção de imunoglobulinas monoclonais, com a cadeia leve de imunoglobulina restrita apenas ao tipo kappa ou lambda. Essas neoplasias podem acometer os tecidos moles como um plasmocitoma extramedular, o tecido ósseo na forma de uma lesão lítica solitária conhecida como plasmocitoma ósseo ou, mais comumente, como parte da doença disseminada multifocal, o mieloma múltiplo. Oitenta por cento dos plasmocitomas extramedulares envolvem a região de cabeça e pescoço, com uma predileção para nasofaringe, cavidade nasal, seios paranasais e amígdalas. Estas lesões também foram relatadas na gengiva, no palato, no assoalho da boca e na língua. O plasmocitoma solitário do osso é muito raro nos ossos gnáticos; aparece com maior frequência em íleo, fêmur, úmero, vértebras torácicas e crânio. O mieloma múltiplo é uma doença da medula óssea hematopoiética do esqueleto, mas 70 a 95% dos indivíduos afetados tinham envolvimento radiográfico dos ossos da maxila ou da mandíbula (Quadro 14-3).

Características Clínicas

Raramente encontrado antes da quinta década de vida, o mieloma múltiplo aparece em uma idade média de 63 anos. Há um ligeiro predomínio do sexo masculino. O envolvimento dos maxilares pode ser assintomático ou pode produzir dor, aumento de volume, expansão, dormência, mobilidade dos dentes ou fratura patológica. Raramente existe uma massa de tecido mole associada. Alguns pacientes podem apresentar fraqueza, perda de peso, anemia e síndromes de hiperviscosidade. Aproximadamente 10% dos pacientes com mieloma múltiplo desenvolvem amiloidose sistêmica, uma condição associada a outras doenças sistêmicas (Quadro 14-4) (veja também a discussão sobre o mieloma múltiplo no Capítulo 9). Oitenta e cinco por cento dos doentes com mieloma múltiplo apresentam alterações no exame radiográfico do esqueleto. Embora os pacientes restantes não mostrem alterações radiográficas, podem apresentar plasmocitose na punção de medula óssea ou na amostra de biópsia.

A alteração mais comum no sangue periférico é a anemia com formação de hemácias em *rouleaux* (pilhas de células hemácias) e, ocasionalmente, plasmócitos circulantes. A produção de imunoglobulinas monoclonais pelos plasmócitos neoplásicos resulta em um excesso de proteína anormal circulante que muitas vezes pode ser detectada na urina. Na eletroforese de proteínas séricas, a maioria dos pacientes com mieloma apresenta uma quantidade diminuída de imunoglobulina normal e um pico de imunoglobulina monoclonal, este conhecido como pico M. Geralmente, a imunoglobulina é a (Ig)G ou a IgA, com um componente monoclonal de cadeia leve. Algumas neoplasias plasmocitárias podem secretar apenas uma cadeia leve monoclonal. Estes componentes de imunoglobulinas monoclonais podem ser demonstrados por imunoeletroforese de soro e de urina em aproximadamente 95% dos pacientes com mieloma. As cadeias leves monoclonais na urina, a chamada proteinúria de Bence Jones, podem ser detectadas em cerca de 50% dos pacientes com mieloma. Dois por cento dos casos de mieloma são não secretores, apesar de a imunoglobulina monoclonal poder ser demonstrada no citoplasma dos plasmócitos pelo método da imunoperoxidase.

O aspecto radiográfico do mieloma pode variar. Normalmente são vistas múltiplas áreas radiolucentes em saca bocado e áreas de destruição óssea não corticadas nos ossos gnáticos e em muitos dos ossos hematopoiéticos do esqueleto (Figs. 14-22 e 14-23). As neoplasias plasmocitárias dos ossos gnáticos podem

---

• QUADRO 14-3 Mieloma Múltiplo

Origem
Neoplasia de células B; população monoclonal; produção anormal de imunoglobulinas monoclonais

Achados Clínicos e Laboratoriais
Tipos — múltiplo, solitário, extramedular
Pacientes com mais de 50 anos
Dor, aumento de volume, hipoestesia
Perda de peso, fraqueza, anemia, sangramento, infecção, amiloidose (10%)
Lesões esqueléticas em saca bocado
Proteína de Bence Jones na urina (cadeia leve)
Proteína M no soro

Tratamento
Quimioterapia; prognóstico ruim

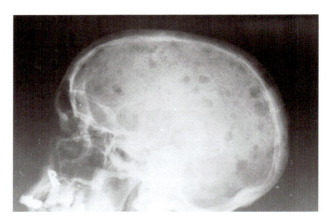

• **Figura 14-22** Mieloma múltiplo do crânio apresentando imagens radiolucentes em saca bocado.

• QUADRO 14-4 Amiloidose

Ocorre em 10% dos pacientes com mieloma
Pode aparecer como doença secundária crônica (p. ex. artrite reumatoide, osteomielite crônica, falência renal crônica)
Rins, coração, trato gastrintestinal, fígado e baço são frequentemente afetados
Lesões orais vistas na língua (macroglossia) e gengiva

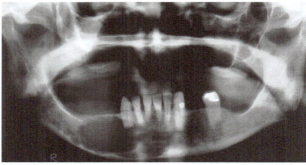

• **Figura 14-23** Mieloma múltiplo demonstrando lesão radiolucente na mandíbula. (Cortesia de Dr. Steven Rowan.)

ser expansíveis e, em raras ocasiões, podem apresentar esclerose óssea. A descoberta de uma neoplasia plasmocitária solitária nos ossos gnáticos tem estado mais relacionada à manifestação da doença sistêmica do que à de um plasmocitoma solitário do osso.

Histopatologia

O aspecto microscópico das manifestações clínicas das neoplasias plasmocitárias é semelhante. Estas são compostas por uma proliferação sempre igual de plasmócitos neoplásicos, podendo apresentar uma vasta gama de diferenciação, que vai de células semelhantes a plasmócitos maduros até células grandes indiferenciadas que se assemelham aos linfomas de imunoblásticos. Os numerosos plasmócitos na medula óssea podem ser distinguidos dos plasmócitos que aparecem na osteomielite crônica ou no granuloma periapical, pois nesses casos há a proliferação de pequenos vasos, fibroblastos e infiltrado neutrofílico associado a macrófagos nas lesões reativas. Além disso, uma população monoclonal de células CD79a+ ou CD138+ que expressam apenas uma das duas cadeias leves de imunoglobulina (kappa ou lambda) pode ser demonstrada utilizando-se imuno-histoquímica ou técnicas de hibridização *in situ*. Isto é referido como restrição de cadeia leve. Uma população não neoplásica de plasmócitos contém uma fração de células positivas que expressam kappa e lambda numa proporção de 3:1 a 1:1 (Fig. 14-24).

Diagnóstico Diferencial

Embora a aparência lítica em saca bocado seja característica, o diagnóstico diferencial radiográfico destas lesões nos ossos gnáticos inclui outras neoplasias malignas, tais como carcinoma metastático, linfoma e doença de células de Langerhans. Portanto, o diagnóstico deve ser confirmado por biópsia ou aspirado. Histologicamente, as neoplasias plasmocitárias pouco diferenciadas podem simular outras neoplasias malignas relativamente indiferenciadas, tais como linfoma, leucemia, carcinoma indiferenciado, melanoma metastático e neuroblastoma. Essas doenças podem ser distinguidas pela detecção de imunoperoxidase do antígeno leucocitário humano (LCA) nos linfomas/leucemias, citoqueratina em carcinomas, proteína S-100, antígenos associados ao melanoma no melanoma e enolase específica de neurônio no neuroblastoma. As neoplasias plasmocitárias não expressam esses antígenos, entretanto expressam CD79a e CD138.

Tratamento e Prognóstico

A maioria dos pacientes com mieloma morre por infecção ou, com menor frequência, insuficiência renal, mieloma disseminado, complicações cardíacas ou complicações hematológicas como hemorragia ou trombose. O mieloma múltiplo é tratado com agentes quimioterapêuticos alquilantes e esteroides e radioterapia nas lesões ósseas dolorosas. Outros regimes terapêuticos (nenhum curativo) são a quimioterapia de combinação, o transplante de medula óssea, o uso do inibidor de proteassomo bortezomibe e a talidomida (ou análogos). Os bisfosfonatos são muitas vezes utilizados para prevenir fraturas ósseas. O tempo total médio de sobrevida está relacionado com o estádio da doença e varia em mais de 60 meses nos pacientes com doença em estádio I a 23 meses naqueles que apresentam a doença em estádio III. Os indicadores de prognóstico correlacionam com a carga de celular e incluem o nível de hemoglobina, o nível sérico de cálcio, o componente M da urina, o grau de envolvimento ósseo e os níveis de creatinina indicativos de insuficiência renal.

Plasmocitoma Ósseo Solitário

Semelhantemente ao mieloma múltiplo, o plasmocitoma ósseo solitário é uma doença da idade adulta, com uma idade média de 50 anos no momento do diagnóstico e predominância nos homens. Os plasmocitomas solitários raramente ocorrem nos ossos gnáticos; mas, quando isso acontece, estão muitas vezes localizados no ângulo da mandíbula. Para o diagnóstico de plasmocitoma solitário ser estabelecido, a pesquisa radiográfica, o aspirado aleatório randômico de medula óssea e a biópsia devem revelar nenhuma evidência de plasmocitose em outras áreas do corpo. No entanto, 30 a 75% dos casos de plasmocitoma ósseo solitário podem progredir para mieloma múltiplo. Não é possível prever qual paciente irá desenvolver doença disseminada. Tal como acontece com o mieloma múltiplo, os sinais e os sintomas clínicos incluem dor, aumento de volume e fratura patológica.

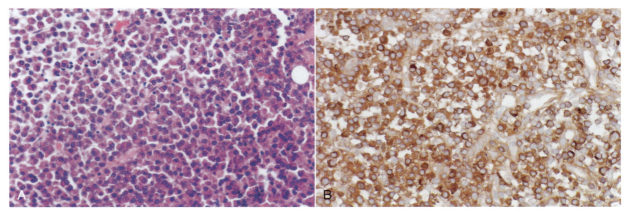

• **Figura 14-24** Mieloma múltiplo. **A**, Lençol de plasmócitos atípicos. **B**, Com a utilização da imuno-histoquímica, todas as células apresentaram marcação positiva (*marrom*) para a cadeira leve lambda, demonstrando a monoclonalidade da neoplasia (as células foram negativas para a cadeia leve kappa).

Radiograficamente, o plasmocitoma solitário é uma lesão lítica bem definida que pode ser multilocular, assemelhando-se ao granuloma central de células gigantes. Os plasmocitomas solitários podem destruir o osso cortical e se espalhar para os tecidos moles adjacentes. Ao contrário daqueles com mieloma múltiplo, os pacientes com plasmocitoma ósseo solitário apresentam um quadro normal de sangue periférico e um perfil químico diferencial normal. Em 25% dos casos de plasmocitoma ósseo solitário, uma imunoglobulina monoclonal pode ser demonstrada no soro ou na urina. A biópsia do plasmocitoma solitário revela uma aparência histológica idêntica à do mieloma múltiplo, havendo uma sempre igual proliferação de células plasmocitárias neoplásicas e a produção de componentes de imunoglobulina monoclonal.

O plasmocitoma ósseo solitário é tratado primeiramente por radioterapia local. As lesões acessíveis podem ser excisadas cirurgicamente antes da realização da radioterapia. Dez a 15% dos pacientes apresentam recorrência local do plasmocitoma solitário, e um pequeno número de pacientes pode desenvolver um plasmocitoma solitário adicional no osso. Embora uma proporção significativa dos casos possa evoluir para o mieloma múltiplo, o tempo de sobrevida global dos pacientes com plasmocitoma solitário é de 10 anos, muito maior que os 20 meses de tempo médio de sobrevida em pacientes inicialmente diagnosticados com mieloma múltiplo. Isto parece indicar que muitos plasmocitomas solitários constituem formas biologicamente de baixo grau, mas lentamente progressivas, de mieloma múltiplo.

Carcinoma Metastático

A neoplasia maligna que mais comumente afeta os ossos do esqueleto é o carcinoma metastático. No entanto, a doença metastática na maxila e na mandíbula é incomum. Estima-se que 1% das neoplasias malignas gera metástases para estes locais (Quadro 14-5). Cerca de 80% destas metástases acontecem na mandíbula, 14% na maxila e 5% em ambas. Ocasionalmente, são encontradas metástases na gengiva com um aspecto clínico que simula o granuloma piogênico. Nos adultos, as metástases para os ossos gnáticos mais comuns se originam dos carcinomas de mama em mulheres e de pulmão nos homens. Em ordem decrescente de frequência, outros sítios primários comuns são a próstata, o trato gastrintestinal, o rim, o cólon e o reto. Nas crianças, o neuroblastoma das adrenais é o sítio primário mais comum na primeira década de vida, mas as neoplasias malignas do osso são o sítio primário mais comum na segunda década de vida. Em até 30% dos casos, as metástases para os ossos gnáticos podem ser o primeiro sinal da doença.

• **QUADRO 14-5** **Neoplasias Malignas mais Comuns que Geram Metástase para os Ossos Gnáticos**

Carcinoma mamário
Carcinoma de pulmão
Adenocarcinoma prostático
Carcinoma colorretal
Carcinoma renal

Características Clínicas

Os indivíduos suscetíveis de serem afetados pelo carcinoma metastático nos ossos gnáticos pertencem aos grupos etários mais velhos, a maioria na quinta à sétima décadas de vida, com uma idade média de 45 anos, refletindo a maior prevalência de malignidades nessa população. A via de disseminação para os ossos gnáticos é geralmente hematogênica da neoplasia visceral primária ou de metástases pulmonares. Na mandíbula, a região de pré-molares e molares e o ângulo e o corpo são os sítios mais comumente envolvidos pela doença metastática (Figs. 14-25 a 14-27). Podem estar clinicamente evidentes dor óssea, abaulamento dos dentes, parestesia de lábio, aumento de volume ósseo, lesões nas gengivas e fratura patológica.

A maioria das metástases na mandíbula aparecem como lesões radiolucentes mal definidas. Alguns carcinomas metastáticos, especialmente os de próstata e de tireoide, são caracterizados por

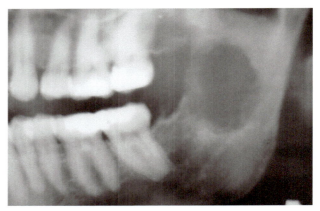

• **Figura 14-25** Adenocarcinoma de mama metastático no ramo mandibular.

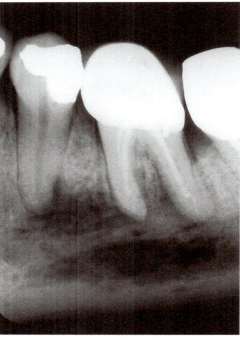

• **Figura 14-26** Adenocarcinoma de mama metastático no corpo mandibular.

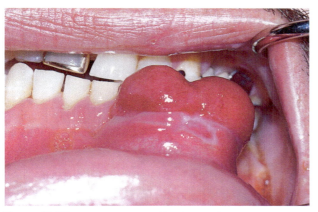

• **Figura 14-27** Neoplasia metastática (sítio primário indeterminado) na gengiva.

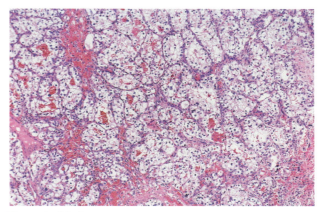

• **Figura 14-29** Carcinoma renal metastático retirado de uma imagem radiolucente periapical.

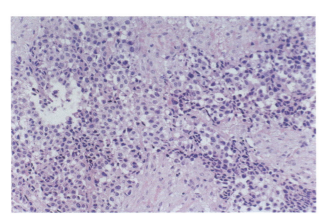

• **Figura 14-28** Câncer de mama metastático retirado de uma lesão radiolucente na mandíbula.

uma lesão osteoblástica. Embora a aparência da osteomielite seja uma imagem radiolucente em roído de traças, raramente expande o osso cortical e tipicamente mostra uma reação periosteal.

Histopatologia

A aparência histológica do carcinoma metastático pode ser extremamente variável, refletindo o tipo de neoplasia e seu grau de diferenciação (Fig. 14-28 a 14-30). Uma proeminente resposta desmoplásica do estroma está frequentemente presente. Nos casos difíceis, o diagnóstico de carcinoma metastático pode ser comprovado com uma marcação imuno-histoquímica para a citoqueratina, presente em todas as células de carcinoma. Através da imuno-histoquímica, os anticorpos específicos reativos em material fixado em formalina e embebido em parafina, capazes de distinguir a neoplasia primária em próstata, pulmão, mama, cólon ou rim, estão cada vez mais disponíveis. As expressões diferenciais das citoqueratinas 7 e 20 (CK7 e CK20, respectivamente) e da vilina também podem ser úteis (Tabela 14-1) para determinar a origem de um carcinoma metastático quando a neoplasia primária está oculta. Outros exemplos são a identificação do vírus Epstein-Barr (EBV) em um carcinoma, sugerindo uma lesão primária na nasofaringe, e do papilomavírus humano (HPV)16 em um carcinoma basaloide, sugerindo lesão primária orofaríngea. Prevê-se que, com os avanços no desenvolvimento de anticorpos monoclonais, esta técnica será muito útil na identificação dos carcinomas metastáticos de origem desconhecida.

Diagnóstico Diferencial

O diagnóstico diferencial do carcinoma intraósseo pouco diferenciado inclui sarcoma anaplásico, linfoma e melanoma amelanótico. O raro carcinoma intraósseo primário de provável

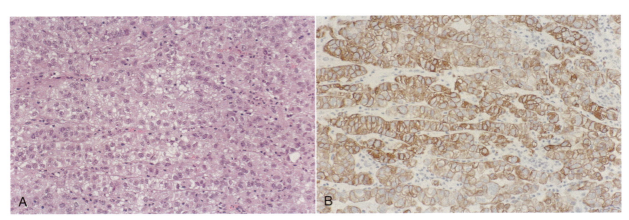

• **Figura 14-30** A e B, Câncer de pulmão metastático apresentando uma lesão radiolucente. B, A reação imuno-histoquímica para citoqueratina 7 (CK7) foi de valia na determinação da origem da lesão primária.

TABELA 14-1	Expressão de CK7 e CK20 em Várias Neoplasias Epiteliais		
Neoplasia		CK7	CK20
Pulmão (adenocarcinoma)		+	-
Pulmão (carcinoma epidermoide)		-	-
Cólon		-	+
Mama		+	-
Rim		-	-
Próstata		-	-

origem odontogênica é abordado no Capítulo 11. A presença de citoqueratina nas células neoplásicas é diagnóstica de carcinoma. A marcação pela imunoperoxidase para o antígeno leucocitário humano comprova o diagnóstico de linfoma/leucemia, ao passo que a imunorreatividade com antígenos associados ao melanoma e à proteína S-100 indica um diagnóstico de melanoma. Embora muitas destas técnicas sofisticadas de diagnóstico possam ser usadas para identificar a natureza de uma neoplasia anaplásica, não existe substituto para um histórico médico acurado e um exame físico preciso, especialmente no diagnóstico do carcinoma metastático.

Osteonecrose Relacionada a Doença Metastática. A osteonecrose dos ossos gnáticos em pacientes com câncer aos quais foram prescritos bisfosfonatos tem sido reconhecida desde 2003 (BRONJ; Cap. 13). Atualmente, os clínicos consideram a osteonecrose dos ossos gnáticos nos pacientes tratados com bisfosfonatos uma entidade distinta e possivelmente estão falhando em não reconhecer a osteonecrose nos pacientes com osteomielite com sequestro ósseo, diabetes e comprometimento imunológico (síndrome da imunodeficiência adquirida [AIDS]) e nos pacientes submetidos a quimioterapia para uma variedade de neoplasias malignas com ou sem doença metastática. Enquanto a osteonecrose dos ossos gnáticos em um paciente portador de neoplasia maligna pode ser atribuída à utilização de bisfosfonatos, existem alguns casos em que a doença metastática em si pode ser a causa da osteonecrose. Assim, a ressecção cirúrgica do osso necrótico não apenas trata a doença, mas também permite a avaliação histopatológica em busca da presença ou ausência de neoplasia.

Tratamento e Prognóstico

Os carcinomas metastáticos dos ossos gnáticos exigem um diagnóstico preciso para identificar o sítio da neoplasia primária e para avaliar o grau de envolvimento metastático. É importante verificar se a metástase é apenas um foco solitário ou é o sinal clínico de uma doença esquelética disseminada. Um foco único pode ser tratado por excisão cirúrgica ou rádio e quimioterapia. Geralmente, as metástases ósseas generalizadas são um evento ameaçador e são tratadas de forma paliativa. O prognóstico para os pacientes com carcinoma metastático nos ossos gnáticos é grave, com uma taxa de sobrevida de 10% em 5 anos, e mais de dois terços destes pacientes morrem dentro de 1 ano.

Bibliografia

Osteossarcoma
Bennett JH, Thomas G, Evans AW et al: Osteosarcoma of the jaws: a 30-year retrospective review, *Oral Surg Oral Med Oral Pathol Oral Radiol Endod* 90:323-332, 2000.

Dujardin F, Binh MB, Bouvier C, Gomez-Brouchet A et al: MDM2 and CDK4 Immunohistochemistry Is a Valuable Tool in the Differential Diagnosis of Low-Grade Osteosarcomas and Other Primary Fibro-Osseous Lesions of the Bone, *Modern Pathology* 24(5):624-637, 2011.

Gadwal SR, Gannon FH, Fanburg-Smith JC et al: Primary osteosarcoma of the head and neck in pediatric patients, *Cancer* 91:598-605, 2001.

Ha PK, Eisele DW, Frassica FJ et al: Osteosarcoma of the head and neck: a review of the Johns Hopkins experience, *Laryngoscope* 109:964-969, 1999.

Longhi A, Benassi MS, Molendini L et al: Osteosarcoma in blood relatives, *Oncol Rep* 8:131-136, 2001.

Lopes MA, Nikitakis NG, Ord RA et al: Amplification and protein expression of chromosome 12q13-15 genes in osteosarcomas of the jaws, *Oral Oncol* 37:566-571, 2001.

Okada K, Frassica FJ, Sim FH et al: Parosteal osteosarcoma: a clinicopathological study, *J Bone Joint Surg Am* 76:366-378, 1994.

Patel SG, Meyers P, Huvos AG et al: Improved outcomes in patients with osteogenic sarcoma of the head and neck, *Cancer* 95:1495-1503, 2002.

Ragazzini P, Gamberi G, Benassi MS et al: Analysis of SAS gene and CDK4 and MDM2 proteins in low-grade osteosarcoma, *Cancer Detect Prevent* 23:129-136, 1999.

Smith RB, Apostolakis LW, Karnell LH: National Cancer Data Base report on osteosarcoma of the head and neck, *Cancer* 98:1670-1680, 2003.

Wunder JS, Eppert K, Burrow SR et al: Co-amplification and over-expression of CDK4, SAS, and MDM2 occurs frequently in human parosteal osteosarcomas, *Oncogene* 18:783-788, 1999.

Condrossarcoma
Hackney FL, Aragon SB, Aufdemorte TB et al: Chondrosarcoma of the jaws: clinical findings, histopathology and treatment, *Oral Surg Oral Med Oral Pathol* 71:139-143, 1991.

Naumann S, Krallman PA, Unni KK et al: Translocation der(13;21)(q10;q10) in skeletal and extraskeletal mesenchymal chondrosarcoma, *Mod Pathol* 15:572-576, 2002.

Pontes HA, Pontes FS, de Abreu MC et al: Clinicopathological analysis of head and neck chondrosarcoma: three case reports and literature review, *Int J Oral Maxillofac Surg* 41(2):203-210, 2012.

Saito K, Unni KK, Wollan PC et al: Chondrosarcoma of the jaw and facial bones, *Cancer* 76:1550-1558, 1995.

Tien N, Chaisuparat R, Fernandes R et al: Mesenchymal chondrosarcoma of the maxilla: case report and literature review, *J Oral Maxillofac Surg* 65:1260-1266, 2007.

Vencio EF, Reeve CM, Unni KK et al: Mesenchymal chondrosarcoma of the jaw bones: clinicopathologic study of 19 cases, *Cancer* 82:2350-2355, 1998.

Sarcoma de Ewing
de Alava E, Gerald WL: Molecular biology of the Ewing's sarcoma/primitive neuroectodermal tumor family, *J Clin Oncol* 18:204-213, 2000.

Delattre O, Zucman J, Melot T et al: The Ewing family of tumors—a subgroup of small-round-cell tumors defined by specific chimeric transcripts, *N Engl J Med* 331:294-299, 1994.

Sandberg AA, Bridge JA: Updates on cytogenetics and molecular genetics of bone and soft tissue tumors: Ewing sarcoma and peripheral primitive neuroectodermal tumors, *Cancer Genet Cytogenet* 123:1-26, 2000.

West DC: Ewing sarcoma family of tumors, *Curr Opin Oncol* 12:323-329, 2000.

Neoplasias Plasmocitárias

Falk RH, Comenzo RL, Skinner M: The systemic amyloidosis, *N Engl J Med* 337:898-909, 1997.

Oken MM: Multiple myeloma: prognosis and standard treatment, *Cancer Invest* 15:57-64, 1997.

Carcinoma Metastático

Campbell F, Herrington CS: Application of cytokeratin 7 and 20 immunohistochemistry to diagnostic pathology, *Curr Diagn Pathol* 7:113-122, 2001.

Chu P, Wu E, Weiss LM: Cytokeratin 7 and cytokeratin 20 expression in epithelial neoplasms: a survey of 435 cases, *Mod Pathol* 13:962-972, 2000.

Hirshberg A, Leibovich P, Buchner A: Metastatic tumors to the jawbones: analysis of 390 cases, *J Oral Pathol Med* 23:337-341, 1994.

Osteonecrose Relacionada a Doença Metastática

Carlson ER, Basile JD: The role of surgical resection in the management of bisphosphonate-related osteonecrosis of the jaws, *J Oral Maxillofacial Surg* 67(Suppl 5):85-95, 2009.

Carlson ER, Fleisher KE, Ruggiero SL: Metastatic cancer identified in osteonecrosis specimens of the jaws in patients taking intravenous bisphosphonate medications, *J Oral Maxillofac Surg* 71:2077-2086, 2013.

Carlson ER, Schlott BJ: Anti-resorptive osteonecrosis of the jaws. Facts forgotten, questions answered, lessons learned, *Oral Maxillofac Surg Clin N Amer* 26:171-191, 2014.

Frei M, Bornstein MM, Schaller B et al: Bisphosphonate-related osteonecrosis of the jaw combined with jaw metastasis of prostate adenocarcinoma: report of a case, *J Oral Maxillofac Surg* 68:863-867, 2010.

Hankey GT: Osteomyelitis (necrosis) of the jaws—its pathology and treatment, *Br Dent J* 65:549-559, 1938.

Khamaisi M, Regev E, Yarom N et al: Possible association between diabetes and bisphosphonate related jaw osteonecrosis, *J Clin Endocrinol Metab* 92:1172-1175, 2007.

Otto S, Schuler K, Ihrler S et al: Osteonecrosis of metastases of the jaw of both? Case report and review of the literature, *J Oral Maxillofac Surg* 68:1185-1188, 2010.

SanGiacomo T, Tan PM, Loggi EG et al: Progressive osseous destruction as a complication of HIV-periodontitis, *Oral Surg Oral Med Oral Pathol* 70:476-479, 1990.

Schwartz HC: Osteonecrosis of the jaws: a complication of cancer chemotherapy, *Head Neck Surg* 4:251-253, 1982.

Sung EC, Chan SM, Sakura K et al: Osteonecrosis of the maxilla as a complication to chemotherapy: a case report, *Spec Care Dentist* 22:142-146, 2002.

15
Doenças Metabólicas e Genéticas

RESUMO DO CAPÍTULO

Condições Metabólicas
- *Doença de Paget*
- *Hiperparatireoidismo*
- *Hipertireoidismo*
- *Hipotireoidismo*
- *Hipofosfatasia*
- *Hiperostose Cortical Infantil*
- *Doença do Osso Fantasma (Doença de Gorham)*
- *Acromegalia*

Anomalias Genéticas
- *Querubismo*
- *Osteopetrose*
- *Osteogênese Imperfeita*
- *Displasia Cleidocraniana*
- *Síndrome de Crouzon (Disostose Craniofacial)*
- *Síndrome de Treacher Collins (Disostose Mandibulofacial)*
- *Síndrome de Pierre Robin (Sequência de Pierre Robin)*
- *Síndrome de Marfan*
- *Síndrome de Ehlers-Danlos*
- *Síndrome de Down (Trissomia do 21)*
- *Atrofia Hemifacial*
- *Hipertrofia Hemifacial*
- *Fendas Labiais e Palatinas*
- *Síndrome do X Frágil*

Condições Metabólicas

Doença de Paget

A doença de Paget, ou osteíte deformante, é uma desordem metabólica crônica e lentamente progressiva do tecido ósseo de causa desconhecida (Quadro 15-1). As teorias etiológicas incluem infecção pelo paramixovírus, influências ambientais e mutações em vários genes envolvidos na osteoclastogênese com níveis elevados de penetrância. O desenvolvimento e a função alterados dos osteoclastos resultam no remodelamento anormal do tecido ósseo. Na doença de Paget, a função dos osteoblastos também é anormal e reflete as alterações que ocorrem em todas as fases da fisiologia do tecido ósseo nessa condição, que geralmente progride passando por vários estádios, compreendendo uma fase inicial reabsortiva, seguida de fase vascular e, eventualmente, de esclerose ou fase blástica, quando pode haver aumento de até sete vezes na deposição de tecido ósseo. O tecido ósseo esclerótico formado, embora denso, é de qualidade inferior, comumente deformado e com aumento do risco de fraturas.

Nos estudos de famílias, a presença de agrupamentos gênicos na doença de Paget foi extensivamente documentada, com identificação de mutações específicas no gene SQSTM1 em metade dos casos; enquanto que, nos casos não familiares, foi observada apenas uma pequena percentagem de pacientes contendo essas mutações.

Características Clínicas

A doença de Paget é uma condição de renovação hiperativa de tecido ósseo que ocorre tipicamente em pacientes acima dos 50 anos. É relativamente comum e foi relatada ocorrendo em 3 a 4% da população de meia-idade e em 10 a 15% dos idosos,

---

• QUADRO 15-1 Doença de Paget

Uma desordem metabólica progressiva de muitos ossos; a causa está indeterminada
Acomete comumente a coluna, o fêmur, o crânio, a pélvis e o esterno
Adultos, tipicamente os acima dos 50 anos
Sintomas: dor óssea, dor de cabeça, visão e audição alteradas, paralisia facial, vertigens
Sinais orais
Aumento de volume bilateral dos maxilares: 15% de todos os pacientes com doença de Paget; maxila> mandíbula
Diastemas adquiridas, próteses mal ajustadas, opacidades irregulares e hipercementose
Complicações orais
Doença na fase inicial: sangramento após a realização de cirurgias nos maxilares
Doença na fase tardia: fratura dos maxilares, osteomielite

>, Mais frequentemente afetado que.

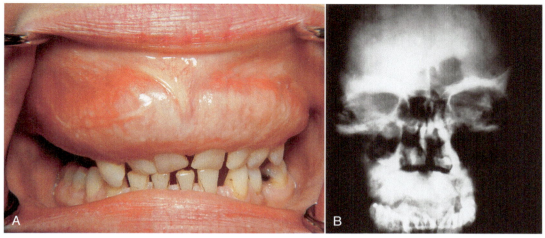

• **Figura 15-1** **A** e **B**, Doença de Paget na maxila. Repare no aumento de volume uniforme e simétrico em **A** e na opacificação da maxila e do crânio em **B**.

embora a gravidade e a prevalência da doença nos últimos 30 anos tenham se alterado para um padrão de menor gravidade e nível de acometimento. Em aproximadamente 14% dos casos, um histórico familiar positivo pode ser identificado. A doença de Paget tem uma predileção pelo gênero masculino na ordem de 3:2 e parece ocorrer mais comumente em pacientes de descendentes do norte da Europa.

Os sítios mais comuns de acometimento são a pélvis, o crânio, a tíbia, as vértebras, o úmero e o esterno. Os maxilares são afetados em aproximadamente 20% dos pacientes, e a maxila é acometida duas vezes mais que a mandíbula (Fig. 15-1). Na apresentação inicial, os sintomas geralmente estão relacionados à deformidade ou à dor presente no(s) osso(s) afetado(s). A dor óssea é descrita como profunda e contínua. Frequentemente, pode ser percebida a elevação da temperatura da pele sobre o osso afetado, que ocorre devido à vascularização aumentada do osso subjacente. As complicações neurológicas, que incluem dor de cabeça, distúrbios auditivos ou visuais, paralisia facial, vertigens e fraqueza, podem em grande parte estar relacionadas com o estreitamento dos forames do crânio, resultando na compressão dos elementos vasculares e neurais. Aproximadamente 10 a 20% dos pacientes são assintomáticos e são diagnosticados incidentalmente após a realização de estudos radiográficos ou laboratoriais devido a problemas não relacionados.

Classicamente, os pacientes odontológicos que usam próteses totais podem se queixar da adaptação e da função inadequadas da prótese recém-adquirida, uma vez que a maxila vai aumentando simetricamente de volume. Por fim, o rebordo alveolar aumenta, ocorrendo achatamento relativo da abóbada palatina. Quando os dentes estão presentes, pode ser observado espaçamento crescente entre eles, assim como mobilidade aumentada. Nos casos mais graves, o abaulamento contínuo da maxila e da mandíbula pode fazer com que o fechamento dos lábios seja difícil ou impossível.

Os achados radiográficos clássicos no último estádio da doença de Paget são devidos à esclerose óssea, conferindo um padrão radiográfico irregular descrito como em algodão ou lã. Nos maxilares, esse padrão de alteração óssea pode estar associado a hipercementose ou reabsorção das raízes dentárias, à perda da lâmina dentária e à obliteração do espaço do ligamento periodontal (Figs. 15-2 e 15-3).

Histopatologia

Na fase inicial reabsortiva, é evidente a reabsorção óssea osteoclástica hiperativa aleatória. O osso reabsorvido é substituído por tecido conjuntivo vascularizado e acompanhado de osteólise e osteogênese proeminentes. Eventualmente, o osso desenvolve um padrão denso em mosaico como resultado de linhas reversas presentes em um osso crescentemente esclerótico e, assim, os osteoclastos vão cedendo lugar aos osteoblastos (Figs. 15-4 e 15-5).

Os exames de laboratório podem fornecer importantes informações para o diagnóstico de doença de Paget. Os níveis séricos de cálcio e de fosfato são normais em concomitância a níveis muito elevados de fosfatase alcalina. Acredita-se que a intensa atividade osteoblástica nesse osso metabolicamente ativo seja a responsável pelos níveis elevados de fosfatase alcalina. A quantidade de reabsorção óssea pode estar correlacionada com o aumento dos níveis urinários de cálcio e de hidroxiprolina.

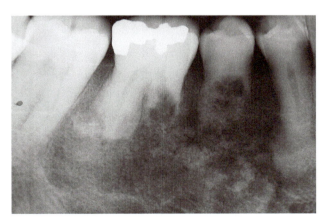

• **Figura 15-2** Doença de Paget na mandíbula associada à reabsorção radicular.

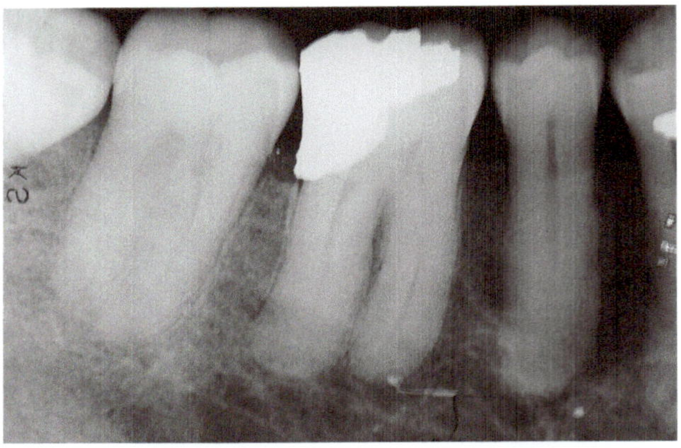

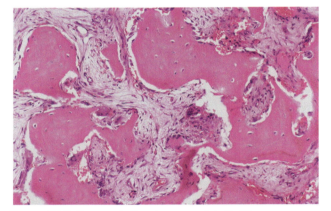

• **Figura 15-3** Doença de Paget na mandíbula com hipercementose associada.

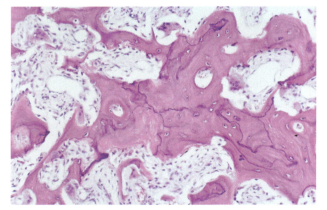

• **Figura 15-4** Doença de Paget com medula fibrótica e numerosos osteoblastos e osteoclastos.

• **Figura 15-5** Doença de Paget mostrando um padrão de osso em mosaico com linhas reversas e capilares proeminentes.

Tratamento

O principal indicador da necessidade de intervenção terapêutica é o desconforto do paciente. A elevação dos níveis totais de fosfatase alcalina a duas vezes maior do que o normal também é indicação para tratamento. O tratamento tem sido direcionado para o controle da formação e da função osteoclásticas. O uso de calcitonina e de bisfosfonatos tem sido eficaz. Ambos suprimem a reabsorção e a deposição ósseas, conforme verificado na redução dos índices bioquímicos, incluindo os níveis de fosfatase alcalina e de hidroxiprolina urinária. Uma redução de 50% em qualquer um desses índices constitui uma boa resposta terapêutica (veja o Capítulo 13 para as complicações do tratamento com bisfosfonatos). Os pacientes assintomáticos com manifestações leves da doença de Paget e que estão em baixo risco para o desenvolvimento de complicações secundárias geralmente requerem apenas monitoramento clínico e avaliação dos níveis de fosfatase alcalina.

A doença de Paget é um distúrbio lentamente progressivo, mas raramente é fatal. O alívio dos sintomas, particularmente da dor óssea, com bisfosfonatos orais ou intravenosos é benéfico. As complicações abrangem deformidades do esqueleto, ossos frágeis, déficit neurológico e fratura patológica. A falha cardíaca também pode ser uma complicação importante da doença de Paget como consequência do tecido ósseo hipervascularizado. Na fase vascular inicial, o sangramento que ocorre após a realização de qualquer cirurgia óssea (p. ex., extração dentária) pode ser problemático. Em uma pequena percentagem de casos, pode ocorrer a transformação maligna para osteossarcoma. Dependendo da série relatada, isso pode variar de 1 a 15%.

Hiperparatireoidismo

O hiperparatireoidismo pode ser subdividido em três tipos: primário, secundário ou hereditário (Quadro 15-2). Mais raramente, o hiperparatireoidismo pode estar associado a uma síndrome do tipo Noonan, um traço hereditário autossômico dominante composto por estatura baixa, fácies atípica, retardo mental e defeitos cardíacos. Além disso, algumas síndromes hereditárias como a neoplasia endócrina múltipla dos tipos 1 e 2A, dentre outras, também incluem o hiperparatireoidismo como um dos seus componentes.

O hiperparatireoidismo primário é caracterizado pela hipersecreção de paratormônio a partir de uma ou mais glândulas paratireoides hiperplásicas (3%) devido à presença de um adenoma da paratireoide (90%) ou, menos comumente, devido a um adenocarcinoma (3%). As anormalidades características encontradas nos exames laboratoriais incluem níveis elevados de cálcio (a maioria dos casos de hiperparatireoidismo primário assintomático é inicialmente detectada desse modo) e níveis elevados de fosfatase alcalina resultantes da estimulação da secreção de paratormônio em função da reabsorção óssea mediada por osteoclastos, da diminuição da excreção de cálcio pelos rins e do aumento da reabsorção intestinal.

• **QUADRO 15-2** Hiperparatireoidismo

Hiperparatireoidismo primário: adenoma, hiperplasia e adenocarcinoma das paratireoides
Hiperparatireoidismo secundário: hiperplasia compensatória para os níveis séricos baixos de cálcio causados por deficiência renal, malabsorção ou deficiência de vitamina D
Valores séricos elevados de paratormônio (PTH), cálcio e fosfastase alcalina e níveis reduzidos de fosfato
Cálculos renais, calcificação metastática, osteoporose, tumores de células gigantes/fibroblástico, alterações neurológicas, arritmias e poliúria

O hiperparatireoidismo secundário ocorre como uma resposta compensatória à hipocalcemia, como a encontrada na insuficiência renal e nos pacientes submetidos à diálise renal (osteodistrofia renal), bem como nos que apresentam síndromes de malabsorção intestinal. Nesses pacientes, a vitamina D_3, que é ativada nos rins, está reduzida. A vitamina D_3 é necessária para a reabsorção e o metabolismo do cálcio. Foi demonstrado que a forma hereditária é uma condição autossômica dominante mapeada no cromossomo 1q21-q31, o local do gene tumoral endócrino *HRPT2*.

Características Clínicas

O espectro da doença do hiperparatireoidismo primário varia dos casos assintomáticos (diagnosticados por meio de avaliações rotineiras do cálcio sérico) aos casos graves, que se manifestam com letargia e, ocasionalmente, coma. A incidência aumenta com a idade (geralmente acima dos 60 anos) e é maior em mulheres no período pós-menopausa. Os sintomas iniciais incluem fadiga, fraqueza, náusea, anorexia, arritimia, poliúria, sede, depressão e constipação. São comumente relatadas dor óssea e dores de cabeça.

Várias características clínicas estão associadas à forma primária dessa doença. Classicamente, esta é descrita como "pedras, ossos, grunhidos e gemidos", que refletem os cálculos renais, a patologia óssea, as úlceras duodenais e a confusão mental ou sintomas semelhantes à demência, respectivamente. O componente renal de pedras ou cálculos ou, mais raramente, a nefrocalcinose estão relacionados à hipercalcemia, o marcador metabólico do excesso de atividade do paratormônio.

As manifestações gastrintestinais incluem a úlcera péptica devida aos níveis elevados de ácidos gástricos, de pepsina e da gastrina sérica. Mais raramente, pode ocorrer o desenvolvimento de pancreatite em função da obstrução dos ductos pancreáticos menores causada por depósitos de cálcio.

As manifestações neurológicas podem se tornar evidentes quando os níveis de cálcio estão excessivamente elevados, ou seja, excedendo 16 a 17 mg/dL. Nesses casos, pode ocorrer o coma ou uma crise de paratireoide. A perda da memória e a depressão são comuns, e ocasionalmente ocorre psicose verdadeira. Alguns dos achados neurológicos podem ser atribuídos à deposição de cálcio no cérebro.

As alterações ósseas graves (denominadas anteriormente de osteíte fibrosa cística) decorrem da significativa desmineralização óssea, com a substituição por tecido fibroso produzindo alterações radiográficas que se assemelham a cistos. Nos maxilares, essas alterações se assemelham microscopicamente ao granuloma central de células gigantes, ou ao chamado "tumor marrom de células gigantes", e exibem um tom acastanhado derivado do acúmulo intralesional de pigmento de hemossiderina e extravasamento de eritrócitos. A alteração radiográficas menos óbvia é um aspecto osteoporótico da mandíbula e da maxila, refletindo uma reabsorção mais generalizada (Fig. 15-6). Pode ocorrer mobilidade dentária, assim como ofuscação do detalhe trabecular do tecido ósseo e um generalizado afilamento da cortical. Radiograficamente, em uma minoria dos pacientes com hiperparatireoidismo, pode ser observada a perda parcial da lâmina dura (Figs. 15-7 e 15-8). Foi relatada em associação ao hiperparatireoidismo secundário a obliteração pulpar com calcificação completa da câmara e dos canais pulpares.

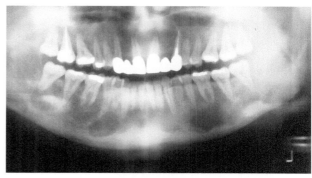

• **Figura 15-6** Hiperparatireoidismo produzindo numerosas áreas mandibulares radiolucentes.

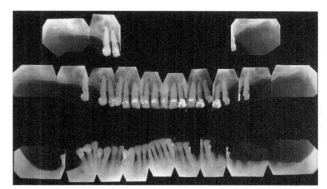

• **Figura 15-7** Hiperparatireoidismo resultando na perda da lâmina dura.

Histopatologia

As lesões ósseas do hiperparatireoidismo, embora não específicas, são importantes para estabelecer o diagnóstico. A trabécula óssea exibe reabsorção osteoclástica, assim como a formação de trabéculas de osteoide a partir de grande número de osteoblastos. Nessas áreas, um delicado estroma fibrocelular contém numerosas células gigantes multinucleadas osteoclásticas. É observado o acúmulo de hemossiderina e de hemácias extravasadas, o que dá ao tecido uma coloração vermelha acastanhada, justificando o termo tumor marrom. Microscopicamente, as lesões são idênticas ao granuloma central de células gigantes.

Tratamento

O manejo do hiperparatireoidismo objetiva a eliminação da patologia da paratireoide e o monitoramento da queda da concentração do paratormônio C-terminal. Na maioria dos casos, a cirurgia para a remoção seletiva da paratireoide é o tratamento de escolha porque oferece a maior possibilidade de bons resultados a longo prazo. O tratamento medicamentoso (bisfosfonatos) pode ser usado em alguns casos. O tratamento do hiperparatireoidismo secundário causado pelo aumento da função da paratireoide resultante de insuficiência renal crônica pode ser alcançado com o tratamento da doença renal e o controle ou supressão do paratormônio com análogos da vitamina D e/ou calciomiméticos (p. ex., cinacalcet). As considerações dentárias

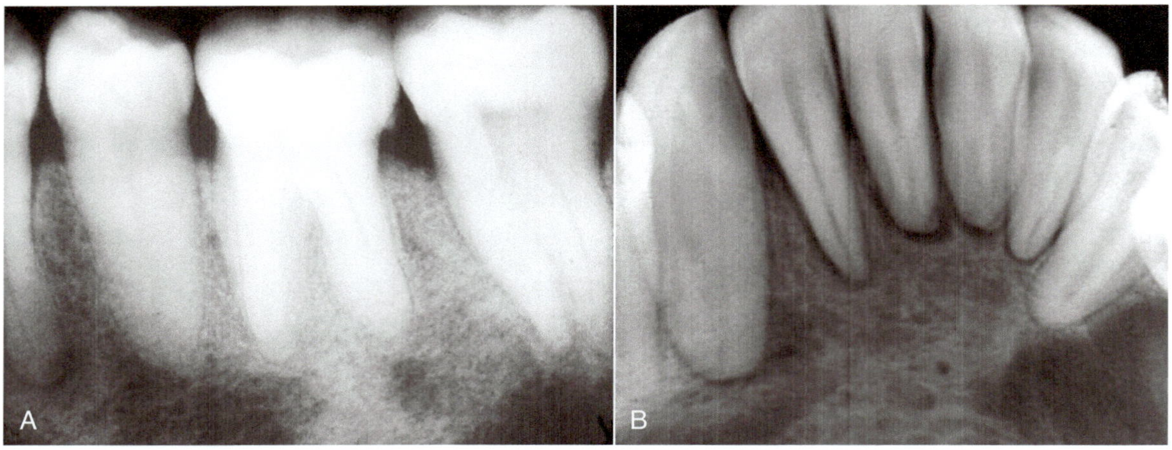

• **Figura 15-8** A e B, Hiperparatireoidismo mostrando áreas radiolucentes na mandíbula e perda da lâmina dura.

e orais nessa forma de hiperparatireoidismo são similares às na forma primária da doença.

Hipertireoidismo

A hiperfunção da glândula tireoide, ou hipertireoidismo, compreende várias condições. É caracterizada por quantidades excessivas de hormônios da tireoide como a tri-iodotironina (T_3) e a tiroxina (T_4) ou por níveis elevados de hormônio estimulador da tireoide (TSH) em associação ao aumento do metabolismo. Nos adultos, o hipertireoidismo ocorre na incidência de três casos em 10 mil por ano, com predileção pelo sexo feminino de aproximadamente 5:1.

A alteração mais comum que o hipertireoidismo clínico acarreta é a doença de Graves, que ocorre em 70 a 85% de todos os casos. Acredita-se que a natureza da causa seja autoimune. A doença parece estar relacionada à produção anormal de um estimulador da tireoide (estimulador tireoidiano de longa duração [LATS]), que difere química e funcionalmente do TSH. O LATS é capaz de se ligar aos receptores de TSH da tireoide mais facilmente do que o TSH e de permanecer ligado por períodos prolongados. O LATS é uma imunoglobulina (Ig)G produzida pelas células B e é capaz de induzir a hiperplasia da tireoide e o aumento da captação de iodo pela tireoide independentemente da glândula pituitária. A tireotoxicose também pode resultar do excesso de estimulação da glândula tireoide via eixo hipotálamo-pituitária ou pela secreção de hormônio tireoidiano de fontes ectópica, exógena ou endógena. A neoplasia da tireoide associada a níveis elevados de hormônio da tireoide também pode estar associada ao hipertireoidismo clínico. A intolerância ao calor, a hiperidrose e o eritema palmar são achados comuns. Também são encontrados comumente um leve tremor de natureza motora e fraqueza muscular, palpitações, fibrilação atrial, diarreia, ansiedade e irritabilidade, perda de peso e disfunção menstrual. Os pacientes também se queixam de alteração da compleição facial e de cabelo fino e quebradiço. As alterações oculares incluem a retração da pálpebra superior e o retardo no fechamento palpebral quando o paciente pisca os olhos. O olhar fixo e arregalado que frequentemente resulta da retração da pálpebra superior pode estar acentuado devido à exoftalmia.

Nos pacientes com a doença de Graves, podem estar presentes o mixedema pré-tibial e a acropaquia ou aumento dos tecidos moles, o baqueteamento digital e uma reação subperiosteal dos metacarpos e das falanges.

As manifestações cardíacas estão entre as características mais precoces e consistentes dessa doença. O aumento da atividade metabólica aumenta a demanda sobre o sistema cardiovascular; consequentemente, são comumente observados aumento do volume/cardíaco, do pulso e do débito cardíaco.

Embora as manifestações orais desta condição não sejam específicas, elas são consistentes (Quadro 15-3). Nas crianças, podem ser frequentemente observadas a esfoliação acelerada ou prematura de dentes decíduos e a erupção rápida e concomitante dos dentes permanentes. Nos adultos, pode ser encontrada osteoporose da mandíbula e da maxila. Ocasionalmente, os pacientes podem queixar-se de língua ardente, bem como outros sintomas inespecíficos. Curiosamente, foi relatado o aumento de três vezes mais na incidência de erosão dental nestes pacientes em comparação com os indivíduos controles com tireoide de funcionamento normal.

O tratamento médico consiste no controle dos sintomas com betabloqueadores e redução da síntese de hormônio da tireoide por meio de tratamento com medicamento supressor da tireoide ou pela administração de iodo radioativo, que essencialmente inativa o tecido tireoideano hiperfuncional. Os medicamentos supressores são as tiocarbamidas como o propiltiouracil e o

• **QUADRO 15-3** Manifestações Orais do Hiperparatireoidismo, do Hipertireoidismo e do Hipofosfatasia

Hiperparatireoidismo: várias áreas radiolucentes nos maxilares (lesões de células gigantes); perda da lâmina dura; calcificações pulpares
Hipertireoidismo: esfoliação prematura dos dentes; osteoporose
Hipofosfatasia: perda prematura dos dentes; redução do cemento e da dentina; raízes curtas; polpas amplas

metimazol. Esses fármacos inibem a oxidação do iodo e iodinização dos resíduos de tirosil, duas etapas na síntese de hormônios da tireoide. O tratamento cirúrgico continua a ser uma opção, embora haja risco potencial de remoção inadvertida da glândula paratireoide e subsequente hipoparatireoidismo.

De importância clínica é a necessidade de reduzir o estresse para minimizar o risco de precipitar uma crise de tireoide em pacientes com doença mal controlada. O uso de determinados agentes, como a epinefrina e a atropina, é contraindicado porque pode precipitar uma tempestade tireotóxica, na qual há risco de vida devido à indução de estado de hipermetabolismo causado pelo hormônio da tireoide.

Hipotireoidismo

O hipotireoidismo é uma condição sistêmica causada pela produção reduzida do hormônio tireoidiano. Isso decorre de um certo número de fatores, que incluem defeito congênito, bócio por deficiência de iodo, tireoidite autoimune (de Hashimoto), doenças da pituitária e do hipotálamo (hipotireoidismo central) e desordens idiopáticas. Os resultados frequentes desses fatores etiológicos são o cretinismo, quando a condição ocorre em crianças, e o mixedema, quando ocorre em adultos.

As principais características clínicas estão listadas no Quadro 15-4. O diagnóstico é baseado no histórico, no exame físico, na determinação dos níveis séricos de TSH e de tetraiodotironina (T_4). No típico paciente com hipotireoidismo primário, os níveis de T_4 são baixos (às vezes normais) e os níveis de TSH são altos (reação pituitária compensatória). No hipotireoidismo secundário no qual há funcionamento deficiente da glândula pituitária, os níveis de T_4 e de TSH estão baixos. É digno de nota que a taxa de depuração corporal de diversos medicamentos pode estar diminuída, e isso ocorre com os opiáceos, os hipnóticos e os anticoagulantes. O tratamento é baseado na substituição gradual com formulações de hormônio tireoidiano sintético e natural.

Hipofosfatasia

A hipofosfatasia constitui a deficiência de fosfatase alcalina. Essa rara desordem hereditária é transmitida de modo autossômico recessivo e é caracterizada por mutações de perda de função no controle genético da isoenzima tecidual inespecífica da fosfatase alcalina. Do ponto de visto odontológico, essa doença metabólica genética incomum é uma das principais causas da perda precoce da dentição primária. (Outras condições em que a esfoliação precoce dos dentes pode ser observada são a neutropenia cíclica, a histiocitose idiopática, a periodontite juvenil, a acrodinia, o raquitismo e a síndrome de Papillon-Lefèvre.) Embora a dentição primária seja envolvida quase que exclusivamente, os adolescentes e os adultos que apresentam essa condição também podem manifestar anomalias dentárias, entre as quais redução das margens do osso alveolar, cemento radicular anormal, áreas focais de reabsorção de dentina, mineralização anormal da dentina coronária e molares com câmaras pulpares coronárias amplas.

Outras características odontológicas e orais da hipofosfatasia são câmaras pulpares amplas nos dentes primários; perda de osso alveolar, principalmente nas regiões anteriores da mandíbula e da maxila; e hipoplasia ou aplasia do cemento sobrejacente à superfície radicular. O desenvolvimento da raiz pode ser deficiente, principalmente em direção ao ápice. As coroas dos dentes envolvidos mostram alterações semelhantes às que ocorrem no raquitismo, na maioria das vezes caracterizadas por defeitos hipoplásicos do esmalte. A hipoplasia do esmalte, o aumento dos espaços pulpares e a esfoliação dentária precoce estão presentes em ambas as dentições primárias e permanentes. As anomalias dentárias resultam da formação inadequada de dentina e de cemento.

Os ossos longos mostram níveis inadequados de mineralização e exibem grandes bainhas de osteoide. A mineralização alterada do tecido ósseo pode levar ao raquitismo, à osteomalácia, a fraturas e a outras anomalias. Os estudos bioquímicos séricos indicam redução dos níveis de fosfatase alcalina, com achados concomitantes de fosfoetanolamina urinária. Nessa condição, os níveis teciduais de fosfatase alcalina também estão reduzidos.

Quatro tipos clínicos de hipofosfatasia foram identificados:
1. O tipo congênito, que tem taxa de 75% de mortalidade neonatal.
2. O tipo infantil precoce, que se manifesta nos primeiros 6 meses de vida, com taxa de mortalidade de 50%. Podem acompanhar a doença a calcinose renal, assim como o risco de sinostose craniana, desenvolvimento motor tardio e perda prematura dos dentes.
3. O tipo infantil tardio ou da infância, que se manifesta entre 6 e 24 meses de idade. Os achados esqueléticos tendem a ser menos pronunciados, mas podem ser observadas anomalias nas estruturas dos ossos longos, incluindo ossificação irregular das metáfises, bem como alterações semelhantes ao raquitismo nas articulações costocondrais. Geralmente, a perda precoce dos dentes anteriores decíduos é o primeiro sinal da doença.
4. O tipo adulto, embora muito incomum, é caracterizado por dor óssea, fraturas patológicas e histórico de raquitismo na infância.

Não há tratamento conhecido que seja eficaz além do controle da hipercalcemia que resulta da hipofosfatasia. Ocasionalmente, doses grandes de vitamina D podem melhorar parcialmente o quadro, embora a hipercalcemia e a calcinose dos tecidos moles possam resultar desse tipo de abordagem. O aconselhamento genético da família, assim como o diagnóstico precoce, é de grande valia.

• QUADRO 15-4   Hipotireoidismo

Atraso no desenvolvimento do esqueleto e dos dentes
Imaturidade sexual
Edema da face, dos olhos, dos lábios e da língua
Letargia mental
Alterações da pele: seca, fria, descamativa, descorada (amarelada a hiperpigmetada)
Cabelos/unhas: perda de cabelos é comum; unhas quebradiças
Pulso lento
Fadiga, letargia
Anemia: microcítica, hipocrômica
Hiperlipidemia

Hiperostose Cortical Infantil

A hiperostose cortical infantil, ou doença de Caffey, é uma doença proliferativa do osso extremamente rara, de curta duração e autolimitante, de origem genética, que geralmente se manifesta na infância. É caracterizada pelo espessamento cortical subperiosteal de vários ossos, mais comumente da mandíbula (80% dos casos) e menos comumente de clavículas, ossos longos, maxila, costelas e escápula. Podem ser observados sintomas de dor, febre e hiperirritabilidade, e uma típica tríade diagnóstica consiste em edema, lesões ósseas e irritabilidade. A média de idade de início é de aproximadamente 9 semanas, embora possa ser vista a manifestação inicial em idades mais tardias. De 75 a 90% dos casos exibem envolvimento mandibular, normalmente acometendo o ângulo e o ramo de modo simétrico. Os casos esporádicos de hiperostose cortical infantil quase sempre apresentam envolvimento mandibular, e os casos familiares exibem esse tipo de acometimento em cerca de 60% das vezes.

Além das alterações ósseas, geralmente ocorre o edema de tecidos moles sobrejacentes. Não há predileção por gênero, etnia ou localização geográfica. Existem formas esporádicas e familiares desta condição, com a mandíbula sendo mais comumente afetada na forma esporádica. Em famílias não relacionadas, a doença foi mapeada no lócus 17q21 e é herdada como um traço autossômico dominante.

Radiograficamente, um processo de expansão hiperostótica é observado na superfície cortical, com arredondamento ou embotamento do processo coronoide mandibular. Inicialmente, o elemento hiperostótico é separado do osso subjacente por uma fina linha radiolucente.

O diagnóstico pode ser facilitado pelo uso de tomografia com tecnécio (^{99m}Tc), cujo resultado é frequentemente positivo, antes que a rotina radiográfica para a detecção tenha sido iniciada. Os achados laboratoriais que são úteis para estabelecer o diagnóstico são o aumento da velocidade de hemossedimentação, níveis elevados de fosfatase, anemia, leucocitose e, ocasionalmente, trombocitopenia ou trombocitose.

A hiperostose cortical infantil geralmente é um processo autolimitante, cujo tratamento é usualmente baseado nos cuidados de suporte. Os corticosteroides sistêmicos e os anti-inflamatórios não esteroidais (AINEs) têm sido usados com algum sucesso. Normalmente, a doença segue uma evolução irregular, embora previsível, com possíveis recaídas e remissões. Durante tais recidivas ou recaídas, os AINEs têm sido recomendados para controlar os sintomas e interromper a progressão da doença, sugerindo que as prostaglandinas podem ter um papel na sua deflagração. A fase de resolução varia de 6 semanas a 23 meses, com duração média de 9 meses. As resoluções radiográfica e histológica podem demorar até vários anos, com um prognóstico geralmente excelente apesar da possibilidade de recorrências e de existência de efeitos residuais ocasionais, tais como má oclusão grave e assimetria mandibular.

Doença do Osso Fantasma (Doença de Gorham)

A doença do osso fantasma, também conhecida como osteólise maciça, doença de Gorham ou doença dos ossos que desaparecem, é um processo incomum de destruição óssea pós-traumática ou espontânea de natureza lenta, progressiva e localizada, que ocorre secundariamente à proliferação não neoplásica de vasos sanguíneos e linfáticos. Está associada a níveis variados de dor, tumefação e osteólise. Além disso, tem sido sugerido um possível papel do fator Rβ de crescimento derivado de plaqueta. O tecido fibrovascular pode substituir inteiramente o osso acometido, mas os mecanismos desencadeantes da proliferação vascular e da destruição óssea são desconhecidos. Essa é uma doença rara de causa desconhecida, com menos de 150 casos relatados desde a sua descrição inicial, em 1838. O processo já foi descrito em todos os ossos do corpo, com 15 casos descritos na região maxilofacial, mas pode afetar qualquer osso do corpo.

Não há predileção por grupo étnico ou gênero, mas parece haver base genética para a sua transmissão. Os vários estudos realizados para determinar a causa da doença do osso fantasma, o que incluiu exames metabólicos, endócrinos e neurológicos, não foram úteis, e os resultados das avaliações detalhadas realizadas por esses sistemas na busca de alterações ou patologias foram todos negativos.

Na maioria dos pacientes, a doença se desenvolve antes da quarta década de vida, embora tenha sido descrita em pacientes de 18 meses a 72 anos. A manifestação inicial da doença é insidiosa; a dor geralmente não é característica, a não ser que tenha ocorrido fratura patológica concomitante do osso acometido. Um sinal diagnóstico significativo da osteólise maciça é a atrofia progressiva do osso afetado. Embora a maioria dos casos envolva um único osso, a doença pode ser poliostótica, geralmente afetando ossos contíguos. A doença é progressiva mas variável; no decorrer do tempo, o osso pode desaparecer completamente ou o processo pode se estabilizar espontaneamente, embora tal estabilização possa não ocorrer e causar o desaparecimento completo do osso ou ossos afetados. Ainda não foram relatados casos de regeneração significativa.

O sinal radiográfico mais precoce da doença tem sido a presença de uma ou mais áreas radiolucentes de tamanho variável na subcortical intermedular, normalmente com a presença de margens indistintas e bordas radiopacas finas. No decorrer do tempo, esses focos aumentam de tamanho e coalescem e eventualmente envolvem o córtex. Quando os ossos longos são acometidos, geralmente ocorre um afilamento característico.

Os estudos de laboratório não mostram alterações bioquímicas. Microscopicamente, observa-se a substituição do tecido ósseo por tecido conjuntivo com muitos capilares dilatados e canais vasculares anastomosados. Conforme a doença vai progredindo, vai ocorrendo a dissolução dos ossos cortical e medular. Há a persistência de uma banda fibrótica, que se acredita ser periósteo residual.

Não existe um tratamento-padrão eficaz para a doença do osso fantasma, e as tentativas de manejo cirúrgico não têm sido duradouras, entre elas a colocação de enxerto de tecido ósseo, que eventualmente também pode ser acometido. Doses moderadas de radioterapia (30-50 Gy) têm obtido algum sucesso. Recentemente, os tratamentos médicos têm incluído o uso de bisfosfonatos e de agentes antiangiogênicos (interferon-α2b, talidomida, bevacizumab, inibidores multialvo da tirosina quinase e outros agentes) com grau variável de sucesso.

Acromegalia

A acromegalia é uma condição rara com prevalência de 50 a 70 casos por milhão de pessoas e apresenta três casos por milhão por ano. Essa doença é caracterizada por crescimento exagerado dos tecidos ósseo e mole e por alterações metabólicas. Essas alterações ocorrem em decorrência de hipersecreção crônica do hormônio do crescimento subsequentemente ao fechamento das placas epifisárias. Caso a hipersecreção ocorra antes do fechamento das epífises, o resultado é a ocorrência de gigantismo.

Etiologia

Em mais de 90% dos casos, a causa é devida à hipersecreção do hormônio de crescimento a partir de um adenoma pituitário benigno, subsequentemente ao fechamento das epífises. Ocasionalmente, o tumor pituitário pode produzir prolactina em concomitância ao hormônio do crescimento (somatomedina C) ou a outros hormônios, entre estes o TSH ou o hormônio adrenocorticotrófico (ACTH). Esses adenomas são mais comuns na própria glândula pituitária e também podem se desenvolver em localizações ectópicas ao longo da via de migração de tecido da bolsa de Rathke. Geralmente, os níveis do hormônio de crescimento podem estar proporcionalmente correlacionados com o tamanho do adenoma, bem como com a gravidade da doença. A hipersecreção do hormônio de crescimento também pode estar relacionada com condições familiais sindrômicas, tais como neoplasias endócrinas múltiplas do tipo I, síndrome de McCune-Albright e outras.

Características Clínicas

A acromegalia se manifesta mais comumente na quarta década, com uma distribuição equivalente entre os gêneros e sem predominância racial ou geográfica. Esse distúrbio é de incidência insidiosa, e o diagnóstico pode ser retardado por vários anos. Os pacientes mais jovens têm os tumores mais agressivos. Eles desenvolvem mais rapidamente uma acromegalia clinicamente reconhecível.

Os sinais e os sintomas clínicos resultam dos efeitos locais da presença de uma massa pituitária em expansão e da hipersecreção do hormônio de crescimento (Fig. 15-9). Os indivíduos acometidos se apresentam com hiperidrose, pelos corporais grossos, fraqueza muscular, parestesia/síndrome do túnel do carpo, artropatia das grandes articulações, dismenorreia e diminuição da libido ou impotência. A apneia do sono, a hipertensão, o espessamento da pele de face, mãos e pés e a doença cardíaca também podem ser encontrados. A formação de tumorações na pele é comum e pode ser um indicador da existência de pólipos colônicos. Nos ossos da face e nos maxilares, pode ser observada a formação de novo tecido ósseo periosteal, assim como hiperplasia de cartilagem e ossificação. As alterações orofaciais resultantes incluem bossas frontais, hipertrofia do osso nasal e proeminência ou prognatismo mandibular relativo. O aumento de volume dos seios paranasais, assim como a hipertrofia secundária da laringe, produz uma voz ressonante e um tanto grave que é tipicamente observada na acromegalia. Geralmente, podem ser observadas características faciais mais grosseiras resultantes da hiperplasia do tecido conjuntivo e do acúmulo de glicosaminoglicanas.

As manifestações orais incluem o aumento de volume da mandíbula e da maxila, com separação secundária dos dentes devido ao crescimento exagerado dos processos alveolares. A hiperplasia condilar, com a concomitante formação de tecido ósseo na parte anterior da mandíbula e um significativo aumento do ângulo gonial, produz uma má oclusão dentária e um prognatismo um

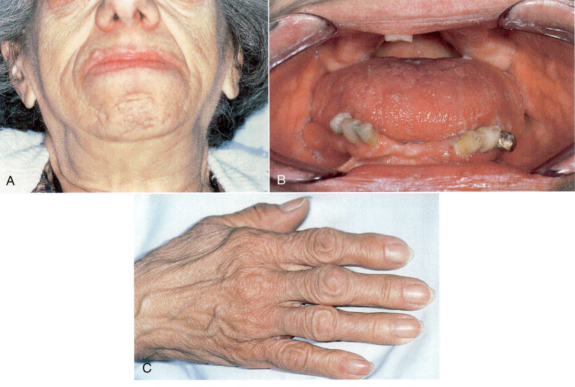

• **Figura 15-9** A a C, Acromegalia da mandíbula e da mão.

tanto quanto típicos. Nessas circunstâncias, é um achado comum a mordida cruzada posterior. Na maioria dos casos, também são notados a presença de uma mucosa oral espessa, o aumento do tecido de glândulas salivares, a macroglossia, lábios proeminentes e perfil nasal proeminente. Já foi relatado que alterações concomitantes na estrutura mandibular podem resultar em alterações significativas no diâmetro do canal alveolar inferior, na síndrome da disfunção da dor miofascial e em anomalias da fala. A apneia obstrutiva do sono pode secundariamente progredir para a obstrução das vias aéreas superiores devida à macroglossia, ao prognatismo mandibular e à hipertrofia da mucosa e da cartilagem laríngea. A demonstração de níveis de hormônio de crescimento não suprimidos por carga de glicose é diagnóstica. A realização de tomografia computadorizada ou ressonância magnética da sela túrcica pode ajudar a confirmar o diagnóstico de tumor associado a acromegalia. Os estudos de radioimunoensaio de somatomedina C podem ser usados como teste de rotina para o rastreio da condição.

Tratamento

O tratamento tem como objetivo a normalização dos níveis de hormônio do crescimento com preservação concomitante da função pituitária normal. Tradicionalmente, a realização de cirurgia transesfenoidal que permite acesso à glândula pituitária tem sido a base terapêutica para a acromeglia, com redução dos níveis de hormônio de crescimento variando de 75% nos casos de microadenoma a 50% para os de macroadenomas. A radioterapia convencional e a radiocirurgia são alternativas. O tratamento médico primário com o uso de ligantes do receptor de somatostatina como a octreotida é eficaz, assim como os tratamentos com antagonistas do receptor do hormônio de crescimento e agonistas da dopamina. A radioterapia é geralmente empregada nos casos de tumor recorrente ou persistente ou para aqueles que são resistentes ou intolerantes às estratégias do manejo médico usual.

O manejo bem-sucedido reflete-se na reversão das anomalias dos tecidos moles, embora muitas das deformidades faciais possam persistir. Nesses casos, são indicadas as cirurgias orais e maxilofaciais corretivas, o que inclui osteotomia mandibular e glossectomia parcial.

Anomalias Genéticas

Querubismo

O querubismo é uma condição benigna hereditária que afeta exclusivamente os ossos maxilares e é transmitida como um traço autossômico dominante. A penetrância é de 100% nos homens e de 50 a 75% nas mulheres, com uma predominância de 2:1 no sexo masculino. Também já foram observados casos esporádicos. O querubismo foi classificado por alguns pesquisadores como uma doença autoinflamatória (p. ex., uma desordem inflamatória crônica não infecciosa e geneticamente determinada). Ocasionalmente, foram relatados casos não familiares de querubismo nos quais ocorreram novas mutações genéticas.

Características Clínicas

O querubismo afeta a maxila e/ou a mandíbula como uma desodem fibro-óssea benigna autolimitante que geralmente é encontrada em crianças de até 5 anos (Quadro 15-5). O termo querubismo tem sido utilizado para descrever pacientes com

• **QUADRO 15-5** Querubismo: Características Clínicas

Aumento de volume simétrico (bilateral) dos maxilares
Mandíbula: superfície lingual inalterada, não envolvimento dos côndilos
Maxila: elevação do assoalho orbitário causa olhar para cima
Expansão bucal até os 12 anos, seguida de estabilização
Regressão após 2 a 4 anos e resolução até os 30 anos
Áreas radiolucentes com aspecto de "bolhas de sabão"

aumento de volume bilateral simétrico do terço inferior da face e das bochechas, ossos maxilares amplamente aumentados e olhar ascendente que faz com que a criança acometida tenha a aparência de um "querubim". O ângulo e o ramo mandibular na região retromolar e a maxila posterior são as áreas mais frequentemente afetadas. O processo coronoide também pode estar envolvido, mas os côndilos sempre são poupados. A grande maioria dos casos ocorre somente na mandíbula. Geralmente, a expansão óssea é bilateral, embora o envolvimento unilateral tenha sido relatado. O gene específico pode ser mapeado no cromossomo 4p16.3, que codifica a proteína de ligação 2 do domínio SH3, a SH3BP2.

Tipicamente, os pacientes têm um indolor e simétrico aumento de volume da região posterior da mandíbula com expansão do processo alveolar e do ramo ascendente. O aspecto clínico pode variar de uma tumefação quase imperceptível de um dos ossos maxilares a significativas expansões anterior e posterior de ambos os maxilares, o que resulta em dificuldades da mastigação, fala e deglutição (Figs. 15-10 e 15-11). Intraoralmente, uma tumefação endurecida e indolor pode ser apalpada na área afetada.

Quando a doença acomete a maxila, ocorre o envolvimento do assoalho orbitário e da parede anterior do seio. A presença

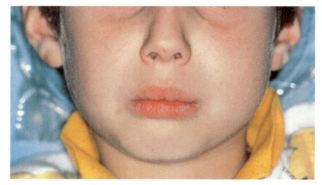

• **Figura 15-10** Querubismo resultando em maxila aumentada.

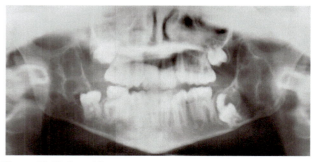

• **Figura 15-11** Querubismo dos ramos mandibulares direito e esquerdo.

de pressão na parte superior das órbitas resulta na proeminência da esclera e no aspecto de olhos virados para cima. A abóboda palatina pode estar reduzida ou obliterada. A maior deformidade resulta do envolvimento da maxila. Todos os quatro quadrantes dos maxilares podem estar envolvidos simultaneamente com este processo indolor de expansão óssea (Fig. 15-12). A esfoliação prematura da dentição decídua pode ocorrer precocemente já aos 3 anos. O deslocamento de folículos dentários em desenvolvimento resulta no desenvolvimento inadequado dos dentes permanentes e erupção ectópica ou impactação. Os dentes permanentes podem estar ausentes ou malformados, com o segundo e o terceiro molares inferiores sendo mais frequentemente afetados. O número de dentes ausentes na faixa etária adulta varia de 2 a 28, sendo a média 13 dentes ausentes. Significativas más oclusões podem ser antecipadas, mesmo quando há envolvimento unifocal.

As linfadenopatias cervical superior e submandibular são comuns, embora a linfadenopatia regional reativa, particularmente dos linfonodos submandibulares, geralmente diminua após os 5 anos de idade. A inteligência não é afetada. Os níveis de cálcio e de fósforo estão dentro dos limites da normalidade, mas os níveis de fosfatase alcalina podem estar elevados.

Os exames radiográficos podem ser os únicos a detectar os sinais da doença, que geralmente são evidentes aos 3 anos. As lesões radiográficas são caracterizadas por numerosas áreas radiolucentes multiloculadas e bem definidas nos maxilares. As bordas são bem demarcadas e são divididas por trabéculas ósseas ou septos. Na mandíbula, observam-se expansão e afinamento da lâmina cortical, com perfuração ocasional; pode ser identificado

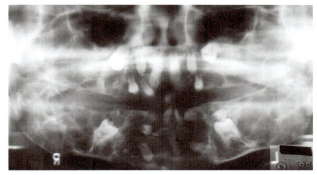

• **Figura 15-12** Querubismo nos quatro quadrantes em um menino de 8 anos.

o deslocamento do canal alveolar inferior. Uma radiografia oclusal da maxila pode apresentar uma imagem de bolhas de sabão e há obliteração do seio maxilar. Frequentemente, os dentes impactados são deslocados e parecem estar flutuando em espaços semelhantes a cistos.

Histopatologia

Histologicamente, as lesões são compostas por estroma fibroso vascularizado contendo células gigantes multinucleadas e se assemelham ao granuloma central de células gigantes (Fig. 15-13). As lesões maduras apresentam uma grande quantidade de tecido fibroso e menor número de células gigantes. Uma característica distinta, que muitas vezes está presente, é o anel eosinofílico perivascular de colágeno ao redor de pequenos capilares em toda a lesão.

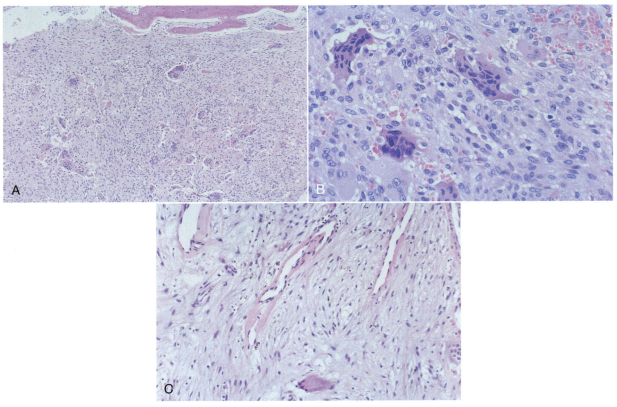

• **Figura 15-13** A a C, Espécime de biópsia de querubismo mostrando células gigantes multinucleadas com estroma fibroblástico. Repare no anel eosinofílico perivascular em C.

As características clínicas e histológicas podem ser encontradas também no fibroma ossificante, no granuloma de células gigantes, no tumor de células gigantes, na displasia fibrosa e na doença óssea de Paget.

Tratamento e Prognóstico
O prognóstico é relativamente bom, especialmente se a doença está limitada a um dos maxilares, especialmente a mandíbula. Depois de um ritmo acelerado de expansão óssea, geralmente a doença se autolimita e regride. A imagem radiográfica da condição tende a persistir. Embora seja geralmente aceito que a regressão espontânea começa na puberdade, com uma resolução relativamente boa por volta dos 30 anos, não foi documentado nenhum acompanhamento a longo prazo de resolução espontânea. A intervenção cirúrgica deve se basear na necessidade de melhorar a função, prevenir a incapacidade e satisfazer os anseios estéticos. Se necessário, pode ser realizada a curetagem conservadora da lesão com osteoplastia.

Osteopetrose

A osteopetrose, também conhecida como doença de Albers-Schönberg, é uma condição óssea rara e hereditária clinicamente caracterizada por um aumento simétrico generalizado da densidade óssea devido a uma reabsorção óssea defeituosa. Nos pacientes com esta doença têm sido identificadas mutações nos genes associados à osteoclastogênese. A condição pode ser dividida em três grupos clínicos: (1) a forma infantil maligna, que é autossômica recessiva e fatal durante os primeiros 2 a 3 anos de vida na ausência de tratamento; (2) uma forma intermediária do tipo autossômica recessiva, que não é fatal mas é clinicamente agressiva, com início geralmente na primeira década de vida; e (3) uma forma autossômica dominante, que é menos grave e tem expectativa de vida normal, mas há considerável morbidade resultante das alterações ortopédicas.

O aspecto mais característico da osteopetrose é a ausência de reabsorção óssea fisiológica devido a atividade osteoclástica reduzida apesar do aumento do número de osteoclastos. A deficiência de reabsorção óssea que ocorre secundariamente à falta de secreção de ácido pelos osteoclastos e de remodelação resulta em um acúmulo de massa óssea que se manifesta como distúrbios esqueléticos, tais como esclerose da medula óssea, diminuição da atividade hematopoiética e retardo no crescimento. Em camundongos com características fenotípicas de osteopetrose, a anomalia genética reside no fator estimulador de colônias de granulócitos e macrófagos (GM-CSF). Essa anormalidade ainda não foi identificada em seres humanos.

Características Clínicas
A dor óssea é o sintoma clínico mais comum. A compressão do nervo craniano pode resultar em cegueira, surdez, anosmia, ageusia e, ocasionalmente, paralisia facial. O tecido ósseo cortical e esponjoso normal é substituído por um osso denso, mal estruturado, que é frágil e tem uma propensão para a fratura patológica.

A erupção dentária retardada é devida a anquilose óssea, ausência de reabsorção óssea alveolar e formação de pseudo-odontomas durante a formação do ápice. A esfoliação prematura pode ser devida a um defeito no ligamento periodontal.

A forma adulta clinicamente benigna de osteopetrose pode não ser diagnosticada até a terceira ou quarta décadas de vida. O dano aos nervos óptico e facial está frequentemente presente como resultado de estreitamento dos forames cranianos e pressão sobre os nervos. Muitas vezes, o primeiro sinal da doença é a fratura patológica.

Os achados dentários incluem erupção retardada, dentes congenitamente ausentes, dentes impactados e malformados e hipoplasia de esmalte (Fig. 15-14). Foram relatados a produção diminuída de osso alveolar, um ligamento periodontal defeituoso e anormalmente espessado e um prognatismo mandibular pronunciado. O índice elevado de cáries pode ser um resultado da hipoplasia de esmalte. Esse fato tem sérias implicações devido à propensão para o desenvolvimento de osteomielite resultante da resposta inadequada do hospedeiro causada pelo componente vascular diminuído no osso osteopetrótico. A osteomielite é uma complicação grave da doença; ocorre mais frequentemente

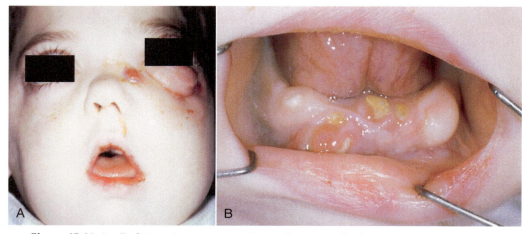

• **Figura 15-14** A e B, Osteopetrose em uma criança. Repare nas fístulas de drenagem infraorbitárias causadas por osteomielite e note as malformações dentárias em uma mandíbula de aspecto irregular.

na mandíbula e ocasionalmente na maxila, escápula e extremidades (Fig. 15-15).

Os achados radiográficos são característicos desta doença (Fig. 15-16). A clássica apresentação radiográfica de osso dentro de osso ocorre devido a um defeito na remodelação óssea das metáfises resultando em corticais marcadamente espessadas e obliteração do espaço medular. A densidade óssea geralmente é muito maior por causa da esclerose difusa e uniforme de todos os ossos. A mandíbula é menos frequentemente acometida em comparação com outros ossos. Ocorre a perda da usualmente bem definida interface entre o osso cortical e o medular, e os ossos longos exibem extremidades em clava e borda periférica transversal.

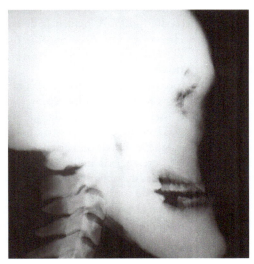

• **Figura 15-15** Osteopetrose mostrando opacificação generalizada dos maxilares e do crânio.

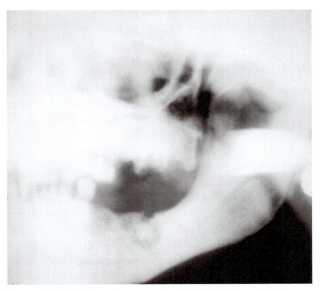

• **Figura 15-16** Osteopetrose mostrando alterações escleróticas nos maxilares e no crânio.

Histopatologia

A osteopetrose é caracterizada histologicamente pela produção normal de osso com ausência de reabsorção óssea fisiológica. O padrão de formação de tecido ósseo endocondral é interrompido, com uma diminuição na função osteoclástica e um aumento compensatório no número de osteoclastos. Isso resulta na incapacidade de desenvolver uma estrutura lamelar normal no osso e na ausência de cavidades medulares bem definidas. Os espécimes de biópsia de osso endocondral apresentam um núcleo de cartilagem calcificada rodeado por matriz óssea.

Tratamento e Prognóstico

O prognóstico para a osteopetrose infantil é desfavorável, e os pacientes raramente passam da adolescência. Os recentes avanços médicos projetados para aumentar a atividade e a diferenciação dos osteoclastos podem ser úteis. Tais avanços abrangem o tratamento de células-tronco no útero, o tratamento de substituição com o ligante do receptor do ativador do fator nuclear kβ (RANKL) e administração de denosumab. O transplante de medula óssea já foi realizado nas formas grave da infância ou maligna da doença na tentativa de providenciar monócitos e, possivelmente, precursores de células-tronco dos osteoclastos.

A morte resulta de infecção secundária ou de anemia. A variedade adulta é mais variável e insidiosa. O envolvimento ósseo é semelhante ao observado no tipo recessivo infantil, mas geralmente é menos grave. Muitas vezes, o diagnóstico não é feito até que ocorra uma fratura patológica. O diagnóstico diferencial deve incluir a osteomalácia, a doença de Paget, o hiperparatireoidismo, a acromegalia e a doença maligna do osso.

Osteogênese Imperfeita

A osteogênese imperfeita representa um grupo genética e fenotipicamente heterogêneo (nove principais subtipos) de defeitos hereditários do tecido conjuntivo, com uma incidência estimada de 1:20.000 nascimentos. Classicamente, essa condição ou síndrome pode incluir ossos frágeis ("doença dos ossos frágeis"), esclera azul, frouxidão ligamentar, perda auditiva e dentinogênese imperfeita (Quadro 15-6). Alguns pacientes acometidos apresentam extrema fragilidade óssea com numerosas fraturas e vêm a falecer durante o período perinatal; aqueles com as formas leves da doença sofrem apenas osteoporose prematura, perda mineral óssea significativa no período pós-menopausa e fragilidade, mas vivem uma vida normal. A gravidade e a apresentação clínica são extremamente variáveis. Os pacientes com osteogênese

• **QUADRO 15-6** Osteogênese Imperfeita: Características Clínicas da Região de Cabeça e Pescoço

Fragilidade óssea
Deformidades da base do crânio
Escleras azuis
Perda auditiva
Dentinogênese imperfeita
Ossos wormianos
Frouxidão da pele e dos ligamentos (ATM)

imperfeita são classificados de acordo com suas manifestações clínicas e radiográficas, bem como pelo padrão de herança. Quatro tipos distintos foram identificados: dois herdados como traço autossômico dominante, um herdado como traço autossômico recessivo e um herdado como traço autossômico dominante e autossômico recessivo. A presença de numerosas fraturas dos ossos longos precocemente na vida associadas à dentinogênese imperfeita ou de esclera azul, ou ambas, é suficiente para estabelecer o diagnóstico. A perda auditiva precoce em um paciente ou em um membro da família com um histórico de ossos frágeis é altamente sugestiva da doença.

Os achados bioquímicos sugerem que as síndromes de osteogênese imperfeita são um resultado de erros inatos do metabolismo do colágeno. Acredita-se que a maioria das formas da doença seja causada por mutações nos genes estruturais para a proteína de colágeno (COL 1A1 e COL 1A2). As formas autossômicas da doença são causadas por mutações nos genes que codificam as proteínas envolvidas nas modificações pós-translacionais do colágeno do tipo 1 e na homeostase do tecido ósseo.

Características Clínicas

A osteogênese imperfeita do tipo I é caracterizada por fragilidade óssea, osteoporose, esclera azul e perda auditiva condutiva em adolescentes e adultos. As fraturas podem estar presentes ao nascimento em 10% dos pacientes ou podem começar durante a infância. Pode ser observada uma variabilidade considerável na idade inicial, na frequência de fraturas e no grau de deformidade esquelética. Geralmente, ao nascimento a altura e o peso são normais. Uma estatura ligeiramente baixa ocorre inicialmente no período pós-natal e está relacionada ao grau de envolvimento dos membros e da coluna vertebral. As deformidades dos ossos longos tendem a ser leves, com curvatura dos membros e deformidades de angulação ocorrendo em locais de fratura anterior. A cifoescoliose progressiva é vista em 20% dos adultos e pode ser grave. A deficiência auditiva, que geralmente começa na segunda década de vida, está presente em 35% dos adultos. A dentinogênese imperfeita (Cap. 16) está presente em alguns pacientes com osteogênese imperfeita do tipo I.

A osteogênese imperfeita do tipo II é uma síndrome letal, e metade de todos os pacientes são natimortos. Tem um modo de transmissão autossômico recessivo, embora tenham sido relatados casos espontâneos. Na infância, é caracterizada por baixa estatura, baixo peso ao nascer e coxas largas estendendo-se em ângulo reto em relação ao tronco. Os membros são curtos, curvados e grosseiramente deformados. A pele é fina e frágil e pode ser rasgada durante o parto. A calcificação da abóboda craniana é deficiente e a fácies é marcada pelo hipotelorismo, isto é, um nariz pequeno e pontudo com forma triangular. Os defeitos na ossificação do esqueleto acarretam extrema fragilidade óssea e fraturas frequentes, mesmo durante o parto. Foram encontradas anomalias dentárias, entre as quais dentina atubular com uma renda de estruturas fibrosas argirofílicas, ausência de pré-dentina e uma abundância de fibras argirofílicas na polpa coronária.

A osteogênese imperfeita do tipo III é uma desordem rara, caracterizada por grande fragilidade óssea, fraturas múltiplas e deformidade óssea progressiva em neonatos. As escleras são azuis ao nascimento, mas a cor normaliza com a idade; adolescentes e adultos apresentam esclera de coloração normal. A mortalidade infantil é elevada por causa de complicações cardiopulmonares, e o prognóstico é desfavorável por causa de cifoescoliose grave. Os indivíduos com o tipo III da doença apresentam a estatura mais baixa dentre todos os pacientes com osteogênese imperfeita. A dentinogênese imperfeita é encontrada em alguns pacientes com osteogênese imperfeita do tipo III.

A osteogênese imperfeita do tipo IV é uma osteopenia herdada de modo dominante e leva à fragilidade óssea sem as outras características clássicas associadas às síndromes de osteogênese imperfeita. As escleras são azuladas apenas ao nascimento. O início das fraturas varia do nascimento até a idade adulta, e as deformidades esqueléticas também são extremamente variáveis. O arqueamento dos membros inferiores ao nascimento pode ser a única característica desta síndrome e podem ocorrer progressivas deformidades dos ossos longos e da coluna vertebral sem haver fratura. Geralmente, a melhora espontânea ocorre na puberdade. A dentinogênese imperfeita é vista em alguns pacientes com osteogênese imperfeita do tipo IV. A incidência de deficiência auditiva em adultos é baixa.

Tratamento e Prognóstico

Não há tratamento específico disponível para essa condição. No entanto, os bisfosfonatos foram utilizados recentemente para melhorar a densidade óssea. O efeito do medicamento na taxa de ocorrência de fraturas e no crescimento ósseo é questionável. O manejo das fraturas pode ser um desafio ortopédico significativo. A reabilitação e a fisioterapia são indicadas para as fraturas recorrentes, as deformidades dos membros e a cifoescoliose. A cirurgia da orelha média pode corrigir a perda auditiva. Com o início da puberdade, a gravidade deste problema muitas vezes diminui. Quando a dentinogênese imperfeita está presente, o manejo é centrado na preservação dos dentes. Geralmente, a dentição decídua é a mais problemática. Para evitar o desgaste e melhorar a aparência estética, a restauração completa da coroa pode ser necessária.

Devido à grande variação na expressão clínica, o prognóstico varia muito, indo de muito bom (forma dominante) a muito desfavorável (forma recessiva). O aconselhamento genético é essencial, e os grupos de apoio aos pacientes podem fornecer o amparo emocional necessário para os indivíduos afetados e para suas famílias.

Displasia Cleidocraniana

A displasia cleidocraniana (DCC) é bem conhecida por aplasia ou hipoplasia das clavículas, características malformações craniofaciais e presença de numerosos dentes supranumerários e impactados.

Etiologia e Patogenia

A displasia cleidocraniana é transmitida por meio de herança autossômica dominante, tendo alta penetrância e expressividade variável. Já foi relatada uma forma recessiva. Mutações no fator de transcrição RUNX2, um regulador de diferenciação de tecido ósseo, são a causa desta condição e se acredita que sejam do tipo *missense*. Cerca de um terço dos casos é esporádico e parece constituir novas mutações. Ocorre com igual frequência entre homens e mulheres e não há nenhuma predileção racial. A maioria dos pacientes afetados com o transtorno exibe inteligência normal.

Os ossos intramembranosos e endocondrais do crânio são acometidos, resultando em base craniana diminuída no sentido sagital, aumento transversal da calvária e fechamento tardio das fontanelas e suturas. A pressão hidrocefálica nas regiões não ossificadas do crânio, especialmente nas fontanelas, provoca bosselamento frontal biparietal e extensão da abóbada craniana. A deficiência das clavículas pode variar de aplasia a hipoplasia e é responsável pela aparência longa do pescoço e pelos ombros estreitos. As anomalias do terço médio da face e do complexo dentoalveolar resultam na aparência facial característica.

O atraso ou a falha na erupção dos dentes têm sido associados à falta de cemento celular. Foi postulado que a falha de formação de cemento pode ser devida à resistência mecânica à erupção dentária causada pela presença de tecido ósseo alveolar denso sobrejacente aos dentes não erupcionados. A formação de dentes supranumerários é devida à reabsorção incompleta ou muito tardia da lâmina dentária, que é reativada no momento da conclusão da formação da coroa da dentição permanente normal.

Características Clínicas

O aspecto clínico da DCC é tão distinto que é patognomônico. A estatura é leve a moderadamente reduzida, com o pescoço longo e estreito e os ombros, marcadamente caídos. A ausência completa ou parcial de calcificação das clavículas associada a defeitos musculares resulta em hipermobilidade dos ombros, permitindo níveis variáveis de aproximação no plano anterior (Figs. 15-17 e 15-18).

A cabeça é grande e braquicefálica com uma testa que exibe aparência volumosa. Os pacientes têm bossas frontal, parietal e occipital pronunciadas. Os ossos faciais e os seios paranasais são hipoplásicos, dando à face uma aparência pequena e encurtada com significativa hipoplasia da maxila. O nariz tem base ampla com uma ponte nasal deprimida. Está frequentemente presente o

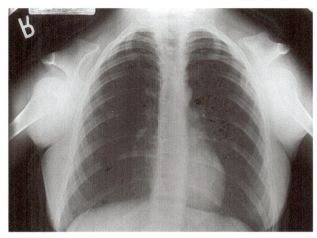

• **Figura 15-18** Displasia cleidocraniana mostrando hipoplasia das clavículas. (Reproduzido com permissão de Regezi JA, Sciubba JJ, Pogrel MA: Atlas of Oral and Maxilofacial Pathlogy, Philadelphia, 2000, WB Saunders, Figura 12-23.)

hipertelorismo ocular. Todo o esqueleto pode ser afetado, com defeitos em pelve, ossos longos e dedos. A presença de hemivértebras e a ocorrência de compressão posterior das vértebras torácicas podem contribuir para o desenvolvimento de cifoescoliose e complicações pulmonares.

A hipoplasia maxilar confere à mandíbula uma aparência relativamente prognata, embora alguns pacientes possam apresentar níveis variáveis de prognatismo mandibular causado pelo aumento do comprimento da mandíbula em conjunto com uma base de crânio encurtada. O palato é estreito e altamente arqueado, e há aumento na incidência de fendas submucosas e de fendas completas ou parciais do palato com envolvimento dos tecidos moles e duros. Pode ser observada ausência de fusão da sínfise da mandíbula.

Geralmente, formação, maturação e erupção da dentição decídua são normais. No entanto, ocorre extrema demora na reabsorção radicular fisiológica, e o resultado é a esfoliação prolongada de dentes decíduos. A erupção da dentição permanente é muito atrasada e vários dentes não entram em processo de erupção. São comumente observados hipoplasia do esmalte, cistos dentígeros e taurodontia. Frequentemente estão presentes dentes supranumerários impactados em todas as regiões (Fig. 15-19), e esta é a principal característica dental da DCC. Eles se desenvolvem após a conclusão da formação das coroas normais da dentição permanente e se localizam na posição lingual e oclusal às coroas de dentes impactados normais. Geralmente é observado apenas um dente supranumerário por dente normal. A retenção prolongada de dentes decíduos, a falha de erupção dos dentes permanentes, a presença de numerosos dentes supranumerários e a hipoplasia da maxila resultam em grave má oclusão.

Os achados radiográficos de importância clínica são relativos às anomalias da região craniofacial, da dentição, das clavículas e da pelve. Tradicionalmente, as radiografias do crânio exibem fontanelas evidentes e ossos wormianos, suturas cranianas amplas e anômalas e seios paranasais subdesenvolvidos. As clavículas podem ser aplásicas unilateral ou bilateralmente; ou podem ser

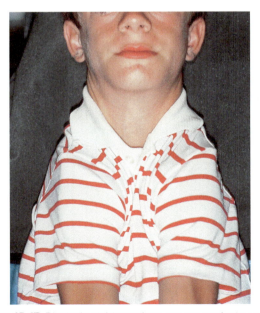

• **Figura 15-17** Displasia cleidocraniana em um paciente capaz de aproximar os seus ombros devido a clavículas hipoplásicas.

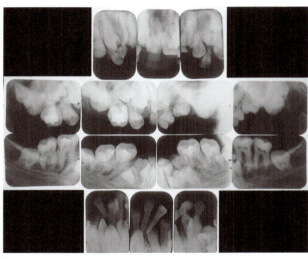

• **Figura 15-19** Displasia cleidocraniana mostrando dentes supranumerários não erupcionados.

hipoplásicas, aparecendo como pequenos fragmentos anexados ao esterno ou ao processo acromial. A mandíbula e a maxila contêm muitos dentes impactados e extranumerários, que muitas vezes estão mal posicionados.

Tratamento

Não há tratamento específico disponível para os pacientes com DCC. O aconselhamento genético é o mais importante. Pode ser recomendado o uso de capacetes protetores enquanto as fontanelas permanecerem evidentes. O manejo atual das anomalias dentárias combina a intervenção cirúrgica precoce com o tratamento ortodôntico. A extração de dentes supranumerários e dos dentes decíduos retidos, quando a formação radicular dos dentes sucessores é maior que 50%, é seguida pela exposição cirúrgica dos dentes impactados e pelo tratamento ortodôntico. A exposição cirúrgica precoce dos dentes impactados resulta na estimulação da formação de cemento e na erupção de dentes com rizogênese normal. A cirurgia ortognática para correção da deformidade dentofacial, a ortodontia pós-cirúrgica e a utilização de reabilitação protética podem ser realizadas precocemente.

Síndrome de Crouzon (Disostose Craniofacial)

A síndrome de Crouzon é caracterizada por graus variáveis de deformação craniana, hipoplasia da maxila e órbitas rasas com exoftalmia e estrabismo divergente. A configuração da deformidade craniana depende das suturas afetadas, do grau de envolvimento e da alteração da sequência da fusão das suturas. A exoftalmia e o aumento da distância interpupilar são características constantes da síndrome de Crouzon e se desenvolvem na infância como resultado da sinostose prematura da sutura coronal. As complicações sistêmicas incluem retardo mental, perda auditiva, deficiência da fala, deficiência visual e convulsões.

Etiologia e Patogenia

A disostose craniofacial é herdada de modo autossômico dominante com penetrância completa e expressividade variável. Cerca de um terço dos casos relatados surge espontaneamente. Provavelmente, as anormalidades genéticas associadas à maior família de craniossinostoses são resultantes de mutações nos genes da família de receptores do fator de crescimento de fibroblastos (*FGFR1, FGFR2, FGFR3*), bem como de mutações do TWIST, MSX2 e ENFB1. Mais especificamente, o ganho de mutações de função de FGFR2 tem sido identificado nesta forma de sinostose. A intensidade da manifestação da doença aumenta em irmãos sucessivos, com o filho mais novo sendo mais gravemente afetado.

A craniossinostose ocorre quando há fusão prematura das suturas cranianas. O fechamento prematuro das suturas pode levar a alterações no cérebro como resultado do aumento da pressão intracraniana e das deformidades dos ossos cranianos e das órbitas. O subdesenvolvimento das cristas supraorbitais e o supercrescimento da asa do esfenoide resultam em órbitas pequenas e rasas; isto leva a exoftalmia e redução do volume das órbitas. O hipertelorismo ocular é acentuado pelo deslocamento para baixo e para a frente da placa etmoidal. As anormalidades da órbita óssea são responsáveis por várias anomalias funcionais oculares. A grave distorção da base craniana leva à diminuição do crescimento da maxila e à hipoplasia nasofaríngea, havendo potencial restrição das vias aéreas superiores.

Características Clínicas

Os pacientes com síndrome de Crouzon têm fácies característica, sendo muitas vezes descrita como semelhante a sapo. A exoftalmia e a hipoplasia da face média são impressionantes. Os pacientes têm prognatismo mandibular relativo, e o nariz é parecido com o bico de um papagaio. Geralmente, o lábio superior e o filtro labial são curtos, e frequentemente o lábio inferior é caído. A deformidade craniana depende das suturas envolvidas. São comuns a proptose com estrabismo e o hipertelorismo orbitário. O dano ao nervo óptico ocorre em 80% dos casos.

Os achados orais incluem uma grave hipoplasia da maxila resultando em estreitamento do arco maxilar e um palato arqueado alto e comprimido. É comum haver mordida cruzada lingual posterior e bilateral. A oclusão posterior prematura causada pela maxila posicionada inferiormente resulta em mordida aberta anterior.

As radiografias do crânio revelam linhas de sutura obliteradas com evidente continuidade óssea. Uma aparência de "metal martelado" é observada frequentemente nas regiões do crânio onde a deformidade compensatória não pode ocorrer. A lordose da base craniana é aparente nas projeções laterais do crânio e podem ser visualizadas deformidades angulares com inclinação vertical da fossa craniana anterior. É comum uma grande calvária com hipoplasia da maxila, órbitas rasas e uma mandíbula relativamente grande.

Tratamento e Prognóstico

A idade do início da manifestação e o grau de craniossinostose influenciam a gravidade das complicações, que variam de distrofia craniofacial a perda auditiva, prejuízo da fala e da visão e retardo mental. A condição é muitas vezes identificada ao nascimento quando há um alto grau de suspeição. Foi relatado diagnóstico pré-natal de exoftalmia por meio de ultrassom. A identificação precoce é essencial para guiar o crescimento e o desenvolvimento da face e do crânio. A intervenção cirúrgica pode ser necessária se a exoftalmia for progressiva, se houver lesão do nervo óptico ou a acuidade visual estiver prejudicada, se houver evidências de desenvolvimento de deficiência mental ou se a pressão intracraniana continuar a aumentar. O tratamento consiste na colocação cirúrgica de suturas artificiais para permitir o crescimento do cérebro, minimizando a pressão intracraniana e as deformidades secundárias do crânio. O tratamento ortodôntico com intervenção cirúrgica ortognática subsequente tem sido bem-sucedido no manejo das deformidades dentofaciais concomitantes.

Síndrome de Treacher Collins (Disostose Mandibulofacial)

A síndrome de Treacher Collins afeta principalmente as estruturas de desenvolvimento do primeiro arco branquial, mas também envolve o segundo arco branquial em menor grau. Os indivíduos têm um perfil facial convexo com um nariz proeminente e um queixo retruído. Geralmente, é uma anomalia bilateral com fácies característica, incluindo inclinação descendente das fissuras palpebrais, colobomas da pálpebra inferior, hipoplasias mandibular e da face média, pinas auriculares deformadas (Fig. 15-20).

Etiologia e Patogenia

A síndrome de Treacher Collins é transmitida por meio de herança autossômica dominante, embora cerca de metade dos casos seja devida à mutação espontânea. Acredita-se que as mutações ocorram no gene *TCOF1*, que codifica uma fosfoproteína nuclear conhecida como *treacle*, um componente nucleolar com serina e rico em alanina, e que atua durante a biogênese do complexo ribossômico nas células da crista neural orientadas cranialmente. O gene tem um alto grau de penetrância, mas é comum uma expressividade variável. Os irmãos são afetados de modo muito semelhante e a síndrome torna-se progressivamente mais grave nas gerações subsequentes. O transtorno é relativamente raro, com uma incidência de 0,5 e 10,6 casos por 10.000 nascimentos.

Acredita-se que os defeitos embriológicos e morfológicos que resultam na expressão fenotípica desta síndrome se iniciam precocemente, ou seja, entre a 6ª e a 7ª semanas de vida embrionária. Um defeito na artéria estapedial durante a embriogênese pode ser responsável pelos déficits anatômicos observados. A disfunção da artéria estapedial origina os defeitos no estribo e na bigorna, como também nos vasos do primeiro arco branquial que nutrem a maxila. A falha da artéria alveolar inferior em desenvolver um suprimento vascular auxiliar origina as anomalias mandibulares. A orientação inadequada e a hipoplasia dos músculos elevadores da mandíbula, resultantes de um arco zigomático aplásico ou hipoplásico, podem ser contributivas.

A retrognatia mandibular e o excesso da face média vertical podem ser acentuados pela tração realizada por músculos elevadores da mandíbula anormalmente orientados, causando uma rotação posterior no padrão de crescimento mandibular. A síndrome parece ser limitada aos defeitos dos ossos e tecidos moles da face. A vascularização da parte posterior do segundo arco visceral pela artéria estapedial parece ocorrer sem prejuízo.

Características Clínicas

A síndrome de Treacher Collins é uma manifestação de uma combinação de anomalias de desenvolvimento do segundo e, principalmente, do primeiro arcos branquiais. A condição apresenta vários graus de hipoplasia da mandíbula, da maxila, do processo zigomático do osso temporal e das orelhas média e externa. São comuns as anormalidades das placas pterigóideas mediais e a hipoplasia dos músculos pterigóideos laterais. Geralmente, é observada uma assimetria nas deformidades da direita para a esquerda. Quando a síndrome é totalmente expressa, a aparência facial característica é descrita frequentemente como semelhante a um pássaro ou em forma de peixe.

A presença de colobomas ou chanfraduras lineares no terço exterior da pálpebra inferior pode ser encontrada em 75% dos pacientes. Os cílios inferiores estão ausentes medialmente aos colobomas em cerca de 50% dos pacientes. A obliquidade antimongoloide, ou inclinação descendente das fissuras palpebrais, é marcante.

Estão frequentemente presentes a atresia congênita do canal auditivo externo e a microtia. As orelhas estão implantadas mais inferiormente e exibem pina auricular deformada, amassada ou inexistente. Os defeitos da orelha média incluem feixes fibrosos do processo longo da bigorna, estribo e martelo malformados e perda auditiva condutiva. É comum a presença de pólipos na frente da orelha e de fístulas cegas localizadas entre a pina auricular e a comissura labial.

Pode ser observado um crescimento atípico de cabelo em forma de língua estendendo-se da linha do cabelo até as bochechas.

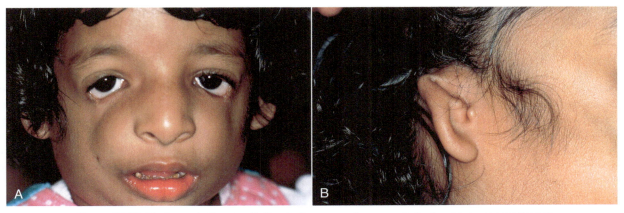

• **Figura 15-20** Síndrome de Treacher Collins. **A**, Repare nas fissuras palpebrais caídas e nas colobomas das pálpebras inferiores. **B**, Microtia e extensão pré-auricular do cabelo.

Outras anomalias associadas, como deformidades esqueléticas e fendas faciais, podem ocorrer de modo concomitante.

Os achados orais incluem fenda palatina em cerca de 30% dos pacientes e macrostomia em 15% dos pacientes. São comuns um palato alto e uma má oclusão dentária consistindo em apertognatia e dentes malposicionados e muito separados. A hipoplasia mandibular grave é bastante característica. O complexo zigomático-maxilar mal desenvolvido acarreta deficiência grave da face média.

A síndrome de Treacher Collins é bem reconhecida pelas suas características radiográficas marcantes, que incluem assoalhos orbitários inclinados para baixo, um contorno pontiagudo do osso nasal, um processo zigomático aplásico ou hipoplásico do osso temporal e um ângulo mandibular largo. Os cefalogramas laterais exibem uma chanfradura antegoniana e uma curvatura larga da mandíbula. A natureza côncava e a borda inferior alargada da mandíbula são características e ajudam a distinguir esta condição de outras síndromes que envolvem a mandíbula. Os côndilos e os processos coronoides são comumente achatados e aplásicos.

Tratamento e Prognóstico

O tratamento é dirigido para a correção cirúrgica cronológica ou reconstrução das deformidades existentes. A neutralização da perda auditiva condutiva por meio de cirurgia e uso de aparelhos auditivos é útil. Frequentemente, é realizada a cirurgia oftalmológica para a correção das deformidades do olho por meio da reconstrução orbital. O tratamento ortodôntico extenso pode ser realizado precocemente antes de reconstrução por meio de cirurgia ortognática da mandíbula e da maxila.

Síndrome de Pierre Robin (Sequência de Pierre Robin)

A apresentação clínica em neonatos de micrognatia, glossoptose e palato alto e arqueado ou fenda palatina foi denominada de síndrome de Pierre Robin. Esse complexo de malformações pode ocorrer como um achado isolado ou como um componente de várias síndromes ou anomalias do desenvolvimento. A hipoplasia e a retrognatia mandibulares são consideradas as principais malformações. Os problemas respiratórios e alimentares são predominantes e podem resultar em obstrução episódica das vias aéreas, hipóxia infantil, desnutrição e deficiência de crescimento.

Etiologia e Patogenia

A incidência da síndrome de Pierre Robin é de 5,3 a 22,7 por 100.000 nascimentos, e 39% dos lactentes não apresentam anomalias adicionais. Dentre as demais crianças, 25% têm síndromes conhecidas, e 36% têm uma ou mais anomalias que não fazem parte de uma síndrome conhecida. Foi especulado que determinados genes (*GAD67, PVRL1, SOX9*) possivelmente estão associados a esta síndrome.

O mal posicionamento fetal e a interposição da língua entre as lâminas palatinas têm sido considerados os fatores etiológicos catalisadores para a ocorrência da deformidade do palato e da micrognatia. A parada do desenvolvimento mandibular pode impedir a descida da língua e a falha da elevação e fusão das lâminas palatinas. As evidências sugerem que o defeito primário pode ser devido a distúrbios no crescimento metabólico geneticamente determinado da maxila e da mandíbula, em vez da obstrução mecânica da língua durante a embriogênese. As diferenças organogenéticas podem acarretar manifestações variáveis de micrognatia e de fenda palatina.

Características Clínicas

As crianças apresentam formas graves de micrognatia, glossoptose, fenda palatina e hipoplasia mandibular com prolapso distal da língua e consequente obstrução das vias aéreas em proporções variáveis, a ponto de poder ocorrer hipóxia fatal. Uma fenda palatina em forma de U é uma característica comum, mas não é constante e, em alguns casos, o palato está altamente arqueado. A glossoptose é resultante da inserção retroposicionada do músculo genioglosso devida à retrognatia mandibular. O músculo gênio-hióideo é encurtado, de modo que o apoio ao osso hioide e aos músculos da laringe fica comprometido.

Tratamento e Prognóstico

Os problemas respiratórios e alimentares são frequentes nos períodos neonatal e pós-natal imediatos. Pode ser necessária uma constante supervisão médica para evitar a apneia do sono mais obstrução das vias aéreas e hipóxia, *cor pulmonale*, refluxo gastresofágico, broncopneumonia e exaustão. Na maioria dos casos, o reposicionamento conservador da cabeça e o frequente posicionamento da criança em decúbito ventral são suficientes para evitar a obstrução das vias aéreas superiores, tornando otimizada a utilização do efeito da gravidade durante o repouso e a alimentação. É prudente a realização de oximetria de pulso contínua e o monitoramento da apneia durante o período neonatal. Nos casos graves com obstrução crônica das vias aéreas superiores e falhas no desenvolvimento, um dos vários procedimentos a seguir pode ser necessário: entubação nasofaríngea ou intraoral, aderência cirúrgica da língua e do lábio (glossopexia), osteogênese por distração mandibular e traqueostomia. A alimentação de lactentes com hipoplasia mandibular requer perícia e paciência. Pode ser necessário um tubo de sonda nasogástrica de alimentação. Após os primeiros meses de vida, o crescimento mandibular e a melhora no controle da musculatura da língua resultam em redução significativa dos sintomas.

O crescimento da mandíbula é significativo durante os primeiros 4 anos de vida, e frequentemente o perfil normal é alcançado entre os 4 e 6 anos. Alguns pacientes têm uma retrognatia mandibular leve residual que exige tratamento mais tardiamente na vida.

Síndrome de Marfan

A síndrome de Marfan é uma desordem hereditária do tecido conjuntivo que se caracteriza por anormalidades dos sistemas esquelético, cardiovascular e ocular. Atualmente, estima-se que 23 mil norte-americanos tenham a síndrome de Marfan. O diagnóstico é problemático devido à extrema variabilidade da manifestação clínica. A desordem é conhecida por ter ocasionado uma morte súbita e catastrófica em atletas não diagnosticados.

Etiologia e Patogenia

A síndrome de Marfan é uma desordem hereditária autossômica dominante que afeta 1 em 10 mil indivíduos. Não há predileção de gênero, etnia ou raça. A condição exibe penetrância completa, mas extremamente variável, e o descendente de um indivíduo afetado tem 50% de chance de adquirir a doença. Cerca de 15 a 35% dos casos surgem espontaneamente como resultado de mutação genética do gameta, no óvulo ou no espermatozoide; um número maior de casos ocorre com o aumento da idade paterna. Atualmente, o diagnóstico baseia-se nas anormalidades características dos sistemas musculoesquelético, ocular e cardiovascular, como também no histórico familiar positivo. Como a maioria das características evolui com a idade, muitas vezes o diagnóstico é mais evidente em idade mais avançada. O gene da síndrome de Marfan foi encontrado no cromossomo 15 e isso permite avaliar o risco diagnóstico em parentes de indivíduos afetados. Os estudos recentes dos fatores responsáveis em auxiliar a formação da microfibrila identificaram o gene fibrilina (*FBN1*) como o gene causador dessa doença. Acredita-se que o gene de Marfan produza uma alteração em uma das proteínas que fortalecem um componente do tecido conjuntivo, provavelmente o colágeno.

Características Clínicas

Caracteristicamente, os pacientes possuem uma estatura alta e esbelta, braços e pernas relativamente longos, mãos grandes com dedos longos e articulações soltas. As pernas, os braços e os dedos são desproporcionalmente compridos comparados ao tronco do paciente. As deformidades do tórax incluem protusão ou recuo do osso esterno (*pectus carinatum* ou *pectus excavatum*, respectivamente). Usualmente, a cifose torácica normal está ausente, acarretando costas retas. Vários graus de escoliose estão presentes. Os achados orais incluem um palato estreito, alto e arqueado, e apinhamento dentário. O rosto é comprido e fino.

O sistema cardiovascular é afetado em quase todas as pessoas. O prolapso da válvula mitral, como resultado da mudança mixomatosa, ocorre em 75 a 85% dos pacientes, e uma pequena percentagem deles desenvolve regurgitação mitral. Ocorre medionecrose cística da aorta, que resulta em dilatação crescente da aorta, regurgitação aórtica e insuficiência cardíaca. Uma consequência significativa dessa alteração na camada medial da aorta é a dissecação progressiva que pode levar a aneurismas, o que coloca os pacientes em grande risco de morte.

Os achados oculares incluem luxação da lente (ectopia do cristalino), que ocorre em metade desses pacientes. No entanto, a anomalia mais comum do olho é a miopia. O descolamento da retina ocorre raramente, mas é mais comum após a remoção da lente.

Tratamento e Prognóstico

A morbidade e a mortalidade estão diretamente relacionadas ao grau de anormalidade do tecido conjuntivo nos sistemas orgânicos envolvidos. As anormalidades cardiovasculares de dilatação da aorta ascendente e de prolapso da válvula mitral, a subluxação da lente do olho, as deformidades da cavidade torácica mais escoliose e o potencial para pneumotórax são indicadores de um prognóstico grave.

O tratamento dos pacientes com síndrome de Marfan conjuga exame médico anual com ênfase na avaliação cardiovascular, exames oftalmológicos frequentes, identificação de escoliose e ecocardiografia. A atividade física é muitas vezes restringida e redirecionada na tentativa de proteger a aorta.

Tem-se recomendado a profilaxia antibiótica para endocardite infecciosa independentemente de evidência clínica de doença valvular. Betabloqueadores como o propranolol são frequentemente usados para reduzir o estresse na aorta e foi observado que eles reduzem significativamente a taxa de dilatação da aorta e o risco de complicações sérias. A mortalidade foi drasticamente reduzida com a utilização de enxertos compostos para substituir a válvula aórtica e a região que contém o aneurisma aórtico. O prognóstico para os aneurismas da aorta ascendente não tratados é extremamente desfavorável.

Síndrome de Ehlers-Danlos

A síndrome de Ehlers-Danlos é um raro distúrbio hereditário do tecido conjuntivo que é clinicamente caracterizado por hipermobilidade articular, hiperextensão e fragilidade da pele. As manifestações clínicas da doença são devidas a defeitos herdados no metabolismo do colágeno. Além da pele e das anomalias nas articulações, podem ocorrer e coexistir complicações cardiovasculares e gastrintestinais graves.

A condição foi classificada em oito variantes. A forma periodontal (síndrome de Ehlers-Danlos do tipo VIII) caracteriza-se por progressão rápida da doença periodontal resultando em perda completa dos dentes na segunda ou terceira décadas de vida.

Etiologia e Patogenia

Vários subtipos da síndrome de Ehlers-Danlos são herdados como traços autossômico dominante, autossômico recessivo e ligado ao cromossomo X. A apresentação clínica das formas herdadas com padrão recessivo é a mais grave.

Pelo menos 10 subtipos da síndrome de Ehlers-Danlos foram classificados com base em características genéticas, bioquímicas e clínicas. Por exemplo, na variante do tipo IV, potencialmente letal, foram identificadas mutações no gene para o pró-colágeno do tipo III. As mutações no gene lisil-hidroxilase estão associadas à variante do tipo XI, enquanto que os tipos VIIa e VIIb estão relacionados com mutações no gene de colágeno do tipo I.

Do ponto de vista clínico, os defeitos no tipo III de formação de colágeno estão associados à ruptura espontânea da aorta ou dos intestinos, ambos tecidos ricos em colágeno do tipo III. As deficiências na hidroxilisina do colágeno são resultado de níveis deprimidos de lisil-hidroxilase. Outros podem ter um defeito no metabolismo do colágeno, impedindo a conversão de pró-colágeno a colágeno. Além disso, foi observado em alguns pacientes um distúrbio no metabolismo do cobre.

Características Clínicas

As características clínicas clássicas incluem significativa hiperelasticidade da pele e extrema frouxidão das articulações. A pele pode ser esticada em vários centímetros; mas, quando liberada, ela assume novamente o seu contorno original. As manifestações na pele incluem uma aparência aveludada com um alto grau de fragilidade e uma tendência para contusões. Pequenos traumas podem produzir equimoses, sangramento e grandes feridas com tendência a uma reparação incompleta e formação de cicatrizes do tipo "papel de cigarro", que são especialmente evidentes na testa, na parte inferior das pernas e sobre os pontos de pressão. Outros achados cutâneos incluem pseudotumores moluscoides, pele redundante nas palmas das mãos e solas dos pés e cistos subcutâneos e contendo lipídeo que podem calcificar.

A hipermobilidade articular é variável. Pode ser grave o suficiente para causar luxação espontânea das articulações. A hiperextensão articular causa *genu recurvatum* (projeção do joelho para trás), pé chato, luxação articular habitual, cifoescoliose e outras deformidades esqueléticas.

Os pacientes podem ter graves manifestações cardiovasculares, gastrintestinais e pulmonares. As anomalias cardiovasculares incluem aneurisma dissecante da aorta, prolapso da válvula mitral e ruptura de vasos sanguíneos. A maioria dos pacientes tem uma diátese hemorrágica que pode consistir em uma tendência de sofrer contusão ou que pode ser grave, com formação de hematoma e sangramento do nariz, do estômago, dos pulmões e do trato urogenital.

Pode ocorrer ruptura do intestino e da bexiga. Os problemas pulmonares incluem pneumotórax espontâneo e deficiência respiratória resultante das deformidades da parede torácica. Hérnias, divertículos gastrintestinais e defeitos oculares também podem ser encontrados.

As características orofaciais abrangem maxila estreita, face média achatada e ponte nasal larga. Outros achados faciais são hipertelorismo, pregas epicânticas, aparência oca dos olhos e cicatrizes na testa e no queixo. A fragilidade dos tecidos gengivais e da mucosa pode ser problemática. A incidência de disfunção da articulação temporomandibular é aumentada como resultado da profunda frouxidão da articulação, contribuindo para a hipermobilidade e a luxação. Tem sido descrita uma marcante extensibilidade da língua permitindo o contato com a ponta do nariz.

Os achados dentários incluem sulcos anatômicos profundos e altura excessiva das cúspides dos molares e dos pré-molares. Também já foram descritas a presença de raízes dentárias atrofiadas ou com dilaceração, assim como nódulos pulpares coronários não aderidos provenientes da calcificação de estruturas vasculares intrapulpares. Composição irregular dos túbulos dentinários, dentículos e hipoplasia de esmalte também são frequentemente encontrados.

Tratamento e Prognóstico

O prognóstico depende da gravidade das manifestações sistêmicas. O estado cardiovascular de todos os pacientes deve ser avaliado e monitorado de perto. Pode ocorrer morte súbita na juventude ou no início da vida adulta devido a aneurismas dissecantes e ruptura de artérias.

A possibilidade de intervenção cirúrgica deve ser avaliada com moderação tendo em conta a fragilidade do tecido conjuntivo. A reparação do ligamento articular é comumente malsucedida devido a falhas decorrentes da sutura. Geralmente, a cicatrização das feridas demora e pode ocorrer sangramento prolongado após uma lesão. A osteoartrite é uma complicação comum nos pacientes com luxações repetidas.

Síndrome de Down (Trissomia do 21)

A síndrome de Down é uma anomalia cromossômica comum e facilmente reconhecida. A incidência é relatada como sendo de 1 em 600 a 1 em 700 nascimentos; no entanto, mais de metade dos fetos afetados são abortados espontânea e precocemente durante a gravidez. Aproximadamente 10 a 15% de todos os pacientes que passaram por alguma instituição médica têm síndrome de Down.

A grande maioria dos casos de trissomia do 21 (94%) é causada pela não disjunção cromossômica, resultando em um cromossomo extra. Os pacientes remanescentes com síndrome de Down têm variadas anomalias cromossômicas. O tipo decorrente de translocação ocorre em 3%, o mosaicismo ocorre em 2%, e as aberrações cromossômicas raras constituem o 1% restante dos casos. A incidência desta condição aumenta com o avançar da idade materna.

Etiologia e Patogenia

As possíveis origens da síndrome de Down são o mosaicismo não detectado em um dos pais, a exposição repetida ao mesmo fator ambiental, a predisposição genética para a não disjunção, um óvulo com um cromossomo 21 extra e a privilegiada sobrevivência de embriões e fetos com trissomia 21 no útero com o aumento da idade materna. Os pais de qualquer idade que já tenham tido uma criança com trissomia do 21 têm um risco significativo (cerca de 1%) de ter outra criança também afetada, sendo o risco de recidiva de nascimentos com a anomalia equivalente ao de mães com mais de 45 anos. Não foi identificada predileção racial, social, econômica ou de gênero.

Características Clínicas

Os pacientes com síndrome de Down apresentam inúmeros achados clínicos característicos e várias manifestações sistêmicas comuns (Fig. 15-21). Tem sido identificado um certo número

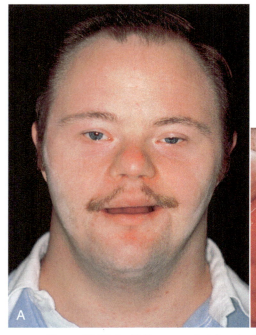
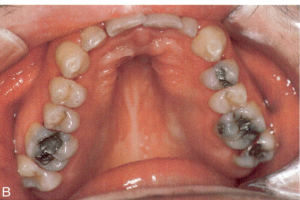

• **Figura 15-21** A e B, Face característica da síndrome de Down. Repare no palato alto e arqueado e com diminuição da largura e do comprimento em B.

de achados fenotípicos comuns em crianças com síndrome de Down; isso pode ajudar na formulação do diagnóstico.

Vários graus de retardo mental ocorrem em todos os pacientes com síndrome de Down. A maioria dos indivíduos levemente afetados é altamente funcional e é capaz de se adaptar bem em ambientes de trabalho. A demência afeta cerca de 30% dos pacientes com síndrome de Down, e o envelhecimento precoce é comum. Após os 35 anos, quase todos os indivíduos desenvolvem alterações neuropatológicas análogas às encontradas na doença de Alzheimer, embora 70% não apresentem nenhuma alteração comportamental clinicamente detectável. Essas duas desordens têm muitas semelhanças neuropatológicas e neuroquímicas, e foi observado um risco aumentado de síndrome de Down em famílias com tendência à doença de Alzheimer.

Na síndrome de Down, o crânio é braquicefálico, com um occipital achatado e uma testa proeminente. Uma terceira ou quarta fontanela está presente e todas as fontanelas são grandes e permanecem por mais tempo. A separação da sutura sagital superior a 5 mm está presente em 98% das pessoas afetadas. Os seios frontal e esfenoidal estão ausentes, e o seio maxilar é hipoplásico em mais de 90% dos pacientes. A deficiência esquelética da face média é muito marcante, havendo hipotelorismo ocular, uma ponte nasal achatada e prognatismo mandibular relativo.

Os olhos são amendoados com fissuras palpebrais ascendentes, pregas do epicanto, e na íris é comum a existência de manchas de Brushfield. Outras anomalias oculares são estrabismo convergente, nistagmo, erros de refração, ceratocone e catarata congênita.

A doença cardíaca congênita está presente em 30 a 45% de todos os pacientes com síndrome de Down. As anomalias incluem comunicação atrioventricular, anormalidades do coxim endocárdico parcial e defeitos no septo ventricular. Um estudo revelou uma prevalência de 50% de prolapso da válvula mitral; um terço destes pacientes tinha achados de auscultação negativos. A tetralogia de Fallot, a persistência do canal atrial e os defeitos do septo atrial de *secundum* são vistos menos frequentemente.

Aparentemente, a função das células T e, provavelmente, também das células B é anormal, sendo que algumas crianças afetadas são mais suscetíveis a doenças infecciosas. As infecções do trato respiratório são extremamente comuns. A disfunção da tireoide ocorre em mais de 50% de todos os pacientes. A incidência de leucemia linfocítica aguda e de portadores do antígeno da hepatite B é aumentada.

Os problemas esqueléticos abrangem hipoplasia da maxila e dos ossos esfenoides, anomalias das costelas e da pélvis, luxação do quadril e subluxação patelar. Particularmente preocupante é a presença de instabilidade atlantoaxial em 12 a 20% das pessoas com síndrome de Down; isto é causado pelo aumento da frouxidão dos ligamentos transversais entre o atlas e o processo odontoide. O atraso no reconhecimento desta condição pode resultar em danos irreversíveis na medula espinal, que podem ocorrer durante a manipulação do pescoço em pacientes submetidos a tratamento odontológico ou a anestesia geral.

São comuns as manifestações orais na síndrome de Down. Muitas vezes, a língua está fissurada e geralmente a macroglossia é relativa devido à cavidade oral pequena, embora uma macroglossia verdadeira seja possível. Uma posição de boca aberta é comum porque a nasofaringe estreita e as amígdalas e adenoides hipertrofiadas podem causar comprometimento das vias aéreas. Uma língua protrusa e o hábito de respiração bucal causam secura e rachadura dos lábios. A largura e o comprimento do palato estão significativamente diminuídos, e uma úvula bífida e fendas labial e palatina são observadas ocasionalmente. Concentrações elevadas de sódio, cálcio e íons de bicarbonato foram identificadas na saliva de parótida.

A dentição apresenta uma série de anomalias características, e a doença periodontal é prevalente. A incidência de cárie dentária, no entanto, não parece ser maior do que nos indivíduos não afetados. Entretanto, como normalmente a higiene bucal é deficiente, isto pode refletir na maior capacidade tampão da saliva ou na capacidade de controlar a ingestão dietética em ambientes institucionais e em casa. Um sistema imunológico defeituoso e os danos na motilidade dos neutrófilos contribuem diretamente para uma doença periodontal grave e precoce.

A erupção dos dentes primários e permanentes é retardada em 75% dos casos, e frequentemente ocorrem anomalias no processo de erupção. A hipodontia ocorre em ambas as dentições e a microdontia é observada comumente. As anomalias do desenvolvimento do dente, tais como malformações da coroa e da raiz, estão também frequentemente presentes. Quase 50% dos pacientes com síndrome de Down exibem três ou mais anomalias dentárias. A hipocalcificação do esmalte ocorre em cerca de 20% destes indivíduos.

Também são comuns as alterações oclusais que consistem em má oclusão causada por prognatismo relativo, mordida cruzada posterior, apertognatia e grave apinhamento dos dentes anteriores. A mordida cruzada posterior é devida a anomalias no osso basal da maxila, enquanto que a mordida aberta anterior ocorre devido a discrepâncias dentoalveolares.

Tratamento e Prognóstico

As crianças com síndrome de Down com significativas cardiopatias congênitas têm um prognóstico desfavorável. Comumente, as causas de morte são complicações cardiopulmonares, malformações gastrintestinais e leucemia linfoblástica aguda.

Os recentes avanços tecnológicos no diagnóstico cardiovascular propiciaram uma melhora acentuada do prognóstico. Os recém-nascidos requerem estudos de raios X do tórax, eletrocardiogramas, ecocardiogramas e, em seguida, consulta cardíaca pediátrica se forem detectadas anomalias cardiovasculares.

Os acompanhamentos oftalmológico e audiológico regulares são extremamente importantes. Os exames podem detectar precocemente problemas de visão e de audição que podem afetar a aprendizagem e o desenvolvimento. A detecção de instabilidade atlantoaxial pode prevenir uma lesão catastrófica na medula espinal.

O tratamento odontológico é direcionado para a prevenção da cárie dentária e da doença periodontal. É de grande importância o acompanhamento frequente e o estabelecimento de regimes rigorosos de cuidados domiciliares. As crianças altamente funcionais podem ser candidatas a intervenção ortodôntica e posterior cirurgia maxilofacial, caso seja necessária. Nos pacientes com doença cardíaca congênita, devem ser seguidas as diretrizes estabelecidas pela American Heart Association para a profilaxia antibiótica.

Atrofia Hemifacial

A atrofia hemifacial é um distúrbio raro que constitui uma atrofia progressiva unilateral da face. Ocasionalmente, pode afetar outras regiões do mesmo lado do corpo. A causa desta condição é desconhecida, embora tenha sido sugerida a ocorrência de trauma, disfunção do sistema nervoso periférico, infecção e anormalidades genéticas.

A atrofia hemifacial normalmente se manifesta no adulto jovem. O sinal precoce mais comum é uma fissura ou sulco indolor perto da linha média da face. A condição envolve tanto o tecido mole quanto o tecido ósseo do lado afetado da face. Na cavidade oral, a língua, os lábios e as glândulas salivares podem mostrar hemiatrofia. Os dentes em desenvolvimento podem exibir um desenvolvimento radicular incompleto e atrasos na erupção. Tem sido relatado o envolvimento unilateral de cérebro, orelhas, laringe, esôfago, diafragma e rins. Frequentemente, também são encontradas várias condições oftalmológicas associadas.

A atrofia hemifacial progressiva associada à epilepsia jacksoniana contralateral, à neuralgia do trigêmeo e a alterações nos olhos e no cabelo é conhecida como síndrome de Parry-Romberg. A atrofia unilateral do lábio superior com exposição dos dentes superiores no lado afetado é característica nos casos em que há envolvimento moderado a grave.

O diagnóstico diferencial deve incluir hipoplasia facial, esclerodermia, necrose gordurosa e distúrbios do tipo oculoauriculovertebral. A distinção entre a síndrome de Parry-Romberg e a esclerodermia localizada é muitas vezes difícil e depende da ausência ou da presença de pigmentação cutânea e outras alterações inflamatórias.

Hipertrofia Hemifacial

A hemi-hipertrofia congênita é uma desordem rara caracterizada por uma grosseira assimetria do corpo. Pode ser do tipo simples, limitada a um único dígito; segmentar, envolvendo uma região específica do corpo; ou complexa, englobando a metade do corpo. Geralmente, o aumento de volume é unilateral, embora o cruzamento bilateral da linha média de modo limitado possa ocorrer. Todos os tecidos da região com crescimento anormal podem estar envolvidos, mas ocasionalmente apenas alguns tecidos são afetados. Histologicamente, tem sido determinado que há um aumento real no número de células presentes, em vez de um aumento no tamanho da célula. Essa condição apresenta-se classicamente como um supercrescimento localizado unilateral dos tecidos moles faciais, ossos e dentes (Fig. 15-22).

Etiologia e Patogenia

A assimetria grosseira foi encontrada em um em 86 mil pacientes, com uma preponderância no sexo feminino de 3:2. Nos homens, o envolvimento do lado direito é o mais comum. Quase todos os casos parecem ser esporádicos. Os tipos complexo e segmentar ocorrem com a mesma frequência, e a incidência de envolvimento de ambos os lados do corpo é semelhante. O tumor de Wilms é a neoplasia mais comumente relatada em associação à hemi-hipertrofia.

Vários fatores causais têm sido implicados no desenvolvimento da hemi-hipertrofia, tais como anormalidades anatômicas e funcionais vasculares ou linfáticas, disfunção endócrina, ambiente intrauterino alterado, distúrbios do sistema nervoso

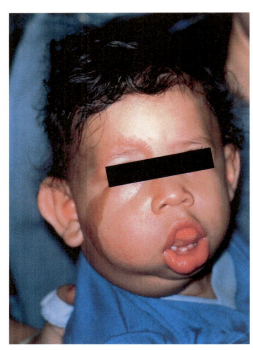

• **Figura 15-22** Hipertrofia hemifacial como parte da síndrome do nevo epidérmico.

central, anomalias cromossômicas e assimetria na divisão celular. A heterogeneidade etiológica pode ser responsável pela variada apresentação clínica, que afeta um ou vários sistemas, bem como o grau de envolvimento dos tecidos.

Características Clínicas

A variedade e a complexidade da hemi-hipertrofia resultaram em uma grande variedade de conclusões relativas às alterações dentofaciais encontradas. Em alguns pacientes, apenas a face é afetada, mas o aumento unilateral de volume facial está frequentemente associado à hipertrofia de uma outra parte do corpo. Muitas vezes, os tecidos envolvidos não são afetados de modo uniforme, acentuando ainda mais as variações na apresentação clínica.

Os achados craniofaciais abrangem assimetria de osso frontal, maxila, palato, mandíbula, processo alveolar, côndilos e tecidos moles sobrejacentes associados. A pele pode estar grossa, com secreção excessiva das glândulas sebáceas e sudoríparas, e exibir hipertricose. Muitas vezes, as pinas auriculares estão notavelmente aumentadas. O aumento unilateral de um dos hemisférios cerebrais pode ser responsável pelo retardo mental em 15 a 20% dos pacientes e pela ocorrência de crises convulsivas.

As manifestações orais são muito marcantes e afetam a dentição e a língua de modo significativo. A língua encontra-se unilateralmente hiperplásica, muitas vezes se apresentando desfigurada, e com uma demarcação bem distinta na linha média. As papilas fungiformes geralmente são maiores e se assemelham a tumorações polipoides moles. A disgeusia tem sido relatada. Os tecidos moles intraorais estão espessados e anatomicamente aumentados, sendo frequentemente descritos como abundantes e dispostos em pregas macias e aveludadas.

Os achados dentários incluem anormalidades no tamanho da coroa e no tamanho e na forma das raízes, bem como desenvolvimento e erupção precoces. Os dentes permanentes, mais especificamente os caninos, pré-molares e primeiros molares, estão comumente aumentados em tamanho. Quando a dentição decídua é afetada, as anormalidades se limitam aos segundos molares e, menos comumente, aos caninos. A macrodontia unilateral se aproxima, mas não excede um aumento de 50% na dimensão da coroa nos diâmetros mesiodistal e bucolingual. A forma e o tamanho das raízes estão proporcionalmente aumentados ou extraordinariamente encurtados, e é usual o desenvolvimento apical prematuro. Os dentes decíduos no lado afetado se calcificam, erupcionam e sofrem esfoliação mais cedo do que os dentes contralaterais. Tem sido relatada a erupção dos dentes permanentes afetados aos 4 ou 5 anos.

As más oclusões dentárias são comuns devido ao crescimento assimétrico da maxila, da mandíbula e do processo alveolar e por causa das anomalias nos padrões de morfologia e erupção dos dentes. Frequentemente ocorrem desvios da linha média, planos oclusais gravemente inclinados e mordidas abertas.

Os cefalogramas posteroanterior e lateral mostram uma assimetria óssea e uma hipertrofia óssea facial pronunciadas, bem como evidencia hipertrofia dos tecidos moles, tais como o aumento das tonsilas. As anomalias radiculares, as coroas aumentadas e a erupção prematura são facilmente identificadas pelas radiografias panorâmica ou periapical.

Diagnóstico Diferencial

O diagnóstico da hipertrofia hemifacial congênita verdadeira depende da presença de hipertrofia unilateral das estruturas craniofaciais e dos tecidos moles associados e também da dentição. A percepção da falta de similaridade contralateral pode ser difícil e muitas vezes é subjetiva, resultando no atraso do diagnóstico de hipertrofia hemifacial congênita na criança. A angio-osteo-hipertrofia (síndrome de Klippel-Trénaunay-Weber) pode ser descartada pela ausência de nevo flâmeo cutâneo sobrejacente. A neurofibromatose pode causar aumento grosseiro dos tecidos moles e do esqueleto da metade do rosto, mas não afeta o tamanho dos dentes ou a sequência de erupção. O linfangioma e o hemangioma caracterizam-se pelo aumento do tecido mole; não afetam a morfologia dos dentes. A acromegalia produz aumento bilateral simétrico dos maxilares. A displasia fibrosa, a disostose craniofacial e a doença inflamatória crônica devem ser descartadas.

A hipertrofia hemifacial congênita tem sido relatada concomitantemente com perda auditiva condutiva, desordens convulsivas e tumor de Wilms. Outras síndromes e condições que produzem assimetria e hipertrofia de tecidos mole e duro são síndrome de Russell (ou Russell-Silver), linfedema congênito, aneurismas arteriovenosos, exostoses múltiplas e tumores faciais da infância.

Tratamento e Prognóstico

Durante todo o período da infância, os pacientes devem ser examinados com frequência para facilitar a identificação precoce de neoplasias envolvendo o fígado, as glândulas adrenais e os rins. O crescimento e o desenvolvimento devem ser observados estreitamente para detectar deficiência mental ou anomalias do desenvolvimento sexual.

As anomalias durante a fase de dentição mista estão relacionadas às discrepâncias no tamanho dos dentes em relação ao tamanho das arcadas dentárias e às anomalias na sequência de erupção dentária. O crescimento assimétrico do complexo craniofacial e do alvéolo dentário requer intervenção ortodôntica precoce, incluindo a manutenção do espaço, pequena movimentação dentária e aparelhos funcionais. A reconstrução cirúrgica das anomalias de tecidos duros e moles para melhorar a função e a estética deve ser antecipada.

A frequente associação de hemi-hipertrofia congênita com anomalias vasculares, neoplasias embrionárias e retardo mental requer uma equipe multidisciplinar de especialistas das áreas médica e odontológica.

Fendas Labiais e Palatinas

As fendas labiais e palatinas são anomalias congênitas comumente encontradas que frequentemente resultam em déficits funcionais graves da fala, da mastigação e da deglutição. Nesses pacientes, é maior a prevalência de associação a outras malformações congênitas e de deficiências de aprendizado causadas por déficits auditivos.

Em geral, as fendas labial e palatina são classificadas em quatro tipos principais: (1) fenda labial, (2) fenda palatina, (3) fendas labial e palatina unilateral e (4) fendas labial e palatina bilaterais. Outras fendas do lábio e do palato são fossetas labiais, fissuras lineares dos lábios, fenda submucosa do palato, úvula e língua bífidas e numerosas fendas faciais que se estendem através de nariz, lábios e cavidade oral. As deformidades provocadas pelas fendas são extremamente variáveis; podem variar de sulco na pele e na mucosa a clivagens extensas que envolvem o músculo e o osso. Uma combinação de fenda labial e fenda palatina é a deformidade de fenda mais comumente observada.

Etiologia e Patogenia

A fenda labial e a fenda palatina juntas correspondem a aproximadamente 50% dos casos, enquanto que a fenda labial isolada e a fenda palatina isolada ocorrem, cada uma, em aproximadamente 25% dos casos. A incidência de fenda labial e de fenda palatina foi relatada como sendo de um em 700 a 1.000 nascimentos, com variação na predileção racial. A fenda palatina isolada é menos comum, com uma incidência de um a cada 1.500 a 3.000 nascimentos. A fenda labial com ou sem fenda palatina é mais comum no sexo masculino, e a fenda palatina isolada é mais comum no sexo feminino.

A maioria dos casos de fenda labial e/ou fenda palatina pode ser explicada pela hipótese do limiar multifatorial. A teoria da herança multifatorial implica a contribuição de muitos genes de risco, que interagem uns com os outros e com o ambiente, e coletivamente determinam se um limiar de anormalidade foi violado, resultando em um defeito no feto em desenvolvimento. A herança multifatorial ou poligênica explica a transmissão de formas isoladas de fenda labial ou fenda palatina e é extremamente útil em determinar o risco de ocorrência dessas anomalias nos demais membros das famílias de indivíduos acometidos.

A ruptura dos padrões normais de crescimento facial, incluindo deficiências de qualquer um dos processos faciais, pode levar a malformações dos lábios e do palato. Geralmente, a fenda labial ocorre em torno da 6ª à 7ª semana intrauterina; é resultado da falha de penetração de células mesodérmicas no sulco epitelial presente entre os processos nasal medial e nasal lateral.

A fenda palatina é resultado de uma degeneração epitelial que acontece em torno da 8ª semana de desenvolvimento embrionário, com falha de crescimento do mesoderma e ausência de fusão dos processos palatinos laterais. A maioria dos embriologistas acredita que há real deficiência de tecido em todas as deformidades causadas por fendas faciais e que as estruturas anatômicas estão, de fato, ausentes. Podem ocorrer diversos graus de fendas labiais e palatinas, variando de chanfradura suave do vermelhão do lábio ou úvula bífida a fendas graves completas e bilaterais do lábio, do processo alveolar e por toda a extensão do palato.

Características Clínicas

O sistema de classificação de Veau para fenda labial e fenda palatina é amplamente utilizado pelos clínicos, pois ele ajuda na descrição da várias fendas labiais e palatinas observadas. Esse sistema classifica as fendas labiais e palatinas separadamente em quatro categorias principais, com ênfase no grau da anomalia presente.

A fenda labial pode variar de uma chanfradura ou pequeno sulco na borda do vermelhão do lábio a uma fenda completa que se estende até o assoalho nasal (Figs. 15-23 a 15-25). De acordo com a classificação de Veau, a fenda labial de classe I constitui-se em um sulco unilateral na borda do vermelhão do lábio que não

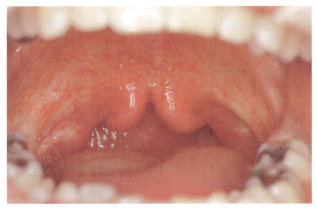

• **Figura 15-25** Úvula fendida (bífida).

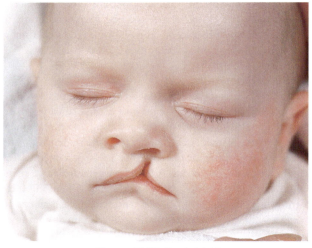

• **Figura 15-23** Fenda labial.

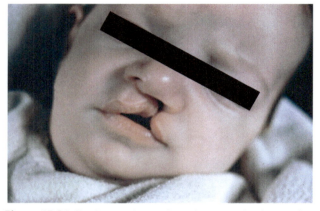

• **Figura 15-24** Fenda completa unilateral se estendendo através do alvéolo e para o interior do assoalho nasal.

se estende por todo o lábio. Caso a fenda unilateral do vermelhão venha a se estender através de todo o lábio, mas não envolver o assoalho nasal, isto é designado como uma fenda labial de classe II. As fendas labiais de classe III são fendas unilaterais da borda do vermelhão do lábio que se estendem através de todo o lábio e envolvem o assoalho nasal. Qualquer fenda bilateral do lábio que exibe uma chanfradura incompleta ou uma fenda completa é classificada como de classe IV.

As fendas palatinas também podem ser divididas em quatro tipos clínicos utilizando o sistema de Veau. Uma fenda limitada ao palato mole é classificada de classe I. As fendas de classe II são defeitos no palato duro e no palato mole; elas não se estendem além do forame incisivo e, portanto, limitam-se ao palato secundário. As fendas do palato secundário podem ser completas ou incompletas. Uma fenda completa inclui o palato mole e o palato duro, estendendo-se até o forame incisivo. Uma fenda incompleta inclui o palato mole e uma parte do palato duro, mas não se estende até o forame incisivo. As fendas completas unilaterais que se estendem unilateralmente da úvula até o forame incisivo na linha média e o processo alveolar são designadas como fendas palatinas de classe III. As fendas de classe IV são fendas bilaterais completas envolvendo o palato mole, o palato duro e o processo alveolar em ambos os lados da pré-maxila, deixando essa parte da maxila solta e comumente móvel.

As fendas submucosas não estão incluídas neste sistema de classificação, mas elas podem ser identificadas clinicamente pela presença de úvula bífida, depressão palpável na parte posterior dos palatos duro e mole e pela presença de uma zona pelúcida (uma membrana fina e transparente) cobrindo o defeito.

As fendas do palato mole, incluindo as fendas submucosas, estão frequentemente associadas a incompetência velofaríngea, incompetência ou disfunção da trompa de Eustáquio. A otite média recorrente e os déficits de audição são complicações comuns. A incompetência palatofaríngea resulta da falha da parede da faringe e do palato mole em fazer contato durante a deglutição e a fala, impedindo o correto fechamento muscular necessário entre a nasofaringe e a orofaringe. A fala é caracterizada pela emissão de ar pelo nariz e emite um som hipernasalado.

A prevalência das anomalias dentárias associadas às fendas labiais e do palato é significativa. Já foram bem descritas anomalias dentárias de número, tamanho, morfologia, calcificação e erupção. As dentições decídua e permanente podem ser afetadas. O incisivo lateral presente nas proximidades da fissura frequentemente é envolvido, mas os dentes fora da área da fenda exibem defeitos de desenvolvimento em um grau maior em comparação aos pacientes não afetados.

A incidência de dentes congenitamente ausentes é alta, especialmente entre os incisivos laterais superiores decíduos e permanentes adjacentes às fendas alveolares. A prevalência de hipodontia aumenta de modo diretamente proporcional a gravidade da fenda. As fendas alveolares unilaterais e bilaterais completas também estão frequentemente associadas a dentes supranumerários, geralmente envolvendo os incisivos laterais superiores. Comumente, o desenvolvimento do dente é tardio, e frequentemente se observa hipoplasia de esmalte, macrodontia ou microdontia, e fusão.

Tratamento e Prognóstico
O prognóstico da condição depende da gravidade da fenda. As questões estéticas, as dificuldades da fala e o déficit auditivo geralmente resultam em significativos problemas de desenvolvimento.

O tratamento é sequenciado cronologicamente e muitas vezes requer o envolvimento de uma equipe multidisciplinar devido à extensa natureza do problema e de seu impacto sobre a criança e a família. As equipes de cirurgia craniofacial são constituídas pelas especialidades odontológicas, médicas e cirúrgicas, com a assistência de outros profissionais de saúde como de serviço social, desenvolvimento da criança e tratamento da fala e da audição.

Em geral, o reparo da fenda labial é realizado durante a infância quando a criança está estável, pesa pelo menos 4,5 kg e tem níveis de hemoglobina de 10 mg/dL. A queiloplastia geralmente é realizada mais tardiamente na vida. Aparelhos ortodônticos ou aparelhos ortopédicos colocados cirurgicamente estão sendo usados em bebês para guiar os segmentos dentoalveolares para obter de relações anatômicas normais e facilitar o fechamento das fendas pela cirurgia plástica. O fechamento dos defeitos do palato mole por meio de rotação ou deslizamento de retalhos faríngeos ao 1 ano de idade é frequentemente recomendado para promover o desenvolvimento normal da fala. Os obturadores palatinos são comumente confeccionados para os bebês que têm fendas palatinas e que estão tendo dificuldades para se alimentar ou estão regurgitando comida ou líquidos através da cavidade nasal. A avaliação precoce das funções auditivas e da fala é altamente recomendada, e muitas vezes os aparelhos auditivos são indicados para as crianças com fendas palatinas para evitar problemas de aprendizagem e episódios frequentes de otite média. A otite média crônica e a perda de audição de baixa frequência resultam da orientação inadequada das trompas de Eustáquio e da inserção de músculos, levando a estase de fluidos na orelha média e a infecção retrógrada.

Os serviços odontológicos preventivos são extremamente importantes porque uma dentição intacta é a base para o futuro tratamento ortodôntico. Geralmente, o tratamento é necessário para corrigir as anomalias dentárias de desenvolvimento. Às vezes, o tratamento ortodôntico é iniciado durante a dentição decídua para corrigir a mordida cruzada posterior superior unilateral e bilateral e retrair o segmento da pré-maxila, que está deslocado anteriormente.

Quando a criança estiver na fase de desenvolvimento da dentição mista, o tratamento ortodôntico convencional é iniciado para se conseguir um formato normal do arco da maxila. Comumente, isso é realizado como preparação para um enxerto de osso autógeno (frequentemente com a crista ilíaca) da fenda alveolar para restabelecer a continuidade do arco da maxila. É recomendável que o procedimento de enxerto seja executado quando a rizogênese do dente permanente não erupcionado associado ao defeito alveolar (geralmente o canino superior) tiver alcançado de um quarto à metade da sua formação. Foi verificado que esses dentes podem erupcionar com êxito passivamente ou mecanicamente através do sítio do enxerto, consolidando o arco, preservando o enxerto e restabelecendo a função do processo alveolar.

A continuação do tratamento ortodôntico, seguido de cirurgia ortognática, torna-se muitas vezes necessária para aqueles pacientes com significativas deformidades dentofaciais. Podem ser realizados precocemente procedimentos frequentes de cirurgia plástica para corrigir a estética, assim como a função do vermelhão do lábio, da totalidade do lábio, do filtro labial e do nariz.

Síndrome do X Frágil

Há muito tempo se reconhece que entre a população geral de deficientes mentais existem mais homens afetados do que mulheres. A grande percentagem de homens mentalmente incapazes e a documentação do histórico de famílias com crianças afetadas do sexo masculino e crianças não afetadas do sexo feminino são altamente sugestivas de padrão de herança ligada ao X. Desde o relato de 1943 de uma família com 11 indivíduos do sexo masculino com grave retardo mental nascidos de uma mãe não acometida, vários relatos de casos têm identificado uma síndrome (síndrome do X frágil) caracterizada por retardo mental ligado ao X, macro-orquidismo e uma característica apresentação fenotípica.

Etiologia e Patogenia
Acredita-se que a síndrome do X frágil, que corresponde a 30 a 50% de todas as famílias com retardo mental ligado ao X, seja assim denominada devido à existência de um sítio frágil no cromossomo X, que é considerado um marcador diagnóstico confiável. Atualmente, no sexo masculino, o retardo mental ligado ao cromossomo X pode ser tão comum quanto a síndrome de Down; corresponde a aproximadamente 25% de todos os homens mentalmente incapazes, com uma incidência de 0,3 a 1 criança acometida por 1.000 nascimentos de meninos. O achado de 20 a 30% de mulheres portadoras com graus variados de retardo mental pode ser explicado pelo efeito de Lyon ou pela inativação aleatória de um dos cromossomos X.

O histórico familiar é a principal ferramenta de reconhecimento de pacientes com retardo mental ligado ao X. Estudos citogenéticos específicos podem auxiliar no diagnóstico da síndrome do X frágil. Nos indivíduos do sexo masculino afetados, 4 a 50% (média de 20%) das células exibem alterações cromossômicas caracterizadas por constrição secundária anormal próxima da extremidade terminal do braço longo (q) do cromossomo X. Frequentemente, esse segmento é quebrado no sítio frágil, justificando a denominação de "X frágil". Em 50% das mulheres portadoras, o cromossomo X frágil não consegue ser detectado. Anomalias da fala foram observadas na síndrome do X frágil e já se teorizou que os principais genes relacionados à função verbal estão localizados no cromossomo X, e eles estão rompidos no sítio frágil. Os recentes estudos genéticos e bioquímicos isolaram uma específica alteração nucleotídea. Isso envolve uma expansão da sequência repetida *CGG* em uma das extremidades (5') do gene *FMR1* que, por sua vez, está relacionada a uma etapa de metilação da produção da proteína FMR. As alterações de metilação na via do produto do gene *FMR* podem explicar os inúmeros achados clínicos.

Características Clínicas

A apresentação clínica clássica é a de um indivíduo do sexo masculino mentalmente retardado com macro-orquidismo pós-puberdade, grandes orelhas, prognatismo e uma face alongada com testa alta e rebordos supraorbitários proeminentes (Fig. 15-26). Outros achados são hiperflexibilidade das articulações, prolapso da válvula mitral, fenda palatina e associação à síndrome de Pierre Robin. Os pacientes apresentam uma característica fala engraçada e repetitiva e podem exibir comportamento hiperativo ou autismo. A fala é descrita como confusa, sendo rápida e repetitiva. Em geral, as mãos são grandes e carnudas e a íris pode ser pálida. Já foi relatado o hábito de morder as mãos. Os achados orais incluem palato alto arqueado, bordas palatinas laterais proeminentes, mordidas cruzadas anterior e posterior e aumento da atrição oclusal. Comumente, o peso ao nascimento é grande, porém dentro da normalidade, e pode ser observado aumento da circunferência da cabeça durante toda a infância.

O grau de retardo mental é variável, mesmo entre irmãos acometidos. Os resultados das biópsias dos testículos e os testes de função endócrina estão dentro dos limites de normalidade.

Tratamento e Prognóstico

A importância da identificação nas famílias de retardo ligado ao X não pode ser subestimada. Como a síndrome é herdada por meio de traço ligado ao X e o sítio X frágil pode ser identificado em 30% a 50% das famílias com retardo mental ligado ao X, o diagnóstico precoce e o aconselhamento genético são fundamentais.

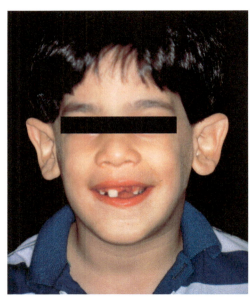

• **Figura 15-26** Síndrome do X frágil com retardo mental, um rosto comprido e fino e orelhas grandes.

O rastreio da síndrome do X frágil na população com retardo mental tem se mostrado vantajoso. O aconselhamento genético das famílias com histórico positivo pode auxiliar no aconselhamento dos potenciais portadores ou dos portadores identificados quanto aos riscos de gerar uma criança afetada. Atualmente, o único meio confiável de diagnóstico pré-natal é o exame dos cromossomos fetais. Não há método para excluir o *status* de portadora entre as mulheres que não expressam o cromossomo X frágil.

O prolapso da válvula mitral ocorre em 80% dos homens afetados com essa síndrome, sustentando a necessidade de avaliação cardíaca definitiva antes da realização de tratamento odontológico.

Bibliografia

Condições Metabólicas

Abdulla AG, Ituarte PH, Harari A et al: Trends in the frequency and quality of parathyroid surgery: Analysis of 17.082 cases over 10 years, *Ann Surg* 261:746-750, 2015, doi: 10.1097/SLA.0000000000000812.

Aghi M, Blevins LS, Jr: Recent advances in the treatment of acromegaly, *Curr Opin Endocrinol Diabetes Obes* 16:304-307, 2009.

Al-Jamali J, Glaum R, Kassem A et al: Gorham-Stout syndrome of the facial bones: a review of pathogenesis and treatment modalities and report of a case with a rear cutaneous manifestation, *Oral Surg Oral Med Oral Pathol Oral Radiol* 114:e23-e29, 2012.

Ben-Shlomo A, Melmed S: Acromegaly, *Endocrinol Metab Clin North Am* 37(1):101-118, 2009.

Bernstein RM, Zaleske DJ: Familial aspects of Caffey's disease, *Am J Orthop* 24:777-781, 1995.

Bolland MJ, Cundy T: Paget's disease of bone: clinical review and update, *J Clin Pathol* 66:924-927, 2013.

Carrillo R, Morales A, Rodriguez-Peralto JL et al: Benign fibro-osseous lesions in Paget's disease of the jaws, *Oral Surg Oral Med Oral Pathol* 71:588-592, 1991.

Cetani F, Pardi E, Borsari S, Marcocci C: Molecular pathogenesis of primary hyperparathyroidism, *J Endocrinol Invest* 34(Suppl 7): 35-39, 2011.

Chanson P, Salenave S: Acromegaly, *Orphanet J Rare Dis* 3:17, 2008, doi:10.1186/1750-1172-2-17.

Cundy T, Bolland M: Paget disease of bone, *Trend Endocrinol Metab* 19(7):246-253, 2008.

Dickson GR, Hamilton A, Hayes D et al: An investigation of vanishing bone disease, *Bone* 11:205-210, 1990.

Drueke TB, Ritz E: Treatment of hyperparathyroidism in CKD patients with cinacalcet and/or vitamin D derivatives, *Clin J Am Soc Nephrol* 4:234-241, 2009.

Dunbar SF, Rosenberg A, Mankin H et al: Gorham's massive osteolysis: the role of radiation therapy and a review of the literature, *Int J Radiol Oncol Biol Phys* 26:491-497, 1993.

Ezzat S, Forster MJ, Berchtold P et al: Acromegaly: clinical and biochemical features in 500 patients, *Medicine* 73:233-240, 1994.

Farrugia MC, Summerlin DJ, Krowiak E et al: Osteonecrosis of the mandible or maxilla associated with the use of new generation bisphosphonates, *Laryngoscope* 116:115-120, 2006.

Freedy RM, Bell KA: Massive osteolysis (Gorham's disease) of the temporomandibular joint, *Ann Otol Rhinol Laryngol* 101:1018-1020, 1992.

Hagendorn J, Yock TI, Borel-Rinkes IH et al: Novel molecular pathways in Gorham disease: implications for treatment, *Pediatr Blood Cancer* 61(3):401-406, 2014.

Helfrich MH, Hocking LJ: Genetics and aetiology of Paget's disorders of bone, *Arch Biochem Biophys* 15:172-182, 2008.

Hosking D: Pharmacological therapy of Paget's and other metabolic bone diseases, *Bone* 38:S3-S7, 2006.

Houston MS, Hay ID: Practical management of hyperthyroidism, *Am Fam Physician* 41:909-916, 1990.

Kanzler A, Farmand M, DiGiacomi B et al: Pathologic changes in the face and skull in acromegaly, *Swiss Dent J* 13:35-44, 1992.

Katznelson L: An update on treatment strategies for acromegaly, *Expert Opin Pharmacother* 9:2273-2280, 2008.

Khan A, Grey A, Shoback D: Medical management of asymptomatic primary hyperparathyroidism: proceedings of the third international workshop, *J Clin Endocrinol Metab* 94:373-381, 2009.

Layfield R: The molecular pathogenesis of Paget disease of bone, *Expert Rev Mol Med* 9:1-13, 2007.

Melmed S: Acromegaly pathogenesis and treatment, *J Clin Invest* 119:3189-3202, 2009.

Merkow RL, Lane JM: Paget's disease of bone, *Orthop Clin North Am* 21:171-189, 1990.

Michou L, Collet C, Laplanche JL et al: Genetics of Paget's disease of bone, *Joint Bone Spine* 73:243-248, 2006.

Mornet E: Hypophosphatasia, *Orphanet J Rare Dis* 2:40-47, 2007.

Nakai K, Komaba H, Fukagawa M: Management of mineral and bone disorder in chronic kidney disease: quo vadis? *Ther Apher Dial* 13(Suppl 1):S2-S6, 2009.

Olsson A, Matsson L, Blomquist HK et al: Hypophosphatasia affecting the permanent dentition, *J Oral Pathol Med* 25:343-347, 1996.

Parisien M, Silverberg SJ, Shane E et al: Bone disease in primary hyperparathyroidism, *Endocrinol Metab Clin North Am* 19:19-34, 1990.

Petti GH Jr: Hyperparathyroidism, *Otolaryngol Clin North Am* 23:339-355, 1990.

Piatelli A: Symmetrical pulpal obliteration in mandibular first molars, *J Endod* 18:515-516, 1992.

Ralston SH: Pathogenesis of Paget's disease of bone, *Bone* 43:819-825, 2008.

Reddy SV: Etiologic factors in Paget's disease of bone, *Cell Mol Life Sci* 63:391-398, 2006.

Reginster JY, Lecont MP: Efficacy and safety of drugs for Paget's disease of bone, *Bone* 17(Suppl 5):S485-S488, 1995.

Rockman-Greenberg C: Hypophosphatasia, *Pediatr Endocrinol Rev* 10(Suppl 2):380-388, 2013.

Rubin DJ, Levin RM: Neurologic complications of Paget disease of bone, *Endocr Pract* 15:158-166, 2009.

Shandilya R, Gadre KS, Sharma J, Joshi P: Infantile cortical hyperostosis (Caffey disease): a case report and review of the literature-Where are we after 70 years? *J Oral Maxillogac Surg* 71:1195-1201, 2013.

Singer FR: Paget's disease: when to treat and when not to treat, *Nat Rev Rheumatol* 5:483-489, 2009.

Szabo J, Heath B, Hill VM et al: Hereditary hyperparathyroidism-jaw tumor syndrome: the endocrine gene HRPT2 maps to chromosome 1q21-q31, *Am J Hum Genet* 56:944-950, 1995.

Thomas DW, Shepherd JP: Paget's disease of bone: current concepts in pathogenesis and treatment, *J Oral Pathol Med* 23:12-16, 1994.

Thometz JG, DiRaimiondi CA: A case of recurrent Caffey's disease treated with naproxen, *Clin Orthop* 323:304-309, 1996.

van Damme PA, Mooren RE: Differentiation of multiple giant cell lesions, Noonan-like syndrome and (occult) hyperparathyroidism, *Int J Oral Maxillofac Surg* 23:32-36, 1994.

van den Bos T, Handoko G, Niehof A et al: Cementum and dentin in hypophosphatasia, *J Dent Res* 84:1021-1025, 2005.

Anomalias Genéticas

Augarten A, Sagy M, Yahav J et al: Management of upper airway obstruction in Pierre Robin syndrome, *Br J Oral Maxillofac Surg* 28:105-108, 1990.

Basel D, Steiner RD: Osteogenesis imperfecta: recent findings shed new light on this once well-understood condition, *Genet Med* 11:375-385, 2009.

Bull MJ, Givan DC, Sadove AM et al: Improved outcome in Pierre Robin syndrome: effect of multidisciplinary evaluation and management, *Pediatrics* 86:294-301, 1990.

Callewaert B, Malfait F, Loeys B et al: Ehlers-Danlos syndromes and Marfan syndrome, *Best Pract Res Clin Rheumatol* 22:165-189, 2008.

Castillo H, Samson-Fang L: Effects of bisphosphonates in children with osteogenesis imperfecta: an AACPDM systemic review, *Dev Med Child Neurol* 51:17-29, 2009.

Charles JF, Aliprantis AO: Osteoclasts: more than "bone eaters,", *Trends Molec Med* 20:449-459, 2014, dx.doi.org/10.1016/j.molmed.2014.06.001.

Cobb AR, Green B, Gill D et al: The surgical management of Treacher Collins syndrome, *Br J Oral Maxillofac Surg* 52(7):581-589, 2014.

Cohen MM Jr: Biology of RUNX2 and cleidocranial dysplasia, *J Craniofac Surg* 24(1):130-133, 2013.

Cunningham ML, Seto ML, Ratisoontorn C et al: Syndromic craniosynostosis: from history to hydrogen bonds, *Orthod Craniofac Res* 10(2):67-81, 2007.

Daw JL Jr, Patel PK: Management of alveolar clefts, *Clin Plast Surg* 31:303-313, 2004.

Denny AD: Distraction osteogenesis in Pierre Robin neonates with airway obstruction, *Clin Plast Surg* 31(2):221-229, 2004.

de Vries BB, Jansen CC, Duits AA et al: Variable FMR1 gene methylation of large expansions leads to variable phenotype in three males from one fragile X family, *J Med Genet* 33:1007-1010, 1996.

D'Hulst C, Kooy RF: Fragile X syndrome: from molecular genetics to therapy, *J Med Genet* 46:577-584, 2009.

Eppley BL, van Aalst JA, Robey A et al: The spectrum of orofacial clefting, *Plast Reconstr Surg* 115:101e-114e, 2005.

Felix R, Hofstetter W, Cecchini MG: Recent developments in the understanding of osteopetrosis, *Eur J Endocrinol* 134:143-156, 1996.

Ferguson PJ, El-Shanti HI: Autoinflammatory bone disorders, *Curr Opin Rheumatol* 19:492-498, 2007.

Fraser FC: The genetics of cleft lip and cleft palate, *Am J Hum Genet* 22:336-352, 1970.

Fridrich KL, Fridrich HH, Kempf KK et al: Dental implications in Ehlers-Danlos syndrome, *Oral Surg Oral Med Oral Pathol* 69:431-435, 1990.

Gluckman E: Bone marrow transplantation in children with hereditary disorders, *Curr Opin Pediatr* 8:42-44, 1996.

Gorlin RJ, Cohen MM, Levin LS: *Syndromes of the Head and Neck, 3rd ed*, New York, 1990, Oxford University Press.

Jacenko O: c-fos and bone loss: a proto-oncogene regulator osteoclast lineage determination, *Bioassays* 17:277-281, 1995.

Jakobsen LP, Knudsen MA, Lespinasse J et al: The genetic basis of the Pierre Robin sequence, *Cleft Palate Craniofac J* 43:155-159, 2006.

Jensen BL, Kreiborg S: Development of the dentition in cleidocranial dysplasia, *J Oral Pathol Med* 19:89-93, 1990.

Jones JE, Friend GW: Cleft orthotics and obturation, *Oral Maxillofac Surg Clin North Am* 3:517-529, 1991.

Kainulainen K, Pulkkinen L, Savolainen A et al: Location on chromosome 15 of the gene defect causing Marfan syndrome, *N Engl J Med* 323:935-939, 1990.

Keane MG, Pyeritz RE: Medical management of Marfan syndrome, *Circulation* 27:2802-2813, 2008.

Kivirikko KI: Collagens and their abnormalities in a wide spectrum of diseases, *Ann Med* 25:113-126, 1993.

Kumar W, Ebenezer S, Narayan TV, Wagner W: Clinicopathologic conference: Multiquadrant expansile fibro-osseous lesion in a juvenile, *Oral Surg Oral Med Oral Pathol Oral Radiol* 113:286-292, 2012.

Lee JY, Jung YS, Kim SA et al: Investigation of the SH3BP2 gene mutation in cherubism, *Acta Med Okayama* 62:209-212, 2008.

Leitman SA, Prescott NL, Hicks DG et al: SH3BP2 is rarely mutated in exon 9 in giant cell lesions outside cherubism, *Clin Orthop Relat Res* 459:22-27, 2007.

Loesch DZ, Hay DA, Mulley J: Transmitting males and carrier females in fragile X-revisited, *Am J Med Genet* 51:392-399, 1994.

Meng XM, Yu SF, Yu GY: Clinicopathologic study of 24 cases of cherubism, *J Oral Maxillofac Surg* 34:350-356, 2005.

Mundlos S, Otto F, Mulliken JB et al: Mutations involving the transcription factor CBFA1 cause cleidocranial dysplasia, *Cell* 89:773-779, 1997.

Mundy GR: Cytokines and local factors which affect osteoclast function, *Int J Cell Cloning* 10:215-222, 1992.

Murthy J, Bhaskar L: Current concepts in genetics of nonsyndromal clefts, *Indian J Plast Surg* 42:68-81, 2009.

Niranjan B, Shashikiran N, Singla S, Kasetty S: Non-hereditary cherubism, *J Oral Maxillofac Surg* 18(1):84-88, 2014.

Nunn JH, Durning P: Fragile X (Martin Bell) syndrome and dental care, *Br Dent J* 168:160-162, 1990.

Prescott T, Redfors M, Rustad CF et al: Characterization of a Norwegian cherubism cohort; molecular genetic findings, oral manifestations and quality of life, *Eur J Med Genet* 56(3):131-137, 2013.

Prockop DJ, Kivirikko KI: Collagens: molecular biology, diseases, and potentials for therapy, *Annu Rev Biochem* 64:403-434, 1995.

Prockop DJ, Kuivaniemi H, Tromp G: Molecular basis of osteogenesis imperfecta and related disorders of bone, *Clin Plast Surg* 21:407-413, 1994.

Ramesar RS, Greenberg J, Martin R et al: Mapping of the gene for cleidocranial dysplasia in historical Cape Town (Arnold) kindred and evidence for locus homogeneity, *J Med Genet* 33:511-514, 1996.

Ranalli DN, Guzman R, Schmutz JA: Craniofacial and intraoral manifestations of congenital hemifacial hyperplasia: report of case, *ASDC J Dent Child* 57:203-208, 1990.

Reinhardt DP, Chalberg SC, Sakai LY: The structure and function of fibrillin, *CIBA Found Symp* 192:128-143, 1995.

Richardson A, Deussen FF: Facial and dental anomalies in cleidocranial dysplasia: a study of 17 cases, *Int J Pediatr Dent* 4:225-231, 1994.

Roberts T, Stephen L, Beighton P: Cleidocranial dysplasia: a review of the dental, historical, and practical implications with an overview of the South African experience, *Oeral Surg Oral Med Oral Pathol Oral Radiol* 115(1):46-55, 2013.

Rousseau F, Heitz D, Biancalana V et al: Direct diagnosis by DNA analysis of the fragile X syndrome of mental retardation, *N Engl J Med* 325:1673-1681, 1991.

Sakai D, Trainor PA: Treacher Collins syndrome: unmasking the role of Tcof1/treacle, *Int J Biochem Cell Biol* 41:1229-1232, 2008.

Shen Z, Zou CC, Yang RW et al: Cleidocranial dysplasia: report of 3 cases and literature review, *Clin Pediatr (Phila)* 48:194-198, 2009.

Sobacchi C, Schulz A, Coxon FP et al: Osteopetrosis: genetics, treatment and new insights into osteoclast function, *Nat Rev Endocrinol* 9(9):522-536, 2013.

Spengler DE: Staging in cleft lip and palate habilitation, *Oral Maxillofac Surg Clin North Am* 3:489-499, 1991.

Stark Z, Savarirayan R: Osteopetrosis, *Orphanet J Rare Dis* 4:5, 2009.

Thudium CS, Moscatelli I, Flores C et al: A comparison of osteoclast-rich and osteoclast-poor osteopetrosis in adult mice sheds light on the role the osteoclast in coupling bone resorption and bone resorption, *Calcif Tissue Int* 95(1):83-93, 2014.

Tiziani V, Reichenberger E, Buzzo CL et al: The gene for cherubism maps to chromosome 4p16, *Am J Hum Genet* 65:158-166, 1999.

Trummer T, Brenner R, Just W et al: Recurrent mutations in the COL1A2 gene in patients with osteogenesis imperfecta, *Clin Genet* 59:338-343, 2001.

Ueki Y, Tiziani V, Santanna C et al: Mutations in the gene encoding c-abl-binding protein SH3 BP2 cause cherubism, *Nat Genet* 28:125-126, 2001.

Ulseth JO, Hestnes A, Stovner LJ et al: Dental caries and periodontitis in persons with Down syndrome, *Special Care Dent* 11:71-73, 1991.

Van Gijn DR, Tucker AS, Cobourne MT: Craniofacial development: current concepts in the molecular basis of Treacher Collins syndrome, *Br J Oral Maxillofac Surg* 51(5):384-388, 2013.

Ward LM, Lalic L, Roughly PJ et al: Thirty three novel COL1A1 and COL1A2 mutations in patients with osteogenesis imperfecta types I-IV, *Hum Mutat* 17:434, 2001.

Whyte MP: Heritable metabolic and dysplastic bone diseases, *Endocrinol Metab Clin North Am* 19:133-173, 1990.

Yeswell HN, Pinnell SR: The Ehlers-Danlos syndromes, *Semin Dermatol* 12:229-240, 1993.

16
Anormalidades dos Dentes

RESUMO DO CAPÍTULO

Alterações no Tamanho
  Microdontia
  Macrodontia

Alterações na Forma
  Geminação
  Fusão
  Concrescência
  Dilaceração
  Dente Invaginado
  Dente Evaginado
  Taurodontia
  Raízes Supranumerárias
  Pérolas de Esmalte
  Atrição, Abrasão e Erosão

Alterações no Número
  Anodontia
  Impactação
  Dentes Supranumerários

Defeitos do Esmalte
  Defeitos Adquiridos do Esmalte
  Amelogênese Imperfeita

Defeitos da Dentina
  Dentinogênse Imperfeita
  Displasia Dentinária

Defeitos do Esmalte e da Dentina
  Odontodisplasia Regional

Anomalias da Polpa Dentária
  Calcificação Pulpar
  Reabsorção Interna
  Reabsorção Externa

Alterações na Cor
  Pigmentação Exógena
  Pigmentação Endógena

Alterações no Tamanho

Microdontia

Na microdontia generalizada, todos os dentes da dentição parecem ser menores do que o normal. Os dentes podem de fato apresentar medidas menores do que o normal, como ocorre no nanismo pituitário, ou podem ser relativamente pequenos em comparação a uma mandíbula e maxila grandes.

Na microdontia focal ou localizada, um único dente é menor do que o normal. Devido ao tamanho reduzido, o formato desses microdentes geralmente está alterado. Esse fenômeno é mais comumente observado nos incisivos laterais superiores, nos quais as coroas dentárias se apresentam de forma conoide ou em cavilha, levando à designação de incisivo lateral em forma de cavilha (Fig. 16-1). Um padrão de herança autossômica dominante tem sido associado a esta condição. Os incisivos laterais conoides não apresentam maiores problemas, a não ser pelo aspecto estético. O segundo microdente mais comumente observado é o terceiro molar, seguidos dos dentes supranumerários (Fig. 16-2).

Macrodontia

A macrodontia generalizada é caracterizada pela presença de dentes grandes em toda a arcada. A condição pode ser do tipo absoluta, conforme observada no gigantismo pituitário, ou pode ser relativa devido à presença de maxila e mandíbula desproporcionalmente pequenas. Nesse caso, ocorre o apinhamento dos dentes e, possivelmente, o padrão de erupção será anormal em função da insuficiência de espaço nas arcadas.

A macrodontia focal ou localizada é caracterizada por um dente ou grupo de dentes anormalmente grandes. Essa condição é relativamente incomum e geralmente é observada em terceiros molares mandibulares. Na condição rara conhecida como hipertrofia hemifacial, os dentes do lado afetado são anormalmente grandes em comparação aos do lado não afetado.

Alterações na Forma

Geminação

A geminação é a fusão de dois dentes a partir de um único órgão do esmalte (Fig. 16-3). O resultado típico é a clivagem parcial do dente, que tem o aspecto de duas coroas que compartilham o mesmo canal radicular. A clivagem completa, denominada

373

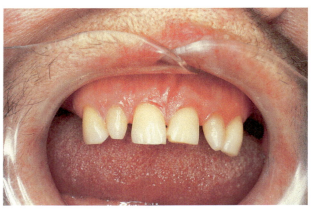
• **Figura 16-1** Laterais conoides.

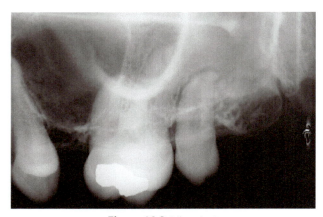
• **Figura 16-2** Microdente.

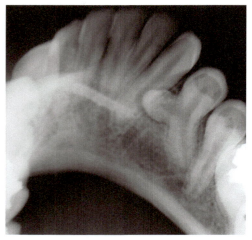
• **Figura 16-3** Geminação.

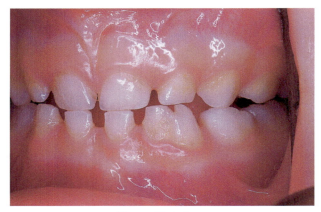
• **Figura 16-4** Fusão.

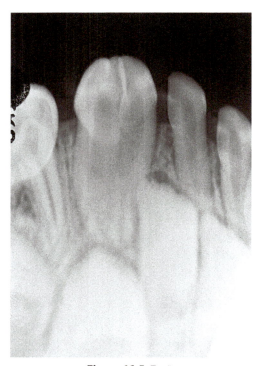
• **Figura 16-5** Fusão.

gemulação, ocorre ocasionalmente e resulta em dois dentes provenientes de um único germe dentário. Embora o trauma tenha sido sugerido como uma das possíveis causas, a etiologia da geminação é desconhecida. Esses dentes podem ser esteticamente inadequados e podem causar apinhamento dentário.

Fusão
A fusão é a junção de dois germes dentários em desenvolvimento, resultando em uma única estrutura dentária grande (Figs. 16-4 e 16-5). A fusão pode envolver toda a extensão do dente, ou pode envolver apenas as raízes e, nesse caso, a dentina e o cemento são compartilhados. Os canais radiculares também podem estar separados ou ser compartilhados. Pode ser impossível diferenciar a fusão de um dente normal com um supranumerário de um caso de geminação. A causa desta condição é desconhecida, embora o trauma tenha sido sugerido.

Concrescência
A concrescência é uma forma de fusão em que dentes adjacentes já formados são unidos pelo cemento (Fig. 16-6). Isso pode ocorrer antes ou depois da erupção dos dentes, e se acredita que esteja relacionado a trauma ou a apinhamento dentário. A concrescência é mais comumente observada entre os segundos e terceiros molares superiores. Essa condição não ocasiona problemas, a não ser que seja necessária a extração de um dos dentes envolvidos. Pode ser necessária realização de seccionamento cirúrgico para salvar o outro dente.

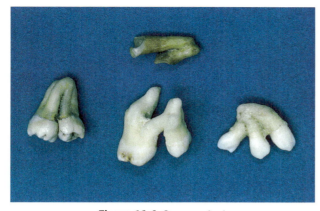

• **Figura 16-6** Concrescência.

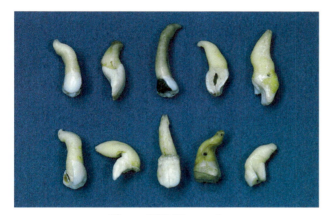

• **Figura 16-7** Dilaceração.

Dilaceração

A dilaceração é a presença de angulação ou curvatura acentuada das raízes dentárias (Fig. 16-7). A causa dessa condição tem sido relacionada a trauma durante o desenvolvimento dentário. O deslocamento da coroa, ou da coroa e de parte da raiz, do restante da raiz em desenvolvimento pode resultar em uma angulação acentuada depois que o dente completar o seu desenvolvimento. Fatores hereditários possivelmente estão envolvidos em um pequeno número de casos. A erupção geralmente ocorre sem maiores problemas. No entanto, a extração pode ser difícil. Obviamente, caso seja necessária a realização de tratamento endodôntico nesses dentes, tal procedimento pode ser desafiador.

Dente Invaginado

Também conhecido como *dens in dente* ou dente dentro de um dente, o dente invaginado é uma anomalia dentária incomum que constitui uma fosseta lingual exagerada ou acentuada (Figs. 16-8 e 16-9).

Esse defeito varia em gravidade, sendo superficial quando somente a coroa é afetada e profundo quando a coroa e a raiz são acometidas. Os incisivos laterais superiores são os dentes mais comumente envolvidos, embora qualquer dente anterior possa ser afetado. O envolvimento bilateral é comumente visto. A causa dessa alteração de desenvolvimento é desconhecida. Acredita-se que os fatores genéticos sejam responsáveis por apenas uma pequena percentagem de casos.

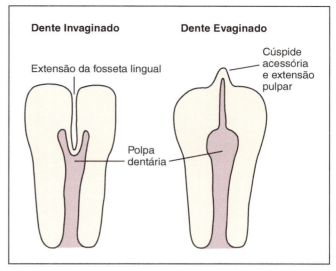

• **Figura 16-8** Morfologias do dente invaginado e do dente evaginado.

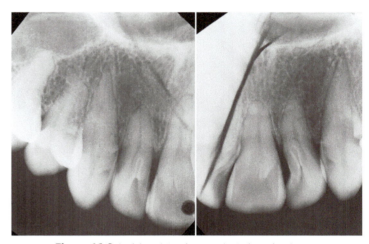

• **Figura 16-9** Incisivos laterais com dente invaginado.

Como o defeito não consegue se manter livre de placa e de bactérias, o dente invaginado predispõe o dente ao desenvolvimento precoce de cárie dentária e, subsequentemente, à pulpite. A restauração profilática da fossa é recomendada para evitar essa complicação. Já que o defeito pode ser observado frequentemente no exame radiográfico antes da erupção dentária, o paciente pode ser prevenido precocemente da necessidade de realização do procedimento. Nos casos em que a pulpite levou à perda de vitalidade, o procedimento endodôntico pode salvar o dente afetado.

Dente Evaginado

O dente evaginado é uma condição de desenvolvimento relativamente comum que afeta predominantemente os dentes pré-molares (pré-molares de Leung) (Figs. 16-10 a 16-12). A alteração foi relatada quase que exclusivamente em asiáticos, inuítes e nativos americanos. O defeito, que é comumente bilateral, consistem em uma cúspide ou um tubérculo anômalo situado no centro da superfície oclusal. Devido à abrasão oclusal, o tubérculo se desgasta relativamente rápido, causando exposição precoce do corno pulpar que se estende para o interior do tubérculo. Isso

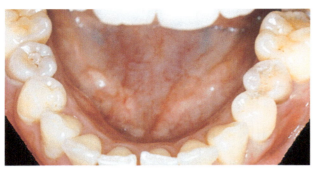

• **Figura 16-10** Segundos pré-molares mandibulares com dente evaginado. (Reprodução com permissão de Regezzi JA, Sciubba JJ, Pogrel MA: Atlas of Oral and Maxillofacial Pathology. Philadelphia, 2000, WB Saunders, Figure 12-38.)

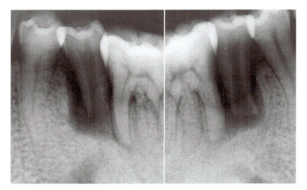

• **Figura 16-11** Dente evaginado associado a lesões periapicais. (Reproduzido com permissão de Regezzi JA, Sciubba JJ, Pogrel MA: Atlas of Oral and Maxillofacial Pathology. Philadelphia, 2000, WB Saunders, Figura 12-39.)

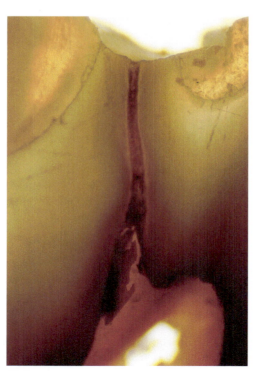

• **Figura 16-12** Dente evaginado. Corte histológico por desgaste mostrando extensão pulpar através da dentina em direção à superfície da cúspide oclusal desgastada.

pode resultar em patologia periapical em dentes jovens e livres de cáries antes mesmo da finalização do desenvolvimento da raiz e do fechamento apical, tornando a obturação do canal radicular mais difícil. A realização cuidadosa de desgaste da cúspide acessória, ou mesmo o desgaste que ocorre em decorrência do contato com o dente oponente, pode estimular a formação de dentina secundária e assim prevenir a sequela periapical associada a esse defeito. O uso de selantes, o capeamento pulpar e a pulpotomia parcial foram medidas sugeridas para permitir o desenvolvimento completo do dente.

Taurodontia

A taurodontia é uma variação na forma do dente em que os dentes têm coroas alongadas ou furcas deslocadas apicalmente, resultando em câmaras pulpares que exibem altura aumentada no sentido apical-oclusal (Fig. 16-13). A designação do termo taurodontia é devida à semelhança da anomalia com os dentes de touros e de outros ungulados. São observados vários graus de gravidade, mas as subclassificações desenvolvidas para descrevê-los parecem ser apenas de interesse acadêmico. A taurodontia pode ser vista como um incidente isolado nas famílias ou associada a síndromes, como a síndrome de Down e a síndrome de Klinefelter; também foi identificada no já extinto homem de Neanderthal. Embora a taurodontia seja, geralmente, um achado incomum, foi relatada como tendo alta prevalência em esquimós, e a sua incidência foi descrita atingindo taxas de 11% na população do Oriente Médio. Além do fato de poder estar associada a outras anomalias genéticas, a taurodontia é de pouco significado clinico, a não ser que o dente se torne não vital. Nesse caso, a anomalia se torna um problema endodôntico desafiador. Em geral, não requer tratamento.

Raízes Supranumerárias

Raízes acessórias são mais comumente observadas nos caninos mandibulares, pré-molares e molares (especialmente os terceiros molares). Raramente são encontradas nos dentes superiores anteriores e incisivos mandibulares. O reconhecimento radiográfico de um número elevado de raízes se torna importante

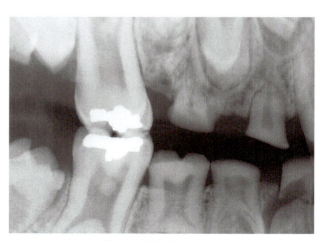

• **Figura 16-13** Taurodontia.

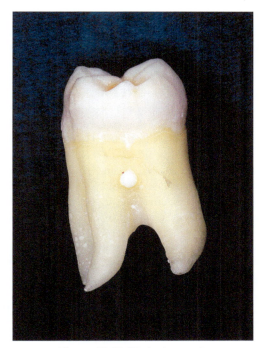

• **Figura 16-14** Pérola de esmalte.

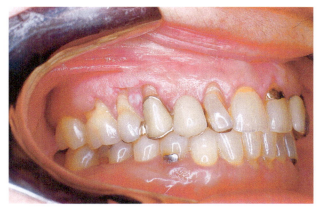

• **Figura 16-15** Abrasão das raízes dentárias associada à escovação dos dentes.

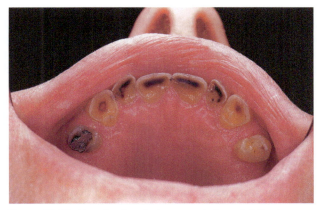

• **Figura 16-16** Abrasão dos dentes associada ao hábito de mascar fumo.

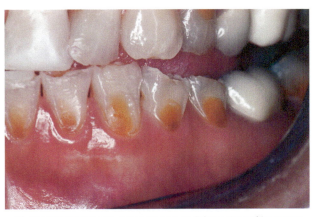

• **Figura 16-17** Erosão relacionada aos ácidos dos refrigerantes.

quando da necessidade de realizar extrações ou tratamento endodôntico.

Pérolas de Esmalte

Gotas ectópicas de esmalte, ou as chamadas pérolas de esmalte, podem ocasionalmente ser encontradas nas raízes de dentes (Fig. 16-14). Ocorrem mais comumente na bifurcação ou na trifurcação dos dentes, mas também podem surgir em dentes pré-molares unirradiculares. Os molares superiores são os mais comumente afetados em comparação com os molares inferiores. Esses depósitos geralmente são suportados por dentina e ocasionalmente podem exibir a extensão de um corno pulpar para o seu interior. Esse distúrbio do desenvolvimento da formação do esmalte pode ser identificado no exame radiográfico. Em geral, é de pouca importância, exceto quando localizado em área de doença periodontal. Nesse caso, pode contribuir para a extensão da bolsa periodontal porque não há adesão do ligamento periodontal e a higiene pode ser mais difícil.

Atrição, Abrasão e Erosão

A atrição é o desgaste fisiológico dos dentes como resultado da mastigação. É um processo relacionado à idade que varia de um indivíduo para outro. Fatores como dieta, dentição, musculatura dos maxilares e hábitos de mastigação podem influenciar significativamente o padrão e a extensão da atrição.

A abrasão é o desgaste patológico dos dentes causada pelo hábito anormal ou uso anormal de substâncias orais abrasivas (Figs. 16-15 e 16-16). O hábito de fumar cachimbo, mascar tabaco, realizar escovação agressiva e o uso de dentifrícios abrasivos estão entre as causas mais comuns. A localização e o padrão de abrasão dependem diretamente da causa, sendo a abrasão pela escova de dentes ao longo da junção amelocementária um padrão facilmente reconhecido.

A erosão é a perda de estrutura dentária por meio de um processo químico não bacteriano (Fig. 16-17). Na maioria das vezes, os ácidos envolvidos no processo de dissolução vêm através de fonte externa ou interna. Externamente, pode ser encontrado ácido no ambiente de trabalho (p. ex., manufatura de baterias) ou na dieta (p. ex., frutas cítricas, refrigerantes contendo ácidos). A fonte interna de ácido é, provavelmente, proveniente da regurgitação do conteúdo gástrico. Isso pode ser observado em qualquer desordem na qual o vômito é parte do quadro. O vômito autoinduzido, como componente da bulimia ou menos comumente da anorexia nervosa, tem se tornado causa crescente e importante de erosão dentária e de outras anomalias orais. Esse padrão de erosão associado ao vômito corresponde, geralmente, à perda dentária generalizada nas superfícies linguais dos dentes superiores. No entanto, todas as superfícies podem ser afetadas, especialmente nos indivíduos que compensam a perda de fluidos com a ingestão aumentada de sucos cítricos. Em muitos casos de erosão dentária, as causas não são encontradas.

Alterações no Número

Anodontia

A ausência de dentes é conhecida como anodontia. Essa condição é classificada em anodontia completa, quando todos os dentes estão ausentes; anodontia parcial ou hipodontia, quando um ou mais dentes estão ausentes (Fig. 16-18); pseudoanodontia, quando os dentes estão ausentes clinicamente devido a impactação ou retardo na erupção; ou anodontia falsa, quando os dentes foram esfoliados ou extraídos. A anodontia parcial é relativamente comum. A ausência dentária congênita é comumente observada nos terceiros molares seguidos dos segundos pré-molares e dos incisivos laterais superiores. Os fatores de risco genéticos identificados para a agenesia dos incisivos laterais superiores incluem os seguintes genes, entre outros: *PAX9, SPRY2, SPRY4 e WNT10A*.

Tradicionalmente, acreditava-se que a hipodontia fosse resultado de um único gene dominante. Evidências recentes utilizando dois modelos de limiares múltiplos mostraram que a hipodontia é mais compatível com um modelo poligênico (causado por ambos os fatores, ambientais e genéticos), em vez de um modelo monogênico. A prevalência de qualquer tipo de hipodontia na população geral é de 4,6% e não há diferenças significativas entre homens e mulheres. A prevalência da ausência do incisivo lateral superior é de 2,1% e é significativamente inferior nos homens em comparação às mulheres. A prevalência da ausência dos segundos pré-molares é de 1,9% na população em geral, sem haver diferença significativa entre homens e mulheres. Esses achados sugerem que as diferentes formas de hipodontia podem ser causadas ou estar associadas a diferentes *loci* gênicos ou a fatores genéticos. Entretanto, o gene responsável pela oligodontia ou pela hipodontia ainda não foi localizado.

Há um conjunto complexo de síndromes conhecidas coletivamente como displasia ectodérmica, em que a anodontia completa ou parcial (hipodontia) é uma característica proeminente (Quadro 16-1). Há vários modos de herança, sendo a maioria transmitida como traço recessivo ligado ao X geralmente devido a mutação no gene ectodisplasina (EDA). As formas autossômicas dominante e recessiva, subtipos menos comuns, estão geralmente associadas a mutações nos genes receptores de EDA (EDAR), no domínio de morte associado ao EDAR (EDARDD) e no local de integração do tipo *Wingless* (WNT10A). A hipodontia tipicamente observada nessas síndromes também está associada à morfogênese anormal do dente (Figs. 16-19 e 16-20). Os poucos dentes presentes são microdentes e geralmente têm formato conoide ou em cavilha. Vários outros sinais e sintomas também

---

• **QUADRO 16-1**   Displasia Ectodérmica

Etiologia

Um complexo conjunto de condições hereditárias
Uma combinação de defeitos expressos em dois ou mais tecidos derivados do ectoderma
Os cabelos, as glândulas exócrinas, os dentes e as unhas podem ser afetados
A forma mais comum é o tipo recessivo ligado ao X
    Conhecido como síndrome de Christ-Siemens-Touraine
    Também conhecido como displasia ectodérmica hipoidrótica ou anidrótica
    Geralmente devido a mutações no gene EDA (ectodisplasina)
Outras formas de displasia ectodérmica são do tipo autossômica dominante ou autossômica recessiva
    Associadas a mutações em outros genes (EDAR, EDARADD, WNT10A)

Sinais e Sintomas Característicos

Pele seca e descamativa (hipoplasia écrina)
Anodontia ou hipodontia com morfologia dentária anômala (formato de cavilha)
Cabelos esparsos do tipo lanugo
Unhas distróficas
Pirexia (hipoplasia écrina e inabilidade de realizar a sudorese)
Defeito auditivo e morfologia anômala da pina
Disfagia (hipoplasia das glândulas mucosas)
Xerostomia (hipoplasia das glândulas mucosas) e cáries
Xeroftalmia (hipoplasia lacrimal) e conjuntivite associada

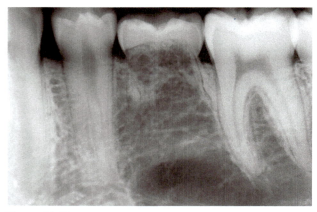

• **Figura 16-18** Anodontia de segundo pré-molar permanente com anquilose de um primeiro molar decíduo erupcionado.

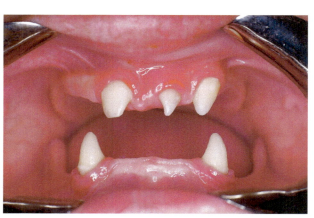

• **Figura 16-19** Displasia ectodérmica hereditária com anodontia parcial (hipodontia).

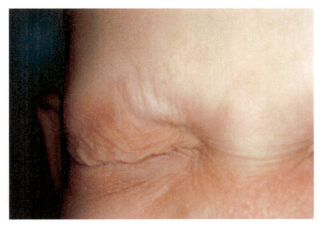

• **Figura 16-20** Displasia ectodérmica hereditária resultando na falta de pelos (incluindo sobrancelhas e cílios) e glândulas sudoríparas precariamente desenvolvidas.

são observados em pacientes com displasia ectodérmica. Os mais proeminentes são cabelo fino e esparso, unhas distróficas e hipoplasia das glândulas exócrinas (pele seca, pirexia, xeroftalmia e xerostomia). Em relação à hipodontia, os implantes dentários têm sido usados com sucesso para substituir os dentes ausentes. Tradicionalmente, as próteses dentárias têm melhorado a estética e a função mastigatória do paciente.

Impactação

A impactação de dentes é um evento comum que afeta mais comumente os terceiros molares mandibulares e os caninos superiores. Os pré-molares, os caninos mandibulares e os segundos molares são envolvidos com menor frequência. É raro identificar a impactação de incisivos e de primeiros molares. A impactação ocorre devido a obstrução por apinhamento ou devido a alguma outra barreira física. Ocasionalmente, pode ser devida a alguma via anormal de erupção, presumivelmente causada pela orientação não usual do germe dentário. A anquilose, onde ocorre a fusão do dente ao osso adjacente, é outra causa de impactação. Isso geralmente ocorre associado aos primeiros molares erupcionados. Pode resultar na impactação do dente permanente subjacente. A razão dessa anquilose é desconhecida, mas se acredita que esteja relacionada à inflamação periapical e ao reparo subsequente do tecido ósseo. Com a perda focal de ligamento periodontal, o tecido ósseo e o cemento se tornam intimamente misturados, causando a fusão do dente ao osso alveolar.

Dentes Supranumerários

A presença de dentes extra ou supranumerários na dentição provavelmente resulta da proliferação contínua da lâmina dentária primária ou permanente, o que leva à formação de um terceiro germe dentário (Fig. 16-21). Os dentes resultantes podem ter uma morfologia normal ou podem ser rudimentares e pequenos. Na maioria das vezes, são eventos isolados, embora alguns casos possam ser de natureza familial e outros associados a síndromes (síndrome de Gardner e displasia cleidocraniana). Os dentes supranumerários são encontrados mais comumente na dentição permanente do que na dentição primária e são mais frequentemente identificados na maxila do que na mandíbula (10:1). A linha média anterior da maxila é o local mais comum, e nesse

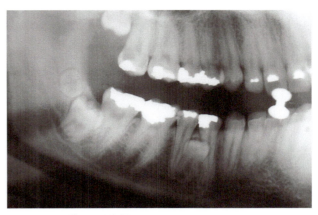

• **Figura 16-21** Pré-molar supranumerário.

caso o dente supranumerário é conhecido como mesiodente (Figs. 16-22 e 16-23). A área de molares superiores (quarto molar ou paramolar) é o segundo local mais comum. O problema dos dentes supranumerários é a ocupação de espaço. Quando eles estão impactados, podem bloquear a erupção de outros dentes ou podem causar a erupção retardada ou inadequada de dentes adjacentes. Caso os dentes supranumerários venham a erupcionar, eles podem causar um alinhamento anormal da dentição e também podem ser esteticamente questionáveis.

Os dentes que surgem na época do nascimento são conhecidos como dentes natais, e aqueles que surgem no período de até 6 meses após o nascimento são chamados de dentes neonatais. A maioria desses dentes representa dentes decíduos prematuramente erupcionados, sendo geralmente os incisivos centrais inferiores. Uma pequena percentagem representa os dentes supranumerários. Os dentes decíduos erupcionados prematuramente devem ser preservados (contanto que não causem prejuízo para a criança ou para a mãe), e os supranumerários deverão ser extraídos.

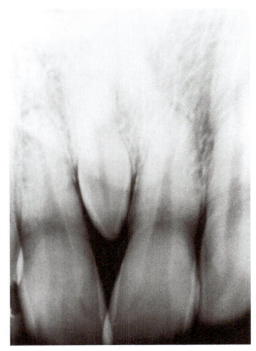

• **Figura 16-22** Mesiodente.

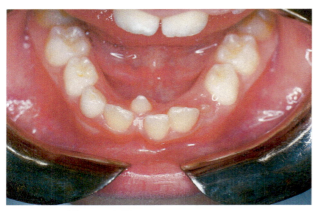

• **Figura 16-23** Mesiodente erupcionado.

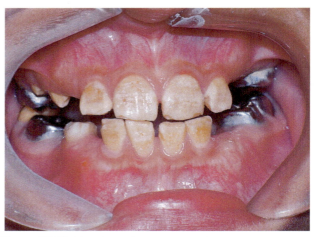

• **Figura 16-25** Hipoplasia do esmalte possivelmente causada pelo raquitismo na infância.

Esses casos não devem ser confundidos com a presença de cistos gengivais ou cistos da lâmina dentária de recém-nascidos.

Os dentes supranumerários que surgem após a perda da dentição permanente são conhecidos como dentição pós-permanente. Isso geralmente é considerado um evento raro. A maioria dos dentes que surgem após a extração dos dentes permanentes é por causa da eventual erupção de dentes previamente impactados.

Defeitos do Esmalte

Defeitos Adquiridos do Esmalte

Durante a formação do esmalte, os ameloblastos são suscetíveis a vários fatores externos que podem se refletir nos dentes erupcionados. Os danos metabólicos, caso sejam graves e longos o suficiente, podem causar defeitos na quantidade e na forma do esmalte ou na sua qualidade e coloração. Os defeitos quantitativos do esmalte que exibem dureza normal são conhecidos como hipoplasia do esmalte (Figs. 16-24 e 16-25). Os defeitos quantitativos do esmalte em que são produzidas quantidades normais de esmalte, mas hipomineralizadas, são conhecidos como hipocalcificação do esmalte (Fig. 16-26). Nesse defeito, o esmalte é mais mole em relação ao normal. A extensão do defeito do esmalte depende de três condições: (1) a intensidade do fator causal, (2) a duração da presença do fator e (3) o momento em que o fator causal incidiu durante o desenvolvimento da coroa. Os fatores que levam a danos nos ameloblastos são muito

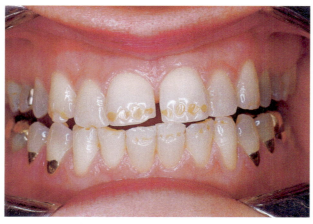

• **Figura 16-24** Hipoplasia do esmalte.

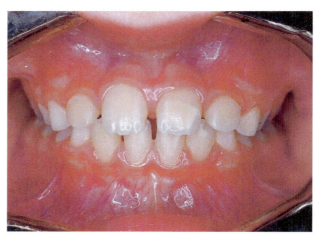

• **Figura 16-26** Hipocalcificação do esmalte (dente de Turner).

variados, embora os sinais clínicos de defeitos no esmalte sejam os mesmos.

Os fatores causais podem ocorrer localmente, afetando um único dente, ou podem agir sistemicamente, afetando todos os dentes que apresentem esmalte em fase de formação. Um trauma local ou a formação de abscessos podem afetar desfavoravelmente os ameloblastos de uma coroa dentária em desenvolvimento, resultando em hipocalcificação ou hipoplasia do esmalte. Os dentes afetados podem ter áreas de descoloração ou podem ter fossetas e irregularidades. Isso é mais comumente observado na dentição permanente, quando o dente decíduo sobrejacente desenvolve um abscesso ou é fisicamente forçado em direção ao órgão do esmalte do dente permanente. O dente permanente hipoplásico ou hipocalcificado que resulta dessa situação é conhecido por vezes como dente de Turner.

O efeito de fatores sistêmicos nos dentes permanentes em desenvolvimento geralmente ocorre após o nascimento e antes dos 6 anos. Durante esse período, as coroas de todos os dentes permanentes se desenvolvem (com exceção dos terceiros molares). Como a maioria dos defeitos do esmalte afeta os dentes anteriores e os primeiros molares, os fatores sistêmicos ocorrem predominantemente durante os primeiros 18 meses. Os dentes decíduos e, possivelmente, as pontas dos primeiros molares e dos incisivos centrais permanentes podem refletir a disfunção dos ameloblastos ainda *in utero* porque esses são os dentes que estão em processo de calcificação durante esse período. As causas específicas dos defeitos do esmalte induzidos sistemicamente muitas vezes são obscuras, e os defeitos em geral são atribuídos às doenças infecciosas da infância. Isso, no entanto, não tem sido bem embasado com dados provenientes de pesquisas. Outras causas citadas da hipoplasia ou da hipocalcificação do esmalte são os defeitos nutricionais, como raquitismo, sífilis congênita, trauma no nascimento (linha neonatal na dentição primária), fluoretos e fatores idiopáticos. A hipoplasia do esmalte observada na sífilis congênita é um tanto quanto característica. *In utero*, a infecção pelo *Treponema pallidum* afeta os incisivos permanentes em desenvolvimento e os primeiros molares. Os incisivos afetados, também conhecidos como incisivos de Hutchinson, são afunilados e exibem chanfradura central na borda incisal. Os molares afetados, também conhecidos como molares em amora, exibem superfície oclusal lobulada ou crenada.

A ingestão de água potável contendo fluoreto em níveis maiores do que uma parte por milhão durante a fase em que a coroa está sendo formada pode resultar em hipoplasia ou hipocalcificação do esmalte, fenômeno conhecido como fluorose (Figs. 16-27 e 16-28). A fluorose endêmica ocorre em áreas em que a água potável contém fluoretos naturais em excesso. Assim como outros agentes etiológicos, a extensão do dano depende de duração, período e intensidade ou concentração. A fluorose leve a moderada pode variar clinicamente de manchas brancas à presença de esmalte mosqueado exibindo descoloração branco-acastanhada. Na fluorose grave o esmalte é descolorido, irregular e com fossetas. Embora os casos de esmalte com hipoplasia ou hipocalcificação induzidas por fluoreto sejam resistentes a cáries, o quadro clínico pode ser esteticamente questionável, tornando desejável a restauração estética.

Amelogênese Imperfeita

A amelogênese imperfeita é clínica e geneticamente representada por um grupo heterogêneo de desordens de formação do esmalte que afetam ambas as dentições (Tabela 16-1). A maioria dos casos de amelogênese imperfeita pode ser classificada em um dos dois tipos clínicos: hipoplásico ou hipocalcificado (Figs. 16-28 a 16-31). Um terceiro tipo, conhecido como hipomaturação, também foi adicionado à lista. Há numerosos subtipos dos três principais grupos que são reconhecidos; esses subtipos são baseados em diferentes padrões de herança, aspectos clínicos e características radiográficas.

Os vários genes envolvidos na formação do esmalte (amelogenina, enamelina, calicreína 4, tuftelina, MMP20 e outros) têm mutações nas várias formas dessa condição. Os padrões de herança variam de autossômico dominante ou recessivo a dominante ou recessivo ligados ao X. A maioria dos casos de amelogênese imperfeita é herdada como traço autossômico dominante, com as manifestações clínicas sendo um tanto variáveis. Acredita-se que as mutações no gene enamelina sejam as responsáveis pelas alterações fenotípicas. A amelogênese imperfeita ligada ao X se manifesta de modo diferente em homens e mulheres. Os homens afetados têm uma camada de esmalte muito fina e lisa, enquanto que as mulheres têm um esmalte mais espesso com fossas verticais devido à inativação do cromossomo X (fenômeno de Lyon). Foi demonstrado que a proteína defeituosa na doença ligada ao X ocorre devido à mutação no gene da amelogenina.

No tipo hipoplásico de amelogênese imperfeita, os dentes erupcionam com quantidades insuficientes de esmalte, variando da presença de fossetas e fossas em um paciente à completa ausência (aplasia) em outro. Devido à redução da espessura do esmalte, em alguns casos podem estar evidentes a existência de um contorno anormal e a ausência de pontos de contato interproximal. No tipo hipocalcificado, a quantidade de esmalte é normal, mas é mole e friável, de modo que fratura facilmente e se desgasta prontamente. As cores dos dentes variam de um dente para outro e também de paciente para paciente; as cores vão de branco opaco a amarelo a castanho. Os dentes também tendem a escurecer com a idade como resultado de pigmentação exógena. Radiograficamente, o esmalte parece ter espessura reduzida, frequentemente exibindo uma fina camada sobre as superfícies oclusal e interproximal. A dentina e as câmaras pulpares parecem ser normais. Embora o esmalte seja mole e irregular, os dentes não são propensos a cárie. O tratamento é focado na estética e na proteção do tecido dentário. Os procedimentos restauradores realizados em idade precoce não apenas preservam os dentes, mas têm efeitos significativos na autoestima do paciente.

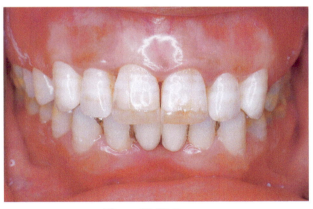

• **Figura 16-27** Fluorose.

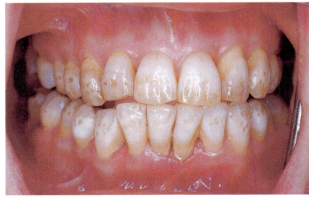

• **Figura 16-28** Fluorose.

TABELA 16-1 Condições Hereditárias dos Dentes

	Amelogênese Imperfeita	Dentinogênese Imperfeita	Displasia Dentinária
Hereditariedade	Muitos padrões	Autossômico dominante	Autossômico dominante
Dentes afetados	Todos os dentes, ambas as dentições	Todos os dentes, ambas as dentições	Todos os dentes, ambas as dentições
Cor dos dentes	Amarelo	Amarelo	Normal
Forma do dente	Menor, com fossetas	Desgaste oclusal extremo	Normal
Achados radiográficos	Polpas/dentina normais; esmalte reduzido	Polpas obliteradas, raízes curtas, coroas em sino	Polpas obliteradas, cistos/granulomas periapicais
Manifestações sistêmicas	Não	Ocasionalmente osteogênese imperfeita	Não
Tratamento	Coroas totais	Coroas totais	Nenhum; perda dentária precoce

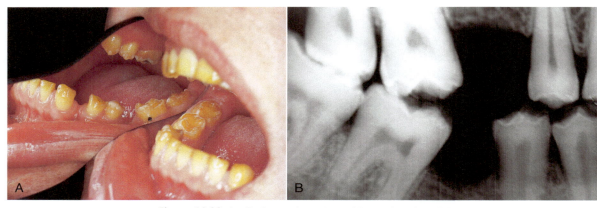

• **Figura 16-29** A e B, Amelogênese imperfeita do tipo hipoplásico.

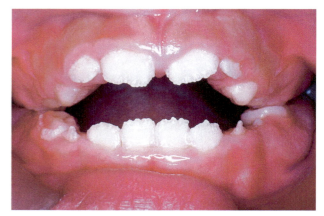

• **Figura 16-30** Amelogênese imperfeita do tipo hipoplásico.

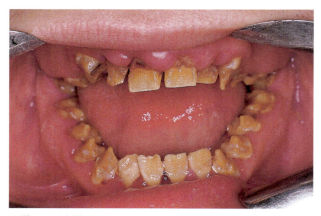

• **Figura 16-31** Amelogênese imperfeita do tipo hipocalcificado.

Defeitos da Dentina

Dentinogênse Imperfeita

A dentinogênese imperfeita é considerada um traço autossômico dominante de expressividade variável (Figs. 16-32 e 16-33) na qual foram descritas mutações no gene sialofosfoproteína da dentina. Tipicamente, a condição afeta a dentina das dentições decídua e permanente. Em função da descoloração dos dentes, essa condição também é conhecida como dentina opalescente (hereditária).

A dentinogênese imperfeita é dividida em três tipos. No tipo I, ou associada a síndrome, no qual a anomalia da dentina pode ocorrer concomitantemente em pacientes com osteogênese imperfeita, os dentes decíduos são afetados de modo mais grave

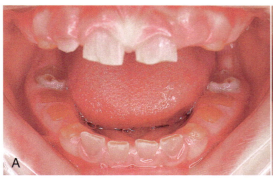
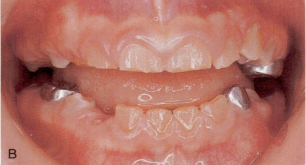

• **Figura 16-32** Dentinogênese imperfeita. **A** e **B**, Irmãos.

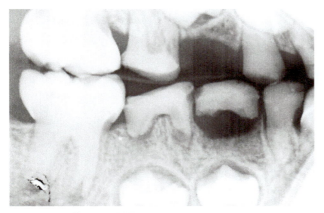

• **Figura 16-33** Dentinogênese imperfeita.

do que os dentes permanentes. No tipo II, os pacientes só têm anomalias dentinárias e não apresentam doença óssea. No tipo III, ou tipo de Brandywine (descoberta na população da cidade de Brandywine, no estado de Maryland), ocorrem apenas defeitos dentários. Esse tipo é similar ao tipo II, mas tem alguma variação clínica e radiográfica. Os aspectos do tipo III que não são observadas nos tipos I e II são várias exposições pulpares, áreas radiolucentes periapicais e características radiográficas variáveis.

A dentinogênese imperfeita tem um padrão de herança autossômica dominante. A dentinogênese imperfeita do tipo I (dentinogênese imperfeita sindrômica) é causada por mutações nos genes que codificam o colágeno do tipo I. Por outro lado, a dentinogênese do tipo II e a dentinogênese do tipo III estão relacionadas a mutações no gene conhecido como sialofosfoproteína, que codifica as proteínas da dentina não ligadas ao colágeno. Outros genes que codificam as proteínas da dentina, como a osteopontina, parecem não sofrer mutações na dentinogênese imperfeita.

Clinicamente, todos os três tipos compartilham numerosos aspectos. Em ambas as dentições, os dentes exibem um aspecto translúcido opalescente não usual, com coloração que varia de amarelo-acastanhada a cinza. Toda a coroa dentária apresenta descoloração devido à dentina subjacente anormal. Embora o esmalte esteja estrutural e quimicamente normal, ele fratura com facilidade, resultando em rápida abrasão do dente. Acredita-se que a fratura do esmalte seja devida à sustentação ineficiente proporcionada pela dentina e, possivelmente, também devido à ausência do festonamento microscópico entre a dentina e o esmalte, aspecto normalmente observado e considerado necessário para auxiliar em manter mecanicamente juntos ambos os tecidos duros. No todo, a morfologia dentária é anormal devido à constrição excessiva na junção amelocementária, dando à coroa aspecto de tulipa ou forma de sino. As raízes estão encurtadas e rombas. Os dentes não exibem maiores suscetibilidades ao desenvolvimento de cáries e podem até apresentar alguma resistência devido a rápida abrasão e ausência de contatos interdentários.

Radiograficamente, os tipos I e II exibem alterações idênticas. A opacificação das polpas dentárias ocorre como resultado da deposição contínua de dentina anormal. As raízes curtas e as coroas em forma de sino também estão bem evidentes nas radiografias. No tipo III, a dentina se apresenta fina e as câmaras pulpares e os canais radiculares são muito amplos, conferindo aspecto de dentes com finas lascas de dentina.

Microscopicamente, a dentina dos dentes com dentinogênese imperfeita contém menor número de túbulos dentinários, que também se apresentam mais largos e irregulares. Com o passar dos anos, o espaço correspondente à polpa é quase que inteiramente substituído por dentina irregular. O esmalte é normal, mas a junção amelodentinária é lisa em vez de festonada.

O tratamento indicado é a proteção dos tecidos dentários do processo acelerado de abrasão e de perda, melhorando, desse modo, o aspecto estético dos dentes. Em geral, o tratamento de escolha é o ajuste com coroas totais ainda em idade precoce. Apesar de a dentina ter uma qualidade inferior, ainda assim proporciona suporte adequado para as coroas. Esses dentes não devem ser usados como pilares porque as raízes são propensas a fratura sob estresse.

Displasia Dentinária

A displasia dentinária é subdividida em tipos I e II e é uma condição autossômica dominante que acomete a dentina (Figs. 16-34 e 16-35). A incidência dessa anomalia rara é aproximadamente 10 vezes menor do que a da dentinogênese imperfeita. Assim como na dentinogênese imperfeita dos tipos II e III, na displasia dentinária do tipo II as mutações ocorrem no gene sialofosfoproteína da dentina. Na displasia dentinária do tipo I, as lesões genéticas ainda precisam ser identificadas.

Na displasia dentinária do tipo II, a cor da dentina primária é opalescente e a dentição permanente é normal; no tipo I, ambas as dentições exibem cor normal. No tipo II, as polpas coronárias são geralmente amplas (aspecto de tubo de cardo) e são preenchidas por glóbulos anômalos de dentina. A presença de lesões

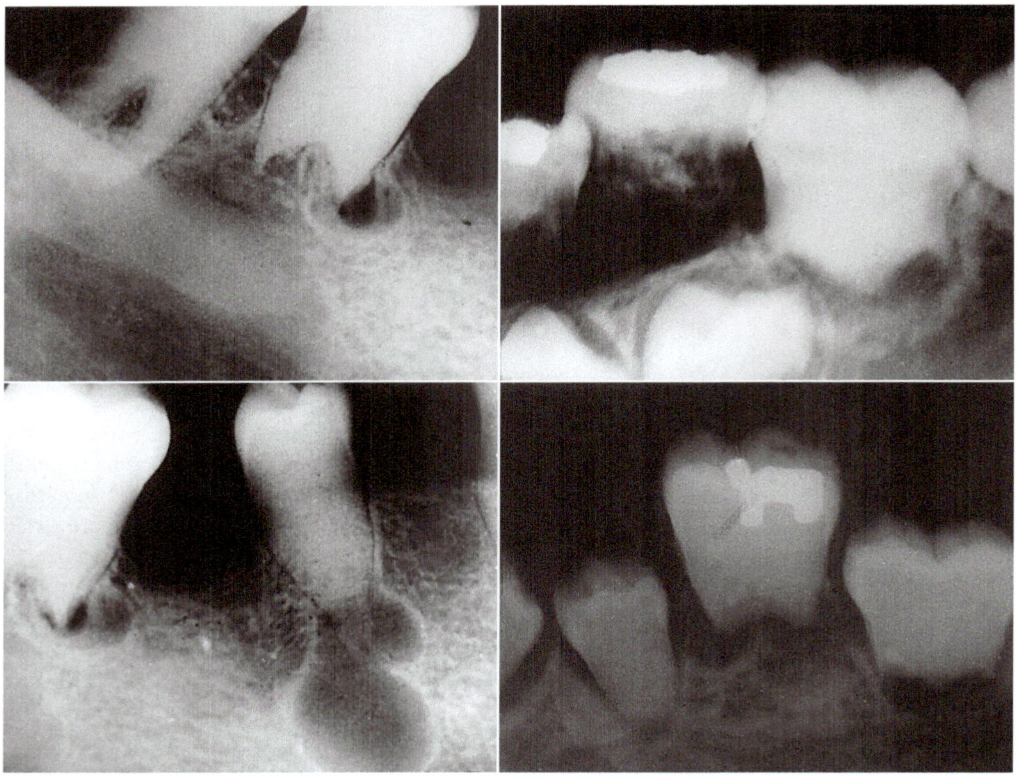

• **Figura 16-34** Displasia dentinária do tipo I. Repare nas polpas obliteradas, raízes curtas e lesões periapicais.

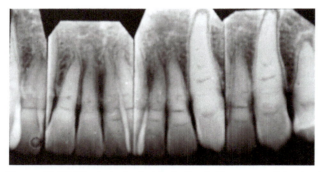

• **Figura 16-35** Displasia dentinária do tipo II. Repare nas linhas horizontais de remanescentes de polpa dentária (*chevrons*).

periapicais não é um aspecto regular no tipo II, contrariamente ao que ocorre no tipo I.

Clinicamente, as coroas dentárias na displasia dentinária do tipo I parecem ser normais na cor e na forma. A perda prematura dos dentes pode ocorrer devido ao fato de as raízes serem curtas ou devido às lesões inflamatórias periapicais. Os dentes apresentam maior resistência a cárie em comparação aos dentes normais.

Radiograficamente, na displasia dentinária do tipo I, as raízes são extremamente curtas e as polpas estão quase que totalmente obliteradas. Os fragmentos residuais de tecido pulpar se apresentam, tipicamente, como linhas radiolucentes horizontais (*chevron*). Áreas radiolucentes periapicais são observadas comumente; elas representam abscessos crônicos, granulomas ou cistos. Na displasia dentinária do tipo II, os dentes decíduos apresentam aspectos radiográficos muito similares aos encontrados na do tipo I, mas os dentes permanentes exibem câmara pulpar ampla, característica que foi descrita como aspecto de tubo de cardo.

Microscopicamente, tanto o esmalte como a dentina localizada imediatamente subjacente têm aspecto normal. As camadas mais profundas da dentina exibem padrões tubulares atípicos, com áreas atubulares amorfas e com organização irregular. Na extremidade pulpar da dentina da zona do manto de aspecto normal, podem ser observadas massas anormais de dentina globular ou nodular.

O tratamento é voltado para a manutenção dos dentes nas arcadas pelo maior tempo possível. No entanto, devido às raízes curtas e às lesões periapicais, o prognóstico para a retenção prolongada dos dentes na boca é desfavorável. Essa condição dentária não foi, ainda, associada a qualquer problema sistêmico do tecido conjuntivo.

Defeitos do Esmalte e da Dentina

Odontodisplasia Regional

A odontodisplasia regional é uma anomalia dentária que envolve os tecidos duros derivados tanto do componente epitelial (esmalte) como do mesenquimal (dentina e cemento) da odontogênese (Figs. 16-36 e 16-37). Os dentes envolvidos na região ou no quadrante da maxila ou mandíbula são afetados de tal magnitude que exibem raízes curtas, forames apicais abertos e câmaras pulpares amplas. A qualidade do esmalte e da dentina, que exibem pouca espessura e mineralização deficiente, originou o termo dentes fantasmas. Uma ou ambas as dentições podem ser afetadas. Os dentes permanentes são mais afetados do que os

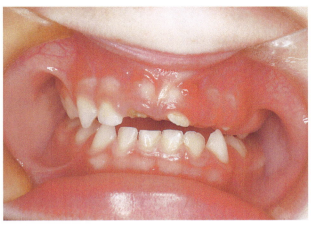

• **Figura 16-36** Odontodisplasia regional na maxila esquerda

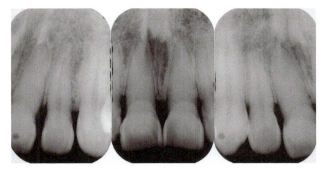

• **Figura 16-38** Calcificação pulpar difusa.

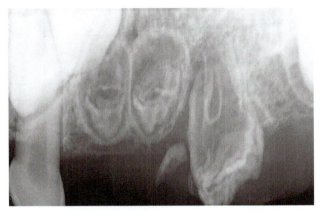

• **Figura 16-37** Odontodisplasia regional (dentes fantasmas).

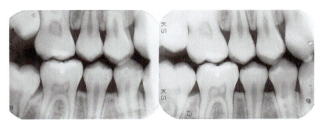

• **Figura 16-39** Calcificação pulpar. Nódulos pulpares podem ser evidenciados nos molares.

decíduos, e os dentes superiores anteriores são mais afetados do que os outros dentes. A erupção dos dentes envolvidos é retardada ou não ocorre.

A causa dessa anomalia é desconhecida, embora vários agentes causais tenham sido sugeridos, entre os quais trauma, deficiência nutricional, infecção, anomalia metabólica, doença sistêmica, comprometimento vascular local e influências genéticas.

Geralmente, é indicada a remoção dos dentes afetados devido à sua qualidade inferior. A zona edêntula remanescente pode ser restaurada com prótese ou implante.

Anomalias da Polpa Dentária

Calcificação Pulpar

A calcificação pulpar é um fenômeno relativamente comum que ocorre de modo crescente com o avançar da idade sem nenhuma razão aparente (Figs. 16-38 e 16-39). Parece não haver relação com inflamação, trauma ou doença sistêmica. A calcificação pulpar pode apresentar tamanho microscópico ou ser grande o suficiente para ser detectada radiograficamente. As calcificações podem ser difusas (lineares) ou nodulares (nódulos pulpares). Os depósitos difusos ou lineares são tipicamente encontrados nos canais radiculares e geralmente estão presentes paralelos aos vasos sanguíneos. Os nódulos pulpares são geralmente encontrados nas câmaras pulpares. Quando são compostos predominantemente por dentina, são chamados de dentículos verdadeiros; quando são focos de calcificação distrófica, são chamados de dentículos falsos. Ocasionalmente, os nódulos pulpares se subdividem em aderidos e livres, dependendo se estão incorporados à parede da dentina ou rodeados por tecido pulpar.

Os nódulos pulpares parecem não ter significado clínico. Aparentemente, não são fonte de dor e não estão associados a qualquer forma de pulpite. No entanto, podem ser problemáticos durante o tratamento endodôntico de dentes não vitais.

Reabsorção Interna

A reabsorção da dentina das paredes pulpares pode ser vista como parte da resposta inflamatória ao dano pulpar ou pode ser observada nos casos em que não há fatores desencadeadores aparentes (Figs. 16-40 e 16-41). A reabsorção ocorre como resultado da ativação de osteoclastos ou dentinoclastos nas superfícies internas da raiz ou da coroa. As lacunas de reabsorção contendo essas células clásticas e células inflamatórias crônicas podem ser identificadas. As linhas reversas também podem ser encontradas nos tecidos duros adjacentes, indicando tentativas de reparo. Eventualmente, o processo pode levar à perfuração da raiz e da coroa, condenando a permanência do dente na arcada.

Qualquer dente pode ser envolvido e geralmente apenas um único dente é afetado, embora haja casos relatados em que mais de um dente tenha sido envolvido. Nos casos avançados, os dentes exibem cor rosada devido à proximidade da polpa com a superfície do dente. Até que ocorra a fratura da raiz ou haja comunicação com a bolsa periodontal, o paciente geralmente não apresenta sintomas.

Antes da ocorrência da perfuração, o tratamento de escolha é o endodôntico. Uma vez que a comunicação entre a polpa e o ligamento periodontal tenha ocorrido, o prognóstico para salvar o dente é bastante desfavorável. Ocasionalmente, o processo

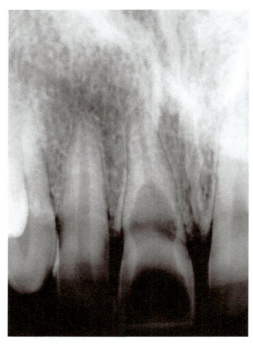

• **Figura 16-40** Reabsorção interna.

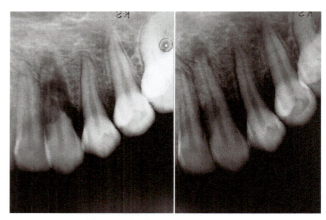

• **Figura 16-42** Reabsorção externa.

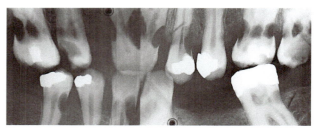

• **Figura 16-43** Reabsorção externa na área cervical.

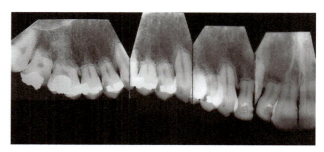

• **Figura 16-44** Reabsorção externa apical.

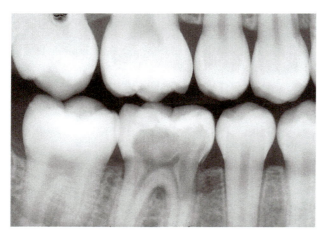

• **Figura 16-41** Reabsorção interna.

pode ser interrompido espontaneamente sem nenhum motivo aparente.

Reabsorção Externa

A reabsorção dentária a partir de suas superfícies externas pode ter uma ou várias causas (Figs. 16-42 a 16-46). Essa mudança pode ser resultado da presença de um processo patológico adjacente, como (1) lesões inflamatórias crônicas, (2) cistos, (3) tumores benignos ou (4) neoplasias malignas. A patogenia da reabsorção externa devida a essas causas tem sido relacionada com a liberação de mediadores químicos, aumento da vascularização e pressão. A reabsorção externa dos dentes também pode ser observada associada a (1) trauma, (2) reimplantação ou transplantação de dentes ou (3) impactação. O trauma, ao provocar dano ou necrose do ligamento periodontal, pode iniciar a reabsorção das raízes dentárias. Esse trauma pode resultar de um único evento, em função de má oclusão, ou de forças ortodônticas excessivas. Uma vez que os dentes reimplantados ou transplantados não

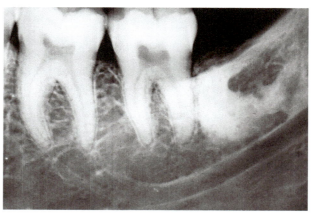

• **Figura 16-45** Reabsorção externa de dente impactado.

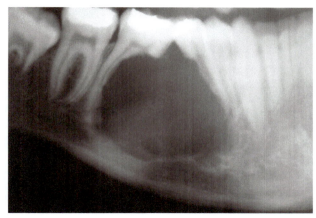

• **Figura 16-46** Reabsorção externa induzida por um granuloma central de células gigantes.

estão vitais e não exibem ligamento periodontal circunjacente vital, eventualmente eles acabam sendo reabsorvidos e substituídos por tecido ósseo. Basicamente, esse é um processo fisiológico natural, no qual a matriz de colágeno calcificada do dente serve de arcabouço para a deposição de um novo tecido ósseo vital. Os dentes impactados, quando exercem pressão nos dentes adjacentes, podem causar a reabsorção radicular de um dente que erupcionou normalmente. Os próprios dentes impactados podem, ocasionalmente, sofrer processo de reabsorção. A causa desse fenômeno é desconhecida, embora se acredite que esteja relacionada à perda parcial do efeito protetor do ligamento periodontal ou ao epitélio reduzido do esmalte.

Por fim, a reabsorção externa dos dentes pode ser idiopática. Isso pode ocorrer em um ou mais dentes. Qualquer dente pode ser acometido, embora os molares sejam os dentes menos prováveis de serem afetados. A reabsorção externa exibe dois padrões. Em um dos padrões, a reabsorção ocorre imediatamente apical à junção amelocementária, imitando o padrão de cáries associadas à xerostomia. No entanto, na reabsorção externa, o processo ocorre nas superfícies radiculares abaixo da região da adesão do epitélio gengival. No outro padrão de reabsorção externa, o processo se inicia no ápice do dente e progride em direção oclusal.

A reabsorção externa é um tipo particularmente frustrante de anomalia dentária tanto para pacientes como para profissionais porque não há explicação plausível ou evidente para a sua ocorrência nem mesmo um tratamento eficaz. Após um longo período de tempo, a reabsorção eventualmente causa a perda do dente acometido.

Alterações na Cor

Pigmentação Exógena

As manchas na superfície dos dentes podem ser removidas com abrasivos e são conhecidas como pigmentação exógena ou extrínseca. A alteração da cor pode ser causada por itens da dieta (p. ex., café, chá, vinho) ou pode estar associada a hábitos (noz de areca de bétel, produtos derivados do tabaco). Os subprodutos coloridos provenientes de bactérias cromogênicas presentes na placa dentária também podem causar pigmentação exógena. As bactérias cromogênicas são responsáveis pela pigmentação castanha, preta, verde e laranja encontradas predominantemente em crianças. As pigmentações castanha e preta são observadas tipicamente na zona cervical dos dentes como uma linha fina ao longo da margem gengival ou como uma banda larga. Esse tipo de pigmentação também é comumente encontrado nos dentes adjacentes aos orifícios de ductos salivares. A pigmentação verde é tenaz e geralmente é encontrada formando uma banda na superfície labial dos dentes anteriores superiores. Acredita-se que os pigmentos sanguíneos podem contribuir para a cor verde. A pigmentação laranja ou amarelo-alaranjada surge no terço gengival dos dentes em pequeno número de crianças. Nesse último caso, a pigmentação geralmente é facilmente removida.

Pigmentação Endógena

A descoloração dos dentes resultante de depósitos de substâncias sistemicamente circulantes é uma causa bem conhecida de pigmentação endógena dos dentes (Fig. 16-47). A tetraciclina se liga ao cálcio e é, portanto, depositada nos dentes e ossos em desenvolvimento. A cor amarela brilhante do medicamento se reflete nos dentes que subsequentemente erupcionam. A propriedade fluorescente da tetraciclina pode ser observada com luz ultravioleta nos dentes clinicamente erupcionados. Após algum tempo, a tetraciclina oxida, resultando em mudança de amarelo para cinza ou castanho e perda de sua qualidade fluorescente. A tetraciclina pode atravessar a placenta e pigmentar os dentes decíduos caso seja ingerida durante a gestação. Se for administrada entre as idades de 6 e 7 anos, os dentes permanentes podem ser afetados. No entanto, apenas um pequeno número de crianças que ingeriram tetraciclina devido a infecções bacterianas acaba exibindo evidências clínicas de descoloração. A pigmentação é diretamente proporcional à idade em que o medicamento foi administrado, sendo também importantes a dose e a duração do uso.

A importância da pigmentação por tetraciclina está no aspecto clínico esteticamente questionável. Como há outros antibióticos disponíveis e igualmente eficazes, a tetraciclina não deverá ser administrada em crianças com idade inferior a 7 anos, exceto em circunstâncias excepcionais.

Deve ser observado que a minociclina, um derivado semissintético da tetraciclina, pode pigmentar as raízes de dentes adultos. Também pode pigmentar a pele e a mucosa em um padrão difuso ou irregular (Cap. 5).

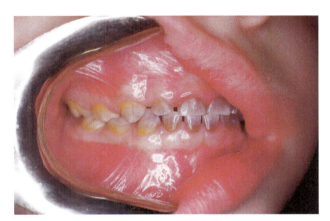

• **Figura 16-47** Pigmentação por tetraciclina. Repare na coloração amarela dos dentes posteriores (tetraciclina) e na coloração cinza dos dentes anteriores, nos quais ocorreu a oxidação da tetraciclina endógena.

A incompatibilidade do fator Rh (eritroblastose fetal) tem sido citada como causa da pigmentação endógena dos dentes decíduos. Devido à hemólise das hemácias do sangue fetal resultante da destruição dos anticorpos maternos, produtos da quebra do sangue (bilirrubina) são depositados nos dentes decíduos em desenvolvimento. Os dentes se apresentam de cor verde a marrom. O tratamento não é necessário, pois somente a dentição decídua é acometida.

A porfiria congênita, um dos vários distúrbios do metabolismo da porfirina no recém-nascido, também é uma causa de pigmentação endógena. Esse traço autossômico recessivo está associado a fotossensibilidade, erupções cutâneas vesicobolhosas, urina vermelha e esplenomegalia. Os dentes podem apresentar cor vermelha a marrom devido à deposição de porfirina nos dentes em desenvolvimento. Os dentes afetados apresentam fluorescência vermelha sob a luz ultravioleta.

Doença hepática, atresia biliar e hepatite neonatal podem produzir descoloração da dentição decídua. Na atresia biliar, os dentes podem apresentar uma descoloração verde; a cor marrom-amarelada é observada nos casos de hepatite neonatal. Isso é o resultado da deposição ou incorporação da bilirrubina no esmalte e na dentina em desenvolvimento.

Bibliografia

Ahlquist M, Grondahl HG: Prevalence of impacted teeth and associated pathology in middle-aged and older Swedish women, *Community Dent Oral Epidemiol* 19:116-119, 1991.

Aine L, Backstrom MC, Maki R et al: Enamel defects in primary and permanent teeth of children born prematurely, *J Oral Pathol Med* 29:403-409, 2000.

Alves-Ferreira M, Pinho T, Sousa A et al: Identification of genetic risk factors for maxillary lateral incisor agenesis, *J Dent Res* 93(5):452-458, 2014.

Alvesalo L, Varrela J: Taurodontism and the presence of an extra Y chromosome: study of 47 XYY males and analytical review, *Hum Biol* 63:31-38, 1991.

Barron MJ, McDonnell ST, Mackie I et al: Hereditary dentine disorders: dentinogenesis imperfecta and dentine dysplasia, *Orphanet J Rare Dis* 20:31, 2008.

Beattie ML, Kim JW, Gong SG et al: Phenotypic variation in dentinogenesis imperfecta/dentin dysplasia linked to 4q21, *J Dent Res* 85:329-333, 2006.

Bergendal B: Orodental manifestations in ectodermal dysplasia – a review, *Am J Med Genet A* 164A(10):2465-2471, Apr 9, 2014 (epub).

Chapple JR, Nunn JH: The oral health of children with clefts of the lip, palate, or both, *Cleft Palate Craniofac J* 38:525-528, 2001.

Chaudhary M, Dixit S, Singh A et al: Amelogenesis imperfecta: report of a case and review of literature, *J Oral Maxillofac Pathol* 13:70-77, 2009.

Clauss F, Chassaing N, Smahi A et al: X-linked and autosomal recessive Hypohydrotic Ectodermal Dysplasia: genotypic-dental phenotypic findings, *Clin Genet* 78:257-266, 2010.

Cluzeau C, Hadj-Rabia S, Jambou M: Only four genes (EDA1, EDAR, EDARADD, and WNT10A) account for 90% of hypohidrotic/anhidrotic ectodermal dysplasia cases, *Hum Mutat* 32:70-72, 2011.

Crawford PJ, Alred M, Bloch-Zupan A: Amelogenesis imperfecta, *Orphanet J Rare Dis* 2:17, 2007.

Dankner E, Harari D, Rotstein I: Dens evaginatus of anterior teeth: literature review and radiographic survey of 15,000 teeth, *Oral Surg Oral Med Oral Pathol Oral Radiol Endod* 81:472-475, 1996.

Dong J, Gu TT, Simmons D et al: Enamelin maps to human chromosome 4q21 within the autosomal dominant amelogenesis imperfecta locus, *Eur J Oral Sci* 108:353-358, 2000.

Kim JW, Simmer JP: Hereditary dentin defects, *J Dent Res* 86:392-399, 2007.

Kurisu K, Tabata MJ: Human genes for dental anomalies, *Oral Dis* 3:223-228, 1997.

McKnight DA, Simmer JP, Hart PS et al: Overlapping mutations cause DD and DGI, *J Dent Res* 87:1108-1111, 2008.

Mikkola ML: Molecular aspects of hypohidrotic ectodermal dysplasia, *Am J Med Genet A* 149A:2031-2036, 2009.

Peck S, Peck L, Kataja M: Mandibular lateral incisor-canine transposition, concomitant dental anomalies, and genetic control, *Angle Orthod* 68:455-466, 1998.

Rajpar MH, Harley K, Laing K et al: Mutation of the gene encoding enamel-specific protein, enamelin, causes autosomal-dominant amelogenesis imperfecta, *Hum Mol Genet* 10:1673-1677, 2001.

Sandor GK, Carmichael RP, Coraza L et al: Genetic mutations in certain head and neck conditions of interest to the dentist, *J Can Dent Assoc* 67:594, 2001.

Seow WK: Enamel hypoplasia in the primary dentition: a review, *ASDC J Dent Child* 58:441-452, 1991.

Stephanopoulos G, Garefalaki ME, Lyroudia K: Genes and related proteins involved in amelogenesis imperfecta, *J Dent Res* 84:1117-1126, 2005.

Tervonen SA, Stratmann U, Mokrys K et al: Regional odontodysplasia: a review of the literature and report of four cases, *Clin Oral Investig* 8:45-51, 2004.

Thesleff I: Genetic basis of tooth development and dental defects, *Acta Odontol Scand* 58:191-194, 2000.

Uyeno DS, Lugo AL: Dens evaginatus: a review, *ASDC J Dent Child* 63:328-332, 1996.

Vaikuntam J, Tatum NB, McGuff HS: Regional odontodysplasia: review of the literature and report of a case, *J Clin Pediatr Dent* 21:35-40, 1996.

Vastardis H: The genetics of human tooth agenesis: new discoveries for understanding dental anomalies, *Am J Orthod Dentofacial Orthop* 117:650-656, 2000.

Wright J: The molecular etiologies and associated phenotypes of amelogenesis imperfecta, *Am J Genet A* 140:2547-2555, 2006.

Wright JT: Normal formation and development defects of the human dentition, *Pediatr Clin North Am* 47:975-1000, 2000.

Wright JT, Hall KI, Yamauche M: The enamel proteins in human amelogenesis imperfecta, *Arch Oral Biol* 42:149-159, 1997.

Yap AK, Klineberg I: Dental implants in patients with ectodermal dysplasia and tooth agenesis: a critical review of the literature, *Int J Prosthodont* 22:268-276, 2009.

Índice

A

Abrasão, 377-378, 377f
Abscesso dentário. *veja* Parúlide
Abscesso palatino, a partir de lesão periapical, visão geral do, O-46t
Abscesso, periapical
    características clínicas do, 315-316, 315f, 316b, 316f
    etiologia do, 315, 315f
    histopatologia do, 316
    tratamento e prognóstico para o, 316-317
Acantólise, 11
Acantose *nigricans*, neoplasia associada, hiperplasia papilar e, 151
Aciclovir, tratamento do HSV e, 6
Ácido fólico, 39
Ácido para-aminobenzoico (PABA), 91
Acromegalia, 353-354
    aumento de volume da glândula salivar e, 194
    características clínicas da, 353-354, 353f
    etiologia da, 353
    tratamento para a, 354
    visão geral da, O-72–O-74t, O-73f
Actinomicose
    características clínicas da, 34, 34f
    diagnóstico diferencial da, 34
    etiologia e patogenia da, 34
    histopatologia da, 34, 34f, 35f
    tratamento da, 35
    visão geral da, O-6-O-12t
Actinomicose cervicofacial, 34, 34f
Actinomyces israelli, 34
ADAMs, 19
Adenocarcinoma
    células basais, 221, 221f
    polimorfo de baixo grau, 212
        características clínicas do, 212-213, 213b
        histopatologia do, 213-214, 213f, 214f
    sem especificação, 219
    tratamento e prognóstico do, 214
Adenoma, membranoso (de células basais), 204-205
Adenomas
    canalicular, 205
        características clínicas dos, 205
        histopatologia dos, 205, 205f
        tratamento e prognóstico dos, 205
    células basais, 201b, 204-205
        características clínicas dos, 204
        forma trabecular dos, 204
        forma tubular dos, 204
        histopatologia dos, 204-205, 204f
        tratamento e prognóstico dos, 205
        variedade sólida dos, 204
    membranoso (de células basais), 204-205
    pleomórfico, 202-204, 336. *veja também* Tumor misto
    sebáceo, 207-208

Ágar Sabouraud, 37
Ageusia, 199
AIDS. *veja* Síndrome da imunodeficiência adquirida (AIDS)
Álcool, 53
Alergias, de contato
    anormalidades imunológicas e, 131
    características clínicas das, 49-50, 49f, 50f
    diagnóstico das, 50
    etiologia e patogenia das, 49
    histopatologia das, 50
    tratamento das, 50
    visão geral das, O-6-O-12t, O-22-O-26t
Ameloblastoma
    características clínicas do, 270-271, 270b, 271f, 272f
    cístico, 271-272, 273b, 273f
    de células granulares, 274-275, 275f
    desmoplásico, 271
    diagnóstico diferencial do, 275
    extraósseo. *veja* Ameloblastoma, periférico
    histopatologia do, 274-275, 274b, 274f, 275f
    maligno, 273f
    patogenia do, 269-270, 270b, 270f, 271f
    periférico, 272b, 272f, 276
    plexiforme, 274-275, 275f
    sinonasal, 274
    subtipos biológicos do, 271-274, 272b, 272f, 273f
    tratamento e prognóstico do, 276
    visão geral do, O-58–O-60t, O-59f
Amelogênese imperfeita, 381, 382f, 382t
Amelogênese imperfeita hipocalcificada, 381, 382f
Amelogênese imperfeita hipoplásica, 381, 382f
American Joint Commitee on Cancer (AJCC), Manual do Estadiamento do Câncer, 66
Amiloidose, 241, 241f, 242t
    sistêmica, 340, 340b
Análogos da vitamina A, 101
Anéis de Liesegang, 276–277
Anel de Waldeyer, 228
Anemia
    mieloma múltiplo e, 340
    perniciosa, 125
        características clínicas da, 125
        diagnóstico da, 125
        etiologia da, 125
        tratamento da, 125
    visão geral da, O-22-O-26t
Anemia ferropriva, 125–126
    características clínicas da, 126
    diagnóstico da, 126
    etiologia da, 125–126
    tratamento da, 126
Angina de Ludwig, 317
Angioedema, 48-49
    hereditário, 48

Angioedema adquirido, 48, 48f
Angiofibroma
    de células gigantes, 166
    nasofaríngeo, 167
        características clínicas do, 167
        histopatologia do, 167
        tratamento do, 167
    nasofaríngeo juvenil. *veja* Angiofibroma, nasofaríngeo
Angioleiomioma. *veja* Leiomioma vascular
Angiomatose bacilar, 124
Angiomatose encefalotrigeminal, 116–117, 116f
Ângio-ósteo-hipertrofia, 117
    hipertrofia hemifacial e, 367
Angiossarcoma, 173
Anodontia, 378-379, 378b, 378f
    completa, 378
    parcial, 378
Anodontia falsa, 378
Anomalias vasculares congênitas, 114–117
    angiomatose encefalotrigeminal (síndrome de Sturge-Weber) como, 116–117
    hemangiomas congênitos/malformações vasculares congênitas como, 114–116
    teleangiectasia hereditária hemorrágica (síndrome de Rendu-Osler-Weber) como, 117, 117f
Anormalidades genéticas, 354–370
    atrofia hemifacial como, 366
    displasia cleidocraniana como, 358–360
    fendas labial e palatina como, 367–369
    hipertrofia hemifacial como, 366–367
    osteogênese imperfeita como, 357–358
    osteopetrose como, 356–357
    querubismo como, 354–356
    síndrome de Crouzon como, 360–361
    síndrome de Down como, 364–365
    síndrome de Ehlers-Danlos como, 363–364
    síndrome de Marfan como, 362–363
    síndrome de Pierre Robin como, 362
    síndrome de Treacher Collins como, 361–362
    síndrome do X frágil como, 369–370
Anormalidades imunológicas, 130–131
Anquilose, 379
Anticorpo antinuclear (ANA), 102
Anticorpos citoplasmáticos antineutrofílicos (cANCAs), 51
Anticorpos perinucleares antineutrofílicos (pANCAs), 51
Antidepressivos tricíclicos (ADTs), para a síndrome da ardência bucal, 128
Antígeno do complexo principal de histocompatibilidade (MHC), 1
Antígeno do penfigoide bolhoso 180 (BP180), 15, 18
Antígeno do penfigoide bolhoso 230 (BP230), 18
Antígeno leucocitário humano (HLA), dermatite herpetiforme e, 18

Índice

A

Apoptose, 56
Áreas Antoni A, 176
Argirose, focal. *veja* Tatuagem por amálgama (argirose focal)
Arsfenamina, 27
Arterite de células gigantes, 129
Arterite temporal. *veja* Arterite de células gigantes
Artrite, reativa, visão geral da, O-6-O-12t
Artrite reumatoide, 195
Aspergillus, 37, 38f
ATCs. *veja* Antidepressivos tricíclicos (ATCs)
Atipia, 94, 94b
Atresia biliar, 388
Atrição, 377-378
Atrofia hemifacial, 366
Aumento de volume, submucoso, O-36–O-50
  assoalho da boca, O-40t
  gengiva, O-36–O-38t
  lábios e mucosa jugal, O-42t
  língua, O-44t
  palato, O-46t
  pescoço, O-48–O-50t
Aumentos de volume no palato, O-46t
Aumentos de volume no pescoço, O-48–O-50t
Avaliações anatômicas, 62
Azidotimidina, pigmentação por, 145-146

B

Bacilo álcool-ácido resistente, 31
Bactéria cromogênica, 387
Bartonella henselae, 124
Bartonella quintana, 124
Bastão de Auer, 243
Bisfosfonato
  descrição e, 319-320, 320t
  mecanismo de ação, 320
Blastomicose, 35-36
Bolsa de tabaco, O-15f
BP180. *veja* antígeno do penfigoide bolhoso (BP180)
BP230. *veja* antígeno do penfigoide bolhoso (BP230)
BRAF, 143
Braquiterapia, 68
Burkitt, Denis, 338

C

Cacogeusia, 199
Cadeias leves monoclonais na urina, 340
Calcificação pulpar, 385, 385f
Cálculos pulpares, 385
cANCAs. *veja* Anticorpos citoplasmáticos antineutrofílicos (cANCAs)
Cancro, 27–28, 28b
Cancro oral. *veja* Noma
Candida albicans
  câncer de boca e, 53
  candidíase e, 104
  corticosteroides tópicos e, 14-15
  leucoplasia pilosa e, 87
  síndrome da ardência bucal e, 126
Cândida. *veja* Candidíase aguda
Candidíase, 104-108, 104b
  características clínicas da, 105-107, 105b, 105f, 106f. *veja também Candida albicans*
  diagnóstico diferencial para a, 107-108
  eritematosa crônica, 106
  eritematosa, visão geral da, O-22–O-26t, O-27f
  etiologia e patogenia da, 104-105, 104b
  hiperplásica, 107-108
  histopatologia da, 107, 108f
  tratamento e prognóstico para a, 108, 108b
  visão geral da, O-14–O-20t, O-19f

Candidíase aguda, 104-108, 105f, 106f
Canela, 49–50
Carcinoma
  adenoide cístico, 214–216
    características clínicas do, 214–215, 214b, 215f
    forma de-diferenciada do, 215–216
    histopatologia do, 215–216, 215f, 216f
    tratamento e prognóstico do, 216
  ameloblástico, 272–274, 274f
  basaloide escamoso, 60
  da pele, células basais, 74–75
    características clínicas do, 74, 74f
    histopatologia do, 74, 75f
    tratamento do, 74–75
  de assoalho da boca, 58, 59f
  de células acinares, 217-219
    características clínicas do, 217-218, 218f
    histopatologia do, 218-219, 219f
    tratamento e prognóstico do, 219
  de células claras, 216–217, 217b, 217f, 218f
  de células claras hialinizante, 216–217
  de células escamosas da tonsila, 53
  de células escamosas. *veja* Carcinoma de células escamosas
  de células escamosas papilar, 60
    carcinoma verrucoso e, 156, 156f
  de células fusiformes, 60, 61f
  de ducto salivar, 221
  de ducto terminal. *veja* Adenocarcinoma, polimorfo de baixo grau
  de gengiva, 59, 59f
  de lábios, 57, 57f
  de língua, 57–58, 58f
  de mucosa jugal, 59
  de seio maxilar
    características clínicas do, 73, 73f
    diagnóstico do, 73
    etiologia do, 73
    histopatologia do, 73
    tratamento e prognóstico do, 73–74
    visão geral do, O-6–O-12t
  epimioepitelial, 220, 220f
  in situ, 94
  intraósseo primário, 274
  medular de tireoide, 179
  metastático, 342–344, 342b
    características clínicas do, 342–343, 342f, 343f
    diagnóstico diferencial para o, 343–344
    histopatologia do, 343, 343f, 344t
    tratamento e prognóstico para o, 344
    visão geral do, O-48–O-50t, O-68–O-70t, O-49f, O-71f
  mucoepidermoide, 209–212
    características clínicas do, 209–210, 210b, 210f
    histopatologia do, 211–212, 211f, 211t, 212f
    prognóstico e tratamento do, 212
  palato, 59, 60f
  secretório análogo de mama, 221
  trígono retromolar, 68. *veja também* Leucoplasia, verrucosa proliferativa (LVP)
    características clínicas da, 154–155, 155f
    diagnóstico diferencial da, 156, 156b, 157f, 158f
    etiologia da, 154, 155b
    histopatologia da, 155–156, 156f
    papilomavírus humano e, 53
    tratamento e prognóstico para o, 156
    visão geral da, O-32–O-34t, O-35f
Carcinoma antral, 73

Carcinoma de células escamosas (CCS)
  da cavidade oral, 52–72, 53f
    características clínicas do, 57–59
    diagnóstico diferencial do, 60
    etiologia do, 53–54
    histopatologia do, 59–60, 61f
    manejo cirúrgico do, 61–65, 62f, 63f, 64f, 65f
    manejo radioterápico do, 65–72
    patogenia do, 54–57, 54f, 55f, 56b, 56f
    prognóstico para o, 71–72, 72b, 72f, 73t
    visão geral do, O-6–O-12t, O-13f
  da gengiva, 59, 59f
  da língua, 57–58, 58f
  da mucosa jugal, 59
  da pele, 75
    características clínicas do, 75, 75f
    histopatologia do, 75
    tratamento do, 75
  das glândulas salivares, 221
  do assoalho da boca, 58, 59f
  do palato, 59, 60f
  dos lábios, 57, 57f
Carcinoma lobular de glândulas salivares. *veja* Adenocarcinoma, polimorfo de baixo grau
Cáries, 313–314
Cáries cervicais, associadas a radiação, 70, 70b, 71f
Cartilagem, maligno, 335, 336–337
Catapora. *veja* Infecção pelo vírus do varicela-zóster (VVZ)
CCECP. *veja* CCS de cabeça e pescoço (CCECP)
CCS da cavidade oral, 68. *veja também* Carcinoma de células escamosas
CCS. *veja* Carcinoma de células escamosas (CCS)
CDK4. *veja* Quinase dependente de ciclina 4 (CDK4)
Células de Foam, 159
Células de Reed-Sternberg, 228
  linfoma de Hodgkin e, 238
Células de Tzanck, 13
Células epitelioides, 32
Células gigantes de Langerhans, 32
Células névicas, 134
Células, semelhantes a centrócito (CCL), 235
Celulite, 317
Cementoblastoma, 283–284
  características clínicas do, 283, 283b, 283f
  diagnóstico diferencial do, 284
  histopatologia do, 284, 284f
  tratamento do, 284
  visão geral do, O-58–O-60t
Cicatriz hiperplásica. *veja* Fibroma, periférico
Cicatriz óssea. *veja* Osteíte, esclerosante focal
Ciclina D1 (CCND1), 143
Ciclosporina, 165
Cirrose, alcoólica, 194
Cirurgia de Mohs, 75
Cirurgia, radioterapia, combinadas, 69
Cisplatina, 146
Cistoadenoma papilífero linfomatoso, 207, 207f
Cisto epidérmico, visão geral do, O-48–O-50t
Cisto ósseo, aneurismático, 261–262, 261b
  características clínicas do, 261-262, 262f
  diagnóstico diferencial do, 262
  etiologia e patogenia do, 261
  granuloma de células gigantes e, 304
  histopatologia do, 262, 262f
  tratamento e prognóstico do, 262
  visão geral do, O-52-O-56t
Cisto(s)
  bifurcação vestibular, 251
  branquial, 264–265, 264b, 264f
    características clínicas do, 264–265
    diagnóstico diferencial do, 265
    histopatologia do, 265, 265f
    tratamento do, 265
    visão geral do, O-48–O-50t, O-49f

Cisto(s) (Cont.)
  canal incisivo. *veja* Cisto(s), ducto nasopalatino
  canal nasopalatino, visão geral do, O-52–O-56t, O-55f
  da papila palatina, 260
  definição do, 245
  dentígero, 250–252
    características clínicas do, 250–251, 250b, 250f, 251f
    diagnóstico diferencial do, 252
    etiologia e patogenia do, 250
    histopatologia do, 251–252, 251f, 252f
    tratamento do, 252
    visão geral do, O-52–O-56t, O-53f
  dermoide, 265–266, 265b
    características clínicas do, 265, 265f
    histopatologia do, 265–266, 266f
    tratamento do, 266
    visão geral do, O-40t, O-48–O-50t, O-41f, O-51f
  dos maxilares e pescoço, 245–268
    cistos de tecido mole e pescoço como, 264–267
    cistos não odontogênicos como, 259–261
    cistos odontogênicos como, 245–259
    pseudocistos como, 261–264
    visão geral dos, O-52–O-56t
  ducto nasopalatino, 260–261
    características clínicas do, 260–261, 260f, 261b
    diagnóstico diferencial do, 261
    etiologia e patogenia do, 260
    histopatologia do, 261, 261f
    tratamento e prognóstico do, 261
  erupção, 252–253, 252f
    visão geral do, O-36–O-38t, O-39f
  gengival, 111
    características clínicas do, 111
    do adulto, 248, 249f. *veja também* Cisto(s), periodontal lateral
    do recém-nascido, 249–250, 250f, O-52–O-56t
    etiologia e patogenia do, 111
    histopatologia do, 111
    neonatal, 110
    tratamento para o, 111
    visão geral do, O-14–O-20t, O-36–O-38t, O-21f, O-39f
  globulomaxilar, O-55f
  linfoepitelial, 227–228, 227f. *veja também* Tecido linfoide ectópico
    diagnóstico diferencial do, 227–228
    histopatologia do, 227, 227f
    tecido linfoide ectópico e, 110
  linfoepitelial cervical. *veja* Cisto(s), branquial
  mandibular mediano, 260
  mucocele do seio maxilar (cisto de retenção e pseudocisto), 188–189
    características clínicas do, 188–189, 189f
    diagnóstico diferencial do, 189
    etiologia e patogenia do, 188
    histopatologia do, 189
    tratamento do, 189
  não odontogênico, 259–261
    cisto do ducto nasopalatino como, 260–261
    cisto mandibular mediano como, 260
    cisto nasolabial como, 260
    lesão/cisto globulomaxilar como, 259, 260b
  nasolabial, 260
    visão geral do, O-52–O-56t
  odontogênico, 245–259
    calcificante, 258–259
    cisto de erupção como, 252–253
    cisto dentígero como, 250–252
    cisto gengival do recém-nascido como, 249–250
    cisto periapical como, 245–248

Cisto(s) (Cont.)
  cisto periodontal lateral como, 248–249
  glandular, 252
  queratocisto odontogênico/tumor odontogênico queratocístico como, 253–257
  odontogênico botrioide, 249
  odontogênico calcificante (COC), 258–259, 258b
    características clínicas do, 258, 258f, 259f
    diagnóstico diferencial do, 259
    etiologia e patogenia do, 258
    histopatologia do, 258–259, 259f
    tratamento e prognóstico do, 259
    visão geral do, O-52–O-56t
  odontogênico glandular, 252
    características clínicas do, 252, 253b, 253f
    características radiográficas do, 253
    histopatologia do, 253, 253f
    tratamento e prognóstico para o, 253
    visão geral do, O-52–O-56t
  odontogênico queratinizado, 255–256, 257f
  ósseo estático, 263, 263b, 263f
    visão geral do, O-52–O-56t, O-57f
  ósseo traumático, 262–263, 262b
    características clínicas do, 262, 263f
    histopatologia do, 263, 263f
    patogenia do, 262
    tratamento e prognóstico para, 263
    visão geral do, O-52–O-56t, O-57f
  paradental, 251
  periapical, 245–248
    características clínicas do, 246–247, 246b, 247f
    diagnóstico diferencial do, 248
    etiologia e patogenia do, 245–246, 245f, 246f, 246t
    histopatologia do, 247–248, 247f
    tratamento e prognóstico do, 248, 248f
    visão geral do, O-52–O-56t, O-53f
  periodontal apical. *veja* Cisto(s), periapical
  periodontal lateral, 248–249
    características clínicas do, 248–249, 248f, 249b, 249f
    diagnóstico diferencial do, 249
    etiologia e patogenia do, 248
    histopatologia do, 249, 249f
    tratamento e prognóstico para o, 249
    visão geral do, O-52–O-56t, O-53f
  radicular. *veja* Cistos(s), periapical
  residual, 248, 248f
  retenção mucoso, 187–188
    características clínicas do, 187, 187f, 188f
    diagnóstico diferencial do, 188
    etiologia e patogenia do, 187, 187b
    histopatologia do, 188, 188f
    tratamento e prognóstico do, 188
    visão geral do, O-40t, O-41f, O-42t
  sialo-odontogênico, 252
  tratamento do, 228
  trato tireoglosso, 266–267, 266b, 266f
    características clínicas do, 266
    diagnóstico diferencial do, 267
    histopatologia do, 266, 267f
    tratamento do, 267
    visão geral do, O-48–O-50t, O-51f
  visão geral do, O-40t, O-41f
Cistos da lâmina dentária do recém-nascido. *veja* Cisto, gengival, do recém-nascido
Cistos fissurais, 259
Cistos globulomaxilares, 259
Cistos palatinos do recém-nascido, 249–250
Classificação de Veau, para fendas labiais e palatinas, 368
Classificação REAL. *veja* Classificação REAL (Revised European American Lymphoma)

Classificação REAL (Revised European American Lymphoma), 228–229
Classificações de Rye, 238
Claudicação dos maxilares, 129
Cobreiro. *veja* Infecção pelo vírus do varicela-zóster (VVZ)
Coccidioidomicose, 35–36
COC. *veja* Cisto(s), odontogênico calcificante (COC)
Colonização folicular, 235
Coloração de Gram, 31
Coloração de Ziehl-Neelsen, 31, 32
Coloração Fite, 31, 32, 33f
Complexo de Carney, e máculas melanóticas orais, 137
Complexo nicotinamida adenina dinucleotídeo fosfato oxidase (NADPH), 52
Complicações da radioterapia, 70–71, 70b, 70f, 71f
Concrescência, 374–375, 375f
Condições endocrinometabólicas, 124–130
  anemia ferropriva como, 125–126
  anemia perniciosa como, 125
  deficiências de vitamina B como, 124–125
  outras condições de dor orofacial nas, 128–130
  síndrome da ardência bucal como, 126–128
Condições metabólicas, 194, 346–354
  acromegalia como, 353–354
  doença de Paget como, 346–348
  doença do osso fantasma como, 352
  hiperostose cortical infantil como, 352
  hiperparatireoidismo como, 348–350
  hipertireoidismo como, 350–351
  hipofosfatasia como, 351
  hipotireoidismo como, 351
  visão geral das, O-72–O-74t
Condições ulcerativas, 23–79
  doenças imunológicas e, 38–52
  infecções bacterianas e, 27–35
  infecções fúngicas e, 35–38
  lesões reativas e, 23–27
  neoplasias e, 52–75
  visão geral das, O-6–O-12t
Condiloma acuminado, 152
  características clínicas do, 152, 152f
  diagnóstico diferencial para o, 152
  etiologia e patogenia, 152
  histopatologia do, 152
  tratamento e prognóstico para o, 152
  visão geral do, O-32–O-34t
Condiloma plano, 152
  visão geral do, O-32–O-34t, O-33f
Condroma, 301
  visão geral do, O-62–O-64t
Condrossarcoma, 335–337
  características clínicas do, 335–336, 335f
  diagnóstico diferencial para o, 336
  histopatologia do, 336, 336f
  mesenquimal, 336–337
  tratamento e prognóstico para o, 336
  visão geral do, O-68–O-70t, O-69f
Cor do dente, alterações na, 387–388
  pigmentações endógenas e, 387–388, 387f
  pigmentações exógenas e, 387
Corpos de Rushton, 247–248
Corpos de Russell, 247
Corpos de Schaumann, 193
Corpos hialinos, 247–248
Corpos mitosoides, 153
Corpos redondos, 83
Cortes corados por H&E, 68–69. *veja também* Cortes corados por hematoxilina e eosina (H&E) CCS de cabeça e pescoço (CCECP)
Cortes corados por hematoxilina e eosina (H&E), 38, 43
Craniossinostose, 360

D

DCC. *veja* Displasia, cleidocraniana
DCL crônica disseminada. *veja* Síndrome de Hand-Schüller-Christian
DCL crônica localizada. *veja* Granuloma eosinofílico
DCL. *veja* Doença de células de Langerhans (DCL)
DCOF. *veja* Displasia, cemento-óssea florida (DCOF)
Defeito da medula óssea hematopoiética. *veja* Defeito de medula óssea, osteoporótico focal
Defeito na medula óssea
 hematopoiética, O-57f
 osteoporótico focal, 263–264, 264f
 visão geral do, O-52–O-56t
Defeito ósseo de Stafne. *veja* Cisto(s), ósseo estático
Deficiência de ferro, 53
Deficiência de niacina, 125
Deficiências de vitamina B, 124–125
 características clínicas das, 125, 125f
 diagnóstico e tratamento das, 125
 etiologia das, 124–125
 visão geral das, O-22–O-26t, O-25f
Dens in dente. *veja* Dente invaginado
Dente de Turner, 380, 380f
Dente evaginado, 375–376, 376f
Dente invaginado, 375, 375f
Dentes
 anormalidades dos, 373–388
  alterações na cor como, 387–388, 387f
  alterações na forma como, 373–378, 374f, 375f, 376f, 377f
  alterações no número como, 378–380, 378b, 378f, 379f, 380f
  alterações no tamanho como, 373, 374f
  defeitos na dentina como, 382–384, 383f, 384f
  defeitos no esmalte como, 380–381, 380f, 381f, 382f
  defeitos no esmalte e na dentina como, 384–385, 385f
  polpa dental como, 385–387, 385f, 386f, 387f
 condições hereditárias dos, 382t
 em concha, 383
 natais, 379–380
 neonatais, 379–380
 supranumerários, 379–380, 379f, 380f
Dentes fantasmas, 384, 385f
Dentição, pós-permanente, 380
Dentículos falsos, 385
Dentículos verdadeiros, 385
Dentina
 defeitos da, 382–384
  dentinogênese imperfeita e, 382–383, 383f
  displasia e, 383–384, 384f
 esmalte e, defeitos da, 384–385
 opalescente, 382
Dentinogênese imperfeita, 382–383, 383f
Dentinogênese imperfeita, tipo Brandywine
Derivado proteico purificado (PPD), 31–32
Dermatite herpetiforme
 características clínicas da, 18–19
 etiologia e patogenia da, 18
 histopatologia e imunopatologia da, 19
 tratamento e prognóstico da, 19
 visão geral da, O-1–O-4t
Dermatite perioral, 106
Descompressão microvascular (DMV), 128–129
Desordem linfoproliferativa rica em eosinófilos e CD30 positiva, 238
DFA. *veja* Dor facial, atípica
Diabetes melito, 194

DIBH. *veja* Disqueratose intraepitelial benigna hereditária (DIBH)
Dilaceração, 375, 375f
Discrasias sanguíneas, 131, 131b
 visão geral das, O-22–O-26t, O-27f
Disfagia, sideropênica, 53
Disfunção da artéria estapedial, 361
Disgeusia, 199
 síndrome da ardência bucal e, 126
Disostose craniofacial. *veja* Síndrome de Crouzon
Disostose mandibulofacial. *veja* Síndrome de Treacher Collins
Displasia, 94, 94b
 cemento-óssea, 298
 cemento-óssea florida (DCOF), 285, 285b, 285f
 cemento-óssea focal, 284
 cemento-óssea periapical, 284–286, 285f
  características clínicas da, 284–285, 284b, 284f, 285f
  diagnóstico diferencial para a, 286
  histopatologia da, 285–286, 285f, 286f
  tratamento da, 286
  visão geral da, O-58–O-60t, O-61f
 cleidocraniana, 358–360
  características clínicas da, 359–360, 359f, 360f
  etiologia e patogenia da, 358–359
  tratamento para a, 360
 dentinária, 383–384, 384f
 ectodérmica, 378–379, 378b, 378f
 fibrosa, 295–298, 295b
  características clínicas da, 296–297, 296f, 297f
  diagnóstico diferencial da, 297, 298b
  etiologia e patogenia da, 295–296
  histopatologia da, 297, 297f
  osteossarcoma e, 327–328, 330
  tratamento e prognóstico para a, 297–298
  visão geral da, O-62–O-64t, O-63f
 fibrosa craniofacial, 296
 fibrosa monostótica, 296
 fibrosa poliostótica, 296
 óssea florida, 263
Disqueratose intraepitelial benigna hereditária (DIBH), 81–82
 características clínicas da, 82
 etiologia da, 81–82
 histopatologia da, 82
 tratamento da, 82
 visão geral da, O-14–O-20t
Disqueratose, intraepitelial benigna hereditária. *veja* Disqueratose intraepitelial benigna hereditária (DIBH)
Dissecação cervical seletiva, 64, 64f
Dissecção cervical, 62, 63f
 compreensiva, 64
 radical modificada (MRND), 64, 64f
 supraomo-hióidea, 64, 64f
Disseminação viral, 2
Distúrbios do paladar, 199–200, 200b
DMV. *veja* Descompressão microvascular (DMV)
Doença bolhosa da imunoglobulina A linear (LAD), 19, 19f
Doença celíaca, 39
Doença cervical oculta, 62–64
Doença de Addison, mácula melanótica oral e, 136–137, 136b, 137f
Doença de Albers-Schönberg. *veja* Osteopetrose
Doença de Bowel, e pioestomatite vegetante, 158–159
Doença de Bowen, 121
Doença de Cannon. *veja* Nevo, branco esponjoso (doença de Cannon)
Doença de Castleman, 121–122
Doença de células de Langerhans (DCL), 306–308, 306b

 características clínicas da, 306–307, 307f
 diagnóstico diferencial da, 307
 etiologia e patogenia da, 306, 306b
 histopatologia da, 307, 308f
 tratamento e prognóstico para a, 307–308, 308b
Doença de células de Largerhans (DCL) aguda disseminada. *veja* Doença de Letterer Siwe
Doença de Crohn, 39, 153
Doença de Darier. *veja* Queratose, folicular (doença de Darier)
Doença de Darier-White. *veja* Queratose, folicular (doença de Darier)
Doença de Gorham. *veja* Doença do osso fantasma
Doença de Graves, 350
Doença de Hansen. *veja* Hanseníase
Doença de Heck. *veja* Hiperplasia, epitelial focal
Doença de inclusão citomegálica. *veja* Sialoadenites, citomegalovírus
Doença de Kimura, 226
Doença de Letterer-Siwe, 306
Doença de mãos, pés e boca (MPB)
 características clínicas da, 8, 9f
 diagnóstico diferencial da, 9
 etiologia e patogenia da, 8
 histopatologia da, 9
 infecções por herpes simples e, O-1–O-4t
 tratamento da, 9
Doença de Ollier, 335
Doença de Paget, 346–348, 346b
 características clínicas da, 346–347, 347f, 348f
 histopatologia da, 347, 348f
 osteossarcoma e, 327–328
 tratamento para a, 348
 visão geral da, O-72–O-74t, O-73f
Doença de Riga-Fede, 23
Doença destrutiva idiopática, 237
Doença de Sutton, 40
Doença de von Recklinghausen. *veja* Neurofibromatose do tipo 1 (NF1)
Doença de Witkop. *veja* Disqueratose intraepitelial benigna hereditária (DIBH)
Doença do osso desaparecido. *veja* Doença do osso fantasma
Doença do osso fantasma, 352
 visão geral da, O-72–O-74t
Doença granulomatosa, crônica, 52
 visão geral da, O-6–O-12t
Doença hereditária, epidermólise bolhosa e, 20
Doença linfoproliferativa, do palato, 226
Doença metastática, osteonecrose relacionada a, 344
Doença relacionada à IgG4, 196
Doenças de glândula salivar, 185–224
 lesões reativas como, 185–191
 neoplasias benignas como, 201–208
 neoplasias malignas como, 208–219
 sialoadenite infeciosa como, 191–201
 tumores raros como, 219–221
Doenças fúngicas. *veja* Infecções fúngicas
Doenças genéticas, 346–372, O-72–O-74t
Doenças imunológicas
 alergias de contato e, 49
 dermatite herpetiforme e, 18–19
 doença bolhosa da imunoglobulina A linear e, 19
 doença granulomatosa crônica e, 52
 eritema multiforme e, 44–47
 estomatite ulcerativa crônica e, 43
 granuloma de linha média e, 51–52
 granulomatose de Wegener e, 50–51
 neutropenia cíclica e, 52
 penfigoide bolhoso e, 18
 penfigoide de membranas mucosas e, 15–18
 pênfigo vulgar e, 11–15
 reações medicamentosas e, 47–49

Doenças imunológicas *(Cont.)*
 síndrome de Behçet e, 43–44
 síndrome de Reiter e, 44
 úlceras aftosas e, 38–42
Doenças vesicobolhosas, 1–22
 doença hereditária e, 20
 doença imunológica e, 11–19
 doença viral e, 1–11
Doenças vesicobolhosas, visão geral das, O-1–O-4t, O-1–O-4
Doença viral, 1–11, 2t
 doença de mãos, pés e boca, 8–9
 herpangina e, 9–10
 infecção por herpes simples, 1–6
 infecção por varicela-zóster e, 6–8
 sarampo e, 10–11
Dor de dente, 73
Dor facial, atípica, 127t, 130

E

EBRT. *veja* Radioterapia de feixe externo (EBRT)
EBV. *veja* vírus Epstein-Barr (EBV)
Efélides (sardas) na íris, 178
EGFR. *veja* Receptor do fator de crescimento epidérmico (EGFR)
Ehrlich, Paul, 27
Elastase neutrofílica, 52
EM. *veja* Eritema multiforme (EM)
EM maior, 45–46, 46f
Ensaio de imunoabsorção enzimática (ELISA), 30
Enteropatia sensível ao glúten, 39
Epidermólise bolhosa
 etiologia e patogenia, 20, 20f
 tratamento e prognóstico para a, 20
 visão geral da, O-1–O-4t
Epitelioma calcificante de Malherbe, 258
Epúlide congênita, 174
 do recém-nascido, visão geral da, O-36–O-38t
Equimose, 131–132
 características clínicas da, 131–132, 132f
 diagnóstico da, 132
 etiologia da, 131, 131b
 visão geral da, O-22–O-26t
Eritema *migrans*. *veja* Língua, geográfica
Eritema multiforme (EM)
 características clínicas do, 45–46, 45b, 45f, 46f
 diagnóstico diferencial para o, 46, 47t
 etiologia e patogenia do, 45
 histopatologia do, 46, 47f
 tratamento do, 46–47
 visão geral do, O-6–O-12t, O-11f
Eritroblastose fetal. *veja* Incompatibilidade de Rh, pigmentação dentária e,
Eritroleucoplasia, 121. *veja também* Leucoplasia, mosqueada
Eritroplasia, 121
 características clínicas da, 121, 121b, 121f, 122f
 diagnóstico diferencial da, 121
 etiologia da, 121
 histopatologia da, 121
 tratamento da, 121, 122f
 visão geral da, O-22–O-26t
Erosão, 377–378, 377f
Escaneamento por PET/TC, 62, 63f
Escarlatina, 120–121
 visão geral da, O-22–O-26t
Esclerodermia, 197–198
 características clínicas da, 197–198, 198f
 histopatologia da, 198
 tratamento da, 198
Esclerose sistêmica, 197
Esmalte
 defeitos do, 380–381
  ambiental, 380–381, 380f, 381f
  amelogênese imperfeita, 381, 382f, 382t
 dentina e, defeitos do, 384–385

Esporotricose
 características clínicas da, 37
 diagnóstico da, 37
 etiologia e patogenia da, 37
 histopatologia da, 37
 tratamento da, 37
Espru não tropical, 39
ESR. *veja* Taxa de sedimentação de eritrócitos (ESR)
Estádio, como indicador prognóstico, 71–72
Estesioneuroblastoma. *veja* Neuroblastoma, olfatório
Estimulação nervosa elétrica transcutânea (TENS), 129
Estimulador da tireoide de ação prolongada (LATS), 350
Estomatite
 antibiótico, 105–106
 ulcerativa crônica, 43, 43f
Estomatite gangrenosa. *veja* Noma
Estomatite nicotínica, 86–87
 características clínicas da, 86, 86b, 86f
 etiologia da, 86
 hiperplasia papilar e, 151
 histopatologia da, 86, 86f
 tratamento e prognóstico da, 86–87
 visão geral da, O-14–O-20t, O-15f
Estrias de Wickham, 98
European Organization for Research and Treatment of Cancer (EORTC), 69
Evolução clonal, 54
Excisão, local ampla, 61–62
Exostose, 308–310. *veja também* Tórus
 visão geral do, O-36–O-38t, O-62–O-64t, O-37f, O-65f
Exposição ao sol, 74

F

Fácies leprosa, 33
Fala confusa, 370
Fasciite nodular, 167–169
 características clínicas da, 167–168
 diagnóstico diferencial da, 168–169, 168t
 histopatologia da, 168, 168f
 tratamento para a, 169
Fasciite pseudossarcomatosa. *veja* Fasciite nodular
Fator de crescimento fibroblástico (FGF), 57
Fator de crescimento vascular endotelial (VEGF), 57
Fator de transformação do crescimento alfa (TGF-α, 54–55
Fatores de crescimento, 56
Fatores intrínsecos. *veja* Pigmentações endógenas
Fator instrínseco, 125
Favo de mel, 276
FDG. *veja* ^{18}F-fluordeoxiglicose (FDG)
Febre do Valley. *veja* Coccidioidomicose
Febre uveoparotídea, 193
Fenda labial, 367
Fenda labial e palatina
 bilateral, 367
 unilateral, 367
Fenda palatina, 367
Fendas
 labial e palatina, 367–369
  características clínicas das, 368–369, 368f
  etiologia e patogenia das, 367–368
  tratamento e prognóstico para as, 369
 submucosa, 367, 368
Fenitoína (Dilantina®), 164–165
Fenômeno de extravasamento de muco, 185–187
 características clínicas do, 186, 186f
 diagnóstico diferencial do, 186–187
 etiologia e patogenia do, 185–186, 186f
 histopatologia do, 186, 186f
 tratamento e prognóstico do, 187
 visão geral do, O-42t, O-43f, O-46t, O-47f

Fenômeno de Lyon, 381
Feocromocitoma, 179
Ferro, 39
Fetor ex oris. *veja* Halitose
^{18}F-fluordeoxiglicose (FDG), 62, 65
FGF. *veja* Fator de crescimento fibroblástico (FGF)
Fibroma
 ameloblástico, visão geral do, O-58–O-60t
 células gigantes, 162, 163f
 cementificante, 283, 294. *veja também* Fibroma, ossificante
 visão geral do, O-58–O-60t
 cemento-ossificante, 294
 condromixoide, 336
 desmoplásico, 300–301, 300b
  características clínicas do, 300, 300f, 301f
  diagnóstico diferencial do, 301
  histopatologia do, 300, 301f
  tratamento e prognóstico do, 301
 múltiplo, 163
 odontogênico central, 282–283, 282b, 283f
  visão geral do, O-58–O-60t
 odontogênico periférico, 162
 oral, visão geral do, O-42t
 ossificante, 293–295, 293b
  características clínicas do, 293–294, 293f, 294f
  diagnóstico diferencial para o, 294–295
  etiologia e patogenia para, 293, 293b
  histopatologia do, 294, 295f
  tratamento e prognóstico para o, 295
  visão geral do, O-62–O-64t, O-63f
 ossificante juvenil, 293, 294b
 ossificante periférico, 162, 162f
 ossificante psamomatoide juvenil (FOPJ), 294
 ossificante trabecular juvenil (FOTJ), 294
 periférico, 162–163
  características clínicas do, 162, 162f
  histopatologia do, 162, 162f, 163f
  tratamento do, 163
  visão geral do, O-36–O-38t, O-37f
 traumático, 162, O-44t
Fibroma/fibro-odontoma, ameloblástico, 286–288, 286b
 características clínicas do, 286–287, 286f, 287f
 diagnóstico diferencial para o, 287
 histopatologia do, 287, 287f, 288f
 tratamento do, 287–288, 288f
Fibromatose, 169–170
 características clínicas da, 169
 esporádica, 169
 histopatologia da, 169–170, 170f
 multicêntrica, 169
 tratamento para a, 170
Fibromixoma, odontogênico, 281b
Fibro-odontoma, ameloblástico, 286–288
 visão geral do, O-58–O-60t, O-61f
Fibrose, submucosa, 109
 características clínicas da, 109
 etiologia da, 109
 histopatologia da, 109, 109f
 tratamento e prognóstico para a, 109
 visão geral da, O-14–O-20t
Fibrossarcoma, 170–171
 características clínicas do, 170, 170f
 histopatologia do, 170, 170f
 tratamento, 170–171
Ficomicose, 37–38
Fluorose, 381, 381f
 endêmica, 381
FMISO. *veja* ^{18}F-misonidazol (FMISO)
^{18}F-misonidazol (FMISO), 65
Foco, 196

FOJP. *veja* Fibroma, ossificante juvenil psamomatoide (FOJP)
Folha beta pregueada, 241
Forame em bacamarte, 178
Forma em placa, líquen plano, 98
Forma eritematosa, ou atrófica, do líquen plano, 98
Forma erosiva, do líquen plano, 98–100
Forma reticular, do líquen plano, 98
Fosfatase alcalina, 351
Fumante, tabaco, 53
Fumo reverso, 53, 86
Fusão, 374, 374f
Fusobacterium necrophorum, 35

G

Geminação, 373–374, 374f
Gene *C-myc*, 338
gene *PTCH*, 254
gene p16, 143
Gene receptor da melanocortina 1 (MC1R), 143
Gene supressor de tumor NF2, 137–138
Genes CYBB, 52
Genes supressores de tumor, 55–56, 56b
Gengivite
  gravidez, 164
  plasmocitária, 130–131
    anormalidades imunológicas e, 130–131
    características clínicas da, 130, 130f, 131f
    etiologia da, 130
    histopatologia da, 130
    tratamento da, 130–131
    visão geral da, O-22–O-26t
  ulcerativa necrosante aguda. *veja* Gengivite ulcerativa necrosante aguda (GUNA)
Gengivite da gravidez, 164
"Gengivite moriforme", 50
Gengivite ulcerativa necrosante aguda (GUNA), 5
Gengivoestomatite alérgica. *veja* Gengivite, plasmocitária
Gengivoestomatite, herpética primária
  características clínicas do HSV e, 2–3, 3b, 3f
  infecções de herpes simples e, O-1–O-4t
Gengivoestomatite plasmocitária. *veja* Gengivite, plasmocitária
Gigantismo, 353
Glândulas de Blandin-Nuhn, 186
Glândula tireoide, hipertireoidismo e, 350
Glomerulonefrite, 103
Glossite
  antibiótico, 105–106
  de Hunter, 125
  migratória benigna. *veja* Língua, geográfica
  romboide mediana, 106–107
  visão geral da, O-22–O-26t, O-25f
Glossite de Moeller, 125
Glossoptose, 362
Goma, 27–28
Gonorreia
  características clínicas da, 30
  diagnóstico diferencial da, 30–31
  etiologia da, 30
  tratamento da, 31
  visão geral da, O-6–O-12t
Gradação, do tumor, 71
Granuloma
  central de células gigantes (GCCG), 301–304, 302b
    características clínicas do, 302, 303f
    diagnóstico diferencial do, 303–304, 304b
    etiologia e patogenia do, 301–302, 302f
    histopatologia do, 302, 303f, 304f
    tratamento e prognóstico para o, 304

Granuloma *(Cont.)*
  da língua, traumático, 238
  de linha média
    características clínicas do, 51–52, 52f
    granulomatose de Wegener e, 51, 51t
    histopatologia do, 52
    letal, 237
    linfoma não Hodgkin e, 228
    tratamento do, 52
    visão geral do, O-6–O-12t, O-13f
  letal de linha média, 51
  periapical, 245, 316
  piogênico, 118–119
    características clínicas do, 118–119, 119f
    diagnóstico diferencial do, 119
    etiologia do, 118, 118t
    histopatologia do, 119, 119f
    tratamento do, 119
    visão geral do, O-22–O-26t, O-23f, O-36–O-38t, O-37f, O-44t
  traumático, 25–26, 26f
  traumático oral, 238
  ulcerativo traumático, 238
  uso do termo, 26
Granuloma de células gigantes
  central, visão geral do, O-62–O-64t, O-65f
  periférico, 119–120
    características clínicas do, 120, 120f
    diagnóstico diferencial do, 120
    etiologia do, 119–120
    histopatologia do, 120, 120f
    tratamento do, 120
    visão geral do, O-22–O-26t, O-23f, O-36–O-38t
Granuloma eosinofílico, 306
  de tecido mole, 238
Granulomatose, com poliangiite, visão geral da, O-6–O-12t
Granulomatose de Wegener, 237
  características clínicas da, 50–51, 50f
  diagnóstico da, 51
  etiologia da, 50
  histopatologia da, 51, 51f, 51t
  tratamento da, 51
  visão geral da, O-6–O-12t
Granulomatose linfomatoide, 237
Grânulos de Fordyce, 110, 110f
  visão geral dos, O-14–O-20t, O-21f
Grânulos sulfúricos, 34
Grãos, 83
Grupo Coxsackie A, 8
GUNA. *veja* Gengivite ulcerativa necrosante aguda (GUNA)
Gutka, 109

H

Halitose, 200–201, 201b
Hanseníase
  características clínicas da, 33
  diagnóstico da, 33–34
  etiologia e patogenia da, 33
  histopatologia da, 33
  lepromatosa, 33
  tratamento da, 34
  tuberculoide, 33
  visão geral da, O-6–O-12t
Hemangioma
  congênito, 114–116
    características clínicas do, 114–115, 115f, 116f
    diagnóstico do, 115
    etiologia do, 114, 115t
    histopatologia do, 115
    tratamento do, 116
    visão geral do, O-22–O-26t

Hemangioma *(Cont.)*
  de osso, 305–306
    características clínicas do, 305, 305f
    diagnóstico diferencial do, 305
    histopatologia do, 305, 306f
    tratamento e prognóstico para o, 305
    visão geral do, O-62–O-64t, O-65f
  epitelioide, 226–227
    características clínicas do, 226
    diagnóstico diferencial do, 227
    etiologia do, 226
    histopatologia do, 226–227
    tratamento do, 227
Hemangiopericitoma, 173
Hematoma de erupção, 252
Hepatite, neonatal, 388
Herpangina
  características clínicas da, 9, 10f
  diagnóstico diferencial da, 10
  etiologia e patogenia da, 9
  infecções de herpes simples e, O-1–O-4t
  tratamento da, 10
Herpes labial, 1
Herpes labial, 3
Herpes-vírus humano 8 (HHV8), 121–122
Herpes-vírus sarcoma de Kaposi (KSHV), 121–122
Herpes-zóster. *veja também* Infecção pelo vírus do varicela-zóster (VVZ)
  características clínicas do VVZ e, 7–8
  patogenia do VVZ e, 6
  visão geral do, O-1–O-4t
HFM. *veja* Histiocitoma fibroso, maligno
HHV8. *veja* Herpes-vírus humano 8 (HHV8)
Higroma cístico, 172
Higroma coli, 172
Hiperlipoproteinemia, tipo I, 194
Hiperostose cortical infantil, 352
  visão geral da, O-72–O-74t
Hiperparatireoidismo, 348–350, 348b
  características clínicas do, 349, 349f, 350f
  histopatologia do, 349
  primário, 348
  secundário, 349
  tratamento para o, 349–350
  visão geral do, O-72–O-74t
Hiperplasia
  adenomatoide, 190–191
    características clínicas da, 190–191
    diagnóstico diferencial da, 191
    histopatologia da, 191
    tratamento e prognóstico da, 191
  angiolinfoide, com eosinofilia (HALE). *veja* Hemangioma, epitelioide
  condilar, 353–354
  coronoide, 310
    características clínicas da, 310
    diagnóstico diferencial da, 310
    etiologia e patogenia da, 310
    histopatologia da, 310
    tratamento e prognóstico para a, 310
    visão geral da, O-62–O-64t
  de tecido mole generalizada, visão geral da, O-36–O-38t, O-39f
  dilantínica, 164–165
  epitelial focal, 152–153
    características clínicas da, 153, 153f
    diagnóstico diferencial para a, 153
    etiologia e patogenia da, 152
    histopatologia da, 153
    tratamento para a, 153
    visão geral da, O-32–O-34t, O-35f
  fibrosa focal, visão geral da, O-36–O-38t, O-42t, O-43f, O-44t, O-45f

Hiperplasia *(Cont.)*
  gengival generalizada, 164–166
    características clínicas da, 165–166, 165f
    etiologia da, 164–165, 165b
    histopatologia, 166
    tratamento da, 166
  linfoide, 225–226, 226f
  linfoide folicular, 226
  linfoide reativa, 225
  papilar, 151
    características clínicas da, 151, 151f
    diagnóstico diferencial para a, 151
    etiologia da, 151
    histopatologia da, 151, 151f
    lesões papilares e nodulares e, 107
    tratamento e prognóstico para a, 151
    visão geral da, O-32–O-34t, O-33f
  reativa, 161–166
    e hiperplasia fibrosa induzida por prótese, 164
    fibroma periférico e, 162–163
    hiperplasia fibrosa focal e, 163–164
Hiperplasia fibrosa
  focal, 163–164
    características clínicas da, 163, 163f
    diagnóstico diferencial para a, 163–164
    etiologia da, 163, 163b
    histopatologia da, 163, 163f
    tratamento para a, 164
  induzida por prótese, 164
    características clínicas da, 164, 164f
    etiologia da, 164
    tratamento da, 164
Hiperplasia por prótese. *veja* Hiperplasia fibrosa, induzida por prótese
Hiperqueratose, focal (friccional), 83–84
  características clínicas da, 83, 83f, 84b
  diagnóstico da, 84, 84t
  etiologia da, 83
  histopatologia da, 84, 84f
  tratamento da, 84
  visão geral da, O-14–O-20t, O-15f
Hiperqueratose friccional. *veja* Hiperqueratose, focal (friccional)
Hiperqueratoses palmar e plantar, 82–83
Hipersensibilidade, de contato, O-11f
Hipertelorismo ocular, 359, 360
Hipertireoidismo, 350–351, 350b
Hipertrofia, hemifacial, 366–367, 366f
  características clínicas da, 366–367
  diagnóstico diferencial para a, 367
  etiologia e patogenia da, 366
  macrodontia e, 373
  tratamento e prognóstico para a, 367
Hipocalcificação do esmalte, 380, 380f
Hipodontia, 378
Hipofosfatasia, 351
Hipogeusia, 199
Hipomaturação, da amelogênese imperfeita, 381
Hipoplasia
  do esmalte, 380, 380f
  maxilar, 359, 360
Hipotireoidismo, 351, 351b
Histiocitoma fibroso
  benigno, 171
    características clínicas do, 171
    histopatologia do, 171, 171f
    tratamento do, 171
  maligno (HFM), 171–172
    características clínicas, 171–172
    histopatologia do, 172
    tratamento do, 172
Histiocitose de células de Langerhans, visão geral da, O-62–O-64t
Histiocitose idiopática. *veja* Doença de células de Langerhans (DCL)

Histiocitose X, 306. *veja também* Doença de células de Langerhans (DCL)
Histoplasmose, 35–36
  do lábio, O-9f
HIV. *veja* Vírus da imunodeficiência humana (HIV)
HLA-B27, 44
HLA-B51, 39, 43
HLA. *veja* Antígeno leucocitário humano (HLA)
HMB45, 144
Hormônio adrenocorticotrópico pituitário (ACTH), 136–137
Hormônio estimulador dos melanócitos (MSH), 136–137
HPV. *veja* Papiloma vírus humano (HPV)
HSV do tipo 1 (HSV1), 2
HSV do tipo 2 (HSV2), 2
HSV. *veja* Infecções pelo vírus do herpes simples (HSV)

I

IgA. *veja* Imunoglobulina A (IgA)
Ilhas epimioepiteliais, 197
Imagem funcional, 62, 63f
Imagem por ressonância magnética (RM), 62
Impacção, 379
Implante intersticial, 68
IMRT. *veja* Radioterapia de intensidade modulada (IMRT)
Imunodeficiência, herpes secundário e, 3
Imunoglobulina A (IgA), 19
Imunossialoadenite, 197
Incisivo conoide, 373, 374f
Incisivo de Hutchinson, 380–381
Incompatibilidade de Rh, pigmentação dentária e, 388
Infarto ósseo, 327-328
Infecção de Vincent. *veja* Gengivite ulcerativa necrosante aguda (GUNA)
infecção pelo vírus do varicela-zóster (VVZ), 6–8, 6b
  características clínicas da
    herpes-zóster e, 7–8, 7f, 8f
    varicela e, 6–7, 7f
  diagnóstico diferencial para a, 8
  histopatologia da, 8
  patogenia da
    herpes-zóster e, 6
    varicela e, 6
  tratamento da, 8
Infecção por *Cryptococcus*, 35–36
Infecções bacterianas
  actinomicose, 34–35
  gonorreia, 30–31
  hanseníase, 33–34
  noma, 35
  sífilis, 27–30
  tuberculose, 31–33
Infecções fúngicas
  mucormicose (ficomicose) e aspergilose como, 37–38
    características clínicas das, 38
    diagnóstico diferencial das, 38
    etiologia e patogenia das, 37–38
    histopatologia das, 38, 38f
    tratamento das, 38
  oportunistas, 37–38
    visão geral das, O-6–O-12t
  profundas, 35–37
    características clínicas das, 36, 36b, 36f
    diagnóstico diferencial das, 37
    etiologia e patogenia das, 35–36, 35b, 36t
    histopatologia das, 36, 37f
    tratamento das, 37
    visão geral das, O-6–O-12t

Infecções fúngicas *(Cont.)*
  subcutâneas, 37
    esporotricose e, 37
    visão geral das, O-6–O-12t
Infecções pelo vírus do herpes simples (HSV)
  características clínicas das
    gengivoestomatite herpética primária e, 2–3
    imunodeficiência e, 3
    infecção por herpes simples secundária ou recorrente e, 3
    panarício herpético e, 3–4
  diagnóstico das, 5
  diagnóstico diferencial para as, 5
  eritema multiforme e, 46, 47t
  etiologia das, 1–2
  histopatologia das, 4–5, 5f
  patogenia das, 1–2, 2f
  secundárias
    características clínicas do HSV e, 3, 3b, 4f
    do palato, O-3f
    dos lábios, O-3f
    visão geral do, O-1–O-4t
  tratamento do, 5–6
  visão geral das, O-1–O-4t, O-3f
Infecções por estreptococos, na escarlatina, 120
Inibidor seletivo da receptação de serotonina (ISRS), para
  síndrome da ardência bucal, 128
Interleucina 8 (IL-8), 57
International Union Against Cancer's (UICC) Classificação dos Tumores Malignos, 66
Intoxicação por mercúrio, crônica, 146
ISRS. *veja* Inibidor seletivo da receptação da serotonina (ISRS)
ISRT. *veja* Radioterapia interstcial (ISRT)

L

LAD. *veja* Doença bolhosa da imunoglobulina A linear (LAD)
LED. *veja* Lúpus eritematoso discoide (LED)
Leiomioma, 181f, 181t
Leiomioma vascular, 180–181
Leiomiossarcoma, 180–181, 181f, 181t
  oral, 181
LE. *veja* Lúpus eritematoso (LE)
Lentigo, 137
Lesão, associada ao uso de dentifrício, 90, 90f
  visão geral da, O-14–O-20t
Lesão por rolete de algodão, O-7f
LES. *veja* Lúpus eritematoso sistêmico (LES)
Lesões
  "beijadas", 106–107
  brancas, 80–113
    lesões não epiteliais branco-amareladas e, 104–111
    lesões pré-neoplásicas/neoplásicas, 90–95
    lesões reativas, 83–90
    outras, 95–104
    tabaco sem fumaça e, 84–85
  congênitas, 172–173
  da superfície mucosa, O-1–O-35
    brancas, O-14–O-20t
    condições ulcerativas e, O-6–O-12t
    doenças vesicobolhosas e, O-1–O-4t
    pigmentadas, O-28–O-30t
    vermelho-azuladas, O-22–O-26t
    verrucosas-papilares, O-32–O-34t
  de desenvolvimento, como lesões linfoides, 227–228
    cisto linfoepitelial e, 227–228
  de tecido conjuntivo, 161–184
    lesões de tecido adiposo e, 182–183
    lesões fibrosas e, 161–172
    lesões musculares e, 180–182
    lesões neurais e, 173–180
    lesões vasculares e, 172–173

Índice

Lesões (Cont.)
  em parótida, visão geral das, O-48–O-50t
  globulomaxilares, 259, 260b
    visão geral das, O-52–O-56t
  intravasculares, 114–131
    anomalias vasculares congênitas como, 114–117
    anormalidades imunológicas como, 130–131
    condições endocrinometabólicas como, 124–130
    lesões reativas como, 117–121
    neoplasias como, 121–124
  linfoepiteliais benignas (LLB), 197
  linfoepiteliais salivares, 197
  linfoides, 225–244
    lesões de desenvolvimento como, 227–228
    lesões reativas como, 225–227
    neoplasias como, 228–243
  mandibulares medianas, visão geral das, O-52–O-56t
  não epiteliais branco-amareladas, 104–111
    candidíase e, 104–108
    cistos gengivais e, 110–111
    fibrose submucosa e, 109–110
    grânulos de Fordyce e, 110, 110f
    lipoma e, 111
    parúlide e, 111, 111f
    queimaduras na mucosa e, 108–109
    tecido linfoide ectópico e, 110, 110f
  no rim, 103
  pigmentadas, 134–147
    lesões melanocíticas como, 134–144, 135f
    lesões não melanocíticas como, 144–146
  pré-neoplásicas/neoplásicas, 90–95
    leucoplasia idiopática e, 92–96
    queilite actínica e, 90–91
    queratose actínica (queratose solar) e, 91
  reativas, 172–173
    lesões musculares e, 180
    lesões neurais e, 173–174
    úlceras traumáticas e, 23–27
    visão geral das, O-6–O-12t
  reativas, doença de glândula salivar e, 185–191
    cisto de retenção mucoso e, 187–188
    fenômeno de extravasamento de muco e, 185–187
    hiperplasia adenomatoide e, 190–191
    mucocele de seio maxilar (cisto de retenção e pseudocisto) e, 188–189
    sialometaplasia necrosante e, 189–190
  reativas, lesões brancas como, 83–90
    associadas ao dentifrício e, 89–90, 90f
    estomatite nicotínica e, 86–87
    hiperqueratose focal (friccional) e, 83–84
    leucoplasia pilosa e, 87–89
    língua pilosa (língua pilosa negra) e, 89–90
    tabaco sem fumaça e, 84–85
  reativas, lesões intravasculares como, 117–121
    escarlatina como, 120–121
    granuloma periférico de células gigantes como, 119–120
    granuloma piogênico como, 118–119
    variz/malformações vasculares adquiridas como, 117–118, 118f
  reativas, lesões linfoides como, 225–227
    hemangioma epitelioide e, 226–227
    hiperplasia linfoide e, 225–226
  secundária, 72
  traumáticas, visão geral das, O-22–O-26t
  vermelho-azuladas, 114–133
    lesões extravasculares em, 131–132
    lesões intravasculares em, 114–131
  verrucosas-papilares, 148–160
    lesões idiopáticas como, 156–159
    lesões reativas/infecciosas como, 148–153
    neoplasias como, 153–156

Lesões brancas
  associadas a tabaco sem fumaça, visão geral das, O-14–O-20t
  visão geral das, O-14–O-20t
Lesões brancas hereditárias, 80–83
  disqueratose intraepitelial benigna hereditária como, 81–82
  leucoedema como, 80, 81f
  nevo branco esponjoso (doença de Cannon) como, 81
  queratose folicular (doença de Darier) como, 82–83
Lesões dos maxilares, abordagem de diagnóstico diferencial para as
  cistos dos maxilares e pescoço e, O-52–O-56t
  doenças metabólicas e genéticas e, O-72–O-74t
  lesões inflamatórias dos maxilares e, O-66t
  neoplasias malignas dos maxilares e, O-68–O-70t
  tumores não odontogênicos benignos e, O-62–O-64t
  tumores odontogênicos e, O-58–O-60t
Lesões extravasculares, 131–132
  petéquias/equimoses como, 131–132
Lesões factíciais, 23
Lesões vermelho-azuladas, visão geral das, O-22–O-26t
Leucemia, 242
  aguda, 242
  aumento de volume gengival e, 165
  crônica, 242, 242f
  discrasias sanguínea e, 131b
  linfocítica crônica de células B, 235
Leucemia linfocítica aguda (LLA), 242
Leucemia linfocítica crônica de células B/linfoma linfocítico de pequenas células (LLC-B/LLS), 235, 235f
Leucemia linfocítica crônica (LLC), 242
Leucemia mieloide aguda (LMA), 242
Leucemia mieloide crônica (LMC), 242
Leucócitos polimorfonucleares (PMNs), 247
Leucoedema, 80
  características clínicas do, 80, 81f
  diagnóstico diferencial do, 80
  etiologia e patogenia do, 80
  histopatologia do, 80
  tratamento e prognóstico do, 80
  visão geral do, O-14–O-20t
Leucoplasia
  idiopática, 92–96
    características clínicas da, 93–94, 93b, 93f–94f
    diagnóstico diferencial para a, 95
    etiologia e patogenia da, 92–93, 92f
    histopatologia da, 94–95, 94b, 94f
    tratamento e prognóstico da, 95–96, 95f
    visão geral da, O-14–O-20t, O-17f
  mosqueada, 93
  pilosa, 87–89
    características clínicas da, 87–88, 87f, 88b, 88f
    diagnóstico diferencial para a, 88
    etiologia e patogenia da, 87, 87b
    histopatologia da, 88–89, 88f
    tratamento e prognóstico da, 89
    visão geral da, O-14–O-20t, O-17f. *veja também* Carcinoma, verrucoso
  carcinoma verrucoso e, 156, 157f, 158f
Linfadenite, visão geral da, O-48–O-50t
Linfadenopatia, 37
Linfangioma, 172–173
  características clínicas do, 172, 172b, 172f
  cavernoso, 172
  etiologia do, 172
  histopatologia do, 172–173, 173f
  tratamento para o, 173
  visão geral do, O-48–O-50t, O-51f

Linfoma
  associado a infecção pelo vírus da imunodeficiência humana, 236–237, 236f
  de células B, 228
  de células B da zona marginal extranodal, 228, 234–235, 234f
  de células B difuso, 232–233, 234f
  de células do manto
  de células T/NK (*natural killer*)
    do tipo nasal, 237–238
    granuloma de linha média e, 51
  do MALT, 235. *veja também* Linfoma, de células B da zona marginal extranodal
  folicular, 230
  folicular de células B, 233–234
  lesões linfoides e, 228
  linfocítico de pequenas células, 235, 235f
  plasmablástico, 236
  ulcerado de linha média, visão geral do, O-6–O-12t
  visão geral do, O-46t, O-47f, O-48–O-50t, O-49f
Linfoma de Burkitt, 338-339
  características clínicas do, 338-339, 339f
  endêmico, 235, 338
  histopatologia do, 339, 339f
  linfoma não Hodgkin e, 228, 235-236, 236f
  tratamento e prognóstico para o, 339
  visão geral do, O-68-O-70t, O-69f
Linfoma de grandes células anaplásico (LGCA), 237, 237f
Linfoma de Hodgkin, 238–239
  características clínicas do, 238
  diagnóstico diferencial do, 239
  histopatologia do, 238–239
  tratamento e prognóstico do, 239
Linfoma não Hodgkin (LNH), 228–238
  características clínicas do, 230, 230t, 231f, 232f
  classificação do, 228–229, 228t
  doença linfoproliferativa CD30 positiva rica em eosinófilos e, 238
  estadiamento do, 229–230, 229b
  etiologia do, 229, 229t
  leucemia linfocítica crônica de células B/ linfoma linfocítico de pequenas células, 235
  linfoma das células do manto e, 235
  linfoma de Burkitt e, 235–236
  linfoma de células B da zona marginal extranodal e, 234–235
  linfoma de células B folicular, 233–234
  linfoma de células T/NK e, tipo nasal, 237–238
  linfoma de grandes células anaplásico e, 237
  linfoma difuso de células B e, 232–233, 234f
  linfomas associados a infecção pelo vírus da imunodeficiência humana e, 236–237
  linfomas específicos e, 229t, 232, 232–233t, 233t
  tratamento e prognóstico do, 230–232
Linfonodo facial, 225
Linfonodos da mucosa jugal, 225
Língua
  aumentos de volume, O-44t
  geográfica, 96–97
    características clínicas da, 96–97, 96b, 96f, 97f
    diagnóstico diferencial para a, 97
    etiologia da, 96
    histopatologia da, 97, 97f
    tratamento e prognóstico da, 97
    visão geral da, O-14–O-20t, O-22–O-26t, O-17f, O-25f

Língua *(Cont.)*
  pilosa, 89
    características clínicas da, 89, 89b, 89f
    diagnóstico da, 90
    etiologia da, 89
    histopatologia da, 89
    tratamento e prognóstico da, 90
    visão geral da, O-14–O-20t
Língua fissurada, 95–96
Língua moriforme, 120
Língua pilosa negra. *veja* Língua, pilosa
Linha de bismuto, 146
Linha de chumbo, 146
Lipoma, 111, 182, 183f
  visão geral do, O-14–O-20t
Lipossarcoma, 182–183, 183f
Líquen plano, 97–102
  características clínicas do, 98–100, 98b, 99f, 100f
  diagnóstico diferencial para o, 100
  etiologia e patogenia do, 97–98, 98f
  histopatologia do, 100, 101f
  tratamento e prognóstico do, 100–102
  visão geral do, O-14–O-20t, O-19f
Líquen plano, variante bolhosa, 100
LNH. *veja* Linfoma não Hodgkin (LNH)
Lúpus eritematoso discoide (LED), 102–103, 102f, 102t, 103f
Lúpus eritematoso (LE), 102–104
  características clínicas do, 102–104
    discoide, 102–103, 102f, 102t, 103f
    sistêmico, 103–104, 103f
  diagnóstico diferencial para o, 104
  etiologia e patogenia do, 102
  histopatologia do, 104, 104f
  tratamento para o, 104
  visão geral do, O-6–O-12t, O-11f
Lúpus eritematoso sistêmico (LES), 103, 103f
Lúpus pérnio, 193
Lúpus subagudo, 102
Luz ultravioleta B (UVB)
  como agente carcinogênico, 54
  queilite actínica e, O-14–O-20t, 90
Luz ultravioleta (UV)
  carcinoma de células escamosas da cavidade oral e, O-6–O-12t
  como agente carcinogênico, 54
  hemangioma congênito e malformações vasculares e, O-22–O-26t
  melanoma cutâneo e, 141
  melanoma e, O-28–O-30t
  queilite actínica e, O-14–O-20t, 91
Luz UVB. *veja* Luz ultravioleta B (UVB)
Luz UV. *veja* Luz ultravioleta (UV)
LVP. *veja* Leucoplasia, verrucosa proliferativa (LVP)

M

Macrodontia, 373
Macroglossia, 172, 172b
Mácula, melanótica oral, 136–137, 136b
  características clínicas da, 136–137, 136b, 136f, 137f
  diagnóstico diferencial para a, 137, 137b
  histopatologia da, 137, 137f
  tratamento da, 137
  visão geral da, O-28–O-30t, O-29f
Malformação vascular
  adquirida, 117–118, 118f
  congênita, 114–116
    características clínicas da, 114–115, 115f, 116f
    diagnóstico da, 115
    etiologia da, 114, 115t
    histopatologia da, 115
    tratamento da, 116
  visão geral da, O-22–O-26t, O-23f

Manchas café com leite, 137-138, 138b, 138f, 177-178, 177f
  Síndrome de Albright e, 296
Manchas de Herman, 10
Manchas de Koplik
  rubéola e, 10
  sarampo e, 10, O-1–O-4t
Manchas de Lisch, 178
Mancha vinho do porto, 116–117
Marcadores CD, 232–233t
Margem óssea, linear, 332-333
MART-1, 144
Mau hálito. *veja* Halitose
Maxilares
  lesões inflamatórias dos, 313–326
    abscesso periapical como, 315–317
    osteomielite aguda como, 317
    osteomielite crônica como, 317–325
    osteonecrose associada aos bisfosfonatos como, 319–322
    pulpites como, 313–315
    visão geral das, O-66t
  neoplasias malignas dos, 327–345, 327b, O-68–O-70t
    carcinoma metastático como, 342–344
    condrossarcoma como, 335–337
    linfoma de Burkitt como, 338–339
    neoplasias plamocitárias como, 339–342
    osteossarcoma como, 327–333
    osteossarcoma justacortical como, 333
    osteossarcoma parosteal como, 333–334
    osteossarcoma periosteal como, 334–335
    sarcoma de Ewing's e tumor neuroectodérmico primitivo como, 337–338
Medicina nuclear, 195
Meio de cultura Thayer-Martin, 30–31
Melan-A (MART-1), 144
Melanoacantoma, 141
Melanócito, 134
Melanoma, 141–144
  cutâneo, 141
  diagnóstico diferencial do, 144
  etiologia do, 143
  imuno-histoquímica do, 144
  oral, 141–143, 143b, 143f
  tratamento e prognóstico para o, 144
  visão geral do, O-28–O-30t, O-31f
Melanoma *in situ*, 141–142, 142f, 143f
Melanoma invasivo, 141–142, 142f
Melanose
  associada ao tabagismo, visão geral da, O-28–O-30t, O-29f
  melanoma oral e, 141–142
Melanose associada ao tabagismo, 135–136
  características clínicas da, 135, 135f
  diagnóstico diferencial da, 135
  etiologia e patogenia da, 135
  histopatologia da, 135
  tratamento da, 135–136
Melanose do fumante. *veja* Melanose associada ao tabagismo
Melanossomo, 134
Mensagem "*out-in*", 195
Mesiodente, 379, 379f, 380f
Metáfise femoral distal, 333–334
Metaloproteinase de matriz 3 (MMP 3), 109
Metaloproteinases de matriz (MMPs), 42, 54–55, 247
Microdontia, 373, 374f
Mieloma múltiplo, 339–341, 340b
  características clínicas do, 340–341, 340b, 340f
  como lesões linfoides, 239–241, 239f, 240f
  diagnóstico diferencial do, 341

Mieloma múltiplo *(Cont.)*
  histopatologia do, 341, 341f
  tratamento e prognóstico para o, 341
  visão geral do, O-68–O-70t, O-71f
Mioblastoma, células granulares. *veja* Tumor, células granulares
Mioepitelioma, 205–206, 206f
Miofibromatose, 169
Miosite ossificante, 180
Miosite, proliferativa, 168
M *spike*, 340
Mixoma, 167
  bainha do nervo, 167
  características clínicas do, 167
  histopatologia, 167, 167t
  odontogênico
    características clínicas do, 281, 281f, 282f
    diagnóstico diferencial do, 281
    histopatologia do, 281, 282f
    tratamento do, 282
    visão geral do, O-58–O-60t, O-59f
  tratamento do, 167
MMPs. *veja* Metaloproteinases de matriz (MMPs)
Molares em amora, 380–381
Molécula de adesão intracelular (ICAM), 57
Morfeia, 197
MPB. *veja* Doença de mãos, pés e boca (MPB)
MRND. *veja* Dissecção de pescoço, radical modificada (MRND)
MSH. *veja* Hormônio estimulador dos melanócitos (MSH)
Mucinose, oral focal, 167
Mucocele, 185
  visão geral do, O-42t
Mucor, 37
Mucosite, radiação, 70–71, 70b, 70f
Mycobacterium avium, 31
Mycobacterium bovis, 31
Mycobacterium intracellulare, 31
Mycobacterium leprae, 33
Mycobacterium tuberculosis, 31

N

Nariz em sela, 29–30
National Cancer Database, 333
Necrose caseosa, 32
Neisseria gonorrhoeae, 30
Neoplasias
  benignas, 201–208, 201b, 202t
    adenoma canalicular e, 205
    adenoma de células basais e, 204–205
    adenoma sebáceo e, 207–208
    mioepitelioma e, 205–206
    papiloma ductal e, 208
    tumores oncocíticos e, 206–207
    tumor misto e, 202–204
  condições ulcerativas como
    carcinoma de células basais da pele e, 74–75
    carcinoma de células escamosas da cavidade oral e, 52–72
    carcinoma de células escamosas da pele e, 75
    carcinoma do seio maxilar e, 73–74
  da maxila ou do seio maxilar, visão geral das, O-46t
  lesões fibrosas como, 166–171
    angiofibroma nasofaríngeo e, 167
    fasciite nodular e, 167–169
    fibromatose e, 169–170
    fibrossarcoma e, 170–171
    mixoma e, 167
    sarcoma sinovial e, 171
    tumores miofibroblásticos e, 169
    tumor fibroso solitário e, 166–167
  lesões intravasculares como, 121–124
    eritroplasia como, 121
    sarcoma de Kaposi como, 121–124

Neoplasias *(Cont.)*
  lesões linfoides como, 228–243
    leucemias e, 242
    linfoma de Hodgkin e, 238–239
    linfoma e, 228
    linfoma não Hodgkin e, 228–238
    mieloma múltiplo/plasmocitoma e, 239–241
    sarcoma granulocítico e, 242–243
  lesões musculares como, 180–182
    leiomioma e leiomiossarcoma, 180–181
    rabdomioma e rabdomiossarcoma e, 181–182
  lesões neurais como, 174–180
    neuroblastoma olfatório e, 180
    neurofibroma e, 176–178
    neuroma encapsulado em paliçada e, 179–180
    neuroma mucoso da síndrome da neoplasia endócrina múltipla do tipo III e, 178–179
    schwannoma e, 176
    tumores de células granulares e, 174–176
    tumor maligno da bainha do nervo periférico e, 180
  lesões vasculares e, 173
    angiossarcoma e, 173
    hemangiopericitoma e, 173
  lesões verrucosas-papilares como, 153–156
    carcinoma verrucoso como, 154–156
    queratoacantoma como, 153–154
  malignas, 208–219, 209b, 210b, 210t
    adenocarcinoma polimorfo de baixo grau e, 212–214
    adenocarcinoma sem especificação e, 219
    carcinoma adenoide cístico e, 214–216
    carcinoma de células acinares e, 217–219
    carcinoma de células claras e, 216–217
    carcinoma mucoepidermoide e, 209–212
  mesenquimais, visão geral das, O-40t, O-42t
  plasmocitárias, 339–342
    mieloma múltiplo como, 339–341, 340b, 340f, 341f
    plasmocitoma solitário do osso como, 341–342
Neuralgia glossofaríngea, 127t, 129
Neuralgia pós-herpética, 127t, 129
Neuralgia trigeminal, 127t, 128–129
Neurilemoma. *veja* Schwannoma
Neuroblastoma, olfatório, 180, 180f
Neurofibroma. *veja também* Neurofibromatose
  características clínicas do, 177–178, 177f
  diagnóstico diferencial para o, 178
  etiologia do, 176
  histopatologia do, 178, 178f
  plexiforme, 178
  tratamento para o, 178
Neurofibromatose, 177–178, 177f
Neurofibromatose do tipo 1 (NF1), 137–138
Neurofibromatose do tipo 2 (NF2), 137–138
Neuroma
  encapsulado em paliçada, 179–180, 179f
  mucoso, visão geral do, O-44t, O-45f
  neurofibroma/encapsulado em paliçada, visão geral do, O-44t
  solitário circunscrito. *veja* Neuroma, encapsulado em paliçada
  traumático, 173–174
    características clínicas do, 173, 174f
    etiologia do, 173
    histopatologia do, 174, 174f
    tratamento do, 174
Neutropenia, cíclica, 52
  visão geral da, O-6–O-12t
Nevo, 139
  azul, 140, O-31f

Nevo *(Cont.)*
  branco esponjoso (doença de Cannon), 81
    características clínicas do, 81, 81b, 81f
    diagnóstico diferencial para o, 81, 82t
    histopatologia do, 81, 82f
    tratamento do, 81
    visão geral do, O-14–O-20t
  composto, 140
  displásico, 141
  juncional, 140
  melanocítico, 139–141
    características clínicas do, 139–140, 140b, 140f
    diagnóstico diferencial para o, 140–141
    etiologia do, 139, 139f
    histopatologia do, 140, 140f, 141f
    tratamento para o, 141
    visão geral do, O-28–O-30t
  moriforme, 114–115
  nevocelular, 139
  pigmentado, 139
Nevo intradérmico, 140
Nevo intramucoso, 140
Nevo moriforme. *veja* Hemangioma, congênito
NF2. *veja* Neurofibromatose do tipo 2 (NF2)
Nifedipina, 165
Nódulos de Bohn. *veja* Cisto, gengival, do recém nascido
Noma
  características clínicas da, 35
  etiologia e patogenia da, 35
  tratamento da, 35
  visão geral da, O-6–O-12t
Noma neonatal, 35
Noz de areca (betel), 109
Noz de betel. *veja* Noz de areca (betel)
N-RAS, 143

O

Odontalgia, atípica, 127t, 130
Odontoameloblastoma, 289
Odontodisplasia, regional, 384–385, 385f
Odontoma, 288–289
  características clínicas do, 288, 288b, 289f
  complexo, 288
  composto, 288
  diagnóstico diferencial para o, 288
  histopatologia do, 288, 289f
  tratamento do, 289
  visão geral do, O-58–O-60t, O-61f
Oncocitoma, 206–207, 206f
Oncogenes, 55–56, 56b
Organelas, 134
Organização Mundial da Saúde (OMS), classificação dos linfomas não Hodgkin e, 228–229, 228t
Osso esclerótico. *veja* Osteíte, esclerosante focal
Osteíte, 313
  condensante. *veja* Osteíte, esclerosante focal
  crônica. *veja* Osteomielite, crônica
  esclerosante focal, 324–325, O-67f
    características clínicas da, 324, 324f, 325f
    diagnóstico diferencial para a, 324
    etiologia da, 324
    histopatologia da, 324
    tratamento da, 324–325
Osteíte fibrosa cística, 349
Osteoblastoma
  agressivo, 299
  visão geral do, O-62–O-64t, O-63f
Osteoblastoma/osteoma osteoide, 298–299, 298b
  características clínicas do, 298–299, 299f
  diagnóstico diferencial para o, 299
  histopatologia do, 299, 299f
  tratamento e prognóstico para o, 299
Osteocondromas, múltiplos, 327–328

Osteogênese imperfeita, 357–358, 357b
  características clínicas da, 358
  tratamento e prognóstico para a, 358
Osteólise maciça. *veja* Doença do osso fantasma
Osteoma, 299–300
  características clínicas do, 299–300, 300f
  diagnóstico diferencial para o, 300
  endosteal, 299–300
  histopatologia do, 300
  periosteal, 299–300
  tratamento e prognóstico para o, 300
  visão geral do, O-62–O-64t
Osteoma osteoide. *veja* Osteoblastoma/osteoma osteoide
Osteomielite, 313
  aguda
    características clínicas da, 317
    etiologia da, 317, 317f
    histopatologia da, 317
    tratamento da, 317
    visão geral da, O-66t
  com periostite proliferativa, crônica
    características clínicas da, 322–323, 322f
    etiologia da, 322
    histopatologia da, 322f, 323
    tratamento da, 323
  crônica, 317–325
    características clínicas da, 318, 319f
    com periostite proliferativa, 322–323
    etiologia da, 317–318, 318b, 318t
    histopatologia da, 318, 319f
    osteossarcoma e, 327–328
    tratamento da, 319
    visão geral da, O-66t, O-67f
  esclerosante difusa, 323, O-67f
    características clínicas da, 323, 323f, 324f
    diagnóstico diferencial da, 323
    etiologia da, 323
    histopatologia da, 323
    tratamento da, 323
Osteomielite de Garré, 322–323. *veja também* Osteomielite, crônica, com periostite proliferativa
Osteonecrose, 70–71, 71f
  dos maxilares, relacionada aos bisfosfonatos, 320–321, 320f, 321f
    eventos desencadeantes/fatores de risco para doença no maxilar e, 321, 321b
    manejo dentário durante, 321–322
    tratamento da, 321
  relacionada aos bisfosfonatos, 319–322
    descrição dos bisfosfonatos e, 319–320
    riscos/benefícios do tratamento e, 320, 320b
Osteopetrose, 356–357
  características clínicas da, 356–357, 356f, 357f
  histopatologia da, 357
  periapical focal, 324
  tratamento e prognóstico para a, 357
  visão geral da, O-72–O-74t, O-75f
Osteorradionecrose, 318
  da mandíbula, 66
Osteossarcoma, 327–333, 327b
  características clínicas do, 328, 328f, 329f, 330f
  central de baixo grau, 330, 331f
  diagnóstico diferencial para o, 331–332
  fibroblástico, 328–330, 331f
  histopatologia do, 328–331, 330f, 331f
  justacortical, 333
  manejo do, 332–333, 332f
  osteoblástico, 328–330
  parosteal, 333–334, 334f
  periosteal, 334–335
  prognóstico para o, 333
  telangiectásico, 328–330
  visão geral do, O-68–O-70t, O-69f, O-71f
Osteossarcoma condroblástico, 328–330, 331f
Oxigênio hiperbárico, 323

P

Paan, 109
Paciente soropositivo para HSV, 1–2
Palato, infecção secundária pelo herpes simples, O-3f
Panarício herpético
  características clínicas do HSV e, 3–4, 4f
  visão geral do, O-1–O-4t
pANCAs. *veja* Anticorpos perinucleares antineutrofílicos (pANCAs)
Papila foliácea, 225
Papila retrocúspide, 162
Papiloma ductal, 208, 208f
Papiloma ductal invertido, 208, 209f
Papiloma escamoso oral, 148–150, 149t.
  veja também Verruga, oral
  características clínicas do, 148, 149b, 149f
  diagnóstico diferencial para o, 150
  etiologia do, 148
  histopatologia do, 148–149, 149f, 150f
  tratamento e prognóstico do, 150
  visão geral do, O-32–O-34t
Papiloma intraductal, 208, 209f
Papiloma, O-33f
Papiloma vírus humano (HPV)
  câncer oral e, 53
  condiloma acuminado e, 152
  hiperplasia epitelial focal e, 152–153
  verruga vulgar oral e, 148, 149t
Parotidite epidêmica (caxumba), 191
  características clínicas da, 191
  etiologia e patogenia da, 191
  tratamento e prognóstico da, 191
Parotidite, variante juvenil da, 192
Parúlide, 111, 111f
  visão geral da, O-14–O-20t, O-36–O-38t
Pele, radiação e, 70
Pênfigo vegetante, 14
Pênfigo vulgar
  características clínicas do, 11–13, 12b, 12f, 13f
  diagnóstico diferencial para o, 14
  etiologia e patogenia do, 11, 12f
  histopatologia e imunopatologia do, 13–14, 13f, 14f
  tipos de, 11
  tratamento e prognóstico para o, 14–15
    corticosteroides sistêmicose, 15, 15b
    corticosteroides tópicos e, 14–15, 15b
  visão geral do, O-1–O-4t, O-5f
Penfigoide bolhoso
  características clínicas do, 18
  etiologia e patogenia do, 18
  histopatologia e imunopatologia do, 18
  tratamento do, 18
  visão geral do, O-1–O-4t
Penfigoide de membranas mucosas (PMM), 15–18, 16f
  características clínicas do, 15–16, 17b
  diagnóstico diferencial para o, 17, 17t
  etiologia e patogenia do, 15
  histopatologia e imunopatologia do, 16, 17f
  tratamento e prognóstico para o, 17–18
  visão geral do, O-1–O-4t, O-5f
Penicilina, 30
Periadenite mucosa necrótica recorrente, 40
Pérolas de Epstein, 110, 249–250
Pérolas de esmalte, 377, 377f
Pescoço, cistos de tecido mole, 264–267
  cisto branquial/cisto linfoepitelial cervical como, 264–265
  cisto dermoide como, 265
  cisto do trato tireoglosso como, 266–267
Petéquia, 131–132
  características clínicas da, 131–132, 132f
  diagnóstico da, 132
  etiologia da, 131, 131b
  visão geral da, O-22–O-26t, O-27f

PET. *veja* Tomografia por emissão de pósitron (PET)
Picornavírus, doença de mãos, pés e boca e, 8
Pigmentação
  associada à tetraciclina, 145
  cutânea, 70, 70b
  fisiológica, 134–135
    características clínicas da, 134, 135f
    diagnóstico diferencial para a, 135
    histopatologia da, 135
    visão geral da, O-28–O-30t, O-29f
  induzida por medicamentos, 145–146, 145b, 145f, 146f
  minociclina, 145, 145f
    visão geral da, O-28–O-30t
  por metais pesados, 146, 146f
    características clínicas da, 146
    etiologia da, 146
    significado da, 146
  por metais pesados, visão geral da, O-28–O-30t
  pós-inflamatória, 134, 135f
Pigmentação exógena, 387
Pigmentação por tetraciclina, como pigmentação endógena, 387, 387f
Pigmentações endógenas, 387–388, 387f
Pigmentações extrínsecas. *veja* Pigmentações exógenas
Pilomatrixoma, 258
Pioestomatite vegetante, 156–159
  características clínicas da, 158, 158f
  histopatologia da, 158, 158f
  tratamento e prognóstico da, 158–159
  visão geral da, O-32–O-34t
Plasmocitoma, 239–241
  do osso, solitário, 341–342
Plasmocitoma extramedular, 239
PMM. *veja* Penfigoide de membranas mucosas (PMM)
Poliangiite, granulomatose com, visão geral da, O-6–O-12t
Polimialgia reumática, 129
Polipose adenomatosa familiar (PAF), e fibromatose, 169
Polpa, dentária
  anormalidades da, 385–387
    calcificação pulpar e, 385, 385f
    reabsorção externa e, 386–387, 386f
    reabsorção interna e, 385, 386f
  pulpite e, 313
Porfiria, congênita, 388
Porphyromonas gingivalis, 200
Prednisona, 15
  para arterite de células gigantes, 129
Pré-molar de Leung, 375–376
Programa de fracionamento de dose convencional (padrão), 68
Programa de fracionamento de dose não convencional (alterado), 68–69
Prolapso da válvula mitral, 370
Proliferação melanocítica atípica, 141–142
Proteína anti-S100, 144
Proteína S-100, 178
Proteínas de adesão celular, 57
Proteínas regulatórias nucleares, 56
Proteínas, transdução de sinal e, 56
Proteinúria de Bence Jones, 340
Pseudoanodontia, 378
Pseudocisto, 188–189
  características clínicas do, 188–189, 189f
  diagnóstico diferencial do, 189
  dos maxilares e pescoço, 261–264
    cisto ósseo aneurismático como, 261–262
    cisto ósseo estático como, 263
    cisto ósseo traumático como, 262–263
    defeito osteoporótico focal da medula óssea como, 263–264

Pseudocisto *(Cont.)*
  etiologia e patogenia do, 188
  histopatologia do, 189
  tratamento do, 189
Psoríase, visão geral da, O-22–O-26t
Pulpite, 313–315
  aguda, 314
  características clínicas e histopatológicas da, 314–315, 314t
    pulpite aguda e, 314
    pulpite crônica e, 314
    pulpite crônica hiperplásica e, 314–315
    pulpite reversível focal e, 314
  crônica, 314
  crônica hiperplásica, 314–315
  etiologia da, 313–314
  reversível focal, 314
  tratamento e prognóstico para a, 315, 315f
Pus, 315

Q

Queilite actínica, 90–91
  características clínicas da, 90, 91b, 91f
  etiologia e patogenia da, 90
  histopatologia da, 90, 91f
  tratamento da, 90–91
  visão geral da, O-14–O-16t
Queilite angular, 106
Queilite solar. *veja* Queilite actínica
Queimadura elétrica, 108
Queimaduras das mucosas, 108–109
  características clínicas das, 108–109, 109f
  etiologia das, 108
  histopatologia das, 109
  tratamento para as, 109
  visão geral das, O-14–O-20t
Queimaduras químicas, 108–109
Queimaduras térmicas, 108
Queratina, 59–60
Queratinização de células fantasmas, 258
Queratinócitos, epiderme, 75
Queratoacantoma, 153–154
  características clínicas do, 153–154, 154f
  diagnóstico diferencial do, 154
  etiologia do, 153
  histopatologia do, 154, 154f
  tratamento e prognóstico para o, 154
  visão geral do, O-32–O-34t, O-35f
Queratocisto odontogênico (QO), 253–257
  características clínicas do, 254–255, 254b, 254f, 255f
  diagnóstico diferencial do, 256
  etiologia e patogenia do, 254, 254b
  histopatologia do, 255–256, 256b, 256f, 257f
  tratamento e prognóstico, 257, 257b, 257f, 258f
  visão geral do, O-52–O-56t, O-55f
Queratoconjuntivite seca, 194–195
Queratose actínica, 91–92
Queratose em rebordo alveolar, 95
Queratose, folicular (doença de Darier), 82–83
  características clínicas da, 83
  etiologia e patogenia da, 82–83
  hiperplasia papilar e, 151
  histopatologia da, 83
  tratamento e prognóstico da, 83
  visão geral da, O-14–O-20t
Queratose solar. *veja* Queratose actínica
Querubismo, 354–356
  características clínicas do, 354–355, 354b, 354f, 355f
  Granuloma central de células gigantes e, 304
  histopatologia do, 355–356, 355f
  tratamento e prognóstico para o, 356
  visão geral do, O-72–O-74t, O-75f
Quimiorradiação. *veja* Quimioterapia concomitante (quimiorradiação)

Q

Quimioterapia
  adjuvante, com radioterapia, 69
  para osteossarcoma, 332–333
    adjuvante, 333
    neoadjuvante, 333
Quimioterapia adjuvante (quimiorradiação), 69
Quinase dependente de ciclina 4 (CDK4), 143

R

Rabdomioma, 181–182, 182f, 183f
Rabdomiossarcoma, 181–182, 182f, 183f
Radiation Therapy Oncology Group (RTOG), 68–69
Radiografia, panorâmica dentária, 65
Radioterapia
  adjuvante, 69
  conformacional tridimensional, 66–67
  manejo, do carcinoma de células escamosas da cavidade oral
    avaliação clínica para, 65–66
    combinação de cirurgia e radioterapia e, 69
    complicações da radioterapia e, 70–71
    prognóstico para, 71–72, 72b, 72f, 73t
    programa de fracionamento de dose convencional (padrão) para, 68
    programa de fracionamento de dose não convencional (alterado) para, 68–69
    quimioterapia adjuvante associada a radioterapia para, 69
    quimioterapia adjuvante para, 69
    quimioterapia concomitante (quimiorradiação) para, 69
    radioterapia paliativa para, 69–70
    radioterapia primária para, 66–68
    tratamento-alvo molecular em combinação com radiação para, 69
  paliativa, 69–70
  primária, 66–68, 66f, 67f, 68f
Radioterapia de feixe externo (EBRT), 66–68
Radioterapia de intensidade modulada (IMRT), 66–67, 68f
Radioterapia guiada por imagem (IGRT), 67–68
Radioterapia intersticial (ISRT), 68
Raízes, supranumerárias, 376–377
Rânula, 185. *veja também* Cisto(s), de retenção de muco
  visão geral da, O-40t, O-41f
Rânula mergulhante, 187
Rapé, 53, 84–85
Rapid plasmin reagin (RPR), 30
Reabsorção externa, 386–387, 386f
Reabsorção interna, 385, 386f
Reações medicamentosas
  anormalidades imunológicas e, 131
  características clínicas das, 48–49, 48f, 49b
  diagnóstico das, 49
  etiologia e patogenia das, 47–48, 47b, 48b
  histopatologia das, 49
  tratamento das, 49
  visão geral das, O-6-O-12t, O-22-O-26t, O-27f
Reações medicamentosas liquenoides, 49, 49b
Receptor do fator de crescimento epidérmico (EGFR), 54–55, 69
Receptores do fator de crescimento, 56
Ressecção, 61–62, 62f
Restos de Malassez, 245, 279
Restos de Serres, 110
Restrição de cadeia leve, 341, 341f
Retardo mental, ligado ao X, 369
Reticulose maligna, linha média, 237
Reticulose polimorfa, 237
Retinoides, 101
Rhizopus, 37
RM. *veja* Imagem por ressonância magnética (RM)
RTOG/Intergroup, 69
RTOG. *veja* Radiation Therapy Oncology Group (RTOG)
Rubéola
  características clínicas da, 10, 10f
  diagnóstico diferencial para a, 11
  diagnóstico para a, 11
  etiologia e patogenia para a, 10
  histopatologia da, 11
  tratamento da, 11
Rubéola. *veja* Sarampo alemão

S

Sanguinária, 90, 90f. *veja também* Lesão associada ao uso de dentifrício
Sarcoidose, 192–194
  características clínicas da, 192–193, 193b
  diagnóstico da, 193–194
  etiologia da, 192, 192b
  histopatologia da, 193, 193f
  tratamento e prognóstico da, 194
Sarcoma
  granulocítico, 242–243, 243f
  sinovial, 171
Sarcoma de Ewing, 337–338
  características clínicas do, 337, 337f
  diagnóstico diferencial para o, 338
  histopatologia do, 337–338, 337f
  tratamento e prognóstico para o, 338
  visão geral do, O-68–O-70t
Sarcoma de Kaposi, 121–124, 173
  características clínicas do, 122–123, 122f, 123b, 123f, 123t
  diagnóstico diferencial do, 124
  etiologia do, 121–122
  histopatologia do, 123–124, 124f
  tratamento do, 124
  visão geral do, O-22-O-26t
Sardas, 136
Sardas axilares, 137-138, 178
Schwannoma, 176
  características clínicas do, 176, 176t
  etiologia do, 176
  histopatologia do, 176, 177f
  tratamento do, 176
Schwannoma ancião, 176
SCNB. *veja* Síndrome do carcinoma nevoide basocelular (SCNB)
Sequência de Pierre Robin. *veja* Síndrome de Pierre Robin
Sialoadenite
  bacteriana, 191–192
    características clínicas da, 192
    etiologia e patogenia da, 191–192
    tratamento e prognóstico para a, 192
  condições metabólicas e, 194
  glândula submandibular, 191–192
  infecciosa, 191–201
    caxumba e, 191
    distúrbios do paladar e, 199–200
    esclerodermia e, 197–198
    halitose e, 200–201, 201b
    lesão linfoepitelial salivar e, 197
    sarcoidose e, 192–194
    síndrome de Sjögren e, 194–197
    xerostomia e, 198–199
  obstrutiva. *veja* Cisto(s), de retenção de muco
  por citomegalovírus, 191
  subaguda necrosante, 190
Sialoadenite mioepitelial, 197
Sialoadenoma papilífero, 208, 208f
Sialoadenose, 194
Sialografia de contraste, 195
Sialolito, 187, 187b, 188f
Sialometaplasia, necrosante, 26, 189–190, 189b
  características clínicas da, 190, 190f
  diagnóstico diferencial da, 190
  etiologia e patogenia da, 189–190
  histopatologia da, 190, 190f
  tratamento e prognóstico da, 190
Sialose, 194
Sífilis
  características clínicas da, 28–30, 29b, 29f, 30f
  condiloma lata, 152
  congênita, 28
  diagnóstico diferencial da, 30
  etiologia e patogenia da, 27–28, 27f, 28b, 28f
  histopatologia da, 30
  tratamento da, 30
  visão geral da, O-6-O-12t
Sinal de Crowe. *veja* Sarda axilar
Sinal de Nikolsky
  penfigoide das membranas mucosas e, 15–16
  pênfigo vulgar e, O-1-O-4t
Síndrome da ardência bucal, 126-128
  características clínicas da, 126-127, 127t
  diagnóstico da, 127
  etiologia da, 126, 126t
  histopatologia da, 127
  tratamento da, 127-128
  visão geral da, O-22-O-26t
Síndrome da imunodeficiência adquirida (AIDS), leucoplasia pilosa e, 87
Síndrome da neoplasia endócrina múltipla do tipo III (MEN III), neuroma mucoso da, 178–179
  características clínicas da, 179, 179f
  etiologia da, 178, 179t
  histopatologia da, 179, 179f
  tratamento para a, 179
  visão geral da, O-45f
Síndrome da secreção inapropriada de hormônio antidiurético (SIADH), 64–65
Síndrome de Albright, 138
Síndrome de Bandler, e máculas melanóticas orais, 136b, 137
Síndrome de Bean. *veja* Malformação vascular congênita
Síndrome de Behçet
  características clínicas da, 43-44, 43b, 43f, 44f
  diagnóstico da, 44
  etiologia da, 43
  histopatologia da, 44
  tratamento da, 44
  visão geral da, O-6-O-12t
Síndrome de Cowden, 151, 153, 163
Síndrome de CREST, 117
Síndrome de Crouzon, 360–361
Síndrome de Down, 364–365
  características clínicas da, 364f
  etiologia e patogenia da, 364
  tratamento e prognóstico para a, 365
Síndrome de Ehlers-Danlos, 363–364
Síndrome de Gardner, 300, 300f
Síndrome de Hand-Schüller-Christian, 306
Síndrome de Heerfordt, 193
Síndrome de Jaffe-Lichtenstein, 296
Síndrome de Klippel-Trénaunay, 117
Síndrome de Klippel-Trénaunay-Weber, 367
Síndrome de Laugier-Hunziker, e máculas melanóticas orais, 136b, 137
Síndrome de Li-Fraumeni, 327–328
Síndrome de Maffucci, 335
Síndrome de Marfan, 362–363
Síndrome de McCune-Albright, 296
Síndrome de Muir-Torre, 154
Síndrome de Parkes-Weber, 117
Síndrome de Parry-Romberg, 366
Síndrome de Patterson-Kelly, 53. *veja também* Leucoplasia, idiopática

Síndrome de Peutz-Jeghers, máculas melanóticas orais e, 136, 136b, 136f
Síndrome de Plummer-Vinson. *veja também* Leucoplasia, idiopática
anemia ferropriva e, 126
carcinoma de células escamosas da cavidade oral e, 53
Síndrome de Reiter
características clínicas da, 44
diagnóstico da, 44
etiologia da, 44
tratamento da, 44
visão geral da, O-6–O-12t
Síndrome de Rendu-Osler-Weber. *veja* Telangiectasia, hemorrágica hereditária (THH)
Síndrome de Sjögren, 194–197, 194b
características clínicas da, 195, 195f, 196b
diagnóstico da, 196–197
etiologia da, 195
histopatologia da, 196, 196f
tratamento da, 197
Síndrome de Stevens-Johnson, 45–46
Síndrome de Sturge-Weber. *veja* Angiomatose encefalotrigeminal
Síndrome em Treacher Collins, 361–362, 361f
características clínicas da, 361–362
etiologia e patogenia da, 361
tratamento e prognóstico para a, 362
Síndrome de Witkop-von Sallmann. *veja* Disqueratose intraepitelial benigna hereditária (DIBH)
Síndrome do carcinoma nevoide basocelular (SCNB), 254, 257, 257f, 258f
Síndrome do hamartoma múltiplo, 163
hiperplasia papilar e, 151
Síndrome do nevo bolhoso esponjoso azul, 115. *veja também* Malformação vascular, congênita
Síndrome do retinoblastoma hereditário (Rb), 327–328
Síndrome do X frágil, 369–370
características clínicas da, 370, 370f
etiologia e patogenia da, 369–370
tratamento e prognóstico para a, 370
Síndrome MAGIC, 43–44
Síndrome PHACE, 115
Síndrome Pierre Robin, 362
Síndrome semelhante à de Noonan/lesões múltiplas de células gigantes, 304
Sinusite, 73
Sistema de estadiamento Ann Arbor, linfoma não Hodgkin e, 229, 229b
Sistema de Lukes-Butler, 238
Sistema TNM. *veja* Sistema tumor, linfonodo, metástase (TNM)
Sistema tumor, linfonodo, metástase (TNM), 72, 72b, 72f, 73t
Sporothrix schenckii, 37
Streptococcus sanguis, 39

T

Tabaco mascado, 53
Tabaco sem fumaça
câncer oral e, 53
lesões brancas associadas ao, 84–85
características clínicas das, 85, 85b, 85f
etiologia das, 85
histopatologia das, 86, 87f
tratamento e prognóstico das, 86
Talidomida, 34
Tatuagem por amálgama (argirose focal), 144–145
características clínicas da, 144–145, 144f, 145f
diagnóstico diferencial para a, 145
etiologia da, 145, 145f
histopatologia da, 145, 145f
visão geral da, O-28–O-30t, O-31f

Taurodontismo, 376, 376f
Taxa de sedimentação de eritrócitos (ESR), 129
TB. *veja* Tuberculose (TB)
TC. *veja* Tomografia computadorizada (TC)
Tecido linfoide associado a mucosa (MALT), 228
Tecido linfoide ectópico, 110, 110f
visão geral da, O-14–O-20t, O-21f
Técnica de radioterapia conformacional, 66–67
Técnicas de EBRT ipsilateral, 66, 67f
Telangiectasia, 70, 70b, 70f
hemorrágica hereditária (THH), 117, 117f
Telômeros, 57
Tenascina, 57
Teste cutâneo de Mantoux, 31–32
Teste cutâneo Tine, 31–32
Teste de imunofluorescência direta (IFD), 13–14, 14f
Teste de Kveim, 193–194
Teste IFD. *veja* Teste de imunofluorescência direta (IFD)
Teste VDRL (Venereal Disease Research Laboratory), 30
THH. *veja* Telangiectasia, hemorrágica hereditária (THH)
Tíbia em sabre, 29–30
Tireoide lingual, 267f
visão geral da, O-44t
Tireotoxicose, 350
TOA. *veja* Tumor odontogênico adenomatoide (TOA)
TOEC. *veja* Tumor, odontogênico epitelial calcificante (TOEC)
Tomografia computadorizada por feixe cônico (TCFC), 246–247
Tomografia computadorizada (TC), 62, 63f
Tomografia por emissão de pósitron (PET), 62, 65
Tomografias com tecnécio 99 m (^{99m}Tc), 352
Tonsila lingual, 110
Tonsila, oral, 225
Tórus, 308–310
características clínicas do, 309
exostoses, 309, 309f
tórus mandibular e, 309, 309f
tórus palatino e, 309, 309f
etiologia e patogenia do, 308–309
histopatologia do, 309
tratamento e prognóstico para o, 310
visão geral do, O-46t, O-62–O-64t, O-65f
Tórus mandibular, 309, 309f
Tórus palatino, 309, 309f
Tratamento-alvo molecular, 69
Tratamento antidepressivo, para síndrome da ardência bucal, 128
Tratamento antirretroviral de alta eficácia (HAART), 124
verrugas orais e, 148
Tratamento com bisfosfonato
durante tratamento odontológico, 321–322
riscos/benefícios da, 320, 320b
Tratamento de excisão, 75
Treponema pallidum
defeitos ambientais do esmalte e, 380–381
sífilis e, 27
Tríade de Hutchinson, 29–30
Triângulo de Codman, 334–335
Trissomia do 21. *veja* Síndrome de Down
Trombose do seio, cavernoso, 317
Tuberculose (TB)
características clínicas da, 32, 32b, 32f
diagnóstico diferencial da, 33
do palato, O-7f
etiologia e patogenia da, 31–32, 31f
histopatologia da, 32, 32f, 33f
tratamento da, 33
visão geral da, O-6–O-12t
Tumefações em lábio e mucosa jugal, O-42t

Tumor
análogo da derme. *veja* Adenomas, membranoso (de células basais)
bifásico, 171
carcinoma ex-tumor misto, 219–220, 220f
de células gigantes, 304–305, 305f
de células granulares, 174–176
características clínicas do, 174–175, 174b, 174f
diagnóstico diferencial para o, 176
etiologia do, 174
gengival congênito, 174, 175b, 175f
histopatologia do, 175, 175f
tratamento para o, 176
visão geral do, O-44t, O-45f
dentinogênico de células fantasmas, visão geral do, O-58–O-60t
do corpo carotídeo, visão geral do, O-48–O-50t
epitelial
ameloblastoma como, 269–276
tumor odontogênico adenomatoide como, 277–279, 278b
tumor odontogênico de células claras como, 279–280, 280b, 280f
tumor odontogênico epitelial calcificante como, 276–277, 276b
tumor odontogênico escamoso como, 279, 280f
fibro-histiocítico, 171–172
histiocitoma fibroso benigno e, 171
histiocitoma fibroso maligno e, 171–172
fibroso solitário, 166–167, 166b, 166f
glândula salivar, visão geral do, O-40t, O-42t, O-44t, O-46t
glândula tireoide, visão geral do, O-48–O-50t
gravidez, 118–119
maligno da bainho do nervo periférico, 180
mesenquimal
cementoblastoma como, 283
displasia cemento-óssea periapical como, 284–286
fibroma cementificante como, 283
fibroma odontogênico central como, 282–283, 282b, 283f
mixoma odontogênico como, 280–282
mieloide extramedular. *veja* Sarcoma, granulocítico
miofibroblástico, 169
características clínicas do, 169
histopatologia do, 169, 169f
tratamento para o, 169
misto, 202–204, O-47f
características clínicas do, 202, 202b, 202f
histopatologia do, 202–203, 203f
tratamento e prognóstico do, 203–204
misto (epitelial/mesenquimal)
odontoma como, 288–289
tumores fibroma ameloblástico/fibro-odontoma ameloblástico como, 286–288
misto maligno, 219–220
misto metastatizante, 219–220
monofásico, 171
não odontogênico benigno, 292–312, O-62–O-64t
condroma como, 301
displasia cemento-óssea como, 298
displasia fibrosa como, 295–298
doença de células de Langerhans como, 306–308
fibroma desmoplásico como, 300–301, 300b
fibroma ossificante como, 293–295, 293b
granuloma central de células gigantes como, 301–304, 302b
hemangioma do osso como, 305–306
hiperplasia coronoide como, 310
osteoblastoma/osteoma osteoide como, 298–299
osteoma como, 299–300
tórus e exostoses como, 308–310

Tumor *(Cont.)*
    tumor de células gigantes como, 304–305
    neuroectodérmico, pigmentado, da infância, 138–139
        características clínicas do, 138, 138f
        diagnóstico diferencial para o, 139
        etiologia do, 138
        histopatologia do, 139, 139f
        tratamento e prognóstico para o, 139
    neuroectodérmico primitivo (PNET), 337–338. *veja também* Sarcoma de Ewing
    odontogênico, 269–291, O-58–O-60t
        classificação biológica do, 270b
        tumor epitelial como, 269–280
        tumor mesenquimal como, 280–286
        tumor misto como, 286–289
    odontogênico adenomatoide (TOA), 278b
        características clínicas do, 277–278, 278b, 278f
        diagnóstico diferencial do, 279
        histopatologia do, 279, 279f
        tratamento do, 279
        visão geral do, O-58–O-60t, O-59f
    odontogênico, células fantasmas, 258
    odontogênico de células claras, 279–280, 280b, 280f
        visão geral do, O-58–O-60t
    odontogênico epitelial calcificante (TOEC), 276–277, 276b
        características clínicas do, 276, 276f
        diagnóstico diferencial para o, 277
        histopatologia do, 276–277, 277f, 278f
        visão geral do, O-58–O-60t
    odontogênico escamoso, 279, 280f
        visão geral do, O-58–O-60t
    odontogênico queratocístico. *veja* Queratocisto odontogênico (QO)
    oncocítico, 206–207
        cistoadenoma papilífero linfomatoso e, 207
        oncocitoma e, 206–207
    raro, 219–221
        adenocarcinoma de células basais e, 221
        carcinoma de células escamosas e, 221
        carcinoma do ducto salivar e, 221
        carcinoma epimioepitelial e, 220

Tumor *(Cont.)*
        carcinoma ex-tumor misto/tumor misto maligno/tumor misto metastatizante, 219–220
        carcinoma secretor análogo da mama e, 221
Tumoração, 353
Tumor de Pindborg. *veja* Tumor, odontogênico epitelial calcificante (TOEC)
Tumor de Warthin, 207, 207f. *veja também* Cistoadenoma papilar linfomatoso
Tumor marrom, 349
Tumor neuroectodérmico da infância, visão geral do, O-28–O-30t

U

Úlcera
    aftosa herpetiforme, 40, 41f, 42f
    aguda, O-7f
    definição de, 23
    traumática crônica, O-7f
Ulcerações, traumáticas
    características clínicas das, 24–26, 24b, 25f, 26f
    diagnóstico das, 26–27
    etiologia das, 23–24
    histopatologia das, 26, 27f
    tratamento das, 27–35
Úlcera eosinofílica, da mucosa oral, 238
Úlceras aftosas
    características clínicas das, 39, 39t
    diagnóstico diferencial das, 39t, 41
    etiologia das, 38-39, 38b, 39t
    histopatologia das, 40, 42f
    tratamento das, 42, 42b
        antibióticos e, 42
        outros medicamentos e, 42
    úlceras herpetiforme e, 40, 41f, 42f
    úlceras maiores e, 40, 41f
    úlceras menores e, 39–40, 40f, 41f
    visão geral das, O-6-O-12t, O-9f

V

Vacina com o bacilo Calmette-Guérin (BCG), 33
Valaciclovir, tratamento do herpes genital primário e, 6
Variante blastoide, 235
Variante pleomórfica, 235
Varicela. *veja também* Infecção pelo vírus do varicela-zóster (VVZ)
    visão geral da, O-1–O-4t
Variz, 117–118, 118f
Variz venosa. *veja* Variz
VEGF. *veja* Fator de crescimento vascular endotelial (VEGF)
Vermelhão, 90
Verruga, oral, 148–150, 149t
    características clínicas da, 148, 149b, 149f
    diagnóstico diferencial para a, 150
    displásica, 149, 150b, 150f
    etiologia da, 148
    histopatologia da, 148–149, 149f, 150f
    tratamento e prognóstico da, 150
Verruga vulgar, oral, visão geral da, O-32–O-34t
Vesículas de febre, 1
Via de sinalização *hedgehog*, 269–270
Vírus da imunodeficiência humana (HIV)
    cistos linfoepiteliais e, 227
    infecção por herpes simples e, 1–2
    leucoplasia pilosa e, 87
    verrugas orais e, 148
Vírus Epstein-Barr (EBV)
    leucoplasia pilosa e, 87
    linfoma de Burkitt e, 53
    linfoma de Burkitt endêmico e, 235, 338
    síndrome de Sjögren e, 195
Vitamina D_3, 349

X

Xantoma verruciforme, 159
    características clínicas do, 159, 159f
    diagnóstico diferencial para o, 159
    histopatologia do, 159
    tratamento para o, 159
    visão geral do, O-32–O-34t
Xerostomia, 70, 70b, 194–195, 198–199
    características clínicas e, 199
    etiologia da, 198–199, 198b
    síndrome da ardência bucal e, 126
    tratamento da, 199, 199b